国家卫生健康委员会"十四五"规划教材

全国高等学校器官-系统整合教材

Organ-system-based Curriculum

供临床医学及相关专业用

皮肤与感官系统疾病

Skin，Sensory System and Disorders

主　编　沈　晔　张福仁　刘　争

副主编　栗玉珍　张晓彤　臧卫东　苏　宁

编　者　(以姓氏笔画为序)

王雨生(空军军医大学西京医院)　　　宋志强(陆军军医大学西南医院)

王亮春(中山大学孙逸仙纪念医院)　　张　毅(哈尔滨医科大学附属第一医院)

龙小博(华中科技大学同济医学院附属　张晓彤(西安交通大学第二附属医院)
　　　　同济医院)　　　　　　　　　张福仁(山东第一医科大学附属皮肤病医院)

史玉玲(同济大学附属第十人民医院)　陈　冬(锦州医科大学附属第一医院)

毕燕龙(同济大学附属同济医院)　　　陈　雄(武汉大学中南医院)

朱冬冬(吉林大学中日联谊医院)　　　陈爱军(重庆医科大学附属第一医院)

刘　华(锦州医科大学)　　　　　　　和新盈(西安医学院)

刘　争(华中科技大学同济医学院附属　栗玉珍(哈尔滨医科大学附属第二医院)
　　　　同济医院)　　　　　　　　　陶　娟(华中科技大学同济医学院附属协和医院)

许　昱(武汉大学人民医院)　　　　　黄敏齐(广州医科大学附属第二医院)

苏　宁(广州中医药大学)　　　　　　崔　勇(中日友好医院)

杜　鹃(安徽医科大学)　　　　　　　蒋　献(四川大学华西医院)

李建忠(长治医学院)　　　　　　　　鲁　严(南京医科大学第一附属医院)

李秋明(郑州大学第一附属医院)　　　童剑萍(浙江大学医学院附属第一医院)

杨蓓蓓(浙江大学医学院附属第二医院)臧卫东(郑州大学医学院)

肖　汀(中国医科大学附属第一医院)　裴　澄(西安交通大学第一附属医院)

肖风丽(安徽医科大学第一附属医院)　潘　萌(上海交通大学医学院附属瑞金医院)

邹云春(川北医学院)　　　　　　　　魏　杰(厦门大学医学院)

沈　晔(浙江大学医学院附属第一医院)

学术秘书　孙　远(浙江大学医学院附属第一医院)　孙勇虎 (山东第一医科大学附属皮肤病医院)
　　　　　龙小博(华中科技大学同济医学院附属同济医院)

人民卫生出版社

·北京·

OSBC

版权所有，侵权必究！

图书在版编目（CIP）数据

皮肤与感官系统疾病 / 沈晔，张福仁，刘争主编
. —北京：人民卫生出版社，2021.1
全国高等学校临床医学专业第二轮器官 – 系统整合规
划教材
ISBN 978–7–117–31131–1

Ⅰ.①皮…　Ⅱ.①沈…②张…③刘…　Ⅲ.①皮肤病
—诊疗 —高等学校 —教材②疾病学 —高等学校 —教材
Ⅳ.①R751②R366

中国版本图书馆 CIP 数据核字（2021）第 005837 号

人卫智网	www.ipmph.com	医学教育、学术、考试、健康，购书智慧智能综合服务平台
人卫官网	www.pmph.com	人卫官方资讯发布平台

皮肤与感官系统疾病
Pifu yu Ganguan Xitong Jibing

主　　编：沈　晔　张福仁　刘　争
出版发行：人民卫生出版社（中继线 010-59780011）
地　　址：北京市朝阳区潘家园南里 19 号
邮　　编：100021
E - mail：pmph @ pmph.com
购书热线：010-59787592　010-59787584　010-65264830
印　　刷：三河市潮河印业有限公司
经　　销：新华书店
开　　本：889 × 1194　1/16　　印张：50
字　　数：1479 千字
版　　次：2021 年 1 月第 1 版
印　　次：2021 年 10 月第 1 次印刷
标准书号：ISBN 978-7-117-31131-1
定　　价：169.00 元

打击盗版举报电话：010-59787491　E-mail：WQ @ pmph.com
质量问题联系电话：010-59787234　E-mail：zhiliang @ pmph.com

20 世纪 50 年代,美国凯斯西储大学(Case Western Reserve University)率先开展以器官 - 系统为基础的多学科综合性课程(organ-system-based curriculum,OSBC)改革,继而遍及世界许多国家和地区,如加拿大、澳大利亚和日本等国的医学院校。1969 年,加拿大麦克马斯特大学(McMaster University)首次将以问题为导向的教学方法(problem-based learning,PBL)应用于医学课程教学实践,且取得了巨大的成功。随后的医学教育改革不断将 OSBC 与 PBL 紧密结合,出现了不同形式的整合课程与 PBL 结合的典范,如 1985 年哈佛大学建立的"New Pathway Curriculum"课程计划,2003 年约翰斯·霍普金斯大学医学院开始的"Gene to Society Curriculum"新课程体系等。

20 世纪 50 年代起,西安医学院(现西安交通大学医学部)等部分医药院校即开始 OSBC 教学实践。20 世纪 80 年代,西安医科大学(现西安交通大学医学部)和上海第二医科大学(现上海交通大学医学院)开始 PBL 教学。20 世纪 90 年代,我国整合课程教学与 PBL 教学模式得到了快速的发展,北京医科大学(现北京大学医学部)、上海医科大学(现复旦大学上海医学院)、浙江医科大学(现浙江大学医学院)、华西医科大学(现四川大学华西医学中心)、中国医科大学、哈尔滨医科大学、汕头大学医学院以及锦州医学院(现锦州医科大学)等一大批医药院校开始尝试不同模式的 OSBC 和 PBL 教学。

2015 年 10 月,全国高等学校临床医学及相关专业首轮器官 - 系统整合规划教材出版。全国 62 所院校参与编写。教材旨在适应现代医学教育改革模式,加强学生自主学习能力,服务医疗卫生改革,培养创新卓越医生。教材编写仍然遵循"三基""五性""三特定"的教材编写特点,同时坚持"淡化学科,注重整合"的原则,不仅注重学科间知识内容的整合,同时也注重了基础医学与临床医学的整合,以及临床医学与人文社会科学、预防医学的整合。首轮教材分为三类共 28 种,分别是导论与技能类 5 种,基础医学与临床医学整合教材类 21 种,PBL 案例教材类 2 种。主要适应基础与临床"双循环"器官 - 系统整合教学,同时兼顾基础与临床打通的"单循环"器官 - 系统整合教学。

2015 年 10 月,西安交通大学、人民卫生出版社、国家医学考试中心以及全国 62 所高等院校共同成立了"中国医学整合课程联盟"(下称联盟)。联盟对全国整合医学教学及首轮教材的使用情况进行了多次调研。调研结果显示,首轮教材的出版为我国器官 - 系统整合教学奠定了基础;器官 - 系统整合教学已成为我国医学教育改革的重要方向;以器官 - 系统为中心的整合教材与传统的以学科为中心的"干细胞"教材共同构建了我国临床医学专业教材体系。

经过 4 年的院校使用及多次调研论证,人民卫生出版社于 2019 年 4 月正式启动国家卫生健康委员会"十四五"规划临床医学专业第二轮器官 - 系统整合教材修订工作。第二轮教材指导思想是,贯彻《关于深化医教协同进一步推进医学教育改革与发展的意见》(国办发〔2017〕63 号)文件精神,进一步落实教育部、国家卫生健康委员会、国家中医药管理局《关于加强医教协同实施卓越医生教育培养计划 2.0 的意见》,适应以岗位胜任力为导向的医学整合课程教学改革发展需要,深入推进以学生自主学习为导向的教学方式方法改革,开展基于器官 - 系统的整合教学和基于问题导向的小组讨论式教学。

第二轮教材的主要特点是：

1. 以立德树人为根本任务,落实"以本为本"和"四个回归",即回归常识、回归本分、回归初心和回归梦想,以"新医科"建设为抓手,以学生为中心,打造我国精品 OSBC 教材,以高质量教材建设促进医学教育高质量发展。

2. 坚持"纵向到底,横向到边"的整合思想。基础、临床全面彻底整合打通,学科间全面彻底融合衔接。加强基础医学与临床医学的整合,做到前后期全面打通,整而不乱、合而不重、融而创新;弥合临床医学与公共卫生的裂痕,加强疾病治疗与预防的全程整合;加强医学人文和临床医学的整合,将人文思政教育贯穿医学教育的全过程;强调医科和其他学科门类的结合,促进"医学＋X"的快速发展。

3. 遵循"四个符合""四个参照""五个不断"教材编写原则。"四个符合"即符合对疾病的认识规律、符合医学教育规律、符合医学人才成长规律、符合对医学人才培养岗位胜任力的要求;"四个参照"即参照中国本科医学教育标准(临床医学专业)、执业医师资格考试大纲、全国高等学校五年制本科临床医学专业规划教材内容的深度广度以及首轮器官‐系统整合规划教材;"五个不断"即课程思政不断、医学人文不断、临床贯穿不断、临床实践和技能不断、临床案例不断。

4. 纸数融合,加强数字化,精炼纸质教材内容,拓展数字平台内容,增强现实(AR)技术在本轮教材中首次大范围、全面铺开,成为新型立体化医学教材的精品。

5. 规范 PBL 案例教学,建设与整合课程配套的在线医学教育 PBL 案例库,为各院校实践 PBL 案例教学提供充足的教学资源,并逐年更新补充。

6. 适应国内器官‐系统整合教育"单循环"教学导向,同时兼顾"双循环"教学实际需要。

7. 教材适用对象为临床医学及相关专业五年制、"5+3"一体化本科阶段,兼顾临床医学八年制。

第二轮教材根据以上编写指导思想与原则规划为"20+1"模式,即 20 种器官‐系统整合教材,1 种在线数字化 PBL 案例库。20 种教材采用"单循环"器官‐系统整合模式,实现基础与临床的一轮打通。导论和概论部分重新整合为《医学导论》(第 2 版)、《人体分子与细胞》(第 2 版)、《人体形态学》(第 2 版)和《人体功能学》(第 2 版)等 7 种。将第一轮教材各系统基础与临床两种教材整合为一种,包括《心血管系统与疾病》(第 2 版)等教材 13 种,其中新增《皮肤与感官系统疾病》。1 种 PBL 综合在线案例库,即中国医学教育 PBL 案例库,案例范围全面覆盖教材相应内容。

第二轮教材有全国 94 所院校参与编写。编写过程中正值新冠肺炎疫情肆虐之际,参编专家多为临床一线工作者,更有很多专家身处援鄂抗疫一线奋战。主编、副主编、编委一手抓抗疫,一手抓教材编写,并通过线上召开审稿会和定稿会,确保了教材的质量与出版进度。百年未遇之大疫情必然推动百年未有之大变局,新冠肺炎疫情给我们带来了对医学教育深层次的反思,带来了对医学教材建设、人才队伍培养的深刻反思。这些反思和器官‐系统整合教材的培养目标不谋而合,也印证了我们教材建设的前瞻性。

第二轮教材包括 20 种纸数融合教材和在线数字化中国医学教育 PBL 案例库,均为**国家卫生健康委员会"十四五"规划教材**。全套教材于 2021 年出版发行,数字内容也将同步上线。希望广大院校在使用过程中能够多提宝贵意见,反馈使用信息,以逐步修改和完善教材内容,提高教材质量,为第三轮教材的修订工作建言献策。

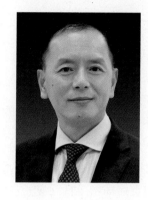

沈 晔

医学博士,教授,主任医师,博士研究生导师。现任浙江大学医学院附属第一医院副院长、第一临床医学院副院长,眼科学科带头人,浙江大学眼科研究所副所长。

兼任教育部高等学校临床医学类专业教学指导委员会眼视光学专业教学分会指导委员会委员,中国医师协会毕业后教育委员会委员、眼科专业委员会副主任委员,中国研究型医院学会罕见病分会副会长,中国研究型医院学会眼科学和视觉科学专业委员会副主任委员,中国老年医学学会眼科学专业委员会常委,浙江省激光医学分会主任委员、眼科学分会副主任委员,浙江省医师协会眼科医师分会副会长。担任国家卫生和计划生育委员会住院医师规范化培训规划教材《眼科学》副主编,国家卫生和计划生育委员会"十一五""十二五""十三五"规划教材《屈光手术学》编委。《中国毕业后医学教育》《高等医学教学研究》杂志常务编委,《中华眼科杂志》《中华眼视光与视觉科学杂志》《中国眼耳鼻喉杂志》《中华实验眼科杂志》等学术杂志编委。

从事医学教育和眼科临床、教学、研究30余年,以近视发病机制和诊治新技术创新为持续研究方向,是眼科再生医学转化研究的学术引领者。1996年在亚洲率先开展眼内屈光手术,开创我国眼内屈光手术新阶段。在高度近视屈光性白内障手术、飞秒辅助高端白内障手术、有晶状体眼人工晶状体植入和疑难白内障联合手术方面有深厚造诣。主持包括浙江省重点研发计划重点专项、中国科学院战略性先导科技专项等多个科研课题,发表SCI论文数十篇。

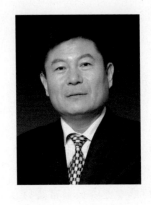

张福仁

二级教授，研究员，主任医师，博士研究生导师。现任山东第一医科大学(山东省医学科学院)副校(院)长，山东第一医科大学附属皮肤病医院(山东省皮肤病医院/山东省皮肤病性病防治研究所)院/所长。国际麻风防治协会执行委员，中国麻风防治协会会长，《中国麻风皮肤病杂志》主编，中华医学会皮肤性病学分会副主任委员。

致力于麻风、性病防治工作和银屑病、自身免疫性大疱病等常见危重皮肤病的临床诊疗和科研教学工作，发现麻风的遗传易感性和重症药物不良反应——氨苯砜综合征的风险靶点；发现国人疱疹样皮炎和关节病型银屑病(PsA)的流行病学特征和 PsA 新的临床亚型。代表作多次发表于 The New England Journal of Medicine、Nature Genetics 和《中国麻风皮肤病杂志》等国内外学术期刊。曾获"吴阶平-保罗·杨森医学药学奖"和"全国先进工作者"荣誉称号。

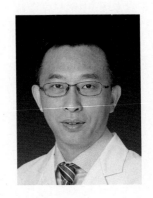

刘 争

二级教授、主任医师、硕士及博士研究生导师，教育部"长江学者"特聘教授，国家杰出青年科学基金获得者、国家"万人计划"科技创新领军人才入选者。现任华中科技大学同济医学院附属同济医院副院长。湖北省第十三届人民代表大会常务委员会委员，科学教育文化和卫生专门委员会副主任。中华医学会变态反应学分会常委、第十二届中华医学会耳鼻咽喉头颈外科学分会委员、中国医师协会耳鼻咽喉科医师分会常务委员，武汉医学会耳鼻咽喉头颈外科分会主任委员。全国高等学校五年制本科临床医学专业规划教材《耳鼻咽喉头颈外科学》(第 9 版)副主编、国家卫生健康委员会住院医师规范化培训规划教材《耳鼻咽喉头颈外科学》(第 2 版)副主编。

从事耳鼻咽喉头颈外科临床、科研和教学工作 20 余年。曾获中国青年科技奖、湖北省自然科学奖一等奖和二等奖各 1 项。主持包括重点项目在内的国家自然科学基金多项，发表 SCI 收录论文 50 余篇。对鼻内镜外科手术，鼻炎、鼻窦炎个体化治疗及其发病机制研究具有较深的造诣。

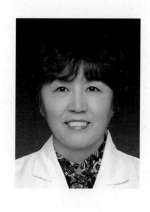

栗玉珍

二级教授,博士研究生导师,优秀龙江名医。现任哈尔滨医科大学附属第二医院皮肤科(国家临床重点专科)主任,兼任中华医学会皮肤性病分会常务委员、银屑病专委会副主任委员,中国医师协会皮肤科医师分会常务委员,黑龙江省医学会皮肤性病学分会主任委员,黑龙江省医疗保健国际交流促进会皮肤病分会会长等,担任《中华皮肤病学杂志》等十余种杂志编委。

主持4项国家自然科学基金,参与多项国家级、省级基金、中华医学会课题等。发表SCI收录文章70余篇、核心期刊百余篇,主编、参编国家规划教材11部,荣获黑龙江省科技进步二等奖1项,厅级科技进步一等奖1项,院校级奖励若干。

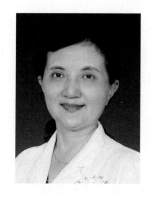

张晓彤

博士,二级主任医师,博士研究生导师,西安交通大学第二附属医院耳鼻咽喉头颈外科病院副院长,中国康复医学会听力康复专业委员会副主任委员,中国老年医学学会耳科学分会常委,陕西省康复医学会听力康复专业委员会主任委员,中国中药协会耳鼻咽喉药物研究专业委员会副主任委员,陕西省及西安医学会耳鼻咽喉头颈外科分会常委,西安市病残儿医学鉴定专家组成员,多种全国性专业杂志编委和审稿人。

从事教学工作35年,发表论文100余篇,获陕西省科技进步二等奖2项、三等奖2项,陕西省教委教学课件一等奖1项,西安市科技进步三等奖1项,中华医学会创新奖1项。多次被评为优秀教师和优秀研究生导师。

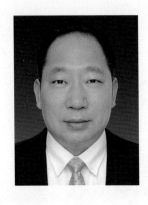

臧卫东

　　医学博士,教授,博士研究生导师。现任郑州大学医学院副院长、基础医学院院长,教育部基础医学类教学指导委员会委员,中国解剖学会理事,河南省解剖学会理事长,河南省学术技术带头人,河南省科技创新团队负责人。

　　从事人体解剖学教学工作至今32年,参与教材编写20余部,获得河南省教育教学成果一等奖2项。主要从事慢性疼痛的神经机制研究,承担国家自然科学基金面上项目、河南省重大科技攻关项目等10余项,国内外学术期刊发表论文80余篇,获河南省科技进步二等奖1项,三等奖2项。

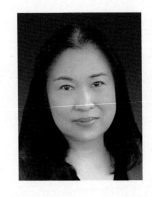

苏　宁

　　教授,博士,广州中医药大学病理学与病理生理学系主任,兼任广东省本科高校实验教学指导委员会委员,广东省转化医学学会医学教育分会主任委员,中国医学整合课程联盟理事,中国医学模拟教学联盟理事。人民卫生出版社全国高等中医药教育(本科)国家卫生健康委员会"十三五""十四五"规划教材《病理学》主编,人民卫生出版社创新教材《基础医学整合实验》主编。

　　从事病理学、病理生理学教学30余年,获学校教育教学成果一等奖2项、二等奖1项,校园文化建设优秀成果二等奖1项,广东省本科高校在线教学优秀案例一等奖1项,人民卫生出版社优秀教材1部,第二届人卫慕课在线课程建设比赛课程设计类本科组一等奖1项。

OSBC 前 言

　　"健康中国"战略目标是强国梦的核心,是全国人民幸福感的基础,健康中国的使命必将由一代优秀的医务工作者来担当。医学教育的使命就是为国家为人民培养有理想、敢担当的未来医生。高等医学教育魂牵国家人才战略,梦绕健康中国,我们担负着前所未有的责任。我们看到,虽然我国医学人才培养体系和培养质量取得了长足的进步,但是与卫生健康事业和社会发展的新要求相比、与世界发达国家相比,还有很大差距。我国的医学教育理念、模式、内容、方法和手段仍相对陈旧落后,知识灌输式、死记硬背式的教学处于压倒性地位;医学生的职业素养、实践能力培养不足,独立思考分析解决问题的能力不足,岗位胜任力不强。大力推动医学教育的系统性、综合性的改革,整合同一系统 - 器官相同知识点,合理配置教学资源,优化课程设计,提高学习效率,已是当务之急。经过充分地调研、研讨,针对未来医学教育改革的方向,参考发达国家的医学教育改革经验,器官 - 系统整合教材应运而生。

　　医学教育水平是一个国家发展水平和发展潜力的重要标志,是党和国家事业发展对高等教育的需要、对科学知识和优秀人才的需要。我们要强调"以本为本",本科教育要回归常识、回归本分、回归初心、回归梦想。医生和教师这两个行业标志着社会文明发达程度、决定国家未来发展。教材编写工作不仅牵涉到国家人才培养,还关乎健康中国的建设。基于这一理念,顺应我国医学院校全面开展以器官 - 系统为基础的课程体系改革,在"健康中国"的战略思想的指导下,我们编撰了这部《皮肤与感官系统疾病》教材。本教材为器官 - 系统整合教材系列中的其中一部,为首次成稿。

　　本教材共分为 5 篇、79 章,涉及皮肤性病学、视觉系统以及耳鼻咽喉的解剖生理学知识和相关疾病的诊治,实现了基础与临床的纵向整合,学科与疾病之间的横向整合。本教材整合了临床疾病诊疗和解剖学、生理学、病理学、药学等相关基础知识,以器官 - 系统为主线,从正常解剖功能到异常疾病的病理,从病理机制到诊疗原则,教材注重有关联疾病的综合论述,不同学科的交叉、渗透,突出知识的系统性,尽量减少过于复杂的论述,使之更加适用于本科学生的基础教学和全科医师的培养体系。本教材主要适用于临床医学专业五年制、"5+3"一体化临床医学专业本科阶段,兼顾八年制。在"干细胞"教材的基础上进行了内容的筛选和精简,以系统为中心,主要培养医学生的独立思考能力和提高岗位胜任力。在教材的编写过程中,暴发了新型冠状病毒(COVID-19)肺炎疫情,全国的医疗机构经历了前所未有的考验,教材编者来自全国各地的多所著名医学院校,尤其有多个编者来自武汉市,包括华中科技大学同济医学院附属同济医院、华中科技大学同济医学院附属协和医院、武汉大学人民医院、武汉大学中南医院等,所有编委在坚守岗位的基础上,均按时保质保量地完成了稿件的编写工作。在本教材即将出版之际,谨向在编写过程中付出艰辛劳动的各位编委、人民卫生出版社的编辑以及支持本教材撰写工作的相关人员表示由衷感谢!

　　由于编者的知识、经验和时间有限,本教材或许有不足之处,缺陷和疏漏在所难免,恳请各位专家和读者批评指正,以便再版时得以进一步修订、完善。

沈 晔

2021 年 7 月

OSBC 目 录

第四篇　鼻科学

数字资源 AR 互动 ｜ 🅰🆁图 1-2-1、🅰🆁图 2-2-1、🅰🆁图 3-2-1

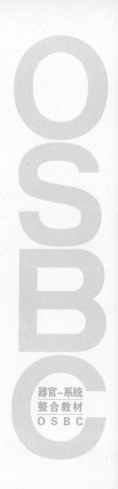

器官-系统
整合教材
OSBC

第一篇
皮肤性病学

第一章

绪　论

皮肤（skin）是人体与外界接触的第一道屏障，具有防御、体温调节、感受刺激和维持内环境稳定等重要功能。皮肤性病学（dermatovenereology）是研究皮肤、皮肤黏膜（口腔和生殖器）及皮肤附属器的医学学科，涉及基础医学、临床医学各学科，包括传染病、美容保健等亚学科，是临床医学的重要组成部分。

早在古埃及（公元前 3100 年）、中东地区（公元前 3000 年）、古印度（公元前 2500 年）、古希腊（公元前 1800 年）和我国的商周时期（公元前 1400 年）就有皮肤病的记载。近代皮肤病学经历了 18 世纪的奠基和 19 世纪的发展，到 20 世纪与现代科学技术紧密结合发展为现代皮肤病学。

20 世纪上半叶，麻风、梅毒、头癣等皮肤病在国内外广泛流行，严重危害人类健康。中华人民共和国成立后，在党和政府的领导下我国成立了各级皮肤病防治机构，致力于麻风、性病和头癣的防治工作，经过几代人历经半个多世纪的艰苦努力，至 20 世纪末，性病（中华人民共和国成立之前遗留的）、头癣和麻风先后被消灭和控制。以马海德、尤家骏、胡传揆、杨国亮、叶干运等为代表的皮肤科前辈做出了重要贡献。进入 21 世纪，皮肤病的病谱已经发生了很大的变化，皮肤科的范畴也涵盖了皮肤美容保健等内容。

与其他疾病相比，皮肤病具有直观性强的特点。许多皮肤病是通过皮损的形态命名的，如多形红斑、扁平苔藓等。显微镜的发明和应用促进了人们对皮肤病的认识，1873 年挪威医师汉森氏（Gerhard Hansen）在麻风患者皮损中发现了麻风分枝杆菌（*Mycobacterium leprae*），为麻风的病因治疗奠定了基础。1905 年，德国微生物学家 Fritz Schaudinn 和 Eric Hoffmann 共同发现并分离了梅毒的病原体 - 苍白螺旋体（*T.pallidum*），为青霉素治疗梅毒提供了依据。病理学的发展和在皮肤科的应用使人们对皮肤病的认识进入到细胞水平，进而能够确定疾病的性质（感染或非感染，良性或恶性）或病因，许多皮肤病得以命名，如白细胞碎裂性血管炎、孢子丝菌病等。免疫病理和免疫组织化学技术在皮肤科的应用使人们对自身免疫性大疱病和皮肤肿瘤等疾病的性质有了更深入的认识。

近年来，分子生物学技术的发展和人类基因组计划的完成促进了人类对"遗传病"和"分子病"的认识，鱼鳞病、遗传性大疱性表皮松解症等单基因皮肤病的病因得以确认。近百年来随着科学技术的不断进步，皮肤病的命名也实现了从形态学到病因学的转变。

尽管皮肤病的病因复杂，仍可以概括为以外因为主和以内因为主。外因包括机械、物理、化学和生物等因素，内因主要包括个体的遗传素质，包含了基因组、转录组、蛋白质组、表观遗传学等差异。如图 1-1-1 所示，外因和内因在每种皮肤病发病中的作用不同，如外伤由外因导致，多基因复杂性皮肤病由外因和内因共同作用引起，如特应性皮炎、银屑病等。而单基因皮肤病主要由内因决定。近年的研究表明传染病也具有遗传易感性。

科学技术的进步使皮肤病的预后大为改观。1903 年，丹麦医生芬森（Niels Finsen）因发现紫外线对皮肤病的治疗效果而获诺贝尔生理学或医学奖，光疗现在依然是治疗皮肤病的主要手段之一；1948年糖皮质类固醇激素问世并应用于临床（获 1950 年诺贝尔生理学或医学奖），从此危害患者生命的自身免疫性大疱病、红斑狼疮不再是不治之症。20 世纪 70 年代问世的维 A 酸类药物促进了角化异常性皮肤病、无菌性脓疱病和皮肤肿瘤等治疗学上的进步。进入 21 世纪，随着基础医学研究的进步，许多疾病的发病机制得以阐明,针对发病通路中的关键靶点所开发的生物制剂不断问世。银屑病、特应性皮炎等常见的、严重危害人们健康的皮肤病的治疗取得了革命性的进步。

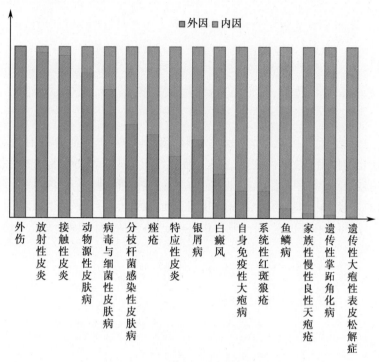

图 1-1-1 皮肤性病的病因示意图

人工智能(artificial intelligence,AI)和精准医学(precision medicine)在皮肤科的初步实践已经产生了积极的临床效果,如人工智能已用于鉴别黑色素瘤和良性痣,治疗前检测特定等位基因可有效预防重症药物不良反应。

本教材尝试依据病因对疾病的章节进行归类,包括:由外因引起的皮肤病,由外因和内因共同作用导致的皮肤病,由内因决定的皮肤病;另外,将常见的系统性疾病的皮肤表现单列一章,以方便学习和理解。

(张福仁)

思考题

1. 简述皮肤性病学的概念及研究范围。

2. 皮肤性病学的病因有哪些?

3. 皮肤性病学如何分类?

第二章

正常皮肤的结构和功能

皮肤(skin)覆于体表,直接接触人体所处的外界环境,具有保护、排泄、调节体温、感受外界刺激和维持人体内环境稳定等作用。皮肤由表皮、真皮和皮下组织构成。表皮与真皮之间由基底膜带连接。皮肤还有毛发、皮脂腺、汗腺和甲等附属器和丰富的血管、淋巴管、神经与肌肉组织(图 1-2-1)。皮肤是人体最大的器官,总重量约占体重的 16%,成人皮肤总面积约为 1.5~2m²,新生儿约为 0.21m²。皮肤的厚度存在较大的个体、年龄和部位差异,一般为 0.5~4mm(不包括皮下组织),掌跖部位皮肤最厚,眼睑、

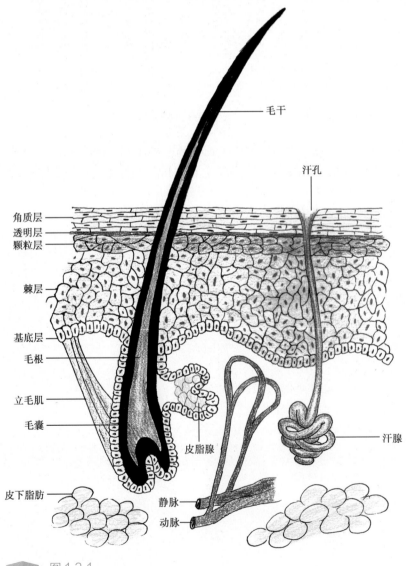

 图 1-2-1
皮肤结构模式图

外阴、乳房的皮肤最薄。表皮厚度平均为 0.1mm,但掌跖部位的表皮可达 0.8~1.4mm。真皮厚度在不同部位差异也很大,较薄的(如眼睑)约为 0.6mm,较厚的(如掌跖)可达 3mm 以上。皮肤的颜色因种族、年龄、性别、营养状况及部位不同而有差异。

第一节　表皮结构及功能

表皮(epidermis)在组织学上属于复层鳞状上皮,主要由角质形成细胞和树枝状细胞构成,后者包括黑素细胞、朗格汉斯细胞和梅克尔细胞。

一、角质形成细胞

角质形成细胞(keratinocyte)由外胚层分化而来,是表皮的主要构成细胞,占表皮细胞的 80%。角质形成细胞之间由桥粒连接,角质形成细胞与基底膜带之间由半桥粒连接。根据分化阶段和特点将角质形成细胞分为五层,由深至浅分别为基底层(stratum basale)、棘层(stratum spinosum)、颗粒层(stratum granulosum)、透明层(stratum lucidum)和角质层(stratum corneum)(图 1-2-2)。

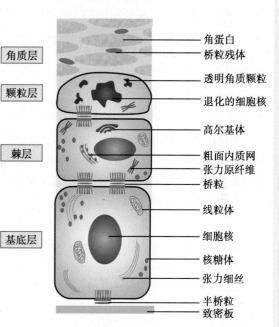

图 1-2-2　角质形成细胞形态结构模式图

(一)基底层

位于表皮底层,由一层圆柱状基底细胞构成,细胞长轴与真皮 - 表皮交界线垂直。胞核卵圆形,大而深染;胞质致密,呈嗜碱性,核仁明显,常见核分裂象,胞核上方可见黑素颗粒聚集或呈帽状排列。电镜下可见胞质内有较多排列整齐的张力细丝,直径约 5nm,常与表皮垂直。基底细胞底部通过半桥粒附着于基底膜带。基底细胞内含有黑素颗粒,其含量与皮肤的颜色一致。

正常情况下约 30% 的基底层细胞处于核分裂期,新生的角质形成细胞有序上移,由基底层移行至颗粒层约需 14d,再移行至角质层表面并脱落又需 14d,共约 28d,这是一个受到精密调控的过程,称为表皮通过时间或更替时间。基底层可能存在具有长期增殖及分化潜能的表皮干细胞。

(二)棘层

位于基底层上方,由 4~8 层多角形细胞构成,细胞扁平,表面有许多细小突起,相邻细胞的突起互相连接,形成桥粒。电镜下可见胞质内有很多张力细丝聚集成束,并附着于桥粒上,棘层上部细胞胞质中散在分布直径为 100~300nm 的包膜颗粒,称角质小体或 Odland 小体。

(三)颗粒层

位于棘层上方,在角质层薄的部位由 1~3 层梭形或扁平细胞构成,而在掌跖等部位细胞可厚达 10 层,细胞长轴与皮面平行。细胞核和细胞器溶解,胞质中可见大量形态不规则的透明角质颗粒(keratohyalin granule)沉积于张力细丝束之间。

（四）透明层

位于颗粒层与角质层之间，仅见于掌跖等表皮较厚的部位，由 2~3 层较扁平细胞构成。细胞界限不清，易被伊红染色，光镜下胞质呈均质状并有强折光性。

（五）角质层

位于表皮最外层，由 5~20 层已经死亡的扁平细胞构成。角质层在掌跖部位可厚达 40~50 层。细胞正常结构消失，无细胞核，胞质中充满由张力细丝与均质状物质结合而形成的角蛋白。角质层上部细胞间桥粒消失或形成残体，容易脱落。

角质形成细胞的功能：角质形成细胞在分化过程中可产生角蛋白（keratin），构成细胞骨架中间丝，参与表皮分化、角化等生理和病理过程；棘层和基底层主要吸收长波紫外线（波长 320~400nm），保护皮肤免受光线损伤；角质层致密而柔韧，是主要的防护结构，发挥着防护物理性损伤、化学性刺激、微生物侵袭、营养丢失等皮肤屏障功能。

二、黑素细胞

黑素细胞（melanocyte）起源于外胚层的神经嵴，位于基底层，约占基底层细胞总数的 10%，其数量与部位、年龄有关，而与肤色、人种、性别等不相关。几乎所有组织内均有黑素细胞，表皮、黏膜、毛囊、视网膜色素上皮等处最多。1 个黑素细胞可通过其树枝状突起向周围 10~36 个角质形成细胞提供黑素，形成 1 个表皮黑素单元（epidermal melanin unit）。

黑素细胞的功能：黑素能遮挡和反射紫外线，保护真皮及深部组织。

三、朗格汉斯细胞

朗格汉斯细胞（Langerhans cells，LCs）是骨髓单核 - 巨噬细胞起源并通过一定循环通路进入表皮的免疫活性细胞，多分布于表皮中下部，占表皮细胞总数的 3%~5%。朗格汉斯细胞密度因部位、性别和年龄而异，一般面颈部密度大而掌跖部密度小。

光镜下可见朗格汉斯细胞呈多角形，胞质透明，胞核较小并呈分叶状。电镜下可见线粒体、高尔基复合体、内质网丰富，并有溶酶体，胞内含有特征性的 Birbeck 颗粒，目前认为是由于细胞吞噬外来抗原时胞膜内陷形成，是一种消化细胞外物质的吞噬体或抗原贮存形式。

朗格汉斯细胞有多种表面标记，包括 IgG 和 IgE 的 FcR、C3b 受体、MHC Ⅱ 类抗原（HLA-DR、DP、DQ）及 CD4、CD45、S-100 等抗原。人类朗格汉斯细胞是正常皮肤内唯一能与 CD1a（OKT6）单克隆抗体结合的细胞。

朗格汉斯细胞的功能：朗格汉斯细胞是表皮中重要的抗原递呈细胞，此外还可调控 T 淋巴细胞的增殖和迁移，并参与免疫调节、免疫监视、免疫耐受、皮肤移植物排斥反应和接触性超敏反应等。

四、梅克尔细胞

梅克尔细胞（Merkel cell）多分布于表皮和口腔黏膜下层的基底层细胞之间，比较罕见，细胞有短指状突起，胞质中含神经内分泌颗粒，圆形胞核，常呈分叶状，但是该细胞在光学显微镜下不能辨认。电镜下梅克尔细胞借桥粒与角质形成细胞相连，常固定于基底膜而不跟随角质形成细胞向上迁移。

梅克尔细胞的功能：梅克尔细胞在感觉敏锐部位（如指尖和鼻尖）密度较大，这些部位的神经纤维在邻近表皮时失去髓鞘，扁盘状的轴突末端与梅克尔细胞基底面形成接触，构成梅克尔细胞 - 轴突复合体（Merkel cell-neurite complex），可能具有非神经末梢介导的感觉作用。

五、角质形成细胞间及其与真皮间的连接

(一)桥粒

桥粒(desmosome)是角质形成细胞间连接的主要结构,由相邻细胞的细胞膜发生卵圆形致密增厚而共同构成。电镜下桥粒呈盘状,直径为 0.2~0.5μm,厚约 30~60nm,其中央有 20~30nm 宽的透明间隙,内含低密度张力细丝;间隙中央密度较高的致密层称中央层,其黏合物质是糖蛋白;中央层的中间还可见一条更深染的间线,为高度嗜锇层。构成桥粒的相邻细胞膜内侧各有一增厚的盘状附着板,长0.2~0.3μm,厚约 10nm,许多直径约为 10nm 的张力细丝呈襻状附着于附着板上,其游离端向胞质内返折,附着板上固有的张力细丝可从内侧钩住张力细丝襻,这些固有张力细丝还可穿过细胞间隙并与中央层纵向张力细丝相连,称为跨膜细丝。

桥粒的功能:桥粒具有很强的抗牵拉能力,通过相邻细胞间由张力细丝的机械性链接,形成一连续的结构网,使得细胞间连接更为牢固。在角质形成细胞的分化过程中,桥粒可以分离,也可重新形成,使表皮细胞上移至角质层并有规律地脱落。桥粒结构的破坏可引起角质形成细胞之间相互分离,临床上形成表皮内裂隙或水疱。

(二)半桥粒

半桥粒(hemidesmosome)是由角质形成细胞真皮侧胞膜的不规则突起与基底膜带相互嵌合而成,其结构类似于半个桥粒。电镜下半桥粒内侧部分为高密度附着斑,基底层细胞的角蛋白张力细丝附着于其上,胞膜外侧部分称为基层下致密斑(subbasal dense plaque),两侧致密斑与中央胞膜构成夹心饼样结构。致密斑中含 BPAG1、整合素(integrin)等蛋白。

半桥粒的功能:半桥粒是基底层细胞与下方基底膜带之间的主要连接结构。

(三)基底膜带

基底膜带(basement membrane zone,BMZ)位于表皮与真皮之间,过碘酸-希夫(PAS)染色显示为一条 0.5~1.0μm 的紫红色均质带,银浸染法可染成黑色。皮肤附属器与真皮之间、血管周围也存在基底膜带。电镜下基底膜带由基底细胞胞膜、透明板、致密板和致密板下带四层结构组成,各层结构通过各种机制有机结合在一起(图 1-2-3)。

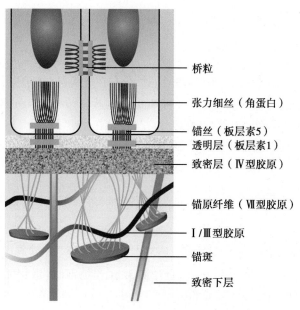

图 1-2-3　皮肤连接结构的电镜照片及模式图

基底膜带的功能：基底膜带使真皮与表皮紧密连接，还具有渗透和屏障等作用。表皮无血管分布，血液中营养物质是通过基底膜带进入表皮，而表皮代谢产物也是通过基底膜带进入真皮。一般情况下，基底膜带限制分子量大于40 000Da的大分子通过，但当其发生损伤时，炎症细胞、肿瘤细胞及其他大分子物质也可通过基底膜带进入表皮。基底膜带结构的异常可导致真皮与表皮分离，形成表皮下水疱或大疱。

第二节　真皮结构及功能

真皮（dermis）由中胚层分化而来，主要由结缔组织构成，也有其他组织。分为乳头层（papillary layer）和网状层（reticular layer），但两层之间并无明确界限。乳头层为凸向表皮底部的乳头状隆起，与表皮突呈犬牙交错样相接，含有丰富的毛细血管、毛细淋巴管、游离神经末梢和囊状神经小体；网状层较厚，位于乳头层下方，有较大的血管、淋巴管和神经穿行。

真皮在组织学上属于不规则的致密结缔组织，由纤维、基质和细胞成分组成，其中以纤维成分为主，胶原纤维、弹力纤维和网状纤维交织成网状。

一、胶原纤维

胶原纤维（collagen fibers）在真皮结缔组织中含量最为丰富，HE染色呈浅红色。直径在2~15μm之间，真皮乳头层、表皮附属器和血管附近的胶原纤维较纤细，且无一定走向；真皮中下部的胶原纤维聚成走向几乎与皮面平行的粗大纤维束，并相互交织成网状，在不同水平面上各自延伸；真皮下部的胶原束最粗。胶原纤维由胶原原纤维（collagen fibril）聚合而成，主要成分为 I 型胶原，少数为Ⅲ型胶原。

胶原纤维的功能：胶原纤维韧性大，抗拉力强，但缺乏弹性，是与皮肤老化关系最为密切的真皮有形成分。

二、网状纤维

网状纤维（reticular fibers）主要由Ⅲ型胶原构成，分布在乳头层及汗腺、皮脂腺、毛囊、血管和神经周围，其他部位很少见到。网状纤维由直径40~65nm的网状原纤维（reticular fibril）聚合而成。HE染色难以辨认，硝酸银浸染呈黑色，故又称嗜银纤维。

网状纤维的功能：在创伤愈合或成纤维细胞增生活跃的病变而有新胶原形成等情况下，网状纤维发生大量增生。

三、弹力纤维

弹力纤维（elastic fibers）HE染色不易辨认，醛品红染色呈紫色。正常真皮内弹力纤维的数量较少，占2%~4%。电镜下弹力纤维较胶原纤维细，直径1~3nm，呈波浪状，相互交织成网，缠绕在胶原纤维束之间。弹力纤维由弹力蛋白（elasticin）和微原纤维（microfibril）构成。

弹力纤维的功能：弹力纤维具有较强的弹性，主要与皮肤弹性关系密切，可使牵拉后的胶原纤维恢复原状。

四、基质

基质(matrix)为填充在纤维、纤维束间隙和细胞间的无定形物质,主要成分为蛋白多糖(proteoglycan)。蛋白多糖以曲折盘绕的透明质酸长链为骨架,通过连接蛋白结合大量蛋白质分子形成支链,而后者连有很多硫酸软骨素等多糖侧链,使基质形成许多微孔隙的分子筛立体构型。小于这些孔隙的物质如水、电解质、营养物质和代谢产物可自由通过,进行物质交换;细菌等大于孔隙者则不能通过。

基质的功能:其微孔结构阻碍细菌等外来物质通过皮肤屏障,被限制于局部,有利于吞噬细胞吞噬,同时基质在正常皮肤中含量虽然很少,但可以吸收本身 1 000 倍的水,具有保持皮肤水分的重要功能。

五、细胞

细胞主要有成纤维细胞、肥大细胞、巨噬细胞、真皮树枝状细胞、朗格汉斯细胞和噬色素细胞等,还有少量淋巴细胞和白细胞,其中成纤维细胞和肥大细胞是真皮结缔组织中主要的常驻细胞。

各种细胞的功能:成纤维细胞能产生胶原纤维、弹力纤维、网状纤维和基质,是皮肤组织深层损伤后的主要组织修复细胞。各种免疫细胞可以发挥免疫监视、介导免疫反应、分泌各种细胞因子的作用,并与体内其他免疫系统相互作用,共同维持皮肤微环境和机体内环境的稳定,防止微生物等外来物质入侵。

第三节　皮下组织结构及功能

皮下组织(subcutaneous tissue)位于真皮下方,其下与肌膜等组织相连,由疏松结缔组织及脂肪小叶组成,又称皮下脂肪层。皮下组织的厚薄因营养状态、年龄、性别以及部位的不同而异。皮下组织对外力具有缓冲作用,使皮肤具有一定的抗挤压、牵拉及对抗冲撞的能力。另外,皮下组织也具有脂肪代谢、糖代谢、贮存能量及内分泌等功能。

第四节　皮肤附属器结构及功能

皮肤附属器(cutaneous appendages)包括毛发、毛囊、皮脂腺、汗腺和指(趾)甲,均由外胚层分化而来。

一、毛发

毛发由角化的表皮细胞构成。皮肤根据其表面有无毛发,分为有毛皮肤和无毛皮肤。掌跖、指趾屈面及其末节伸面、唇红、乳头、小阴唇、大阴唇内侧、阴蒂、龟头、包皮内侧等部位皮肤无毛，称为无毛皮肤；其他部位皮肤均有长短不一的毛，称为有毛皮肤。头发、胡须、腋毛及阴毛为长毛；眉毛、睫毛、鼻毛、外耳道毛为短毛；面、颈、躯干及四肢的毛发短而细软、色淡为毫毛（vellus hair）；胎儿体表白色纤细而柔软的毛发又称为胎毛（lanugo）。毛发的外形有直形、卷曲形、螺旋形和波浪形，与毛囊的形状不同有关。

毛发位于皮肤以外的部分称为毛干（hair shaft），位于皮肤以内的部分称为毛根（hair root），毛根末端膨大部分称为毛球（hair bulb），包含在由上皮细胞和结缔组织形成的毛囊（hair follicles）里，毛球下端的凹入部分称为毛乳头（hair papilla），包含神经末梢、毛细血管和结缔组织，为毛球提供营养。毛囊隆突部存在毛囊干细胞。毛发由同心圆状排列的角化上皮细胞构成，由内向外可分为髓质、皮质和毛小皮，毛小皮为一层薄而透明的角化细胞，彼此重叠如屋瓦状。毛囊位于真皮和皮下组织内，由内毛根鞘（root sheath）、外毛根鞘和结缔组织鞘组成（图 1-2-4）。

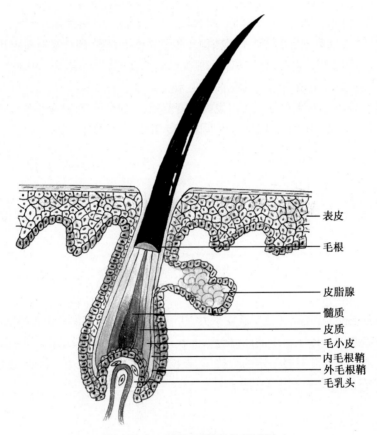

表皮
毛根
皮脂腺
髓质
皮质
毛小皮
内毛根鞘
外毛根鞘
毛乳头

图 1-2-4　毛发及毛囊结构模式图

毛发的生长周期可分为生长期（anagen），退行期（catagen）和休止期（telogen），分别约 2~5 年、3 周和 3 个月（图 1-2-5）。各部位毛发并非同时生长或脱落，毛发总量中约 80% 处于生长期，正常人每天可脱落 70~100 根头发，同时也有等量的头发再生。头发生长速度为每天 0.27~0.4mm，3~4 年可长至50~60cm。毛发性状与遗传、激素水平、健康状况、药物和气候等因素有关。

毛发的功能：毛发对机体发挥保护作用。头发可以减少头部热量损失，保护头部皮肤免受阳光损伤。睫毛和眉毛使眼睛免受阳光、灰尘以及汗液的伤害。鼻毛的滤过作用可减少鼻腔对灰尘及其他异物的吸入量。

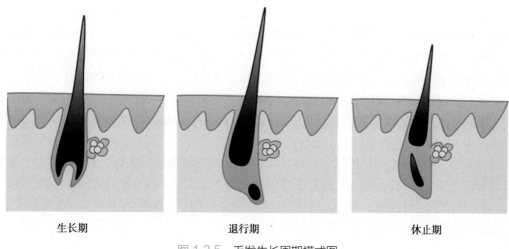

| 生长期 | 退行期 | 休止期 |

图 1-2-5　毛发生长周期模式图

二、皮脂腺

皮脂腺(sebaceous glands)是由腺泡与短的导管构成的全浆分泌腺,皮脂腺导管开口于毛囊。腺泡无腺腔,外层为扁平或立方形细胞,周围有基底膜带和结缔组织包裹,腺体细胞破裂后脂滴释出并经导管排出。导管由复层鳞状上皮构成,开口于毛囊上部,位于立毛肌和毛囊的夹角之间,立毛肌收缩可促进皮脂排泄。皮脂腺分布广泛,存在于指趾屈侧和掌跖以外的全身皮肤,头面部及胸背上部等处皮脂腺较多,称为皮脂溢出部位。在唇红部、颊黏膜、眼睑、妇女乳晕、大小阴唇、包皮内侧等区域,皮脂腺导管直接开口于皮肤表面,不与毛囊相连。皮脂腺生长周期与毛囊生长周期无关,一般一生只发生两次,主要受雄激素水平控制。皮脂腺分泌受各种激素如雄激素、孕激素、雌激素、糖皮质激素、垂体激素等调节,其中雄激素可加快皮脂腺细胞的分裂,使其体积增大、皮脂合成增加,雌激素可抑制内源性雄激素产生或直接作用于皮脂腺,减少皮脂分泌。禁食可使皮脂分泌减少及皮脂成分改变。此外表皮受损处的皮脂腺也可停止分泌。

皮脂腺的功能:皮脂腺分泌的脂质发挥滋润皮肤和毛发,以防止皮肤干燥的作用。若皮脂腺分泌功能正常,皮脂分泌适中,皮脂在表皮扩散,皮肤就会变光滑、光泽、柔润,还可以防止水分蒸发;皮脂中含有脂肪酸,使皮肤表面呈偏酸性,具有杀菌作用。

三、汗腺

根据结构与功能不同可分为小汗腺(eccrine glands)和顶泌汗腺(apocrine glands)。

(一) 小汗腺

小汗腺为单曲管状腺,由分泌部和导管部组成。分泌部位于真皮深部和皮下组织,由单层分泌细胞排列成管状,且盘绕如球形;导管部由两层小立方形细胞组成,管径较细,与腺体相连接的部分较弯曲,而后段较直上行至真皮,最后一段呈螺旋状穿过表皮开口于汗孔。小汗腺的分泌细胞分为明细胞和暗细胞,明细胞分泌汗液,暗细胞分泌黏蛋白和回收钠离子。除唇红、甲床、鼓膜、乳头、龟头、包皮内侧、小阴唇及阴蒂外,小汗腺遍布全身,数量达 200 万~400 万个,以腋窝、掌跖、额部较多,背部较少。小汗腺受交感神经系统支配,神经递质为乙酰胆碱。

正常情况下小汗腺分泌的汗液为无色透明,呈酸性(pH 4.5~5.5)。大量出汗时汗液酸性减弱(pH 7.0 左右)。汗液中 99% 为水分,无机离子、乳酸、尿素等其他成分仅占 1%。

小汗腺的功能:小汗腺的分泌和排泄受体内外温度、饮食和精神因素的影响,维持体内电解质平衡,出汗具有散热作用。

（二）顶泌汗腺

顶泌汗腺曾称大汗腺,属大管状腺体,起源于外胚叶,由分泌部和导管组成。分泌部位于皮下脂肪层,由单层扁平、立方或柱状分泌细胞构成,管外有肌上皮细胞和基底膜带;导管的结构与小汗腺相似,但其直径约为小汗腺的10倍。顶泌汗腺主要分布在腋窝、脐周、乳晕、外阴、肛周,偶见于头皮、面部和躯干。此外,外耳道耵聍腺、眼睑的睫腺以及乳晕的乳轮腺也属于变形的顶泌汗腺。顶泌汗腺开口于毛囊上部皮脂腺开口的上方,少数直接开口于表皮。顶泌汗腺也受交感神经系统支配,但神经递质为去甲肾上腺素。

顶泌汗腺的功能:主要发挥皮肤的分泌和排泄功能。顶泌汗腺的分泌主要受性激素影响,青春期顶泌汗腺分泌旺盛,情绪激动和环境温度增高时,分泌增加。顶泌汗腺分泌的汗液是一种无味液体,经细菌酵解后可使之产生臭味。有些人的顶泌汗腺可分泌一些有色物质(可呈黄、绿、红或黑色),使局部皮肤或衣服染色,称为色汗症。

四、甲

甲(nail)是覆盖在指(趾)末端伸侧的坚硬角质,由多层紧密的角化细胞构成。外露部分称为甲板(nail plate),呈外凸的长方形,厚度为0.5~0.75mm,近甲根处的半月状淡色区称为甲半月(nail lunula),甲板周围的皮肤称为甲廓(nail wall),伸入近端皮肤中的部分称为甲根(nail root),甲板下的皮肤称为甲床(nail bed),其中位于甲根下者称为甲母质(nail matrix),是甲的生长区,甲下真皮富含血管。指甲生长速度约每3个月1cm,趾甲生长速度约每9个月1cm。疾病、营养状况、环境和生活习惯的改变可影响甲的性状和生长速度。

甲的功能:甲的主要功能是保护富含神经和血管的指(趾)末端免受伤害。

第五节　皮肤的神经、脉管和肌肉

一、神经

皮肤有丰富的神经分布,按功能分为感觉神经和运动神经。皮肤的神经支配呈节段性,但相邻节段间有部分重叠,神经纤维多分布在真皮和皮下组织。

（一）感觉神经

感觉神经为有髓神经,包括神经小体和游离神经末梢,后者呈树枝状分支,主要分布在表皮下和毛囊周围。神经小体有囊状小体和非囊状小体两种,囊状小体由结缔组织被囊包裹神经末梢形成,包括Meissner小体(触觉小体)、Vater-Pacini小体(环层小体)、Krause小体及Ruffini小体等,主要分布在手指等无毛皮肤。

（二）运动神经

运动神经来自交感神经节后纤维,其中肾上腺素能神经纤维支配血管、血管球、立毛肌、小汗腺和顶泌汗腺的肌上皮细胞,胆碱能神经纤维支配小汗腺的分泌细胞。面部横纹肌由面神经支配。

运动神经的功能:感受各种刺激、支配器官活动及完成各种神经反射。

二、血管

皮肤血管分布于真皮和皮下组织内。皮下组织的小动脉和真皮深部较大的微动脉都具有内膜、中膜和外膜三层结构。皮肤血管主要有三个丛，最深的为皮下组织中的较大血管丛、真皮下部的真皮下血管丛（深丛）和真皮乳头下的乳头下血管丛（浅丛）。这些血管丛形成与皮肤表面平行的层状分布，有垂直走向的血管联通浅丛和深丛，形成丰富的吻合支。皮肤的毛细血管大多为连续型，由连续的单层内皮细胞构成管壁，相邻的内皮细胞间有细胞连接。

血管的功能：皮肤血管有营养代谢和调节体温的作用。

三、淋巴管

正常皮肤的淋巴管较少，不易辨认。皮肤的淋巴管网与几个主要的血管丛平行，皮肤毛细淋巴管盲端起始于真皮乳头层的毛细淋巴管，逐渐汇合为管壁较厚的具有瓣膜的淋巴管，形成真皮乳头下浅淋巴网和真皮淋巴网，再通连到皮肤深层和皮下组织的更大淋巴管。毛细淋巴管壁很薄，由单层内皮细胞及稀疏的网状纤维构成，内皮细胞之间通透性较大，且毛细淋巴管内的压力低于毛细血管及周围组织间隙的渗透压。

淋巴管的功能：将组织液中游走的细胞、细菌、肿瘤细胞引导至淋巴结进行吞噬处理或引起免疫反应。

四、肌肉

皮肤的肌肉有平滑肌和横纹肌两种。立毛肌主要是平滑肌，是皮肤内最常见的肌肉类型，由纤细的平滑肌纤维束构成，一端起于真皮乳头层，另一端插入毛囊中部的结缔组织鞘内。另外还有血管壁平滑肌、乳晕平滑肌、阴囊肌膜等肌肉组织，汗腺周围的肌上皮细胞也具有一些平滑肌的功能。横纹肌主要分布于面部和颈部。

肌肉的功能：借助面部表情肌的收缩可以表达喜、怒、哀、乐等细致的情感变化；当寒冷或精神紧张时，立毛肌收缩可引起毛发直立，形成所谓的"鸡皮疙瘩"。

（杜　鹃　魏　杰）

思考题

1. 简述角质形成细胞的分层和结构特点。
2. 简述桥粒的定义、蛋白构成及临床意义。
3. 简述影响皮肤吸收作用的因素。
4. 简述影响皮脂分泌的因素。
5. 简述皮肤中主要细胞类型的免疫功能。

第三章
异常皮肤的表现及功能变化

皮肤与人体所位于的外界环境直接接触,当皮肤出现损伤时,形态会呈现相应改变,同时受损害处皮肤的组织病理也会有所不同,继而皮肤原有的功能也会出现异常。

第一节 皮损的基本形态

皮肤病的体征表现即为皮肤损害,是诊断皮肤病的重要依据。皮损基本形态可分为原发损害(primary lesion)和继发损害(secondary lesion)两大类。原发性皮损又称原发疹,由皮肤病的组织病理变化直接形成;继发性皮损由原发性损害自然发展演变,或因人为搔抓、治疗不当等形成皮肤损害。

一、原发性损害(图 1-3-1)

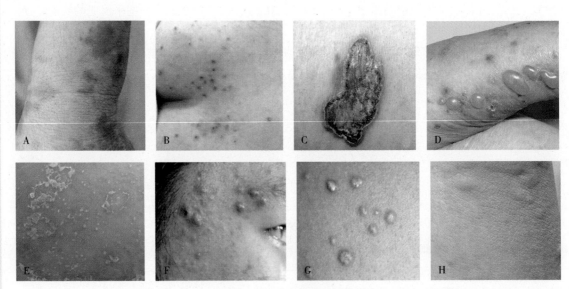

图 1-3-1　原发性皮损
A. 斑疹;B. 丘疹;C. 斑块;D. 水疱;E. 脓疱;F. 囊肿;G. 结节;H. 风团。

1. **斑疹(macule)** 皮肤黏膜的局限性颜色改变,既无隆起亦无凹陷,触觉不能感知,直径一般不超过 1cm。直径超过 1cm 时称为斑片(patch)。因发生机制和病理基础不同,斑疹可分为:①色素沉着及色素减退(脱失)斑:是表皮或真皮色素增加、减少(或消失)所致,压之均不褪色,如黄褐斑、花斑糠疹和白癜风等);②红斑:是局部真皮毛细血管扩张、充血所致,压之褪色,分为炎症性(如丹毒等)和非炎症性红斑(如鲜红斑痣等);③出血斑:是由于毛细血管破裂后红细胞外渗到真皮内所致,压之不褪色,直径小于 2mm 时称瘀点,大于 2mm 时称瘀斑,如过敏性紫癜。

2. 丘疹(papule)　为浅表性、局限性、隆起的实质皮损,直径小于 1cm。可由于代谢产物的沉积、表皮或真皮细胞成分的局限性增殖或真皮局限性细胞浸润而形成。丘疹表面可扁平(如扁平疣)、脐凹状(如传染性软疣)、粗糙不平呈乳头状(如寻常疣),颜色可呈正常皮色、紫红色(如扁平苔藓)、淡黄色(如黄色瘤)或黑褐色(如色素痣)。形态介于斑疹与丘疹之间稍有凸起的皮损称为斑丘疹(maculopapule);丘疹顶部出现小水疱时称丘疱疹(papulovesicle);顶部可见小脓疱时称丘脓疱疹(papulopustule)。

3. 斑块(plaque)　丘疹增大或多个丘疹融合、形成直径大于 1cm 的隆起性扁平损害称斑块,中央可有凹陷,见银屑病等。

4. 水疱(vesicle)和大疱(bulla)　水疱为局限性、隆起性、内含液体的腔隙性皮损,直径小于 1cm;直径大于 1cm 者称大疱;内容物含血液者称血疱。水疱发生深浅不同,故疱壁薄厚不一。位于表皮内的水疱,疱壁薄,易破溃,可见于天疱疮;位于表皮下的水疱,疱壁较厚,很少破溃,可见于大疱性类天疱疮。

5. 脓疱(pustule)　为局限性、隆起性、内含脓液的腔隙性皮损,是角质层或表皮内出现局灶性中性粒细胞聚集所形成的疱,可见于感染性疾病如脓疱疮,非感染性疾病如角层下脓疱病等。脓疱的疱液可稀薄或黏稠,皮损周围常有红晕。

6. 囊肿(cyst)　含液体或者半固体物质(液体、细胞及细胞产物)的囊性损害,球形或卵圆形,触之有弹性感,大小不一;囊肿壁一般较完整,位于真皮或更深处,可隆起于皮面或仅可触及。见于皮脂腺囊肿、表皮囊肿等。

7. 结节(nodule)　为局限性、实质性、深在性皮损,呈圆形或椭圆形,可隆起于皮面,或不隆起,触之有一定硬度或浸润感。结节可由真皮或皮下组织的炎性浸润(如结节性红斑)或代谢产物沉积(如结节性黄色瘤)引起,有时可见境界带。结节可吸收消退,亦可破溃成溃疡,愈后形成瘢痕。

8. 风团(wheal)　为真皮浅层水肿引起的暂时性、隆起性皮损。皮损可呈淡红或苍白色,周围常有红晕,大小不一,形态不规则,发生快,消退亦快,此起彼伏,一般经数小时即消退,多不留痕迹,常伴有瘙痒。多见于荨麻疹。

二、继发性皮损(图 1-3-2)

1. 鳞屑(scale)　正常表皮细胞 3~4 周完全更换一次,产生角质层,无任何感觉。而在病理情况下,由于角化过度,表皮细胞形成过快或正常角化过程紊乱形成的干燥或油腻的角质细胞层状堆积。鳞屑的大小、厚薄、形态不一,可呈糠秕状(如花斑糠疹)、蛎壳状(如银屑病)或大片状(如剥脱性皮炎)。

2. 痂(crust)　由创面处的浆液、脓液、血液与脱落组织、药物等混合干涸后凝结而成。角质层内可见炎症细胞、红细胞、纤维蛋白及血浆的聚集、凝固。如果在内找到病原体、变性的表皮细胞、毛发碎片及肿瘤细胞则可为诊断提供重要依据。痂可薄可厚,质地柔软或脆,附着于皮面。根据成分的不同,可呈淡黄色(浆液性)、黄色(脓性)、暗红或黑褐色(血性),或因混杂药物而呈不同颜色。

3. 糜烂(erosion)　局限性表皮或黏膜上皮缺损形成,下层为表皮下层或真皮的乳头层,其形状与原发皮损形态有关。常由水疱、脓疱破裂或浸渍处表皮脱落,或丘疹、小结节表面破损而露出潮湿面所致。因损害仅累及表皮,愈后不留瘢痕。

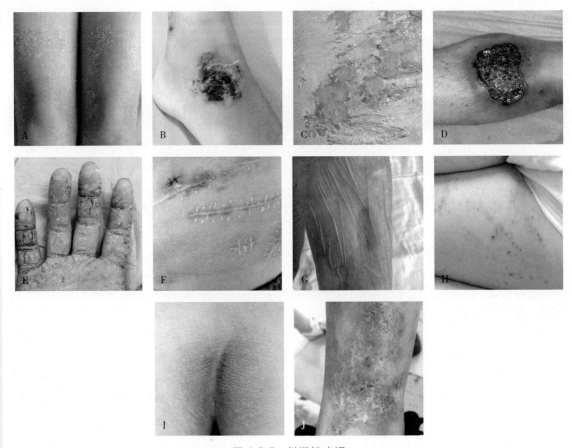

图 1-3-2   继发性皮损

A. 鳞屑;B. 痂;C. 糜烂;D. 溃疡;E. 皲裂;F. 瘢痕;G. 萎缩;H. 抓痕;I. 苔藓样变;J. 坏死。

4. 溃疡(ulcer)   局限性皮肤或黏膜缺损形成的创面,达真皮或更深位置,基底部常有坏死组织附着,边缘可陡直、倾斜或高于周围皮肤。主要由结节或肿瘤的破溃、外伤或炎症坏死而形成。因其大小、颜色、边缘、基底、分泌物不同而发展过程不一致。因损害已破坏基底层细胞,愈合较慢且常留瘢痕。

5. 皲裂(fissure)   为线状的皮肤裂口,常因皮肤炎症或皮肤干燥导致皮肤弹性降低,脆性增加,受外力后引起。可累及表皮,也可累及真皮。角质层增厚致弹性减低或消失。好发于掌跖、指趾、口角等部位。

6. 浸渍(maceration)   角质层吸收较多水分,导致表皮变软变白,甚至起皱,常见于长时间浸水或处于潮湿状态下的皮肤,如指、趾缝等皱褶处。摩擦后表皮易脱落而露出糜烂面。

7. 瘢痕(scar)   为真皮或深部组织缺损或破坏后经新生结缔组织修复而成。其轮廓与先前存在的损害相一致。分为增生性和萎缩性两类。增生性瘢痕呈隆起、表面光滑的暗红色条状或不规则硬斑块,系因胶原过度增生而形成,见于外伤或烧伤性瘢痕及瘢痕疙瘩;后者较正常皮肤略凹陷,变薄,局部血管扩张,见于外伤愈合后、红斑狼疮等。很少有自觉症状,偶有痒感或痛感。

8. 萎缩(atrophy)   由表皮、真皮、皮下组织成分减少所致的皮肤改变。表皮萎缩常表现为半透明,下方血管可见,皮肤表面有细皱纹,正常皮沟变浅或消失。真皮萎缩表现为局部皮肤凹陷,表皮纹理可正常,毛发可变细或消失,通常伴有毛囊及皮脂腺的萎缩或消失。皮下组织萎缩则表现为皮肤明显凹陷。

9. 抓痕(excoriation)   也称为表皮剥脱,为线状或点状的表皮或深达真皮浅层的剥脱性缺损,常由搔抓、划破或摩擦等机械性损伤所致。皮损表面可有渗出、脱屑干燥后有黄色痂或血痂,损伤深、大时,愈后可留瘢痕。

10. **苔藓样变**（lichenification）　因反复搔抓、摩擦导致的皮肤局限性粗糙增厚,表现为皮肤浸润肥厚,纹理加深,皮损界限清楚。苔藓化为角质形成细胞及角质层增殖所致,见于慢性瘙痒性皮肤病如神经性皮炎、慢性湿疹等,常伴瘙痒。

11. **坏死**（necrosis）**与坏疽**（gangrene）　为皮肤及皮下甚至更深组织因缺血而导致的变化。坏死多指微血管病变造成的小范围组织坏死;坏疽则多指较大血管病变造成的大面积皮肤或皮下软组织坏死,表现为局部组织变黑、萎缩,大面积坏疽还伴有温度降低、感觉消失。

第二节　皮损导致的功能变化

皮肤覆盖于体表,可以维持内环境稳态,皮肤受损后其屏障、吸收、体温调节等功能也随之出现改变。

一、屏障功能

表皮剥脱类疾病可导致表皮角质形成细胞急速死亡,导致机体大面积表皮的脱落,屏障功能随即缺失,大量体液和电解质丢失,发生脱水、细菌感染等,如中毒性表皮坏死松解症患者。同时在慢性和复发性感染性疾病中,角质层被破坏时,角质层完整结构被打破,物理屏障受损,抵御感染能力下降,免疫功能受损,易产生感染。

二、吸收功能

1. **充血**　当皮肤充血,血流增速时,经过表皮到真皮的物质很快即被移去,所以皮肤表面与深层之间的物质浓度差大,物质易于透入,影响皮肤对物质的吸收。

2. **物理性创伤**　磨损和粘剥后的皮肤透入性增强,若用胶布将角质层全部粘剥去,水分经皮肤外渗可增加30倍,各种外界分子的渗入也同样加速。

3. **化学性损伤**　损伤性物质如芥子气、酸、碱等伤害屏障细胞,使其通透性增加。

影响角质层的皮肤病可影响其吸收作用。如角化不全的皮肤病,屏障功能减弱,而吸收功能则增强,皮损处水分弥散增速,外用的治疗药物在该处也比在正常皮肤处更易透入。

三、体温调节功能

皮下静脉丛及动静脉吻合支,可从皮肤表面消散热量,皮肤有调节体温的作用,当体温增高、皮肤出现红斑破损等炎症引起的血管扩张等情况下,皮肤的散热功能增强。坏死多指微血管病变造成的小范围组织坏死,坏疽则多指较大血管病变造成的大面积皮肤或皮下软组织坏死,当皮肤坏死或坏疽形成后,微血管或大血管发生功能损伤产生收缩开放障碍,体温调节功能受损。

四、美学功能

皮肤受损后皮肤颜色、细腻度、弹性、润泽度以及皮肤的反应性和功能完整度发生改变,皮肤外观破坏为患者带来心理负担,也对其生活产生严重影响,形成恶性循环。如脱发、痤疮、白癜风等疾病,为患者带来自卑的情绪,增加易患精神疾病的风险,降低生活质量,而事实上几乎所有皮肤病患者都具有这些烦恼。

(栗玉珍)

思考题

1. 原发性皮损有哪些?
2. 继发性皮肤有哪些?
3. 皮肤受损后哪些功能受影响?

第四章
皮肤性病的辅助检查方法

皮肤病与性病学与其他学科类似,在疾病的诊治过程中,需要辅助检查指导医师对疾病的诊断、治疗,以及帮助医师及时掌握疾病的转归,以便更好地为临床服务。本章主要针对皮肤病与性病学中常见的检查方法做一总结,以更好地帮助学生掌握常见检查方法。

第一节　实验室诊断方法

一、免疫组织化学染色技术

（一）适应证

大疱性皮肤病、结缔组织病等自身免疫性皮肤病、感染性皮肤病、皮肤肿瘤的诊断和鉴别诊断。

（二）方法

1. 直接免疫荧光检测　主要检测病变组织或细胞中存在的抗体或补体。

2. 间接免疫荧光检测　主要检测血清中存在的循环自身抗体,并可测定抗体滴度。

3. 免疫酶标法　主要标记细胞的某种特异性成分,用于疾病的诊断。

（三）标本处理

直接免疫荧光检查需将皮肤标本用生理盐水湿润的纱布避光包裹,4℃下尽快送检。多数免疫酶标法可用普通病理方法制备的石蜡包埋组织块作为送检材料。

（四）结果分析

1. 直接免疫荧光检测　天疱疮皮损可见棘细胞间 IgG、IgA 或 C3 呈网状沉积,基底膜带阳性可见于红斑狼疮、大疱性类天疱疮,血管壁免疫球蛋白或补体沉积可见于血管炎和红斑狼疮等。

2. 间接免疫荧光检测　测定血清中自身抗体的性质、类型和滴度。如结缔组织病中的抗核抗体、天疱疮中的抗棘细胞间抗体等。

3. 免疫酶标法　主要用于判断肿瘤的良恶性及肿瘤细胞的来源,如 B 淋巴细胞主要用 CD20 标记,T 淋巴细胞主要用 CD3 标记,黑素细胞主要用 S100（+）、HMB45（-）等进行标记。

二、真菌检查

（一）标本采集

浅部真菌标本包括毛发、皮屑、甲屑和痂等;深部真菌标本包括痰、尿、粪便、脓液、口腔或阴道分泌物、血液、穿刺液和活检组织等,注意采集时务必无菌操作。

（二）检查方法

1. 直接涂片最常用，将标本置于玻片上，加一滴 10% KOH 溶液，盖上盖玻片，在酒精灯火焰上稍加热溶解角质后，轻轻加压盖玻片使标本透明即可镜检。

2. 墨汁涂片用于检查隐球菌。

3. 真菌培养的目的在于从临床标本中分离病原菌，弥补直接镜检的不足。采用沙氏培养基琼脂、吐温琼脂、马铃薯葡萄糖琼脂等培养基培养，其中沙氏培养基应用较为广泛。

三、性病检查

（一）淋球菌检查

用含无菌生理盐水的藻酸钙棉拭子，伸入男性尿道 2~4cm，轻轻转动取出分泌物；女性先用无菌的脱脂棉擦去阴道内黏液，用无菌的藻酸钙脱脂棉拭子插入宫颈内 1~2cm 处旋转取出分泌物。涂片 2 张，自然干燥、加热固定后作革兰氏染色，油镜下检查。进行细菌培养时将标本立即接种于血琼脂或巧克力琼脂平板，置于含 5%~10% 的 CO_2 孵箱，37℃孵育 24~48h 后观察结果。

涂片染色镜检可见大量多形核细胞，细胞内外可找到成双排列、呈肾形的革兰氏阴性双球菌。在培养皿上可形成圆形、稍凸、湿润、光滑、透明到灰白色的菌落，直径为 0.5~1mm。直接涂片镜检阳性者可初步诊断，但阴性不能排除诊断；培养阳性为诊断淋病的公认标准。

（二）衣原体检查

采集标本同淋球菌检查，检查方法包括细胞培养法、抗原检测法及免疫荧光法，其中细胞培养法为公认标准，将标本接种于 3 个培养瓶（McCoy 单层细胞管）中，置 37℃吸附 2h 后，用维持液洗涤 2~3 次，加生长液 37℃培养 3~4d，经染色或直接荧光染色后镜检，碘染色可见上皮细胞内包涵体呈棕黑色，吉姆萨染色衣原体包涵体呈红色。

（三）支原体检查

采集标本方法同淋球菌检查，标本用 10ml 中段尿离心（2 000r/min，10min），取沉渣接种于液体培养基，放至 5%~10% CO_2 环境中，37℃培养 24~72h，每天观察颜色变化。取 0.2ml 培养物接种到固体培养基上，培养 48h 后观察，有典型"油煎蛋"状菌落者为阳性。

（四）梅毒螺旋体检查

1. **梅毒螺旋体直接检查**　将标本组织制备成研磨液，用暗视野显微镜观察，镜下可见梅毒螺旋体菌体细长，两端尖直，在暗视野显微镜下折光性强，沿纵轴旋转伴轻度前后运动。也可经镀银染色、吉姆萨染色或墨汁负染色后用普通光学显微镜观察，或用直接免疫荧光观察，镀银染色法示螺旋体呈棕黑色，吉姆萨染色法示螺旋体呈桃红色，直接免疫荧光检查螺旋体呈绿色荧光。阳性者应重复检查。

2. **快速血浆反应素环状卡片试验**（rapid plasma regain test，RPR）　为非梅毒螺旋体抗原血清检查。类似方法还有性病研究实验室试验（venereal disease research laboratory，VDRL）、甲苯胺红不加热血清试验（toluidine red unheated serum test，TRUST）等。本试验敏感性高而特异性低，可用于梅毒初筛、疗效观察、复发及再感染判断。

3. **梅毒螺旋体颗粒凝集试验**（treponema pallidum particle agglutination test，TPPA）　为梅毒螺旋体抗原血清学实验，类似方法还有梅毒螺旋体血凝试验（treponema pallidum hemagglutination assay，TPHA）、荧光螺旋体抗体吸收试验（fluorescent treponemal antibody-absorption test，FTA-ABS）。TPPA 与 RPR 同时阳性才可诊断梅毒，TPPA 检查不能用于临床疗效的判断，治愈后部分患者仍显示阳性。

（五）醋酸白试验

人类乳头瘤病毒感染的上皮细胞与正常细胞产生的角蛋白不同，能被冰醋酸致白。用棉签清除皮损表面分泌物后，外涂 5% 冰醋酸 2~5min 后观察，皮损变为白色、周围正常组织不变色为阳性。尖锐湿疣皮损醋酸白试验呈阳性。

（六）毛滴虫检查

女性在阴道后穹隆、子宫颈或阴道壁上取分泌物,男性可取尿道分泌物、前列腺液或尿沉渣检查,将所取样本混于温生理盐水中,立即在低倍镜下镜检,可见呈波状移动的滴虫。

四、蠕形螨、疥螨和阴虱检查

（一）蠕形螨检查

1. 挤刮法　选取鼻、颊及颧等部位,用刮刀或手挤压,将标本置于玻片,加 1 滴生理盐水,盖上盖玻片并压平后镜检。

2. 透明胶带法　将透明胶带贴于上述部位,数小时或过夜后取下胶带贴于载玻片上镜检。

（二）疥螨检查

选择指缝、手腕屈侧、乳房下等薄嫩部位处未经搔抓的丘疱疹、水疱或隧道,用消毒针头挑出隧道盲端灰白色小点置玻片上,或用蘸上矿物油的消毒手术刀轻刮皮损 6~7 次,取附着物移至玻片上,加一滴生理盐水后镜检,低倍镜下可见疥虫全貌,有时还可见到疥虫的残体、虫卵及粪便。

（三）阴虱检查

剪下附有阴虱或虫卵的阴毛,75% 乙醇或 5%~10% 甲醛溶液固定后置于玻片上,加一滴 10%KOH 溶液后镜检。镜检可见阴虱呈蟹形,有 3 对足,前足较小,中后足巨大,有粗大爪抓住阴毛;虫卵为铁锈色或淡红色。

五、分子生物学技术

聚合酶链式反应（polymerase chain reaction,PCR）是用于体外选择性扩增特异性核酸片段的一项技术。目前 PCR 技术已较普遍应用于感染性皮肤性病及遗传病的诊断。

第二节　皮肤组织病理学

一、皮肤组织病理学检查目的及基本要求

（一）检查目的

1. 明确诊断　有高度诊断价值者,通过皮肤病理明确诊断,如皮肤肿瘤、感染性皮肤病（如某些病毒性疾病、真菌病、麻风病等）;代谢性疾病可找到特异的物质,或通过特殊染色明确诊断;某些红斑鳞屑性皮肤病（扁平苔藓、银屑病等）。

2. 鉴别诊断　大疱性皮肤病、肉芽肿性皮肤病、结缔组织病、某些红斑性皮肤病等,其病理改变具有特征性,从而与类似疾病相鉴别。病理可通过诊断线索对疾病进行诊断,病理结合临床亦可排除某些皮肤病。

3. 指导治疗　通过病理细胞学特征对皮肤恶性肿瘤进行分期、分级;根据病理结果明确疾病诊断后制订治疗方案。

（二）皮损选择

一般应选择未经治疗的特征明显的皮损。①选择充分发育的皮损;②大疱性皮肤病及含有病原

体的损害,最好在损害出现 24~48h 内取材;③环状损害应选择边缘部分;④结节性损害切取标本时应达到足够深度;⑤取材时应包括小部分正常组织,以便与病变组织对照;⑥应尽量避免在腹股沟、腋窝、关节伸侧及面部切取标本。

（三）取材方法

手术切除最常用,适用于各种深度及不同范围的皮肤标本;环钻法适用于较小损害或病变局限于表浅处,或不适宜手术切取者;削切法可用于表浅皮损,诊断价值有限,很少采用。

（四）标本处理

标本应立即放入 10% 甲醛中固定,固定液体积应达到标本体积的 10 倍以上,大的肿瘤组织应切分成多块,以保证固定液能充分渗入。

二、皮肤组织病理学基本损害和常用术语

皮肤组织病理变化按其层次可分为表皮病变、真皮病变和皮下组织病变等。

（一）表皮病变

1. **角化过度**（hyperkeratosis）　角质层比同一部位正常角质层明显增厚。可以是绝对的,见于银屑病等;也可以是相对的,即由于棘层变薄,是角质层相对增厚,见于红斑狼疮等。

2. **角化不全**（parakeratosis）　由于角化过程不完全所致,角质层内仍有残留的细胞核,常伴颗粒层变薄或消失,见于银屑病等。

3. **角化不良**（dyskeratosis）　表皮或附属器个别角质形成细胞未至角质层,即显示过早或不良角化。良性疾病见于毛囊角化病等;恶性疾病最常见于鲍温病和鳞状细胞癌。

4. **颗粒层增厚**（hypergranulosis）　颗粒层细胞数量增加,见于寻常疣、扁平苔藓等。

5. **棘层肥厚**（acanthosis）　表皮棘层细胞数量增加,常伴有表皮突延长或增宽,见于银屑病等。

6. **疣状增生**（verrucous hyperplasia）　表皮角化过度、颗粒层增厚、棘层肥厚和乳头瘤样增生同时存在,表皮宛如山峰林立,见于寻常疣、疣状痣等。

7. **乳头瘤样增生**（papillomatosis）　真皮乳头不规则向上增生,使表皮表面呈不规则波浪状,表皮本身也可出现轻度不规则增生肥厚,见于黑棘皮病等。

8. **假上皮瘤样增生**（pseudoepitheliomatous hyperplasia）　棘层高度或显著不规则肥厚,表皮突不规则延伸,可达汗腺水平以下,增生细胞为棘细胞或基底细胞,可有炎性细胞浸润。常见于感染性肉芽肿。

9. **细胞内水肿**（intracellular edema）　棘细胞内发生水肿,细胞体积增大,胞质变淡。在较陈旧的水肿中,核常固缩偏于一侧,如鸟眼状。严重时细胞膨胀破裂,邻近残留的胞膜连成许多网状中隔,最后形成多房性水疱,称网状变性（reticular degeneration）。见于病毒性皮肤病等。

10. **细胞间水肿**（intercellular edema）　表皮细胞间明显水肿,细胞间隙增宽,细胞间桥拉长而清晰可见,甚似海绵,故又名海绵形成（spongiosis）。见于接触性皮炎、湿疹等。

11. **棘层松解**（acantholysis）　表皮细胞间失去粘连,呈松解状态,致表皮内裂隙或水疱,见于天疱疮等。

12. **基底细胞液化变性**（liquefaction of basal cells）　基底细胞空泡形成,致基底细胞破坏或者坏死。常伴真皮内噬黑素细胞浸润,见于扁平苔藓等。基底细胞及黑素细胞损伤后黑素脱落被吞噬细胞吞噬,或游离于真皮上部称色素失禁（incontinence of pigment）。

13. **Kogoj 微脓肿和 Munro 微脓肿**　颗粒层或棘层上部海绵形成的基础上中性粒细胞聚集成的多房性脓疱,称 Kogoj 微脓肿,见于脓疱型银屑病;角质层内聚集的中性粒细胞形成的微脓肿,称 Munro 微脓肿。见于银屑病等。

14. **Pautrier 微脓肿**　指表皮内单个核细胞的聚集。见于原发性皮肤 T 细胞淋巴瘤等。

（二）真皮及皮下组织病变

1. **纤维蛋白样变性**（fibrinoid degeneration）　结缔组织因病变而呈现明亮、嗜碱性均质外观，类似于纤维蛋白的染色反应，见于红斑狼疮等。

2. **嗜碱性变性**（basophilic degeneration）　真皮上部结缔组织在 HE 染色时失去嗜酸性而出现无定形或颗粒状的嗜碱性变化，甚至表现为不规则排列的嗜碱性纤维，与表皮之间隔以狭窄的境界带，见于日光性角化病等。

3. **黏液变性**（mucinous degeneration）　胶原纤维基质中黏液样物质沉积而使其间隙增宽，HE 染色呈浅蓝色，见于胫前黏液水肿等。

4. **弹性纤维变性**（degeneration of elastic fibers）　弹力纤维发生变性、破坏乃至消失，轻则纤维呈无定形、颗粒状、嗜碱性变化，重则断裂、破碎、聚集成团，见于弹力纤维假黄瘤等。

5. **肉芽肿**（granuloma）　以组织细胞和多核巨细胞混合炎症细胞浸润的慢性炎性病变，还可见淋巴细胞、中性粒细胞、嗜酸性粒细胞、浆细胞等，可分为感染性和非感染性肉芽肿。

6. **渐进性坏死**（necrobiosis）　指结缔组织的一种不完全坏死。表现为细胞成分消失、纤维成分残存。坏死区边缘常可见成纤维细胞、组织细胞或上皮样细胞呈栅栏状排列，见于环状肉芽肿、类脂质渐进性坏死等。

7. **脂膜炎**（panniculitis）　各种累及皮下脂肪的炎症甚至包括肿瘤在内疾病的总称，因在组织病理学上表现为皮下脂肪组织不同程度的炎症浸润、水肿、液化或变性坏死而作为一个概念。可分为间隔性脂膜炎与小叶性脂膜炎两类。

第三节　皮肤影像学

一、皮肤镜

皮肤镜是一种在全球范围内广泛应用的非侵袭性诊断工具。在配备放大镜与光源的作用下，观察皮损的病变形态。主要包括偏振光皮肤镜与非偏振光皮肤镜。偏振光皮肤镜的优点是不需要与皮肤直接接触，消除了液体界面，主要适用于观察血管形态和亮白色结构等。非偏正光皮肤镜在检查皮损时与皮肤直接接触，且两者之间需要一个合适的液体界面。

适应证：①炎症性疾病，如银屑病、湿疹、扁平苔藓等；②皮肤肿瘤，如恶性黑色素瘤、黑素细胞痣、脂溢性角化、基底细胞癌等；③其他，如甲、毛发等附属器疾病。

二、反射式共聚焦显微镜

反射式共聚焦显微镜（reflection confocal microscope，RCM）是利用共聚焦原理，在计算机辅助下，对皮肤病变部位进行扫描，构建三维成像的新型皮肤影像学诊断技术。这是一种在细胞水平对皮肤进行无创成像，亦可对细胞或组织厚片进行类似 CT 断层扫描的无损伤连续光学切片观察，因此又被称作"皮肤 CT"。它可对皮损进行无创检查、动态监测以及对同一皮损多次检查。

适应证：①对活检部位进行指导；②对皮肤疾病的无创组织分型，如色素痣和黄褐斑等；③对皮肤疾病的诊断与鉴别诊断，如皮肤肿瘤、色素性皮肤病、炎症性皮肤病和血管性皮肤病等；④对皮肤疾病的随访与动态监测。

三、皮肤超声

超声成像技术早已成为临床医学众多领域重要诊断工具之一,因传统超声成像体系分辨率不够、深度不够浅表及探头过大(超声换能器)而未应用于皮肤病学。早期超声分辨率只有 0.2~0.5mm,不足以分辨皮肤各层结构。随着超声技术的发展,高频超声分辨率增加而逐渐用于皮肤病学。高频超声是指探头频率大于 10MHz 的超声。如超过 50MHz 以上的高频超声,则又称为高频超声显微镜。

适应证:①皮肤肿物的探查;②炎症性疾病中,对积液、窦道的探查;③超声引导下,对皮肤疾病的精确治疗;④激光美容及注射美容的评估监测。

第四节   其他诊断方法

一、变应原检测

变应原检测用于确定或排除变态反应性疾病的致敏物。目前临床常用的变应原检测为斑贴试验(patch test)、点刺试验(skin puncture test)、皮内试验(intracutaneous test)等。

(一)斑贴试验

斑贴试验适用于查找由于接触过敏引起的变应原。将少量受试物配制适当浓度的浸液、溶液、软膏或原物贴于皮肤,一般在 48h 去除斑贴,半小时后进行第 1 次判读,24~48h 后做第 2 次判读,必要时可在第 4d 或第 5d 继续观察。

结果判读:受试部位皮肤无反应为阴性(-);轻度红斑为可疑反应(±);呈红斑、浸润,可有少量丘疹为弱阳性反应(+);水肿性红斑、丘疹或水疱为强阳性反应(++);显著红肿或浸润、聚合性水疱或大疱为超强阳性反应(+++)。应注意假阳性和假阴性反应鉴别,若对照部位有皮损或激惹反应为刺激反应(irritation reaction, IR)。假阳性反应可能与试剂浓度太高、激惹反应、交叉反应、赋形剂反应等因素有关。假阴性反应可能与试剂浓度太低、赋形剂选择不当、闭合不紧密、接触时间太短等因素有关。

斑贴试验注意事项:

(1)受试前至少 1 周及受试期间避免使用糖皮质激素或免疫抑制剂,受试者至少 3 天前停用抗组胺药物。系统应用糖皮质激素≤每日 0.4mg/kg,影响相对较小,超过该剂量需要停药 2 周以后,系统应用免疫抑制剂需要停药 4 周以后。具有免疫抑制作用的中药或者中药提取物如雷公藤多苷等需要停药 2 周以后。局部紫外线光疗、放疗及曝晒后需推迟 4 周后进行斑贴试验。

(2)应告知患者斑贴试验的目的、益处、操作方法和可能发生的不良反应。

(3)不宜用高浓度的原发性刺激物测试。

(4)受试期间不宜洗澡、减少出汗、避免日光曝晒、避免剧烈活动过度牵拉斑贴部位。

(5)如果斑贴试验处皮肤反应强烈,尤其是出现疼痛或者烧灼感时,应及时去掉斑贴试物。

(二)点刺试验

点刺试验主要用于检测被试者对空气中的物质或者某些食物是否过敏。将患者前臂屈侧局部消毒,将少量高纯化的致敏原液体滴在皮肤上,并用点刺轻轻刺入皮肤 2~3mm 深度,点刺间隔 2~3cm,20min 后观察结果。以组胺为阳性对照,生理盐水为阴性对照。注意事项:询问患者是否有过过敏性休克或严重的过敏性不良反应;是否有晕针;是否有酒精过敏等,应做好相应的抢救措施,或建议患者行血清 slgE 检测等。

结果判读：根据点刺液（S1）与阳性对照（S2）所致风团面积的比值判定反应级别：

S1/S2	级别
0~25%	−
26%~50%	+
51%~100%	++
101%~200%	+++
>200%	++++

（三）皮内试验

可用于测试速发型超敏反应，是目前最常用于药物速发型超敏反应的方法。原理、适应证及注意事项同点刺试验。

二、滤过紫外线检查

滤过紫外线（Wood 灯）是通过高压汞灯发射出 320~400nm 波长的紫外线照射皮损部位，观察皮损的颜色和荧光，作出辅助诊断及疗效观察。适应证包括色素异常性皮肤病、皮肤感染及卟啉病等。

1. 色素异常性疾病　色素减退、色素脱失或色素沉着性皮损更易与正常皮肤区别。如白癜风呈现亮白色荧光，而无色素呈灰白色。

2. 皮肤感染　黄癣在 Wood 灯下呈暗绿色荧光，白癣呈亮绿色荧光，马拉色菌呈棕黄色荧光，铜绿假单胞菌感染呈黄绿色荧光。

3. 卟啉病　迟发性皮肤卟啉病患者尿液呈明亮的粉红色荧光，红细胞生成性卟啉症患者牙、尿、骨髓发出红色荧光，红细胞生成性原卟啉病患者可见强红色荧光。

随着皮肤病与性病学科发展，皮肤疾病的诊断逐渐精准化。传统的化验检查如真菌镜检、性病相关检查、组织病理学、变应原及 Wood 灯检查已经在皮肤病与性病学应用多年且发挥了重要的作用。近五年来，皮肤影像逐步应用到皮肤病学领域，为皮肤疾病精准诊断及初筛提供无创动态的检测工具。在未来疾病诊断方面，形成了病因学、病理学、影像学的多维度检查模式，提升疾病诊断的客观指标，大大减少了误诊，增加了诊断的准确率。

（崔　勇）

思考题

1. 表皮的组织病理学表现有哪些？

2. 皮肤组织病理取材应注意哪些事项？

3. 皮肤镜、皮肤 CT 及皮肤超声的适应证有哪些？

第五章

皮肤性病的诊断

皮肤病性病种类较多,临床表现复杂,相似皮损可以出现在不同皮肤性病中,同一疾病在不同阶段可出现不同皮损表现,而有的皮损只是系统疾病在皮肤上的反应,在疾病诊断上要有整体观,需结合全身表现、典型皮损及相关检查进行正确诊断。

第一节　皮肤性病的病案书写

皮肤科病案内容的描述体现皮肤性病科的特征,病历结构的要求同诊断学。包括住院病历书写和门诊病历书写两部分。

一、住院病历的内容及格式

(一) 一般资料

主要包括姓名、性别、年龄、婚姻、职业、籍贯、民族、住址、入院日期、记录日期等。

(二) 病史

入院记录内容及格式:

1. 一般资料及主诉。

2. 现病史。

3. 既往史。

4. 个人史、月经史、婚姻生育史。

5. 家族史。

6. 病史采集及记录。

7. 体格检查:皮肤性病学专科检查的详细记录。

8. 实验室及特殊检查结果。

9. 诊断、鉴别诊断及诊断依据。

10. 诊疗计划。

11. 医师签名。

二、门诊病历的内容及格式

1. 就诊科室及时间。

2. **主诉**　患者就诊的主要原因（皮肤性病相关的症状、体征、部位、自觉症状）及病程,字数（包括标点）不超过 21 个字。

3. 现病史。

4. 既往史、个人史、家族史等。

5. **体格检查**　主要记录与皮肤性病学相关的阳性症状、体征及有鉴别意义的阴性症状及体征。

6. 实验室及特殊检查结果。

7. **诊断**　门诊可提出初步诊断、诊断。

8. **处理**　门诊患者主要以主诊医师的处方体现。

9. 医师签名。

第二节　皮肤性病的诊断思路

皮肤病的诊断与其他临床学科对疾病的诊断完全一样,需要根据系统的病史采集、全面系统的体格检查和必要的实验室检查,并对所获得的资料进行综合性分析,认真作出综合判断和必要的鉴别诊断。皮肤科的部分疾病,需要与其他系统性疾病进行鉴别排除,最终才能作出科学准确的临床诊断。

一、诊断要求

1. 了解病史和识别皮损是皮肤性病准确诊断的基础。

2. 根据皮损特征考虑皮肤性病类别,再具体到某一疾病。

3. 部分皮肤性病有特殊的好发部位等,这些线索对皮肤性病的诊断有重要指导作用。

4. 确定诊断思路,依据皮损特征,首先区分炎症性疾病、感染性疾病、肿瘤性疾病等,结合实验室检测结果,综合判断后作出准确诊断。

二、鉴别诊断

皮肤性病的种类繁多,表现复杂。有些皮肤性病具有相同或近似的临床表现,而同一种病会有多个临床类型,所以鉴别诊断十分重要,如同样的鳞屑性斑疹,除考虑银屑病和副银屑病、玫瑰糠疹之外,还需要与很多疾病鉴别。因此,皮肤性病诊断不仅依靠皮损特征,还需依据相关实验室检查,包括病原体显微镜检查/培养、组织病理、生化、免疫荧光检测等。

三、诊断程序

1. **确诊**　根据临床特征,符合公认的诊断标准属确诊。

2. **初诊与待诊**　现有诊断依据不足,虽然可以初步考虑为某一疾病,但不确诊者称为初诊。若病情复杂或无特异性,尚需作进一步检查和观察者,属待诊。

3. **治疗性诊断**　有些病例虽然诊断尚未明确,但可参照初步检查结果和医师的临床经验,进行试验性对症治疗,然后根据治疗反应验证诊断的正确性。

4. **随访诊断**　通过一段时间的随访,排除或肯定某种疾病的诊断。如最初仅有关节疼痛,伴头皮脂溢性皮炎,在今后随访过程躯干相继出现典型的银屑病损害,则可诊断当时的关节症状为关节病型银屑病。

5. 回顾性诊断　有些病例虽然症状消失,但在医治当时并未明确诊断,其后经认真梳理患者临床表现,检查结果,经回顾分析,作出符合逻辑的诊断。

（陶　娟）

思考题

1. 皮肤病现病史的采集有哪些要点?
2. 皮肤病皮损的视诊包括哪些要点?
3. 皮肤性病的诊断思路要点有哪些?

第六章
皮 肤 治 疗

皮肤性病可以是单纯性的皮肤改变,亦可以是系统性疾病的皮肤表现,应根据患者具体情况进行个体化、合理化治疗。皮肤性病的治疗具有一定专科特色,包括外用药物治疗、系统药物治疗、物理治疗及皮肤外科治疗。本章将介绍皮肤治疗的基础概念、临床治疗原则、常用方法及药物。

第一节　外用药物治疗

外用药物是皮肤性病科特有的治疗手段。外用药物在皮肤局部浓度相对较高且系统吸收低,故具有疗效佳、全身不良反应少的治疗优势。本章将从外用药物的种类、剂型、作用、治疗原则等方面介绍皮肤性病学外用药物的治疗方法。

一、外用药物的种类及剂型

(一) 外用药物的种类及作用

1. **清洁剂(cleansing agents)**　用于清除皮损上的浆液、脓液、鳞屑、痂壳、污染物及各种残留药物,如生理盐水、3% 硼酸溶液、1∶8 000 高锰酸钾溶液、5% 聚维酮碘、植物油和液状石蜡。

2. **保护剂(protective agents)**　用于皮肤保护,减少摩擦,缓解外界刺激,如氧化锌粉、滑石粉、炉甘石、淀粉、硅油。

3. **止痒剂(antipruritic agents)**　用于缓解或减轻皮肤瘙痒,如 1% 苯酚、薄荷、樟脑、煤焦油类等,部分具有麻醉作用的药物如 5% 苯唑卡因也可作为止痒剂使用。

4. **收敛剂(astringents)**　对蛋白质有凝固作用,可用于消除水肿、减少渗液、缓解炎症等,如0.2%~0.5% 硝酸银、2% 明矾液、鞣酸。

5. **腐蚀剂(caustics)**　用于破坏、腐蚀皮肤表面的增生物或去除增生的肉芽组织,如 30%~50% 三氯醋酸、30% 冰醋酸、硝酸银(10% 以上浓度)。

6. **角质促成剂(keratoplastics)**　可促进角质层正常角化,如低浓度水杨酸(5% 以下)、2%~5% 煤焦油、3%~5% 硫黄、卡泊三醇。

7. **角质剥脱剂(keratolytics)**　可促进角质层细胞松解、脱落,使角质层变薄,适用于角化过度的皮损,如高浓度水杨酸(如 5%~20%)、羟基乙酸、10% 间苯二酚、20%~40% 尿素、5%~10% 乳酸、维 A 酸。

8. **抗细菌剂(antibacterial agents)**　用于杀灭细菌或抑制其生长,包括抗生素类(如 0.5%~3% 红霉素、1% 克林霉素、2% 莫匹罗星)和化学抗菌剂(如聚维酮碘)。

9. **抗真菌剂(antifungal agents)**　用于杀灭真菌或抑制其生长,如 2%~3% 克霉唑、2% 酮康唑、1%

特比萘芬、1% 益康唑、1% 联苯苄唑、0.15% 阿莫罗芬,此外,5%~10% 水杨酸、2.5% 二硫化硒、5%~10% 硫黄也有一定抗真菌作用。

10. 抗病毒剂(antiviral agents)　用于抑制病毒复制,如 3%~5% 阿昔洛韦、1% 喷昔洛韦。

11. 杀虫剂(insecticides)　用于杀灭寄生虫如疥螨、虱、蠕形螨等,如 5%~10% 硫黄、1%γ-666、2% 甲硝唑、伊维菌素。

12. 遮光剂(sunscreen agents)　可反射或吸收紫外线,如 5% 二氧化钛、10% 氧化锌、5%~10% 对氨基苯甲酸。

13. 脱色剂(depigmenting agents)　可抑制黑色素合成、转移,用于减轻色素沉着,如 2%~5% 氢醌、20% 壬二酸。

14. 毛发促长剂(hair growth-promoting agents)　用于促进毛发生长,代表药物为 2% 或 5% 米诺地尔酊。

15. 糖皮质激素(glucocorticoid)　具有抗炎、免疫抑制、抗增殖等作用。外用糖皮质激素的疗效强度与药物浓度、化学结构、药物基质成分等相关,具体分级及部分代表药物见表 1-6-1。长期外用糖皮质激素引起局部不良反应的发生率较高,包括:表皮萎缩、屏障功能紊乱、毛细血管扩张、皮肤感染、色素沉着、激素依赖(即停药后迅速反跳)、毛发增多、接触性皮炎等。系统不良反应是由大面积外用药物导致的系统吸收所致,与系统使用糖皮质激素的不良反应类似。

表 1-6-1　常见外用糖皮质激素的疗效强度分级

疗效强度	浓度及药物名称
超强效	0.05% 丙酸氯倍他索乳膏 0.1% 哈西奈德溶液 0.05% 卤米松乳膏
强效	0.05% 双丙酸倍他米松乳膏
中效	0.05% 丙酸氟替卡松乳膏 0.05% 醋酸地塞米松乳膏 0.025% 醋酸氟轻松乳膏 0.1% 糠酸莫米松乳膏
弱效	0.05% 地奈德乳膏 1% 氢化可的松乳膏

(二) 外用药物的剂型及作用

1. 溶液(solution)　指药物溶于水溶液中,具有清洁、收敛作用,主要用于急性期皮炎湿疹类疾病或水疱、糜烂皮损的治疗。常见溶液有硼酸溶液、聚维酮碘溶液、硫酸镁溶液。

2. 酊剂和醑剂(tincture and spiritus)　指药物溶于乙醇溶液,前者是非挥发性药物的乙醇溶液,后者是挥发性药物的乙醇溶液。当涂抹于皮肤时,随着乙醇挥发,药物将均匀停留于皮肤表面。因含乙醇,故该剂型不适宜用于破损或黏膜部位。常见药物有补骨脂酊、碘酊。

3. 粉剂(powder)　指一种或多种干燥粉末状药物混合制成,具有吸湿、散热性并可改善局部浸渍,亦可保护皮肤减少表面摩擦及刺激(如间擦部位)。可用于无糜烂和渗出的急性红肿性皮损,不适于渗出较多的皮损。常见粉剂如滑石粉、氧化锌粉、炉甘石粉。

4. 洗剂(lotion)　也称为振荡剂,为粉剂(30%~50%)与溶液的混合物,且粉剂不溶于液体中,故可形成混悬液,在使用前需振摇。当涂抹于皮肤时,水分蒸发可发挥散热作用,并使药粉能均匀铺着于皮肤表面,兼具保护、止痒、干燥的功效。常见洗剂如炉甘石洗剂、复方硫黄洗剂。

5. 油剂(oil)　指药物溶于油性基质。涂抹于皮肤后可起到润滑、保湿的功效。常见药物如氧化锌油、樟脑油、橄榄油。

6. 乳剂（emulsion） 指油和水在乳化剂作用下一种物质分散到另一种物质中的两相系统，可分为油包水（W/O）或水包油（O/W）两种体系。油包水乳剂以油相为分散介质，水含量相对低，质地偏轻度油腻感，适合使用在干燥的皮损上；水包油乳剂中水分含量高，质地较清爽，涂抹时易于延展、不油腻、可用水清洗，适用于皮脂分泌旺盛的皮肤部位。

7. 软膏（ointment） 指药物配制于凡士林、动物脂肪等油性基质中，具有防止皮肤水分蒸发、防止干裂等作用。相对乳剂而言，软膏的渗透性较好，有助于药物经皮吸收。

8. 糊剂（paste） 指含有 25%~50% 粉剂的软膏，且粉末不溶于软膏基质中。其作用类似于软膏，但同时兼具粉剂吸水、收敛的作用，可适用于存在轻度渗出的亚急性皮炎、湿疹。常见药物如氧化锌糊剂。

9. 凝胶（gel） 指以水、丙二醇、聚乙二醇、卡波姆等按照一定比例配制而成的基质，交联的有机大分子物质分散于液体网架中形成凝胶，为水溶性基质。其外观透明、易于延展和清洗，清爽润滑，适用于皮肤油腻部位或毛发部位。

10. 硬膏（plaster） 指由脂肪酸盐、橡胶、树脂等组成的半固体基质贴附于裱褙材料上（如布料、纸料等），可被贴于患处，作用时间长，有助于软化皮肤并增加药物的经皮吸收。

11. 涂膜剂（film） 指将药物和成膜材料（如羧甲基纤维素钠等）溶于挥发性溶剂中，当涂抹于皮肤时，溶剂挥发后成膜材料可包裹药物在皮肤表面形成一层膜，具有保护、减少摩擦、促进药物吸收的作用，适合慢性皮炎的治疗。

12. 气雾剂（aerosol） 指将药物和成膜材料（如聚乙烯醇等）溶于液化气体（如氟利昂）中，以喷雾方式作用于皮肤表面，使用简便，使用感较为清爽，适用于急、慢性皮炎或感染性皮肤疾病。

13. 其他 二甲亚砜可溶解多种水溶性及脂溶性药物，具有良好的透皮吸收能力。适合慢性皮炎无渗液者。

二、外用药物的治疗原则

（一）正确选择药物种类

不同皮肤疾病所需应用的药物种类不同，在治疗前应首先明确疾病的性质和了解疾病发病机制。如以炎症性皮损表现为主的疾病应当选择抗炎类药物如糖皮质激素、钙调磷酸酶抑制剂等，以感染性皮损为特征的疾病则应选择相应的抗细菌、真菌、病毒的药物种类。发病机制中涉及角化过度的疾病可考虑使用角质剥脱剂，涉及角化不全者可考虑使用角质促成剂等。

（二）正确选择药物剂型

剂型的选择需根据皮损特征、所在部位、患者依从性等多方面进行考虑。原则包括：①对于急性皮炎伴大量渗出、糜烂的皮损，需选择溶液进行湿敷减少渗出；若急性皮炎伴红肿但无渗出、破损时，可选择粉剂、洗剂以提供散热、保护功效；②对于亚急性皮炎伴轻度渗出的皮损，可考虑选择糊剂或油剂；若无糜烂、渗液可考虑使用乳剂或糊剂；③对于慢性皮炎伴肥厚性苔藓化时，可选择乳剂、软膏、硬膏、酊剂等；④皮损位于毛发较多的部位可考虑使用凝胶、溶液等无明显黏着性的剂型，位于皮脂分泌旺盛区域如鼻周、胸前等，可考虑使用凝胶等。

（三）考虑影响药物吸收的因素

影响药物吸收的因素包括药物的结构、剂型、运用的部位、患者年龄及患者皮肤状态等。为避免药物过量吸收导致全身性不良反应，故选择药物时需兼顾上述影响药物吸收的因素。如在皮肤薄、吸收能力强的部位宜选择不易入血的外用药物结构，对于体表面积相对大的婴幼儿不建议全身运用易透皮的药物剂型（如软膏）等。

（四）把握用药疗程及剂量

长期或过量使用外用药物可增加局部及全身不良反应的发生率，故需把握外用药物的疗程及剂量。尤其是对于糖皮质激素的使用而言,不论何种疗效强度,连续使用药物(尤其是超强效激素)的疗程应尽量不超过 2~4 周。在剂量方面,不同药物亦有其推荐的每周最大使用剂量,例如使用超强效激素如丙酸氯倍他索时,其每周用量应不超过 50g,使用卡泊三醇时每周用量不宜超过 100g 等。

第二节　系统药物治疗

皮肤性病科常用的系统药物包括抗组胺药、糖皮质激素、抗微生物药、维 A 酸类药物、维生素类药物、免疫抑制剂、免疫调节剂、生物靶向制剂等。

一、抗组胺药

组胺是重要的炎性介质之一,主要通过组胺受体发挥药理作用。现已明确的组胺受体有 4 种,即 H_1、H_2、H_3 和 H_4。其中 H_1 受体主要分布在皮肤、黏膜、血管和脑组织,H_2 受体主要分布在消化道。抗组胺药与组胺竞争受体,阻断组胺引起的效应,按功能分为 H_1 和 H_2 受体拮抗剂。

1. H_1 受体拮抗剂　对抗组胺引起的毛细血管扩张、血管通透性增高、平滑肌收缩、呼吸道分泌物增加、血压下降等效应,还有一定的抗胆碱及抗 5- 羟色胺的作用。适应证:荨麻疹、药疹、接触性皮炎、湿疹、特应性皮炎等。根据药物是否容易透过血脑屏障分为第一代和第二代。

第一代 H_1 受体拮抗剂容易通过血脑屏障,引起嗜睡、乏力、困倦、头晕、注意力不集中等反应;部分药物的抗胆碱作用可能引起黏膜干燥、排尿困难、瞳孔散大;少数患者还可能出现肝功能损害、粒细胞减少等反应。驾驶员、从事高空作业及精细作业者禁用或慎用,青光眼、前列腺肥大者慎用。常用的第一代 H_1 受体拮抗剂有:

烷胺类:氯苯那敏(chlorpheniramine),成人 12~48mg/d,分 3 次口服,常见不良反应为嗜睡、痰液黏稠、胸闷、咽喉痛、心悸、失眠、烦躁等。

乙醇胺类:苯海拉明(diphenhydramine,benadryl),成人 50~150mg/d,分 2~3 次口服或 20~40mg/d,分次肌内注射,常见不良反应为头晕、嗜睡、口干。

哌啶类:赛庚啶(cyproheptadine),成人 4~12mg/d,分 2~3 次口服,常见不良反应为光敏性、低血压、心动过速、头痛、失眠、口干、尿潴留、体重增加。

吩噻嗪类:异丙嗪(promethazine),成人 50mg/d,分 4 次口服或 25mg,肌内注射,常见不良反应为嗜睡、低血压、注意力不集中,大剂量和长期应用可引起中枢兴奋性增加。

第二代 H_1 受体拮抗剂不易通过血脑屏障,无明显或轻度嗜睡作用,抗胆碱能作用较小,第二代比第一代吸收快,作用时间较长,一般每天服用 1 次即可,在临床上应用较广。常用的第二代 H_1 受体拮抗剂有:

哌嗪类:西替利嗪(cetirizine),成人 10mg/d;左西替利嗪(levocetirizine),成人 5mg/d;

哌啶类:氯雷他定(loratadine),成人 10mg/d;依巴斯汀(ebastine),成人 10~20mg/d;咪唑斯汀(mizolastine),成人 10mg/d,严重肝病、心脏病患者禁用,不宜与咪唑类抗真菌药、大环内酯类抗生素及西咪替丁合用;非索非那定(fexofenadine),成人 120mg/d。

其他作用于 H_1 受体或具有抗组胺作用的药物有酮替芬(ketotifen)、多塞平(doxepin)和曲尼司特(tranilast)。

2. H_2 受体拮抗剂　可抑制胃酸分泌,也有一定程度的抑制血管扩张和抗雄激素作用。一般与 H_1

受体拮抗剂合用,治疗慢性荨麻疹。主要药物有西咪替丁(cimetidine)、雷尼替丁(ranitidine)和法莫替丁(famotidine)。

二、糖皮质激素

糖皮质激素具有抗炎、免疫抑制、抗细胞毒、抗休克、抗增殖等作用,是皮肤科最常用的药物之一。

1. **适应证** 变应性皮肤病,如药疹、多形红斑、急性荨麻疹、过敏性休克、接触性皮炎等;自身免疫性疾病,如系统性红斑狼疮、皮肌炎、硬皮病、类天疱疮、天疱疮等;皮肤肿瘤如蕈样肉芽肿;某些感染性皮肤病在有效抗感染的前提下可短期使用,如麻风反应、吉海反应等。

2. **禁忌证** 糖皮质激素过敏者、肾上腺皮质功能亢进症、严重的精神病、未控制的感染、严重高血压、明显的糖尿病、较重的骨质疏松、活动性消化道溃疡等。

3. **常用种类及用法** 见表1-6-2。

表 1-6-2　常用的糖皮质激素

药物名称	生物半衰期 /h	剂量换算 /mg	抗炎作用(比值)	类别
氢化可的松(hydrocortisone)	8~12	20	1	短效
可的松(cortisone)	8~12	25	0.8	
泼尼松(prednisone)	24~36	5	3.5	中效
泼尼松龙(prednisolone)	24~36	5	4	
甲泼尼龙(methylprednisolone)	24~36	4	7	
曲安西龙(triamcinolone)	24~36	4	5	
地塞米松(dexamethasone)	36~54	0.75	30	长效
倍他米松(betamethasone)	36~54	0.6	25~35	

一般认为,以泼尼松为例≤7.5mg/d 为小剂量;7.5~30mg/d 为中等剂量;30~100mg/d 为大剂量;>100mg/d 为超大剂量;>250mg/d 为冲击剂量,一般不超过5d。

糖皮质激素在使用前应进行评估,需考虑到患者的疾病性质、病情严重程度、基础疾病、个体差异等因素,衡量治疗的利弊和风险。选择糖皮质激素时要考虑到药物品种、剂量、用药途径和疗程。如自身免疫性疾病(系统性红斑狼疮、天疱疮等)需长期使用糖皮质激素时,应同时给予相应的辅助治疗,关注不良反应,病情控制后逐渐减少剂量到维持剂量,维持剂量时可隔日早晨顿服,以减轻对下丘脑-垂体-肾上腺(HPA)轴的抑制。长期使用时还需注意避免过快减量和不适当的停药,以避免反跳现象。

4. **不良反应** 长期大量使用糖皮质激素可能出现不良反应,轻者出现满月脸、向心性肥胖、皮肤膨胀纹、毛细血管扩张、皮下出血、痤疮和多毛等;严重的可诱发或加重糖尿病、高血压、白内障、感染、消化道黏膜损害(糜烂、溃疡、穿孔、消化道出血等)、水电解质紊乱、骨质疏松、缺血性骨坏死和神经精神系统症状等。

三、抗细菌药

抗细菌类药物种类多,以下列举皮肤科较常用的种类:

1. **青霉素类** 主要用于革兰氏阳性菌感染(如脓疱疮、丹毒、蜂窝织炎、猩红热)和梅毒等。对青霉素过敏者禁用。

2. **头孢菌素类** 用于治疗敏感菌引起的各种皮肤软组织、泌尿生殖道感染等。分为第一、二、三和四代。

3. **碳青霉烯类**　抗菌谱广、抗菌作用强,对革兰氏阳性需氧菌、厌氧菌和革兰氏阴性需氧菌、厌氧菌均有抗菌作用,主要用于治疗重症感染、多重耐药菌感染等。如亚胺培南/西司他汀钠、美罗培南。

4. **氨基糖苷类**　包括链霉素、庆大霉素、阿米卡星等。用于铜绿假单胞菌等革兰氏阴性菌引起的局部或系统感染。此类药物有耳毒性、肾毒性。

5. **糖肽类**　有万古霉素、替考拉宁。万古霉素主要用于多重耐药的甲氧西林耐药金黄色葡萄球菌(MASA)的治疗,具有肾毒性。

6. **四环素类**　包括四环素、米诺环素等,主要用于痤疮的治疗,对淋病、生殖道衣原体感染也有效。

7. **大环内脂类**　抗菌谱类似青霉素而稍广,主要用于链球菌、金黄色葡萄球菌等各种敏感菌所致疾病,尤适用于对青霉素过敏者;也可用于生殖道衣原体感染。

8. **喹诺酮类**　包括左氧氟沙星、环丙沙星等。主要用于细菌感染性皮肤病、支原体、衣原体感染。

9. **磺胺类**　包括复方新诺明等。对细菌、衣原体、奴卡菌有效。

10. **其他**　克林霉素、甲硝唑、替硝唑等均可根据病情选用。

四、抗病毒药

(一)核苷类抗病毒药

1. **阿昔洛韦(acyclovir,ACV)**　主要用于单纯疱疹病毒、水痘-带状疱疹病毒感染。口服吸收率低,口服需要多次用药。肾功能不全者慎用。

2. **伐昔洛韦(valacyclovir)**　是阿昔洛韦的前体药,口服吸收快,在体内可迅速转化为阿昔洛韦。适应证同阿昔洛韦。

3. **泛昔洛韦(famciclovir)**　是喷昔洛韦的前体药,口服吸收快,在体内可转化为喷昔洛韦。适应证同阿昔洛韦。

4. **更昔洛韦(ganciclovir,GCV)**　阿昔洛韦的衍生物,抗巨细胞病毒作用比阿昔洛韦强,用于免疫缺陷并发巨细胞病毒感染的治疗。

(二)膦甲酸

膦甲酸(foscarnet)主要用于治疗耐阿昔洛韦的单纯疱疹病毒(herpes simplex virus,HSV)/水痘-带状疱疹病毒(varicella-zoster virus,VZV)感染及巨细胞病毒的感染,临床使用膦甲酸钠。

五、抗真菌药

1. **丙烯胺类(allylamine)**　特比萘芬(terbinafine)对皮肤癣菌有杀菌作用。主要用于甲真菌病、角化型手足癣的治疗,但对念珠菌和酵母菌的效果较差。主要不良反应有胃肠道反应。

2. **多烯类**

(1)两性霉素B(amphotericin B):抗菌谱较广,抗菌活性较强。常用于治疗系统性真菌感染(如系统性念珠菌病、隐球菌病、曲霉病、毛霉病等),但毒副作用较严重(尤其是肾毒性)。两性霉素B与脂质体或脂类的复合物剂型可减低肾毒性。

(2)制霉菌素(nystatin):主要用于消化道念珠菌感染,有轻微胃肠道反应。

3. **氟胞嘧啶(flucytosin,5-FC)**　用于治疗隐球菌病、念珠菌病、着色真菌病。不良反应有恶心、食欲差、白细胞减少等,肾功能不全者慎用。

4. **唑类(azole)**　广谱抗真菌药,对酵母菌、丝状真菌、双相真菌等均有较好的抑制作用。常用的口服种类有:

（1）伊曲康唑（itraconazole）：主要用于甲真菌病、念珠菌病、隐球菌病、孢子丝菌病、着色真菌病和浅部真菌病等的治疗，不良反应有恶心、胃肠道不适、转氨酶升高、头痛等。

（2）氟康唑（fluconazole）：主要用于肾脏及中枢神经系统等深部真菌感染，不良反应有胃肠道反应、皮疹、肝功能异常、低钾、白细胞减少等。

（3）酮康唑（ketoconazole）：对系统性念珠菌病、慢性皮肤黏膜念珠菌病、泛发性体癣、花斑糠疹等有效，但因其有较严重的肝毒性，目前常常作为外用。

5. **碘化钾**（potassium iodide）　用于治疗孢子丝菌病。

六、维 A 酸类药物

维 A 酸类药物是一组可以结合并激活维 A 酸受体的一类分子，包括维生素 A 及其结构类似化合物。它们可以调节上皮细胞和其他细胞的生长与分化，对某些恶性细胞生长有抑制作用，还可以调节免疫和炎症过程等。分为三代：第一代为维 A 酸的天然代谢产物，主要包括视黄醛、视黄醇、全反式维 A 酸（all-transretinoic acid）、异维 A 酸（isotretinoin）和维胺酯（viaminate）等；第二代为单芳香类，主要有阿维 A 酯、阿维 A 等；第三代为多芳香类，包括多芳香维 A 酸（aromatic vitamin A acid）、阿达帕林（adapalene）和他扎罗汀（tazarotene）等。维 A 酸类药物可治疗多种皮肤病，如银屑病、痤疮、皮肤 T 细胞淋巴瘤、鱼鳞病、毛发红糠疹、掌跖角化症、毛囊角化病等。主要不良反应包括：致畸、高甘油三酯血症、高血钙、骨骼早期闭合、皮肤黏膜干燥、肝功能异常等。用药前需排除妊娠，使用期间及停药后一定时间内应严格避孕。以下列举常用的维 A 酸类药物：

1. **第一代**　全反式维 A 酸可以外用治疗痤疮；异维 A 酸和维胺酯口服可用于治疗寻常型痤疮、掌跖角化病等。异维 A 酸，成人 0.5~1.0mg/（kg·d），分 2~3 次口服；维胺酯，成人 50~150mg/d，分 2~3 次口服。

2. **第二代**　用于治疗重症银屑病、各型鱼鳞病、掌跖角化病等，与糖皮质激素、光化学疗法（PUVA）联合可治疗皮肤肿瘤。阿维 A 酯，成人 0.5~1mg/（kg·d），分 2~3 次口服，最大剂量不超过 75mg/d；阿维 A 酸，成人 10~30mg/d，随餐服用。

3. **第三代**　阿达帕林和他扎罗汀是外用制剂，分别用于治疗痤疮和银屑病。多芳香维 A 酸成人 0.03mg/d，晚餐时服用，维持剂量 0.03mg/d 为隔天 1 次，用于治疗银屑病、鱼鳞病、毛囊角化病等。

七、免疫抑制剂

本组药物不良反应较大，包括胃肠道反应、骨髓抑制、肝损害、诱发感染、致畸等。皮肤科常用的免疫抑制剂包括：

1. **环磷酰胺**（cyclophosphamide，CTX）　主要用于结缔组织病、自身免疫性大疱性疾病、皮肤 T 细胞淋巴瘤、血管炎等。可口服或静脉用药。不良反应有白细胞减少、出血性膀胱炎、胃肠道反应等。

2. **硫唑嘌呤**（azathioprine，AZA）　主要用于结缔组织病、自身免疫性大疱性疾病、血管炎等。不良反应有白细胞下降、肝功能异常等。

3. **氨甲蝶呤**（methotrexate，MTX）　主要用于银屑病、自身免疫性大疱性疾病、结缔组织病、血管炎等。不良反应有骨髓抑制、胃肠道反应、肝毒性、肺毒性等。

4. **甲砜霉素**（thiamphenicol）　可用于脓疱型银屑病等的治疗。不良反应有胃肠道反应、可逆性红细胞生成抑制、白细胞减少、血小板减少等。

5. **环孢素**（ciclosporin，CsA）　主要用于银屑病、特应性皮炎、自身免疫性大疱性疾病、结缔组织病等的治疗。不良反应有肾毒性、高血压、皮肤多毛症等。

6. **吗替麦考酚酯**（mycophenolate mofetil，MMF）　可用于治疗红斑狼疮和狼疮性肾炎、天疱疮、类天疱疮等。不良反应主要有胃肠道反应、中性粒细胞减少等。

7. **来氟米特**（leflunomide）　可用于治疗严重银屑病、结缔组织病等。不良反应有乏力、头晕、胃肠道反应、皮疹、一过性肝酶升高、白细胞下降等。

8. **雷公藤总苷**（tripterygium glycosides）　是中药雷公藤的提取物，可用于湿疹、银屑病、皮肤血管炎、结缔组织病等治疗。不良反应有胃肠道症状、肝功能异常、白细胞减少、月经减少或停经、精子活性降低等。

八、免疫调节剂

可调节机体的非特异性免疫反应，主要用于病毒性皮肤病、自身免疫性疾病和皮肤肿瘤等的辅助治疗。

1. **转移因子**（transfer factor）　用于辅助治疗某些难以控制的病毒或真菌性细胞内感染、恶性肿瘤。

2. **胸腺素**（thymosin）　用于治疗各种原发和继发性 T 细胞免疫缺陷。

3. **静脉注射用人免疫球蛋白**（human immunoglobulin for intravenous injection，IVIG）　在皮肤科主要用于治疗自身免疫性大疱性疾病、皮肌炎等自身免疫性疾病和重症药疹等。成人剂量为 0.4g/（kg·d），连续使用 3~5d，必要时 2~4 周重复 1 次。少数患者会出现一过性头痛、背痛、恶心、低热等。

4. **干扰素**（interferon，IFN）　有病毒抑制、抗肿瘤和免疫调节作用。主要用于治疗卡波西肉瘤、黑色素瘤、皮肤 T 细胞淋巴瘤等。不良反应主要有伴发热的流感样症状、肝毒性和白细胞减少。

九、维生素类药物

1. **维生素 A**（vitamin A）　可用于治疗鱼鳞病、毛周角化症、维生素 A 缺乏症等，但因治疗需要大剂量方可有效，常会出现不良反应和中毒症状。目前已较少使用。

2. **β- 胡萝卜素**（β-carotene）　维生素 A 的前体物质，具有光屏障作用。用于治疗卟啉病、多形性日光疹、日光性荨麻疹、盘状红斑狼疮等。长期服用可发生皮肤黄染。

3. **维生素 C**（vitamin C）　用于辅助治疗过敏性皮肤病、慢性炎症性皮肤病、色素性皮肤病等。

4. **维生素 E**（vitamin E）　用于辅助治疗角化性皮肤病、血管性皮肤病等。

5. **烟酸**（nicotinic acid）**和烟酰胺**（nicotinamide）　主要用于治疗烟酸缺乏症，也可用于辅助治疗光线性皮肤病等。

6. **维生素 B_6**（vitamin B_6）　用于辅助治疗脂溢性皮炎、痤疮、脱发等。

7. **维生素 B_{12}**（vitamin B_{12}）　用于辅助治疗带状疱疹后遗神经痛等。

十、生物制剂

生物制剂也称为生物靶向制剂，是指针对各种免疫介导性疾病中特定作用靶点的蛋白质分子，其分类主要包括单克隆抗体、抗体融合蛋白、重组人细胞因子和生长因子以及静脉注射免疫球蛋白。此处列举单克隆抗体和抗体融合蛋白的代表性药物（表 1-6-3）。目前皮肤科领域在治疗如银屑病、慢性自发性荨麻疹、化脓性汗腺炎、特应性皮炎、天疱疮等多种皮肤病取得良好疗效。禁忌证包括严重感染、结核、肿瘤、心力衰竭、多发性硬化和其他脱髓鞘神经疾病者等（具体需详见相关药物说明书）。生物靶向制剂具有靶向性、高效性的特点，但其价格昂贵，远期不良反应仍不完全明确，用药前应仔细评估。

表 1-6-3　单克隆抗体和抗体融合蛋白的代表性药物

药物	靶点	皮肤科适应证
依那西普（etanercept）	TNF-α	斑块型银屑病、银屑病关节炎
英夫利昔单抗（infliximab）	TNF-α	斑块型银屑病、银屑病关节炎
阿达木单抗（adalimumab）	TNF-α	慢性斑块型银屑病、银屑病关节炎、化脓性汗腺炎
乌司奴单抗（ustekinumab）	IL-12/23	中度至重度斑块型银屑病，银屑病关节炎
司库奇尤单抗（secukinumab）	IL-17A	银屑病
依奇珠单抗（ixekizumab）	IL-17A	银屑病
奥马珠单抗（omalizumab）	IgE	慢性自发性荨麻疹
度普利尤单抗（dupilumab）	Il-4,IL-13	成人中重度特应性皮炎

十一、其他

1. **复方甘草酸苷**（compound glycyrrhizin）　由甘草酸苷、甘氨酸、盐酸半胱氨酸等组成，有抗炎、抗过敏、调节免疫作用。用于治疗皮炎湿疹类等。不良反应有低钾血症、高血压、水钠潴留、尿量减少、体重增加等假性醛固酮增多症状。

2. **白芍总苷**（total glucosides of paeony）　主要有效成分是芍药苷，有抗炎、抗氧化、免疫调节等作用，用于治疗炎症性皮肤病和自身免疫性疾病。不良反应偶见大便性状改变、轻度腹痛、纳差等。

3. **钙剂**　增加毛细血管致密度、降低其通透性，有抗炎、消肿、抗过敏的作用。在皮肤科主要用于辅助治疗急性湿疹、过敏性紫癜等。静脉注射过快有可能引起心律失常甚至心脏停博等危险。

4. **沙利度胺**（thalidomide）　具有抗炎、免疫调节和抗血管生成等作用，用于治疗皮肤型红斑狼疮、白塞病、结节性痒疹、皮肤结节病等。主要不良反应有致畸和周围神经炎。

5. **氨苯砜**（dapsone，DDS）　用于治疗麻风病的药物，兼具抗菌、抗炎作用，可用于治疗大疱性皮肤病、大疱性红斑狼疮、皮肤血管炎、中性粒细胞皮肤病、嗜酸性粒细胞皮肤病等。不良反应有贫血、粒细胞减少、高铁红蛋白血症、药疹、精神障碍等。

6. **羟氯喹**（hydroxychloroquine）　具有免疫抑制、抗炎，以及降低皮肤对紫外线的敏感性等作用，主要用于治疗结缔组织病、光敏性皮肤病等。不良反应有视力损害、神经性系统症状、肌肉骨骼系统症状、血细胞减少等。

第三节　物理治疗

物理治疗是指利用温度、电、光、机械等物理原理进行皮肤性病的治疗。

一、冷冻治疗

冷冻治疗（cryotherapy）指利用冷冻剂（常用液氮）产生可控的低温，使病变组织发生不可逆的组织变性、坏死、脱落以达到治疗目的。常用冷冻方法包括接触法(图 1-6-1)、喷射法及倾注法。常用于治疗疣、脂溢性角化症、结节性痒疹等,也可用于治疗基底细胞癌等皮肤恶性肿瘤。

二、电疗法

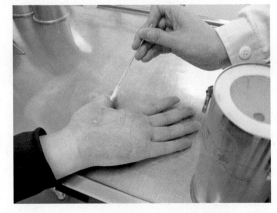

图 1-6-1　液氮冷冻治疗(接触法)

利用高频电流(大于 100kHz)产生的电火花,或高频电场的快速改变引起组织内分子快速振荡产生高热,使组织破坏的一种治疗方法。适应证包括疣、蜘蛛痣、腋臭、汗管瘤等。

1. **电烙法**(electrocautery)　用电热丝对皮损进行烧灼破坏,适用于较浅表的损害,如各种疣和较小的良性肿瘤。

2. **电凝固法**(electrocoagulation)　根据损害大小,选择单针或双针电极,将电极针插入皮损中,通电后产生电流强大的高频电源,产热明显且组织穿透力强,用于深在、较大的良性肿瘤或增生物。

3. **电干燥法**(electrodesiccation)　又称电灼术,采用较高电压、较小电流强度的高频电源对病变组织进行烧灼破坏,适用于较小的浅表性损害。

三、光疗法

1. **红外线**(infrared ray)　分为近红外线(0.75~1.4μm)、中红外线(1.5~39μm)和远红外线(4~1 000μm),其中对人体健康最有益的是远红外线。其生物学效应主要是扩张血管、改善微循环、促进炎症消退、加速组织修复等。常用于皮肤感染、慢性溃疡性疾病等。

2. **紫外线**(ultraviolet ray)　分为长波紫外线(UVA,波长 320~400nm),中波紫外线(UVB,波长 290~320nm)和短波紫外线(UVC,波长 200~290nm)。其中,311nm~313nm 的窄谱中波紫外线(NB-UVB)系统不良反应小,光毒反应轻,应用较为广泛。可用于银屑病、白癜风、蕈样肉芽肿等。

光化学疗法是一种外用或者内服光敏剂结合 UVA 照射,通过生物效应或光化学反应来治疗皮肤病的方法。目前最常用的光敏剂是补骨脂素。可用于治疗银屑病、白癜风、蕈样肉芽肿等,长期应用有致皮肤癌的风险。

3. **光动力治疗**(photodynamic therapy,PDT)　是以光、光敏剂与氧相互作用为基础,通过一系列光化学和光生物学反应,生成活性氧簇(主要是单态氧),与相应靶组织结合,导致细胞凋亡与组织损伤的一种治疗方法。常用光敏剂是 5- 氨基酮戊酸(5-ALA),常用光源包括激光、强脉冲光、发光二极管(LED)等。可用于治疗基底细胞癌、日光性角化病、痤疮、疣、鲍温病等。

四、微波治疗

微波(microwave)是一种高频电磁波,以电极振荡为主,使组织中水分子正负极位置变化摩擦产生热效应,使组织细胞脱水、蛋白质凝固、组织坏死,进而去除病变组织。适用于各种疣、皮赘、血管瘤、淋巴管瘤、汗管瘤的治疗。

五、激光治疗

激光(laser)的特点是单色性、方向性好、相干性强和功率高,对组织的作用包括热效应、压强效应、光化学效应、电磁效应。激光治疗(特别是在美容领域)的机制主要是基于选择性光热作用原理,即根据不同组织的生物学特性,选择合适的参数(波长、脉宽、能量),既保证治疗效果,又对周边正常组织的损伤最小。

激光的分类多种多样。如按照工作物质可分为气体、液体、固体和半导体激光;按照激光能量释放的方式可分为连续激光、半连续激光和脉冲激光;按照其脉宽又可以分为长脉冲激光和短脉冲激光。

激光在皮肤科的应用主要包括色素性皮肤病、血管性皮肤病、脱毛、皮肤光老化等(表1-6-4)。

表 1-6-4　皮肤科常用激光

类型	激光器名称	波长 /nm	靶色基	适应证
气体	CO_2 激光	10 600	水	疣、各种增生物、皮肤光老化
	氩激光	488,514	血红蛋白	血管性皮肤病
	铜蒸气激光	511,578	血红蛋白	血管性皮肤病,色素性皮肤病
固体	Nd:YAG	1 064,532	黑色素,血红蛋白	色素性皮肤病、文身
	红宝石	694	黑色素	色素性皮肤病、文身、脱毛
	翠绿宝石	755	黑色素	色素性皮肤病、文身、脱毛
	铒:YAG	2 940	水	磨削除皱
染料	闪光灯泵脉冲染料激光	585,595	血红蛋白	血管性皮肤病
半导体	二极管激光	800,810	黑色素	脱毛

六、水疗法

水疗法也称浴疗(hydrotherapy),是指利用水的温热和清洁作用,结合药物药效治疗皮肤病。常见的有中药浴、淀粉浴、温泉浴等,可用于辅助治疗银屑病、慢性湿疹等疾病。

七、放射疗法

放射疗法(radiotherapy)的放射源有浅层X射线、电子束和核素。X射线现已较少应用。浅层电子束结合局部手术一般应用于瘢痕疙瘩的治疗。核素主要做局部敷贴治疗,用于瘢痕疙瘩、基底细胞癌、皮肤鳞状细胞癌等。

第四节　皮　肤　外　科

皮肤外科技术范畴有广义和狭义两种,广义指手术、激光、物理/化学治疗、毛发移植、脂肪移植、填充注射等多种治疗手段和技术。狭义则专指皮肤手术外科学。本节着重介绍狭义的皮肤外科治疗。

一、Mohs 显微描记手术

Mohs 显微描记手术治愈率高,用于切除体表恶性肿瘤,尤其是治疗难治性皮肤恶性肿瘤,例如高危基底细胞癌、鳞状细胞癌、黑色素瘤。其主要步骤:局麻下切除残留肿瘤区域,采用颜料编码标本边缘并按常规方式设计模式图,编码的组织标本做冷冻切片,手术医师在显微镜下准确定位残留肿瘤组织,并在此切除定位处组织,直至组织边缘再无肿瘤组织残留。

二、皮肤附属器的外科治疗

(一) 毛发移植

雄激素源性脱发是毛发移植的主要适应证。毛发移植术是基于"供区毛囊优势"的理论,毛发移植从后枕部提取雄激素不敏感性的、不易脱落的毛囊单位,然后移植到前额和头顶的秃发区,是不可逆性脱发的最有效、美观程度最高的治疗方法。

(二) 甲外科

甲作为皮肤附属器,具有独特的解剖结构和生理特征,包括甲母质、甲床、邻近和侧缘的甲壁、甲下皮,因此甲的手术具有独特性。甲外科多采用神经阻滞麻醉,并非局部浸润麻醉,拔甲术、甲活检、甲肿瘤手术的手术方式均不同于普通皮肤手术,具有其独特的方法。

三、常用手术技术

大多数皮肤外科手术都不复杂,但必须同时兼具疗效与美观。如今的皮肤外科手术已从简单的皮肤活检扩展至复杂手术,对皮肤医师的缝合技术及手术技能均提出更高的要求。常用的手术技术有:

(一) 刮除术

刮除术是治疗良性皮肤肿瘤、癌前期皮肤病变和恶性皮肤肿瘤的常用技术。刮除术所使用的刮匙由头部、颈部和手柄组成,头部是一个圆形或卵圆形的金属环,环的一边是钝性的,另一半是锐利的,用来刮削但不会切割正常皮肤。刮除术治疗恶性肿瘤复发率高于手术切除,并且刮除术无法提供完整的标本用于病理性切缘检测,因此刮除术不适用于侵袭性高或复发性恶性肿瘤的治疗。

(二) 皮肤活检术

1. 环钻活检　局麻下使用环钻垂直切取皮损,其标本常为圆柱形,可深达皮下甚至肌肉层。尤其适用于需要深取的皮损和头皮活检。

2. 切除活检　局麻下使用手术刀切除具有临床特征的部分或全部皮损。切除活检可以向病理医师提供皮肤全层及皮下层的组织,尤其适用于疑似有恶性病变的皮损。

3. 削刮活检　局麻下、在紧绷的皮肤上利用刀片平行于皮面,从皮损基底切除皮损。适用于脂溢性角化、疣以及其他浅表性皮损。

4. 细针穿刺活检　常用于浅瘤样包块的活检。

(三) 皮瓣

皮肤良/恶性肿瘤完整切除后,皮肤软组织缺损较大,无法直接缝合关闭缺损时常常需要皮瓣技术修补缺损。常用的皮瓣技术有:邻位异位皮瓣、旋转皮瓣、推进皮瓣、组织蒂皮瓣(风筝皮瓣)(图 1-6-2)、带知名血管蒂异位皮瓣等。

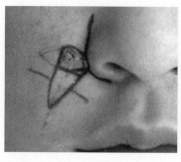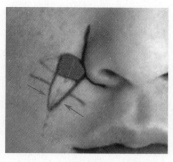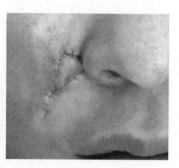

图 1-6-2　组织蒂皮瓣(风筝皮瓣)

四、注射填充治疗

注射填充治疗包括:肉毒素注射技术、皮肤填充剂注射技术(例如透明质酸)、自体脂肪注射移植技术、自体脂肪来源干细胞注射技术、增生性瘢痕和瘢痕疙瘩的注射治疗、血管瘤和血管畸形的注射治疗。

(蒋　献)

思考题

1. 治疗急性、亚急性及慢性皮炎湿疹时如何选择外用药物剂型?

2. 糖皮质激素的种类有哪些? 适应证和禁忌证分别有哪些?

3. 紫外线在皮肤科有哪些临床应用?

第七章
皮肤性病的预防和康复

第一节　皮肤性病的预防

皮肤病和性病具有发病率高、易复发的特点,影响患者生活质量,严重者可危及生命。因此,预防发生和复发是非常重要的,不同皮肤病和性病需采取不同的预防措施。

一、机械或物理因素诱发的皮肤病

避免导致疾病发生的机械或物理因素,如鸡眼和胼胝需穿着宽松舒适鞋子,减少摩擦;光敏性皮肤病要避免日晒;痱子、疖等要避免高温,减少出汗;冻疮需保暖。

二、化学因素诱发的皮肤病

仔细寻找并注意避免导致疾病发生的化学因素,接触性皮炎要注意避免再次接触引起发病的化学物质;药疹则要避免再次应用致敏药物及同类型药物外,还要避免使用化学结构相似或含有相同化学基团的药物。

三、生物因素诱发的皮肤病

生物因素诱发的皮肤病最好的预防是注重个人卫生,改善卫生环境,保持良好的生活习惯、增强免疫力、避免接触病原体。对于性传播疾病的预防主要是固定性伴侣,减少性伴侣,100% 使用安全套等。

四、炎症性皮肤病

仔细寻找可能的病因或诱发因素,并避免发生或接触非常重要。炎症性皮肤病往往具有遗传易感性,因此了解家族史十分必要,但多数患者询问不出家族史。

五、皮肤肿瘤

预防为主,防治结合。避免过度日晒,避免接触可能致癌的放射线、化学物质等,对皮肤的癌前或可疑病变应早期治疗。

第二节　皮肤性病的康复

影响皮肤性病的康复的因素复杂,主要包括环境、生活习惯和精神因素等。

一、生活环境与生活习惯

寒冷、高温、雾霾、动物、植物等生活环境对皮肤病均有影响,可通过改变环境或采取相应的措施避免有害或不利因素。相对于生活环境,培养良好的生活习惯更容易做到,如充足睡眠,适当锻炼,保持乐观心态,避免烟酒,穿纯棉内衣等。湿疹应避免搔抓和烫洗,积极寻找致敏物质,避免接触;银屑病患者应避免感染、外伤、酗酒、熬夜等,不要盲目"忌口";特应性皮炎患者要养成沐浴后使用保湿、润肤或皮肤屏障修复剂的习惯;光敏性皮肤病除需要避日光外,还需要避免食用光敏感食物;皮脂分泌过多的患者要少食高脂与高糖食物。

二、心理因素

心理因素对患者的康复十分重要。不仅要解决患者的疾病,还需对其心理进行疏导,过度紧张和焦虑情绪不利于疾病的恢复,良好的心理状态则有助于患者康复。

三、性病的康复

性病患者易产生"性病恐惧症",加之社会因素,如不良医生对性病的滥诊滥治,增加了患者的病痛和精神负担。对患者要做到不歧视,不冷漠,宣教诊疗知识,减轻精神负担,为患者保密。同时,还要了解患者的性伴侣情况,必要时同诊同治。

第三节　皮 肤 美 容

皮肤美容科学(cosmetic dermatology)是以皮肤科学为基础,融合了医学美学、美容心理学、光电技术、化学剥脱、注射美容等内容的一门皮肤科学分支学科。其目的是维护皮肤健康状态、改善皮肤外观、延缓皮肤衰老,使皮肤达到治疗、预防、美丽一体化。现将临床常用及新近的皮肤美容技术进行介绍。

一、光电技术

利用激光、强脉冲光、射频等电磁波辐射能量针对靶组织局限性作用而达到治疗效果的一种技术,具有无创或微创、恢复期短、安全有效的特点。

(一)激光

1. 概念与原理　激光就是受激发释放并且放大的光。具有单色性、相干性、平行性和高能量的特性。按照产生激光的介质性质可分为气体激光(二氧化碳激光)、液体激光(染料激光)、固体激光(红宝石激光、翠绿宝石激光、Nd:YAG激光)。按照其发射模式可分为连续激光(氩激光)、准脉冲激光(铜蒸气激光)和脉冲激光。依据脉冲宽度,脉冲激光可分为长脉冲激光(毫秒级)和短脉冲激光(纳秒级或皮秒级)。激光的波长越长,穿透越深,如532nm波长激光可穿透真皮乳头层,1 064nm激光可到达真皮深层。

激光是通过选择性光热作用原理发挥治疗作用的。在特定的光波长下,激光穿透皮肤并为特定的色基结构优先吸收,并产生热,一旦热产生后,热向周围邻近组织弥散或者发生热传导。因此,激光对组织的加热速度,以及组织本身温度冷却的速度将决定激光对该组织的作用结果。热弛豫时间指一次脉冲发射后靶目标温度降低50%所需要的时间,当选择性激光的照射时间短于或等于热弛豫时间时,可造成靶目标的选择性损伤,而对正常组织损伤小。

2. 临床应用

(1)色素性皮肤病:太田痣、蒙古斑、伊藤痣、文身、雀斑、脂溢性角化、老年性黑子、颧部褐青色痣、咖啡斑、白癜风等。

(2)血管性皮肤病:包括血管性肿瘤、血管畸形在内的先天性皮肤血管性疾病、获得性血管改变以及其他伴有血管改变的皮肤病,如血管瘤、鲜红斑痣、毛细血管扩张、蜘蛛痣、酒渣鼻等。

(3)其他:脱毛、皮肤光老化、瘢痕、汗管瘤、表皮痣等。

(二)强脉冲光

1. 概念与原理　强脉冲光(intense pulsed light,IPL)是由闪光灯产生和发射的一种波长范围为500~1 200nm的强的复合光,几乎涵盖了目前大部分常规美容激光的波长。为了达到更精准治疗的目的,可使用滤光镜去除其标定波长以下的光,来满足不同的治疗需求,如560~590nm均能被血红蛋白和黑素吸收,用于浅表色素及血管性疾病;630nm主要是红光,具有消炎作用。由于其治疗谱广,IPL已成为一种重要的无创美容手段。与激光一样,强脉冲光的作用机制也基于选择性光热作用理论。

2. 临床应用　可用于祛除色素、封闭血管和嫩肤等治疗,如皮肤光老化、雀斑、浅表型脂溢性角化、浅表毛细血管扩张等。

(三)射频

1. 概念与原理　射频(radio frequency,RF)又称射频电流,是介于声频与红外线频谱之间的一种高频交流变化电磁波的简称。频率范围在300kHz~300GHz。射频对组织的生物学作用通常也是热学的作用。当热能作用于真皮组织,可使胶原收缩并刺激新胶原形成,促进真皮的重建和增厚。当热能作用于脂肪层时,有助于增强对脂肪组织的破坏,达到减脂塑形的目的。

2. 临床应用　用于紧肤除皱、瘢痕修复、痤疮治疗、减脂塑形等方面。

二、化学剥脱术

化学剥脱术(chemical peeling)也称为化学换肤术,是利用一种或数种化学制剂,使表皮和/或真皮浅层部分剥脱,通过降低角质形成细胞间黏附性,促进黑素颗粒脱落,刺激胶原蛋白重组,以达到辅助治疗痤疮、色素异常等皮肤病及纠正皮肤老化的目的。

果酸、水杨酸、杏仁酸是目前化学剥脱术常用的酸。为了降低不良反应的发生率,提高疗效,可以将两种不同作用的酸混合成复合酸。酸的浓度不同,其作用也不同。以果酸为例,1%~8%果酸有润肤、增加皮肤光泽度的作用;12%~15%果酸可除皱;20%~50%果酸有治疗痤疮、祛斑、除皱的作用;50%~70%果酸可祛除深部皱纹及除疣作用。

三、注射美容

注射美容（cosmetic injection）是一种通过注射手段美化面部轮廓、改善皮肤质地并获得面部美化及年轻化的方法。临床上按其作用机制分为肉毒素注射美容和填充美容。

1. **肉毒毒素（botulinum toxin，BT）注射**　　通过在特定部位注射肉毒毒素，不仅可减轻或消除额、眉间、眼角、颈部等部位的皱纹，而且还可通过面部咬肌内注射使其萎缩，达到瘦脸、修饰面型的效果。肉毒毒素的作用机制为阻断神经终末突触释放乙酰胆碱，使肌肉麻痹、萎缩。

2. **填充美容（soft tissue augmentation）**　　通过局部注射胶原蛋白、透明质酸、硅酮、自体脂肪等填充剂，达到填补软组织缺陷、消除皱纹、隆鼻、修饰唇部等美容目的。填充剂按其在体内降解的难易快慢分为非永久性填充剂（胶原蛋白、透明质酸等）和永久性填充剂（硅胶、硅酮等）。

（陈爱军）

思考题

1. 常见皮肤病的预防措施有哪些？
2. 皮肤美容主要有哪些方法？
3. 激光在皮肤科的主要应用范围有哪些？

第八章
机械因素诱发的皮肤病

　　机械因素诱导的皮肤病是指皮肤受到长期压迫、反复摩擦等机械因素刺激而导致的皮肤病,可表现为角化过度、皮肤增厚、皲裂甚至坏死。本类疾病有多种,包括摩擦性红斑、摩擦性水疱、摩擦性苔藓痒疹、褥疮、黑踵、足跟压力性疼痛性丘疹、鸡眼和胼胝等。

第一节　摩擦性苔藓样疹

　　摩擦性苔藓样疹(frictional lichenoid eruption),又名儿童丘疹性皮炎,是儿童在夏秋季常见的一种皮肤病,具有糠疹样和苔藓样丘疹的相对独特的皮疹表现。

一、病因及发病机制

　　本病可能是对外界刺激的一种非特异性皮肤反应,多与儿童长期与某些粗糙物质(如泥沙、玩具、地毯等)摩擦、接触有关;还可能与日晒、病毒感染相关;部分儿童具有特应性体质。

二、临床表现

　　好发于3~12岁学龄前儿童,多见于夏秋季。常累及手背、指背、手腕、前臂、肘/膝伸侧等易受摩擦刺激部位。皮损为密集成群的针尖至米粒大小、圆形、扁平丘疹,对称分布,部分呈轻度苔藓样变;正常肤色、灰白色或淡红色,表面可覆有糠秕状鳞屑(图1-8-1)。多无自觉症状,也可轻度瘙痒。避免摩擦刺激后,皮疹可渐消退,但可复发。

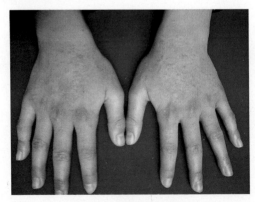

图1-8-1　摩擦性苔藓样疹

三、组织病理

为非特异性炎症反应。表皮角化过度,棘层肥厚,真皮层轻度炎症变化。

四、诊断和鉴别诊断

根据本病夏秋季多见,男孩多见,好发于手背指背、肘部和膝部伸侧,皮疹对称分布的丘疹、部分呈苔藓样改变等形态特点,较易诊断。临床上需与儿童丘疹性肢端皮炎、虫咬皮炎等鉴别。

五、预防与治疗

避免不良刺激及减少摩擦。药物治疗以对症为主,如外用炉甘石洗剂、糖皮质激素乳膏等,瘙痒明显时可口服抗组胺药。

第二节　鸡眼与胼胝

鸡眼(clavus/corn)和胼胝(callus)均是皮肤由于长期受到机械性损伤而导致的局限性角质层增厚,多数发生于足部。

一、病因及发病机制

两者均是对长期挤压和摩擦等机械性损伤的保护性反应。多发生于足部。诱发因素包括鞋不合脚、骨性隆起、足部的生物力学功能异常等。

二、临床表现

1. **鸡眼**　好发于成人,常累及突出的受力部位,如趾侧缘、趾背、足底,偶可见于手部。皮损为境界清楚、黄豆至蚕豆大小、淡黄色、局限性的圆锥形角质增生物,表面光滑,隆起于皮面或相平。若用刀削去表面的角质物,可见皮损中心的角质栓的尖端深入真皮,周围有一透明的淡黄色环,形如鸡眼或鱼眼。因其压迫真皮内神经末梢,故而站立或行走时受压部位可出现剧烈疼痛。

2. **胼胝**　好发于掌趾受压迫和摩擦部位及关节的骨性隆起处。皮损为境界不清、蜡黄色、扁平或稍隆起的局限性斑块,中央较厚,质地坚实,表面光滑且皮纹清楚。多无自觉症状,严重者可有皲裂形成及压痛。

三、诊断和鉴别诊断

根据好发部位和典型皮损特点,诊断不困难。除了二者之间的鉴别外,还需与跖疣相鉴别,跖疣可发生于足底任何部位,常多发,为圆形、灰黄色、中央略凹陷的局限性增生物,表面粗糙、皮纹消失,削去表面增生物可见点状出血，挤捏皮疹时疼痛明显。

四、预防与治疗

去除诱因，避免反复摩擦和挤压；选择大小合适、舒适柔软的鞋袜；足部若有解剖畸形应尽量矫正。

1. **鸡眼**　可选用鸡眼膏、50% 水杨酸软膏、40% 尿素软膏等外用；还可以使用激光灼烧、冷冻、手术切除等方式将鸡眼去除，但要掌握好深浅以免形成深在性溃疡。

2. **胼胝**　胼胝具有一定保护作用，一般无需治疗；当减少摩擦、压迫等机械性刺激时，胼胝可自行消失。当胼胝较厚、面积较大并出现疼痛时，可先用热水浸泡，使角质层软化后用刀削去表面角质层；也可使用角质剥脱剂如 25% 水杨酸火棉胶、0.3% 维 A 酸软膏等。

（宋志强）

思考题

1. 摩擦性苔藓样疹的诱因和临床特点是什么？

2. 鸡眼、胼胝的临床特点分别是什么？

第九章
物理因素诱发的皮肤病

皮肤的一个重要作用是保护身体免受阳光、热和冷等外界物理刺激。然而，当外界物理因素刺激超过一定水平时，可直接或间接引起皮肤损害，称为物理因素诱发的皮肤病。包括热性皮肤病（如痱子、夏季皮炎等）、冷性皮肤病（如冻疮、浸渍足等）、光线性皮肤病（如日晒伤、多形性日光疹等）以及由放射线引起的皮肤病。

第一节　光敏性皮肤病

日光依据波长可分为紫外线（180~400nm）、可见光（400~760nm）和红外线（760~1 800nm）等。引起皮肤病的主要是紫外线（UV），可根据波长不同分为长波紫外线（UVA）、中波紫外线（UVB）和短波紫外线（UVC）。

光敏性皮肤病（photosensitivity dermatoses）又称光线性皮肤病（photodermatoses），是皮肤在紫外线或可见光暴露后发生的异常皮肤反应，主要包括特发性光感性皮肤病、外源性物质引起的光感性皮肤病、光加重性皮肤病及光敏性遗传性皮肤病等类型。

外源性物质引起的光敏性皮肤病包括光毒性反应（phototoxicity）和光变态反应（photoallergy）两种类型。光毒性反应是一种非免疫反应，任何个体接受超量光线照射后都会发生反应；光变态反应属于延迟性超敏反应，仅见于少数已致敏的患者；光毒性反应和光变态反应可同时存在，或从光毒性反应转变为光变态反应，两者主要区别见表 1-9-1。

表 1-9-1　光毒性反应与光变态反应的区别表

类别	光毒性反应	光变态反应
发病率	高，任何人均可发生	少数过敏体质人群
致敏期	无	有
引起反应的浓度	高浓度才能引起反应	低浓度即可引起反应
首次接触发生反应	即可发生	较少发生
临床表现	红斑，重者可出现水疱、糜烂	湿疹样皮疹
发疹部位	光暴露部位	主要见于光暴露部位，也可出现在非光暴露部位
病程	短，避免光照后皮疹即可消退	长，皮疹常持续数月或更长
光激发试验	呈日晒伤型	呈荨麻疹型或丘疹、湿疹型

一、日晒伤

日晒伤（sunburn）又称日光性皮炎，是皮肤接受过度紫外线（UV）照射后引起的一种急性光毒性反应。

（一）病因及发病机制

过量的 UV 照射不但可诱导真皮内多种细胞分泌组胺、5-羟色胺、激肽等炎症介质，也可诱发角质形成细胞内的系列的光生物化学反应，造成表皮细胞坏死、组织水肿、黑素合成加快等。

（二）临床表现

本病春末夏初多见。日晒或强烈人工光源照射数小时至十余小时后，曝光部位出现境界清楚的鲜红斑，严重者可出现水疱、破溃和糜烂；自觉烧灼感或刺痛感。皮损广泛者可引起发热、头痛、乏力、恶心等全身不适。皮疹消退后可留有色素沉着或减退。

（三）诊断及鉴别诊断

根据强烈日光曝晒或人工光源照射史及典型临床表现，诊断不难。需与接触性皮炎相鉴别。

（四）预防及治疗

1. 皮疹局限时主要采用外用药物为主，如炉甘石洗剂、3% 硼酸溶液或冰袋湿敷、外用糖皮质激素。

2. 有全身症状者可口服抗组胺药，必要时可口服糖皮质激素。

3. 避免日光暴晒，加强防护，选择合适防晒指数的防晒产品；适当参加室外锻炼，增强皮肤对日晒的耐受能力。

二、多形性日光疹

多形性日光疹（polymorphous sun light eruption）是一种特发性、间歇性反复发作的、以多形性皮损为特征的光感性皮肤病。

（一）病因及发病机制

可能与日光诱发的迟发型超敏反应相关。UVA、UVB 和可见光均可诱发。

（二）临床表现

常于春季或夏初，日晒后数小时至数天发病。皮疹好发于曝光部位（如面颈、手背和前臂伸侧等），可表现为红斑、斑丘疹、丘疱疹、水疱、斑块或苔藓化等（图 1-9-1），但同一患者的皮疹形态单一，常以某一类型皮疹为主。可反复发作，病程慢性，部分可持续终生。

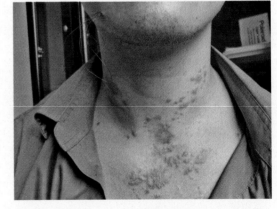

图 1-9-1　多形性日光疹

（三）诊断及鉴别诊断

主要根据发病季节、曝光部位的皮损、反复发作的特点进行临床诊断。必要时可进行最小红斑量（MED）、光激发试验来协助诊断。应与特应性皮炎、慢性光化性皮炎、盘状红斑狼疮等进行鉴别。

（四）预防及治疗

本病具有自限性，停止日晒后 1 周左右可自行消退，但易反复发作。在避免强烈日晒前提下，适度参加室外活动或日光浴可逐步提高对光线照射的耐受能力，减少皮疹发生的机会。

1. 局部治疗可外用炉甘石洗剂、糖皮质激素制剂和钙调神经磷酸酶抑制剂。

2. 系统治疗药物包括抗组胺药、羟氯喹、烟酰胺、沙利度胺等；对于严重且对其他治疗无效的患者，可口服糖皮质激素或硫唑嘌呤。

第二节　夏季皮炎

夏季皮炎（dermatitis aestivale）是由于气候炎热引起的一种季节性、炎症性皮病。

一、病因和发病机制

主要由于气候炎热、温度高、湿度高、出汗等因素诱发皮肤瘙痒和炎症。

二、临床表现

成人多见。常在 6~8 月份发病。皮损多对称发生于躯干、四肢，尤以小腿伸侧为甚；为大片鲜红色斑，其上有针头至粟粒大小的丘疹、丘疱疹，伴剧痒；搔抓后可出现表皮剥脱、血痂、色素沉着。天气转凉后可自然减轻或消退，来年可复发。

三、诊断及鉴别诊断

根据季节性发病、典型临床表现可建立诊断。需与痱子、夏季瘙痒症等疾病相鉴别。

四、预防与治疗

保持室内通风和散热，穿着应宽松，宜用温水沐浴，浴后擦干并外用粉剂。治疗可外用炉甘石洗剂或中、弱效糖皮质激素外用制剂。

第三节　痱

痱（miliaria）是由于出汗过多、汗管阻塞而产生丘疱疹或小水疱，通常在高温潮湿环境、汗液大量分泌时发生。

一、发病机制

在环境温度高和 / 或湿度大的情况下，大量汗液不易蒸发，使皮肤角质层浸渍、汗腺导管变窄或堵塞，汗管因内压增高而破裂，汗液外渗并刺激周围组织而引起皮疹。

二、临床表现

根据汗腺或导管堵塞部位不同可分以下四种类型：

1. **白痱** 又称晶形粟粒疹（miliaria crystallina），汗管堵塞部位表浅、汗液潴留在角质层内或其下。皮损为成批出现的针尖大小的浅表透明水疱，表面无潮红，疱壁薄容易破裂。无自觉症状或有轻微瘙痒。经 1~3d 消退后可有轻度脱屑。好发于长期卧床、身体虚弱、高热患者。

2. **红痱** 又称红色粟粒疹（miliaria rubra），汗管堵塞发生在表皮内。临床上最常见。可发生于除掌跖外的身体任何部位；皮损为密集排列的针头大小丘疹、丘疱疹，周围绕以红晕；瘙痒明显。多见于高温作业、肥胖和多汗者。

3. **脓痱** 又称脓疱性粟粒疹（miliaria pustulosa），多由红痱发展而来。好发于四肢屈侧、会阴部及幼儿头颈部。皮损为针尖大小浅脓疱或脓性丘疱疹。

4. **深痱** 又称深部粟粒疹（miliaria profunda），汗管堵塞位于真皮上部。皮损为广泛发生、密集分布、较坚实的苍白色丘疹或丘疱疹，躯干和四肢部位多见，一般无痒感。皮疹泛发时可出现疲劳、发热、食欲不振、眩晕等全身症状。

三、诊断和鉴别诊断

根据炎热环境下发病、典型的皮疹特点可以明确诊断。需和夏季皮炎、急性湿疹鉴别。

四、预防和治疗

高温天气应通风散热，减少出汗，保持皮肤清洁干燥。

治疗一般外用药物治疗为主，以清凉、收敛、止痒为原则，如外用炉甘石洗剂、痱子粉，脓痱可外用 2% 鱼石脂炉甘石洗剂、黄连扑粉。

瘙痒明显可口服抗组胺药，也可服用清热、解毒、利湿的中药。

第四节 冻 疮

冻疮（pernio）是由湿冷环境诱发的、主要发生在肢体末端部位、以水肿性和多形红斑样皮疹为主要表现的皮肤病。

一、病因与发病机制

由于长期暴露于寒冷、潮湿的环境中，皮肤小动脉发生收缩，进而后动脉血管麻痹扩张造成静脉淤血、局部血液循环不良而发病。

二、临床表现

本病易发于初冬、早春季节。以儿童、青年妇女或末梢血液循环不良者多见。好发于四肢肢端（手、足）、耳郭和脸颊等部位。皮损为鲜红色到紫红色斑块，伴肿胀，皮损境界不清，局部皮温降低。可伴有不同程度瘙痒，受热后更明显。严重者可出现水疱、糜烂和溃疡。气候转暖后自愈，易复发。

三、治疗

注意保暖、防湿，避免长时间暴露于湿冷环境中。

1. **外用药物治疗**　未破溃皮损可外搽维生素 E 软膏和冻疮软膏等；已破溃皮损可用抗生素乳膏，也可用氦氖激光等理疗。

2. **系统药物治疗**　可口服烟酰胺、丹参、硝苯地平等扩血管药物。

第五节　放射性皮炎

放射性皮炎（radiodermatitis），又称放射诱导的皮炎（radiation-induced dermatitis），是由于各种类型放射线（包括 β 射线、γ 射线、X 射线等）照射皮肤黏膜引起的炎症性损害。

一、病因与发病机制

多见于放射工作人员或接受放疗者。从事放射线工作人员未严格遵守操作规程对患者进行放疗时，可导致患者短时间一次或多次接受放射线，可引起急性反应；长期、反复接受放射线，或接受放射治疗累积量过大则可引起慢性损伤。其发生机制，放射线一方面可使组织细胞 DNA 产生可逆或不可逆性损伤，引起细胞死亡或 DNA 突变，甚至肿瘤，另一方面还可使组织细胞电离产生活性氧和自由基，导致组织急、慢性损伤。

二、临床表现

多见于放射工作人员或接受放疗者。根据临床表现不同可分为急性放射性皮炎和慢性放射性皮炎：

1. **急性放射性皮炎**　为短期内接受大剂量辐射所致。潜伏期 1~3 周。其早期反应与热灼伤相似，可分为以下三度：

（1）Ⅰ度：表现为局限性红斑，或伴轻度水肿、灼痛和刺痒感。常于暴露后 3~6d 后出现，如剂量过大可在 24h 内发生，12d 左右达到高峰。一般 3~4 周后消退，可出现暂时性脱毛、色素沉着、脱屑。

（2）Ⅱ度：表现为水肿性红斑，可有水疱形成，破溃后出现糜烂结痂。自觉明显灼热及疼痛。一般 1~3 个月皮疹消退，可遗留色素沉着或色素脱失、毛细血管扩张、皮肤萎缩及永久性毛发脱落。

（3）Ⅲ度：表现为水肿性红斑和组织坏死，损害累及真皮深部、皮下组织甚至深部肌肉、骨骼，可出现坏死和溃疡，自觉疼痛。溃疡常持续多年不愈，愈后留下萎缩性瘢痕。溃疡和瘢痕部位易发生癌变。

2. 慢性放射性皮炎　由于长期、反复小剂量放射线照射所致,也可由急性放射性皮炎转变而来。潜伏期数月至数十年不等。表现为皮肤干燥、粗糙、细薄或萎缩;汗腺、皮脂腺分泌减少;皮下组织纤维化、增厚;皮肤表面可出现毛细血管扩张、色素沉着或减退;毛发脱落;甲可出现条纹、色素沉着、增厚或脱落;严重患者可出现顽固性皮肤溃疡和肿瘤(图 1-9-2)。

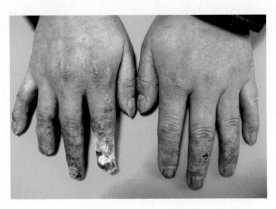

图 1-9-2　慢性放射性皮炎继发鳞状细胞癌

三、诊断和鉴别诊断

根据放射性照射史及不同时期的典型皮损表现可以建立诊断。临床上有时需和慢性湿疹、接触性皮炎等病相鉴别。

四、治疗

急性放射性皮炎发生后,应注意保护受损皮肤、避免局部刺激;治疗上主要根据皮疹的类型进行对症处理为主:红肿显著时可用冷敷、炉甘石洗剂或糖皮质激素乳膏;有渗出时可用 3% 硼酸溶液湿敷;皮疹严重时(Ⅱ、Ⅲ度)可口服中等剂量的强的松。

慢性放射性皮炎的治疗以保护和保湿为主。应避免外源性因素导致皮肤破损,可常规使用保护性软膏;角化性皮损可给予 5- 氟尿嘧啶霜、冷冻等治疗;反复发作的溃疡怀疑癌变可能时,应及时作组织病理检查。

(宋志强)

思考题

1. 光毒性反应和光变态反应的区别是什么?

2. 痱子可分为哪几型?

3. 放射线皮炎的临床表现有哪些?

第十章
化学因素诱发的皮肤病

化学物质可经皮肤途径致病(如接触性皮炎),也可通过包括口服、注射、吸入等其他途径引起皮肤相关疾病(如药疹、系统性接触性皮炎等)。提高对这类疾病的认识,不但要有普通皮肤病、免疫学和药物药理学知识,还需了解职业史和有关化学物质(药物)的原料、成品对皮肤的潜在影响。

第一节 接触性皮炎

接触性皮炎(contact dermatitis)是指皮肤黏膜接触某些外界物质后,主要在接触部位发生的急性或慢性炎症反应。

一、病因与发病机制

接触性皮炎可根据发病机制的不同分为原发性刺激物和接触性致敏物引起的过敏两大类。

1. 刺激性接触性皮炎(irritant contact dermatitis,ICD) 当接触物对皮肤有很强的刺激性时,如强酸、强碱,任何人接触后均可发生 ICD;如果接触物的刺激性较弱(如肥皂),长时间接触后可引起累积性 ICD。

2. 变态反应性接触性皮炎(allergic contact dermatitis,ACD) 引起 ACD 的物质多为半抗原(如硫酸镍),本身并无刺激性或毒性,大多数人接触后不发病,仅有少数人在接触后经过一定时间的潜伏期,在接触部位发生Ⅳ型迟发型变态反应性炎症。

二、临床表现

(一)急性接触性皮炎

起病较急,皮损多局限于接触部位,少数可蔓延及周边部位。典型皮损为境界清楚的水肿性红斑(图 1-10-1),其上可有丘疹、丘疱疹,严重时可出现水疱、大疱甚至坏死。患处常有瘙痒或灼痛。去除接触物后,经积极处理,一般 1~2 周内可痊愈,遗留暂时性色素沉着。若处理和治疗不及时,皮炎可复发、迁延不愈或转为慢性。

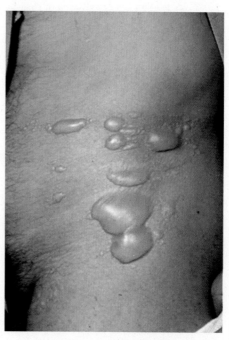

图 1-10-1 急性接触性皮炎

(二)亚急性和慢性接触性皮炎

若接触物的刺激性较弱、浓度较低,皮损可呈亚急性湿疹样表现,为轻度红斑、丘疹,境界不清楚;长期反复接触可导致局部呈慢性湿疹样改变,表现为皮损肥厚及苔藓样变。

(三)几种特殊的接触性皮炎

1. 尿布皮炎   主要由尿布更换不勤、细菌分解尿液产生较多的氨而刺激皮肤所致,部分患者发病可能和尿布材质相关。多累及婴儿会阴部、臀部等处,有时可蔓延至腹股沟及下腹部,皮损呈境界相对清楚的红斑,亦可发生丘疹、斑丘疹。

2. 化妆品皮炎   由接触化妆品后所致的急性、亚急性和慢性皮炎。化妆品中可引起致敏的主要成分包括香料、苯甲酸等。临床症状轻重程度不等,轻者为面部或化妆品接触处的局限性红斑,重者可出现丘疹、丘疱疹甚至大疱。

3. 系统性接触性皮炎   已有皮肤接触致敏的个体,再次通过口服、透皮、静脉注射、吸入等方式系统吸收变应原后诱发的系统性炎症反应。除了经典的湿疹样皮疹,可表现为汗疱疹、既往斑贴试验部位加重、狒狒综合征、唇炎、口腔炎、多形红斑等多种类型皮疹。

三、诊断和鉴别诊断

主要根据接触史和典型临床表现进行诊断,祛除致敏物并经适当处理后皮损很快消退也提示本病。斑贴试验是诊断变应性接触性皮炎的可靠方法,但应注意检测结果和临床症状的相关性。鉴别诊断包括特应性皮炎、脂溢性皮炎等。

四、治疗

治疗原则是寻找病因、迅速脱离接触物和积极对症处理。

1. 局部治疗   急性期红肿明显时选用炉甘石洗剂外搽,渗出多时用3%硼酸溶液等湿敷;亚急性期可用糊剂、糖皮质激素乳膏等;有感染时加用抗生素软膏;慢性期选用糖皮质激素软膏,皮疹肥厚者可考虑封包或局部封闭治疗。

2. 全身治疗   瘙痒明显时可口服抗组胺药;皮疹面积较大、外用药物治疗效果不佳时,可考虑短期系统使用糖皮质激素。

第二节　药　疹

药疹(drug eruption)是药物通过口服、注射、吸入等多种途径进入人体后引起的皮肤、黏膜不良反应,严重者可伴内脏损害,甚至危及生命。随着用药人群增多、频率增高和药物种类增加,药疹的发生率和类型也不断变化。

一、病因

1. 个体因素   不同个体对药物反应的敏感性有差异,与机体的免疫状态、遗传因素(HLA 等位基因)、某些代谢酶的缺陷等相关。机体所患疾病(如病毒感染)有时也会影响药疹的发生和发展。

2. **药物因素** 药疹的发生与其抗原性有关,抗原性强的药物(如青霉素、磺胺)产生药疹的概率相对较大。常见致敏药物包括解热镇痛药、抗生素、抗癫痫药、异种血清制剂及疫苗、中药等。摄取药物的种类越多,诱发药疹的可能性越高。

二、发病机制

药疹的发病机制复杂,包括变态反应机制和非变态反应机制。

1. **变态反应** 四种变态反应类型均可参与药疹的发病机制,比如,Ⅰ型变态反应和荨麻疹型药疹、Ⅱ型变态反应和紫癜型药疹、Ⅲ型变态反应和血管炎型药疹、Ⅳ型变态反应和各种迟发性药疹。与变态反应机制相关的药疹常有共同点:①只发生于少数患者;②有一定潜伏期,首次用药约4~20d出现症状,已致敏者再次用药可在数分钟至24h内发病;③皮损和病情轻重与药物的药理作用、剂量无相关性;④机体高敏状态下可发生交叉过敏及多价过敏现象;⑤临床表现复杂,皮损形态各不相同;⑥病程有自限性,抗组胺药物和糖皮质激素治疗有效。

2. **非变态反应** 有以下发病机制:①药理作用;②药物的积累或过量;③药物间的相互作用;④药物使已存在的皮肤病激发;⑤参与药物代谢的酶缺陷或受抑制而影响药物代谢途径和速度。

三、临床表现

1. **固定型药疹(fixed drug eruption)** 常由磺胺类、解热镇痛类、巴比妥类等引起。皮损表现为圆形或类圆形境界清楚的水肿性暗紫红斑疹,0.2cm到数厘米不等,数目单个或多个(图1-10-2),严重者在红斑上可出现水疱或大疱;可发生于全身任何部位,但以口唇、生殖器等皮肤黏膜移行部位多见;伴轻度瘙痒或疼痛,一般无全身症状。皮损可在1~10d消退,遗留炎症后色素沉着;由于每次发作的皮损多在同一部位出现,故称为固定型药疹。随着复发次数的增加,色素沉着更明显。生殖器部位的固定型药疹应与生殖器疱疹、硬下疳等进行鉴别。

2. **荨麻疹型药疹(urticarial drug eruption)** 常见的致敏药物有血清制品、β内酰胺类抗生素、非甾体抗炎药等。临床表现与自发性荨麻疹相似,但风团持续时间较长,可伴有刺痛、触痛,也可出现血清病样症状,如发热、关节疼痛、淋巴结肿大甚至蛋白尿等。

3. **发疹型药疹(exanthematous drug eruption)** 又称斑丘疹型药疹(maculopapular drug eruption)或麻疹型药疹(morbilliform drug eruption),是药疹中最常见的类型。常见的诱发药物有抗生素类、解热镇痛类、巴比妥类等,应与感染性发疹(如病毒疹、猩红热)相鉴别。皮损多在首次用药1~2周内出现,起初为针尖至粟粒大小的红色斑丘疹,伴明显瘙痒,以躯干为多,对称分布,逐步增多并融合(图1-10-3)。患者一般情况良好,多在停药后2周左右皮损消退。未及时停药及治疗者可发展为重症药疹。

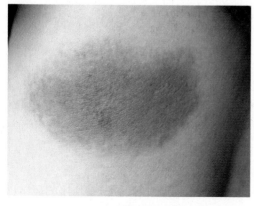

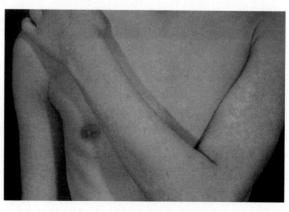

图 1-10-2 固定型药疹　　　　　　　图 1-10-3 发疹型药疹

4. **急性泛发性发疹性脓疱病**(acute generalized exanthematous pustulosis,AGEP) 又称脓疱型药疹,特征是大片水肿性红斑基础上出现多发性、非毛囊性、无菌性小脓疱。常在用药后 1~2 周内发疹。皮疹常始发于面部或间擦部位(如腋窝、腹股沟),可伴高热、面部肿胀,有烧灼感和瘙痒感。停药后 2 周左右脓疱可消退。应与脓疱型银屑病鉴别。

5. **紫癜型药疹**(purpuric drug eruption) 常见致敏药物有抗生素、巴比妥类、利尿剂等。皮疹多对称发于双下肢,轻者表现为针头至黄豆大红色瘀点或瘀斑,压之不褪色,也可伴风团或血疱,严重者可累及躯干;可伴有关节肿痛、腹痛、血尿、便血等表现。应与过敏性紫癜、血小板减少性紫癜等疾病鉴别。

6. **史 - 约综合征**(Stevens-Johnson syndrome,SJS)**和中毒性表皮坏死松解症**(toxic epidermal necrolysis,TEN) 引起 SJS/TEN 的常见致敏药物有抗生素、抗惊厥药、非甾体抗炎药和抗痛风药物等。SJS/TEN 可视为同一药疹类型疾病谱的两端,区别在于表皮松解的严重程度不同(图 1-10-4),SJS 在疾病谱较轻的一端,表皮松解面积小于体表面积的 10%;TEN 在疾病谱较重的一端,松解面积大于 30%;介于 10%~30% 之间者则为 SJS/TEN 重叠型。

主要表现为皮肤、黏膜的疼痛、红斑及表皮松解。早期主要表现为大小不等的红斑、暗红斑,中心颜色较暗,形同靶形;皮疹逐渐融合,其上可出现松弛性水疱、大疱,尼氏征阳性。进展期皮损可呈灰色,面积扩大,呈烫伤样改变。可累及口腔、气道、眼部、生殖器及胃肠道等黏膜部位,疼痛明显。可出现淋巴结肿大、肝炎及血细胞减少。治疗不及时或处置不当,患者可因感染、肝肾衰竭、肺炎或出血等原因而死亡。SJS/TEN 需与金黄色葡萄球菌烫伤样皮肤综合征、副肿瘤天疱疮等疾病鉴别。

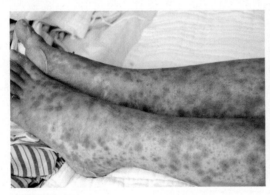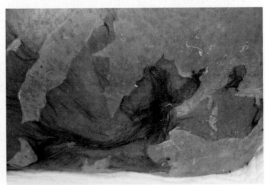

图 1-10-4 中毒性表皮坏死松解症

7. **剥脱性皮炎型药疹**(drug-induced exfoliative dermatitis) 又称红皮病型药疹,引起的致敏药物包括抗癫痫药、巴比妥类、别嘌呤醇、解热镇痛类及中草药等,多发生在患者已出现药疹而未及时停药,或使用某些代谢较慢的药物的情况下。潜伏期较长,多在 20d 以上。发病前可有全身不适、发热等前驱症状。皮疹为全身弥漫性潮红、肿胀、脱屑,累及超过 90% 体表面积;多在发疹型药疹的基础上逐渐加重,也可一开始就全身发生。病程可长达数月。本型药疹应与其他以剥脱性皮炎为主要表现的皮肤病,如红皮病型银屑病等相鉴别。

8. **药物超敏反应综合征**(drug hypersensitivity syndrome,DHS) 也称伴嗜酸性粒细胞增多及系统症状的药疹(drug reaction with eosinophilia and systemic symptoms,DRESS)。临床特点是发热、皮疹及内脏器官损害(特别是肝炎)的三联症状。常于首次用药后 2~6 周内发病,早期皮损多为麻疹样斑疹或斑丘疹,与发疹型药疹不同,停用致敏药物后皮疹不会很快消退,反而可能会出现再次加重现象。临床上遇到服药后出现皮疹、发热、淋巴结肿大、内脏器官受累和嗜酸性粒细胞升高时,应高度怀疑 DHS/DRESS。应与发疹型药疹、嗜酸性粒细胞增多综合征等病相鉴别。

9. **光敏感型药疹**(photosenstive drug eruption) 多见于系统使用具有增强光敏作用的药物(如四环素类等),后经日光或紫外线照射而发病。可分为:①光毒性药疹:多见于曝光后 7~8h,在曝光部位出现与晒斑相似的皮损,任何人均可发生,反应程度与药物剂量和照射剂量相关,停药后消退较快;②光变态反应性药疹:仅少数人发生,表现为曝光部位出现湿疹样皮损,重者也可累及非曝光部位,病程较长。

此外,药疹还可出现多型红斑样、红斑狼疮样、扁平苔藓样、天疱疮样、黄褐斑样、手足综合征等多种表现。

四、实验室检查

致敏药物的检测可分为体内和体外实验两类。考虑为速发型超敏反应介导者,可选用皮肤点刺实验、皮内实验、特异性 IgE 检测等;怀疑为非速发超敏反应介导者,可选用药物斑贴实验、淋巴细胞增殖实验、酶联免疫斑点试验等。

五、诊断和鉴别诊断

主要根据服药史、潜伏期及各型药疹的典型临床症状进行诊断,同时排除具有类似皮损的普通皮肤病及发疹性传染病。一般来说,药疹的颜色较类似皮肤病更鲜艳,瘙痒更明显,且停药后逐渐好转。如患者服用两种以上的药物,准确推断致敏药物可能存在一定困难,应根据服药史、过敏史及此次用药与发病的因果关系等信息加以综合分析。

六、预防

1. 用药前应仔细询问药物过敏史,避免使用已知过敏药物或结构相似药物。

2. 注意药疹的早期症状,用药期间如突然出现不明原因的瘙痒、皮疹、发热等表现,应立即停用一切可疑药物并密切观察,已出现症状应做妥善处理;

3. 避免滥用药物,尽量减少多种药物的联合使用;对复方制剂和中药制剂宜保持足够警惕。

七、治疗

药疹的治疗原则:①首先停用可疑致敏药物及与其结构相似的药物;②通过多饮水或静脉输液促进体内致病药物的排泄;③及时使用抗组胺药物,严重者使用糖皮质激素;④预防和控制并发症。

1. **轻型药疹** 可口服抗组胺药物;必要时给予约中等剂量泼尼松(20~40mg/d),皮损好转后逐渐减量;以红斑、丘疹为主的皮损,可外用炉甘石洗剂或糖皮质激素乳膏;有破溃和/或继发感染者,可加用抗生素。

2. **重症药疹**

(1)支持治疗:注意水、电解质平衡;及时纠正低蛋白血症,必要时输血浆或全血;加强营养支持。

(2)糖皮质激素:应及早、足量、系统使用,剂量应根据疾病的严重程度和治疗反应来确定,一般可静脉滴注甲泼尼松龙 40~80mg/d;足量应用 3~5d 后,若病情控制不满意,应酌情加大剂量;病情严重者,可考虑使用甲泼尼龙冲击治疗(0.25~1g/d)3~5d。

(3)其他治疗:对常规药物治疗反应不佳者,可考虑静脉输注丙种球蛋白(IVIG)、环孢素、肿瘤坏死因子拮抗剂、血液透析、血浆置换等方法。

(4)防治并发症:长期或大剂量使用激素和免疫抑制剂时应注意继发感染、消化道溃疡和高血压等并发症,并及时给予相应处理。

(5)加强皮肤护理:病室宜保温、通风、隔离,定期消毒;皮损面积较大的患者可按Ⅱ度烧伤的原则处理；累及眼结膜者应定期冲洗以防止球睑结膜粘连和感染，闭眼困难者可用油纱布覆盖；注意口腔清洁卫生；防止压疮的发生。

（宋志强）

思考题

1. 接触性皮炎的发病机制和主要临床表现是什么？
2. 与变态反应机制相关的药疹具有哪些共同点？
3. 常见的药疹类型有哪些？
4. 药疹的处理原则是什么？

第十一章
生物因素诱发的皮肤病

第一节　病毒性皮肤病

病毒性皮肤病是指人类由于病毒感染出现皮肤黏膜损害的一类疾病。引起感染性皮肤病的病毒多达 500 多种，其分类也有多种标准。根据其核酸的化学成分可将病毒分为 DNA 病毒和 RNA 病毒两大类。DNA 病毒包括疱疹病毒（如单纯疱疹病毒，水痘 - 带状疱疹病毒等），痘病毒（如传染性软疣病毒等）、乳头多瘤空泡病毒和腺病毒。RNA 病毒包括小 RNA 病毒、披膜病毒、呼吸道肠道病毒、冠状病毒、正黏病毒等。病毒侵入人体后，对各种组织有特殊的亲嗜性，人乳头瘤病毒具有嗜表皮性，引起各种疣，疱疹病毒具有嗜神经及表皮性，引起带状疱疹；更多的病毒呈泛嗜性，导致包括皮肤在内的全身广泛组织损伤（如麻疹病毒等）。根据感染后的皮疹表现可分为：水疱型（如单纯疱疹、带状疱疹等）、新生物型（如各种疣等）和发疹型（如麻疹、风疹等）。

一、单纯疱疹

单纯疱疹（herpes simplex）由单纯疱疹病毒（herpes simplex virus，HSV）引起，以簇集性水疱为特征，有自限性，但易复发，是流行最广泛的感染性疾病之一。

（一）病因和发病机制

HSV 含双链 DNA，可分为 Ⅰ 型（HSV-1）和 Ⅱ 型（HSV-2）。HSV 可存在于感染者的疱液、分泌物中。HSV 对外界抵抗力不强，56℃加热 30min、紫外线照射 5min 或乙醚等均可使之灭活。

HSV-1 初发感染多发生于幼儿，通过生活密切接触感染，主要引起生殖器以外的皮肤黏膜感染；HSV-2 初发感染主要发生在成人，通过性接触引起生殖器部位感染。病毒侵入皮肤黏膜后，形成初发感染，然后沿神经末梢上行至支配皮损区域的神经节内长期潜伏，当受到某种诱因（如发热、劳累等）的影响，病毒可被激活并移行至神经末梢分布的上皮，形成疱疹复发。

（二）临床表现

原发感染潜伏期为 2~12d，平均 6d。皮疹分为初发型和复发型，前者相对皮损广泛，自觉症状明显，病程稍长。

1. 初发型

（1）疱疹性龈口炎（herpes gingivostomatitis）：本型较为常见，绝大多数由 HSV-1 引起，多见于 1~5 岁儿童，好发于口腔、牙龈、咽等部位。皮损表现为群集性小水疱，很快破溃形成浅溃疡，疼痛明显，自然病程 1~2 周。

（2）新生儿单纯疱疹（neonatal herpes simplex）：70% 患者由 HSV-2 所致，多经产道感染。出生后 5~7d 发病，表现为皮肤、口腔黏膜、结膜出现水疱、糜烂，严重者可伴有发热、呼吸困难、黄疸、肝脾大等。

（3）疱疹性湿疹（eczema herpeticum）：又名 Kaposi 水痘样疹（Kaposi varicelliform eruption），常发生

于特应性皮炎的婴幼儿,表现为皮损处突然发生的簇集脐窝状水疱或脓疱为特征。病情严重者可泛发全身,并伴有全身症状。

(4)接种性疱疹(incubation herpes):皮损限于接触部位,表现为群集性水疱。发生于手指者,表现为位置较深的疼痛性水疱,称疱疹性瘭疽(herpetic whitlow)。

2. 复发型　部分患者皮疹可在同一部位反复发作,好发于口周、鼻周、外阴等部位。皮疹表现为红斑、簇集状小丘疹和水疱,可融合(图 1-11-1),数天后水疱破溃形成糜烂,结痂愈合,病程 1~2 周。

3. 生殖器疱疹(genital herpes,GH)　属于性传播疾病,详见本篇第十一章第五节。

(三) 实验室检查

病毒培养鉴定是诊断 HSV 感染的公认标准;皮损处刮片做细胞学检查(Tzanck 涂片),可见到多核巨细胞和核内嗜酸性包涵体;免疫荧光检测疱液中病毒抗原和 PCR 检测 HSV-DNA,有助于明确诊断;血清 HSV-IgM 型抗体检测有辅助诊断价值。

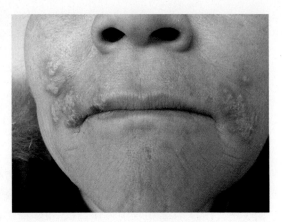

图 1-11-1　单纯疱疹

(四) 治疗

治疗原则为缩短病程、防止继发细菌感染和全身播散、减少复发和传播机会。

1. 局部治疗　外用药物治疗以抗病毒、收敛、干燥和防止继发感染为主,可选用 3% 阿昔洛韦软膏、1% 喷昔洛韦乳膏或炉甘石洗剂;继发感染时可用夫西地酸乳膏等;对疱疹性龈口炎应保持口腔清洁,可用口腔含漱溶液。

2. 系统药物治疗　药物主要包括开链鸟苷衍生物,包括阿昔洛韦、伐昔洛韦或泛昔洛韦。阿昔洛韦耐药的患者选择膦甲酸。

(1)初发型:可选用阿昔洛韦、伐昔洛韦或泛昔洛韦,疗程 7~10d。

(2)复发型:最好在出现前驱症状时或皮损出现 24h 内开始治疗,选用药物同初发型,疗程一般为 5d。频繁复发型(1 年复发 6 次以上)为减少复发次数,可采用持续抑制疗法,一般需连续口服 6~12 个月。

(3)原发感染症状严重或皮损泛发者:可以静脉滴注阿昔洛韦,疗程一般为 5~7d。

(4)新生儿单纯疱疹:早期应用较大剂量的阿昔洛韦,每日 30~60mg/kg 静脉滴注。可以有效降低患儿的死亡率,有助于改善预后。

二、带状疱疹

带状疱疹(herpes zoster)是指在感染水痘 - 带状疱疹病毒(varicella-zoster virus,VZV)后,潜伏在神经细胞中的病毒被再次激活所引起的皮肤黏膜改变,皮损特点为沿某一神经呈带状排列的簇集小水疱,皮损互不融合,多发生在身体的一侧,不超过正中线,并伴有神经痛。

(一) 病因和发病机制

VZV 是人疱疹病毒Ⅲ型(HHV-3),为双链 DNA 分子病毒,只有一种血清型。VZV 的唯一宿主是人,主要靶组织是皮肤。原发感染可引起水痘(varicella),复发感染多表现为带状疱疹。VZV 可通过飞沫或直接接触传播,对体外环境抵抗力较弱,在干燥的痂皮内会迅速失去活性。

病毒首先进入呼吸道黏膜,局部增殖后入血和淋巴系统,形成初次病毒血症,后在肝和脾中复制,11~13d 后形成第二次病毒血症,播散至全身皮肤,引起表皮的角质形成细胞和黏膜上皮细胞空泡变性形成水疱,表现为水痘。原发感染痊愈后 VZV 可潜伏于脊髓后根神经节或脑神经的感觉神经节中。当机体免疫力下降时,潜伏的 VZV 可再度活化,沿感觉神经轴突到达所支配的皮肤,引起水疱,同时受累神经发生炎症、坏死,产生神经痛,表现为带状疱疹。带状疱疹痊愈后可获得较持久的免疫,一般不会再发。

（二）临床表现

患者发疹前常有乏力、发热、食欲不振等全身症状,患部皮肤可有灼热感或触之明显疼痛感。皮损多沿某一周围神经呈带状分布,发生于身体一侧,不超过中线。好发部位依次为肋间神经、脑神经和腰骶神经支配区域,前驱症状发生 1~2d 后出现红斑,继而出现多数或群集的粟粒至黄豆大小的丘疹,簇集分布,后迅速变为水疱,内容澄清、疱壁紧张,外周绕以红晕,各水疱簇间的皮肤正常(图 1-11-2)。数日后水疱内容可化脓或破裂,形成糜烂面,2~3 周后干燥结痂,脱落愈合,可留有色素沉着,不留瘢痕。皮损有时可呈多形性,与个体免疫力差异相关,有顿挫型(仅出现红斑、丘疹而不出现水疱)、大疱型、出血型、坏疽型等。

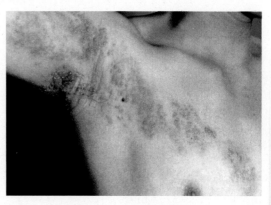

图 1-11-2　带状疱疹

除皮损表现外,带状疱疹在发疹前、发疹时以及皮损愈合后均可伴有神经痛,统称为带状疱疹相关性疼痛(zoster-associated pain,ZAP)。神经痛通常在皮疹出现前几天发生,在皮疹发生后 7~10d 时最为严重,在皮损痊愈后仍持续存在的神经痛,称带状疱疹后神经痛(post herpetic neuralgia,PHN)。

带状疱疹还有几种特殊表现:

1. 播散性带状疱疹（disseminated herpes zosters） 常发生于机体免疫力严重低下的患者,在受累皮节外有超过 20 个皮损。

2. 眼带状疱疹（herpes zoster ophthalmicus） 多见于老年人,是由于病毒侵犯三叉神经眼支所致,疼痛剧烈,可引起结膜炎和角膜炎,患者鼻尖常有水疱。严重时还可引起急性视网膜坏死综合征。

3. 耳带状疱疹（herpes zoster oticus） 是由于病毒侵犯面神经及听神经所致,表现为耳道或鼓膜疱疹,患侧面瘫及耳鸣、耳聋等症状。当膝状神经节受累,影响面神经的运动和感觉神经纤维时,可出现面瘫、耳痛及外耳道疱疹三联征,称 Ramsay-Hunt 综合征。

（三）实验室检查

一般可根据带状疱疹典型临床表现作出诊断。疱底刮取物涂片可找到多核巨细胞和核内包涵体,必要时可用 PCR 检测 VZV DNA 和病毒培养确诊。

（四）治疗

本病具有自限性,治疗原则为抗病毒、止痛、消炎、防治并发症。

1. 系统药物治疗

（1）抗病毒药物:提倡早期、足量,特别是 50 岁以上患者,有利于减轻神经痛,缩短病程。通常在发疹后 48~72h 内开始抗病毒治疗,可选用核苷类抗病毒药物如阿昔洛韦、伐昔洛韦、泛昔洛韦,或溴夫定。

（2）镇痛治疗:带状疱疹急性期神经痛,可根据患者年龄,疼痛程度及是否合并其他疾病等情况,酌情选用钙离子通道调节剂如普瑞巴林和加巴喷丁,三环类抗抑郁药如阿米替林,非甾体类镇痛药如吲哚美辛,阿片类镇痛药或曲马朵。皮损愈合后可酌情使用辣椒碱或利多卡因外用。如果疼痛持续不缓解,可加用神经阻滞或神经调控技术。对于疱疹后神经痛者,如上述药物不能控制,建议及早加用神经阻滞或神经调控技术治疗。

（3）糖皮质激素:早期合理应用可抑制炎症过程,缩短急性期病程,无禁忌证的老年患者可口服小剂量泼尼松,疗程 1 周左右。

（4）静注人免疫球蛋白(IVIG):病情较重,泛发型带状疱疹,或者带状疱疹合并白细胞低、血小板减少者或者合并内脏带状疱疹者。在抗病毒药物治疗的同时，及时加用人免疫球蛋白。

2. **外用药物治疗**   以抗病毒、消炎、干燥、收敛、防止继发感染为原则。根据病情选用利多卡因凝胶、阿昔洛韦乳膏、喷昔洛韦乳膏、炉甘石洗剂等。如有破溃等可用 0.1% 雷夫奴尔局部湿敷。

3. **物理治疗**   红外线、紫外线局部照射可以根据病情选用。

三、疣

疣（verruca,wart）是由人乳头瘤病毒（human papilloma virus,HPV）感染皮肤黏膜所引起的良性赘生物。疣的传染源为患者和健康带病毒者，主要经直接或间接接触传播，人群普遍易感，以 16~30 岁为主，潜伏期 6 周 ~2 年。

（一）病因和发病机制

HPV 属乳头瘤病毒科，无包膜，呈直径 45~55nm 的球形，具有 72 个病毒壳微粒组成的对称性 20 面立体衣壳，基因组为双链环状 DNA，其中包含与病毒持续感染和致癌作用有关的基因。HPV 中有近 80 种与人类疾病相关。

HPV 通过皮肤黏膜微小破损进入上皮细胞内（特别是基底层细胞）并复制、增殖，导致上皮细胞异常分化和增生，引起上皮良性赘生物。

（二）临床表现

1. **寻常疣（verruca vulgaris）**   可发生于任何部位，以手部为多（图 1-11-3A），手部外伤或水中浸泡是常见的诱发因素。典型皮损为黄豆大小或更大的灰褐色、棕色或皮色丘疹，表面粗糙，质地坚硬，可呈乳头瘤状增生。发生于甲周者称甲周疣；发生于甲床者称甲下疣；疣体细长突起伴顶端角化者称丝状疣，好发于颈、额、眼睑及腋下；发生于头发及趾间，疣体表面突起参差不齐称指状疣。具有自限性，5 年自然清除率可达 90%。

2. **跖疣（verruca plantaris）**   为发生在足底的寻常疣（图 1-11-3B），掌跖前部多见。外伤、摩擦、足部多汗等可促进跖疣发生。皮损起初为细小发亮的丘疹，渐增至黄豆大小或更大，因受压而形成淡黄或褐黄色胼胝样斑块或扁平丘疹，表面粗糙，界限清楚，边缘绕以稍高的角质环，去除角质层后，其下方有疏松的角质软芯，可见毛细血管破裂出血而形成的小黑点。可伴有疼痛或无自觉症状。

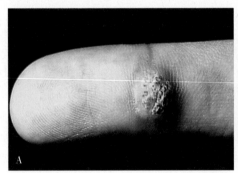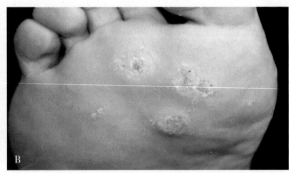

图 1-11-3　寻常疣和跖疣
A. 寻常疣；B. 跖疣。

3. **扁平疣（verruca plana）**   好发于儿童和青少年，为扁平隆起性丘疹，好发于颜面、手背和前臂。典型皮损为米粒至黄豆大小的扁平隆起性丘疹，圆形或椭圆形，表面光滑，质硬，正常肤色或淡褐色（图 1-11-4A）。多骤然出现，数目多且密集。搔抓后皮损可呈串珠状排列为自体接种反应，又称 Koebner 现象（图 1-11-4B）。病程慢性，多自行消退，少数可复发。

4. **生殖器疣（genital wart）**   即尖锐湿疣（condyloma acuminatum,CA），为性传播疾病，详见本章第五节。

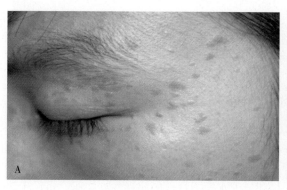
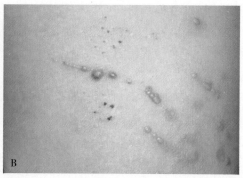

图 1-11-4　扁平疣

A. 扁平疣;B. 自体接种反应。

（三）实验室检查

不同类型疣的组织病理学表现有差异,但均具有颗粒层、棘层上部细胞空泡化和电镜下核内病毒颗粒等共同特征,可伴有角化过度、角化不全、棘层肥厚和乳头瘤样增生等。

（四）预防和治疗

注意局部皮肤保护,防止外伤,避免搔抓。以物理治疗和外用治疗为主,系统药物治疗多用于皮损数目多或久治不愈者。

1. **物理治疗**　包括刮除、冷冻、电灼、二氧化碳激光、钬激光等,较为有效。

2. **外用药物治疗**　常用药物包括:① 0.05%~0.1% 维 A 酸软膏,每天 1~2 次,适用于扁平疣。②氟尿嘧啶软膏,每天 1~2 次,可遗留色素沉着,面部慎用。③ 3% 酞丁胺霜,或 3% 酞丁胺二甲基亚砜溶液。④ 5% 咪喹莫特软膏,每周 3 次,可用于扁平疣、寻常疣,有一定疗效。

3. **皮损内注射**　平阳霉素用 1% 普鲁卡因稀释后注射于疣体根部,每周 1 次,可用于难治性寻常疣和跖疣。

4. **系统药物治疗**　目前无确切有效的抗 HPV 治疗药物,可试用免疫调节剂如干扰素、左旋咪唑等。

四、传染性软疣

传染性软疣(molluscum contagiosum)指由传染性软疣病毒(molluscum contagiosum virus,MCV)感染所致的传染性皮肤病。好发于儿童、性活跃人群和免疫功能低下者,潜伏 1 周 ~ 半年。

（一）病因和发病机制

MCV 属痘病毒,目前发现 4 型及若干亚型,以 MCV-1 最常见。MCV 主要通过皮肤直接接触传播,其他传播方式有性传播、公共设施和用具接触传播。

（二）临床表现

可发生于任何部位。典型皮损为直径 3~5mm 大小的半球形丘疹,呈灰色或珍珠色,表面有蜡样光泽,中央有脐凹,内含乳白色干酪样物质即软疣小体(图 1-11-5)。

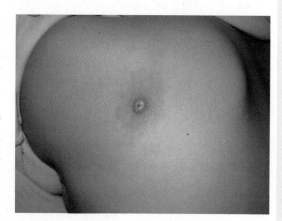

图 1-11-5　传染性软疣

（三）实验室检查

本病具有特征性组织病理学表现。在棘细胞胞质中可见大量嗜酸性小包涵体,之后可形成嗜碱性包涵体,称作软疣小体或 Henderson-Paterson 小体,它们将细胞核挤压到细胞一侧。在发展完全的皮损中,每个小叶变空,形成中央火山口样外观。电镜下可于表皮内发现特征性砖形痘病毒颗粒。

（四）治疗

有效方法为疣体夹除术，也可采用激光、液氮冷冻等物理方法治疗。外用药物起效较慢，包括维A酸软膏、咪喹莫特软膏、斑蝥素等。合并细菌感染时可先外用2%莫匹罗星软膏，感染控制后再行疣体夹除术。

患者应注意避免搔抓，防止扩散。幼儿园或其他集体活动场所的共用衣物和浴巾注意消毒。

五、手足口病

手足口病（hand-foot-mouth disease）是以手、足和口腔水疱为特征的病毒性皮肤病。多见于2~10岁的儿童，以5岁以下儿童更常见，可在幼儿园、小学中发生流行。

（一）病因及发病机制

柯萨奇病毒A16型病毒为本病最常见的病原微生物，肠道病毒71型和其他柯萨奇病毒（如A5、A7、A9、A10、B3、B5）等也可引起。发生肠道病毒71型感染时，患者可合并中枢神经系统损害。本病主要经粪口途径传播，亦可通过飞沫经呼吸道传播，疱液、咽部分泌物和粪便中均可分离出病毒。

（二）临床表现

潜伏期3~7d，发疹前可有不同程度的低热、头痛、纳差等前驱症状，1~3d后患者手、足、口部出现皮损，初为红色斑疹，很快发展为2~4mm大小的水疱，疱壁薄、疱液清亮，周围绕以红晕，水疱溃破后可形成灰白色糜烂面或浅溃疡（图1-11-6）。皮损可同时发生于手足部和口腔，也可呈不全表现，而以口腔受累最多见（90%以上）。病程1周左右，愈后极少复发。少数病例尤其是3岁以下儿童，可伴发中枢神经系统损害、肺水肿和循环障碍等。

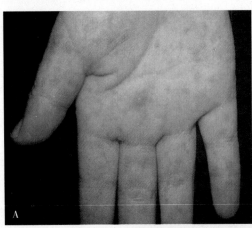
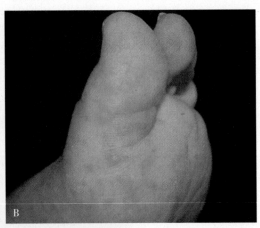
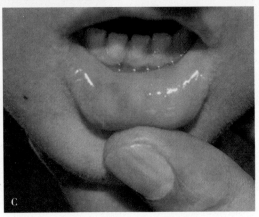

图1-11-6　手足口病
A. 手；B. 足；C. 口腔黏膜。

（三）诊断和鉴别诊断

根据发生于手、足、口腔等部位的特征性皮损，结合流行病学可作出诊断。本病应与多形红斑、疱疹性咽峡炎、水痘等进行鉴别。

（四）预防和治疗

隔离患者，防止本病在人群中传播。

以对症、支持治疗为主。口腔损害可用口腔溃疡涂膜剂或利多卡因液漱口等以减轻疼痛；皮损处可外用炉甘石洗剂。板蓝根颗粒内服有一定效果。重症病例应采用相应抢救措施。

（潘 萌）

思考题

1. 简述单纯疱疹的主要临床类型及表现。
2. 带状疱疹的临床主要特点有哪些？
3. 简述疣的常见类型及表现。
4. 手足口病的主要临床特点有哪些？

第二节 细菌性皮肤病

在人体皮肤上栖息着数以万计的微生物，其中大多数对人体是无害，甚至是有益的，这些微生物在人体皮肤组成的复杂生态系统被称为皮肤微生态（skin microbiota）。定植于人体皮肤表面的细菌是皮肤微生态的重要组成部分。正常皮肤菌群包括需氧球菌、需氧和厌氧的棒状杆菌、革兰氏阴性菌等，它们作为皮肤的生物屏障通过与病原微生物的生态学竞争以及水解皮肤脂质产生脂肪酸以保护皮肤免受感染，当这种平衡遭到破坏时，就会发生各类感染性皮肤病。

细菌性皮肤病可分为球菌性和杆菌性两类，前者主要由葡萄球菌或链球菌感染所致，多发生在正常皮肤上，故又称原发感染（如脓疱疮、疖、痈等）；后者分为特异性感染（如皮肤结核和麻风）和非特异性感染（革兰氏阴性杆菌如变形杆菌、假单胞菌和大肠埃希菌等所致），其中非特异性感染常发生在原有皮肤病变的基础上，故又称继发感染。

一、脓疱疮

脓疱疮（impetigo）是由金黄色葡萄球菌（*Staphylococcus aureus*）和 / 或乙型溶血性链球菌（*Hemolytic streptococcus*）引起的一种急性皮肤化脓性炎症。主要通过自身接种传播；多见于儿童，传染性强，常在托儿所、幼儿园发生流行。

（一）病因及发病机制

以金黄色葡萄球菌为主，其次是乙型溶血性链球菌，亦可两种细菌混合感染。搔抓、高温、多汗、皮肤浸渍是常见诱发因素。

　　金黄色葡萄球菌噬菌体Ⅱ产生的表皮剥脱毒素作用于桥粒芯糖蛋白1,导致局部表皮颗粒层细胞松解,见于大疱性脓疱疮(impetigo bullosa)。经血液传播可引起毒血症及全身泛发性表皮松解坏死,称为葡萄球菌性烫伤样皮肤综合征(staphylococcal scalded skin syndrome,SSSS);免疫力低下患者,可并发菌血症、败血症,或骨髓炎、关节炎、肺炎等;少数链球菌感染患者可诱发肾炎或风湿热。

　　(二)临床表现

　　1. **寻常型脓疱疮**(impetigo vulgaris)　又称接触传染性脓疱疮(impetigo contagiosa),以面部等暴露部位为多。初起为点状红斑或丘疹,迅速变为脓疱,周围有明显红晕,疱壁薄,破溃后形成蜜黄色厚痂(图1-11-7A)。消退后一般不留瘢痕。

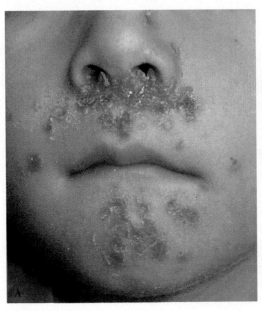
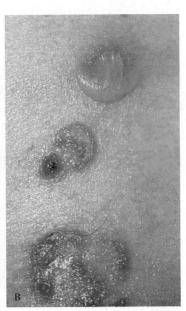

图 1-11-7　脓疱疮
A. 口鼻部损害;B. 半月型积脓。

　　2. **深脓疱疮**(ecthyma)　又称臁疮,常发生于营养不良的儿童或老年人。脓疱累及深部,形成边缘陡直的碟状溃疡,上覆坏死和蛎壳状黑色厚痂,伴明显疼痛。病程2~4周或更长。

　　3. **大疱性脓疱疮**　常发生于新生儿。好发于面部、躯干和四肢,表现为水疱逐渐扩大,疱壁先紧张后松弛,疱液先清澈后混浊,疱内的脓液常沉积于疱底部,呈半月状积脓(图1-11-7B),尼氏征阴性,疱周常无红晕,疱壁破溃后形成糜烂薄痂。严重者可能进展为葡萄球菌性烫伤样皮肤综合征。

　　4. **葡萄球菌性烫伤样皮肤综合征**　多累及6岁以内婴幼儿。起病前常伴有乏力、发热、烦躁、皮肤触痛等前驱症状。红斑首发于口及眼睑周围、腋下及腹股沟等处,迅速蔓延全身,1~2天内红斑处表皮起皱,稍用力摩擦则表皮剥脱,似烫伤样外观。红斑处可形成松弛性大疱,皮肤大面积剥脱后留有潮红的糜烂面(图1-11-8)。口周可见放射状裂纹,但无口腔黏膜损害。伴明显疼痛和触痛。轻者1~2周后痊愈,重者可因并发败血症、肺炎而危及生命。

　　(三)实验室检查

　　白细胞及中性粒细胞计数可增高。脓液可培养出致病菌,必

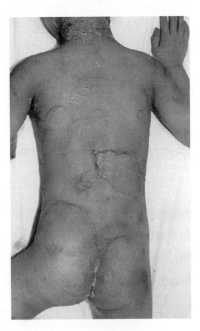

图 1-11-8　葡萄球菌性烫伤样
皮肤综合征

要时可做菌型鉴定和药敏试验。

（四）预防和治疗

患儿应简单隔离，对已污染的衣物及环境及时消毒。

1. 外用治疗 以杀菌、消炎、干燥为原则。清洁感染局部，除去痂壳，外用抗菌软膏等。

2. 系统治疗 抗生素首选青霉素。青霉素过敏者应选择红霉素。同时注意水电解质平衡，必要时输注血浆或人免疫球蛋白。

二、毛囊炎、疖和痈

毛囊炎（folliculitis）、疖（furuncle）和痈（carbuncle）是一组累及毛囊及其周围组织的细菌感染性皮肤病。

（一）病因及发病机制

多由金黄色葡萄球菌感染引起。高温多汗、搔抓、卫生习惯不良、全身性慢性疾病、免疫抑制状态等为常见诱发因素。

（二）临床表现

1. 毛囊炎 系单个毛囊浅表或深部感染。好发于头面部、颈部、臀部及外阴。表现为红斑或红色丘疹基础上脓疱（图1-11-9）。发生于头皮且愈后留有脱发和瘢痕者，称为秃发性毛囊炎（folliculitis decalvans）；发生于胡须部称为须疮（sycosis）；发生于颈项部、呈乳头状增生或形成瘢痕硬结者，称为瘢痕疙瘩性毛囊炎（folliculitis keloidalis）。

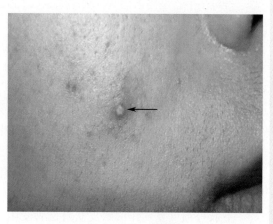

图 1-11-9 **毛囊炎**

2. 疖 系毛囊及其周围的深在性急性化脓性炎症。好发于头面部、颈部和臀部。皮损初起为炎症性丘疹，逐渐增大形成红色结节，中央坏死形成脓栓，结节顶端形成脓点，破溃后有脓血和坏死组织排出（图1-11-10）。若数目多且反复发生、经久不愈，则称为疖病（furunculosis），患者多存在免疫力低下、长期饮酒、中性粒细胞功能障碍等。

3. 痈 系累及多个相邻毛囊的毛囊炎及毛囊周围炎，可深达皮下组织。好发于颈、背、臀和大腿等处（图1-11-11）。皮损初起为红肿热痛的肿块，迅速向四周及皮肤深部蔓延，1周左右肿块中心软化，继之坏死，脓液从多个毛囊口溢出，呈蜂窝状外观。可伴局部淋巴结肿大和全身中毒症状，亦可并发败血症。

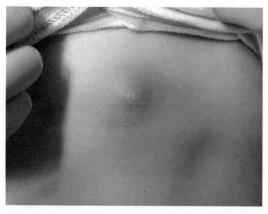

图 1-11-10 **疖**

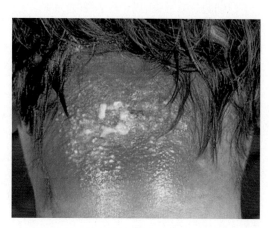

图 1-11-11 **痈**

（三）实验室检查

取脓液直接涂片做革兰氏染色后镜检,细菌培养鉴定及药敏试验。

（四）预防和治疗

疖病及痈患者应积极寻找基础疾病或诱因,并给予相应治疗。

外用抗菌治疗为主,如夫西地酸乳膏,未化脓前亦可应用 20% 鱼石脂软膏等。皮损有波动感时需要切开引流。以下情况应系统应用抗生素:①位于鼻周、鼻腔或外耳道内的毛囊炎;②皮损较大或反复发作;③皮损周围伴有蜂窝织炎;④局部治疗无效。

三、丹毒和蜂窝织炎

丹毒(erysipelas)和蜂窝织炎(cellulitis)是一组累及皮肤深部组织的细菌感染性皮肤病。

（一）病因和发病机制

丹毒多由乙型溶血性链球菌感染引起,主要累及淋巴管。细菌可通过皮肤或黏膜细微损伤侵入,足癣、趾甲真菌病、小腿溃疡等均可诱发本病。蜂窝织炎多由溶血性链球菌和金黄色葡萄球菌感染引起,少数可由流感嗜血杆菌、大肠埃希菌等引起。本病常继发于外伤、溃疡等,也可由细菌直接通过皮肤微小创伤而侵入。

（二）临床表现

1. **丹毒**　好发于面部、小腿(图 1-11-12)、婴儿腹部等处,多为单侧性。起病急,前驱症状有高热寒战、关节酸痛等。典型皮损为水肿性红斑,界限清楚,表面紧张发亮,迅速向四周扩大。可出现淋巴结肿大、水疱、脓疱等,病情多在 4~5d 达高峰。消退后局部可留有轻度色素沉着及脱屑。

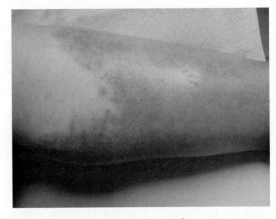

图 1-11-12　丹毒

下肢丹毒反复发作可致皮肤淋巴管受阻,淋巴液回流不畅,致受累组织肥厚,日久形成象皮肿。

2. **蜂窝织炎**　好发于四肢、面部、外阴和肛周等部位。皮损初起为弥漫性、水肿性、浸润性红斑,界限不清,局部皮温增高,皮损中央红肿明显,严重者可形成深部化脓和组织坏死。急性期常伴有疼痛、高热、寒战和全身不适,可有淋巴结炎甚至败血症;慢性期皮肤呈硬化萎缩。

（三）实验室检查

白细胞总数升高,以中性粒细胞为主。

（四）诊断和鉴别诊断

本病根据典型临床表现,结合全身中毒症状和实验室检查即可确诊。

需与接触性皮炎、类丹毒和癣菌疹等进行鉴别。

（五）预防和治疗

反复发作患者应注意寻找原发病灶,如足癣、中耳炎等,并积极治疗,避免和纠正不良习惯如挖鼻、扣挤皮肤等。本病以系统药物治疗为主,同时辅以外用药物治疗。

1. **外用药物治疗**　初起皮损可用 50% 硫酸镁或 0.5% 呋喃西林液湿敷。

2. **系统药物治疗**　早期、足量、高效的抗生素治疗可减缓全身症状、控制炎症蔓延并防止复发。丹毒治疗首选青霉素,一般于 2~3d 后体温恢复正常,但应持续用药 2 周左右;青霉素过敏者可选用红霉素或喹诺酮类药物。

3. **物理治疗**　紫外线照射等治疗有一定疗效。

4. 手术治疗　脓肿形成时应手术切开。

（宋志强）

思考题

1. 预防普通细菌感染性皮肤病的注意事项有哪些？
2. 简述脓疱疮的主要临床分型和表现。
3. 简述丹毒和蜂窝织炎的临床表现。

第三节　分枝杆菌感染性皮肤病

分枝杆菌（mycobacterium）是一类形态上细长略弯曲，有分枝生长趋势的杆菌。因能抵抗强脱色剂而呈红色，又称为抗酸杆菌（acid-fast bacilli）。感染皮肤的分枝杆菌可分为三类：结核分枝杆菌、非结核分枝杆菌和麻风分枝杆菌。

一、皮肤结核病

皮肤结核病（tuberculosis cutis）是由结核分枝杆菌（*Mycobacterial tuberculosis*）感染皮肤所致的慢性疾病。结核分枝杆菌毒力不强，感染皮肤后仅 5%~10% 发病。目前缺乏皮肤结核发病率的确切数据。我国 2018 年新发肺结核病例为 82 万。根据报道，皮肤结核约占结核患者 1%~2%。

（一）病因和发病机制

宿主因素在结核分枝杆菌感染过程中起重要作用，但由于该菌菌株的多样性及种群异质性，目前针对肺结核的易感性研究仅发现了 *ASAP1* 等少数易感基因，且未得到广泛认可。皮肤结核的易感性研究尚缺乏。

结核分枝杆菌是皮肤结核的主要致病菌，牛型结核分枝杆菌和减毒的牛型分枝杆菌（卡介苗）偶尔也可以引起皮肤结核。目前认为，感染菌株致病力、细菌对宿主的感染状态和宿主细胞免疫功能共同决定了宿主在感染结核分枝杆菌后是否发病。由于感染结核分枝杆菌的数量、毒力、传播途径的不同及机体抵抗力的差异，临床表现较为复杂，通常分为四类：

（1）外源性接种所致：如疣状皮肤结核。

（2）内源性扩散或自身接种所致：如瘰疬性皮肤结核、腔口部位皮肤结核等。

（3）血行播散至皮肤：如寻常狼疮、急性粟粒性皮肤结核等。

（4）结核疹：如硬红斑、丘疹坏死性结核疹、瘰疬性苔藓等。

（二）主要临床类型及其表现

1. 寻常狼疮（lupus vulgaris）　最常见。好发于面部，其次是颈、臀和四肢。皮损初起为鲜红或红褐色质软的粟粒大小的结节，表面薄嫩，用探针稍用力即可刺入，易贯通（探针贯通现象）；可融合成大片红褐色浸润性损害，表面高低不平，可覆鳞屑。结节自行吸收或破溃后形成萎缩性瘢痕，在瘢痕上又可出现新皮损,与陈旧皮损并存(图 1-11-13A)。迁延数年或数十年不愈。

2. **疣状皮肤结核**(tuberculosis verrucose cutis) 多累及手背,其次为足、臀、小腿等暴露部位。初起为黄豆大小的紫红色质硬丘疹,单侧分布,渐扩大形成斑块,表面增厚,粗糙不平呈疣状增生。皮损中央逐渐结痂脱落,留有萎缩性网状瘢痕,边缘的痂或鳞屑逐渐向外扩展形成环状或弧形边缘,外周绕以暗红色晕。中央网状瘢痕、疣状边缘和四周红晕成为"三廓征"(图 1-11-13B),病程可达数年至数十年。

3. **结核疹**(tuberculoid) 由内源性结核分枝杆菌(或抗原)导致的皮肤免疫反应,常发生于具有较强细胞免疫的个体,包括丘疹坏死性结核疹和硬红斑(图 1-11-13C)等。

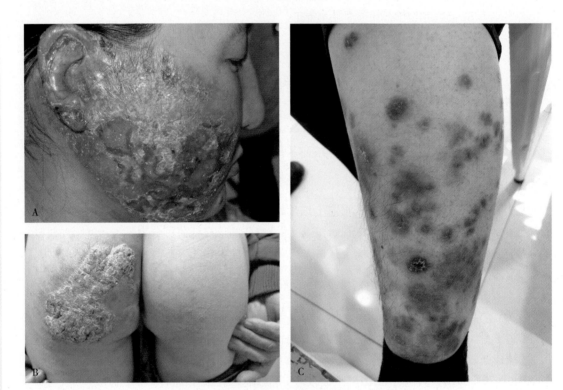

图 1-11-13 皮肤结核
A. 寻常狼疮;B. 疣状皮肤结核;C. 结核疹。

(三) 实验室检查

1. **组织病理学检查** 早期常为非特异性改变。典型的组织病理改变为上皮样细胞和多核巨细胞组成的结核性肉芽肿,中心可有干酪样坏死。

2. **结核菌纯蛋白衍生物(PPD)试验** 阳性说明过去曾感染过结核分枝杆菌或接种过卡介苗,强阳性反应说明体内可能存在活动性结核病灶。

3. **胸部 X 线检查** 可发现活动性或陈旧性结核病灶征象。

4. **细菌学检查** 直接涂片或组织切片行抗酸染色,可发现结核分枝杆菌。PCR 等分子生物学方法,直接针对感染源的基因序列,在结核的诊断中特异性和敏感度较高。

(四) 治疗

积极治疗患者其他部位结核病灶,同时对易感人群接种卡介苗是预防皮肤结核的关键。皮肤结核的治疗和系统性结核类似,应以"早期、足量、规则、联合及全程应用抗结核药"为原则,通常采用 2~3 种药物联合治疗,疗程一般不少于 6 个月。常用药物及成人剂量为:①异烟肼:5mg/(kg·d),或 300mg,每天 1 次顿服;②乙胺丁醇:15mg/(kg·d),或 750mg,每天 1 次顿服;③硫酸链霉素:1.0g/d,分 2 次肌内注射,或 750mg/d,1 次肌内注射,用前作皮试,用药后应注意听神经损害;④利福平:

450~600mg/d,每天 1 次顿服。

二、麻风

(一)定义及流行病学

麻风(leprosy)是由麻风分枝杆菌(*Mycobacterium leprae*)感染易感个体后选择性侵犯皮肤和外周神经,晚期可致畸残的慢性传染病。延迟诊断造成的畸残毁形、治疗过程中可能发生的药物超敏反应综合征导致的患者死亡,是该病的主要危害。麻风属于丙类法定传染病。

麻风曾在全球广泛流行。自 20 世纪 80 年代开始推广联合化疗方案(MDT),现症患者迅速减少,但由于缺乏有效的预防手段,每年全球新发病例仍超过 20 万例,主要分布于亚洲、非洲和拉丁美洲等发展中国家。在我国,每年仍有 500~1 000 例新发病例,主要分布于云南、贵州、四川、广东和广西等省,其他省市也有报道。

(二)病因和发病机制

麻风是由人体感染麻风分枝杆菌导致。该菌体外尚不能培养,患者是其天然宿主,在犰狳和红松鼠中也发现其感染和繁殖。

麻风在暴露人群中发病者不足 1%,反映了人群对麻风分枝杆菌易感性的差异。*HLA-DR*、*NOD2*、*IL12*、*IL23R*、*TNFSF15*、*SYN2* 等基因在人感染麻风分枝杆菌的过程中起重要的作用。

麻风分枝杆菌的全球基因序列的相似程度高达 99.995%。感染源的一致性说明宿主因素在麻风发病中具有至关重要的作用。目前认为,*NOD2* 介导的固有免疫通路相关基因和 *IL23R* 介导的获得性免疫通路相关基因在麻风发病机制中具有重要作用,但具体机制尚未完全清楚。

(三)临床表现

1. 分型 依据机体免疫力及菌量,临床上有 5 级分类法。从免疫力强到弱,依次为结核样型麻风(tuberculoid leprosy,TT)、界线类偏结核样型麻风(borderline tuberculoid leprosy,BT)、中间界线类麻风(mid-borderline leprosy,BB)、界线类偏瘤型麻风(borderline lepromatous leprosy,BL)和瘤型麻风(lepromatous leprosy,LL),又称免疫光谱分类法。细胞免疫力增强时 BL 可向结核样型端转化(BL → BB → BT),反之 BT 可向瘤型端转化(BT → BB → BL)。

为便于治疗方案的选择,世界卫生组织推荐根据皮肤涂片查菌结果和皮损的数量将上述分类法简化为少菌型(paucibacillary,PB)和多菌型(multibacillary,MB)麻风两大类。

2. 临床表现

(1)少菌型:皮肤组织液查菌阴性,一般对应 5 级分类中的 TT 或 BT。皮损常局限,一般少于或等于 5 处。典型皮损为较大的红色斑块,境界清楚或稍隆起,表面干燥粗糙,毳毛脱失。皮损类型可有红斑、浅色斑或斑块,大的皮损周围常有小的"卫星状"损害,皮损好发于面、躯干和四肢。

(2)多菌型:皮肤组织液查菌阳性,一般对应 5 级分类法中的 BB、BL 或 LL。根据疾病的进程,临床表现可分为:

早期:皮损为浅色、浅黄色或淡红色斑(图 1-11-14A),边界模糊,广泛而对称分布于四肢伸侧、面部和躯干等。浅感觉正常或稍迟钝,有蚁行感。

中期:皮损分布更广泛,浸润更明显,少数皮损可形成结节。浅感觉障碍,四肢呈套状麻木,眉、发脱落明显(图 1-11-14B),周围神经普遍受累,除浅感觉障碍外还可产生运动障碍和畸形。足底可见营养性溃疡。

晚期:皮损呈深在性、弥漫性浸润,常伴暗红色结节,面部结节或斑块可融合成大片凹凸不平的损害,双唇肥厚,耳垂肿大,形如狮面(图 1-11-14C);眉毛脱落,头发部分或大部分脱落。伴明显浅感觉及出汗障碍,周围神经受累导致面瘫、手足运动障碍和畸形、骨质疏松和足底溃疡等。

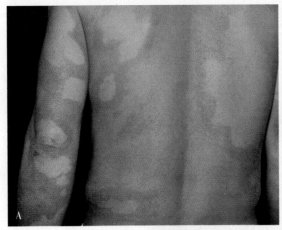
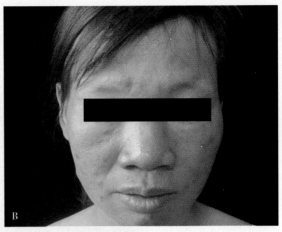
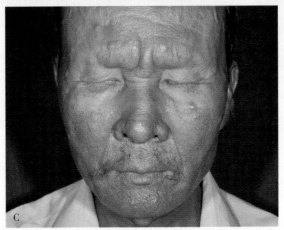

图 1-11-14 麻风

A. 多菌型早期；B. 多菌型中期；C. 多菌型晚期。

（3）麻风反应（lepra reaction）：麻风分枝杆菌导致的迟发型超敏反应（Ⅰ型麻风反应）或免疫复合物反应（Ⅱ型麻风反应），可发生于约 50% 的患者，表现为原麻风皮损或神经炎加重，出现新皮损和神经损害，常伴有发热等系统症状。麻风反应可发生在治疗前、治疗中和治愈后，是导致患者畸残和毁形的主要原因。常见诱因包括神经精神因素、劳累、营养不良和外伤等。

（四）实验室检查

1. 组织液涂片 取皮肤组织液涂片进行抗酸染色，MB 可查到抗酸菌。

2. 组织病理学检查 TT 主要表现为真皮小血管及神经周围有上皮样细胞浸润，抗酸染色常查不到抗酸杆菌；LL 表现为真皮内巨噬细胞肉芽肿，抗酸染色显示巨噬细胞内有大量的麻风分枝杆菌，因不侵犯真皮浅层，故表皮与真皮间有一无浸润带。

3. 分子生物学检查 采用 PCR 技术检测麻风分枝杆菌特异性 DNA 片段（SODA 或 85B）可用于不典型病例的诊断和鉴别诊断。

（五）诊断和鉴别诊断

诊断依据：①皮损伴有感觉障碍及闭汗；②外周神经粗大；③皮肤组织液涂片抗酸染色阳性；④特异性组织病理改变；⑤ PCR 检测到麻风分枝杆菌特异性 DNA 片段。符合上述前 4 条中的 2 条或 2 条以上，或符合第 5 条者即可确立诊断。

需鉴别的皮肤病包括皮肤结核、着色芽生菌病、结节病、结节性红斑、原发性皮肤 T 细胞淋巴瘤、环状肉芽肿、鱼鳞病以及 Sweet 病等。麻风的感觉障碍需与某些神经科疾病如股外侧皮神经炎、多发性神经炎、面神经麻痹、脊髓空洞症、周围神经损伤等进行鉴别。

（六）预防和治疗

1. 麻风的治疗 联合化疗的药物包括氨苯砜、利福平和氯法齐明。其中，氨苯砜可以诱发致死性的药物超敏反应综合征——氨苯砜综合征，因此，治疗前检测其风险基因 *HLA-B*13:01* 可有效预防该综合征的发生。

MB 治疗方案为利福平 600mg 每月 1 次，氯法齐明 300mg 每月 1 次，监服；氨苯砜 100mg 每日一次，氯法齐明 50mg 每日一次，自服，疗程 12 个月；PB 治疗方案为利福平 600mg 每月 1 次，监服；氨苯砜 100mg 每日一次，自服，疗程 6 个月。

完成治疗的患者应继续定期监测，每年做 1 次临床及细菌学检查，至少随访 5 年。

2. 麻风反应的治疗 首选糖皮质激素，可系统应用泼尼松 30~60mg/d 或更大剂量。随着病情缓解逐渐减量；亦可用沙利度胺，剂量可增加至 300~400mg/d，分 3~4 次口服，一般 1~3d 可控制症状，症状控制后可逐渐减至维持量 25~50mg/d。

（张福仁）

思考题

1. 根据临床表现，皮肤结核可分为哪几类？
2. 麻风和麻风反应的治疗原则是什么？

第四节 真菌性皮肤病

真菌性皮肤病是由真菌（fungus）引起的人类皮肤及黏膜、毛发和甲等皮肤附属器的一类感染性疾病。已知能引起人类感染的真菌病原菌约 400 余种。根据真菌入侵组织深浅及部位的不同，临床上分为浅部、深部及系统性真菌病。真菌最基本结构为菌丝和孢子。

浅部真菌病是由皮肤癣菌（dermatophyte）侵犯人和动物皮肤角质层、毛发或甲板引起的感染，统称为皮肤癣菌病（dermatophytosis），简称癣（tinea）。疾病命名方式有两种：①根据感染部位：如头癣、体癣、股癣、足癣等；②根据皮损形态和致病菌：如花斑糠疹、马拉色菌毛囊炎等。深部真菌病是指累及真皮、皮下组织、内脏、血液的真菌感染，临床上主要包括孢子丝菌病、着色芽生菌病、暗色丝孢霉病及足菌肿等。系统性真菌病多由条件致病菌引起，主要见于长期使用广谱抗生素、糖皮质激素、免疫抑制剂的器官移植或自身免疫性疾病患者，以及艾滋病、先天或其他原因所致的免疫缺陷病患者。

真菌学检查是诊断真菌病的根本依据，包括直接镜检、真菌培养、血清学试验、组织病理检查等。最常用的实验室检查是真菌镜检和培养，从形态学上发现病原菌。注意事项：①直接镜检阳性率低，尤其是深部真菌病和甲癣，检出率更低，阴性结果不能排除诊断。②标本取材直接影响阳性率，多点、多次取材可以提高阳性率。③培养法适用于甲癣，深部或系统真菌病的组织块或体液培养，可以进一步提高病原体检出率，并同时确定致病菌的种类和进行药敏试验。④某些真菌的菌丝和分生孢子的形态具有特征性，对于诊断具有重要意义：如念珠菌低倍镜下呈可见菌丝和孢子。另外，在核酸和蛋白质水平上检测病原菌,有利于深部和系统性真菌病的菌种鉴定和早期诊断:如聚合酶链反应(PCR)、原位杂交等分子生物学技术;血清中真菌代谢产物的检查。

用于真菌病诊断、鉴别诊断的其他检查还包括:①组织病理:常规组织病理表现为混合性炎症细胞浸润或化脓性肉芽肿,可见上皮样细胞、多核巨细胞、异物巨细胞、中性粒细胞、淋巴细胞和浆细胞浸润;有时在巨细胞内或细胞外脓肿中可见单个或成堆分布棕色圆形厚壁孢子,即"硬核体";组织切片PAS染色有助于发现真菌菌丝或孢子。②滤过紫外线灯(Wood灯)检查:黄癣呈暗绿色荧光;白癣呈亮绿色荧光(图1-11-15);黑点癣无荧光,花斑糠疹呈棕黄色荧光,很容易与微细棒状杆菌所致的红癣鉴别。

真菌病诊断需根据临床特点,结合真菌镜检及培养,不难诊断,必要时行病理检查,下文不再赘述。

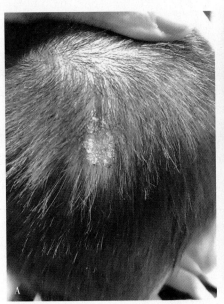
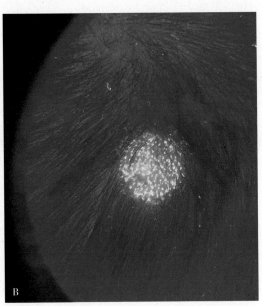

图 1-11-15　头癣 Wood 灯
A. 白癣;B.Wood 灯检查呈亮绿色荧光。

一、头癣

头癣(tinea capitis)多见于儿童,由真菌感染头皮及毛发所致;通过直接或间接接触患者或患病的动物而传染,也可通过共用污染理发工具、同床共枕、共用梳子等物品间接传染。

(一)临床表现

根据致病菌及临床表现不同,分四种,即黄癣、白癣、黑点癣及脓癣(图1-11-16)。只有白癣是发外感染,并且局部炎症反应轻微,所以愈后不留瘢痕,不造成永久性秃发。

1. **黄癣(tinea favosa)**　初起鳞屑性淡红斑点,融合扩大呈黄痂,部分边缘翘起,中央紧贴头皮如碟状,痂下为潮红糜烂面,头发干、枯、细、脆,可破坏毛囊(图1-11-16A),有特殊的鼠臭味。可伴瘙痒及疼痛。

2. **白癣(white ringworm)**　初起为群集红色小丘疹,融合扩大形成大小不等的圆形及椭圆形灰白色鳞屑性斑片。病发长出头皮2~4mm处容易折断,残根部包绕灰白色套状鳞屑,由发外菌体形成(图1-11-16B),称为菌鞘。偶有瘙痒。

3. **黑点癣(black-dot ringworm)**　成人也可发病。头部片状脱发区。病发刚出头皮即折断,残根在毛囊口处呈现黑色小点(图1-11-16C),由发内感染所致。

4. **脓癣**（kerion）　主要由亲动物性皮肤癣菌引起。初起为群集炎性毛囊性丘疹,逐渐融合成炎性肿块,表面多处蜂窝状排脓小孔,可挤出脓液,质软(图 1-11-16D)。皮损处毛发松动,易拔出。常伴耳后、颈、枕部淋巴结肿大、疼痛及压痛,继发细菌感染后可形成脓肿。

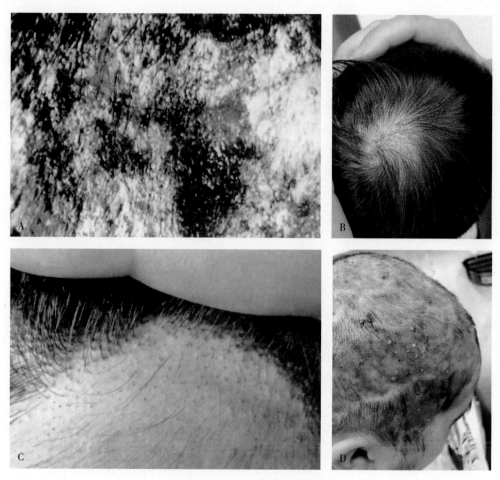

图 1-11-16　头癣的临床表现
A. 黄癣;B. 白癣;C. 黑点癣;D. 脓癣。

（二）鉴别诊断

鉴别诊断:脂溢性皮炎、头皮银屑病、头皮糠疹等。

（三）治疗原则

1. **做到早发现、早治疗,做好消毒隔离工作**　对患癣家畜和宠物给予相应的治疗和处理;对托儿所、学校、理发店等应加强卫生宣教和管理。

2. **采取五字方针"服、搽、剃、洗、消"联合治疗**　①口服药物治疗,特比萘芬 2 岁以上儿童可用,<20kg,每日 62.5mg;20~40kg,每日 125mg;>40kg,每日 250mg,疗程 4~8 周。伊曲康唑 3~5mg/kg,每日 1 次或分 2 次口服,疗程 4~8 周,与全脂奶或可乐送服吸收好。这两种药物耐受性好,不良反应主要为胃肠道反应、皮疹和转氨酶升高。②搽药,可用 2% 碘酊、1% 联苯苄唑溶液或霜剂、1% 特比萘芬霜等外用抗真菌药涂于患处,每天 2 次,连用 8 周。③剃发尽可能剪除病发,每周 1 次,连续 8 周。④洗头用硫黄皂或 2% 酮康唑洗剂洗头,每天 1 次,连用 8 周。⑤消毒患者使用过的生活用品,可煮沸消毒。

3. **脓癣治疗**　忌切开引流,避免造成更大的永久性瘢痕。急性炎症期可短期联用小剂量糖皮质激素,继发细菌感染可加用抗生素。

4. 疗效评定   一般患者每 2 周复诊 1 次,根据临床表现及真菌学检查,指导后续治疗。一般真菌学检查阴性后可以停止口服抗真菌药物,停药后定期复查,连续 2~3 次真菌学检查阴性后方可认为治愈。

二、皮肤癣菌病

皮肤癣菌病(dermatophytosis)是由寄生在人皮肤角质层的皮肤癣菌引起的以皮肤干燥、脱屑或浸渍为特点一类皮肤病。主要通过接触传染,如污染土壤、患畜等环境因素;可通过直接接触患者或间接接触污染的澡盆、浴巾、拖鞋等传播;也可自体传染,如由搔抓足癣诱发手癣。根据感染部位可分为头癣(tinea capitis)、体癣(tinea corporis)、股癣(tinea cruris)、手癣(tinea manum)和足癣(tinea pedis)。热带、亚热带,以及长期使用免疫抑制剂或广谱抗菌药者感染率较高。

（一）临床表现

1. 体癣和股癣   边界清楚的环状红斑,中央趋于消退,可有色素改变,周围隆起并有丘疹、水疱、鳞屑,周围常有小的卫星灶(图 1-11-17)。常伴有瘙痒,可因长期搔抓刺激引起局部苔藓样或湿疹样改变。阴囊一般不受累。

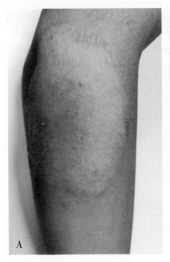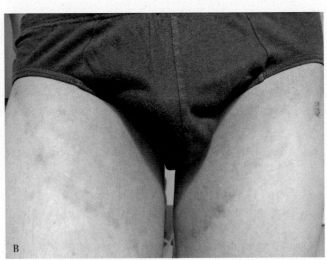

图 1-11-17   体癣和股癣的临床表现
A. 体癣;B. 股癣。

2. 手癣和足癣   常单侧发病,渐累及对侧,呈不对称性,伴程度不等的瘙痒。手癣表现为红斑,脱屑,皲裂等;足癣根据临床表现分为 3 种类型:①水疱型,足弓和足趾底部多见,边界相对清楚的鳞屑性红斑,其上可见针头大小浅表水疱(图 1-11-18A)。雨季加重,秋天缓解。②鳞屑角化型,足跟部多见,角化过度,粗糙,皲裂(图 1-11-18B)。足癣常瘙痒剧烈。③浸渍糜烂型,最常见,趾缝尤其是第四趾缝,浸渍、发白、糜烂伴有细碎鳞屑(图 1-11-18C)。继发细菌感染可致局部红、肿、热、痛。

3. 癣菌疹   是由皮肤癣菌感染所引起的一种过敏反应,对称出现于皮肤癣菌感染的远隔部位,以急性发作的群集小丘疹、水疱、红斑等多形性皮疹为特点,真菌检查阴性,随原发感染灶的好转而消退,外用糖皮质类固醇激素有效。

（二）鉴别诊断

体癣、股癣需与微小棒状杆菌引起的红癣、反位型银屑病、湿疹等鉴别。

（三）预防和治疗

1. 避免接触传染,注意个人卫生,避免接触或共用患者衣物、鞋袜、浴盆等;避免接触患畜;一旦发现,应积极治疗,减少自身传染。

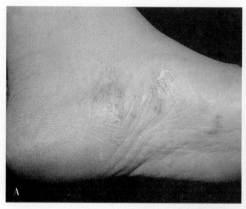
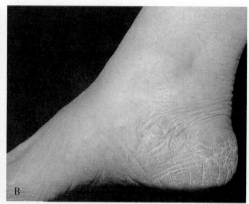
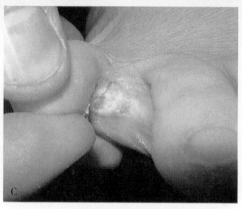

图 1-11-18　足癣的临床表现
A. 水疱型；B. 鳞屑角化型；C. 浸渍糜烂型。

2. 外用药物治疗为主，以咪唑类和丙烯胺类常用，每日 2 次，疗程为 2~4 周，有复发可能。

3. 系统用药多用于泛发皮损和角化过度型足癣，伊曲康唑 200mg 或特比奈芬 250mg，每天一次，治疗 2 周效果明显。

三、甲真菌病

甲真菌病（onychomycosis）由皮肤癣菌、酵母菌或其他霉菌侵犯甲板和 / 或甲下组织引起的甲病；其中，由皮肤癣菌感染所致的特称为甲癣（tinea unguium）。成人多见，男性发病率高于女性，患病率随年龄增长而升高。易感因素包括遗传因素、系统性疾病（如糖尿病）、局部血液或淋巴液回流障碍、外伤或其他甲病，穿不透气鞋袜等。

（一）临床表现

病程缓慢，初期多无明显症状，若不治疗可迁延终身。继发嵌甲、甲沟炎可引起疼痛。根据感染甲部位不同，分为以下四种类型，但是共同临床特征是甲板粗糙、混浊、无光泽。

1. **白色浅表型**　主要由须癣毛癣菌等引起，致病菌直接侵入甲板表面，致使甲板浅层白色混浊（图 1-11-19A）。

2. **远端侧位甲下型**　最常见，多由手足癣蔓延而来。甲板远端前缘及侧缘灰黄增厚、破损；甲下角质碎屑堆积（图 1-11-19B）；甲剥离常见。

3. **近端甲下型**　多由白念珠菌感染或皮肤癣菌所致，常伴发甲沟炎。致病菌由近端甲小皮角质层入侵，甲半月及甲根部白色，粗糙、混浊（图 1-11-19C）。

4. **全甲毁损型**　是以上各型最终结果。真菌侵入整个甲板，表现为全甲板结构破坏、残缺不全；甲床表面角化物堆积（图 1-11-19D）。

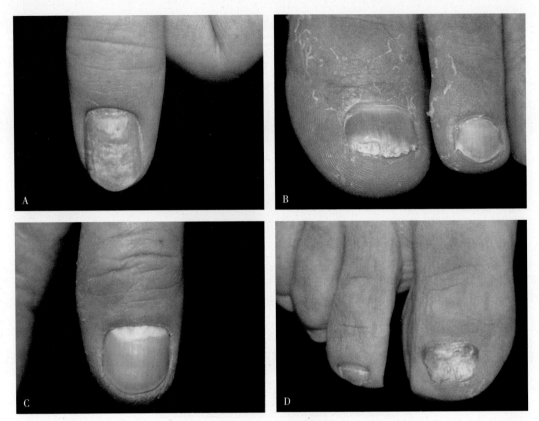

图 1-11-19　甲真菌病

A. 白色浅表型；B. 远端侧位甲下型；C. 近端甲下型；D. 全甲毁损型。

（二）鉴别诊断

与银屑病、扁平苔藓、慢性湿疹、甲营养不良等所致甲病鉴别，这些甲病常波及多个甲，并呈对称分布，而甲真菌病多起于单个甲，邻近甲正常。

（三）治疗

由于药物不易进入甲板且甲生长缓慢，所以强调合理、足量、足疗程。

1. **外用药物治疗**　单独外用适合于白色浅表型及远端侧位甲下型损害。先尽量物理去除病甲，或用 40% 尿素软膏封包使病甲软化剥离；再外用抗真菌药物如 5% 阿莫罗芬擦剂、8% 环吡酮甲涂剂；或每日 2 次外用 30% 冰醋酸溶液或 3%~5% 碘酊，直至新甲长出为止。

2. **系统药物治疗**　伊曲康唑 200mg，每日 2 次，连服 1 周后停药 3 周为 1 疗程，指甲受累需要 2~3 个疗程，趾甲受累需要 3~4 个疗程，用药期间定期检查肝肾功能。特比萘芬 250mg，每日 1 次，指甲受累疗程 6~8 周，趾甲受累需 12~16 周。与外用药物治疗联合可提高疗效。

3. **非药物治疗**　手术除甲较少应用，激光治疗、光动力疗法、电离子透入疗法等对本病有一定疗效。

四、花斑糠疹、马拉色菌毛囊炎

病原菌均为马拉色菌（*Malassezia*），引起浅表皮肤感染，称为花斑糠疹（pityriasis versicolor）又名花斑癣或汗斑（图 1-11-20）；引起毛囊性炎症，称为马拉色菌毛囊炎（*Malassezia* folliculitis），病原菌在毛囊内大量繁殖，分解甘油三酯产生大量游离脂肪酸，刺激毛囊，最终导致毛囊破裂，引起毛囊周围炎（图 1-11-21）。均好发于中青年，男性多见。

（一）临床表现

马拉色菌是一种嗜脂性酵母菌，因此所致皮疹主要见于胸背、头面颈部等皮脂腺丰富的部位，两种疾病可同时出现。

1. 花斑糠疹 糠秕状鳞屑性斑疹、斑片,浅棕色到浅白色(图 1-11-20),日晒后更明显。春夏加重,秋冬缓解。

2. 马拉色菌毛囊炎 对称分布的毛囊性红色丘疹,丘脓疱疹,半球形,弥漫性或散在性排列(图 1-11-21)。出汗可加剧瘙痒。

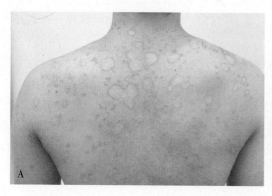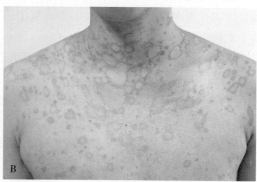

图 1-11-20 花斑糠疹
A. 背部;B. 前胸部。

(二)鉴别诊断

花斑糠疹需与脂溢性皮炎、玫瑰糠疹、点滴状银屑病和白癜风鉴别。马拉色菌毛囊炎需与寻常痤疮、细菌性毛囊炎、皮肤念珠菌病、嗜酸性脓疱性毛囊炎、毛囊虫性毛囊炎相鉴别。

(三)治疗

1. 外用药物 花斑糠疹以外用抗真菌药物为主,治愈后可遗留色素减退斑或沉着斑,逐渐恢复正常。而马拉色菌毛囊炎因病变部位深达毛囊,一般外用抗真菌药物疗效差,需渗透性好的抗真菌药物。同时可用二硫化硒洗剂或酮康唑洗剂洗澡,每天一次,连续 2~4 周。

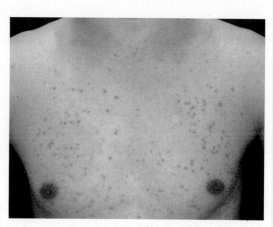

图 1-11-21 马拉色菌毛囊炎

2. 系统用药 外用药物疗效不佳、皮损面积较大或炎症较重时,可选择系统用药。伊曲康唑 200mg,每天一次,连续 7d,或氟康唑 300mg,每周一次,连续 2 周。

五、念珠菌病

念珠菌病(candidiasis)是由念珠菌引起的局部或全身感染性疾病,好发于免疫功能低下者。

(一)病因和发病机制

念珠菌是最常见的条件致病菌之一,存在于自然界及正常人的皮肤、黏膜上。寄居状态下呈酵母相的念珠菌不能引起感染;条件适宜时(如局部环境 pH 达 5.5)可转变为菌丝相,其毒力与分泌的蛋白酶和对上皮的黏附能力有关。本病易感因素有:①各种原因导致皮肤黏膜屏障损害;②长期应用广谱抗生素、免疫抑制剂及糖皮质激素;③内分泌紊乱造成机体内环境变化;④原发和继发性免疫功能下降。致病菌以白念珠菌(C.albicans)最为常见。

（二）临床表现

1. 皮肤念珠菌病

（1）念珠菌性间擦疹（candidal intertrigo）：常见于婴幼儿、肥胖多汗者、浸水作业、糖尿病患者。好发于腋窝、乳房下、腹股沟、会阴、指间（尤其第3、4指间）等褶皱部位，表现为界限清楚的红斑，继发浸渍、糜烂；边缘散在丘疹、丘疱疹及脓疱等卫星灶，自觉痛痒（图 1-11-22A）。

（2）念珠菌性甲沟炎（candidal paronychia）及甲真菌病（onychomycosis）：多见于浸水作业及糖尿病患者。甲沟炎表现为甲沟红肿、渗出、甲小皮消失等，重者可伴甲床炎，自觉疼痛或瘙痒。可累及甲板形成甲真菌病。

（3）其他皮肤念珠菌病：包括慢性皮肤黏膜念珠菌病和念珠菌性肉芽肿（图 1-11-22B）。

2. 黏膜念珠菌病

（1）口腔念珠菌病（oral candidiasis）：好发于老人、婴幼儿及免疫功能低下者（尤其是艾滋病患者）（图 1-11-22C）。以急性假膜性念珠菌病（鹅口疮）最常见，急性病程，口腔黏膜部位出现紧密附着、不易剥除的凝乳状白色斑片（假膜），剥离假膜后露出潮红糜烂面。老人尤其镶义齿者可有慢性增生性口腔念珠菌病，表现为增生性白斑。成人鹅口疮常常是深部念珠菌感染的局部表现，应警惕消化道念珠菌病或播散性念珠菌病的可能。

（2）外阴阴道念珠菌病（vulvovaginal candidiasis）：好发于育龄期妇女，可通过性接触传染。表现为外阴及阴道黏膜红肿，白带增多、腥臭，呈豆渣样、凝乳状，有明显瘙痒或灼痛。易复发，尤见于妊娠、糖尿病、长期应用广谱抗生素。

（3）念珠菌性包皮龟头炎（candidal balanoposthitis）：多见于包皮过长或包茎者，可通过性接触传染。表现为包皮、龟头弥漫性潮红，有多发针帽大小的红色丘疹和乳白色斑片附着，累及阴囊时产生红斑、脱屑（图 1-11-22D）。自觉瘙痒或无症状。

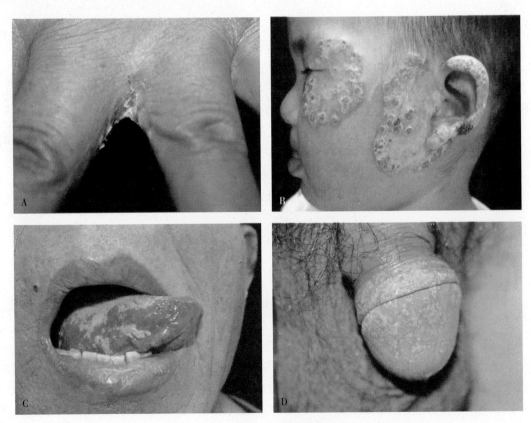

图 1-11-22　念珠菌病

A. 念珠菌性间擦疹；B. 念珠菌性肉芽肿；C. 口腔念珠菌病；D. 念珠菌性包皮龟头炎。

3. 系统念珠菌病　在白血病、淋巴瘤、艾滋病、营养不良等免疫功能低下者,念珠菌可引起系统性播散,侵犯消化道、呼吸道、泌尿道等。临床表现随侵犯部位的不同而变化。严重者可发生念珠菌血症,累及肝、脾等重要脏器,常致死亡。

(三)诊断、鉴别诊断

诊断应密切结合临床及真菌学检查。皮肤、黏膜、痰、粪便标本镜检看到大量出芽孢子、假菌丝或菌丝时才可确诊。深部组织标本、血液、密闭部位体腔液等培养出念珠菌时可确诊为深部感染。

本病依据感染部位的不同,应与湿疹、尿布皮炎、细菌性甲沟炎、其他甲真菌病、口腔扁平苔藓、黏膜白斑、地图舌、细菌性及滴虫性阴道炎、暗色真菌病等鉴别。真菌学检查是主要鉴别手段。

(四)预防和治疗

1. 在进行抗念珠菌药物治疗的同时应去除诱发因素、积极治疗基础疾病;保持皮肤干燥,必要时给予支持疗法。

2. 外用药物　适用于皮肤黏膜浅表感染。口腔念珠菌病可外用 1%~3% 克霉唑液、制霉菌素溶液(10 万 U/ml)或 1%~2% 甲紫溶液;念珠菌性间擦疹、包皮龟头炎应外用抗真菌制剂,如酮康唑、联苯苄唑液等;阴道念珠菌病酌情选用制霉菌素、克霉唑或咪康唑栓剂。

3. 系统药物治疗　适用于大面积和深部皮肤念珠菌病、复发性生殖器念珠菌病、甲沟炎及甲念珠菌病。外阴阴道念珠菌病、包皮龟头炎、甲真菌病可口服氟康唑或伊曲康唑;甲念珠菌病、慢性皮肤黏膜念珠菌病则疗程更长;肠道念珠菌病首选口服制霉菌素;呼吸道及其他脏器念珠菌病可静脉注射氟康唑或伏立康唑,两性霉素 B 与氟胞嘧啶有协同作用。

六、着色芽生菌病

着色芽生菌病(chromoblastomycosis)是指由暗色孢菌科真菌侵入皮肤、皮下组织或内脏器官所致的深部真菌病。患者多有外伤史,病原菌通过皮肤黏膜创口进入机体后在局部形成肉芽肿,并可通过淋巴循环播撒至其他部位并引起淋巴管炎症。也可通过血源传播形成系统感染。以热带、亚热带地区多见。

(一)临床表现

好发于小腿、足部、前臂、面颈部等暴露部位,潜伏期 2 个月至 1 年。初起为接种部位淡红色丘疹、结节,逐渐增大融合,表面疣状或乳头瘤样增生,散在黑点,系真皮中被破坏的组织、异物及病原菌通过表皮排出的现象,常伴有污秽褐色结痂、溃疡、萎缩或瘢痕。基底呈暗红色或紫色浸润带,边界清楚(图 1-11-23A)。皮损通过直接蔓延或淋巴管道循环播散至其他部位。长期发展可逐渐累及整个肢体,导致淋巴回流受阻而出现肢体橡皮样肿(图 1-11-23B)。部分长期增殖病灶可合并鳞癌。病程进展缓慢,自觉症状轻微,合并细菌感染可表现为局部红肿疼痛。

(二)实验室检查

1. 直接镜检及真菌培养均须多点、多次取材;建议组织块培养。

2. 皮肤病理累及表皮、真皮及皮下组织,表现为化脓性肉芽肿性炎症。表皮棘层肥厚,假上皮瘤样,真皮中可见不规则肉芽肿性结节,由上皮样细胞、多核巨细胞、异物巨细胞构成。巨细胞内或细胞外脓肿中可见单个或成堆分布棕色圆形厚壁孢子,即"硬核体"。结节外周淋巴细胞、浆细胞、中性粒细胞浸润。

(三)预防和治疗

1. 早发现,早治疗　早期病变可将皮损及周围 5~10mm 正常组织完整切除。晚期瘢痕大量形成时治疗非常困难。

2. 口服抗真菌药物　针对暗色孢菌科真菌敏感的药物有伊曲康唑、特比萘芬、5- 氟胞嘧啶(5-FC)及两性霉素 B。同时联合局部治疗。

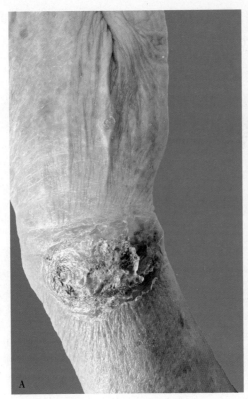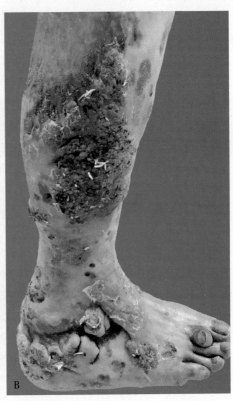

图 1-11-23　着色芽生真菌病

A. 着色芽生菌病；B. 着色芽生菌病伴下肢橡皮样肿。

3. **局部治疗**　液氮冷冻、二氧化碳激光及局部光动力治疗有缩小病灶、改善病情的辅助作用。

4. 病变广泛时在口服抗真菌药物基础上可考虑病变切除并植皮。

七、孢子丝菌病

孢子丝菌病（sporotrichosis）是由申克孢子丝菌或球形孢子丝菌所致的皮肤、皮下组织及其附近淋巴管的慢性感染性炎症。密切接触土壤的人群如农民、园丁、室外玩耍的幼童为易感人群。主要见于热带及亚热带地区。

（一）病因

孢子丝菌广泛存在于泥土、腐烂的树木、农作物等表面，通过皮肤、黏膜的细微伤口进入体内引起化脓感染，若机体抵抗力强则表现为固定型孢子丝菌病，有些则沿淋巴管弥散呈带状分布，少数病例也可随血液循环至全身引起系统性感染。

（二）临床表现

1. **固定型**　最常见，好发于面、颈、四肢等暴露部位。皮损多形性：浸润性丘疹、斑块、结节；继发鳞屑、结痂或溃疡等（图 1-11-24A）。此型一般不引起全身感染。

2. **淋巴管型**　较常见，病原体经由皮肤创口植入，经过 5~180d 潜伏期后于外伤处出现无痛性皮下结节，质硬，破溃后形成孢子菌下疳。病原菌沿淋巴扩散形成类似损害，带状分布（图 1-11-24B）。

3. **皮肤黏膜型**　少见，继发于全身感染。口、咽、鼻腔等部位，初起为红斑、溃疡或化脓性损害，逐渐形成肉芽肿或乳头瘤样赘生物。常伴肿痛及淋巴结肿大。

4. **皮外及播散型**　多继发于皮肤感染，较常见皮外感染为骨孢子丝菌感染，具有致残性。系统性孢子丝菌病较少见，多见于免疫力低下患者。病原菌随血液循环至全身引起多器官多系统感染，播散时常伴有高热。

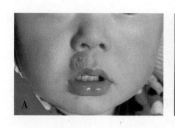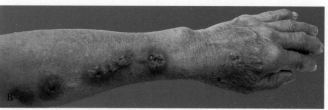

图 1-11-24　孢子丝菌病
A. 固定型;B. 淋巴管型。

(三)实验室检查

1. **真菌镜检及真菌培养**　直接镜检因含菌量少而阳性率很低,真菌培养结果阳性为诊断的公认标准。

2. **组织病理**　早期皮损可见非特异性炎症浸润。成熟皮损真皮内可见特征性"三区结构":中央为由中性粒细胞构成的"化脓层";外围为上皮样细胞与多核巨细胞构成"结核样层";最外层为由淋巴细胞和浆细胞构成"梅毒样层"。组织切片 PAS 染色有时可见细胞内、外孢子体,星状体、雪茄样小体等。

(四)治疗

1. 系统用药既往治疗首选 10% 碘化钾溶液。目前一线用药为伊曲康唑、特比奈芬,合并系统感染时可使用两性霉素 B 等药物。

2. 外科手术治疗对于皮损比较局限,可考虑手术完整切除。

(王亮春)

思考题

1. 简述头癣的临床类型和治疗原则。
2. 简述足癣的分型,临床表现和治疗原则。
3. 念珠菌病的易患因素有哪些?

第五节　性传播疾病

一、概论

(一)概念及流行病学

性传播疾病(sexually transmitted disease,STD)是指经过性接触、类似性行为及间接接触引起的一组传染性疾病。根据《中华人民共和国传染病防治法》规定,艾滋病、梅毒和淋病 3 种 STD 包括在内,2013 年我国颁布《性病防治管理办法》包括了 6 种 STD:梅毒、淋病、生殖道沙眼衣原体感染、尖锐湿疣、生殖器疱疹和艾滋病。广义的 STD 还包括软下疳、性病淋巴肉芽肿、疥疮、阴虱病、乙型肝炎等疾病。

STD 是在全球范围流行的一组疾病,近 20 年发病范围扩大,发病人数增加,是全球性的公共卫生问题。我国 STD 的发病人数呈逐年上升趋势,2019 年我国法定传染病报告梅毒和淋病发病数分别居第三位和第四位,艾滋病报告死亡人数 15 036 例,居法定传染病第一位。

(二)病因

引起 STD 的病原微生物包括细菌、螺旋体、衣原体、支原体、病毒、真菌、寄生虫等。

(三)传播途径

STD 的传播途径主要包括:性接触、血液、母婴、医源性、间接接触等。

(四)临床预防

先评估风险,指导有患 STD 风险的人改变性行为方式、使用预防措施。早期诊断无症状和有症状的 STD 患者并及早治疗;指导和随访已确诊 STD 患者;诊断、治疗和指导 STD 患者的性伴侣。

二、梅毒

梅毒(syphilis)是由苍白密螺旋体(*Treponema pallidum*,TP)引起的一种慢性系统感染性性传播疾病。近年来梅毒的发病率呈逐年上升趋势,2019 年我国梅毒的患病率为 38.37/10 万人,发病人数居法定传染病的第三位。

(一)病因

苍白密螺旋体是梅毒的病原体。TP 由 4~14 个螺旋构成,长 5~20μm,TP 的基因数是细菌的四分之一左右。TP 对温度敏感,煮沸可迅速消灭 TP,日光、干燥、肥皂水和消毒剂均可将其迅速杀灭。TP 厌氧,离体很快死亡,常规体外培养不易生长,接种于家兔睾丸可传代。

(二)发病机制

TP 通过受损黏膜或皮肤屏障侵入,进入淋巴系统和血液系统,先引起系统感染。TP 在局部增殖,引起炎症反应、硬下疳。TP 借助表面的黏多糖酶吸附到皮肤、动脉,造成动脉内膜炎症,出现坏死、溃疡等病变。进入组织内的 TP 能够存活数十年。TP 表面表达的抗原靶位非常少,TP 的外膜蛋白突变快,加上 TP 负荷低、体内分布广泛,宿主针对 TP 的抗原特异性抗体和免疫细胞不能有效地清除 TP,致使梅毒持续存在。

(三)传播途径

人类是 TP 的唯一宿主。梅毒可通过性接触、妊娠、输血、分娩、哺乳、皮肤黏膜接触、间接接触 TP 污染的衣物用品等传播。

(四)分型分期

根据病程超过 2 年与否,分为早期梅毒和晚期梅毒。早期梅毒包括一期梅毒、二期梅毒和早期潜伏梅毒,晚期梅毒包括三期梅毒和晚期潜伏梅毒,不论早期和晚期均可发生神经梅毒。

先天性梅毒是由梅毒经胎盘传播所致。根据年龄是否超过 2 岁,先天性梅毒分为早期先天性梅毒和晚期先天性梅毒。

(五)临床表现

1. **一期梅毒(primary syphilis)**　首发皮损表现为硬下疳(chancre),感染 TP 后 3 周左右发生。硬下疳常单发,男性好发于龟头、冠状沟、包皮、系带侧,女性好发于阴道、宫颈。硬下疳有时也可发生在非生殖器部位。硬下疳初起时表现为红色丘疹或浅表糜烂,数日后扩大形成直径 1~2cm 的圆形或类圆形、质硬、稍隆起的糜烂性丘疹或斑块,表面可有浆液渗出(图 1-11-25),内有大量的 TP。一般不痛,也无触痛。硬下疳出现后 1~2 周,区域淋巴结开始无痛性肿大,坚硬,无触痛。如不治疗,硬下疳约 3 周左右自行消退,再经 3~5 周后发生二期梅毒皮疹。

2. 二期梅毒(secondary syphilis) 由 TP 血行播散所致,表现多样。

(1)皮肤黏膜损害

1)梅毒性玫瑰疹(syphilitic roseola):不痛不痒,表现为淡粉色、玫瑰红色或铜红色、直径约 0.5~1cm 的圆形斑疹或斑丘疹,表面可有鳞屑或糜烂,可全身泛发,掌跖部位皮损具有特征性(图 1-11-26A),可伴浅表淋巴结肿大。如不治疗,数周后玫瑰疹可自行消退,无痕迹或仅留有轻度的色素沉着。

2)丘疹性梅毒疹(papular syphilide):好发于躯干,发生在掌跖部位更严重,晚于玫瑰疹 2~3 周发生。

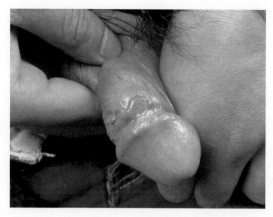

图 1-11-25 一期梅毒(硬下疳)

一般无不适症状,皮疹可多发,为鲜红色或紫铜色,圆形,直径 2~5mm 的丘疹,表面光滑,浸润明显,少数患者可有鳞屑,部分患者可发生结节,也可融合成斑块。

3)扁平湿疣(condylomata latum):好发于生殖器和肛门周围,腋窝和乳房下也可发生。皮疹为多发,暗红色或灰白色,直径 1~3cm 的圆形或类圆形扁平丘疹或斑块(图 1-11-26B),表面湿润,皮损内有大量 TP。

4)梅毒性秃发(syphilitic alopecia):一般发生于感染梅毒半年以上的患者。表现为多发的分布不规则的虫蚀状秃发,斑片直径 5mm~2cm,局部头发稀疏,长短不齐,可累及眉毛。及时治疗后毛发可以恢复正常,如不治疗,可逐渐累及整个头皮。

5)黏膜损害:好发于口腔、舌、咽或生殖器黏膜。多单发,少数多发。表现为境界清楚的灰白色圆形红斑、糜烂或溃疡。

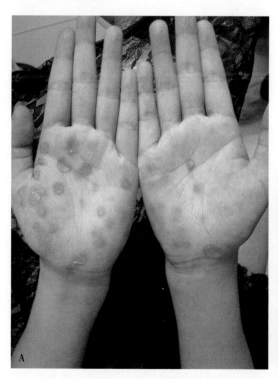

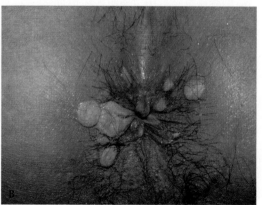

图 1-11-26 二期梅毒
A.掌跖部位丘疹性梅毒疹;B.肛周扁平湿疣。

(2)系统损害

1)淋巴系统:全身淋巴结无痛性肿大。腹股沟、颈后、耳后及滑车上淋巴结易受累。

2）神经系统：无症状神经梅毒，仅有脑脊液异常；梅毒性脑膜炎，可有发热、头痛、颈强、呕吐等表现，也可有癫痫、昏迷；脑神经受累，表现为面瘫、单侧耳聋、畏光、视物模糊等。

3）骨关节受累：早期梅毒罕见，先天性梅毒、三期梅毒更常见。骨痛是最常见的症状，夜间、受热、承重时更明显，关节受累好发于髋、膝，表现包括关节肿胀、疼痛、压痛、关节腔积液等，夜间疼痛更严重。

4）眼损害：可累及眼部所有结构，常双眼受累，偶可单眼受累，也可与神经梅毒同时发生。可见于各期梅毒。

3. 三期梅毒　发生于未治疗的患者，一般在 TP 感染 3~5 年后。

（1）结节性梅毒疹（nodular syphilid）：少见，好发于面部、四肢伸侧、背部。皮损为直径 2mm 或更大的铜红色结节，排列成环状或肾形，常有鳞屑、结痂。如不治疗，可逐渐扩大，形成溃疡，长期持续不愈。

（2）树胶肿（gumma）：少见，好发于小腿，也可见于口腔硬腭、内脏。初期时为小结节，无痛痒，逐渐增大、溃疡，形成直径数厘米的穿凿性溃疡，基底部呈胶状坏死。

（3）神经梅毒（neurosyphilis）：可表现为脑膜血管神经梅毒，由血栓形成引起，表现为偏瘫、失语、偏盲、脊髓炎、肌萎缩、耳聋、瞳孔改变等。TP 感染 10 年以上可发生脊髓痨和麻痹性痴呆。

（4）心血管梅毒：主动脉炎导致主动脉瓣关闭不全、主动脉瘤。

4. 先天性梅毒

（1）早期先天性梅毒：皮损常在出生后第 3 周出现，类似二期梅毒疹。鼻炎多在出生 1 个月后发生，表现为血性分泌物，未治疗者可发生溃疡、鼻中隔穿孔。出生后 3~6 个月可出现骨受累和神经系统受累。常有全身性淋巴结肿大、肝脾肿大。

（2）晚期先天性梅毒：可有间质性角膜炎、双膝关节无痛性肿胀（Clutton 关节）、骨树胶肿、鼻中隔穿孔、硬腭穿孔、神经系统受累等。可见特征性畸形如哈钦森牙（中央上门齿半月形缺损）、鞍鼻、佩刀胫等。

（六）实验室检查

包括 TP 直接镜检、梅毒血清学试验、脑脊液检查等。

1. TP 直接镜检　包括暗视野显微镜、直接免疫荧光等，用于硬下疳或扁平湿疣等。

2. 梅毒血清学试验　分为两类：螺旋体抗原试验，主要包括酶免疫测定法（EIA）、梅毒螺旋体颗粒凝集试验（TPPA）、荧光密螺旋体抗体吸收试验（FTA-ABS）和苍白螺旋体微量血凝分析试验（MHA-TP）；非螺旋体抗原试验，主要包括快速血浆反应素试验（RPR）和性病研究实验室试验（VDRL）。

3. 脑脊液检查　用于诊断神经梅毒。

（七）组织病理学检查

血管内皮肿胀，血管周围以浆细胞和淋巴细胞为主的浸润。三期梅毒可见中央坏死，多核巨细胞肉芽肿形成。

（八）辅助检查

数字 X 线摄影、CT、彩超和 MRI 等检查，用于骨关节梅毒、心血管梅毒和神经梅毒。

（九）诊断

一期梅毒根据性接触史、硬下疳，渗出液暗视野显微镜检查发现 TP，可以确诊。二期梅毒根据性接触史、玫瑰疹、扁平湿疣，渗出液暗视野显微镜检查发现 TP，梅毒血清学试验强阳性，可以确诊。三期梅毒根据性接触史、树胶肿、心血管梅毒的典型表现，梅毒血清学试验阳性，典型组织病理表现，可以确诊。神经梅毒根据性接触史、典型的神经系统表现，脑脊液检查白细胞计数和蛋白量升高，VDRL阳性，可以确诊。潜伏梅毒根据梅毒血清学试验阳性，无一期梅毒、二期梅毒和三期梅毒的其他表现，可以确诊。先天性梅毒根据母亲有梅毒病史、未充分治疗，典型临床、实验室和放射学表现，与母亲相同的非螺旋体血清学试验滴度高于母亲的滴度 4 倍，渗出液暗视野显微镜检查发现 TP，或者皮损或体液 PCR 找到 TP，可以确诊。

（十）治疗

1. **一期梅毒、二期梅毒和早期潜伏梅毒** 首选苄星青霉素,成人240万U,分两侧臀部肌内注射,1~2次;婴儿和儿童5万U/kg肌注,单剂量不超过240万U。青霉素过敏者,推荐多西环素100mg,每日2次,口服15d,或者四环素500mg,每日4次,口服15d。头孢曲松0.5~1g,每日1次,肌注或静脉注射10d,也有效。由于耐药,一般不用红霉素等大环内酯类药物。

2. **三期梅毒、晚期潜伏梅毒、不能确定病期的潜伏梅毒和二期复发梅毒** 脑脊液检查正常者,首选苄星青霉素,成人240万U,分两侧臀部肌注,每周1次,连续3次。替代方案普鲁卡因青霉素80万U肌注,每日1次,连续20d,间隔2周后可以考虑给第2个疗程。青霉素过敏者,推荐多西环素100mg,每日2次,口服30d。

3. **心血管梅毒** 有心力衰竭者首先应治疗心衰,待心功能可代偿时,开始青霉素治疗。必须从小剂量开始,避免吉海反应(Jarisch-Heyxheimer reaction),造成心衰加剧或死亡。推荐第1d 10万U单次肌内注射,第2d增至2次,第3d增至20万U,每日2次肌内注射,第4d开始给普鲁卡因青霉素80万U肌注,每日1次,连续20d为1个疗程,停药2周后开始第2个疗程。替代方案苄星青霉素,成人240万U,分两侧臀部肌注,每周1次,连续3次。所有心血管梅毒均需检查排除神经梅毒,合并神经梅毒者必须按神经梅毒治疗。青霉素过敏者,推荐多西环素100mg,每日2次,口服30d。

4. **神经梅毒** 成人推荐水剂青霉素1 800~2 400万U/d,每4h一次,每次300~400万U/次,静脉滴注,连续10~14d;上述治疗后,苄星青霉素,成人240万U,分两侧臀部肌注,每周1次,连续3次。或普鲁卡因青霉素240万U肌注,每日1次,10~14d,同时口服丙磺舒500mg,每日4次,10~14d;上述治疗后,苄星青霉素,成人240万U,分两侧臀部肌注,每周1次,连续3次。替代方案可使用头孢曲松2g,每日1次静脉滴注,连续10~14d。青霉素过敏者,推荐多西环素100mg,每日2次,口服30d。

5. **妊娠梅毒** 首选苄星青霉素,240万U,分两侧臀部肌注,每周1次,连续3次。治疗后每月1次复查非梅毒螺旋体血清学试验。青霉素过敏者慎用头孢曲松,注意与青霉素可能有交叉过敏反应。大环内酯类必须在确定无耐药时使用,并且停止哺乳后用多西环素复治。

6. **胎传梅毒** 早期胎传梅毒,有脑脊液异常者,推荐水剂青霉素或普鲁卡因青霉素。脑脊液正常者可给予苄星青霉素肌内注射。青霉素过敏者,如头孢曲松不过敏,可用头孢曲松250mg。8岁以下禁用四环素类药物。

吉海反应又称疗后剧增反应,在梅毒首剂治疗开始数小时内的全身反应,可伴有发热、畏寒、头痛、肌痛、骨痛、恶心、心悸、全身不适等流感样症状,常在24h内消退。治疗前1d开始短期口服泼尼松20~30mg/d,分2次,连续2~3d,可有效预防。

（十一）随访

治疗后应定期随访,进行临床和血清学评估检查,判断是否治疗失败。一般早期梅毒患者治疗后1、3、6和12个月各随访1次,如6~12个月内非螺旋体血清试验滴度未下降4倍,认为治疗失败,需要重新治疗,并考虑行脑脊液检查。潜伏梅毒患者增加1次24个月随访,如12~24个月内非螺旋体血清试验滴度未下降4倍,或滴度持续增加4倍或以上,或出现梅毒的症状或体征,认为治疗失败,需要重新治疗。神经梅毒患者每6个月查脑脊液,如白细胞计数6个月内不下降,或2年内白细胞或蛋白量不正常,应考虑重新治疗。伴有HIV的一期梅毒或二期梅毒患者治疗第1年,每3个月复查;第2年,全年复查1次,因为这类患者可能伴有神经梅毒和治疗失败的概率增高。

（十二）性伴侣的处理

梅毒患者的性伴侣,应进行临床、血清学检查评估,并根据权威指南的推荐酌情进行治疗。

三、淋病

淋病(gonorrhea),也称淋球菌感染(gonococcal infections),是由淋病奈瑟球菌(*Neisseria*

gonorrhoeae),简称淋球菌,引起的以泌尿生殖系统为主的化脓性感染。我国淋病的发病人数逐年上升,2019 年发病人数 117 938 例,发病率 8.445/10 万。

(一)病因和发病机制

淋球菌属于革兰氏阴性双球菌。淋球菌直径 0.6~0.8μm,肾形或蚕豆形,常成对排列,接触面平或凹陷。淋球菌无鞭毛、荚膜,不形成芽孢。淋球菌对理化抵抗力弱,干燥环境 1~2h 内死亡;50℃存活5min,100℃立即死亡;1∶4 000 硝酸银溶液内 2min 死亡,1% 苯酚内 3min 死亡。

淋球菌通过菌毛的黏附因子黏附到受损的黏膜单层柱状上皮细胞或移行上皮细胞表面,经吞噬作用进入细胞内繁殖,导致细胞溶解,淋球菌侵入黏膜下层引起后者坏死,并沿泌尿道和生殖道上行。淋球菌释放内毒素与外膜脂多糖与补体结合产生化学毒素,诱导中性粒细胞聚集和吞噬,引起局部炎症,表现为局部组织充血、肿胀、脓性分泌物,伴有疼痛。如未治疗,淋球菌可侵入尿道和生殖道腺体和隐窝,发展成慢性病灶。

(二)传播途径

人是淋球菌唯一的自然宿主。淋病患者是传染源。淋病主要通过性接触传播,少数情况通过间接接触传播。妊娠期患者通过宫内感染胎儿。新生儿经产道分娩可被感染眼部。

(三)临床表现

男性患者多有症状,而女性患者经常无症状。

1. **男性淋病**　性接触后 2~10d,平均 3~5d 发生急性尿道炎。表现为尿道口红肿、黄色脓性分泌物、尿痛(图 1-11-27),出现尿频、尿急,可伴双侧腹股沟淋巴结肿痛。一般无全身症状。未治疗者可发生附睾炎、精囊炎和前列腺炎等。

2. **女性淋病**　尿道炎症状常不明显。可表现为宫颈内膜炎、阴道分泌物增多或出血,也可有排尿困难。如长期未治疗,可发生盆腔炎,表现为程度不同的腹痛,重者可伴有发热,可导致不孕、异位妊娠等。

3. **女童淋病**　可由间接接触患病成人或由性虐所致。常引起外阴阴道炎,表现为阴道脓性分泌物,外阴及肛周皮肤黏膜红肿、糜烂、疼痛、溃疡,重者可引起直肠炎。子宫和宫颈很少受累。

4. **肛门直肠炎**　主要见于男男同性恋者,由肛交所致。可有肛门灼热感、瘙痒、里急后重感,可见黏膜充血、肿胀、脓性分泌物。

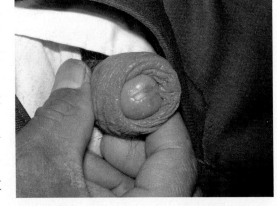

图 1-11-27　淋病

5. **结膜炎**　新生儿出生后 3~21d 发生,表现为双侧结合膜充血水肿、大量脓性分泌物,重者可发生角膜炎、溃疡、穿孔,导致失明。成人可由自我接种或间接接触引起结膜炎,多为单侧。

6. **咽炎**　由口交所致。表现为咽干、咽痛、吞咽痛,可有脓性分泌物。少数可发生扁桃体炎。

7. **播散性淋球菌感染**(disseminated gonococcal infection,DGI)　少见,占 1%~3%,由淋球菌菌血症导致。表现为发热、寒战、多关节痛、四肢肢端和关节周围瘀点、瘀斑、脓疱、血疱,常有关节炎和腱鞘炎。少数可发生心内膜炎和脑膜炎。

(四)实验室检查

1. **直接涂片镜检**　男性尿道分泌物、女性宫颈分泌物涂片,革兰氏染色,找到白细胞内革兰氏阴性双球菌有诊断价值。

2. **淋球菌培养**　男性尿道、女性宫颈、直肠、口咽、结膜分泌物拭子,接种于 Thayer-Martin 培养基,35℃孵育 48h,可观察到典型菌落。根据菌落形态、菌形和氧化酶试验结果可确定,必要时进行糖发酵试验进一步确定。

3. **药物敏感试验**　有琼脂稀释法、纸片扩散法、青霉素琼脂法等。

4. **核酸扩增试验（NAAT）** 通过体外扩增特异 DNA 片段来检测淋球菌的方法。可检测男性尿道、宫颈内膜、阴道分泌物，男性和女性尿液。

（五）诊断和鉴别诊断

根据性接触史、典型临床表现和实验室检查结果，可以确诊。本病应与其他病原体所致的尿道炎、前列腺炎、慢性盆腔炎等鉴别。

（六）治疗

1. **无并发症的尿道、宫颈、直肠淋病** 首选头孢曲松 1g 单次肌内注射或静脉给药。或大观霉素 2g（宫颈炎 4g）单次肌内注射。替代方案可用头孢噻肟 1g 单次肌内注射，或其他第 3 代头孢菌素。如衣原体感染不能排除，需加用抗沙眼衣原体感染药物。

2. **淋球菌性结膜炎** 成人首选头孢曲松 1g，每日 1 次，肌内注射或静脉滴注，连续 3d；或大观霉素 2g，每日 1 次，肌内注射，连续 3d。可用生理盐水灌洗眼部，每小时 1 次。新生儿推荐头孢曲松 25~50mg/kg（总量不超过 125mg），每日 1 次，静脉注射或肌内注射，连续 3d。出生时每眼涂 0.5% 红霉素眼膏 1 次。儿童体重达到或超过 45kg 按成人方案治疗，体重 < 45kg 给予头孢曲松 50mg/kg（总量不超过 1g），每日 1 次，肌内注射或静脉注射，连续 3d。

3. **淋球菌性关节炎和 DGI** 推荐头孢曲松 1g，每日 1 次，肌内注射或静脉注射，疗程至少 10d。

4. **淋球菌性脑膜炎和心内膜炎** 推荐头孢曲松 1g，每日 1 次，肌内注射或静脉注射，脑膜炎疗程 14d，心内膜炎疗程 4 周。

（七）随访、性伴侣处理及其他注意事项

淋病患者应同时进行其他性传播疾病检测，包括梅毒、HIV、衣原体、生殖支原体等。替代方案治疗后 2 周应定期随访，复查淋球菌培养。与淋病患者发生过性接触的性伴侣，应进行临床、实验室检查评估，并根据权威指南的推荐酌情进行治疗。

四、生殖道衣原体感染

衣原体感染是由沙眼衣原体（*Chlamydia trachomatis*，CT）引起的泌尿生殖系统感染。衣原体感染是美国最常见的性传播疾病，我国近年来病例数也不断增加。

（一）病因和发病机制

病原体是衣原体目，衣原体科，衣原体属，衣原体在细胞内寄生，衣原体有环状基因组。CT 种中的血清型 D、E、F、G、H、I、J、K 等，CT 内有质粒，可能传递耐药基因；CT 有外膜结构复合物抗原，含有主要外膜蛋白，属于血清型特异性抗原；热休克蛋白是另一种重要的外膜蛋白抗原，有属特异性。衣原体对热敏感，60℃仅存活 10min。室温下乙醚 30min、0.1% 甲醛和 0.5% 苯酚 24h 可使衣原体灭活。

衣原体的发育周期分为细胞外、有感染性的原体和细胞内、无感染性的网状体两个阶段。原体进入黏膜细胞，分化成网状体，后者由膜包绕，形成包涵体。经过多个复制周期后，网状体再分化成原体，并从宿主细胞释放出来，感染相邻的细胞。衣原体通过控制宿主细胞存活和死亡、调节宿主细胞周期、免疫识别、免疫破坏、改变宿主细胞的转录组和蛋白质组等机制来调节宿主的反应。

（二）传播途径

主要通过性接触传染，少数情况通过间接接触传染。新生儿经产道分娩可被感染眼和肺。

（三）临床表现

潜伏期 1~3 周。无症状感染在男性和女性均常见。有症状感染表现为：

1. **男性尿道炎** 急性尿道炎表现为尿道痒、刺痛或烧灼感，少数有尿频、尿急，可见尿道口轻度红肿、浆液性分泌物，量少，部分有糊口现象或内裤污物（图 1-11-28）。可伴有淋病。一般无全身症状。未治疗者可发生附睾炎、前列腺炎，少数发生 Reiter 综合征，表现为尿道炎、结膜炎和关节炎三联征。

2. 女性宫颈炎和尿道炎 表现为白带增多,可见宫颈糜烂、水肿。如未治疗,可上行感染发生输卵管炎、子宫内膜炎、不育、异位妊娠、肝周炎等。近少数女性患者发生尿道炎,表现为尿频、排尿困难,可见尿道口充血、水肿。咽炎、前庭大腺炎罕见。

3. 新生儿感染 可引起结膜炎和肺炎。

(四)实验室检查

1. 细胞培养 特异性最高,阳性证实诊断。

2. 核酸扩增试验(NAAT) 通过体外扩增特异DNA片段来检测CT的方法。可检测男性尿道、宫颈内膜、阴道标本,以及男性和女性初段尿液。敏感性和特异性均高。

3. 直接免疫荧光 阳性者可见亮苹果绿色的原体和网状体。适用于CT高流行率人群。

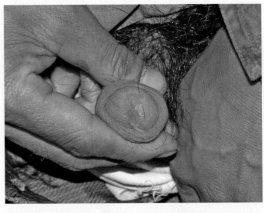

图 1-11-28　急性尿道炎

4. 涂片染色直接镜检 一般用吉姆萨染色,敏感性和特异性均低,可用于新生儿眼结膜分泌物检查。

5. 酶联免疫吸附试验 敏感性与直接免疫荧光相似,特异性稍差。结果阴性不能完全排除CT感染。适用于CT高流行率人群。

6. 乳胶免疫扩散试验 因需要CT抗原量高而敏感性不高。简单、快速。适用于基层单位。

7. 血清抗体检测 对无并发症泌尿生殖道CT感染诊断价值不大。在CT附睾炎、输卵管炎和性病性淋巴肉芽肿时有助于诊断。新生儿CT肺炎也有助于诊断。

(五)诊断和鉴别诊断

根据性接触史、典型临床表现和实验室检查结果,可以确诊。本病应与淋球菌、支原体、念珠菌、滴虫等所致的泌尿生殖道感染鉴别。

(六)治疗

1. 推荐方案 阿奇霉素 1g 单次口服;或多西环素 100mg,每日 2 次口服,7d。

2. 替代方案 红霉素 500mg,每日 4 次口服;或琥乙红霉素 800mg,每日 4 次口服;或左氧氟沙星 500mg,每日 1 次口服;或氧氟沙星 300mg,每日 2 次口服。疗程均 7d。

3. 妊娠期 推荐阿奇霉素 1g 单次口服。替代方案包括阿莫西林 500mg,每日 3 次口服,7d;或红霉素 500mg,每日 4 次口服,7d;或红霉素 250mg,每日 4 次口服,14d;或琥乙红霉素 800mg,每日 4 次口服,7d;或琥乙红霉素 400mg,每日 4 次口服,14d。

4. 新生儿CT眼结膜炎和肺炎 推荐红霉素或琥乙红霉素 50mg/(kg·d)分 4 次口服,14d。替代方案包括阿奇霉素混悬剂 20mg/(kg·d)单次口服,3d。有效率约 80%。有可能需要两个疗程。

(七)随访、性伴侣处理及其他注意事项

泌尿生殖道CT感染患者应同时进行其他性传播疾病检测,包括梅毒、HIV、生殖支原体等。当依从性可疑、症状持续存在或疑有再感染时,建议再次评估及实验室检测,以判定有无治疗失败。与泌尿生殖道CT感染患者发生过性接触的性伴侣,应进行临床、实验室检查评估,并根据权威指南的推荐酌情进行治疗。

五、尖锐湿疣

尖锐湿疣(condyloma acuminatum,CA),也称肛门生殖器疣(anogenital warts)或外生殖器疣(external genital warts),是由人乳头瘤病毒(human papilloma virus,HPV)引起的常见的慢性性传播感染。我国近年来CA病例数不断增加。

（一）病因和发病机制

90% CA 为非致癌的 HPV6 和 HPV11 型所致,偶尔可由高危型 HPV16、HPV18 以及其他类型如 HPV31、HPV33 和 HPV35 导致。

人类是 HPV 的唯一宿主,HPV 在宿主细胞核内复制。在非致癌的 HPV 亚型所致的 CA 中,HPV 作为质粒在细胞质中进行染色体外复制。在高危型 HPV 感染中,HPV 与宿主的染色体结合,HPV 基因组在 E1/E2 区附近断裂,E1 和 E2 的调节功能被解除,引起宿主细胞的恶性转化。

（二）传播途径

主要通过性接触传染,少数情况通过间接接触传染。新生儿经产道分娩可被感染,导致 CA 和咽部乳头瘤病。

（三）临床表现

潜伏期 1~8 个月或更长,平均 3 个月。常无症状。可有疼痛或痒感,取决于大小和解剖部位。通常表现为扁平的丘疹或有蒂、肤色、粉色、灰色或褐色（图 1-11-29）。疣体逐渐增大融合成乳头状、菜花状。好发于阴道口、未环切阴茎的包皮内侧、环切过的阴茎的阴茎体。也可见于宫颈、阴道、尿道、会阴、肛周、肛管内、阴囊等处。罕见于非肛门生殖器部位,如口腔、腋窝、乳房下、指 / 趾间等。

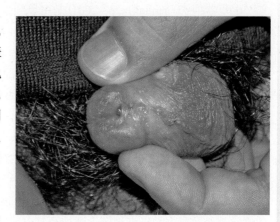

图 1-11-29　尖锐湿疣

（四）组织病理

当皮疹不典型时,如色素沉着、浸润、与下方组织粘连、出血、溃疡等,可活检确诊。当患者免疫妥协、诊断不确定、皮损对标准治疗无反应、治疗中疾病恶化时,也应活检确诊。可见表皮角化不全、角化过度、乳头瘤状增生、颗粒层和棘层上方较多凹空细胞（koilocyte）,后者为特征性病理表现;真皮浅层血管扩张,管周淋巴细胞浸润。

（五）实验室检查

1. **醋酸白试验**　用棉拭子蘸 5% 的醋酸溶液,压于皮损上,5~10min 后可见边界清楚的白色改变。

2. **免疫学试验**　免疫荧光法、过氧化物酶 - 抗过氧化物酶法、亲和素 - 生物素法等。敏感性低。

3. **核酸杂交试验**　包括斑点印迹法、组织原位杂交法、核酸印迹法等。敏感性和特异性均高。

4. **聚合酶链反应（PCR）**　美国 CDC 不推荐用于 CA 诊断,但女性患者可做宫颈疣体组织型特异性检测,早期发现高危型 HPV。敏感性高。

5. **细胞学检查**　用阴道或宫颈疣组织涂片,巴氏染色,可见凹空细胞和角化不良细胞,有诊断价值。

（六）诊断和鉴别诊断

性接触史、视诊观察到典型临床表现可以确诊。必要时结合病理学检查和实验室检查。本病应与鲍温样丘疹病、绒毛状小阴唇（假性湿疣）、阴茎珍珠状丘疹、扁平湿疣、皮脂腺增生（Fordyce 病）、鳞状细胞癌等鉴别。

（七）治疗

目标是去除疣体、减少复发,缓解和解除症状、心理应激和美容担忧等。

1. **尖锐湿疣**　可外用 3.75% 或 5% 的咪喹莫特霜,或 0.5% 的鬼臼毒素溶液或凝胶,或 15% 的茶多酚软膏,80%~90% 的三氯醋酸溶液或二氯醋酸溶液;干扰素局部注射;液氮冷冻;激光或电切等;氨基酮戊酸光动力疗法;大的疣体可考虑外科切除,包括剪除、刮除等治疗方法。

2. **尿道口疣**　推荐液氮冷冻或外科切除。

3. **阴道疣、宫颈疣、肛内疣**　推荐液氮冷冻或外科切除或 80%~90% 的三氯醋酸溶液或二氯醋酸溶液外用。

（八）随访、性伴侣处理及其他注意事项

CA 患者应同时进行其他性传播疾病检测，包括梅毒、HIV 等。影响治疗反应的因素主要是免疫抑制和对治疗的依从性。与 CA 患者发生过性接触的性伴侣应进行临床评估，男性不推荐做 HPV 型别测定。疣体清除前应避免性活动，使用安全套可降低传染 HPV 的风险。治疗可导致少部分患者发生持续的色素减退、色素沉着、凹陷性或增生性瘢痕，罕见慢性疼痛综合征。鬼臼毒素、茶多酚禁用于孕妇。

六、生殖器疱疹

生殖器疱疹（genital herpes，GH）是由单纯疱疹病毒（herpes simplex virus，HSV）感染泌尿生殖器及肛周皮肤黏膜引起的一种慢性终身性疾病。我国近年来 GH 病例数不断增加。

（一）病因和发病机制

HSV 是一种 DNA 病毒，属于人类疱疹病毒亚科。HSV 分为两型，HSV-1 和 HSV-2，两型的基因组同源性约 50%。HSV 对热、干燥，紫外线、X 线、碘、过氧氯酸、甲醛均较敏感。HSV-2 是 GH 的主要病原体，而 HSV-1 引起的 GH 较少。

人类是 HSV 的唯一宿主。性接触时，HSV 接种于生殖器皮肤黏膜表面，或通过摩擦形成的微小损伤处侵入皮肤黏膜，进入角质形成细胞，并在细胞内复制，引起细胞气球样变性和嗜酸性包涵体，细胞周围多形核细胞和淋巴细胞浸润，形成多核巨细胞，造成表皮炎症和坏死；HSV 在感觉神经节和神经组织内复制，经感觉神经走行至所支配的皮肤黏膜部位，引起炎症。原发 HSV 感染后，HSV 从感染的感觉神经及自主神经末梢游走到神经节或神经根内的神经元细胞中，形成潜伏感染。在免疫妥协、劳累、皮肤损伤、性接触、大量饮酒、月经前后、感染等诱因时 HSV 被激活，引起复发感染。

（二）传播途径

生殖器 HSV 感染者是主要传染源。主要通过性接触传染，包括生殖器性交、口 - 生殖器性交和肛门性交。母婴传播包括宫内感染和产道感染。间接接触传染罕见。

（三）临床表现

青年和中年好发，无性别差异。好发于生殖器和会阴部，如男性的包皮、冠状沟、龟头，女性的大小阴唇、阴道口、宫颈、肛周等处。典型表现为伴有疼痛的集簇性水疱（图 1-11-30），可发展为糜烂，极少溃疡，多在一周左右自行愈合。有症状的 GH 分为初发性 GH 和复发性 GH。

1. **初发性 GH**　即首次出现临床症状者。包括原发性 GH 和非原发性初发性 GH。

（1）原发性 GH：皮损较重，持续时间较长，伴有区域淋巴结肿痛和发热、乏力、不适、头痛、肌痛等全身症状。潜伏期 2d~3 周，一般 3~5d。水疱如形成溃

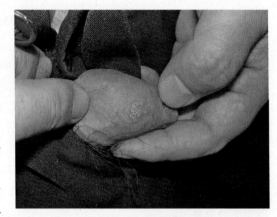

图 1-11-30　生殖器疱疹

疡，一般 1~2 周愈合，留有红斑。少数患者可发生疱疹性尿道炎、膀胱炎、宫颈炎、咽炎等。病程 2~3 周。

（2）非原发性初发性 GH：指既往有过 HSV 感染，初次出现生殖器疱疹。大多数既往有过口唇疱疹即 HSV-1 感染。局部症状和全身症状比原发性 GH 轻，皮损较局限，愈合时间较短，排 HSV 时间较短，但比复发性 GH 的症状重，排 HSV 时间也长。

2. **复发性 GH**　多见于初发 HSV-2 感染者。首次复发多在初发性感染后 1~4 个月发生。发疹前数小时至数天内常有生殖器或会阴部刺痛、麻木、烧灼感、痒痛、坠胀感等前驱症状。复发的皮损常发生在初发性感染部位。症状比原发性 GH 和非原发性初发性 GH 均较轻，皮损数量少，局部可有轻微

疼痛、瘙痒、烧灼感,有溃疡者疼痛明显,多无淋巴结肿痛和全身症状。病程较短,7~10d 自愈。一般隔数月复发,频繁者可 1~2 个月即复发。

3. 亚临床生殖器 HSV 感染　指无症状的生殖器 HSV 感染。患者虽然没有症状和体征,但可排 HSV,有传染性。GH 的性传播和母婴传播多来源于亚临床 HSV 感染患者。女性排放 HSV 的部位主要有宫颈、外阴、尿道和肛门,男性排放 HSV 的部位主要是阴茎、尿道、精液和肛门等。HSV 感染的半年内,有约 30% 的时间有排放 HSV,感染后 5~10 年,排放 HSV 率下降一半,10 年后下降至 1/3。

4. 免疫妥协患者的 GH　包括先天性免疫缺陷、医源性免疫抑制或获得性免疫缺陷综合征(AIDS 或 HIV 感染)等。症状重、多发生溃疡坏死、皮损广泛、疼痛剧烈、长期不愈,复发频繁,HSV 排放时间长,并发症多且重,易发生疱疹性脑膜炎和播散性 HSV 感染,常合并细菌感染和真菌感染,引起多器官损害,对常规治疗抵抗,易发生阿昔洛韦耐药。

(四) 组织病理

可见表皮内水疱,角质形成细胞内水肿、气球样变性、细胞核内嗜酸性包涵体,可见多核巨细胞,溃疡可见角质形成细胞坏死。真皮见单一核细胞浸润。

(五) 实验室检查

1. HSV 分离培养　是 GH 实验室诊断的公认标准。敏感性和特异性均高。用棉拭子涂皮损、宫颈、尿道的标本,接种于培养基中,2~4d 后看结果。

2. 抗原检测　最常用,快速。包括直接免疫荧光试验、免疫酶染色和酶联免疫吸附试验。敏感性比培养稍低。

3. 细胞学检查　皮损基底部标本涂片,巴氏染色或瑞特 - 吉姆萨染色,可见胞质空泡、多核巨细胞,偶见细胞核内包涵体。敏感性低,无特异性。

4. 电子显微镜检查　疱液中可见 HSV 病毒颗粒,敏感性和特异性均低。

5. 核酸杂交试验　用生物素标记探针,可检测标本中的 HSV-DNA。敏感性和特异性与抗原检测接近。

6. 聚合酶链反应(PCR)　敏感性高,但有假阳性。是 HSV 脑膜炎的首选实验室诊断方法。

7. 抗体检测　包括间接免疫荧光、补体结合试验和中和试验,检测 HSV 抗体。用于回顾性诊断。蛋白印记试验和酶联免疫吸附试验可检测型特异性 HSV 抗体。有助于发现亚临床 HSV 感染。

(六) 诊断和鉴别诊断

根据性接触史、典型临床表现和实验室检查可以确诊。本病应与其他生殖器溃疡性疾病鉴别,如硬下疳、软下疳、白塞病、带状疱疹、固定性药疹等。

(七) 治疗

避免婚外无保护的性接触。提倡使用安全套。及时通知性伴侣进行诊治和防护。积极抗病毒治疗,减少和防止复发。妊娠期分娩前如有 HSV 感染,建议剖宫产。

亚临床 HSV 感染不需要治疗。有症状的 HSV 感染需全身治疗和局部治疗,并对有心理压力的患者及时给予心理咨询和治疗。

外用药物可使用抗病毒制剂,伴有局部感染时给予外涂抗生素制剂;同时根据患者是否为初发、复发,严重程度等给予系统的抗病毒药物剂量和疗程治疗,可参考单纯疱疹的治疗。

七、艾滋病

(一) 定义及流行病学

获得性免疫缺陷综合征(acquired immunodeficiency syndrome,AIDS),简称艾滋病,是由人类免疫缺陷病毒(human immunodeficiency virus,HIV)感染导致 CD4$^+$T 淋巴细胞进行性减少,引起免疫缺陷,最终发生免疫缺陷综合征,导致多种危及生命的严重感染和 / 或肿瘤。

联合国艾滋病规划署统计，截至 2017 年底，全球现存活 HIV 感染者 / 艾滋病患者 3 690 万例，当年新发 HIV 感染 180 万例。截至 2017 年底，我国现存活 HIV 感染者 / 艾滋病患者 758 610 例，2019 年新发 HIV 感染者 / 艾滋病患者 71 204 例，死亡 20 999 例。

（二）病因

HIV 是一种反转录病毒，含 RNA，在宿主体内通过反转录酶生成 DNA。HIV 属于反转录病毒科，慢病毒属，人类慢病毒组。HIV 分为两型，HIV-1 和 HIV-2。HIV-1 是主要流行型，呈全球性流行；HIV-2 流行限于非洲少数国家。HIV 是直径 100~120nm 的球形结构，其核心包括两条 RNA 单链、结构蛋白、反转录酶、整合酶和蛋白酶等，外层薄膜主要含有糖蛋白 gp120 和跨膜糖蛋白 gp41 等。HIV 对热敏感，60℃以上即失去感染性，100℃ 20min 被完全灭活。碘酊、过氧乙酸、戊二醛、次氯酸、75% 乙醇均可灭活 HIV。紫外线和放射线对 HIV 无灭活作用。

（三）发病机制

HIV 首先通过 gp120 吸附到 T 淋巴细胞（巨噬细胞、树突状细胞等）的 CD4 分子上，然后再吸附到 CCR5 或 CXCR4 上，HIV 膜蛋白构型的改变激活 gp41，HIV 穿透 T 淋巴细胞的细胞膜，进入细胞。在宿主细胞内，HIV 的 RNA 通过反转录生成 DNA，DNA 复制成双链 DNA，通过整合酶整合到宿主细胞的 DNA 中。被 HIV 感染的宿主细胞有两种结局：一种是 HIV 不断转录、翻译，生成 HIV 病毒 RNA 和蛋白质，合成新的 HIV 颗粒，以芽生方式从细胞中释放出来，宿主细胞死亡；另一种是被感染的宿主细胞及其子代细胞终身携带 HIV 病毒 DNA 序列，成为前病毒，一旦激活，HIV 大量复制，宿主细胞死亡。

HIV 长期感染导致宿主细胞如 $CD4^+T$ 淋巴细胞、单核 - 巨噬细胞、B 淋巴细胞、$CD8^+T$ 淋巴细胞和自然杀伤细胞等免疫细胞不断减少、功能障碍，造成获得性免疫缺陷，导致多种严重感染和肿瘤发生。

（四）传播途径

HIV 感染者和艾滋病患者是主要传染源。主要传播途径有：性接触传播、血液传播和母婴传播。

（五）临床分期

从感染 HIV 到艾滋病出现，平均需 11 年，可分为三个阶段。

1. **急性 HIV 感染** 也称初期 HIV 感染（primary HIV infection）、急性反转录病毒综合征（acute retroviral syndrome）、急性血清阳转综合征（acute seroconversion syndrome）。感染 HIV 数周后，50%~90% 患者出现类似 EB 病毒感染的症状如发热、咽痛、颈部淋巴结肿痛、全身乏力、不适，少数患者出现皮疹。特征性皮损为躯干上部散在卵圆形丘疹，有轻微鳞屑，与玫瑰糠疹类似。皮损内可有灶性出血，少数患者掌跖边缘出现紫癜。少数可有口腔、咽、食管和肛门黏膜糜烂，吞咽困难。极少数患者发生口念珠菌病、卡氏肺孢子虫肺炎。上述症状出现时患者血中 HIV 病毒载量非常高，有高度传染性，部分患者 $CD4^+T$ 淋巴细胞减少，$CD8^+T$ 淋巴细胞增加。大部分患者 1 个月内上述症状自行消退。一般临床症状出现 2~4 周左右 HIV 抗体可以检测到阳性。从 HIV 感染到血清 HIV 抗体阳转的这段时间称为窗口期，一般 4~8 周，个别患者可长达 6 个月。

2. **无症状 HIV 感染** 无任何临床症状。短者数月，长者 20 年，平均 11 年。血清 HIV 抗体阳性。有传染性。$CD4^+T$ 淋巴细胞平均每年减少 30~60 个 /μl，但不低于 200 个 /μl。

3. **艾滋病期** 也称末期 HIV 感染（late-stage HIV infection）。$CD4^+T$ 淋巴细胞低于 200 个 /μl，或伴有以下条件性感染或肿瘤：严重播散性皮肤病包括脂溢性皮炎、挪威疥疮、多皮节的带状疱疹、播散性真菌 / 酵母菌感染、卡氏肺孢菌肺炎、卡波西肉瘤、杆菌性血管瘤病、嗜酸细胞性毛囊炎等。

（六）临床表现

1. **皮肤损害** HIV 感染患者中的皮肤病发生率高，病情重，有些皮肤病对常规治疗反应差。包括：

（1）脂溢性皮炎（seborrheic dermatitis）：HIV 感染患者中的发病率约 50%，而普通人群中仅 1%~3% 发病。好发于头皮、眼眉、鼻皱褶、胡须和前胸部。表现为红斑基础上黏着性油腻鳞屑，可以很痒。

（2）银屑病：HIV 感染患者中的发病率为 5%，其中 50% 有关节受累。皮损范围较广，常规治疗效果不佳。

（3）嗜酸性毛囊炎（eosinophilic folliculitis）：一般 CD4$^+$T 淋巴细胞计数低于 250 个 /μl。表现为多发散在的毛囊周围红色丘疹和脓疱，与痤疮类似，但没有粉刺。好发于面、颈和躯干。瘙痒剧烈。

（4）结节性痒疹（nodular prurigo）：HIV 患者中非特异性瘙痒常见，其中 30% 发展成结节性痒疹。典型表现为躯干和四肢多发散在的红色小丘疹、肥厚性结节。

2. 感染

（1）真菌感染：在 HIV 感染者中，浅部皮肤癣菌和酵母菌感染通常范围更广，系统播散的发生率更高。艾滋病患者中发生深部真菌感染，如新生隐球菌和荚膜组织胞浆菌感染，表现为炎症性丘疹、坏死。

（2）细菌感染：脓疱疮表现为严重的大疱性皮损。红癣持续不愈、易复发。结核病可表现为活动性肺结核或肺外结核。也可发生非结核分枝杆菌感染。

（3）梅毒：20%~70% 欧美梅毒患者合并 HIV 感染。这部分患者的梅毒皮损可不典型。

（4）病毒感染：HIV 感染患者的单纯疱疹和带状疱疹的皮损范围异常广泛，单个皮损很大，带状疱疹常常累及邻近的皮节，偶见持久性溃疡性皮损。单纯疱疹病毒感染尤为严重、易复发，常常需要长期预防。EB 病毒（人类疱疹病毒 4，HSV-4）感染在健康成人中 90% 处于潜伏感染，而 30%~50% 的艾滋病患者发生口腔毛状白斑。卡波西肉瘤是由人类疱疹病毒 8（HSV-8）感染所致的一种血管增生性疾病，表现为紫红色斑片或丘疹发展成的坚实的结节或斑块，最终可形成溃疡。可见同形反应。可继发患肢的淋巴水肿。HIV 感染患者中传染性软疣常见，单个皮损比正常大，皮损广泛。HIV 感染患者中寻常疣多而大，肛周和生殖器疣尤其难处理。

（5）疥疮：HIV 感染患者表现为广泛的结痂性疥疮，具有高度传染性。表现为角化过度性丘疹和斑块，炎症不明显。瘙痒轻微或可忍受。

3. 皮肤肿瘤　HIV 感染患者和艾滋病患者中可发生鳞状细胞癌、宫颈或肛门上皮内瘤变、黑色素瘤、基底细胞癌、Merkel 细胞癌、卡波西肉瘤、皮肤淋巴瘤、多发性皮肤纤维瘤等。

4. 药疹　HIV 感染患者的药疹发生率极高，是普通人群的 10 倍，尤其是艾滋病患者。绝大多数药疹在服药后 1~3 周发生，表现为中毒性红斑或斑丘疹样，病情通常轻，停药后自行缓解。但是，HIV 感染患者中致死性药物反应如中毒性表皮坏死松解症（TEN）的发生率是正常人群的 1 000 倍。常见的致病药物包括奈韦拉平、阿巴卡韦和磺胺甲基异噁唑（复方新诺明）等。

5. 免疫重建炎症综合征（immune reconstitution inflammatory syndrome，IRIS）　HIV 感染患者或艾滋病患者应用高效抗反转录病毒药物疗法后，免疫系统功能恢复，出现发热、潜伏感染出现或原有感染加重或恶化，或者发生新患非感染性疾病或既往非感染性疾病加重或恶化。感染性疾病包括单纯疱疹、带状疱疹、巨细胞病毒感染、卡波西肉瘤、疣、乙型肝炎、丙型肝炎、结核病、非结核分枝杆菌感染、麻风、卡氏肺孢菌肺炎、新型隐球菌感染等，非感染性疾病包括嗜酸性毛囊炎、脂溢性皮炎、痤疮、银屑病、系统性红斑狼疮、白癜风、肉样瘤病等。IRIS 多发生于高效抗反转录病毒药物治疗后 3 个月内。

（七）实验室检查

1. HIV-1 和 HIV-2 抗体检测　包括筛查试验和补充试验。筛查试验包括酶联免疫吸附试验（ELISA）、化学发光试验、免疫荧光试验、斑点 ELISA 试验、斑点免疫胶体金或胶体硒试验、免疫层析试验等快速试验，以及简单试验如明胶颗粒凝集试验等。当筛查试验阴性时，可出具 HIV 抗体阴性报告。需要注意，接触 HIV 感染患者或艾滋病患者后的窗口期内，也可能筛查试验阴性，所以需要密切随访复查。若筛查试验阳性，用原有试剂双份（快速试验）/双孔（ELISA 或化学发光试验）或两种试剂进行重复检测，如均阴性，则报告 HIV 抗体阴性；如一阴一阳或均阳性，需进行补充试验。

补充试验常用免疫印迹试验。必须有 p24 和 gp41、gp120、gp160 中的两条以上,可报告 HIV 抗体阳性。如无 HIV 特异性条带,报告 HIV 抗体阴性;出现条带但不满足诊断条件的报告不确定,需进行核酸试验或 2~4 周后随访,根据结果进行判断。

2. CD4$^+$T 淋巴细胞亚群检测 一般用流式细胞仪检测 CD4、CD8 和 CD3$^+$T 淋巴细胞计数,并计算 CD4/CD8 比值。

3. HIV 核酸测定 常用反转录 PCR、核酸序列依赖性扩增技术、实时荧光定量 PCR 等。一般用每毫升血浆中的 HIV RNA 拷贝数或 IU/ml 来表示。

(八) 诊断和鉴别诊断

根据流行病学史、临床表现和实验室检查综合分析。

1. HIV 感染的诊断

(1) 成人、青少年和 18 月龄以上儿童,符合下列 1 项者即可诊断 HIV 感染:① HIV 抗体筛查试验阳性和 HIV 补充试验阳性(抗体补充试验阳性,或核酸定性检测阳性,或核酸定量 >5 000 拷贝 /ml);② HIV 分离试验阳性。

(2) 18 月龄以下儿童,符合下列 1 项者即可诊断 HIV 感染:①母亲为 HIV 感染者,HIV 分离试验阳性;②母亲为 HIV 感染者,出生后、出生 6 周后两次 HIV 核酸检测阳性;③有医源性暴露史,HIV 分离试验阳性,或两次 HIV 核酸检测阳性。

(3) 急性期 HIV 感染的诊断标准:半年内有流行病学史或出现急性 HIV 感染综合征,HIV 抗体筛查试验和 HIV 补充试验均阳性。

(4) 无症状期 HIV 感染的诊断标准:有或无明确流行病学史,HIV 抗体筛查试验和 HIV 补充试验均阳性。

2. 艾滋病的诊断

(1) 成人和 15 岁以上青少年艾滋病期的诊断标准:HIV 感染,加以下机会性感染或肿瘤的任何一项,即可诊断艾滋病;或 HIV 感染,CD4$^+$T 淋巴细胞计数 <200 个 /μl,可以诊断艾滋病。机会性感染和肿瘤包括:

1) 不明原因的持续不规则发热 38℃以上,>1 个月;

2) 腹泻(大便次数多于 3 次 / 日),>1 个月;

3) 6 个月内体重下降 10% 以上;

4) 反复发作的口腔真菌感染;

5) 反复发作的单纯疱疹病毒感染或带状疱疹病毒感染;

6) 卡氏肺孢子虫肺炎;

7) 反复发生的细菌性肺炎;

8) 活动性结核或非结核分枝杆菌病;

9) 深部真菌感染;

10) 中枢神经系统占位性病变;

11) 中青年人出现痴呆;

12) 活动性巨细胞病毒感染;

13) 弓形虫脑病;

14) 马尔尼菲篮状菌病;

15) 反复发生的败血症;

16) 皮肤黏膜或内脏的卡波西肉瘤、淋巴瘤。

(2) 15 岁以下儿童,符合下列 1 项者可诊断艾滋病:① HIV 感染,CD4$^+$T 淋巴细胞 <25%(<12 月龄),或 <20%(12~36 月龄),或 <15%(37~60 月龄),或 CD4$^+$T 淋巴细胞计数 <200个 /μl(5~14 岁);②HIV 感染,伴至少一种儿童艾滋病指征性疾病。

（九）预防和治疗

控制性传播，提倡安全性行为，推广使用安全套；控制血液传播，保证血液及其制品的安全性，提倡义务献血，严格筛查 HIV；禁止吸毒和共用注射器；及时通知性伴侣进行诊断和治疗；预防母婴传播。

HIV 职业暴露：指卫生保健人员或人民警察在职业工作中与 HIV 感染者的血液、组织或其他体液等接触而具有感染 HIV 的危险。建议相关医护人员佩戴手套、口罩、防护眼镜、穿隔离服；如手部皮肤破损，戴双层手套；使用后的锐器直接放入不能刺穿的利器盒内；采用真空采血器、蝶形采血针；禁止对使用后的一次性针头复帽；禁止直接接触使用过的针头、刀片等锐器。如意外暴露，建议数小时内及时服用抗反转录病毒抑制剂治疗。

治疗目标：降低 HIV 感染的患病率和死亡率；最大程度抑制 HIV 病毒复制，使病毒载量降低到检测下限；减少 HIV 病毒变异；重建、改善免疫功能；减少异常免疫激活；减少 HIV 传播。

（肖 汀）

思考题

1. 梅毒如何分期？各期梅毒的特征性临床表现及治疗药物主要包括什么？
2. 男性和女性淋病临床表现有何不同及治疗药物主要包括什么？
3. 生殖器疱疹的临床表现和治疗方法是什么？
4. 尖锐湿疣的临床表现和治疗方法是什么？
5. 艾滋病的定义是什么？什么是高效抗反转录病毒疗法？

第六节　动物源性皮肤病

动物源性皮肤病的诱因以昆虫和寄生虫最为常见。主要通过叮咬、吸血、寄生以及传播病原体等方式致病。

一、疥疮

疥疮（scabies）是由疥螨寄生于人皮肤角质层所致的传染性皮肤病。气候炎热、潮湿的地区报告的发病率高。

（一）病因和发病机制

疥螨近似椭圆形。成熟雌螨长约 400μm，宽约 325μm，而成熟雄螨大小约为雌螨的 3/5。雄螨在皮肤表面与雌螨交尾后立即死亡，雌螨受精后钻入皮肤角质层内掘成隧道，在其内产卵，经 1~2 个月排卵 40~50 个后死亡。卵经 3~4d 孵成幼虫，幼虫爬出皮肤表面藏匿于毛囊口内，经 3 次蜕皮发育为成虫，从卵到成虫约 15d。疥螨离开人体后可存活 2~3d。疥螨不能忍受干燥。它们在低于 16℃时完全不活跃。一旦疥螨从皮肤上脱落，传染性在几个小时内就会降低。如果暴露在 50℃的温度下 10min 就会死亡。

本病为接触传染,可通过直接接触皮肤,或通过床上用品、衣物间接接触传染。

(二) 临床表现

疥螨易侵入皮肤薄嫩部位,如指缝、手腕、肘窝、腋窝、乳晕、脐周、外生殖器等。主要有三种皮肤表现:①隧道:为灰白色或浅黑色浅纹,弯曲微隆起,多发生在手腕屈侧和指间区(图 1-11-31);②丘疹和丘疱疹:散布在脐部、腹部、胸部、腋窝、大腿内侧和上臂屈侧,伴有剧烈瘙痒;③疥疮结节:直径3~5mm 的暗红色结节,常出现在男性的外生殖器(图 1-11-32),也见于腋窝、肘窝和臀部,归因于对螨类的过敏反应。当体温升高时,如睡觉时,瘙痒会加剧。部分病例可表现为大疱。头面部一般不会出现皮损,除非是婴幼儿或免疫力低下者。

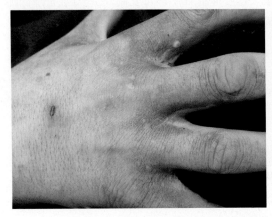
图 1-11-31　指间皮损

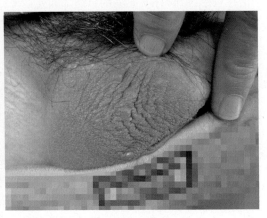
图 1-11-32　疥疮结节

(三) 实验室检查

1. **皮肤镜**　可看到匍行性隧道,远端可看到疥虫,顶端呈三角翼样结构,皮肤镜观察隧道显示间断亮白色荧光。

2. **显微镜**　刮取水疱、隧道等皮肤标本在显微镜下观察可找到疥螨和虫卵。检查疥螨的方法:①针挑法:用消毒针尖将新鲜水疱挑破,向两侧刮一下,或在隧道一端的灰白色小点处轻挑之;②矿物油刮检法,选择早期未破疱疹或隧道,在消毒过的解剖刀上放一点矿物油,使之流至丘疹表面,然后以刀刮丘疹 6~7 次,刮下整个丘疹顶部,移至载玻片上。重复此过程,4~5 个丘疹刮至同一玻片上。

(四) 预防和治疗

应煮沸消毒衣服和寝具。家庭成员或共同生活者应同时治疗,无论有无症状。

1. **外用药物治疗**　将药物从颈部到足部涂全身,包括无皮疹的区域,如耳后、手指之间、指甲边缘及甲襞、外生殖器和臀部。对于儿童和老年患者,确保全身覆盖,包括头面部。治疗终点为检测不到疥螨,或不再出现新的疥疮特征皮疹。

成人外用 10% 硫黄软膏,婴幼儿外用 5% 硫黄软膏,每天晚上 1 次,3~4d 为一疗程。5% 扑灭司林(permethrin),也称苄氯菊酯、氯氰菊酯,是合成除虫菊酯,治疗疥疮的疗效和安全性都更好,在许多国家被用做一线药物。与其属同一家族的苯醚菊酯(phenothrin),在有效性和安全性方面更有优势,每7d 外用 1 次,共 2 次。

2. **系统治疗**　伊维菌素(ivermectin)是一种广谱抗寄生虫药,属于阿维菌素类,剂量为 200μg/kg单次空腹口服,顽固和复发病例 7d 后可再口服 1 次。孕妇和哺乳期妇女禁用。

二、毛虫皮炎

毛虫皮炎(caterpillar dermatitis)是毛虫的毒毛或毒刺进入皮肤后,其毒液引起的瘙痒性、炎症性皮肤病。好发于夏秋季节。

（一）病因和发病机制

常见的致病毛虫包括松毛虫、桑毛虫、茶毛虫、刺毛虫等，松毛虫是松蛾的幼虫，松毛虫幼虫及其蜕皮、茧上均有大量毒毛；桑毛虫是桑毒蛾的幼虫，有 200 万~300 万根毒毛，毒毛外形似针或箭，毛长约 45~315μm，毛根部细如针尖，因此极易脱落，每年 6~10 月为桑毛虫的盛发期；茶毛虫是茶毒蛾的幼虫，分布于世界各地产茶区；刺毛虫生活在树林、田野，长约 5cm，呈黑褐色，全身长针状细毛，其毛端有微细导管，内含碱性毒液。

毒毛刺入人体皮肤，即可将毒液注入皮肤内引起皮炎，亦可因接触毒毛或毒液污染的衣物而引起皮肤损害。

（二）临床表现

发病前常有野外或树下活动史，有毛虫接触史。好发于颈、肩、上胸部及四肢屈侧，先有剧烈瘙痒或烧灼感，随后出现绿豆至黄豆大水肿性红斑、丘疱疹、风团样皮损，中央常有一针尖大小黑色或深红色点，为毒毛刺入点，数目可从几个到数百个（图 1-11-33）。经 1 周左右逐渐消退。反复接触毒毛或搔抓者可持续 2~3 周。毒毛进入眼，可引起结膜炎、角膜炎。部分松毛虫皮炎病例可出现关节炎损害。

（三）实验室检查

用透明胶带紧贴于皮损表面，再将胶带放在滴有二甲苯的载玻片上镜检，可找到毒毛；皮肤镜在皮损处可见刺入或横卧于皮沟中的毒毛。

（四）预防及治疗

喷洒杀虫剂，接触有毛虫的环境注意个人防护。如接触到松毛虫或毒毛污染物应立即用肥皂水或碱水洗手，用胶带反复粘贴患处，尽量拔除毒毛。局部涂清凉止痒剂（1% 薄荷或酚炉甘石洗剂）及糖皮质激素乳膏。瘙痒剧烈者给予抗组胺药。全身症状严重可系统应用糖皮质激素。

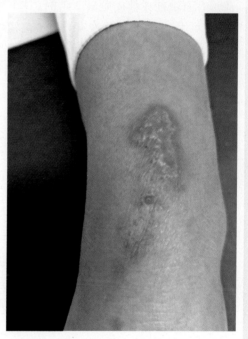

图 1-11-33 毛虫皮炎

三、隐翅虫皮炎

隐翅虫皮炎（paederus dermatitis）是皮肤接触隐翅虫体内毒液后所致的接触性皮炎。此类昆虫分布于世界各地，目前我国发现的毒隐翅虫主要包括梭毒隐翅虫、青翅蚁形隐翅虫、黑足蚁形隐翅虫。好发于夏秋季，雨后闷热天气易发病。

（一）病因和发病机制

隐翅虫是甲虫的一种，属昆虫纲，种类达 250 余种，其中的毒隐翅虫有致病作用。毒隐翅虫是一种黑色蚁形小飞虫，虫体长 0.6~0.8cm，头黑色，胸橘黄色，前腹部为黑色鞘翅所覆盖，有 3 对足，尾刺 2 个，全身被覆短毛。昼伏夜出，有趋光性，多在夜间有灯光尤其是有日光灯的地方成群飞行，每年 4~9 月繁殖较快，7~8 月份是隐翅虫皮炎发病的高峰期。以成虫越冬，低于 18℃时不活动，高于 20℃时开始活动觅食。

隐刺虫虫体各段均含有毒素，为一种强酸性的毒汁，pH 1~2，也有人测定为 pH 5~6，这可能与毒虫的种类不同有关。该虫叮咬皮肤或虫体受压时可释放毒液，引起皮炎。

（二）临床表现

多累及露出部位，如面颈、胸、背、上肢、下肢等，接触毒液数小时至 48h 后皮肤出现点状、条索状或片状水肿性红斑,有瘙痒、灼痛感,红斑上或周围有密集的丘疹、水疱,多为透明的薄疱,有的发展为脓疱或灰黑色坏死,常因搔抓出现糜烂面(图 1-11-34)。若侵犯眼睑和外阴会出现明显肿胀。皮损的严重程度取决于毒虫的种类、数目和机体的反应状态。重者可出现发热、头晕、恶心、淋巴结肿大等全身症状。病程 1~2 周,之后干燥脱痂而愈,留有色素沉着或浅表瘢痕。

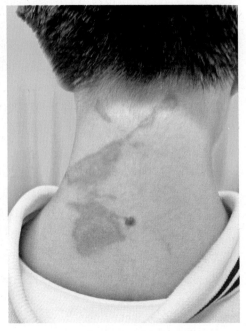

图 1-11-34　隐翅虫皮炎

(三) 治疗

如发现皮肤上落有虫体不要用手直接捏取或拍击,应将虫体小心吹赶或拨落在地用脚踏死。如已出现皮炎,尽早用肥皂水清洗皮肤。红斑样损害可涂搽 1% 薄荷炉甘石洗剂或糖皮质激素霜剂。若红肿明显或有糜烂面,可用 1%~2% 明矾液、1∶5 000 高锰酸钾溶液、生理盐水、5% 碳酸氢钠溶液进行冷湿敷。继发感染可外用或口服抗生素治疗。症状严重者可短期系统应用糖皮质激素。

四、虱病

虱病(pediculosis)是虱寄生于人体,反复叮刺皮肤引起的传染性皮肤病。虱叮咬皮肤不仅引起皮肤损害,某些虱又是斑疹伤寒、回归热、战壕热等传染病的媒介。多见于个人卫生不良者。

(一) 病因和发病机制

虱属于昆虫纲,是永久性的体外寄生虫。畏强光喜阴暗,多在夜间或人静的时候吸血。人虱由于寄生部位的不同及形态、习性的差异,可分头虱、体虱、阴虱三种,分别寄生在人的头发、内衣、阴毛上,均以口器刺入皮肤吸吮人血,同时释放出唾液中的毒汁。

直接接触或通过衣帽、被褥间接传播,阴虱主要是通过性接触传播,其叮咬皮肤的机械损伤和毒性分泌物刺激是致病因素。

(二) 临床表现

三种类型的虱病大多瘙痒剧烈。

1. **头虱**　主要发生在儿童,尤其是耳后发际及头后部,头发上可见头虱和虱卵,个别的可寄生在睫毛、胡须上,头虱叮咬皮肤可出现丘疹、红斑、皮下出血。常因搔抓引起头皮抓痕、渗液、血痂或继发感染,局部淋巴结肿大。严重者头屑、血痂、渗液、尘埃与头发粘连在一起,有腥臭味。

2. **体虱**　体虱和虱卵通常隐蔽在贴身的内衣上,多见于裤裆、被褥缝及褶皱处,常在肩胛、腰部、臀部等处有体虱叮咬引起的红斑、丘疹或风团。常因搔抓在皮肤上可见线状抓痕、血痂或继发感染。日久皮肤形成苔藓化及色素沉着斑。

3. **阴虱**　寄生于阴部或肛周的体毛上。耻骨部、肛周、下腹部出现红斑、丘疹、抓痕、血痂或蓝色瘀斑(图 1-11-35)。患者的性伴侣常同患此病。

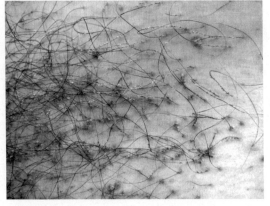

图 1-11-35　阴虱

(三) 实验室检查

体毛及皮损镜检可看到成虫或虫卵。

（四）治疗

1. **头虱** 应剃发后涂药,不愿剃发者用篦子将虱和虫卵篦去,再用 50% 百部酊或 25% 苯甲酸苄酯乳剂涂于头发及头皮,每天 2 次,第 3 天清洗。用过的梳、篦、头巾等要煮沸消毒。也可用 4% 二甲基硅酮凝胶或 1%~5% 苄氯菊酯涂在干燥头发上 8h,7d 后重复。

2. **体虱** 衣被应煮沸消毒。

3. **阴虱** 剔除阴毛后外用 30% 百部酊或 25% 苯甲酸苄酯乳,连续 3d。1% 苄氯菊酯或带有胡椒基丁醚的除虫菊酯外用,单次用药,10min 后洗掉。7~10d 后重复治疗。

五、虫咬皮炎

虫咬皮炎(insect bite dermatitis)是由螨虫、蚊、蠓、臭虫、跳蚤、蜂、蜱或其他昆虫叮咬所引起的皮炎的总称。

（一）病因和发病机制

螨虫叮咬或由于接触其分泌物、蜕皮而致病;蚊刺入皮肤吸取血液同时分泌唾液;蠓多栖息于树丛、杂草、洞穴等处,仅雌蠓吸血;臭虫白天躲在床缝、枕头、被褥等处,夜晚爬到人皮肤吸血;跳蚤常寄生在人的皮肤或动物的皮毛上,或隐居于墙角、地板缝、床板下等潮湿处,可在宿主间跳跃,吸血为唯一的食物来源;蜂种类多,尾部毒刺刺入皮肤而致病;蜱为人、家畜及野生动物的体外寄生虫,在吸血时将螯肢和口下板同时刺入宿主皮内,口器可牢牢地固定在宿主皮肤上,若强行拔除,易将假头断折于皮肤内;蜱不仅可咬伤皮肤,而且是螺旋体、立克次体、病毒、细菌感染的媒介。

虫咬皮炎是对昆虫吸血时排出的唾液成分或被蜇的毒液产生的过敏反应。包括速发型和迟发型过敏反应。

（二）临床表现

1. **螨虫皮炎(mite dermatitis)** 皮损为水肿性红斑、丘疹、丘疱疹、风团,中央常见有虫咬的瘀点。严重者可出现发热、乏力、头痛、关节痛等全身症状。个别患者可出现哮喘、蛋白尿、血嗜酸性粒细胞增高。

2. **蚊叮咬(mosquito sting)** 人对蚊叮咬的反应并不相同,有的可毫无反应,有的人出现红斑、丘疹、风团或瘀斑,瘙痒程度也不同。2~3d 皮疹可逐渐消退,全身症状一般不明显。

3. **蠓叮咬(heleidae bite)** 发生在皮肤暴露处,奇痒难忍,表现为局部瘀点、水肿性红斑、风团、丘疹及水疱。

4. **臭虫叮咬(cimicosis)** 叮咬部位出现红斑、丘疹、风团等皮损,严重时甚至出现水疱或紫癜。常见于腰、臀、肩、踝等受压部位。一只臭虫可连续叮咬多处,所以皮疹往往排列成线状或片状。瘙痒剧烈,搔抓后出现抓痕、血痂及色素沉着。

5. **跳蚤(flea sting)** 有人被叮咬后可无任何反应,有的可发生红斑、丘疹、风团,局部皮肤红肿剧痒,损害中央可见针头大紫红色斑点,是叮咬的痕迹。有的可在红肿表面出现水疱。皮疹多发生在腰部、腹部、小腿等处,呈线状或成群排列。

6. **蜂蜇伤(bee sting)** 皮肤被刺伤后立即有灼痒和刺痛感,很快局部红肿,发生风团或水疱,中央有一瘀点,如多处被蜇伤,可产生大面积显著的水肿,有剧痛。严重者会出现全身症状,如畏寒、发热、头痛、恶心、呕吐、心悸、昏迷或休克。

7. **蜱叮咬(tick bite)** 叮咬时不痛,1~2d 后轻者局部红斑,中央有一虫咬的瘀点或瘀斑。重者瘀点周围有明显的水肿性红斑或丘疹、水疱。时间稍久可出现坚硬的结节,抓破后形成溃疡。

（三）治疗

各种虫咬皮炎皮损处外用糖皮质激素及清凉止痒搽剂,口服抗组胺药物。皮损广泛或过敏反应严重者可系统应用糖皮质激素。

　　蜂蜇伤后立即拔出毒刺并挤出毒液,再用水冲洗,局部可涂 3%~10% 氨水或 5%~10% 碳酸氢钠溶液,也可用醋酸铝溶液湿敷,或用冰敷。有休克等严重全身反应者要立即抢救,治疗原则同过敏性休克。

　　发现蜱叮咬皮肤时不可强行拔除,以免撕伤皮肤及防止口器折断在皮内。可用乙醚、氯仿、松节油、旱烟油涂在蜱的头部或在蜱旁点燃蚊香,待蜱自行松口;或用凡士林、液体石蜡、甘油厚涂蜱的头部,使其窒息,然后用镊子轻轻把蜱拉出并消毒伤口。

（肖　汀）

思考题

1. 概述各种动物源性皮肤病的发病机制。
2. 简述各种类型动物源性皮肤病的临床表现。
3. 总结动物源性皮肤病的治疗原则。

第十二章
单基因皮肤病

单基因皮肤病指符合孟德尔遗传模式,由基因突变引起的皮肤黏膜病变,伴或不伴有系统损害。遗传模式主要包括:常染色体显性遗传(autosomal dominant inheritance,AD)、常染色体隐性遗传(autosomal recessive inheritance,AR)和性连锁遗传(sex-linked inheritance)。某一种基因突变可引起不同疾病,一种疾病也可由不同基因突变引起。随着对临床表型观察积累,遗传研究方法进步及分子机制研究深入,目前已确定了450种基因突变可引起皮肤异常,对于单基因皮肤病诊断、表型预测、产前诊断等有重要意义。

第一节　鱼　鳞　病

鱼鳞病(ichthyosis)是以鱼鳞样皮肤鳞屑为特征表现并伴有皮肤干燥的一组角化异常性皮肤病。分获得性和遗传性,本节主要讲述后者。

一、病因和发病机制

鱼鳞病由皮肤角化相关的不同基因突变或者缺陷引起(表 1-12-1)。

表 1-12-1　鱼鳞病的遗传特征

分型	遗传模式	基因
寻常型鱼鳞病	AD	FLG
性连锁鱼鳞病	X- 连锁隐性遗传	STS
板层状鱼鳞病	AR	TGM1 ABCA12 CYP4F22
先天性大疱性鱼鳞病样红皮病	AD	KRT1 KRT10
先天性非大疱性鱼鳞病样红皮病	AR	TGM1 ALOX12B NIPAL4

二、临床表现

1. **寻常型鱼鳞病**（ichthyosis vulgaris）　最常见，出生几个月发病，常发生在四肢伸侧，小腿处明显，呈淡褐色至深褐色菱形或多角形鳞屑，中央固着，周边翘起（图 1-12-1A），严重者可累及躯干、额头、头皮等，一般不累及屈侧和皱褶部位。易伴发毛周和掌跖角化、特应性皮炎等。

2. **性连锁鱼鳞病**（X-linked ichthyosis）　较少见，仅男性发病，多在出生第 1 周发病，轻度红皮病样、全身脱屑或片状透明鳞屑脱落。婴儿后期在耳前区、颈部、躯干、四肢出现典型大的多角形暗褐色鳞屑，皮肤干燥粗糙，屈侧可累及。除了耳前区外的面部、掌跖部不受累。可伴有角膜点状混浊、隐睾等。病情不随年龄缓解。

3. **板层状鱼鳞病**（lamellar ichthyosis）　生后即全身覆有一层广泛火棉胶样膜，数周后该膜脱落，演变为大片状、灰褐色盘状鳞屑，中央黏着，边缘游离，牵拉易形成皮肤皲裂（图 1-12-1B,C），1/3 患者可有眼睑、唇外翻，可累及掌跖、指趾甲、毛发等。

4. **先天性大疱性鱼鳞病样红皮病**（congenital bullous ichthyosiform erythroderma）　也称表皮松解性角化过度。出生时即出现红皮病、糜烂、脱屑和大片皮肤剥脱，之后渐减轻。出生时或随年龄增长，在身体屈侧可见角化性、疣状或嵴状的厚层皮肤隆起，严重呈"豪猪"样外观，掌跖部位可累及或不累及。患儿可因继发感染伴发恶臭，重者出现败血症、电解质紊乱等而死亡。

5. **先天性非大疱性鱼鳞病样红皮病**（congenital non-bullous ichthyosiform erythroderma）　出生时火棉胶样皮肤，后发展成泛发红皮病、覆有细碎鳞屑（图 1-12-1D），可轻可重，常持续终生。严重者伴有睑外翻、瘢痕性脱发、掌跖角化、甲营养不良等。

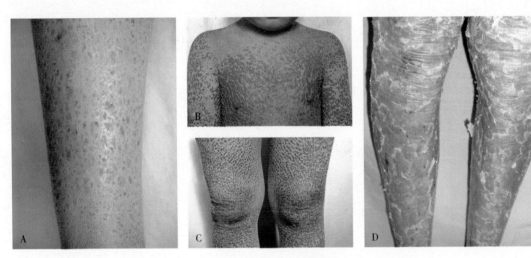

图 1-12-1　鱼鳞病
A. 寻常型鱼鳞病；B、C. 板层状鱼鳞病；D. 先天性非大疱性鱼鳞病样红皮病。

三、组织病理

寻常型鱼鳞病表现为轻至中度角化过度，颗粒层减少或缺如。性连锁鱼鳞病角质层和颗粒层增厚。板层状鱼鳞病表现为显著角化过度，呈银屑病或乳头瘤样增生。先天性大疱性鱼鳞病样红皮病表现为角化过度，颗粒层显著增厚，棘层和颗粒层细胞溶解出现表皮内水疱，角质细胞内空泡化，真皮浅层少许炎症细胞浸润；非大疱性则表现为角化不全，棘层肥厚，颗粒层增厚。

四、诊断和鉴别诊断

根据性别、家族史、先天性/获得性、发病时间、皮损分布、鳞屑性质、有无红皮病、水疱或其他皮肤异常表现,伴或不伴有其他系统损害等进行诊断,对于复杂病例可进行基因检测。

五、预防和治疗

寻常型和性连锁鱼鳞病的治疗以温和、保湿、轻度剥脱外用药物为主,如 10%~20% 尿素霜、α- 羟基酸或 40%~60% 丙二醇溶液、维 A 酸药物,性连锁鱼鳞病外用 10% 胆固醇霜可取得疗效。板层状鱼鳞病和先天性鱼鳞病样红皮病,可外用上述药物及维生素 D_3 衍生物,口服维 A 酸药物控制病情,伴有感染和电解质紊乱时对症处理。

第二节 毛周角化病

毛周角化病(keratosis pilaris),又称毛发角化病,是一种慢性毛囊角化性皮肤病,在不同国家、种族和年龄中发病率不同,在人群中约有 50% 可发病。本病可独立发生,或伴发于其他疾病。

一、病因和发病机制

本病有家族聚集性,呈常染色体显性遗传。也与糖尿病、妊娠、性激素异常等有关,内分泌因素可影响发病。

二、临床表现

常始发于儿童期,青春期加重,成年后缓解,冬重夏轻。好发于上臂后外侧(图 1-12-2)、大腿伸侧、臀部,也可见于面颊、肩胛、前臂和小腿等部位,对称分布。皮损为肤色的针尖至粟粒大小的毛囊性丘疹,顶端有淡褐色角质栓,内含卷曲毛发,不融合,类似于鸡皮样表现,部分患者受累毛囊周围有小圈红斑。

三、组织病理

毛囊口扩大,内有角栓,含有扭曲的毛发,毛囊周围轻度炎细胞浸润。

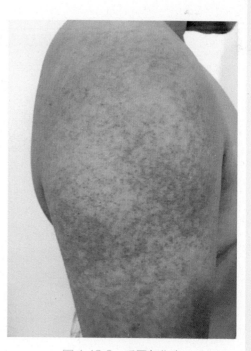

图 1-12-2 毛周角化病

四、诊断和鉴别诊断

根据好发年龄、发病部位及典型皮损较易诊断。需与小棘苔藓、维生素 A 缺乏症等鉴别。

五、预防和治疗

本病一般无需治疗。严重者局部外用 0.05%~0.1% 维 A 酸软膏、10%~20% 尿素霜、3%~5% 水杨酸软膏,可予口服维生素 A、维生素 E 治疗。

第三节　遗传性掌跖角化病

掌跖角化病(palmoplantar keratoderma,PPK)是一组掌跖部位皮肤增厚和角化过度疾病,可伴有其他器官和系统表现。由遗传引起的独立发生的 PPK 可分为弥漫性、局限性、点状三种类型。

一、病因和发病机制

本病是由于致病基因突变(表 1-12-2)影响掌跖皮肤角质细胞角化、细胞间黏附或其他机制导致发病。

表 1-12-2　遗传性掌跖角化病的特征

分型	遗传模式	致病基因
弥漫性掌跖角化病		
弥漫性表皮松解性掌跖角化病	AD	*KRT9、KRT1*
弥漫性非表皮松解性掌跖角化病	AD	*KRT1、AQP5*
弥漫性逾越性非表皮松解性掌跖角化病	AR	*SERPINB7、SLURP1*
点状掌跖角化病	AD	*AAGAB*
局限性掌跖角化病		
簇状掌跖角化病	AD	*KRT6C、KRT16*
条状掌跖角化病	AD	*DSG1、DSP、KRT1*

二、临床表现

1. **弥漫性掌跖角化病**　包括弥漫性表皮松解性 PPK 和弥漫性非表皮松解性 PPK,表现相同,在出生后数月发病,掌跖部皮肤发红,3~4 岁表现完全,为境界清楚的坚硬淡黄色角化斑块,蜡样外观,边缘呈淡红色,掌跖可单独或同时受累(图 1-12-3A、B),其中逾越性指皮损延伸至指趾和手足的背面、腕和足跟的屈侧。常无自觉症状,冬季可伴有皲裂、疼痛。常伴有掌跖多汗和甲板增厚混浊。

2. **点状掌跖角化病**　青少年期或 20 岁以内发病,掌跖部散在的直径约 2~8mm 圆形或卵圆形皮色或黄色角质丘疹,散在、片状或线状分布,丘疹脱落后,呈火山口样小凹陷(图 1-12-3C)。不伴多汗,偶见甲营养不良。

3. 局限性掌跖角化病表现为在足底摩擦或着力点部位局限性斑状或钱币状损害,在掌指部位呈线状损害,皮损表现同弥漫性 PPK。

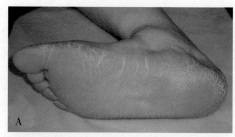
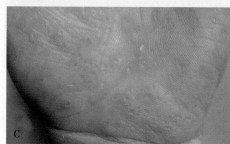
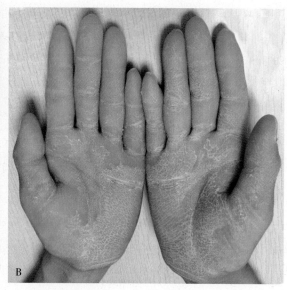

图 1-12-3　掌跖角化病
A、B. 弥漫性;C. 点状。

三、组织病理

弥漫性 PPK 表皮显著角化过度,颗粒层和棘层增厚,真皮上部炎细胞浸润,松解性的表现为表皮松解性角化过度。点状 PPK 呈局灶性、表皮致密的柱状角化过度,颗粒层增厚。局限性 PPK 棘层肥厚和颗粒层增厚。

四、诊断和鉴别诊断

根据家族史、典型临床和病理表现诊断。需与系统性疾病或者综合征伴有的 PPK 鉴别,点状 PPK 与病毒疣等鉴别。

五、预防和治疗

外用 20% 尿素霜、0.1%~0.5% 维 A 酸霜或 15% 水杨酸软膏封包软化角质后,用糖皮质激素软膏封包或者硬膏外贴,严重者可口服异维 A 酸或阿维 A 酯,部分患者有效。继发细菌或真菌感染时对症治疗。

第四节　遗传性大疱性表皮松解症

大疱性表皮松解症(epidermolysis bullosa,EB)是由轻微物理性损伤引起的以水疱形成和皮肤脆性增加为特征的一组疾病。分为获得性和遗传性,后者根据水疱位置分为:单纯型大疱性表皮松解症(EB simplex,EBS)、交界型大疱性表皮松解症(junctional EB,JEB)、营养不良型大疱性表皮松解症(dystrophic EB,DEB)。

一、病因和发病机制

本病由编码位于表皮、真表皮连接蛋白的基因突变引起的,由于靶结构不同致水疱位置不同(表1-12-3),引起不同皮肤表现。

表 1-12-3　遗传性大疱性表皮松解症遗传特征

分型	遗传模式	致病基因	水疱位置
EBS	AD 为主	*KRT5* *KRT14*	基底细胞层
JEB	AR	层粘连蛋白 332(又称板层素 5) *BPAG2*(又称 XVII 型胶原) α6β4 整合素	基底膜带透明层
DEB	AD/AR	VII 型胶原	基底膜带致密板下方

二、临床表现

各型 EB 共同特点是在受到机械性外力后,皮肤脆性增加、张力性大疱和糜烂结痂,愈合后可形成萎缩性瘢痕(图1-12-4),可伴有甲萎缩、甲缺如、粟丘疹和头皮萎缩性秃发。

1. **单纯型大疱性表皮松解症**　出生或儿童期前发病,在肢端及四肢关节伸侧出现水疱、大疱和粟丘疹,水疱表浅,尼氏征阴性,愈后一般不留瘢痕,黏膜及指甲损害少,严重者可泛发全身。随年龄增长病情变轻。

2. **交界型大疱性表皮松解症**　出生后即有泛发性水疱、皮肤剥脱,口周和鼻周有肥厚性肉芽组织,愈后出现萎缩性瘢痕,可伴甲营养不良或无甲、牙釉质发育不良及多系统损害;预后差,大多在 2 岁内死亡。

3. **营养不良型大疱性表皮松解症**　出生时或在儿童期前发病,轻症者手足及关节易摩擦部位,重症者全身出现水疱和大疱,尼氏征常阳性,愈合后形

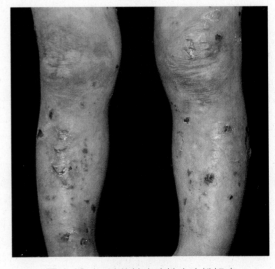

图 1-12-4　遗传性大疱性表皮松解症

成瘢痕及萎缩,肢端因增生、挛缩性瘢痕或指骨萎缩形成皮肤粘连、爪形手等,也可累及口咽黏膜,反复破溃致张口吞咽困难,预后差。在常染色体隐性遗传 DEB 患者中皮肤肿瘤发生率高。

三、组织病理和免疫病理

常规组织病理不能用于诊断 EB,根据免疫组化和透射电镜检查显示的水疱或者裂隙位置进行诊断(表 1-12-3)。

四、诊断和鉴别诊断

根据家族史、临床特征、免疫组化及透射电镜检查结果可确诊,复杂病例可进行基因诊断。

五、预防和治疗

对症及支持治疗,原则是保护皮肤,避免机械创伤和预防感染。可使用非粘连性合成敷料、无菌纱布湿敷或广谱抗生素软膏防止感染。EBS 系统用四环素、痒疹样 DEB 用沙利度胺,可取得一定效果。出现系统损害时对症处理。

第五节　家族性良性慢性天疱疮

家族性良性慢性天疱疮(familial benign chronic pemphigus),又称 Hailey-Hailey 病,是以间擦部位的复发性松弛性水疱和糜烂为特征的遗传性皮肤病。

一、病因和发病机制

属于常染色体显性遗传,致病基因 *ATP2C1*,引起细胞腺苷三磷酸(adenosine triphosphate,ATP)水平降低,肌动蛋白重组受损,导致棘细胞间黏附障碍和松解。

二、临床表现

常在 20~30 岁发病,好发于间擦部位,包括颈部、腋窝、腹股沟(图 1-12-5)和肛周,少见于头皮、肘窝、腘窝、躯干等部位,女性乳房下常受累,表现红斑上水疱、浸渍、糜烂、结痂,局部潮湿,病程长时形成颗粒状赘生物,伴有恶臭味、疼痛。愈后留色沉,不留瘢痕,反复发作,易出汗的患者临床更重。

三、组织病理和电镜

常规病理示真皮乳头伸长衬以单层基底细胞,向上突入疱腔形成"绒毛",棘细胞成单个或者成群分布,似"倒塌的砖墙",真皮浅层重度淋巴细胞浸润。直接免疫荧光检查阴性,电镜示棘层松解细胞桥粒破坏。

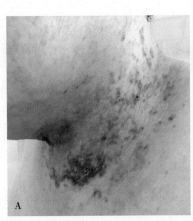
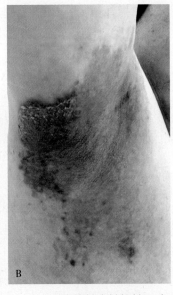
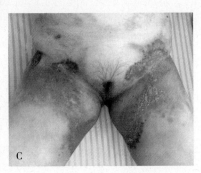

图 1-12-5　家族性良性慢性天疱疮
A. 颈部；B. 腋下；C. 腹股沟。

四、诊断和鉴别诊断

依据家族史、临床表现、组织病理、免疫病理和电镜检查不难诊断。本病需与增殖型天疱疮和毛囊角化病相鉴别。

五、预防和治疗

避免摩擦，减少出汗。局部外用糖皮质激素药膏，伴有感染外用抗生素、抗真菌药膏。可口服四环素、红霉素；严重患者可选用泼尼松、氨甲蝶呤、氨苯砜等药物。

（肖风丽）

思考题

1. 什么是单基因遗传性皮肤病？
2. 鱼鳞病的主要临床类型及表现是什么？
3. 遗传性掌跖角化病主要临床表现是什么？
4. 遗传性大疱性表皮松解症病因和发病机制是什么？
5. 家族性良性慢性天疱疮诊断依据是什么？

第十三章
炎症性皮肤病

炎症性皮肤病是在遗传和环境因素介导下由炎症细胞参与致病的一系列皮肤或系统性疾病,包括红斑鳞屑性皮肤病、皮炎和湿疹、荨麻疹和血管性水肿、瘙痒性皮肤病、皮肤血管炎及嗜中性皮病等。部分炎症性皮肤病还可有其他脏器受累或伴随症状,如银屑病患者发生心血管疾病、代谢综合征、慢性肾脏疾病和炎症性肠病等其他炎症相关疾病的风险升高;特应性皮炎患者常伴有血清免疫球蛋白 E 水平升高、哮喘和变应性鼻炎。因此,炎症性皮肤病需要早发现、早诊断、早治疗。

第一节　红斑鳞屑性皮肤病

一、银屑病

银屑病(psoriasis)是一种遗传因素与环境因素共同作用的慢性、复发性、炎症性皮肤病。典型临床表现为鳞屑性红斑或斑块,局限或广泛分布。多数患者冬季复发或加重,夏季缓解。

银屑病发病率在世界各地差异很大。欧美报告的患病率为 1%~3%,2008 年中国六省市流行病学调查显示患病率为 0.47%。

(一)病因与发病机制

银屑病的确切病因尚未清楚,目前认为银屑病是在遗传因素与环境因素相互作用下,最终导致疾病发生或加重。

1. **遗传因素**　流行病学资料、HLA 分析和全基因组关联研究(GWAS)均支持银屑病的遗传倾向。30% 的银屑病患者有家族史。迄今为止已经发现银屑病易感位点有 PSORS1~15,易感基因有 *IL-12B*、*IL23R*、*LCE3B/3C/3D*、*ZNF313*、*IL23A* 等 80 余个。

2. **环境因素**　环境因素在诱发及加重银屑病中起重要作用。最易促发或加重银屑病的因素包括感染、精神紧张、应激、外伤、手术、妊娠、肥胖、酗酒、吸烟和某些药物作用等。点滴型银屑病发病常与咽部急性链球菌感染有关。

3. **免疫因素**　Th17 细胞及 IL-23/IL-17 轴在银屑病发病机制中处于关键地位,并成为新的治疗靶标。IL-23 诱导 Th17 细胞分化增殖,分化成熟的 Th17 细胞可以分泌 IL-17、IL-21、IL-22 等多种 Th17 类细胞因子,在银屑病发病机制中起着重要的作用。

银屑病病理生理的主要特点是基底层角质形成细胞增殖加速,有丝分裂周期缩短至 37.5h,表皮更替时间缩短至 3~4d。

(二)临床表现

根据银屑病的临床特征,临床可分为寻常型(占 90% 以上)、关节病型、脓疱型、红皮病型四种类型。

1. 寻常型银屑病(psoriasis vulgaris)　皮损可发生于全身各处,最常累及的部位包括肘伸侧、膝部、头部、耳后皮肤、骶尾部和脐部皮肤,常对称分布。初起皮损为红色丘疹或斑丘疹,逐渐扩展成为边界清楚的红色斑块,可呈多种形态,上覆厚层银白色鳞屑(图1-13-1A),若刮除最上层的鳞屑,可观察到鳞屑成层状分布,就像在刮蜡滴一样(蜡滴现象),刮去鳞屑可见淡红色发光半透明薄膜(薄膜现象),剥去薄膜可见点状出血(Auspitz征),后者由真皮乳头顶部迂曲扩张的毛细血管被刮破所致(图1-13-1B)。蜡滴现象、薄膜现象与点状出血现象对银屑病有诊断价值。不同部位的皮损有所差异,面部皮损多呈点滴状浸润性红斑、丘疹或脂溢性皮炎样改变;头皮皮损鳞屑较厚,常超出发际,头发可呈束状(束状发);腋下、乳房和腹股沟等皱褶部位皮损表面湿润及摩擦而呈湿疹样变化;甲受累多表现为"顶针状"凹陷,还可出现甲表面不平、无光泽、纵嵴、横沟、混浊、肥厚、游离或甲板畸形或缺如等。患者多自觉不同程度瘙痒。

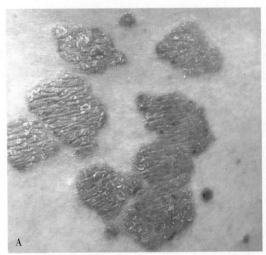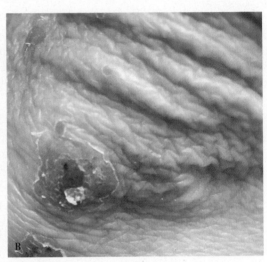

图1-13-1　寻常型银屑病
A. 典型皮损;B. Auspitz征。

　　寻常型银屑病按病程可分为:①进行期:新皮损不断出现,旧皮损不消退,皮损浸润及炎症明显,周围可有红晕,鳞屑较厚,针刺、搔抓、手术等损伤可导致受损部位出现典型银屑病皮损,称为同形反应或Kobner现象;②静止期:无新皮损出现,炎症较轻,鳞屑较多;③退行期:皮损变平或缩小,炎症基本消退,留色素沉着或色素减退斑。

　　急性点滴型银屑病发病前常有咽部链球菌感染病史。起病急骤,数天可泛发全身,皮损为直径0.3~0.5cm大小的丘疹、斑丘疹,色泽潮红,覆以少许鳞屑,痒感程度不等。经适当治疗可在数周内消退,少数患者可转化为慢性病程。

2. 关节病型银屑病(psoriasis arthropathica)　除银屑病皮损,患者还伴有关节病变,后者多在皮损发生多年后出现,少数与皮损同时或早于皮损出现。全身任何关节均可受累。可表现为关节肿胀、疼痛、活动受限,部分患者呈进行性发展,如未及时治疗可出现关节畸形。类风湿因子常呈阴性。X线示软骨消失、骨质侵蚀破坏、关节腔狭窄及软组织肿胀。

3. 脓疱型银屑病(psoriasis pustulosa)　分为泛发性和局限性。

　　(1)泛发性脓疱型银屑病起病较急,常伴寒战和高热,表现为在寻常型银屑病皮损或无皮损的正常皮肤上迅速出现针尖至粟粒大小、淡黄色或黄白色的浅在性无菌性小脓疱,常密集分布,可融合形成片状脓湖,皮损可迅速发展至全身,伴有肿胀和疼痛感。一般1~2周后脓疱干燥结痂,但可反复呈周期性发作;严重者可因继发感染、全身衰竭而死亡。

　　(2)掌跖脓疱病一般无系统表现,皮损局限于手掌及足跖,掌部好发于大小鱼际,跖部好发于跖中部及内侧,常对称分布。皮损为成批发生在红斑基础上的小脓疱,1~2周后脓疱破裂、结痂、脱屑,新脓疱又可在鳞屑下出现,时轻时重,经久不愈。甲常受累,可出现点状凹陷、横沟、纵嵴、甲混浊、甲剥离及甲下积脓等。

(3)连续性肢端皮炎是局限性脓疱型银屑病的一种罕见类型。临床可见脓疱发生在指/趾端。脓疱消退之后可见鳞屑和痂,甲床可有脓疱,且甲板可能会脱落。如未及时治疗,可出现指/趾骨进行性破坏。

4. 红皮病型银屑病(psoriasis erythrodermic)　多由寻常型银屑病治疗不当或脓疱型银屑病转化而来,表现为全身皮肤弥漫性潮红、浸润肿胀并伴有大量糠状鳞屑,其间可有片状正常皮肤(皮岛),可伴有全身症状如发热、浅表淋巴结肿大等全身症状。病程较长,易复发。

(三) 组织病理

寻常型银屑病表现为角化过度、角化不全、Munro微脓肿,颗粒层变薄或消失,棘层增厚,表皮突延长、末端较宽,真皮乳头部血管扭曲扩张水肿,周围轻度到中度的炎性细胞浸润。脓疱型银屑病棘层上部出现海绵状脓疱(Kogoj微脓肿),真皮内炎症细胞浸润较重,其余变化同寻常型银屑病。红皮病型银屑病具有寻常型银屑病及慢性皮炎的病理特征,真皮浅层血管扩张充血更明显。

(四) 诊断与鉴别诊断

主要根据典型临床表现进行诊断和分型,组织病理表现具有一定的诊断价值。本病应与脂溢性皮炎、头癣、二期梅毒疹、扁平苔藓、慢性湿疹进行鉴别。

(五) 预防和治疗

银屑病治疗的目的主要是控制症状和提高患者生活质量。治疗不仅局限于皮损和关节病变,还应关注其相关疾病,同时重视患者的心理治疗。目前对于本病的治疗只能达到近期效果,不能防止复发。建议患者避免吸烟、饮酒、感染、外伤、劳累、精神紧张等银屑病诱发或加重因素。

治疗中禁用刺激性强的外用药,慎用可能导致严重不良反应的药物,如系统使用糖皮质激素、免疫抑制剂等,以免使病情加重或向其他严重类型转化。做到分型分级分期规范治疗。

1. 外用药物治疗　平时外用保湿剂以加强对皮肤屏障的保护。糖皮质激素霜剂或软膏有明显疗效,是银屑病治疗的一线用药,注意大面积长期应用强效或超强效制剂可引起全身不良反应。其他常用外用药还包括维生素 D_3 衍生物如卡泊三醇、他卡西醇;维A酸类药物如他扎罗汀、维A酸;钙调磷酸酶抑制剂如他克莫司、吡美莫司;复方制剂如他扎罗汀倍他米松、卡泊三醇倍他米松等;各种角质促成剂,如焦油制剂、蒽林软膏、喜树碱软膏、水杨酸软膏等。

2. 系统药物治疗　免疫抑制剂主要适用于中重度寻常型、红皮病型、脓疱型和关节病型银屑病,主要包括氨甲蝶呤、环孢素等药物;维A酸类药物主要适用于寻常型(斑块状)、脓疱型和红皮病型银屑病;糖皮质激素一般不主张系统用于寻常型银屑病,红皮病型银屑病、关节病型银屑病和泛发性脓疱型银屑病高热不退、全身中毒症状重时可短期谨慎使用。伴感染者应使用抗生素类药物。

3. 生物制剂　目前用于治疗银屑病的生物制剂包括:抗TNF-α(依那西普,英夫利昔单抗,阿达木单抗等)、抗IL-12/23P40(乌司奴单抗)、抗IL-17A(司库奇尤单抗,依奇珠单抗)和抗IL-17受体(Brodalumab)、以及抗IL-23P19单抗(Guselkumab、Tildrakizumab、Risankizumab)等单抗。生物制剂适用于常规系统治疗无效、禁忌或不耐受的中重度斑块型银屑病和/或关节病型银屑病的患者。

4. 物理治疗　如窄谱中波紫外线(NB-UVB)、光化学疗法(PUVA)、308nm准分子激光、浴疗等。

二、玫瑰糠疹

玫瑰糠疹（pityriasis rosea）是一种以覆有糠状鳞屑的玫瑰色斑疹、斑丘疹为典型皮损的炎症性、自限性丘疹鳞屑性皮肤病。

（一）病因与发病机制

病因不明，现认为与病毒（人疱疹病毒 HHV-7 及 HHV-6）感染有关。细胞免疫反应可能参与本病的发生。

（二）临床表现

本病多累及中青年，男女发病无明显差别，春秋季多发。初起皮损为躯干和四肢近端出现一个圆形或椭圆形淡红或黄褐色斑，直径约为 2~3cm，但也可小于 1cm 或大于 10cm，皮损中心覆细小鳞屑，边缘有大而明显的领圈状鳞屑，称为前驱斑或母斑。1~2 周内皮损逐渐增多，形同母斑，直径 0.2~1cm，常呈椭圆形，边缘覆圈状游离缘向内的细薄鳞屑，长轴与皮纹平行（图 1-13-2）。多无全身症状，常伴不同程度的瘙痒。本病有自限性，一般经 6~8 周可自行消退而不复发，少数可迁延半年以上。

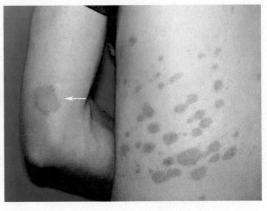

图 1-13-2　玫瑰糠疹

（三）组织病理

表现为非特异性慢性炎症的改变，表皮可见灶性角化不全，轻度棘层增厚，海绵形成和细胞内水肿，真皮浅层有中度血管扩张，水肿和淋巴细胞浸润。

（四）诊断与鉴别诊断

根据前驱斑、好发部位、皮疹的形态有典型红色圈状游离缘向内的糠状鳞屑性斑片、皮疹长轴与皮纹平行等特点不难诊断。本病需与二期梅毒疹、银屑病、脂溢性皮炎、花斑糠疹和药疹进行鉴别。

（五）治疗

本病有自限性，以对症治疗为主，治疗目的主要是减轻症状和缩短病程。局部可外用皮肤润泽剂、炉甘石洗剂或糖皮质激素。可口服抗组胺药物缓解瘙痒症状。病情严重或病程较长者可酌情短期小剂量口服糖皮质激素。UVB 照射能促进皮损消退，缩短病程。

三、扁平苔藓

扁平苔藓（lichen planus，LP）是一种特发性慢性炎症性皮肤病，典型皮损为多角形紫红色扁平丘疹，好发于四肢屈侧，黏膜常受累，患者自觉瘙痒，病程慢性。

（一）病因与发病机制

病因尚不清楚，免疫、遗传、病毒感染、神经精神因素、某些药物等可能与本病的发生及加重有关。

（二）临床表现

LP 能累及全身任何部位，但腕、前臂的屈侧最常见。发病可以突然或隐匿。典型皮损为紫红色或紫蓝色多角型扁平丘疹，粟粒至绿豆大小或更大，境界清楚，表面覆有蜡样薄膜，可见白色带有光泽小点或细浅的白色网状条纹（Wickham 纹）（图 1-13-3）。丘疹可散在、局限性或泛发性分布，亦可密集成片或融合成斑块，常伴瘙痒。可累及口腔颊黏膜，呈白色网状条纹状斑或斑块，也可表现为糜烂性或大疱性皮损。头皮损害可造成永久性脱发，甲受累可引起甲板增厚或变薄，出现纵嵴、纵沟、甲翼状胬肉等,还可引起甲板脱落。急性期时可出现同形反应。病程慢性,少数患者数周内痊愈。约 2/3 患者 1~2 年内自行消退。皮损肥厚者及黏膜 LP 消退较慢。少数患者会复发。

（三）组织病理

典型病理表现为表皮角化过度、颗粒层增厚（常呈楔形）、棘层不规则性增殖,表皮突呈锯齿形,基底细胞液化变性,真皮浅层淋巴细胞呈带状浸润,真皮乳头层可见胶样小体及噬黑素细胞。

（四）诊断与鉴别诊断

根据典型皮损,结合组织病理不难诊断。本病需与银屑病、盘状红斑狼疮、慢性湿疹、苔藓样药疹等进行鉴别,口腔和外阴部皮损应与黏膜白斑、念珠菌病、天疱疮等进行鉴别。

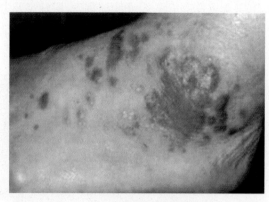

图 1-13-3 扁平苔藓

（五）治疗

1. **外用药物治疗** 可外用糖皮质激素软膏、0.1% 维 A 酸软膏等,亦可应用局部封闭治疗。糜烂性口腔损害可用利多卡因漱口以缓解症状。

2. **系统药物治疗** 抗组胺药物可缓解瘙痒症状。糖皮质激素可用于皮损严重者、糜烂溃疡性黏膜损害或进行性甲破坏或脱发者。维 A 酸类药物对严重和顽固皮损有效,对于口腔黏膜皮损常需较长时间起效。氨苯砜对大疱型及糜烂型 LP 均有效。氯喹、羟氯喹对光线相关皮损、甲及口腔 LP 疗效较好。病情严重者也可酌情选用免疫抑制剂或免疫调节剂。

3. **物理治疗** 可采用窄谱 UVB 或 PUVA 治疗。

四、多形红斑

多形红斑（erythema multiforme）是一种以靶形或虹膜状红斑为典型皮损的急性、自限性、炎症性皮肤病,常伴黏膜损害。

（一）病因与发病机制

病因复杂,感染、药物、系统性疾病及物理因素等均可引起本病,单纯疱疹病毒（HSV）感染是最常见的病因。一些研究显示该病可能与遗传相关（HLA-DQw3、DRw53 和 Aw33 等）。重症型多形红斑多与药物异常代谢相关。

（二）临床表现

本病春秋季好发,病程自限性,但常复发。多累及儿童和青年女性。常起病较急,病情严重者可有发热、畏寒、头痛、肌肉及关节酸痛等前驱症状。皮损呈多形性,根据其形态分为红斑 - 丘疹型、水疱 - 大疱型及重症型。

1. **红斑 - 丘疹型** 此型常见,病情较轻,多无或有轻微全身症状。好发于面颈部和四肢远端伸侧,口腔、眼等黏膜受累少见。典型皮损为暗红色斑或风团样皮损,中央为青紫色或为紫癜,严重时可出现水疱,形如同心圆状靶形皮损或虹膜样皮损（图 1-13-4A）。皮损互相融合后可呈回状或地图状。皮疹可无自觉症状或微痒,亦可伴有轻度疼痛及灼热感。皮损通常于 2~4 周消退,消退后可遗有色素沉着。

2. **水疱 - 大疱型** 常由红斑 - 丘疹型发展而来,可有高热、头痛、咽痛、乏力、关节疼痛和咳嗽等系统症状。除四肢远端外,可向心性扩散至全身,口、鼻、眼及外生殖器黏膜也可出现糜烂。皮损常发展为水疱、大疱或血疱,周围有暗红色晕（图 1-13-4B）。

3. **重症型** 又称 Stevens-Johnson 综合征,发病急骤,全身症状严重。皮损为鲜红色或暗红色的水肿性虹膜样斑或瘀斑,迅速扩大,相互融合,泛发全身,其上出现水疱、大疱或血疱,尼氏征可阳性。

累及多部位黏膜,最常见为口腔和口唇黏膜,其次为球结膜和肛门生殖器黏膜(图 1-13-4C)。口鼻黏膜可发生红肿、糜烂、出血和伪膜样改变,疼痛明显,严重者可引起的进食和张口困难;眼结膜充血、渗出,甚至可发生角膜炎、角膜溃疡、全眼球炎及失明;外阴、肛门黏膜可出现红肿糜烂,尿道生殖道受累可有排尿困难。呼吸道、消化道黏膜受累可导致支气管肺炎、消化道出血等。可并发坏死性胰腺炎、肝肾功能损害、败血症等,死亡率 5%~15%。

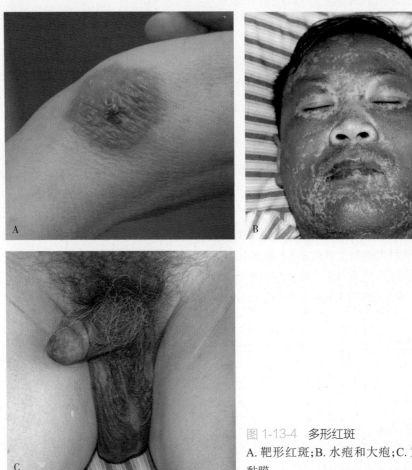

图 1-13-4 多形红斑
A. 靶形红斑;B. 水疱和大疱;C. 重症型累及
黏膜。

(三) 组织病理

该病组织病理的基本改变为:角质形成细胞坏死,基底细胞液化变性,表皮下水疱形成,真皮上层水肿、血管扩张、红细胞外渗,血管周围可见淋巴细胞及少数嗜酸性粒细胞浸润。在重症多形红斑,表皮坏死更为明显,甚至可累及全层。

(四) 诊断与鉴别诊断

根据本病的好发年龄及典型临床表现,可对本病进行诊断和分型。本病应与冻疮、红斑狼疮、大疱性类天疱疮、二期梅毒等进行鉴别。

(五) 治疗

尽量明确促发因素,停用可疑药物,控制感染,排查肿瘤等。轻症者多在数周内自愈,仅需对症处理;重症者可危及生命,应积极治疗。

1. **外用药物** 治疗原则为消炎、收敛、止痒、预防感染。红斑、丘疹型损害可选用炉甘石洗剂或糖皮质激素霜;大疱可抽吸疱液;有糜烂渗出者可采取 3% 硼酸溶液等湿敷,局部破溃者可外用 0.5% 新霉素霜、莫匹罗星软膏等防止感染。

2. **系统药物** 根据病情轻重制订治疗方案,轻症患者口服抗组胺药减轻自觉症状。对 HSV 相关者或反复发作的病例,可服用抗病毒类药物。重症患者应尽早给予足量糖皮质激素,病情控制后逐渐减量;同时给予支持疗法,维持水、电解质平衡,监测和预防并发症。

第二节　皮炎和湿疹

一、特应性皮炎

特应性皮炎(atopic dermatitis,AD),原称"遗传过敏性湿疹""异位性皮炎",是一种与遗传过敏素质相关的慢性复发性皮炎湿疹类疾病,表现为瘙痒、多形性皮损并有渗出倾向,常伴有哮喘、过敏性鼻炎的个人史和/或家族史。

(一)病因与发病机制

本病病因与发病机制目前还不很清楚,一般认为可能是遗传因素与环境因素相互作用并通过免疫途径介导产生的结果。

(二)临床表现

本病在不同年龄阶段有不同临床表现,通常可分为婴儿期、儿童期、青年成人期。可表现为急性和慢性反复发作。

1. **婴儿期** 约60%患者于1岁以内发病,以出生后2~6个月发病为多。皮疹多起于面颊部,常表现为瘙痒性红斑,继而在红斑基础上出现针尖大小的丘疹、丘疱疹,密集成片。皮损呈多形性,境界不清,搔抓、摩擦后很快形成糜烂、渗出和结痂等。皮损可扩展到头皮、颈部、前额、腕部和四肢伸侧等部位。病程慢性,部分患者可在2年内逐渐缓解或痊愈,部分患者可持续迁延至儿童期甚至成人期。

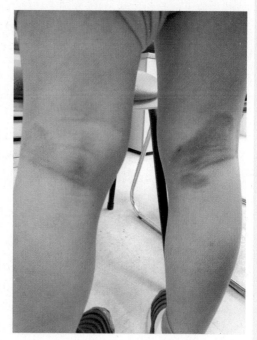

图1-13-5　特应性皮炎

2. **儿童期** 多在4岁左右发病,也可由婴儿期迁延而来。皮损常累及四肢屈侧或伸侧,常限于肘窝、腘窝等处,其次为颜面、眼睑和颈部(图1-13-5),常对称分布。皮损暗红色,渗出较婴儿期为轻,常伴抓痕等继发皮损,久之形成苔藓样变。此期瘙痒剧烈,为强迫性和阵发性,形成"瘙痒-搔抓-瘙痒"的恶性循环。

3. **青年成人期** 多数由儿童期发展而来,少数直接发病。多为局限性干燥损害,红斑或丘疹融合后皮肤浸润肥厚而呈苔藓样变。亦可有痒疹样表现。好发于肘窝、腘窝、颈部等屈侧部位,亦可发生于面、眼周及手背等处。有时可呈急性、亚急性湿疹样改变。常伴剧烈瘙痒,搔抓后出现血痂、鳞屑及色素沉着等继发改变。

(三)诊断与鉴别诊断

目前国际上常用的AD诊断标准为Williams标准(表1-13-1)。

本病需要鉴别的常见疾病包括疥疮、银屑病、慢性单纯性苔藓、接触性皮炎等。

表 1-13-1 Williams 诊断标准

皮肤瘙痒(或父母诉患儿有搔抓或摩擦史)加上以下标准中的 3 项或 3 项以上
1. 2 岁以前发病(4 岁以下儿童不适用);
2. 身体屈侧皮肤受累(包括肘窝、腘窝、踝前或颈周);
3. 有全身皮肤干燥史;
4. 个人史中有其他变应性疾病如哮喘或变应性鼻炎,或一级亲属中有变应性疾病史;
5. 有可见的身体屈侧湿疹样皮损(4 岁以下儿童包括颊部/前额和远端肢体湿疹)

(四) 预防和治疗

该病的治疗目的是缓解或消除症状,避免或减少可能的致病因素,减少和预防复发,提高患者的生活质量。

1. 患者教育 教育患者或其家长了解 AD 的诱发因素、临床特点及治疗原则,提倡母乳喂养;衣物以宽松的棉质为宜;避免任何外部刺激,如洗澡过多,用力揉搓,清洁用品使用不当,过冷过热等,浴后应外用润肤剂,保护皮肤屏障功能。发病期间应避免食用辛辣食物及饮酒。有明确食物过敏者,避食有关过敏食物;尘螨过敏者,可使用防尘螨床垫和枕套,清洁室内卫生。

2. 外用药物治疗 处理原则同湿疹,根据疾病严重程度及年龄选择药物。外用糖皮质激素为 AD 治疗的一线药物。建议轻度皮损选弱效糖皮质激素;中度皮损选择中效糖皮质激素;重度肥厚性皮损选择强效糖皮质激素。对于儿童患者、面部及皱褶部位皮损一般选用弱效或中效糖皮质激素。同时应注意长期使用可能引起的不良反应。钙调神经磷酸酶抑制剂如他克莫司软膏也有较好疗效。湿包对严重、顽固、肥厚性皮损有一定治疗效果。

3. 系统药物口服 抗组胺药可不同程度地缓解瘙痒和减少搔抓。正常皮肤和皮损微生物的定植或感染应予清除和控制,如继发细菌感染,可加用抗生素;继发单纯疱疹病毒感染者可选择抗病毒治疗。病情严重者可选用环孢素、硫唑嘌呤、氨甲蝶呤等免疫抑制剂,必要时短期使用糖皮质激素。

4. 物理治疗 NB-UVB 和 UVA1 可用于治疗 AD。

二、淤积性皮炎

淤积性皮炎(stasis dermatitis)又称静脉曲张性湿疹或坠积性皮炎,是静脉曲张综合征中常见的临床表现之一。该病可呈急性、亚急性、慢性表现,易复发,可伴有溃疡。

(一) 病因与发病机制

静脉曲张是引起小腿部位淤积性皮炎的重要因素。静脉曲张后静脉压增高、微脉管系统的血流减慢、毛细血管扩张并通透性增加,纤维蛋白原等漏出后形成管周纤维蛋白鞘,阻碍了氧气弥散和代谢物质交换,造成局部失营养改变。移行至组织中的白细胞还可释放炎症介质、自由基、蛋白水解酶等造成皮肤炎症。搔抓等刺激可使炎症恶化并延续。

(二) 临床表现

多累及伴下肢静脉高压的中老年人,常有下肢静脉曲张,多单侧发病。发病可急可缓,急性者多由深静脉血栓性静脉炎引起,表现为下肢迅速潮红、肿胀、发热,浅静脉曲张并出现湿疹样皮损(图 1-13-6)。发病缓慢者开始表现

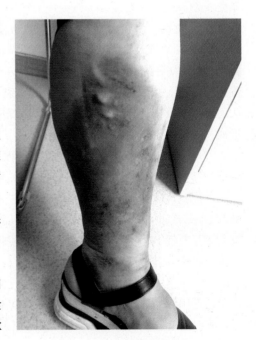

图 1-13-6 淤积性皮炎

为小腿下 1/3 轻度水肿,胫前及两踝附近出现红斑和褐色色素沉着。继发湿疹样改变时出现丘疹、水疱、糜烂、渗液和结痂等损害。病程较长者在内踝附近易因外伤和感染而发生经久难愈的溃疡。

（三）诊断与鉴别诊断

根据典型皮损及同时存在的静脉曲张,本病一般不难诊断。

本病湿疹样皮损需与自身敏感性皮炎、接触性皮炎及进行性色素性紫癜性皮肤病等进行鉴别;溃疡则需与各种可引起小腿溃疡性疾病进行鉴别。

（四）预防和治疗

积极治疗原发病,缓解静脉高压,避免长久站立和重体力劳动,休息时应抬高患肢。可用弹力绷带包扎患肢或穿用高筒弹力袜促进静脉回流。

外用药物治疗原则可参照湿疹。有溃疡形成时可用生理盐水清洗后外用抗感染药物,氦氖激光等局部物理治疗可促进愈合。皮损瘙痒严重者,可给予抗组胺药物缓解症状。对溃疡伴有感染者,应选用敏感的抗生素治疗。对上述治疗无效或反复发作者,可行曲张静脉根治术。

三、湿疹

湿疹(eczema)是由多种因素引起的真皮浅层及表皮炎症,临床上急性期皮损以丘疱疹为主,有渗出倾向,慢性期以苔藓样变为主,易反复发作。

（一）病因与发病机制

本病的发生与多种因素相互作用有关,少数可能由迟发型超敏反应介导。

1. 内部因素　包括慢性感染病灶、内分泌及代谢改变、血液循环障碍、神经精神因素、遗传因素等。

2. 外部因素　本病的发生可由食物、吸入物、生活环境、动物毛皮、各种化学物质所诱发或加重。

（二）临床表现

根据病程和皮损特点,湿疹可分为急性、亚急性、慢性三种类型。临床上,湿疹可从任一个阶段开始发病,并向其他阶段演变。

1. 急性湿疹　好发于面、耳、手、足、前臂、小腿等外露部位,严重时可泛发全身,常对称分布。皮损呈多形性,常表现为红斑基础上的针尖至粟粒大小丘疹、丘疱疹或小水疱,皮损周边丘疱疹逐渐稀疏,搔抓后出现点状糜烂面及渗液(图 1-13-7A),自觉剧烈瘙痒。搔抓、热水洗烫可加重皮损。

2. 亚急性湿疹　急性湿疹炎症减轻后,或急性期未适当处理可发展成亚急性湿疹。表现为红肿及渗出减轻,但仍可有丘疹及少量丘疱疹,皮损呈暗红色,可有少许鳞屑及轻度浸润。瘙痒程度减轻,但常有阵发性加重。再次暴露于致敏原、新的刺激或处理不当可导致急性发作或皮损加重。如经久不愈,则可发展为慢性湿疹。

3. 慢性湿疹　多由急性、亚急性湿疹久治不愈、反复发作迁延而来,亦有一开始即呈现慢性炎症者。好发于手、足、小腿、肘窝等处,多对称发病。表现为浸润性暗红斑上有丘疹、抓痕及鳞屑,局部皮肤肥厚、表面粗糙,有不同程度的苔藓样变、色素沉着或色素减退(图 1-13-7B),瘙痒多为阵发性。本期经过慢性,病情时轻时重,延续数个月或更久,且易复发。

4. 几种特殊类型的湿疹

（1）手部湿疹:多数起病缓慢,好发于指背、掌面或掌侧,可蔓及手背和腕部,对称分布。常表现为干燥暗红斑,局部浸润肥厚,边缘较清楚,冬季常有皲裂。

（2）汗疱疹:为手部湿疹的特殊类型。好发于掌跖和指（趾）侧缘。皮损为深在的针尖至粟粒大小水疱,直径 1~2mm,干涸后形成衣领状脱屑。自觉不同程度的瘙痒或烧灼感。

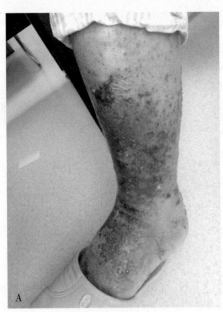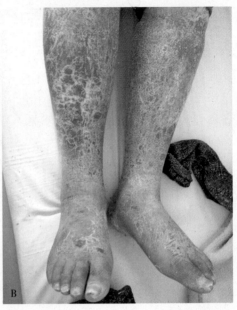

图 1-13-7　湿疹
A. 急性湿疹；B. 慢性湿疹。

（3）乳房湿疹：多见于女性，可单侧或对称发病。表现为乳头、乳晕、乳房暗红斑，其上有丘疹和丘疱疹，可伴糜烂、渗出或覆以薄痂。常伴瘙痒，发生裂隙时可出现疼痛。哺乳期妇女停止哺乳后多可自愈。

（4）外阴、阴囊和肛门湿疹：瘙痒剧烈，常因过度搔抓、热水烫洗而呈红肿、渗出、糜烂、皲裂。长期反复发作可慢性化，表现为局部皮肤浸润肥厚、苔藓样变。

（5）钱币状湿疹好发于手足背、上肢、小腿的伸侧。皮损多为钱币状水肿性红色斑片，境界清楚，直径约 1~3cm。急性期红肿、渗出明显，慢性期皮损肥厚、色素增加，表面覆有干燥鳞屑，自觉剧烈瘙痒。

（三）组织病理

湿疹的特征性改变是表皮海绵形成，真皮浅层血管周围有淋巴细胞为主的炎性细胞浸润（可有少量的嗜酸性粒细胞和中心粒细胞）。急性期，海绵水肿显著；亚急性期，常有角化过度和棘层肥厚；慢性期，表现为角化过度与角化不全，棘层肥厚明显，真皮浅层毛细血管壁增厚，胶原纤维变粗。

（四）诊断与鉴别诊断

根据皮损的多形性，瘙痒剧烈，多对称分布，急性期有渗出倾向，慢性期苔藓样变皮损等特征，不难诊断。

该病急性期应与急性接触性皮炎鉴别，慢性期应与慢性单纯性苔藓鉴别，手足湿疹应与手足癣、掌跖脓疱病等相鉴别。

（五）预防和治疗

尽量寻找并去除可能的病因，避免或阻断其再接触；保持皮肤清洁，维护皮肤屏障，避免外界各种刺激如过度搔抓、肥皂洗、热水烫等。

对于不同时期的湿疹皮损，药物剂型的选择应符合外用药的应用原则：急性期无渗液或渗出不多者可用糖皮质激素霜剂，渗出较多者可用 3% 硼酸溶液或 0.1% 依沙吖啶溶液等湿敷，待渗出减少后可用糖皮质激素霜剂，与油剂交替使用；亚急性期可应用糖皮质激素乳剂、糊剂；慢性期可选用软膏、硬膏、涂膜剂；对顽固性局限性皮损可用糖皮质激素局部封包。

瘙痒严重者可系统应用抗组胺类药物及镇静药；对急性泛发性严重患者经一般治疗效果不佳时，可短期系统应用糖皮质激素；合并感染时，应及时选用有效抗生素治疗。

第三节　荨麻疹类和瘙痒性皮肤病

一、荨麻疹

荨麻疹(urticaria)俗称"风疹块",是一种常见的以瘙痒性风团伴或不伴血管性水肿为特点的皮肤病。

(一) 病因与发病机制

病因复杂,多数患者特别是慢性荨麻疹很难找到确切病因。可能的病因包括食物、药物、呼吸道吸入物及皮肤接触物等。此外,物理因素、精神神经因素、内分泌因素以及遗传因素等也与该病的发病相关。另外,一些系统性疾病如自身免疫性疾病、慢性胃炎、甲状腺疾病、肿瘤等亦可伴发本病。

各种原因导致的肥大细胞等炎症细胞活化和脱颗粒,释放具有炎症活性的化学介质,如组胺、5-羟色胺、细胞因子、趋化因子、花生四烯酸代谢产物等,从而引起皮肤黏膜血管扩张、血管通透性增加、平滑肌的收缩以及腺体分泌的增加是荨麻疹发病机制的核心环节。其中肥大细胞是荨麻疹发病中的主要效应细胞,组胺是其释放的最重要的促炎症反应介质。

引起肥大细胞等炎症细胞活化的机制可分为免疫性和非免疫性。免疫性机制多数为Ⅰ型超敏反应,即IgE介导的荨麻疹。少数为Ⅱ型或Ⅲ型介导,甚至Ⅳ型超敏反应也参与发病。而非免疫性机制主要由物理因素、某些分子的毒性作用、补体、神经递质等,通过肥大细胞膜表面的受体和配体间的直接作用导致细胞活化。此外,可能还存在其他作用机制有待于进一步研究。

(二) 临床表现

根据有无激发因素,该病可分为自发性荨麻疹和诱导性荨麻疹两大类。荨麻疹的主要临床表现为风团及不同程度的瘙痒,伴或不伴有血管性水肿。

1. 急性自发性荨麻疹　起病通常较急,病程小于6周。患者常突然自觉皮肤瘙痒,该部位很快出现大小不等的红色风团(图1-13-8A),呈圆形、椭圆形或不规则形,可孤立分布或融合成片,表面凹凸不平,有时风团可呈苍白色。通常于数分钟至数小时内水肿减轻,风团变为红斑并逐渐消失,不留痕迹,皮损持续时间一般不超过24h,但新风团可此起彼伏,不断出现。病情严重者可出现心悸、烦躁、血压降低等过敏性休克症状,胃肠道黏膜受累时可出现恶心、呕吐、腹痛和腹泻等症状,发生喉头水肿或累及支气管时可出现呼吸困难甚至窒息,感染引起者可出现高热、寒战、脉速等全身中毒症状。

2. 慢性自发性荨麻疹　自发性风团和/或血管性水肿反复发作超过6周以上,且每周发作至少两次称为慢性自发性荨麻疹。患者一般无全身症状或症状轻微,风团时多时少,反复发生,常达数月或数年之久。

3. 诱导性荨麻疹

(1)皮肤划痕症:亦称人工荨麻疹,可发生于任何年龄,表现为用手搔抓或钝器划过皮肤1~3min后,沿划痕出现条状风团(图1-13-8B),常伴不同程度的瘙痒,不久自行消退。可单独发生或与荨麻疹伴发。

(2)冷接触性荨麻疹:又称寒冷性荨麻疹,表现为接触冷风、冷水或冷物后,暴露或接触部位产生风团,病情严重者可出现手麻、胸闷、心悸、腹痛、晕厥甚至休克等。本病可分为家族性和获得性。

(3)日光性荨麻疹:暴露日光或人工光源数分钟后,暴露部位出现红斑和风团,伴有瘙痒和刺痛感,1~2h内可自行消退,严重患者在身体非暴露部位亦可出现风团。

(4)延迟压力性荨麻疹:持续受压4~6h后,局部发生弥漫性深在性肿胀,边界不清,持续8~12h后消退,自觉瘙痒和疼痛,好发于手掌、足底、臀部或其他易受压迫部位。

(5)热接触性荨麻疹:指皮肤暴露于43℃以上温度而诱发局部荨麻疹。又分为:局限性热性荨麻疹和延迟性家族性局限性热性荨麻疹。前者皮肤受热数分钟后发生风团或肿胀变硬,自觉烧灼、刺痛,持续1h左右而自行消退。后者幼年开始发病,风团于皮肤受热后2h出现,4~6h最明显,持续12~14h。

(6)振动性荨麻疹(血管性水肿):比较少见,皮肤在被振动刺激后数分钟出现局部水肿和红斑,约持续30min。这些刺激包括慢跑、毛巾来回的摩擦,或使用振动性机器等。

(7)胆碱能性荨麻疹:主要发生于年轻人,表现为运动、受热、情绪紧张、进食热饮或乙醇饮料后,数分钟出现直径1~3mm的圆形丘疹性风团,周围有明显红晕,皮疹散在分布,互不融合,躯干和上肢好发(图1-13-8C)。自觉瘙痒、麻刺感、烧灼或发热感,有时仅有剧痒而无皮损,常于30~60min内消退。

(8)接触性荨麻疹:皮肤直接接触某些变应原后出现风团、红斑,常由食物防腐剂和添加剂等化学物质等引起。

(9)水源性荨麻疹:在皮肤接触水的部位,立即或数分钟内出现风团,与水温无关。皮损好发于躯干上半部分,伴剧烈瘙痒,掌跖不累及。持续时间在1h之内。

(10)运动诱导性荨麻疹:又称食物-运动引起的过敏性休克,患者运动后数分钟进食或4h内暴食,就会发生风团和/或血管性水肿,可迅速发展至过敏性休克。该病与某些特异食物如小麦等有关。

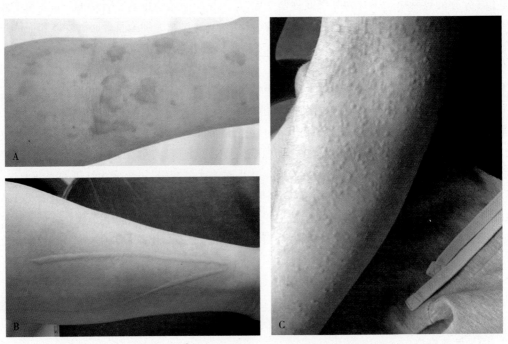

图1-13-8　荨麻疹
A.急性荨麻疹;B.皮肤划痕症;C.胆碱能性荨麻疹。

(三)诊断与鉴别诊断

根据典型风团、反复发作、发生及消退迅速、消退后不留痕迹、明显瘙痒等特点,本病不难诊断。各种诱导性荨麻疹的诊断需依赖各项特异性诊断试验。

本病应与丘疹性荨麻疹、荨麻疹性血管炎、多形红斑等进行鉴别;伴腹痛或腹泻者,应与其他原因引起的急腹症、胃肠炎、溃疡病等相鉴别;伴高热和中毒症状者,应与各种感染鉴别。

（四）治疗

治疗原则为查找并祛除病因,抗过敏和对症治疗。

1. 系统药物治疗

（1）急性自发性荨麻疹:首选第二代 H_1 组胺受体拮抗剂。伴有全身症状如发热、关节痛等,在排除其他疾病后宜早期短程加用糖皮质激素,症状改善后迅速减量停用;伴腹痛、腹泻、恶心、呕吐者可给予解痉药物;合并感染者应及时使用足量有效的抗生素,并处理感染病灶。病情严重伴有休克、喉头水肿及呼吸困难者,应立即抢救。

（2）慢性自发性荨麻疹:首选第二代 H_1 组胺受体拮抗剂。若一种抗组胺药无效,可更改抗组胺药物的种类,也可 2 种抗组胺药联用或交替使用。亦可联合应用第一代 H_1 组胺受体拮抗剂、H_2 组胺受体拮抗剂或白三烯受体拮抗剂。病情顽固者还可酌情选用羟氯喹、雷公藤等。控制症状后,应继续用药维持治疗,并逐渐减量至停药。生物制剂（如奥马珠单抗）和免疫抑制剂（环孢素等）可用于常规治疗无效的难治性慢性自发性荨麻疹。

（3）诱导性荨麻疹:在抗组胺药基础上,根据不同类型荨麻疹可联合使用不同药物。皮肤划痕症可联合使用酮替芬或者行 UVA1 或窄波 UVB 照射;冷接触性荨麻疹可联合使赛庚啶、多塞平或行冷脱敏治疗;胆碱能性荨麻疹可联合使用酮替芬、达那唑等。

（4）其他治疗:因感染诱发者可应用抗生素。

2. 外用药物治疗　有助于止痒减轻症状,夏季可选炉甘石洗剂等,冬季可选有止痒作用的乳剂;日光性荨麻疹还可局部使用遮光剂。

二、血管性水肿

血管性水肿（angioedema）又名血管神经性水肿、巨大型荨麻疹等,是一种发生于皮下疏松组织或黏膜的局限性水肿,分获得性和遗传性,后者罕见。

（一）病因与发病机制

两种类型的血管性水肿发病机制不同。遗传性血管性水肿为常染色体显性遗传,由于患者 C1 酯酶抑制物（C1-INH）合成障碍或其功能缺陷,使 C1 酯酶活性失去抑制,过度活化,激活 C2 和 C4,并进一步过度分解水平下降,从而使一系列的补体成分被激活,C3a 和 C5a 具有血管活性功能,引起缓激肽、组胺等活性介质的释放,导致血管扩张、组织水肿及其他炎症反应。获得性血管性水肿发病机制与荨麻疹类同,常发生在有过敏素质的个体,药物、食物、粉尘等吸入物及日光、冷热等物理因素为最常见的诱因。

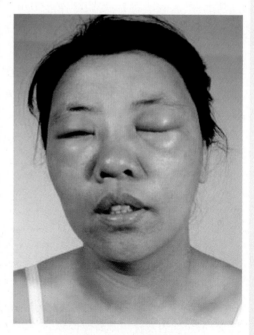

图 1-13-9　血管性水肿

（二）临床表现

1. 获得性血管性水肿　占绝大多数。多见于组织疏松处,如眼睑、口唇及外阴等部位。皮损为局限性肿胀,呈肤色或淡红色,表面光亮,边界不清,触之有弹性感,多为单发,偶见多发（图 1-13-9）。自觉不痒或轻微瘙痒、麻木、灼烧感或其他不适感。一般持续数小时至数天,部分患者可持续一周,消退后不留痕迹。水肿性损害常常在同一部位反复发生,常并发荨麻疹;伴发喉头水肿可造成咽喉部不适、呼吸困难,甚至窒息死亡;消化道受累时可有恶心、呕吐腹痛和腹泻等表现。

2. 遗传性血管性水肿　发病率低,常在 10 岁前发病。其临床表现与获得性血管性水肿相似。该病往往反复发作至中年甚至终生,但中年后发作的频率与严重程度会减轻。外伤、感染、精神因素、雌激素类药物等可诱发本病。一般无痛痒感,也不伴有荨麻疹。水肿可见于任何部位,但面部及四肢末端最为好发,常累及上呼吸道及胃肠道黏膜,患者可因喉头水肿而窒息死亡;累及胃肠道可出现恶心、呕吐、腹痛、腹胀。

（三）诊断与鉴别诊断

根据在疏松部位皮肤或黏膜突然发生的局限性水肿,约 2~3d 自行消退,不留痕迹,容易反复等临床特点,一般诊断不难。若患者发病年龄较早,伴家族史,则应考虑为遗传性血管性水肿,发病期间 C2 和 C4 水平显著降低、血清 C1INH 水平降低或功能异常有助于诊断。

（四）治疗

遗传性血管性水肿对抗组胺药和肾上腺皮质激素治疗无效。桂利嗪治疗有效,6- 氨基己酸等抗纤溶酶药物可使症状缓解,同时有预防及减少复发的效用,雄性激素类药物可以刺激机体 C1 抑制物的合成而发挥治疗作用。急性严重发作患者,可使用 C1INH 制剂或激肽释放酶抑制剂治疗。

获得性血管性水肿的治疗与荨麻疹相同。在喉头水肿时可肌内注射肾上腺素,同时使用糖皮质激素,如有呼吸道受累,可给予氨茶碱,治疗无效且危及生命时可采用气管切开术急救。

三、瘙痒症

瘙痒症（pruritus）是一种仅有皮肤瘙痒症状而无原发性皮损的皮肤病。

（一）病因与发病机制

本病病因较为复杂。皮肤干燥是全身性瘙痒症的最常见病因,其他如神经精神因素、妊娠、药物、食物等均可引起全身性瘙痒。此外,某些系统性疾病如糖尿病、尿毒症、肝胆疾病、内脏肿瘤、血液病、甲状腺疾病、变应性疾病、肠寄生虫等亦可引起全身皮肤瘙痒。局限性瘙痒症如阴囊瘙痒症常与摩擦、局部多汗、股癣等有关;女阴瘙痒症多与白带、阴道真菌病、阴道滴虫病、淋病、糖尿病及宫颈癌等有关。此外,药物刺激、衣物刺激等也可引起局限性瘙痒症。

（二）临床表现

该病无原发性皮损,瘙痒为本病特征性表现。全身性瘙痒症患者各处皆可有阵发性痒的感觉,但不是全身同时发痒,往往由一处移到另一处,发痒的程度不尽相同,常为阵发性且夜间为重;局限性瘙痒症表现为局部阵发性剧痒,好发于外阴、肛周、小腿和头皮。搔抓可引起继发性皮损,如条状抓痕、血痂、色素沉着或减退等,甚至出现湿疹样变和苔藓样变,抓伤的皮肤可继发感染如疖、毛囊炎淋巴管炎、淋巴结炎等。

（三）诊断与鉴别诊断

根据全身性或局限性瘙痒症状而无原发性皮损,可以明确诊断。为寻找致病因素,去除病因,常需做全面的体格检查和实验室检查。

该病的继发性皮损需与疥疮、虫咬皮炎、痒疹、慢性单纯性苔藓等相鉴别,局限性瘙痒症需与局部真菌、滴虫、虱病、蛲虫、湿疹及接触性皮炎等进行鉴别。

（四）治疗

应积极寻找病因,伴有系统性疾病者应予积极治疗原发病,避免搔抓、烫洗及不恰当治疗等刺激因素,避免饮酒及食用刺激性食物。

1. 外用药物　应以保湿、滋润、止痒为主。可用低 pH 的清洁剂和润滑剂,使用刺激性小的止痒剂及表面麻醉剂,也可短期外用糖皮质激素软膏或霜剂以缓解症状。

2. 系统药物　以抗组胺药最常应用,第二代 H_1 受体拮抗剂也有效。可酌情选用钙剂、维生素 C、硫代硫酸钠、镇静安眠药、三环类抗抑郁药等。病情严重者亦可试用普鲁卡因静脉封闭。

3. 物理治疗　UVB、UVA 以及 PUVA 光疗对部分患者有效,皮肤干燥者可配合熏蒸,此外矿泉浴、淀粉浴均有一定疗效。

四、慢性单纯性苔藓

慢性单纯性苔藓(lichen simplex chronicus)又名神经性皮炎(neurodermatitis),是一种以阵发性剧痒及皮肤苔藓样变为特征的慢性炎症性皮肤病。

(一)病因与发病机制

目前病因尚未阐明,多认为与神经精神因素有明显相关性。可能是由于大脑皮层的抑制和兴奋功能失调所引起。可能与神经精神因素、胃肠道功能障碍、内分泌功能紊乱、局部刺激、饮食等因素有关。搔抓及慢性摩擦可能是重要的诱因或加重因素,从而形成"瘙痒 - 搔抓 - 瘙痒"的恶性循环导致本病的持续存在及发展。

(二)临床表现

依其受累范围的大小,临床上可分为局限性和播散性两种类型。

1. 局限性　较为常见,好发于中青年。多见于颈项部、双肘伸侧、腰骶部等部位,多局限于一处或两侧对称分布。一般开始先感局部阵发性瘙痒,经搔抓或摩擦后,出现成群粟粒至米粒大肤色、淡褐色或淡红色,圆形或多角形扁平丘疹,质地较为坚实而有光泽,表面可覆有少量糠秕状鳞屑。久之丘疹渐融合、扩大,颜色变暗,皮嵴增高,皮纹加深,互相交错,呈菱形或多角形,皮肤肥厚似皮革样改变,即所谓"苔藓样变"(图 1-13-10)。皮损境界清楚。

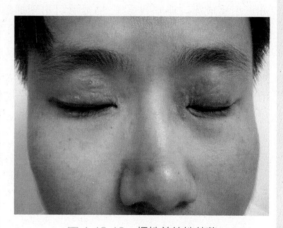

图 1-13-10　慢性单纯性苔藓

2. 播散性　好发于成年及老年人。皮损与局限性相似,但分布广泛而弥散,可分布于眼睑、头皮、躯干、四肢等处,多呈苔藓样变,常见抓痕或血痂。自觉阵发性瘙痒,常于夜间、局部刺激、精神烦躁时加剧。慢性病程,反复发作或常年不愈。

(三)诊断与鉴别诊断

根据皮疹好发于颈侧、腰骶、肘部等部位,呈典型的苔藓样变,病程慢性,剧痒等特点易诊断。该病需与慢性湿疹、特应性皮炎、局限性皮肤淀粉样变、扁平苔藓等鉴别。

(四)治疗

避免搔抓、摩擦等刺激,辅以心理治疗,阻断"瘙痒 - 搔抓 - 瘙痒"恶性循环。

1. 外用药物治疗　应根据皮损类型、部位等,合理选用药物种类和剂型。可外用局部麻醉药、辣椒素、钙调磷酸酶抑制剂、氧化锌、薄荷醇、樟脑等制剂,必要时短期外用糖皮质激素。

2. 系统药物治疗　口服抗组胺药为一线用药。根据病情严重程度可加用多赛平、阿米替林、沙利度胺等。

五、痒疹

痒疹(prurigo)是一组以风团样丘疹、结节为主要损害的炎症性皮肤病的总称,常有剧烈瘙痒。

（一）病因与发病机制

病因不明，一般认为与变态反应有关。虫咬、食物或药物过敏、神经精神因素、遗传过敏体质、病灶感染、胃肠道功能紊乱、内分泌障碍、体内的恶性肿瘤等都可能与本病的发生有关。

（二）临床表现

1. 急性痒疹

（1）急性单纯性痒疹：又称丘疹性荨麻疹，与昆虫叮咬、肠道寄生虫及某些食物有关。多累及儿童及青少年，易于春夏秋温暖季节发病。好发于腰背、腹、臀、小腿等处。皮损多为 0.5~2cm 大小的圆形或椭圆形淡红色风团样丘疹，中央常有小水疱，多条状或群集分布，很少融合，自觉瘙痒，反复搔抓可继发感染。红斑和水疱可于短期内消退，丘疹一般于 1~2 周逐渐消退，可反复发生（图 1-13-11A）。

（2）成人痒疹：多见于中年人，皮疹好发于躯干及四肢伸侧，肘、膝部明显，也可累及头皮、面部、臀部。基本皮损为小米至绿豆大小、淡红或肤色的多发性坚实圆形或顶部略扁平的丘疹。皮疹散发或群集，但不融合，自觉瘙痒剧烈。搔抓后可出现风团样皮损及丘疱疹，反复搔抓可出现苔藓样变和色素沉着。少数病例愈后留有点状结疤。病程倾向慢性。

2. 慢性痒疹

（1）小儿痒疹：多发于 1~5 岁的幼儿，四肢伸侧为好发部位。常发生于丘疹性荨麻疹之后，初发皮损为风团或风团样小丘疹，继而转变为肤色或淡红色质硬丘疹、结节，称为痒疹小结节。多散在分布，亦可聚集成簇。伴剧烈瘙痒，搔抓后可出现抓痕、血痂、苔藓样变、易继发湿疹样改变或化脓性感染。皮疹反复发作，时轻时重，慢性迁延。

（2）结节性痒疹：多见于成年妇女，是一种以疣状结节为主要皮损，好发于四肢伸侧伴有剧烈瘙痒的慢性炎症性皮肤病。皮损初起为水肿性红色丘疹或风团样丘疱疹，很快呈黄豆或更大的半球状结节，顶部角化明显，可呈疣状增生，红褐色或暗褐色，常散在分布，少至数个或多至上百个，触之有坚实感。瘙痒剧烈。消退后遗留色素沉着或瘢痕，也可因搔抓致苔藓样变（图 1-13-11B）。慢性经过，经久不愈。

3. 症状性痒疹
常发生于妊娠妇女或肿瘤患者，可能与体内代谢产物等有关。

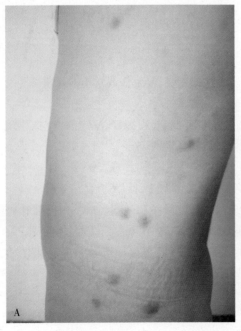
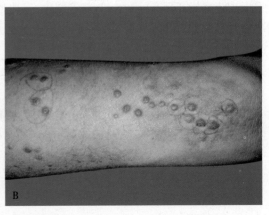

图 1-13-11　痒疹

A. 急性单纯性痒疹；B. 结节性痒疹。

（三）诊断与鉴别诊断

首先根据皮损特征及剧烈瘙痒诊断为痒疹，再依据病史、发病年龄、病程及具体临床表现等情况确定临床类型。

急性痒疹应与水痘、荨麻疹进行鉴别；成人痒疹应与慢性湿疹、特应性皮炎、疥疮等进行鉴别；结节性痒疹应与疣状扁平苔藓、结节性皮肤淀粉样变、结节性类天疱疮、反应性穿通性胶原病等进行鉴别。

（四）治疗

应尽量寻找并去除病因及诱发因素。防止虫咬，改善卫生状况，伴系统疾病者应积极治疗原发病。

1. **外用药物治疗** 以止痒、消炎为主，局部可用炉甘石洗剂，也可应用糖皮质激素乳膏。对于结节性皮损可应用强效糖皮质激素软膏或乳膏以及角质剥脱剂，封包可增强疗效，亦可用糖皮质激素皮损内注射。

2. **系统药物治疗** 可口服抗组胺药对有神经精神因素的患者，可适当应用镇静催眠类药物及/或普鲁卡因静脉封闭疗法。皮损广泛和瘙痒难以忍受者，可短期系统使用小剂量糖皮质激素，也可选用沙利度胺、维A酸类药物、免疫抑制剂等。

3. **物理治疗** 淀粉浴、矿泉浴、硫黄浴可缓解症状；结节性痒疹可使用液氮冷冻、激光治疗、放射线同位素贴敷或浅X线放射治疗；窄谱UVB及PUVA疗法对顽固性皮损常有效。

第四节 皮肤血管炎

一、过敏性紫癜

过敏性紫癜（Henoch-Schonlein purpura）是一种IgA抗体介导的超敏反应性毛细血管和细小血管炎，以非血小板减少性皮肤紫癜、关节痛、腹痛和肾脏病变为特征。

（一）病因与发病机制

病因复杂，绝大多数在上呼吸道感染后发生，链球菌、葡萄球菌、副流感病毒最常见，其他呼吸道病原体、疫苗和药物诱发者也有报道，恶性肿瘤和自身免疫性疾病亦可为可能病因。发病机制为III型变态反应，主要是由以IgA为主的免疫复合物沉积在血管周围，通过激活补体而导致毛细血管和小血管壁周围的炎症，使血管壁通透性增高，从而产生各种临床表现。

（二）临床表现

本病好发于儿童和青少年，4~8岁为高发年龄段，男性多见。皮损常见于下肢伸侧及臀部（以双下肢胫前为主），对称分布，严重者可波及上肢、躯干。部分患者发病前常有低热、全身不适、上呼吸道感染等前驱症状，继而出现针尖至黄豆大小、可触及紫癜、出血性丘疹或瘀斑，部分有融合倾向，常分批出现（图1-13-12）。病程长短不一，易复发。除严重并发症外，一般预后良好。

仅累及皮肤者称为单纯型；并发关节疼痛、肿胀称为关节型，多为膝、踝关节受累；并发消化道症状称为腹型，表现为脐周和下腹部疼痛、恶心、呕吐等，严重者可出现便血甚至肠套叠、肠穿孔；

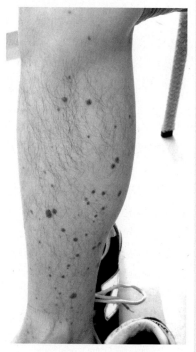

图1-13-12 过敏性紫癜

并发肾脏损害称为肾型,主要表现为血尿、蛋白尿;上述各型有时可合并存在,称为混合型。非单纯型者除紫癜外,还可出现风团、水疱甚至溃疡、坏死等多形性皮损。

(三) 实验室检查

部分患者束臂试验阳性。白细胞数正常或在发病初期升高(特别是嗜酸性粒细胞),发病初期血沉增快,血小板数量、形态和功能都在正常范围,出凝血功能亦正常。累及肾脏时出现血尿、蛋白尿,累及胃肠道可粪隐血试验阳性。

(四) 病理

真皮乳头层毛细血管、细小血管内皮细胞肿胀,管壁有纤维蛋白沉积、变性及坏死,血管及其周围有中性粒细胞浸润,有核碎裂、水肿及红细胞外渗,还可出现管腔闭塞。免疫荧光检查可见真皮浅层小血管壁有 IgA 沉积,该特点为区分过敏性紫癜和其他血管炎的重要依据。

(五) 诊断与鉴别诊断

根据好发年龄及部位,典型皮损为瘀点和出血性斑丘疹,血液学检查正常,一般不难诊断。根据是否存在关节痛、腹痛和肾损害来进行分型,合并关节表现者应考虑关节型,有腹部绞痛者应考虑腹型,尿检查异常伴肾脏疾病表现者应考虑肾型紫癜。单纯型过敏性紫癜应与特发性血小板减少性紫癜进行鉴别,后者血小板显著减少,皮损表现为不可触及的紫癜,瘀斑明显;腹型过敏性紫癜应与外科急腹症相鉴别;肾型或混合型应与系统性红斑狼疮进行鉴别。

(六) 治疗

首先应积极寻找致病因素,如防治上呼吸道感染、去除感染病灶、避免服用可疑药物等。基本治疗原则包括:支持治疗,保持水化,对症缓解疼痛,监测并发症。

单纯型可给予降低血管通透性的药物,如口服维生素 C 和芦丁。关节型给予非甾体抗炎药,严重的可服用阿片类药物。腹型需给予糖皮质激素,同时禁食水,给予胃肠外营养,直至病情缓解。肾型应进行肾活检病理分型,轻度受累者可密切随访,快速进展的肾小球肾炎和肾病综合征可系统给予糖皮质激素治疗,或联合使用吗替麦考酚酯或环孢素。

二、皮肤小血管炎

皮肤小血管炎(cutaneous small vessel vasculitis,CSVV)又称变应性皮肤血管炎,是指单纯累及真皮小血管的血管炎。之前使用的病名还包括过敏性血管炎、白细胞碎裂性血管炎等。皮肤小血管炎的表现并非特异,一些系统性血管炎也可以出现相似的症状。因此,该病是一个排他性诊断,如果有系统损害,则要诊断为系统性血管炎的皮肤表现。

(一) 病因与发病机制

本病可能的病因包括感染、药物或化学物质、淋巴增生性疾病及实体肿瘤等。发病机制与小血管内的免疫复合物沉积有关,为Ⅲ型变态反应。

(二) 病理

与过敏性紫癜相似,组织病理表现为白细胞碎裂性血管炎。但有血栓形成特别是中性粒细胞浸润和核尘的程度更明显。直接免疫荧光显示真皮全层小血管壁有 IgG、IgM 及 C3 沉积。

(三) 临床表现

起病突然,主要发生于青年人。好发于下肢和臀部,以小腿为多,常对称分布,亦可见于上肢和躯干。皮损呈多形性,以紫癜、溃疡、坏死和小结节为主要特征(图 1-13-13),还可表现为红斑、丘疹、水疱、

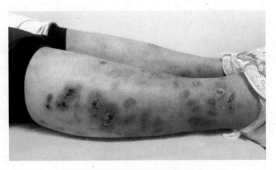

图 1-13-13　皮肤小血管炎

血疱等,皮损消退后留色素沉着或萎缩性瘢痕。自觉轻度瘙痒或烧灼感,部分患者有疼痛感。可伴有低至中度发热、头痛、乏力、倦怠和关节酸痛等全身症状。本病为自限性,但可复发或变成慢性,迁延数月,甚达数年。

（四）实验室检查

发病初期血沉增快,部分患者类风湿因子低滴度阳性、补体水平降低,严重者还可有贫血、血小板减少。

（五）诊断与鉴别诊断

根据临床表现结合组织病理可明确诊断。本病应与过敏性紫癜鉴别,后者皮损形态相对单一,主要为紫癜,血小板正常,直接免疫荧光可见血管壁 IgA 沉积。

（六）治疗

积极寻找慢性感染灶、药物等可能诱发因素,避免剧烈活动。大部分皮肤小血管炎具有自限性,仅需休息、支持治疗及外用糖皮质激素。如皮损范围广泛、症状较重者可短期系统应用糖皮质激素治疗;对糖皮质激素反应不佳者可加用沙利度胺或氨苯砜;若仍不能控制病情,可联合使用环磷酰胺等免疫抑制剂。坏死明显或组织学上有明显血栓者须联合阿司匹林等抗凝药。

三、青斑性血管病

青斑性血管病(livedoid vasculopathy)又称白色萎缩,好发于双小腿特别是踝关节周围皮肤,临床表现为复发性疼痛性溃疡伴有网状青斑,愈后留下不规则的萎缩性色素减退性瘢痕。

（一）病因与发病机制

病因尚未明确,与慢性静脉功能不全、血栓形成相关,包括抗磷脂抗体、蛋白 S、蛋白 C 活性异常等均有在此病中报道。

（二）临床表现

多见于中青年女性。常发生于小腿或足部,特别是踝关节周围。表现为不规则形紫癜样斑,继而出现水疱和慢性疼痛性穿凿性溃疡,周围可伴有网状青斑,这个阶段被称为青斑性血管病。溃疡愈合后形成瓷白色萎缩性瘢痕,边缘色素沉着伴毛细血管扩张,此阶段被称为白色萎缩(图 1-13-14)。

（三）病理

表皮萎缩,真皮有硬皮病样改变。真皮浅层小血管扩张,管壁增厚或纤维素样坏死,管腔内血栓形成,可伴有红细胞外渗。无真正血管炎的表现。

（四）诊断与鉴别诊断

诊断根据典型临床表现和组织病理改变。本病应与皮肤型结节性多动脉炎鉴别。

（五）治疗

以抗凝和纤溶治疗为主,如利伐沙班等。

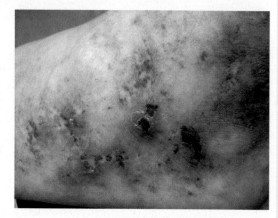

图 1-13-14　青斑性血管病

四、结节性红斑

结节性红斑(erythema nodosum,EN)也称为间隔性脂膜炎,是发生于皮下脂肪的炎症性疾病。典型皮损表现为小腿伸侧的红色结节和斑块。

（一）病因与发病机制

病因复杂,一般认为其病因可分为感染和非感染性因素。感染性因素包括细菌(特别是 A 型溶血性链球菌)、真菌和病毒感染；非感染性因素包括药物(如溴剂、碘剂、避孕药等)、某些自身免疫性疾病(如白塞病、炎症性肠病、结节病等)及恶性肿瘤等。发病机制不明，目前认为是对致病微生物、药物等变应原的迟发性变态反应和免疫复合物介导的血管壁损伤。

(二) 临床表现

多见于中青年女性。发疹前数天可出现上呼吸道感染等前驱症状，伴发热、乏力、关节肌肉疼痛等。多发生于胫前，少数可发生于大腿与上肢伸侧甚至面部。皮损为直径 1~2cm 的鲜红色、紫红色结节，数个至数十个，对称性散在分布，不融合(图 1-13-15)。皮损局部温度升高，自觉疼痛，触痛明显，病情严重者可伴发热。数天后皮损变平，呈青色，这个临床经过对诊断有特征性。皮损一般经 3~6 周自行消退，不留痕迹，但可再发。

(三) 病理

间隔性脂膜炎为该病特征。早期皮损可见脂肪小叶间隔内水肿，红细胞外渗，血管周围中性粒细胞、淋巴细胞浸润；陈旧性皮损以组织细胞和多核巨细胞浸润为主。晚期还可见到由噬脂细胞和异物巨细胞构成的肉芽肿。

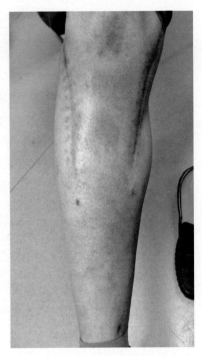

图 1-13-15　结节性红斑

(四) 诊断与鉴别诊断

根据典型临床表现结合组织病理可确诊。

本病应与变应性皮肤血管炎、硬红斑等鉴别。变应性血管炎好发于下肢，皮疹呈多形性，以紫癜、结节、坏死、溃疡为临床特征。组织病理为白细胞碎裂性血管炎。硬红斑多发生在小腿屈侧，慢性病程，轻微疼痛，可破溃或形成瘢痕；组织病理有结核样结构。

(五) 治疗

寻找并去除病因是治疗与防止复发的关键。有感染者积极给予敏感抗生素治疗。急性期应卧床休息。可选用碘化钾、羟氯喹、秋水仙碱、沙利度胺等药物。疼痛明显者可服非甾体抗炎药如布洛芬、阿司匹林等。重症可予糖皮质激素。

第五节　嗜中性皮肤病

一、白塞病

白塞病(Behcet disease)又称口 - 眼 - 生殖器综合征，是一种反复发作的以口、眼、生殖器和皮肤损害为特征的细小血管炎，严重者可累及中、大血管，出现多系统、多脏器损害。

(一) 病因与发病机制

病因不明，可能与遗传、感染、生活环境有关。目前认为，该病的发病机制是患者在各种发病原因的作用下，出现免疫系统功能紊乱，包括细胞免疫和体液免疫失常，中性粒细胞功能亢进、内皮细胞损伤与血栓形成、免疫系统针对自身器官组织产生反应，导致器官组织出现炎症，产生破坏。

(二) 临床表现

本病好发于中青年，主要累及口腔、生殖器、皮肤和眼并出现相应表现，部分患者可累及其他系统。

1. 口腔溃疡 发生率高达 98%，多为首发症状。好发于唇、舌、牙、颊黏膜等处。溃疡可单发或多发，直径约 2~10mm 或更大，呈圆形或不规则形，境界清楚（图 1-13-16A）。自觉疼痛。溃疡具自限性，1~2 周内愈合，多数愈后不留瘢痕，易反复发作，每年通常发作 3 次以上。

2. 生殖器溃疡 发生率约 80%。多位于外生殖器、肛周、会阴等处。比口腔溃疡大且深，数目少，反复发作次数也显著少于口腔溃疡；伴剧烈疼痛，愈合较慢。

3. 皮肤损害 发生率 60%~80%，皮损类型多样，以结节性红斑样、毛囊炎样皮疹多见，针刺反应阳性，即用静脉穿刺、生理盐水皮内注射及无菌针头皮内刺入等均可在受刺部位于 24~48h 后出现红色丘疹或脓疱，有诊断意义（图 1-13-16B）。

4. 眼损害 发生率约 50%，男性多见，且症状重、预后差。眼球各部位均可受累，以葡萄膜炎最常见，可导致视力严重下降甚至失明。

5. 其他系统表现 约 40% 伴有关节肿痛；亦可累及周围神经与中枢神经系统、泌尿生殖道、呼吸系统、消化系统、心血管系统等。

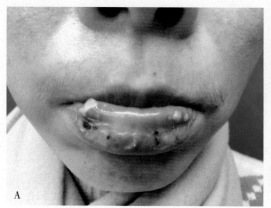
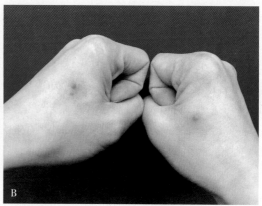

图 1-13-16 白塞病
A. 口腔溃疡；B. 皮肤损害。

（三）实验室检查

可有不同程度的贫血、白细胞数增多及核左移、血沉加快、C 反应蛋白升高，γ 球蛋白增加。部分患者类风湿因子阳性、血清黏蛋白及血浆铜蓝蛋白增加。部分患者可检出抗口腔黏膜抗体。

（四）病理

该病的基本病变为血管炎，大小血管均可累及。早期呈白细胞破碎性血管炎表现，晚期为以淋巴细胞浸润为主的血管炎。

（五）诊断与鉴别诊断

国际白塞病协作组提出的诊断标准：每年至少发作 3 次的复发性口腔溃疡，同时存在以下 4 项中 2 项即可诊断：①复发性生殖器溃疡；②眼部损害；③皮肤损害；④针刺反应阳性。

（六）治疗

口腔溃疡、外阴溃疡及皮肤损害可选用沙利度胺、羟氯喹或氨苯砜；眼部损害需系统或联合局部应用糖皮质激素；伴有中枢神经系统、胃肠道受累的重症患者需给予较大剂量的糖皮质激素，同时联合沙利度胺或免疫抑制剂如环磷酰胺等效果更佳。

二、急性发热性嗜中性皮病

急性发热性嗜中性皮病（SWEET syndrome，SS）又称 Sweet 综合征，以四肢、颈面部突然出现疼痛性红色结节或斑块,伴发热和外周血中性粒细胞增多为临床特征。

(一) 病因与发病机制

本病与上呼吸道感染密切相关。向该病患者皮内注射草绿色链球菌、白念珠菌菌苗可诱发该病皮损且组织病理改变相同。炎症性肠病、妊娠、多种药物及肿瘤均被报道和本病相关。

本病的发病机制可能为机体对细菌等抗原物质产生的超敏反应。

(二) 临床表现

该病常见于中年女性,以夏季发病多见。好发于四肢和颈面部,可两侧分布,常不对称。皮损初起为红色浸润性结节或斑块,渐扩大增多,颜色变深,隆起成边缘清楚的环状,表面可呈粗颗粒或乳头状而形似水疱,部分患者可确实出现散在的水疱或脓疱,针刺反应可呈阳性(图 1-13-17)。口腔黏膜损害表现为糜烂和溃疡,自觉疼痛,触痛明显。部分患者可出现发热、关节痛、眼结合膜炎及肾脏损害等表现。皮损约 1~2 个月后可自行消退,但易复发。

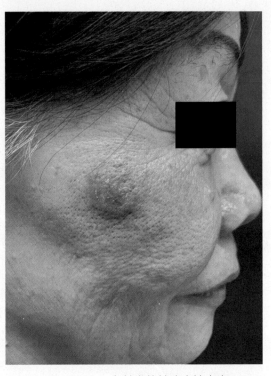

图 1-13-17   急性发热性嗜中性皮病

(三) 实验室检查

多数患者外周血白细胞增多,中性粒细胞比例升高,伴有核左移,或白细胞总数不增多但中性粒细胞比例升高;血沉加快。其他还可有血浆球蛋白(α 及 γ)增高、C 反应蛋白升高,肾脏受累可出现蛋白尿、血尿等。部分患者血清中可检测到抗中性粒细胞胞浆抗体。

(四) 病理

表皮一般不受累,偶尔见轻度海绵水肿。真皮浅层显著水肿,严重者可形成表皮下水疱,血管周围或真皮浅层有较致密的中性粒细胞为主的浸润,可见核破碎;晚期皮损的浸润细胞中可见淋巴细胞及组织细胞。

(五) 诊断与鉴别诊断

符合以下两项主要标准加上两项次要标准即可诊断。

主要标准:①急性发作的疼痛性红色斑块或结节;②组织病理表现为致密的中性粒细胞浸润,但无白细胞破碎性血管炎表现。

次要标准:①发热 >38℃;②伴有潜在的血液系统或内脏肿瘤、炎症性疾病、怀孕、前驱上呼吸道和胃肠道感染或疫苗接种史;③对系统糖皮质激素或碘化钾治疗反应好;④发病初有以下三项实验室检查异常:血沉 >20mm/h,CRP 升高,白细胞总数 >8.0 × 10⁹/L,中性粒细胞比例 >70%。

本病应与荨麻疹、多形红斑、结节性红斑及白塞病等进行鉴别。

(六) 治疗

应尽量寻找病因并作相应的处理。首选口服糖皮质激素治疗,以有效控制发热为剂量标准;氨苯砜、雷公藤、碘化钾及秋水仙碱等药物对该病也有效。

三、坏疽性脓皮病

坏疽性脓皮病(pyoderma gangrenosum, PG)是一种以皮肤炎症和溃疡为主要表现的非感染性嗜中性皮病。

（一）病因与发病机制

该病病因不明，目前认为发病机制与中性粒细胞功能异常、遗传因素以及天然免疫系统异常有关。约半数以上的 PG 伴有系统性疾病，后者以炎症性肠病、关节病和血液系统疾病常见。

（二）临床表现

临床表现多样，可分为溃疡型、大疱型、脓疱型及增殖型。其共同的临床特征是：初发皮损为炎性丘疹、脓疱、水疱和结节，迅速进展为大片糜烂和溃疡，疼痛剧烈（图 1-13-18）。外伤易诱发皮损。伴或不伴发热。

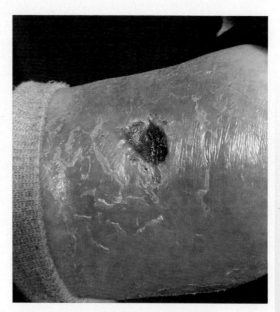

图 1-13-18　坏疽性脓皮病

1. **溃疡型**　又称经典型，最常见。下肢和躯干常受累，初起为炎性丘疹、脓疱和水疱。随后扩展，中心坏死，形成溃疡，溃疡边缘皮肤呈潜行性。溃疡基底化脓坏死，常可深达皮下脂肪层。愈合后形成萎缩性筛状瘢痕。

2. **大疱型**　该型少见，多为高龄患者，常伴发于骨髓增生性疾病。好发于上肢和面部。表现为大疱和血疱，很快破溃形成浅表性溃疡。

3. **脓疱型**　常伴发于炎症性肠病。以四肢伸侧常见，表现为快速进展的疼痛性脓疱，周围绕以红斑，部分可进展为典型的溃疡型。

4. **增殖型**　又名浅表肉芽肿性脓皮病，好发于躯干，常为单发、缓慢进展的结节、疣状增生的斑块及溃疡。此型较少伴随系统疾病，对治疗反应较好。

（三）病理

无特异性改变。活检的目的是排除引起皮肤溃疡的其他疾病，如皮肤恶性肿瘤、血管炎、感染等。

（四）诊断与鉴别诊断

溃疡型（经典型）PG 的诊断标准：

1. **主要标准（同时满足以下两项）**

(1)迅速进展的疼痛性皮肤溃疡，具有不规则、紫红色、潜行性扩展的边缘，每日扩展 1~2cm 或 1 个月内扩大 50%。

(2)已排除皮肤溃疡的其他原因（具有皮肤病理和实验室检查依据）。

2. **次要标准（必须具备两项）**

(1)有同形反应或临床发现筛状瘢痕的病史。

(2)与该病有关的系统性疾病。

(3)组织病理：无菌性皮肤中性粒细胞浸润、混合型炎症、淋巴细胞性血管炎。

(4)疗效：系统性糖皮质激素治疗后迅速缓解。

该病应与血管炎、感染、缺血性溃疡、肿瘤、外伤等相鉴别。

（五）治疗

给予创面护理、镇痛等支持治疗。因 PG 易被轻微外伤诱发，应避免清创手术。一般可外用强效糖皮质激素；对皮损严重者，可系统应用糖皮质激素。环孢素、氨苯砜、沙利度胺、肿瘤坏死因子拮抗剂等对该病亦有效。

（史玉玲）

思考题

1. 红斑鳞屑性皮肤病包括哪些？如何鉴别这几种疾病？
2. 目前常用的特应性皮炎的诊断标准是什么？
3. 荨麻疹可以分为哪几种？其特征分别是什么？
4. 过敏性紫癜该如何治疗？
5. 白塞病的临床表现是什么？

第十四章
色素性皮肤病

皮肤颜色深浅与皮肤中所含黑素（melanin）颗粒、胡萝卜素（carotene）、皮肤血液中氧化和还原血红蛋白及皮肤厚度有关，也与种族和日光照射等因素有关。色素性疾病包括色素沉着和色素减退 / 脱失，其发生与遗传、物理化学、局部皮肤炎症等因素有关，或为系统性疾病及综合征的皮肤表现。本章主要讲述黑素细胞、黑素生成异常所造成的皮肤病。

第一节　白　癜　风

白癜风（vitiligo）是一种常见的后天性色素脱失性疾病，可累及全身各部位的皮肤、黏膜和毛囊，表现为白斑或 / 和白发。各种族均可患病，肤色深人群发病率更高，世界范围内发病率为 0.1%~2%。

一、病因

白癜风病因尚不清楚，可能与遗传、创伤、日光曝晒、精神压力等有关，尤其是皮肤外伤可引起白斑的同形反应。本病常和自身免疫性疾病相伴发。

二、发病机制

白癜风是一种多因素疾病，在遗传和环境因素共同作用下发病。主要涉及以下学说。

1. **遗传学说**　双生子和家系研究显示遗传因素在白癜风发病中发挥作用，遗传研究显示 HLA、免疫、黑素代谢等基因与发病相关。

2. **自身免疫学说**　患者血液中可检测到抗甲状腺、抗黑素细胞等抗体及黑素细胞特异的细胞毒性 T 淋巴细胞，并且皮损边缘有 T 淋巴细胞浸润，提示黑素细胞破坏与细胞免疫和体液免疫相关。

3. **黑素细胞自毁学说**　患者黑素细胞存在缺陷，如粗面内质网膨胀、异常表达酪氨酸酶相关蛋白 -1；干细胞因子、KIT 等黑素细胞生存途径缺陷。合成黑素的中间产物（如多巴、5,6- 二羟吲哚等）过量或积聚损伤黑素细胞自身。

4. **氧化应激学说**　皮损表皮内生物喋呤减少、儿茶酚胺增加、钙依赖的硫氧还蛋白 / 硫氧还蛋白还原酶抑制等，引起高浓度 H_2O_2 蓄积，过氧化氢酶减少，使中间毒物蓄积及天然解毒过程抑制，导致黑素细胞破坏。

5. **神经化学因子学说**　患者存在不同程度精神压力，部分白斑损害对称或沿神经节段分布，可能与黑素细胞周围的神经化学递质儿茶酚胺类（去甲肾上腺素、多巴胺等）增加使黑素合成受阻有关。

本病病因不明,白癜风是上述因素综合作用引起。

三、临床表现

白癜风发生于不同年龄和性别,平均年龄在20岁,病程慢性迁延,表现为不同身体部位皮肤黏膜白斑,暴露、摩擦及褶皱部常见,如面颈部、手、腕、前臂伸侧、腹部及腰骶处等,口唇、阴部及肛门黏膜亦可发病,呈形状不一的乳白或瓷白色斑疹或斑片,边界清晰,表面无鳞屑,可单发、散发或泛发,孤立或对称分布,也可沿单侧某一皮肤节段发病。白斑处毛发可变白。常无自觉症状。

白癜风分为进展期和稳定期,具有不同临床特征(表1-14-1)。

表 1-14-1　白癜风进展期和稳定期比较

类别	进展期	稳定期
皮损	扩大,边缘模糊	稳定,边缘清晰
同形反应	有	无
Wood 灯	灰白色荧光,边界不清	亮白色荧光,边界清晰
	>目测面积	≤目测面积
RCM	色素环破坏不完整	色素环完全缺失
	有炎症细胞浸润	无炎症细胞浸润

根据皮损范围和分布将白癜风分为节段型、非节段型、混合型及未定类型四型(图1-14-1,表1-14-2)。①节段型:沿某一皮神经节段单侧分布,完全或部分匹配皮肤节段。②非节段型:包括散发型、泛发型、面肢端型和黏膜型。散发型指白斑≥2片,面积占体表面积的1%~50%;泛发型白斑面积>50%;面肢端型指白斑主要局限于头面、手足,尤其好发于指(趾)远端及面部腔口周围;黏膜型指白斑分布于2个或以上黏膜部位。③混合型白癜风:节段型和非节段型并存。④未定类型白癜风:指单片皮损,面积<1%。

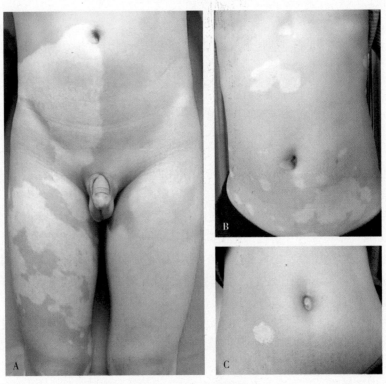

图 1-14-1　白癜风
A. 节段型;B. 散发型;C. 未定类型。

表 1-14-2　非节段型和节段型白癜风的比较

类别	非节段型	节段型
发病年龄	常晚发	常儿童期发病
病程	呈渐进性,可快速发展	发病迅速,后期稳定 晕痣和白发是进展成混合型白癜风危险因素
毛发累及	较迟	较早
自身免性疾病	常伴发	常不伴发

四、实验室和皮肤影像学检查

普通病理示表皮黑素细胞与色素颗粒完全缺失,进展期真皮淋巴细胞浸润。DOPA 或 Melan-A 染色阴性。可检测抗甲状腺球蛋白抗体(TGAb)、ANA 等排除自身免疫相关疾病。皮肤影像学检查可帮助诊断和分期(表 1-14-1)。

五、诊断和鉴别诊断

根据典型临床表现、皮肤影像学一般可诊断,需要与无色素痣、贫血痣等鉴别。

六、预防和治疗

注意饮食均衡、生活规律、情绪放松、避免擦伤、外伤及日光曝晒,积极治疗伴发疾病。本病治疗周期长,应根据分期和分型采用不同疗法或联合治疗。

1. **外用药物**　外用糖皮质激素可用于治疗进展期小面积白癜风,幼小儿童及皮肤薄嫩部位外用弱效至中效激素,成年及其他部位外用中至强效激素,避免长期外用引起副作用。钙调磷酸酶抑制剂如他克莫司软膏和吡美莫司乳膏、维生素 D_3 衍生物如卡泊三醇和他卡西醇软膏,可外用治疗。光敏感剂适合于光暴露部位。

2. **光疗**　308nm 准分子激光可用于治疗小面积白癜风,适合不同分期及部位,大面积白斑可选用 NB-UVB。光疗时注意防护眼睛、正常皮肤、外生殖器。

3. **系统药物**　口服和注射糖皮质激素适合进展期白癜风,中医中药可辨证施治,维生素 B 族、维生素 E、叶酸、抗氧化剂可作为辅助治疗。

4. **移植治疗**　适用于稳定期白癜风,常用方法有自身皮片和黑素细胞移植等。进展期白癜风和瘢痕体质患者为移植禁忌证。

5. **脱色和遮盖疗法**　脱色疗法适合受累体表面积大于 95% 患者,对各种复色治疗有抵抗,在患者要求下可行脱色治疗,并严格防晒。遮盖疗法是用物理或化学遮盖剂外涂于暴露部位白斑。

第二节　黄　褐　斑

黄褐斑(melasma)是发生于中青年女性面部的对称性黄褐色色素沉着斑,常发生于深色人种,在西班牙人、亚洲人及非洲人中发病率高。

一、病因和发病机制

黄褐斑发生与遗传、人种、紫外线照射、皮肤紫外线敏感性、使用不当护肤品、妊娠和激素水平变化如雌激素和孕酮升高、药物如光毒性药物和抗惊厥药物及自身免疫性疾病等有关。其发病机制尚不清楚，在多种因素作用下，皮损部位 c-kit 和干细胞因子表达增加，导致色素过度增加。

二、临床表现

表现为深浅及大小不一的黄褐色斑片，形状不规则，分布于额部侧面、面颊部、鼻部、口周等部位（图 1-14-2），多对称分布，无不适症状。皮损常在紫外线照射、怀孕时加重，在分娩后和冬天时变淡，病程不一，可持续数月或数年。

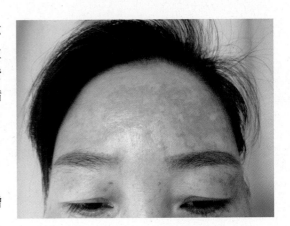

图 1-14-2　黄褐斑

三、组织病理

表皮黑素细胞正常或增多，增生活跃，黑素增多；真皮上部噬黑素细胞增多，可见游离黑素颗粒。

四、诊断和鉴别诊断

根据典型临床表现即可诊断。需与雀斑、褐青色痣、瑞尔黑变病等鉴别。

五、预防和治疗

首先应寻找病因，并作相应处理。避免日光照射，外用遮光剂。

1. 外用药物推荐 2%~4% 氢醌霜、0.05%~0.1% 弱效糖皮质激素复方制剂外用。2%~4% 氢醌霜、4% 曲酸、15%~20% 壬二酸霜和复方熊果苷乳膏等可抑制酪氨酸酶活性，减少色素产生；外用 0.025%~0.1% 维 A 酸有一定效果。水杨酸、果酸等化学剥脱药物可作为辅助治疗。

2. 系统药物可口服维生素 C、维生素 E 和氨甲环酸。辨证施治给予中药治疗。

3. 激光或强脉冲光 Q 开关的大光斑低能量 1 064nm 激光、皮秒激光、强脉冲光（IPL）有一定效果。

第三节　雀　斑

雀斑（freckle）是一种常见于面部的点状褐色色素斑。浅肤色人群中高发。

一、病因和发病机制

雀斑可散发、或呈常染色体显性遗传,汉族人中致病基因定位在 4q32-q34。日晒可加重皮损。

二、临床表现

5 岁左右发病,女性发病率高,无自觉症状。发生在光暴露部位,以面颊部和鼻部为著,不累及黏膜,呈散在分布的圆形、椭圆形或者不规则形、直径 1~3mm、深浅不一的褐色斑点,数目不一(图 1-14-3)。紫外线照射时加重,常春夏季加重,秋冬季减轻。

三、组织病理

表皮基底层黑素细胞胞体较大,树枝状突起明显,数目未增多;基底细胞内黑素颗粒数量增多。

四、预防和治疗

避免日晒,外出时使用遮光剂。外用剥脱剂或者维 A 酸类药物,有一定效果。Q 开关波长 694nm 的红宝石激光、波长 755nm 的翠绿宝石激光、皮秒激光和 IPL 治疗,有较好疗效,治疗后可复发,术后应避光。

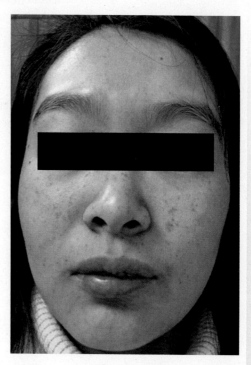

图 1-14-3 雀斑

第四节 太 田 痣

太田痣(nevus of Ota),又称眼上颚部褐青色痣(nevus fuscoceruleus ophthalmomaxillaris),发生于面部三叉神经眼和上颌支分布区域的蓝灰色或灰褐色斑片,常见于亚洲人及黑种人。

一、病因和发病机制

尚不清楚,有家族聚集性,是由真皮内黑素细胞增生所致。

二、临床表现

发病高峰在 1 岁内婴儿和青春期。常单侧面部三叉神经第一、二支区域发病,发病部位包括眼周、颞部、颧部、前额、鼻部、巩膜、耳垂、耳前后等,呈网状或弥漫性的蓝灰色或灰褐色斑点或斑片,边界不清(图 1-14-4),偶见鼻、口腔黏膜受累,少数双侧发病。皮损随年龄扩大,可持续终身,其颜色与性激素变化有一定关系。可与鲜红斑痣及伊藤痣伴发,极少发生恶变。

三、皮肤影像学和组织病理

RCM 示真皮浅、中层有散在条索状或团块状色素颗粒沉积。病理示真皮层黑素细胞数目增多,主要位于真皮网状层的上 1/3,含大量色素颗粒。

四、诊断和鉴别诊断

根据发病部位及典型色素改变可诊断,需与颧部褐青色痣、蓝痣及咖啡斑等鉴别。

五、治疗

可采用 694nm 波长的 Q 开关红宝石激光、波长 755nm 的翠绿宝石激光及波长 1 064nm 的 Nd:YAG 激光治疗,效果较好,罕见复发,副作用少见。

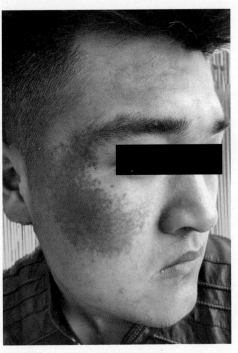

图 1-14-4　太田痣

（肖风丽）

思考题

1. 白癜风如何诊断和治疗?
2. 黄褐斑和雀斑如何鉴别?
3. 太田痣如何诊断?

第十五章
营养与代谢障碍性皮肤病

全面、均衡的营养供给和正常的新陈代谢是维持机体生命的重要保障。当营养代谢出现障碍时，可出现相应的皮肤损害。这些皮损可为营养代谢性疾病的诊断提供重要依据和线索。随着生活水平的提高，营养缺乏性皮肤病的发病率已明显降低。

第一节　肠病性肢端皮炎

肠病性肢端皮炎（acrodermatitis enteropathica）是由于锌缺乏导致的遗传代谢性疾病，也称为锌缺乏症（zinc deficiency）。

一、病因和发病机制

本病为常染色体隐性遗传性锌缺乏症，血清锌水平≤9μmol/L，但血锌降低的机制尚不明确，可能与肠道转运蛋白、锌结合蛋白功能障碍有关。

二、临床表现

平均发病年龄为出生后9个月，断奶前后多发。起病隐匿，典型表现有皮肤损害、脱发和腹泻。

1. **皮肤损害**　皮疹发生较早，多对称分布于口、眼、鼻和肛周等腔口部位和骨突起部位，初期为红斑基础上群集水疱、脓疱或大疱，疱破后形成糜烂，结痂，愈后无瘢痕萎缩。

2. **腹泻**　发生率约为90%，表现为恶臭味的水样便或泡沫样便，每天3~8次，可伴呕吐、腹胀等胃肠道症状。病程较长或严重患儿可引起进行性营养不良，发育迟缓和性成熟受阻等。消化道表现的轻重常与皮损严重度相一致。

3. **毛发和甲损害**　头发常细软、色黄而无光泽，头发常因弥漫性脱发而显稀疏，亦可累及眉毛和睫毛。严重者可呈全秃。甲板可肥厚、萎缩、变形甚至脱落，亦可发生甲沟炎。

三、诊断与鉴别诊断

根据典型皮损及临床表现可诊断，确诊应测定血清锌水平。应与泛发性皮肤黏膜念珠菌病及其他营养不良性皮肤病鉴别。

四、预防和治疗

应提倡母乳喂养,因母乳中含锌结合配体,可增加锌的吸收。多食富含锌的食物,纠正腹泻引起的水、电解质紊乱,防止和控制继发感染。补锌可用硫酸锌、葡萄糖酸锌等。口服硫酸锌,一般用药24h后显效,腹泻减轻,2~3周皮损消退,3~4周可取得满意疗效。二碘羟基喹啉可增加锌的吸收及生物利用率,待症状改善后逐步减量。

第二节　原发性皮肤淀粉样变

原发性皮肤淀粉样变(primary cutaneous amyloidosis)是指淀粉样蛋白沉积于正常皮肤中而不累及其他器官的一种慢性皮肤病。

一、病因和发病机制

病因不清,组织和细胞合成或衍化为淀粉样蛋白沉积在真皮乳头层所致。

二、临床表现

根据临床特点可分为多种类型,主要为以下两型:

1. **苔藓状淀粉样变**(lichen amyloidosis)　好发于中年男性。多发于胫前,也可发生于上肢外侧和腰背部。早期为散在分布的针尖大小褐色斑点,逐渐增大形成约2mm的半球形、圆锥形丘疹,呈皮色、淡红色或褐色,质硬,表面光滑,有时可见鳞屑(图1-15-1);后期密集但不融合,常沿皮纹方向呈念珠状排列。瘙痒剧烈。

2. **斑状淀粉样变**(macular amyloidosis)　好发于中年以上妇女肩胛间区,常对称分布,躯干和四肢也可受累。皮损表现为褐色色素沉着斑,融合为网状或波纹状。轻度瘙痒。

两种类型的皮损可同时存在或相互转变,称为混合型或双相型皮肤淀粉样变。

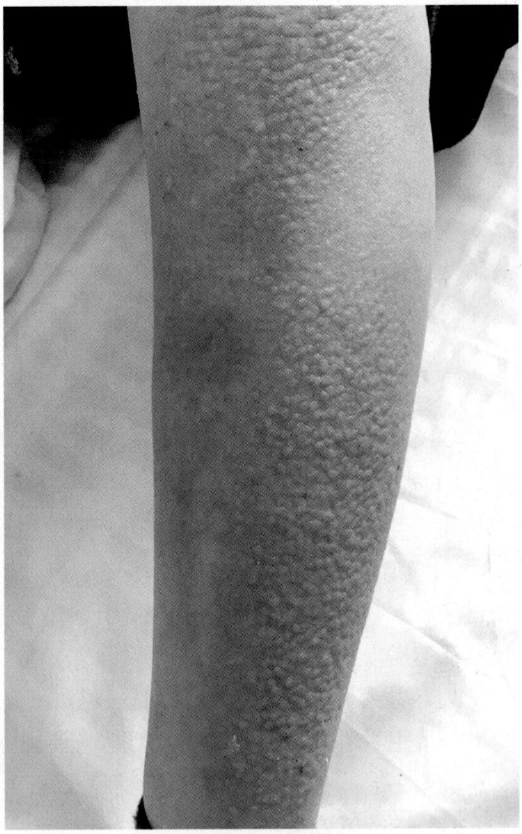

图1-15-1　苔藓状淀粉样变

三、组织病理

淀粉样蛋白沉积物呈大小不一的团块,局限于真皮乳头,HE染色呈嗜伊红性无结构的玻璃样物质。

四、诊断和鉴别诊断

根据典型皮损结合组织病理可明确诊断。本病应与肥厚性扁平苔藓、慢性单纯性苔藓等相鉴别。

五、预防和治疗

暂无特效疗法。可口服抗组胺药缓解瘙痒症状；阿维A酯、沙利度胺对部分患者有效；皮损泛发、瘙痒严重者可用普鲁卡因静脉封闭。局部糖皮质激素封包或皮损内注射可缓解症状，停药后易复发，0.1%维A酸外用具有一定疗效。

第三节 黄 瘤 病

黄瘤病（xanthomatosis）是由含脂质的组织细胞、巨噬细胞聚集于真皮皮下组织及肌腱中而形成的一种棕黄或橘黄色皮肤肿瘤样病变。

一、病因和发病机制

发病机制不清。可能与血浆脂质过高有关，过高的血浆脂质被组织细胞吞噬后形成大量的黄瘤细胞（组织细胞-泡沫细胞）积聚于皮肤或肌腱，表现为黄瘤。

二、临床表现

常见的有以下几种类型。

1. **结节性黄瘤**（xanthoma tuberosum） 可发生于任何年龄。好发于四肢伸侧和易摩擦部位，尤其是肘、膝关节伸侧及臀部等处。皮损为黄色或深褐色扁平或隆起的圆形坚实结节，单发或多发，可融合，后期皮损可纤维化而变硬（图1-15-2）。结节性黄瘤发生于跟腱或指（趾）肌腱处者称为腱黄瘤。本型患者多合并胆固醇和/或甘油三酯代谢异常、高脂蛋白血症，可伴发动脉粥样硬化性心血管疾病。

2. **扁平黄瘤**（plane xanthoma） 为稍隆起的扁平淡黄至淡棕色斑块，局限或泛发，可达5cm。发生于上眼睑内眦处者称为睑黄瘤；发生于手掌者称为掌纹黄瘤；泛发于躯干、颈部和上臂等处称为泛发性扁平黄瘤；发生于间擦部位者称为间擦性黄瘤。

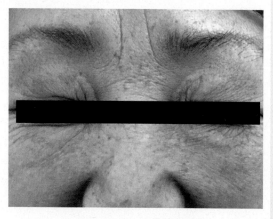

图1-15-2 结节性黄瘤

3. **发疹性黄瘤**（eruptive xanthoma） 多累及高乳糜微粒血症者的肢体伸侧和臀部等处。皮损表现为针头大小的橘黄或棕黄色丘疹，质软，可分批或骤然发生，急性期炎症明显，皮损周围伴红晕。可有瘙痒或压痛等症状。数周后皮损自行消退。

三、组织病理

各型黄瘤病理表现基本相同,均可见真皮内有吞噬脂质的组织细胞即泡沫细胞的聚集,早期可见炎症细胞浸润,退行期皮损可见增生的成纤维细胞。

四、诊断和鉴别诊断

根据典型皮损结合组织病理可明确诊断。应注意可能存在的系统性脂代谢问题。本病应与各种组织细胞增生症、幼年黄色肉芽肿、朗格汉斯细胞增生症等进行鉴别。

五、预防和治疗

伴发高脂血症者给予低脂饮食,同时使用降脂药物。皮损较少者可应用激光、冷冻或外科手术等方法治疗。

(栗玉珍)

思考题

1. 营养代谢障碍可导致哪些疾病?
2. 简述黄瘤病的发病机制及治疗。
3. 儿童缺锌时皮肤可有哪些表现?

第十六章
自身免疫性皮肤病

第一节 皮 肤 免 疫

皮肤是重要的免疫器官。1986年Bos提出"皮肤免疫系统"(skin immune system)的概念,包括免疫细胞和免疫分子。本节将介绍皮肤的主要免疫细胞及其功能。

一、表皮主要免疫细胞

1. **角质形成细胞**(keratinocyte,KC) 致密的角质层是皮肤主要的物理屏障,此外,角质形成细胞分泌的抗菌肽,如β-防御素、S100家族蛋白,能直接杀死病原微生物,是重要的化学屏障。角质形成细胞表达多种模式识别受体(pattern recognition receptor,PRR),识别病原体相关模式分子(pathogen-associated molecular patterns,PAMPs)和损伤相关模式分子(damage-associated molecular patterns,DAMPs),从而启动固有免疫反应。角质形成细胞表达MHC-Ⅱ类分子直接参与抗原提呈和淋巴细胞活化,从而介导适应性免疫过程。同时,角质形成细胞可分泌多种细胞因子和趋化因子,参与维持和活化皮肤常驻免疫细胞并趋化循环免疫细胞。

2. **朗格汉斯细胞**(Langerhans cells,LCs) 属于骨髓来源细胞,其形态及功能与树突状细胞相似,是皮肤特有的抗原提呈细胞,分布于角质形成细胞之间。LCs识别并吞噬外来抗原而活化后,激活皮肤常驻记忆T细胞(resident memory T cells,Trms),并经淋巴管迁移至引流淋巴结,将抗原提呈给幼稚T细胞。此外,LCs参与免疫调节和免疫耐受,在正常皮肤中,LCs能选择性诱导调节性T细胞(regulatory T cells,Tregs)活化、增殖从而维持正常皮肤免疫耐受状态;在感染状态下,LCs抑制Tregs,启动免疫应答。LCs参与移植物抗宿主病(graft-versus-host disease,GVHD)和接触性超敏反应等。

二、真皮主要免疫细胞

1. **树突状细胞** 分布于真皮浅层,表面表达凝血因子ⅩⅢa且具有抗原提呈能力,被认为是真皮内朗格汉斯相关的细胞,存在于卡波西肉瘤中。

2. **组织细胞** 分布于真皮浅层,和血液中的单核细胞同属于巨噬细胞,具有吞噬、提呈抗原和趋化中性粒细胞的功能。组织细胞可融合成多核巨细胞,是肉芽肿的主要组成细胞。

3. **肥大细胞** 在Ⅰ型变态反应中发挥重要作用。其表面表达高亲和力IgE受体(FcεRⅠ),结合IgE并与抗原交联后,细胞活化并脱颗粒。肥大细胞主要分泌组胺及其他炎症因子,促进血管扩张并增加血管渗透性,导致真皮水肿,形成红斑或风团。

4. **T细胞** 真皮存在常驻T细胞和募集的T细胞,常驻T细胞大部分为记忆T细胞。按功能T细胞分为细胞毒性CD8$^+$T细胞(Tc)、CD4$^+$T辅助细胞(Th)和Tregs。Th细胞分为Th1、Th2、Th17亚群,Th1主要生成IFN-γ、IL-2和TNF-α,抵御胞内病原体感染和参与Ⅳ型超敏反应;Th2主要生成 IL-4 和 IL-13,参与体液免疫和 I 型超敏反应;Th17 主要生成 IL-17A 和 IL-17F,抵御细胞外病原体如白色念珠菌和金黄色葡萄球菌。Tregs 生成 TGF-β1、IL-10 和 IL-35,抑制免疫应答。

第二节　自身免疫性结缔组织病

结缔组织由胶原蛋白和弹性蛋白两种蛋白质组成,这两种蛋白对机体结构形成非常重要。胶原蛋白广泛分布在皮肤、角膜、肌腱、韧带、软骨、骨骼和血管中。弹性蛋白是韧带和皮肤的主要成分。自身免疫性结缔组织病(autoimmune connective tissue diseases)是一组病因不明的自身免疫性疾病,一般认为是在个体遗传易感性的基础上,由环境和免疫因素相互作用,机体产生自身抗体,导致皮肤、肌肉、关节和血管损伤的一组慢性复杂性免疫炎症疾病。常见疾病包括:红斑狼疮、皮肌炎、硬皮病、干燥综合征、类风湿性关节炎、多发性肌炎等。因为该组疾病往往同时累及多个组织和器官,所以治疗需要多个学科联合。本节着重介绍前 3 种,以皮肤临床表现和治疗为主。

一、红斑狼疮

红斑狼疮(lupus erythematosus,LE)是一组病谱性疾病,部分仅局限于皮肤损害,部分同时累及其他组织器官并产生大量自身抗体,称为系统性红斑狼疮(systemic lupus erythematosus,SLE)。SLE 好发于 15~45 岁育龄期女性,男女比例为 1:7~10,以及有色人种。

（一）临床表现

皮肤红斑狼疮(cutaneous lupus erythematosus,CLE)临床表现复杂,分为特异和非特异性皮损。特异性皮损是指在病程、临床表现、组织病理、实验室检查方面与红斑狼疮有着紧密联系的一组皮疹,根据病程和临床表现再分为急性、亚急性和慢性三型。非特异性皮损见于红斑狼疮,也见于其他结缔组织病和免疫相关性疾病。

1. **急性皮肤型红斑狼疮**(acute cutaneous lupus erythematosus,ACLE)　典型表现为颜面部蝶形红斑,面颊、鼻背部红色、紫红色融合水肿性红斑(蝶形)(图 1-16-1A),可累及眼眶、额、颈等曝光部位。泛发性 ACLE 好发于上肢伸侧及手背,表现为甲周红斑和毛细血管扩张(图 1-16-1B)。多在日光暴露以后发生,起病急,病程短,愈后不留瘢痕,可留有色素异常。可同时伴有口腔溃疡。绝大多数的 ACLE 患者同时伴有其他组织器官如关节、肾脏的损伤,以及自身抗体如抗核抗体(ANA)、抗 dsDNA 抗体的产生,所以必须仔细检查是否符合 SLE 的诊断;并且 ACLE 的出现也提示 SLE 疾病复发,需要积极治疗。

2. **亚急性皮肤型红斑狼疮**(subacute cutaneous lupus erythematosus,SCLE)　损害多局限于光暴露部位,但是面中部不受累,一般集中于面部边缘,颈前 V 区和上肢伸侧,对称分布。初起为红色丘疹、斑丘疹(图 1-16-1C),一部分逐渐融合成环状、多环状鳞屑性红斑、紫红斑,部分中央消退留有色素沉着/减退;另一部分扩大形成丘疹鳞屑性银屑病样皮疹。愈后不留瘢痕。部分 SCLE 患者自身抗体尤其是 Ro 抗体异常。10%~15% 的患者随病程迁延会出现肾脏等重要内脏器官的损伤,发展成为 SLE 的风险很高。

3. **慢性皮肤型红斑狼疮**(chronic cutaneous lupus erythematosus,CCLE)　以盘状红斑狼疮(discoid cutaneous lupus erythematosus,DLE)(图 1-16-1D)最常见。好发于头皮、面部和耳部,少数播散于其他部位。口唇、口腔、生殖器黏膜也有累及。持续时间长的皮损,中间萎缩、毛细血管扩张,白癜风样色素脱失；边缘色素沉着，活动性损害炎症明显呈暗红斑。光敏不明显，愈后留有瘢痕，发生在头皮可以出现永久性瘢痕性秃发。DLE 多数局限在皮肤，极少数患者会发展为 SLE。

CCLE 还包括疣状红斑狼疮、冻疮样红斑狼疮、肿胀性红斑狼疮和狼疮脂膜炎 / 深在性红斑狼疮，都是少见的类型。

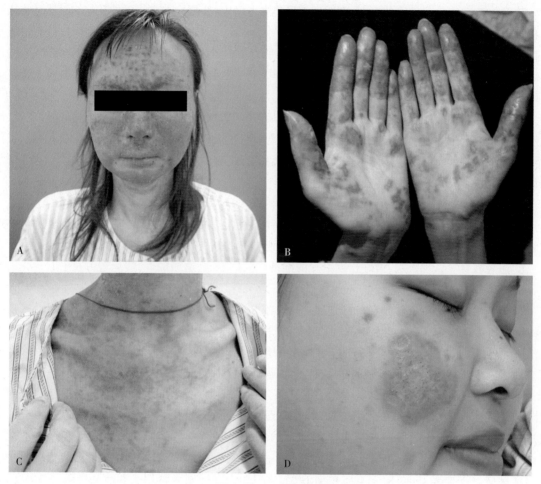

图 1-16-1 红斑狼疮

急性皮肤型红斑狼疮：A. 蝶形红斑；B. 手部血管炎；亚急性皮肤型红斑狼疮：
C. 丘疹鳞屑型；慢性皮肤型红斑狼疮：D. 面部盘状红斑狼疮。

(二) 实验室检查

1. **皮肤病理** 是确诊 CLE 的关键，但是皮疹分型要结合临床。最主要特点是个别角质形成细胞坏死，基底细胞液化变性（灶性或个别细胞）；其次，ACLE、SCLE 以真皮浅中层血管周围淋巴细胞浸润，毛细血管扩张部分伴有红细胞外渗，真皮内黏蛋白沉积为特点；而 DLE 以真皮浅中层、深层血管及附属器周围致密淋巴细胞为特点。此外，ACLE、SCLE 伴或不伴有表皮萎缩，而 DLE 还常见明显角化过度、毛囊口角栓基底膜带增厚等。

2. **皮肤直接免疫荧光检查** 若皮损处有 IgM、IgG、IgA 或 C3 沿真表皮交界或在毛囊周围沉积，则支持 CLE 的诊断；但是，阴性也不能排除 CLE。非皮损处非曝光部位的皮肤，阳性结果提示红斑狼疮或其他结缔组织病，如皮肌炎、硬皮病等。非皮损处曝光部位皮肤，IgM 阳性诊断意义不强，因为正常人也可以是阳性。

3. **其他实验室检查** 主要是与 SLE 疾病诊断和疾病活动性有关的检查。常用检查包括血、尿常规和红斑狼疮自身抗体检查：ANA、dsDNA，Sm；其中 dsDNA 不仅用于疾病诊断，而且是 SLE 疾病活动性指标之一。其次是与红斑狼疮其他组织器官损伤有关的检查，如关节、肝肾功能等。

（三）诊断和鉴别诊断

CLE 目前没有统一的诊断标准,根据病史、临床表现、皮肤组织病理、免疫病理以及实验室检查可以作出诊断。SLE 诊断可参照美国风湿学会(ACR)或系统性红斑狼疮国际临床协作组(SLICC)的诊断标准。

对于任何以 CLE 为首发的患者,都要详细采集患者病史,认真检查皮肤以外其他组织器官临床症状和体征,并进行必要的实验室检查,包括血、尿常规,ANA、dsDNA、Sm 抗体等。因为皮肤有可能是 SLE 的首发症状,或是 SLE 疾病复发的表现之一,所以要对 CLE 患者进行较为详细、全面的检查,以明确诊断,准确评估疾病活动性、严重程度,做到早发现、早治疗,以最大限度避免患者出现重要脏器不可逆的损伤。

ACLE 要与好发于面部的其他疾病鉴别,如日晒伤、药物光敏性皮炎、接触性皮炎、脂溢性皮炎、玫瑰痤疮、银屑病、皮肌炎等。SCLE 要与皮肤癣菌、离心性环状红斑、环状肉芽肿等环状皮疹鉴别,也要与银屑病等红斑鳞屑性疾病鉴别。DLE 在出现典型皮疹之前要与皮肤淋巴细胞浸润症、结节病、面部肉芽肿等鉴别。黏膜部位的要与扁平苔藓鉴别。

（四）治疗

CLE 的药物治疗原则是以减少皮疹复发,维持病情稳定为目标。皮肤受累的 SLE 患者除了治疗皮肤损伤以外,还需要多学科联合积极治疗其他组织器官的损伤。

1. **患者教育** 认识疾病,做好长期治疗的准备。戒烟限酒,适当锻炼,避免过劳及磺胺等光敏药物服用。避免阳光曝晒。

2. **局部治疗** ①糖皮质激素,根据皮损部位、特点合理选择疗效不等的糖皮质激素外用,或皮损内注射。如 ACLE、SCLE 用弱至中效,而 DLE 需要强效激素。间歇应用或短时间使用以避免激素的副作用,不可长期使用。②钙调磷酸酶抑制剂外用他克莫司、吡美莫司有助于 ACLE、SCLE 治疗,但对 DLE 疗效较差。③维 A 酸类制剂适用于肥厚、角化明显的 DLE 皮损。

3. **系统治疗** ①羟氯喹,成人剂量 200mg/d,是 CLE 系统治疗的一线用药,注意定期监测眼底。②糖皮质激素,部分 DLE、SCLE 患者需口服糖皮质激素治疗,一般以中小量起始(0.5mg/kg 泼尼松),2~4 周病情控制后逐渐减量至停药。③免疫抑制剂,主要用于羟氯喹、激素疗效不佳患者。可选用氨甲蝶呤 7.5mg~15mg/w、环孢素 3~5mg/(kg·d)、吗替麦考酚酯等。注意监测肝肾功能等不良反应。④维 A 酸类,用于肥厚皮损治疗,孕妇和生育计划者禁用。⑤沙利度胺/来那度胺,主要用于复发难治性 CLE,沙利度胺剂量 25~75mg/d,注意监测血栓、神经损伤。⑥其他静脉注射丙种球蛋白、生物制剂如利妥昔单抗、Interleukin-6 单抗试用于治疗皮损泛发的重症 CLE 或 SLE 患者。

4. **对症治疗** CLE 患者常使用激素、免疫抑制剂,需注意补充钙片、维生素 D 防治骨质疏松;另可适当给予护胃药物。

二、皮肌炎

皮肌炎(dermatomyositis,DM)是一组累及皮肤和肌肉的自身免疫性结缔组织病,表现为皮肤损害和进行性近端肌无力。发病年龄高峰为 40~60 岁和 5~10 岁;男女比为 1:2。根据发病年龄、受累组织、并发症等分 6 类:多发性肌炎(polymyositis,PM)、无肌病性皮肌炎、重叠综合征中的皮肌炎、皮肌炎伴发恶性肿瘤、幼年皮肌炎(juvenile dermatomyositis,JDM)、皮肌炎。

（一）临床表现

1. **皮肤表现** 多累及曝光部位如手背、前臂伸侧、肩颈部(披肩征)、颈胸前 V 区等。①水肿性紫红色斑:以上眼睑为中心的水肿性紫红色斑具有特征性(图 1-16-2A);② Gottron 丘疹(Gottron's papules):掌指、指间关节伸侧紫红色丘疹或苔藓样变,对称分布(图 1-16-2D)。③ Gottron 征(Gottron's

sign):指、掌、肘、膝关节伸侧紫红色斑,伴或不伴水肿。④皮肤异色症:紫红色斑的基础上出现色素沉着、色素减退、毛细血管扩张以及轻度皮肤萎缩。额头、头皮、颈前、上背部及前臂曝光部位多见(图1-16-2B、C)。⑤其他皮肤损害:甲周甲皱襞毛细血管扩张、甲周红斑、光敏感、雷诺现象、血管炎等。此外,儿童患者可发生钙质沉着。

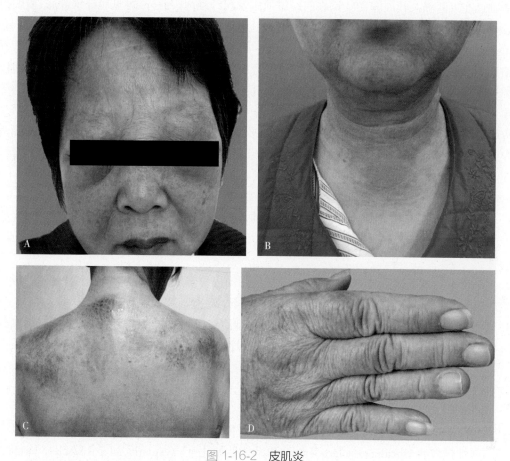

图 1-16-2 皮肌炎

A. 眶周水肿性紫红斑;B. 颈前 V 区紫红斑;C. 背部异色症样红斑;D. 手部 Gottron 丘疹。

2. **肌炎** 主要累及横纹肌,平滑肌、心肌少见。最常侵犯的肌群为肩胛带肌、四肢近端肌群、颈部肌群、咽喉部肌群。多为对称性,患者出现举手、下蹲、抬腿、抬头受限或吞咽困难等,伴有疼痛、压痛。皮肤、肌病变出现时间、严重程度可以不同步。

3. **其他系统** ①关节:常见于疾病早期,重叠综合征患者多见,症状轻。②肺部:肺间质性病变,一旦发生,预后较差。③心脏病变:少见,多表现为心律不齐和传导阻滞。

4. **肿瘤** 以实体瘤多见,肿瘤切除后皮肌炎可缓解。

(二) 实验室检查

1. **肌炎相关检查** ①血清肌酶:肌肉损伤的敏感指标,可早于临床症状出现,治疗后下降。包括:肌酸激酶(creatine phosphokinase,CK)、门冬氨酸氨基转移酶、丙氨酸氨基转移酶、乳酸脱氢酶和醛缩酶(aldolase,ALD)。CK 和 ALD 特异性高。②肌红蛋白:可早于 CK 出现,有助于早期诊断。③肌电图:肌源性损害表现。④肌肉磁共振成像:明确肌肉炎症情况。⑤肌肉活检:压痛明显部位或肌肉磁共振成像辅助定位下取材。

2. **血清自身抗体检查** 包括肌炎特异性自身抗体(myositis-specific autoantibodies,MSAs)和肌炎相关性抗体。MSAs:包括抗氨基酰 tRNA 合成酶抗体(aminoacyl-tRNA synthetase,ARS)、抗信号识别颗粒(signal recognition particle,SRP)抗体和抗 Mi-2 抗体 3 类。肌炎相关性抗体:非本病特异性的抗体,部分患者 ANA、RF 等阳性。

3. **肿瘤筛查** 可利用血清学指标、影像学及内镜检查等进行肿瘤筛查。

4. **组织病理皮肤病理** 无特异性,表皮萎缩、基底细胞液化变性、真皮少量炎症细胞浸润及黏蛋白沉积等,有时与红斑狼疮难鉴别。肌肉病理变化为肌纤维变性和炎性病变,DM 的肌肉炎症分布在血管周围或在束间隔及其周围,PM 则在肌纤维周围及肌纤维内。此外,可见肌纤维肿胀、横纹消失、断裂、透明变性、颗粒和核大呈空泡样,晚期有肌肉纤维化和萎缩。

(三) 诊断与鉴别诊断

临床上多沿用 Bohan/Peter 诊断标准:①肌无力表现;②血清肌酶异常;③肌活检异常;④肌电图为肌源性损害;⑤皮肤表现。确诊 DM:皮肤表现 +(①~④至少三项)。确诊 PM:无皮损 +(①~④至少三项)。

皮肌炎需与系统性红斑狼疮、硬皮病等鉴别。多发性肌炎需与神经损害、感染、内分泌及代谢、药物等导致的肌病鉴别。

(四) 治疗

PD/DM 是一组异质性疾病,强调个体化治疗方案。

1. **一般治疗** 休息,合理饮食,康复治疗防止肌肉萎缩、挛缩。去除病因针对感染、肿瘤对症处理。

2. **仅有皮肤损害** 可以参考 CLE 治疗方案,外用药,联合羟氯喹、氨甲蝶呤(7.5~15mg/w)或维 A 酸类药物。

3. **合并有肌炎或其他系统异常** ①首选系统应用糖皮质激素,伴有吞咽困难、心肌受累或进展性肺间质性病变者,予糖皮质激素冲击疗法;②免疫抑制剂:氨甲蝶呤、硫唑嘌呤等。

4. **其他** ①静脉注射免疫球蛋白用于复发性和难治性病例的联合治疗;②生物制剂抗肿瘤坏死因子抗体等可能有效,但缺乏大样本研究;③血浆置换疗法可减轻血清肌酶水平,不能改善预后。

三、硬皮病

硬皮病(scleroderma)是以真皮和皮下组织纤维化以及小血管病变为特征的结缔组织病。临床分为局限性硬皮病(localized scleroderma)和系统性硬化症(systemic sclerosis/scleroderma,SSc)两型。

(一) 临床表现

1. 局限性硬皮病为非对称性分布的硬皮病,不伴有雷诺现象或内脏器官损伤。

(1)斑块状硬皮病(plaque-like morphea):又称硬斑病(morphea),躯干多见。淡红或紫红色水肿性斑块逐渐扩大,中央逐渐硬化凹陷呈黄白色,毛发汗腺等附属器消失;周围绕以淡红或紫色晕,触之似皮革。数年后皮损停止进展,硬度减轻,伴色素沉着或减退。皮损多发时称为泛发性硬斑病(generalized morphea)。

(2)线状硬皮病(linear scleroderma):多于 10 岁前发病,皮损常沿单侧肢体或肋间神经呈线状分布(图 1-16-3A),进展迅速,累及筋膜、肌肉和肌腱的倾向,可引起肢体挛缩、骨发育障碍合并关节活动受限。头面部可致面部偏侧凹陷、永久性脱发,儿童可出现癫痫、头痛、偏瘫。

2. **系统性硬化症** 主要分为局限型系统性硬皮病(limited scleroderma)和弥漫型系统性硬皮病(diffuse scleroderma)。前者皮肤纤维化局限于手指、手、面部,包括 CREST 综合征在内。后者皮疹自上述部位开始逐渐累及四肢、躯干以及内脏器官。中青年女性多见。

(1)雷诺现象:其病理生理基础是发作性指动脉痉挛,表现为寒冷刺激后双手麻木、苍白、湿冷,继而出现青紫、潮红。

(2)皮肤损害:双手指、面部最先累及。受累皮肤凹陷性水肿(水肿期),接着皮肤出现紧绷、发亮(硬化期),最后出现萎缩(萎缩期)。面部("假面具脸"):皮纹消失无表情,鼻尖唇薄口裂小(图 1-16-3B)。

唇周放射状沟纹,伸舌受限。手指:硬化呈腊肠状,屈曲呈爪样,皮肤坏死、溃疡持久不愈,末端指骨吸收,甲周毛细血管扩张、出血。此外面中部及躯干上部色素沉着斑片,间有色素减退斑点;四肢皮肤钙质沉着。

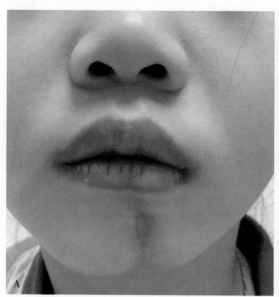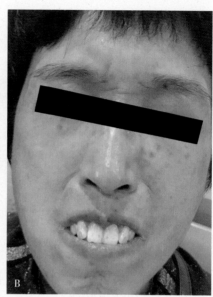

图 1-16-3　硬皮病

A. 线状硬斑病;B. 系统性硬皮病:鼻尖唇薄口裂小。

(3)其他器官损害:关节痛、吞咽困难、吸收不良、肺间质纤维化、肺动脉高压、心功能不全、肾功能不全。

(4)CREST 综合征:是局限型 SSc 的一种亚型,包括皮肤钙化(calcinosis),雷诺现象(raynaud's phenomenon),食管功能异常(esophageal dysfunction),肢端硬化(sclerodactyly)和毛细血管扩张(telangiectasia)。

(二)实验室检查

1. 皮肤病理　病变在真皮与皮下脂肪交界处变化明显,因此标本必须深及皮下脂肪层。早期真皮中下层纤维水肿;血管内皮肿胀,血管壁水肿;血管周围炎性细胞浸润。后期表皮突消失,真皮全层及皮下组织纤维结缔组织增生,排列致密均质化,血管及皮肤附属器减少、萎缩。

2. 自身抗体　90%SSc 患者 ANA 阳性,抗 SC1-70、抗 RNA 聚合酶Ⅲ抗体阳性多见于弥漫型 SSc,后者可提示肺纤维化、伴发癌症。抗着丝粒抗体常见于局限型 SSc。

(三)鉴别诊断

对称性和广泛的皮肤硬化症的鉴别诊断包括硬肿症、硬化性黏液性苔藓样水肿、嗜酸性筋膜炎等。

(四)治疗

1. 局限性硬皮病　局部应用糖皮质激素和/或钙调磷酸酶抑制剂,光疗(如 UVA),泛发性硬斑病、线状硬皮病可采用系统治疗,如氨甲蝶呤和/或糖皮质激素。当皮损累及真皮中下层时,要积极治疗,防止出现残毁。

2. 系统性硬皮病　①支持治疗:保暖,戒烟,避免外伤,合理锻炼。②抗炎:病变早期中等剂量、晚期小剂量口服糖皮质激素;联合氨甲蝶呤、吗替麦考酚酯等免疫抑制剂。③抗纤维化:如中药积雪苷等。④扩血管:钙通道阻滞剂、血管扩张剂、磷酸二酯酶(PDE)5 抑制剂、波生坦。⑤对症处理:指尖溃疡局部使用水胶体敷料、抗生素或抗生素-类固醇联合用药。

第三节　大疱性皮肤病

大疱性皮肤病（bullous dermatosis）是一组以皮肤/黏膜发生红斑、水疱的皮肤病伴有瘙痒，以皮损处皮肤免疫复合物沉积、血液中出现相关抗体为特征，多数为器官特异性自身免疫性疾病（表1-16-1）。

表 1-16-1　大疱性皮肤病分类

位置	自身免疫性大疱病		遗传性大疱性皮肤病
表皮内	天疱疮		单纯性大疱性表皮松解症
			家族性良性慢性天疱疮
表皮下	大疱性类天疱疮		交界性大疱性表皮松解症
	黏膜性类天疱疮		营养不良性大疱性表皮松解症
	疱疹样皮炎		
	线状 IgA 大疱性皮病		
	获得性大疱性表皮松解症		
	妊娠大疱性类天疱疮、大疱性系统性红斑狼疮		

一、天疱疮

天疱疮（pemphigus）是一组由表皮棘层细胞间抗体沉积引起细胞松解、表皮内水疱为特征的自身免疫性大疱病。临床上主要分为四型：寻常型天疱疮（pemphigus vulgaris）、增殖型天疱疮（pemphigus vegetans）、落叶型天疱疮（pemphigus foliaceus）和红斑型天疱疮（pemphigus erythematosus）。中老年好发，男女发病率基本相同，既往报道人群发病率为每年 0.76~5/ 百万，在我国尚无明确的天疱疮发病率数据。

（一）病因

病因未明。本病具有一定遗传易感性，*HLA-DRB1*0402* 和 *HLA-DQB*0503* 单倍体与寻常型天疱疮有关，*HLA-DRB1*04* 与落叶型天疱疮有关。免疫在发病中起作用，若将患者的血清或血清中的 IgG 被动转移至新生小鼠，小鼠可出现表皮细胞棘层松解，而去除患者血清中的 IgG 则可使病情缓解，IgG 抗体可以与桥粒结构上的桥粒芯糖蛋白结合，因此本病是由器官特异性自身抗体 - 抗桥粒芯糖蛋白（desmoglein，Dsg）抗体介导的器官特异性自身免疫病。

（二）发病机制

天疱疮抗原（pemphigus antigen）是角质形成细胞间桥粒的结构蛋白即 Dsg，属于钙依赖性细胞黏附分子家族成员，可分为寻常型天疱疮抗原即 Dsg3，和落叶型天疱疮抗原即 Dsg1。

抗 Dsg 抗体与 Dsg 结合后可引起角质形成细胞间黏附功能丧失、棘层松解和水疱形成的机制主要有：抗体通过空间位阻直接干扰了 Dsg 的连接；抗体与 Dsg 结合后通过细胞信号传导途径使一系列蛋白酶被激活，水解参与角质形成细胞黏着的连接结构，桥粒结构被破坏；抗原抗体结合后作用于细胞核，使胞核固缩，核周发生空泡变性，引起细胞凋亡。桥粒芯糖蛋白补偿理论可以解释寻常型天疱疮的水疱发生在表皮深层，落叶型天疱疮的水疱发生在表皮浅层。

（三）临床表现

好发于中年人，男女发病率相似。本病除主要的四型外，还包括药物性天疱疮、疱疹样天疱疮、IgA 天疱疮和副肿瘤性天疱疮等特殊类型。

1. **寻常型天疱疮**　是最常见和最严重的类型，中年人多见，儿童罕见。

多数患者有口腔黏膜损害，且为 60% 患者的初发症状，个别患者甚至仅有口腔损害。皮肤损害好发于胸、背、头部，严重者可泛发全身。典型皮损为外观正常皮肤或红斑基础上发生水疱或大疱，疱壁薄，尼氏征阳性，水疱容易破溃形成糜烂面，表面有浆液性或血性渗液，可有结痂（图 1-16-4A），若继发感染则伴有臭味。本型预后在天疱疮中最差，死亡原因多为长期大剂量应用糖皮质激素、免疫抑制剂后引起的败血症、肺部感染等并发症及多脏器衰竭，也可因病情持续发展导致大量体液丢失、低蛋白血症、恶病质而危及生命。

2. **增殖型天疱疮**　较少见，是寻常型天疱疮的“亚型”，其抗原成分与寻常型天疱疮一致。病变好发于皮肤皱褶部位（如腋窝、乳房下、腹股沟）和腔口部位（外阴、肛门周围、鼻唇沟）（图 1-16-4B），口腔黏膜损害出现较迟且轻。皮损最初为松弛性水疱，溃破后形成糜烂面，逐渐形成肉芽性增殖损害，表面有浆液、脓液渗出和小脓疱，结成污秽色厚痂味，常伴有疼痛。陈旧性损害呈乳头瘤状或疣状增生。易继发细菌及真菌感染，常有臭味。临床上又分为轻型（Hallopeau 型）和重型（Neumann 型）。

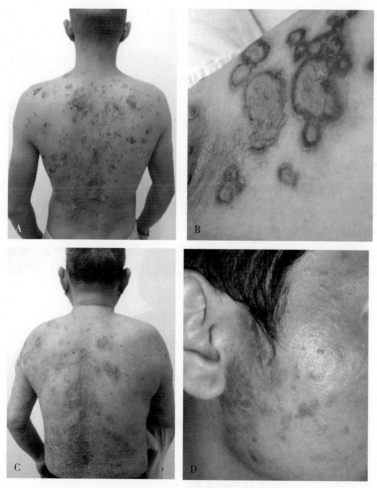

图 1-16-4　各种类型天疱疮
A. 寻常型；B. 增殖型；C. 落叶型；D. 红斑型。

3. **落叶型天疱疮**　开始皮损局限于头面和躯干上部，在红斑或外观正常皮肤上出现少数松弛性水疱，尼氏征阳性。与寻常型相比，病情较轻，黏膜损害少见而轻微；水疱壁较寻常型更薄，更表浅，易破裂。在浅表的糜烂面上上覆有黄褐色、油腻性痂和鳞屑(图1-16-4C)。结痂往往中心附着,边缘游离,基底湿润,有恶臭。部分患者皮损可泛发全身,以结痂和鳞屑为主,而水疱少见或缺如,极似剥脱性皮炎,故易误诊。皮损可有瘙痒或灼痛,全身症状轻重不一。病程较长。

4. 红斑型天疱疮　是落叶型天疱疮的"亚型",其抗原成分与落叶型一致。皮损主要发生于头皮、面部及胸背上部等皮脂腺丰富部位,下肢和口腔黏膜很少累及。面部损害类似红斑狼疮的蝶形红斑,上覆鳞屑和结痂,其下湿润(图1-16-4D)。躯干部皮损与脂溢性皮炎相似,尼氏征阳性。自觉症状较轻,日光暴晒可加重病情。本病患者部分血清中可测得抗核抗体,但滴度较低。除了表皮细胞间有IgG和C3网状沉积外,患者面部红斑处皮肤的表皮与真皮连接处也可有IgG和C3呈线状沉积,需与红斑狼疮鉴别。个别患者可进展为落叶型天疱疮,预后大多良好。

5. 特殊类型天疱疮

(1)副肿瘤性天疱疮:可发生于任何年龄,出现严重的口腔黏膜糜烂,疼痛明显;皮损多形,除水疱、大疱外,还有多形红斑及扁平苔藓样损害。伴有已知或潜在的恶性或良性肿瘤,最常见的是非霍奇金淋巴瘤、慢性淋巴细胞性白血病、胸腺瘤及Castleman病等。该病对糖皮质激素治疗的反应差,预后取决于合并的肿瘤性质。

(2)药物性天疱疮:多在用药数月甚至一年后发生,以D-青霉胺、卡托普利等含有硫氢基团的药物诱发居多。黏膜受累少而轻,表现以红斑型天疱疮为主,多数患者病情较轻。停用致病药物后,皮损逐渐缓解;但部分患者在停药后表现为寻常型或落叶型天疱疮。

(3)IgA天疱疮:多见于中老年女性,好发于皮肤皱褶部位。皮损表现为红斑基础上的无菌性脓疱、水疱并伴明显瘙痒,尼氏征阴性。病程慢性,一般情况良好。

(4)疱疹样天疱疮:多见于中老年,女性发病率稍高,皮损为环形或多环形红斑,表面有针头至绿豆大水疱,偶可见大疱,壁紧张,尼氏征阴性或弱阳性。好发于躯干、臀部及四肢近心端,自觉剧痒,偶有黏膜损害。预后较好,少数病例可转变为其他类型天疱疮。

(四) 实验室检查

1. 组织病理和免疫病理

(1)组织病理:基本病理变化为棘层松解、表皮内裂隙或水疱,水疱内有棘层松解细胞,后者较正常棘细胞大,圆形,胞质呈均匀嗜酸性,核大而深染,核周有浅蓝色晕(图1-16-5A)。不同类型天疱疮发生棘层松解的部位不同,寻常型和增殖型位置较深,位于基底层上方,其中增殖型的水疱不明显,可仅有裂隙或表现为棘层肥厚和乳头瘤样增生;落叶型和红斑型的水疱位于棘层上部或颗粒层;IgA型天疱疮表皮内有中性粒细胞和棘层松解细胞;疱疹样天疱疮的病变位于棘层中部,疱内有嗜酸性粒细胞或中性粒细胞。

(2)直接免疫荧光检查:取水疱边缘正常皮肤进行直接免疫荧光检查,天疱疮患者棘细胞间有1gG以及C3呈网格状沉积(图1-16-5B),少数患者还可见IgM或IgA沉积。寻常型和增殖型的IgG及C3沉积于棘层下方,落叶型和红斑型则沉积在棘层上方甚至颗粒层;红斑型天疱疮在基底膜带处也可有IgG和C3线状沉积,取材皮损在面部等曝光部位时尤甚。IgA天疱疮患者表皮细胞间有IgA沉积。

(3)间接免疫荧光检查:以正常人皮肤或猴食管黏膜为底物,取患者血清进行间接免疫荧光检查,约80%患者可检测到抗表皮细胞间抗体。IgA天疱疮患者血清中有抗桥黏素(desmocollin,Dsc)的IgA抗体。

2. 血清抗体　通过ELISA法可检测到患者天疱疮血清中存在的特异性抗Dsg3或/和Dsg1的自身抗体,抗体水平与患者的临床症状往往呈相关性。

(五) 诊断和鉴别诊断

根据在皮肤及黏膜上出现松弛性水疱或大疱,水疱易破呈糜烂面,尼氏征(Nikolsky sign)阳性,组织病理表现为表皮内水疱,患者的血清中和表皮细胞间可检测到IgG型的抗桥粒芯糖蛋白抗体,可明确诊断。需与类天疱疮、重症多形红斑等疾病相鉴别。

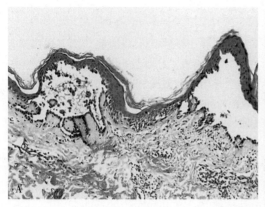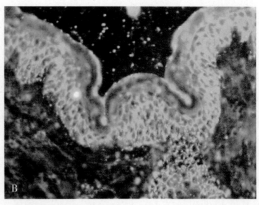

图 1-16-5　天疱疮的组织病理和免疫病理
A. 组织病理；B. 免疫病理。

（六）治疗

治疗目的在于控制新发皮损，减少复发；治疗关键在于糖皮质激素、免疫抑制剂等药物的合理应用，同时防止并发症的发生。

1. **一般治疗**　加强支持疗法；给予富于营养的易消化、高蛋白饮食；预防和纠正低蛋白血症，纠正水、电解质及酸碱平衡紊乱。必要时输新鲜血浆。预防压疮和继发感染。

2. **局部护理**　对皮肤、黏膜糜烂面的护理是防止继发感染、降低死亡率、提高疗效的重要环节。每天用生理盐水或抗生素溶液擦拭、湿敷糜烂处，对皮肤损害广泛者采用暴露疗法，注意房间温度、清洁度并保持通风、干燥；可用油纱布遮盖糜烂面；对糜烂面感染者根据细菌培养和药敏结果，选择外用或系统给予敏感抗生素。

3. **系统药物治疗**

（1）糖皮质激素：是治疗的一线药物，在疾病的早期阶段即需要给予充分的治疗。初始剂量根据临床类型、病情严重程度、既往治疗反应、有无并发症等确定，通常给予泼尼松（或相当量的甲泼尼龙等）0.5~1.5mg/(kg·d)。黏膜损害重、皮损范围广泛者可选择静脉给药。病情严重患者，可采用糖皮质激素冲击疗法。治疗是否有效以有无新水疱出现为标准，如在 1 周内无明显的新水疱出现即表明剂量足够。无新发水疱 2 周后即可进行激素的逐渐减量，但减量过程宜缓慢，以防复发；在皮损大多消退后可予小剂量泼尼松长期维持，直至停止治疗；对少数皮损非常局限的患者（如仅发生于头皮或口腔）可行皮损内注射糖皮质激素治疗。在应用糖皮质激素剂量时，应注意补充钙剂、止酸剂、胃黏膜保护剂等，注意检测血糖、血压、电解质、大便潜血等。

（2）免疫抑制剂：对于中至重度患者，为提高疗效、减少糖皮质激素用量，可在治疗初始阶段联合应用免疫抑制剂。一线的免疫抑制剂有硫唑嘌呤、吗替麦考酚酯等，二线的免疫抑制剂有环磷酰胺等。

（3）生物制剂：抗 CD20 单抗（利妥昔单抗）可用于病情严重或顽固性天疱疮的治疗。

对于部分病情较轻的红斑型和落叶型天疱疮可以给予四环素类抗生素联合烟酰胺治疗，IgA 天疱疮首选氨苯砜。副肿瘤性天疱疮应积极治疗合并的肿瘤。

4. **其他治疗**　静脉注射人血免疫免疫球蛋白主要用于常规治疗无效的患者，与以上药物联合应用可显著提高疗效并减少感染等并发症。病情顽固患者可试用免疫吸附、血浆置换等治疗。近年来也有干细胞移植治疗天疱疮的病例报告。

天疱疮最主要的死亡原因是继发感染和药物不良反应，因此预防的关键在于选择合适剂量的糖皮质激素、免疫抑制剂，其次是尽快找到感染依据，给予敏感抗生素。

二、大疱性类天疱疮

大疱性类天疱疮(bullous pemphigoid,BP)是一种好发于 60 岁以上老年人的自身免疫性表皮下大疱病。主要特点是正常皮肤或红斑上发生疱壁较厚的紧张性水疱、大疱,组织病理为表皮下大疱,免疫病理可见基底膜带 IgG 和 / 或 C3 沉积,血清中存在抗基底膜带成分的自身抗体。

（一）病因和发病机制

目前病因未明,部分患者由紫外线、药物等因素诱发。有报道患有如痴呆、帕金森病、多发性硬化等神经系统疾病的老年患者好发 BP。可能涉及自身抗体介导的基底膜带受损。多数患者血清中存在抗基底膜带成分的 IgG 自身抗体,免疫电镜显示这种抗体结合在基底膜带的透明层,因此本病为器官特异性自身免疫病。

BP 循环抗体的靶抗原定位于半桥粒上的大疱性类天疱疮抗原 1（BPAg1,又称 BP230）和大疱性类天疱疮抗原 2（BPAg2,又称 BP180）。抗体与基底膜带内的抗原结合后,在补体的参与下趋化白细胞并释放酶,导致表皮与真皮分离,形成大疱。BP180 属于半桥粒上的一种跨膜糖蛋白,是与 BP 发病相关的主要自身抗原,其细胞外第 16 非胶原编码区（NC16A）是目前公认的致病性自身抗体识别的主要靶表位。而 BP230 抗体的作用机制尚不明确。患者血清中的抗体与 BP180 等自身抗原结合后可固定并激活补体,导致肥大细胞脱颗粒,激活浸润的炎症细胞并使其释放蛋白水解酶,引起真表皮连接部位的重要蛋白结构如半桥粒受损,最终导致表皮下水疱的发生。体液免疫和细胞免疫均参与大疱性类天疱疮的发病过程,嗜酸性粒细胞也可能参与了该病的发病过程。

（二）临床表现

本病多见于 60 岁以上老年人,好发于躯干和四肢近端及手、足部（图 1-16-6）。基本损害为张力性的水疱、大疱,在正常皮肤或红斑基础上发生,疱壁较厚,呈半球状,绿豆至鸽卵大小,疱液清亮,尼氏征阴性,破溃后糜烂面常覆以痂或血痂,治愈后很少见瘢痕遗留。多伴有不同程度瘙痒。早期皮损可仅表现为水肿性的红斑、丘疹或荨麻疹样损害而没有水疱,可误诊为多形红斑或药疹。少数患者可出现黏膜损害。死亡原因多为长期患病引起的机体消耗性衰竭和长期使用糖皮质激素引起的并发症和多器官功能衰竭。

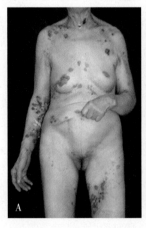
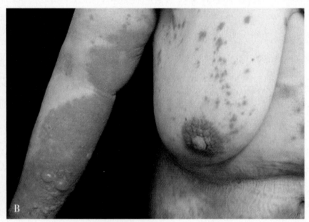

图 1-16-6　大疱性类天疱疮
A. 示分布范围;B. 典型皮损。

（三）实验室检查

1. **皮肤病理**　取水疱边缘行组织病理检查,见患者表皮下水疱（图 1-16-7）,在疱内以及真皮浅层血管周围有明显的嗜酸性粒细胞、伴数量不等的淋巴细胞浸润。

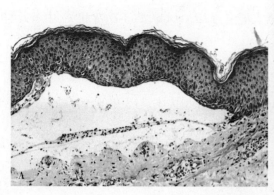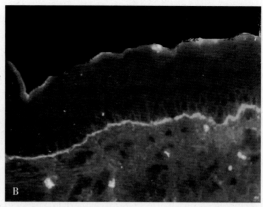

图 1-16-7　大疱性类天疱疮的组织病理和免疫病理
A. 组织病理；B. 免疫病理。

2. **直接免疫荧光**　可见 IgG 和 C3 在基底膜带线状沉积，盐裂皮肤可见其在表皮侧呈线状沉积。

3. **间接免疫荧光**　显示血清中 IgG 在基底膜带线状沉积。

4. **血清检测**　通过 ELISA 可检测患者血清中的特异性抗 BP180 和 BP230 抗体，主要为 IgG 型。

（四）治疗

治疗原则是早期诊断，早期治疗。治疗越及时，皮损控制越快，预后越好。治疗目的在于控制新发皮损和严重瘙痒等症状，防止继发感染。治疗关键在于糖皮质激素、免疫抑制剂的合理应用，注意预防药物所致不良反应。

1. **一般治疗**　由于患者大多 60 岁以上，应重视营养支持治疗，保持水、电解质平衡，预防和纠正低蛋白血症。在治疗期间监测糖皮质激素和免疫抑制剂的不良反应，及时对症治疗。

2. **局部治疗**　对大疱可在疱底部用灭菌剪刀将疱划破或用针筒将疱液抽出，保留疱壁，如有糜烂面可参考"天疱疮"的治疗。局限性类天疱疮可外用强效糖皮质激素。

3. **系统治疗**

（1）糖皮质激素：常采用泼尼松，甲泼尼龙等也可选用。主要用于皮损泛发性患者。用量视皮损范围及病变严重程度而定。糖皮质激素应用过程中注意监测血压、血糖、电解质等变化，补充钙剂、氯化钾，应用止酸药等预防和治疗不良反应。重症病例参照"天疱疮"，可行糖皮质激素冲击治疗。

（2）免疫抑制剂：通常与糖皮质激素同时联合应用，取得疗效后，一般先减激素量，以后再逐渐减免疫抑制剂量至维持量。硫唑嘌呤、环磷酰胺、氨甲蝶呤等均可选用。近年来倾向于使用不良反应较少的新型免疫抑制剂，如吗替麦考酚酯。

（3）静脉滴注大剂量免疫球蛋白（IVIG）：适于常规治疗不能控制病情的患者。多与糖皮质激素、免疫抑制剂联合应用。

（4）四环素类抗生素联合烟酰胺，对部分患者尤其是轻症患者有效。

（5）其他药物：利妥昔单抗适用于重症患者。口服氨苯砜，可单独应用或与糖皮质激素联合应用，适于轻症患者。

4. **其他治疗**　重症患者也可采用血浆置换、免疫吸附等方法治疗。

三、疱疹样皮炎

疱疹样皮炎（dermatitis herpetiformis，DH）是一种伴有麦胶敏感性肠病的慢性复发性自身免疫性大疱病，临床表现为四肢伸侧瘙痒明显的丘疹、水疱。疱疹样皮炎患者通常为 30 多岁至 40 多岁。发病率为每年 0.4~3.5/10 万。

(一) 病因

1. 内因　疱疹样皮炎与遗传强烈相关,高加索人群中与 *HLA-DQ2*,*HLA-DQ8* 相关,中国人群中与 *HLA-B*0801*,*HLA-DRB1*0301* 相关。

2. 外因　超过 90% 疱疹样皮炎患者麦胶敏感。碘化物可加重症状。

(二) 发病机制

循环中产生针对肠道转谷酰胺酶(transglutaminase,TG)IgA 型抗体,与表皮的转谷酰胺酶相结合后沉积在真皮乳头层,趋化中性粒细胞,释放蛋白酶水解透明板,形成表皮下疱。

(三) 临床表现

呈急性或渐进性,皮损主要分布于肘膝关节伸侧、臀、头皮等部位。水疱常聚集排列成环形,可有红斑、丘疹、风团或糜烂(图 1-16-8)。仅少数患者伴口腔损害。

(四) 实验室检查

1. 皮肤病理　表皮下水疱形成,真皮乳头中性粒细胞浸润。

2. 直接免疫荧光　确诊需要,可见真皮乳头层颗粒状 IgA 沉积。

3. 血清检测　ELISA 检测 IgA 表皮型转谷氨酰胺酶抗体,间接免疫荧光检测 IgA 肌内膜抗体。

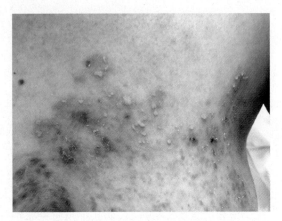

图 1-16-8　疱疹样皮炎

(五) 治疗

1. 一般治疗　患者应严格限制饮食,终生禁止食用含有麦胶的食物。避免食用含有碘、溴的食物。疱疹样皮炎通常会伴随终生,需要持续治疗。少数患者可能自行缓解。

2. 外用药物　可以外用强效糖皮质激素。

3. 系统药物　氨苯砜为本病的首选治疗药物,不能耐受者可以口服柳氮磺胺吡啶,无效的病例给予口服中小剂量糖皮质激素。

四、线状 IgA 大疱性皮病

线状 IgA 大疱性皮病(linear IgA bullous dermatosis,LABD)是一种发生在成人及儿童的慢性获得性表皮下水疱病,以基底膜带 IgA 线状沉积为特征。

(一) 病因及发病机制

本病与自身免疫的单倍型 HLA-B8、HLA-CW7、HLA-DR3 密切相关。本病自身抗体为 IgA,它可与基底膜带中的自身抗原结合,激发免疫反应,产生蛋白水解酶,引起皮肤下水疱。某些药物尤其是万古霉素可以诱发本病。

(二) 临床表现

1. 成人型线状 IgA 大疱性皮病　成人发病,临床表现可与疱疹样皮炎或大疱性类天疱疮相似。典型的临床表现是发生在环形红斑边缘的水疱,尼氏征阴性。还可有红斑、丘疹、丘疱疹等多形性皮疹(图 1-16-9),伴有瘙痒。可累及眼部及口腔。

2. 儿童型线状 IgA 大疱性皮病　皮疹好发于

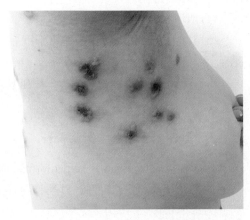

图 1-16-9　线状 IgA 大疱性皮病

口周、躯干下部、腹股沟、外生殖器部位,为腊肠样环形排列的紧张性大疱,内含浆液和血液,尼氏征阴性,瘙痒程度不一,黏膜可受累。

（三）实验室检查

1. **皮肤病理**　组织病理可见表皮下水疱,疱内以中性粒细胞浸润为主,可伴或不伴嗜酸性粒细胞（图 1-16-10）。

2. **直接免疫荧光**　直接免疫荧光示沿基底膜带线状 IgA 沉积（图 1-16-11）。

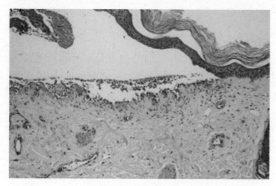

图 1-16-10　线状 IgA 大疱性皮病的病理表现

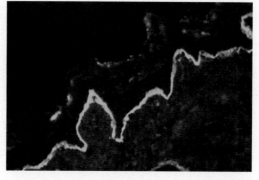

图 1-16-11　线状 IgA 大疱性皮病的免疫病理表现

（四）治疗

1. **局部治疗**　外用糖皮质激素,可根据病情选用不同强度的糖皮质激素。

2. **系统治疗**

（1）氨苯砜:是本病的首选药物,先从小剂量开始用量,逐渐加量,成人 100~150mg/d。

（2）糖皮质激素:单用氨苯砜疗效不佳或氨苯砜使用禁忌时可加用泼尼松。

（3）其他药物:磺胺吡啶、秋水仙碱、四环素与烟酰胺均对本病有治疗作用。病情严重者可以静脉用大剂量免疫球蛋白（IVIg）或利妥昔单抗。

（王春亮　潘　萌）

思考题

1. 角质形成细胞如何发挥免疫功能?

2. 红斑狼疮特异性皮肤损伤的临床分型、特点是什么?

3. 皮肌炎的特征性皮肤表现有哪些?

4. 天疱疮有哪些类型?

5. 天疱疮和大疱性类天疱疮如何鉴别?

6. 疱疹样皮炎和线状 IgA 大疱性皮肤如何鉴别?

第十七章
皮肤附属器疾病

皮肤附属器疾病（disorders of skin appendages）是指一组累及皮肤附属器的皮肤病，包括与毛囊皮脂腺单位相关的痤疮、脂溢性皮炎，与面部神经血管调节失调相关的玫瑰痤疮，与毛囊毛发相关的斑秃、雄激素性秃发，以及与汗腺或指甲有关的疾病等。

第一节　痤　　疮

痤疮（acne）是一种好发于青春期并主要累及面部毛囊皮脂腺单位的慢性炎症性皮肤病，临床表现可从轻度的粉刺到暴发性伴有系统症状的痤疮。中国人群统计发病率为 8.1%，各年龄段人群均可发病，但主要好发于青春期。

一、病因和发病机制

痤疮的发病与多种因素有关，包括雄激素调控的皮脂分泌旺盛、毛囊皮脂腺导管角化异常、痤疮丙酸杆菌等毛囊微生物增殖和免疫炎症反应等。另外，部分患者的发病还受遗传、免疫、内分泌、压力、饮食、化妆品等因素的影响。

痤疮的发病机制尚未完全阐明。毛囊皮脂腺单位受性激素调控，青春期后体内雄激素水平增高或雄、雌激素水平失衡使得皮脂腺增大、皮质分泌增多。痤疮丙酸杆菌水解皮脂中的甘油三酯为游离脂肪酸，刺激毛囊漏斗部角质形成细胞增殖及细胞间黏合性增加、角化过度，后者使皮脂排出受阻，当皮脂和脱落的角质形成细胞在毛囊口堆积时即形成粉刺。随着粉刺内容物的增多、压力增大，粉刺壁破裂，释放出免疫性的角蛋白和皮脂，导致炎症。同时皮肤自身的免疫系统也和痤疮丙酸杆菌相互作用，释放促炎因子（IL-1α、IL-8 和 TNF-α 等），导致中性粒细胞、T 淋巴细胞、巨噬细胞等聚集，出现从炎症性丘疹到结节、囊肿的系列临床表现。

二、临床表现

皮损好发于面部、胸背上部等皮脂溢出部位，多为对称性分布，伴毛孔粗大。皮损表现为白头粉刺（闭合性粉刺）、黑头粉刺（开放性粉刺）、炎性丘疹、脓疱、结节、囊肿及瘢痕等（图 1-17-1）。

非炎症性痤疮的特征是粉刺的形成。白头粉刺是约 1mm 大小的肤色丘疹；黑头粉刺是圆顶状丘疹伴显著扩张的毛囊开口。炎症性痤疮皮损开始于粉刺形成，进而扩大形成炎性丘疹、脓疱；当严重程度进一步发展，便形成大小不等的红色结节或囊肿，可有波动感，甚至化脓形成脓肿，破溃后常形成窦道和瘢痕。多数患者病情至中年期逐渐缓解,部分可遗留持久性红斑、色素沉着、肥厚性或萎缩性瘢痕。本病自觉症状轻微,炎症明显时可有疼痛。

依据皮损性质,将痤疮分为 3 度、4 级,即:轻度(Ⅰ级):仅有粉刺;中度(Ⅱ级):有炎性丘疹;中度(Ⅲ级):有脓疱;重度(Ⅳ级):有结节、囊肿或瘢痕。

痤疮除上述表现外,尚有一些特殊类型。聚合性痤疮:属较严重类型,表现为严重结节、囊肿、窦道及瘢痕,好发于男性青年;暴发性痤疮:少数患者突然发生结节性、化脓性痤疮,伴有发热、关节痛、肝脾肿大等不同程度的全身症状。

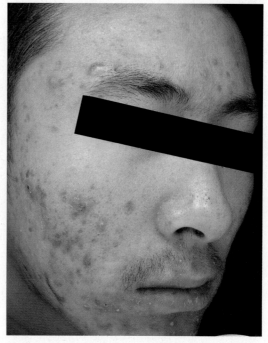

图 1-17-1　痤疮

三、诊断和鉴别诊断

根据患者年龄,发生在面部、前胸、背部等皮脂溢出部位,以粉刺、丘疹、脓疱、结节及囊肿为主要表现,对称分布等特点可以诊断。

本病需与玫瑰痤疮、颜面播散性粟粒性狼疮等进行鉴别。

四、治疗

治疗原则为去脂、溶解角质、杀菌、抗炎及调节激素水平。

1. **一般治疗**　选择合适的洁面产品和控油保湿类护肤品,避免过度清洗、手挤压及搔抓皮损,避免辛辣食物,控制脂肪和糖类食品,劳逸结合,纠正便秘,避免熬夜,禁用含溴、碘类药物。

2. **外用药物治疗**　轻度及轻中度痤疮可以外用药治疗为主,中重度及重度痤疮在系统治疗同时辅以外用药治疗。

(1)维 A 酸类:外用维 A 酸类药物可作为轻度痤疮的单独一线用药,中重度痤疮的联合用药以及痤疮维持治疗的首选。常用药物包括第一代异维 A 酸和第三代维 A 酸乳膏,应从低浓度或小范围避光使用,以避免初用时的局部刺激反应。

(2)过氧化苯甲酰:外用后可缓慢释放出新生态氧和苯甲酸,具有杀灭痤疮丙酸杆菌、抗炎及轻度溶解粉刺作用,可作为炎性痤疮首选外用抗菌药物。少数患者使用中可能会出现轻度刺激反应,建议从低浓度开始或小范围试用。

(3)抗生素:具有抗痤疮丙酸杆菌和抗炎作用的抗生素,常用的有夫西地酸乳膏、红霉素乳膏、克林霉素和氯霉素等外用制剂。但由于外用抗生素易诱导痤疮丙酸杆菌耐药,故不推荐作为首选。

(4)其他:不同浓度与剂型的壬二酸、二硫化硒、硫黄和水杨酸等药物具有抑制痤疮丙酸杆菌、抗炎或轻微剥脱作用,也可以作为痤疮外用药治疗的备选。

3. **系统药物治疗**

(1)抗生素:首选四环素类如多西环素、米诺环素等,不能使用时,可考虑大环内酯类如红霉素、罗红霉素、阿奇霉素等。避免选择 β- 内酰胺类、头孢菌素类和喹诺酮类等抗菌药物。

(2)维 A 酸类:具有显著抑制皮脂腺脂质分泌、调节毛囊皮脂腺导管角化、改善毛囊厌氧环境、抗炎和预防瘢痕形成等作用,适用于结节囊肿型痤疮、有瘢痕或瘢痕形成倾向的痤疮、伴严重皮脂溢出的痤疮、其他治疗无效的痤疮以及暴发性痤疮和聚合性痤疮。首选异维 A 酸,本药可致口唇发干、脱屑、血脂升高等,并有明确的致畸作用,育龄期男女服药期间应避孕,停药 3 个月后方可怀孕。

（3）抗雄激素药物：适用于伴高雄激素表现的女性患者、女性青春期后痤疮、经前期明显加重的痤疮等，常用药物包括雌激素、孕激素、螺内酯及胰岛素增敏剂等。

（4）糖皮质激素：适用于重度炎性痤疮的早期治疗，小剂量短期使用。

4. 物理与化学治疗　主要包括光动力、红蓝光、激光与光子治疗、化学剥脱等，作为痤疮辅助或替代治疗，以及痤疮后遗症处理的选择。

第二节　脂溢性皮炎

脂溢性皮炎（seborrheic dermatitis）是一种常见于头面部、胸背部等皮脂分泌旺盛部位的一种常见的慢性、表浅性、炎症性皮肤病。

一、病因

本病发生主要与马拉色菌定植、脂质增多、皮肤屏障功能受损、免疫反应及个体易感性有关。此外，精神、维生素 B 族缺乏、饮食、嗜酒等因素也与本病相关。

二、发病机制

在遗传性皮脂溢出素质基础上发生的一种炎症。马拉色菌等微生物在脂质等作用下，繁殖增多，可水解皮脂中的甘油三酯，产生的游离脂肪酸刺激皮肤加重炎症反应。

三、临床表现

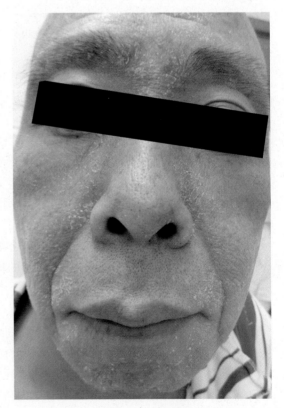

图 1-17-2　脂溢性皮炎

本病的典型皮损是红斑上附着淡黄色油腻性鳞屑，好发于头面、胸背等皮脂溢出部位，婴儿、青少年、成年人均可发生，伴有不同程度的瘙痒，为慢性病程，可反复发生。头皮皮损可表现为头皮屑增多，在红斑基础上有小片糠秕状脱屑；严重者头皮厚积片状、黏着性油腻性痂，甚至糜烂、渗出，多见于肥胖者（图 1-17-2）。面部皮损由头皮蔓延而来，以前额、鼻唇沟及胡须区域危重，表现为黄红色、油腻性鳞屑性斑片。躯干皮损好发于前胸和背部肩胛之间，表现为黄红色或淡红色油腻性斑片，也可有红褐色毛囊性丘疹伴油腻性鳞屑。

四、诊断和鉴别诊断

根据典型临床特点，本病不难诊断。本病需与头皮银屑病、玫瑰糠疹、湿疹及体癣等鉴别。

五、预防和治疗

治疗原则为去脂、溶解角质、杀菌、抗炎及调节激素水平。

1. **一般治疗** 选择合适的洁面产品和控油保湿类护肤品,避免过度清洗和摩擦,避免辛辣刺激性食物,限制多脂及多糖饮食,保证充足睡眠、规律生活。

2. **外用药物治疗** 原则为去脂、消炎、杀菌、止痒。常用的药物有弱效至中效的糖皮质激素软膏联合抗真菌软膏、抗真菌洗发剂。也可选用外用钙调神经酶抑制剂。少量渗出、糜烂部位可用依沙吖啶氧化锌油。

3. **系统药物治疗** 瘙痒剧烈时可予以抗组胺药物;可补充维生素 B 族或锌剂;有真菌感染或泛发性损害可用口服伊曲康唑;有细菌感染时用四环素或红霉素类抗生素;范围较大、炎症明显,甚至有红皮病倾向且无禁忌证,可短期口服中小剂量糖皮质激素。

第三节 玫 瑰 痤 疮

玫瑰痤疮(rosacea)俗称"酒渣鼻",是一种好发于面中部、主要累及面部血管及毛囊皮脂腺单位的慢性炎症性疾病,以面部皮肤阵发性潮红以及红斑、丘疹、脓疱、毛细血管扩张为主要表现,少部分出现赘生物。主要累及 20~50 岁的成年人。2015 年俄罗斯与德国联合流行病学调查显示,患病率分别为 12.3% 与 5%,美国为 2.0%~2.3%,目前缺乏中国人群的相关研究。

一、病因和发病机制

玫瑰痤疮的发病与多种因素有关,包括遗传因素、螨虫感染、情绪、运动、日晒、酒精、辛辣食物刺激等。

本病发病机制尚不完全清楚,可能是在一定遗传背景基础上,由多种因素诱导的以天然免疫和血管舒缩功能异常为主导的慢性炎症性疾病。各种刺激如紫外线、螨虫感染等通过 Toll 样受体 2(TLR2)途径等导致患者天然免疫反应异常激活,并作用于神经末梢;同时神经末梢表面的 TLR 及蛋白酶激活受体,反过来促进天然免疫活化,维持并扩大炎症过程,同时导致皮肤屏障功能障碍;长期的炎症因子和神经介质导致血管增生、通透性增加和高反应性;毛囊蠕形螨等微生物感染也参与了发病过程。综上各方面导致玫瑰痤疮的发生及迁延。

二、临床表现

根据不同部位、不同时期、不同皮损特点,玫瑰痤疮可以分为四种类型:红斑毛细血管扩张型、丘疹脓疱型、肥大增生型和眼型。

1. **红斑毛细血管扩张型** 多数患者首发于面颊部,早期表现为阵发性面部潮红,反复发作数月后,逐步成为持续性红斑或毛细血管扩张,部分患者可出现红斑区肿胀。少数首发于鼻部和口周,表现为持续性红斑,并逐步出现毛细血管扩张,随病情进展面颊部也可受累。自觉皮肤干燥、灼热或刺痛,少数伴瘙痒。

2. **丘疹脓疱型**　病情继续发展时,在红斑基础上出现针尖至绿豆大小的丘疹、脓疱,毛细血管扩张更明显,通常以面颊部为重(图 1-17-3)。

3. **肥大增生型**　多见于鼻部或口周,在红斑或毛细血管扩张的基础上,出现皮脂腺过度增生肥大,并逐步发生纤维化,亦称为"鼻瘤"。

4. **眼型**　多累及眼睑的睫毛毛囊及眼睑的相关腺体,包括睑板腺、皮脂腺和汗腺,常导致睑缘炎、睑板腺功能障碍、睑板腺相关干眼和睑板腺相关角膜结膜病变,自觉眼睛异物感、光敏、视物模糊、灼热、刺痛、干燥或瘙痒等,常与其他 3 型合并存在。

三、诊断和鉴别诊断

玫瑰痤疮诊断的必备条件:面颊或口周或鼻部无明显诱因出现阵发性潮红,且潮红明显受温度、情绪及紫外线等因素影响,或出现持久性红斑。次要条件:①灼热、刺痛、干燥或瘙痒等皮肤敏感症状;②面颊或口周或鼻部毛细血管扩张;③面颊或口周或鼻部丘疹或丘脓疱疹;④鼻部或面

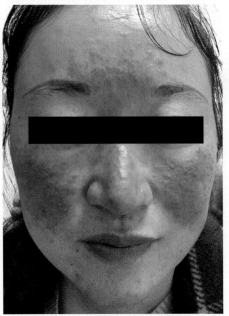

图 1-17-3　玫瑰痤疮

颊、口周肥大增生改变;⑤眼部症状。排除明显诱因如口服异维 A 酸或化学换肤或局部外用糖皮质激素引起皮肤屏障受损而导致的阵发性潮红或持久性红斑,必备条件加 1 条及以上次要条件即可诊断。

本病需与痤疮、脂溢性皮炎、激素依赖性皮炎、颜面粟粒性狼疮、红斑狼疮等鉴别。

四、治疗

1. **一般治疗**　修复皮肤屏障,防晒,避免过度清洁,加强保湿剂的使用,避免过冷过热、紧张等不良因素刺激,避免饮酒、辛辣食物,局部适当冷敷,减少情绪紧张。

2. **外用药物治疗**

(1)抗生素:1% 克林霉素或 2% 红霉素用于丘疹脓疱性皮损;甲硝唑可杀灭毛囊蠕形螨,对中重度红斑及炎性皮损有较好疗效。

(2)过氧化苯甲酰:具有抗微生物作用。因有轻度刺激反应,应点涂于丘疹脓疱炎性皮损。

(3)钙调磷酸酶抑制剂:常用吡美莫司乳膏和 0.03% 他克莫司软膏。具有抗炎和免疫调节作用,用于红斑及瘙痒症状明显者。

(4)壬二酸:常用浓度 15%~20% 凝胶,每日 2 次。改善玫瑰痤疮的炎性皮损,用药初期可能有轻度刺激症状。

(5)其他:5%~10% 硫黄洗剂对炎性皮损有效;α 肾上腺素受体激动剂可收缩血管,改善血管扩张导致的红斑,常用 0.5% 酒石酸溴莫尼定凝胶。眼部可短期使用含激素的抗生素眼膏(如妥布霉素地塞米松眼膏)等,出现干眼症时可补充人工泪液。

3. **系统药物治疗**

(1)抗生素:丘疹脓疱型玫瑰痤疮的一线治疗。常用四环素类如多西环素、米诺环素等,不能使用时,可考虑大环内酯类如克拉霉素、阿奇霉素等。甲硝唑等抗厌氧菌类药物也是玫瑰痤疮的一线用药。

(2)异维 A 酸:是鼻肥大增生型患者首选系统治疗以及丘疹脓疱型患者在其他治疗效果不佳时的二线选择。本品不与四环素类合用。

(3)羟氯喹:可抗炎、抗免疫及抗紫外线损伤,对阵发性潮红或红斑的改善优于丘疹和脓疱,需定期

进行眼底检查,以排除视网膜病变。

(4)β-肾上腺素受体抑制剂:主要用于难治性阵发性潮红和持久性红斑明显的患者,如卡维地洛。需警惕低血压和心动过缓。

(5)抗焦虑类药物:适用于长期紧张、焦虑过度患者,如氟哌噻吨美利曲辛片。

4. 光电治疗　强脉冲光、染料激光、Nd:YAG 激光、LED 光(红光、蓝光、黄光)对红斑以及毛细血管扩张有治疗效果;CO_2 激光或 Er 激光适合早中期增生型皮损。

5. 手术疗法　对不伴丘疹、脓疱,而以毛细血管扩张或赘生物损害为主的玫瑰痤疮,药物治疗很难奏效,酌情选用手术治疗。

第四节　斑　秃

斑秃(alopecia areata,AA)是常见的炎症性非瘢痕性脱发,表现为头皮突然发生的边界清晰的圆形斑状脱发。本病可发生于任何年龄,以青壮年多见,我国人群中患病率为 0.27%。

一、病因和发病机制

尚不完全清楚,目前斑秃是由遗传因素和环境因素共同作用所致的毛囊特异性自身免疫性疾病。大约 1/3 患者具有家族史。精神神经因素是重要的诱因。斑秃还与情绪应激、内分泌失调、免疫炎症等多因素有关。另外,患者可并发自身免疫性疾病,如自身免疫性甲状腺疾病等。

斑秃的发病与免疫机制密切相关。在生长期,毛囊中有 T 细胞和朗格汉斯细胞浸润;毛囊角质形成细胞表达 MHCII 类抗原;C3、IgG 和 IgM 在毛囊基底膜中沉积,这些均说明 T 淋巴细胞在斑秃发病中的重要作用。最近有证据显示 JAK 通路在发病以及 JAK 抑制剂在治疗中具有潜在作用。

二、临床表现

典型表现为突然出现的斑状脱发,脱发斑多呈圆形或椭圆形,大小不等,边界清楚,患处皮肤正常。少许可累及胡须、眉毛、睫毛、腋毛以及体毛。一般无自觉症状。部分患者可有指(趾)甲改变如甲点状凹陷、点状白甲和甲纵嵴等。

按病期分为进展期(活动期)、稳定期(静止期)及恢复期。进展期脱发区边缘头发松动,很易拔出(拉发试验阳性),显微镜下可见毛干近端萎缩,呈上粗下细的惊叹号样;稳定期脱发斑边缘的头发不再松动,拉发试验阴性,大多数局限性患者在脱发静止 3~4个月后进入恢复期;恢复期有新毛发长出,最初为纤细、柔软以及色浅的细发,逐渐恢复为黑色头发(图1-17-4)。斑秃继续发展出现头发全部脱失,称为全秃;全身毛发均脱落者,则称为普秃。

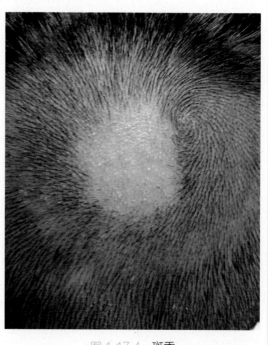

图 1-17-4　斑秃

三、诊断和鉴别诊断

诊断要点是头发呈斑状脱发,头皮正常,无自觉症状。本病需与假性斑秃、拔毛癖、头癣、系统性红斑狼疮、梅毒性秃发等鉴别。

四、治疗

1. **一般治疗** 避免精神紧张,缓解精神压力,注意劳逸结合,均衡饮食,保持充足睡眠。

2. **外用药物治疗**

(1)外用糖皮质激素:一般选用强效或超强效糖皮质激素外用,重症患者可封包治疗。

(2)皮损内注射糖皮质激素:如曲安奈德注射液或复方倍他米松注射液,稀释后脱发区皮损内注射,一般 3~4 次后见效。

(3)外用米诺地尔溶液:浓度一般为 2% 或 5%,可有局部刺激或多毛的不良反应。

(4)外用接触致敏剂:二苯环丙烯酮(DPCP)主要通过诱导发生接触性皮炎而导致病变部位毛发再生。适合中至重度斑秃患者。

3. **系统药物治疗** 对急性进展期和脱发面积较大者包括全秃及普秃的患者,可口服中小剂量的泼尼松。补充胱氨酸、泛酸钙、维生素 B 族口服有助于生发。

4. **光电治疗** 有研究报道 PUVA 疗法、长波紫外线、窄谱中波紫外线、光动力疗法、308nm 准分子激光等均有一定疗效。

5. **其他** 对于精神紧张、失眠的患者可给予镇静剂。治疗效果不佳者,可戴假发和发片进行遮饰,纹眉术可用于模拟缺失的眉毛。

第五节 雄激素性秃发

雄激素性秃发(androgenetic alopecia,AGA)是一种发生于青春期或青春后的毛发进行性减少性疾病,表现为毛囊微小化和毛发进行性减少。男女均可罹患,我国男性患病率约为 21.3%,女性患病率约为 6.0%。

一、病因和发病机制

AGA 是一种具有遗传倾向的多基因隐性遗传疾病。雄激素在 AGA 的发病中起决定性因素;其他包括毛囊周围炎症、压力、紧张、焦虑及不良的生活、饮食习惯均可加重 AGA。

AGA 脱发区毛囊内的雄激素受体基因表达升高和 / 或 II 型 5α- 还原酶基因表达升高,II 型 5α- 还原酶将雄激素睾酮转化成二氢睾酮(DHT)。二氢睾酮通过与毛囊细胞上的雄激素受体结合发挥生物学作用,使得毛囊微小化,生长周期毛发逐渐变细、毛发生长周期缩短,最终毛囊萎缩消失,毳毛也脱落,形成前额部、冠状区至头顶部秃发。而脱发区周围的颞部和枕部头皮因二氢睾酮含量不增加,毛发并不脱落或脱落较少。另有研究认为女性 AGA 主要与性激素结合蛋白水平下降以及游离循环睾酮增高有关。

二、临床表现

多见于男性,通常在青春期开始发病,表现为头部进行性脱发或头发稀疏,可伴有头皮油脂增多。在男性称为男性型脱发,而女性称为女性型脱发。

男性 AGA 早期表现为前额和双鬓角发际线后移,呈 M 型逐渐向头顶延伸。也有前额鬓角和头顶部脱发同时进行,日久头顶部头发可完全脱落或遗留少量毛发(图 1-17-5)。女性 AGA 症状较轻,多为头顶部毛发稀疏,但前额发际线并不后移。多无自觉症状。脱发进程一般很慢,其程度因人而异。

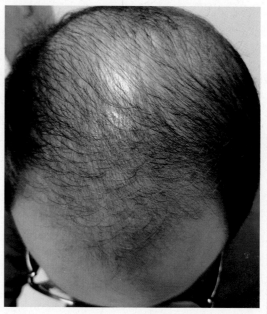

图 1-17-5 雄激素性秃发

三、诊断和鉴别诊断

根据家族史和秃发特殊模式可以诊断。

本病需与其他原因引起的脱发如弥漫性斑秃、女性绝经期后前额纤维化秃发、内分泌疾病以及缺铁性贫血等区别。该病还应与各种休止期脱发鉴别,后者是最常见的与全身疾病或生理状态改变相关的脱发,如产后脱发、严重感染及高热后、大型手术后等。

四、治疗

AGA 是一个进行性加重的过程,建议早期治疗,越早治疗效果越好。

1. 外用药物米诺地尔是有效的外用促毛发生长药物,一般男性推荐 5% 浓度,女性推荐 2% 浓度,个别患者可能出现接触性皮炎和多毛。

2. 系统治疗非那雄胺仅适用于男性患者,该药可特异性抑制 II 型 5α- 还原酶,减少 DHT 的生成和对毛囊的破坏,连续服药 6~12 个月或以上,如需维持疗效更需较长时间。女性患者可采用口服避孕药、螺内酯等治疗。

3. 毛发移植是将先天性雄激素不敏感部位的毛囊(一般为枕部)分离出来,然后移植到秃发部位。毛囊单位毛发移植术(follicular unit transplantation,FUT)是常用方法之一,毛发移植后建议继续使用上述防脱发药物,以维持秃发区域非移植毛发的生长及生存状态。

4. 其他自体富血小板血浆、低能量激光等可作为 AGA 治疗的辅助手段。另外,发片、假发等也可选用。

(陈爱军)

思考题

1. 痤疮和玫瑰痤疮在临床表现上有哪些异同?

2. 斑秃和雄激素性秃发如何鉴别?

3. 如何治疗斑秃?

第十八章
皮 肤 肿 瘤

　　皮肤肿瘤(skin tumor)是原发于皮肤的细胞增生性疾病,可发生于表皮内或皮下组织,种类很多,临床上根据其来源可分为表皮肿瘤、皮肤附属器肿瘤、皮肤囊肿、皮肤软组织肿瘤、皮肤淋巴网状组织和造血组织肿瘤、黑素细胞肿瘤等。也可以根据良、恶性分为良性皮肤肿瘤和恶性皮肤肿瘤。本章将介绍几种常见皮肤肿瘤的定义、流行病学、临床表现、病理改变及治疗。

第一节　痣细胞痣

　　痣细胞痣(nevomelanocytic nevi, NMN)又称色素痣或黑素细胞痣,为黑素细胞的良性肿瘤。根据痣细胞位于皮肤不同部位,可分为交界痣、复合痣及皮内痣。

一、临床表现

　　痣细胞痣根据发生时间分为先天性和后天性,好发于儿童或青年,可发生于全身皮肤各处。皮损通常表现为圆或近圆形,边界清楚,由斑疹发展成斑丘疹、丘疹、乳头瘤状、疣状、结节或有蒂的损害,表面光滑。大多数斑疹提示交界痣,斑丘疹及部分乳头瘤损害提示复合痣,多数乳头瘤损害及绝大多数结节状或有蒂损害为皮内痣(图 1-18-1)。

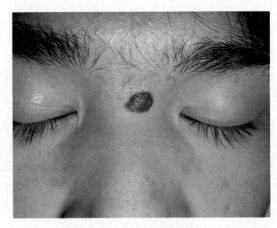

图 1-18-1　痣细胞痣

二、组织病理改变

　　交界痣:痣细胞散在或成巢分布在表皮、真皮交界处,偶见梭形痣细胞。
　　复合痣:痣细胞分布于表皮和真皮。
　　皮内痣:痣细胞位于真皮内,通常与上方表皮之间由正常胶原纤维相隔。

三、治疗

　　一般无需治疗。但发生在易于摩擦部位的痣细胞痣可考虑手术切除。有恶变倾向者宜及早切除,切除后务必完善病检。

第二节　皮脂腺痣

皮脂腺痣(nevus sebaceous)又称先天性皮脂腺增生,较为常见,多于出生时或出生后不久发病,好发于头面部或颈部,尤其见于头皮。是一种发育异常,除表皮、真皮和皮肤附属器参与形成外,常以皮脂腺增生为主。可并发其他皮肤附属器肿瘤。

一、临床表现

出生时即有或生后不久发生,随年龄增长而渐增大。好发于头皮、额角、面部。皮损常为单个,偶可多发,儿童期表现为略高出皮面的淡黄色至黄色蜡样的圆形、卵圆形或带状斑块,边缘不整齐,表面光滑或呈颗粒状,无毛发(图1-18-2)。青春期因皮脂腺充分发育,皮损肥厚呈疣状、结节状或分踞状。随年龄增大,质地变坚实。老年期皮损多呈疣状,质地坚实,呈棕褐色。30岁以后可产生继发性肿瘤,如汗腺瘤、皮脂腺腺瘤、大汗腺囊腺瘤、基底细胞癌等。极少数患者同时具有"神经皮肤综合征"的表现,出现智力发育迟缓、神经缺陷、发育异常或骨骼畸形。

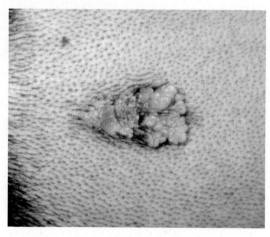

图1-18-2　皮脂腺痣

二、组织病理改变

儿童期表现为皮脂腺发育不良,大小和数目减少,具有不完全分化的毛囊结构,常见类似胚胎期毛囊的未分化细胞索,有些毛囊结构表现为充满角蛋白的扩大毛囊漏斗。青春期则表现为真皮内大量成熟的皮脂腺,表皮呈乳头瘤样增生。

三、治疗

手术彻底切除,也可电烧灼、激光等治疗。一般在青春期前进行,治疗需彻底,否则可能复发。

第三节　血管瘤和脉管畸形

一、血管瘤

血管瘤（hemangioma）是血管内皮细胞异常增殖的血管源性肿瘤,根据瘤体性质、组织学特点、发生消退特征分为婴儿血管瘤、先天性血管瘤和血管内皮瘤等。婴儿期血管瘤是指胚胎期血管内皮细胞异常增生为特点,发生在皮肤和软组织的良性肿瘤。

（一）临床表现

血管瘤为一个或多个鲜红色,高起皮面,柔软分叶状肿瘤,大小不等,压之不易褪色(图 1-18-3)。好发于面部、肩部以及头颈部。可在出生或出生后数月内出现,数月内增长迅速,约一年后逐渐开始退化,大多数瘤体在数年后逐渐消退。

（二）组织病理改变

生长期肿瘤血管内皮细胞增生,聚集成条索状或团块,管腔小而不清楚,胞体大,呈不规则圆形或卵圆形。分化成熟时,毛细血管腔大,内皮细胞变平,可见显著扩张的管腔。退变期,毛细血管变性、纤维化。

（三）治疗

常用脉冲染料激光治疗,根据情况选择口服或外用 β 受体阻断剂,此外,还有局部硬化剂注射及手术切除的方法。

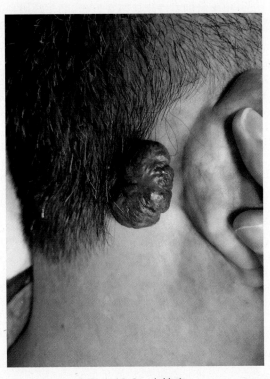

图 1-18-3　血管瘤

二、脉管畸形

脉管畸形（vascular malformation）是指脉管系统的发育畸形,血管内皮细胞无异常增殖。分为毛细血管畸形、静脉畸形、动脉畸形、动静脉瘘、动静脉畸形、淋巴管畸形及相关综合征等。

（一）临床表现

1. **毛细血管畸形（capillary malformation）**　又称鲜红斑痣,常在出生时或出生后不久出现。好发于头面部、颈部,可见于全身任何部位。皮损为淡红色或暗红色斑疹或斑片,形状不规则,压之部分或完全褪色。可随着年龄增长而颜色加深,亦可高出皮面,发生结节状损害。

2. **静脉畸形（venous malformation）**　又称海绵状血管瘤,出生时或出生后不久出现。皮损为柔软的真皮及皮下肿块,圆形或形状不规则,高出皮面呈结节状或分叶状,边界不甚清楚,表面光滑,皮损可呈鲜红、暗红或紫红色,常可压缩,状如海绵。单发或多发。

（二）治疗

可选择脉冲染料激光或光动力治疗。根据情况可采用局部注射、介入、栓塞或手术治疗。

第四节 瘢痕疙瘩

瘢痕疙瘩(keloid)为皮肤在损伤后,由于大量结缔组织过度增生和透明变性所引起的良性皮肤肿瘤,表现为瘢痕过度增长,超出原有的损伤范围。与体质有关,部分患者有家族倾向。有色人种特别是黑种人较易发病。

一、临床表现

本病常继发于外伤(如手术、针刺或虫子咬伤)或感染(如毛囊炎、疖)。好发于前胸,也可见于肩部、面部、颈部、耳部等部位。皮损初起为小而坚硬的红色丘疹,逐渐增大超出原损伤部位,呈圆形、卵圆形或不规则形坚实结节,隆起皮面,呈蟹足状向外伸展,表面光滑发亮,可有毛细血管扩张(图 1-18-4)。早期进行性皮损潮红而伴有瘙痒或疼痛感;静止期皮损颜色变淡,质地坚硬,多无自觉症状。继发于烧伤、烫伤者可形成大面积瘢痕,可影响受累肢体功能。

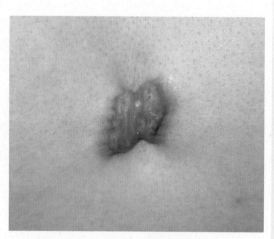

图 1-18-4　瘢痕疙瘩

二、组织病理改变

病变位于真皮,增生粗大的胶原纤维交织排列,边界不清,病变后期纤维组织可呈玻璃样变,真皮乳头因受压而变平,弹力纤维稀少,附属器和立毛肌萎缩、消失或被挤向外围,偶见钙化灶和骨质化生。

三、治疗

避免创伤或皮肤感染是预防瘢痕疙瘩的关键。目前常用的治疗手段包括:手术切除加放疗、冷冻治疗、脉冲染料激光治疗、压迫疗法、局部注射治疗、外用硅酮凝胶或敷贴、光动力治疗等。临床上常采用多方法联合治疗。

第五节 脂溢性角化病

脂溢性角化病(seborrheic keratosis)又称老年疣、基底细胞乳头状瘤,为老年人最为常见的良性表皮增生性肿瘤。多发于 40 岁以上。病因不明,可能和日晒、慢性炎症刺激等有关。

一、临床表现

好发于头面部、手背、胸背部,亦可见与除掌跖外的任何部位。初起损害为一个或多个淡黄色或浅褐色,略高于皮面的扁平丘疹或斑块,圆形、卵圆形或不规则形,界限清楚。之后皮疹逐渐增大、增厚,颜色加深,可呈褐色、黑色疣状丘疹或斑块,表面常覆盖油腻性鳞屑(图 1-18-5)。

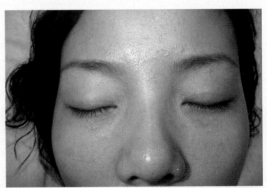

图 1-18-5　脂溢性角化

二、组织病理

表现棘层增厚和乳头瘤样增生,增生的瘤组织由鳞状细胞和基底样细胞构成,并可见假性角囊肿,瘤团块底部平坦,位于两侧正常表皮连线之上。

三、治疗

一般无需治疗,为了美容目的可选用手术、冷冻、激光或刮除去除。

第六节　汗　管　瘤

汗管瘤(syringoma)为小汗腺末端导管分化的一种良性附属器肿瘤。多累及青年女性,在青春期可加重,部分患者有家族史。

一、临床表现

临床表现为多发的、小的坚实肤色丘疹,常对称分布于眼周区域,亦见于前额、两颊、颈部、腹部和女阴,皮损直径 1~3mm,密集而不融合(图 1-18-6)。常无自觉症状,但发生于女阴者常伴剧痒。病程慢性,皮损泛发分布者称为发疹性汗管瘤或汗管囊瘤。

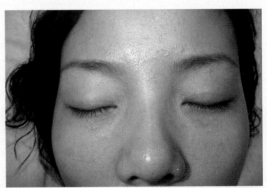

图 1-18-6　汗管瘤

二、组织病理改变

通常局限于真皮浅中层,见较多条索状、小导管、小囊腔样结构,腔内含无定形物质,管壁由两层上皮细胞构成,有的结构类似逗号或蝌蚪状,具有特征性。

三、治疗

本病属良性肿瘤,一般不需治疗,必要时可采用电灼法或冷冻法逐个处理,单皮损也可手术切除。

第七节 粟 丘 疹

粟丘疹(milium)为起源于表皮或附属器上皮的潴留性囊肿,可分为原发性和继发性两种。原发性粟丘疹可由新生儿期开始,由未发育的皮脂腺或毳毛漏斗部下端的上皮所形成,皮疹可以自发消退。继发性粟丘疹常发生于光照后、表皮下大疱病、二度烧伤以及皮肤磨削术后,表皮或皮肤附属器上皮增生所致的潴留性囊肿。

一、临床表现

原发性粟丘疹好发于颜面,其中眼睑周围最为高发。继发性粟丘疹一般发生于原发皮疹表面以及周围。皮疹为黄白色、坚实性丘疹,表面光滑,顶部尖圆,一般不融合,大小 1~2mm,上覆极薄表皮,可以挤出坚实的角质样球状颗粒(图 1-18-7)。皮肤发展缓慢,可持续多年,无自觉症状。

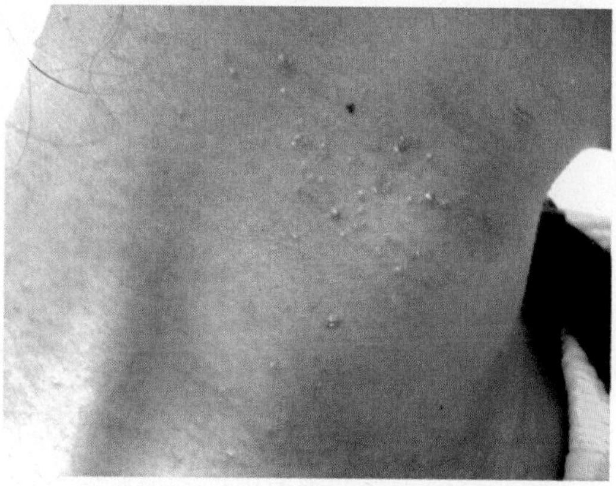

二、组织病理改变

与表皮囊肿相似,只是相对而言粟丘疹一般比较小。囊壁由多层扁平上皮细胞构成,囊腔内为成层的角蛋白性内容物。

图 1-18-7　粟丘疹

三、治疗

局部消毒后用针挑破表皮,剔出黄白色小颗粒,激光或电干燥法也可作为治疗选择。

第八节 皮 角

皮角(cutaneous horn)为一局限性、锥形角化增生性损害。本病多累及中老年人,男性多见。皮角大多是在脂溢性角化病、寻常疣、汗孔角化病、外毛根鞘瘤或早期皮肤鳞癌等皮损上继发。

一、临床表现

好发于头面部、颈部和上肢曝光部位,偶可见于龟头。皮损通常单发,少数亦可多发,突出于皮肤表面,呈圆锥形或圆柱形角化柱,表面粗糙、质硬,呈淡黄、褐色或褐黑色,与动物的兽角一样。病程缓慢,无明显自觉症状。如基底部出现充血发红有浸润时,应注意恶变的可能。

二、组织病理改变

变化主要为原发病变的组织象,但角化过度明显,角质增厚,隆起于皮面如羊角状。

三、治疗

主要为局部手术切除,并完善病理,如有癌变,需进一步治疗。

第九节　皮肤纤维瘤

皮肤纤维瘤(dermatofibroma)又称结节性表皮下纤维化、纤维组织细胞瘤等。为良性真皮内结节。本病可能是由于轻微皮肤损伤诱发的成纤维细胞反应性增生所致,而非真正的皮肤肿瘤。

一、临床表现

好发于成年女性的四肢,特别是小腿伸侧。典型皮疹为缓慢生长的圆形或椭圆形坚实结节,直径数毫米到 2cm 不等,表面颜色棕红、黄褐到黑棕色(图 1-18-8)。常为单发,偶可多发。一般无自觉症状。泛发型皮肤纤维瘤,较少见,好发于成年人,皮疹类似于单发者,多发对称但无簇集倾向,成批发生,常可自行消退。

二、组织病理改变

表皮明显增生,表皮突规则延长,伴基底层色素增加。真皮可见增生的成纤维细胞和未成熟的胶原纤维组成的肿瘤团块,主要呈螺旋状排列,其中可见组织细胞和少量毛细血管。

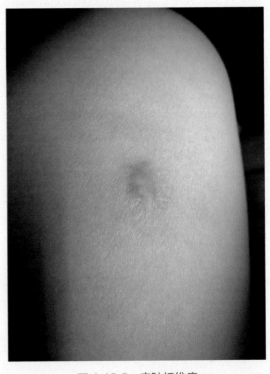

图 1-18-8　皮肤纤维瘤

三、治疗

一般无需治疗,必要时手术切除并行组织病理检查。

第十节　光化性角化病

光化性角化病(actinic keratosis),又称日光性角化病,是长期日光暴露所引起的一种癌前期病变,常发生在中、老年人的曝光部位。电离辐射、热辐射、紫外线、沥青及煤焦油产物等亦可引发本病。

一、临床表现

好发于头、面、颈、躯干上部和四肢(图 1-18-9)等曝光部位。皮损初发为正常肤色或淡红色扁平丘疹或小结节,也可表现为边界不清的红斑、色素斑或毛细血管扩张。皮疹轻微隆起,边界清楚。呈单发或多发,表面覆盖干燥黏着性鳞屑,厚薄不等,不易剥离,周围有红晕,偶见增厚,表面呈疣状增生。皮疹无明显自觉症状。如强行去除表面鳞屑或角化物,可见底部有渗出或出血。未经治疗,部分患者可发展为鳞状细胞癌,但通常不转移。

二、组织病理改变

角化过度伴境界明显的角化不全,基底层非典型细胞常呈芽蕾状增生,伸向真皮上部,但基底膜带完整。真皮浅层胶原纤维嗜碱性性变,并有较多的淋巴样细胞浸润。

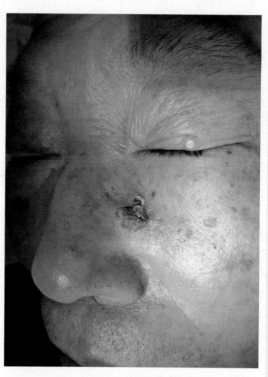

图 1-18-9　光化性角化病

三、治疗

治疗可采用液氮冷冻、电烧灼、激光或手术等治疗。多发性或大面积皮损可局部外用维 A 酸、氟尿嘧啶、咪喹莫特,也可选用光动力疗法。大面积者也可选择口服阿维 A。

第十一节　Bowen 病

Bowen 病（Bowen disease）也称为原位鳞状细胞癌，表皮内癌。为累及皮肤或皮肤与黏膜交界部位的表皮肿瘤。可能和长期接触砷制剂、慢性光损伤以及免疫功能抑制有关。可发生于任何年龄，中老年人居多。

一、临床表现

好发于头面部、躯干以及四肢远端，也可累及黏膜。皮疹多为单发的界限清楚的暗红色斑片或斑块，圆形或不规则形，直径数毫米到十余厘米不等，缓慢增大；表面常有鳞屑、结痂和渗出，除去鳞屑和结痂，可露出暗红色颗粒状或肉芽状湿润面（图 1-18-10）。有时皮损可呈不规则隆起或结节状。如出现溃疡，常为侵袭性生长的标志。多无自觉症状，或偶有痒、痛感。约 5% 患者可演变为鳞状细胞癌。

二、组织病理改变

整个表皮角质形成细胞排列完全紊乱，许多细胞呈高度不典型性，见异形核丝分裂象。表皮与真皮的界限清楚，表皮基底膜带完整。真皮上部常有明显炎性细胞浸润。

三、治疗

手术切除为首选。亦可采用电烧灼、冷冻、激光

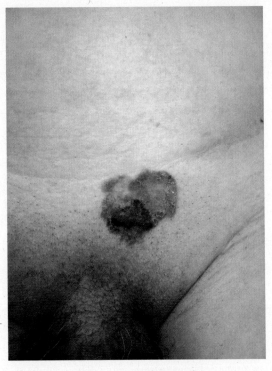

图 1-18-10　Bowen 病

治疗或外用咪喹莫特或氟尿嘧啶软膏等治疗。光动力疗法可用于面积较大、分布广泛或不适合手术的患者。

第十二节　Paget 病

Paget 病又名湿疹样癌，可分为乳房 Paget 病和乳房外 Paget 病。乳房 Paget 病多认为是起源于乳腺导管及顶泌汗腺导管开口部的原位癌，偶或大汗腺扩展至乳头及其周围表皮。乳房外 Paget 病可以

是原发的上皮内腺癌,也可以是继发的,由邻近器官的原位肿瘤或侵袭性肿瘤扩展而来。

一、临床表现

1. **乳房 Paget 病** 主要累及女性,好发于单侧乳头、乳晕以及周围皮肤,平均发病年龄为 55 岁,也可见于男性乳房。皮损初发为淡红斑或斑块,常伴湿疹样变,表面有渗出、结痂,境界清楚,逐渐扩大到乳晕及周围皮肤,呈鲜红色的浸润斑,上附以鳞屑、结痂,剥去痂皮呈红色粒状小突起,以后可出现糜烂、溃疡。缓慢向周围扩大,可形成溃疡和乳头回缩(图 1-18-11)。常伴发乳腺癌和腋窝淋巴结转移。

2. **乳房外 Paget 病** 多发生于男性阴囊、阴茎、女性外阴部、肛门周围皮肤。皮损表现为外形不规则的浸润性淡红或暗红斑,上有渗出结痂(图 1-18-11),与湿疹相似。患者可同时患有直肠癌或宫颈癌,应详细检查。

二、组织病理改变

表皮内散在或呈巢的空泡状 Paget 细胞具有特征性,但需要做免疫组化染色排除 Paget 样黑色素瘤和上皮内瘤变,同时有利于区分原发或继发性疾病。

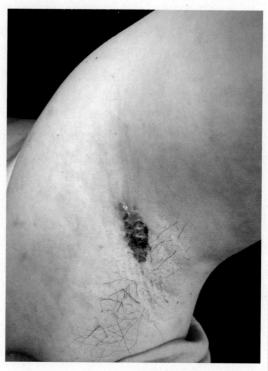

图 1-18-11　乳房外 Paget 病

三、治疗

单侧乳房发病,应尽早做一侧乳房次全切除术,如发现乳房内肿块,应进行乳房根治术,必要时清扫该侧淋巴结。乳房外 Paget 病首先应局部手术切除,切除组织及时病理检查,未完全切除时,应再做扩大切除。定期复查,以便及时发现复发。对年老体弱及不适宜手术的部位可采用放射治疗、光动力治疗。

第十三节　基底细胞癌

基底细胞癌(basal cell carcinoma,BCC)又称基底细胞上皮瘤,由未成熟的非间变的类似基底层细胞构成。生长缓慢,有局部破坏性,但极少转移。可能与长期日晒有关,此外,大剂量 X 线照射、烧伤、瘢痕、砷剂等与本病的发生、发展亦可能有关。本病多见于老年人,50 岁以上多见,好发于曝光部位,特别是颜面部。

一、临床表现

基底细胞癌常分为以下五种主要临床类型：

1. **结节溃疡型**　最常见，好发于颜面，特别是颊部、鼻旁沟、和前额等处。皮损常为单个、黄豆大小、灰白色或蜡样小结节，质较硬，表面常有少数扩张的毛细血管，轻微外伤后易出血。结节缓慢增大，出现溃疡，绕以珍珠状向内卷曲的隆起边缘，称侵蚀性溃疡（rodent ulcer）。

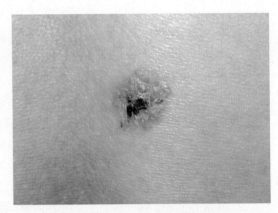

图 1-18-12　表浅型基底细胞癌

2. **表浅型**　好发于躯干等非暴露部位，特别是背部和胸部。皮损为一个或数个轻度浸润性红色鳞屑性斑片，境界清楚，生长缓慢，周围至少有一部分绕以细小珍珠样边缘（图 1-18-12）。斑片表面常见小的浅表性糜烂、渗出和结痂。愈后留有光滑萎缩性瘢痕。

3. **硬斑病样型**　罕见，好发于颜面，尤其是颊部、前额、鼻、眼睑颧部等。皮损为单发的，大小不一，扁平或轻度凹陷的黄白色蜡样的局限性硬化性斑块，呈不规则形或匐行性浸润，表面平滑无溃疡及结痂，类似局限性硬皮病，生长缓慢。

4. **色素型与结节溃疡型**　基底细胞上皮瘤相似，不同点在于皮损有黑褐色色素沉着，呈灰褐色或深黑色，但不均匀，边缘部分较深，中央呈点状或网状，易误诊为恶性黑色素瘤。

5. **纤维上皮瘤型**　好发于背部，表现为隆起肉色或淡红色的结节，略带蒂，触之中等硬度，表面光滑，临床上类似纤维瘤。

二、组织病理

瘤细胞团位于真皮内与表皮相连，似表皮基底细胞，无细胞间桥，肿瘤细胞团周围的细胞呈栅栏状排列，境界清楚，并可见收缩间隙。

三、治疗

应根据患者一般情况，皮损大小、部位及浸润深度等具体情况加以综合考虑。首选疗法是手术切除或切除植皮，最好采用 Mohs 外科切除术。不能手术者可用浅层 X 线放射、光动力、电灼、激光、冷冻等治疗，本病对放射线敏感，或局部外用氟尿嘧啶、咪喹莫特。

第十四节　鳞状细胞癌

鳞状细胞癌（squamous cell carcinoma，SCC）简称鳞癌，是起源于表皮或附属器角质形成细胞的一种恶性肿瘤。好发于 50 岁以上人群，为第二最常见的皮肤恶性肿瘤。与紫外线照射、放射线或热辐射损伤、砷剂、病毒感染、慢性皮肤溃疡及遗传因素等有关。

一、临床表现

多发于 50 岁以上男性,好发于颜面、耳部、下唇和手背等曝光部位皮肤。初起为暗红色坚硬小结节,易演变为疣状或乳头瘤状,表面可有鳞屑,中央易发生溃疡,溃疡表面呈颗粒状,易坏死、出血,溃疡边缘较宽,高起呈菜花状,伴恶臭(图 1-18-13)。肿瘤可侵犯其下方组织如肌肉和骨骼,可发生淋巴结转移。

二、组织病理改变

肿瘤由不规则的鳞状细胞团块构成。肿瘤细胞向表皮下增生,突破基底膜侵入真皮深层甚至皮下

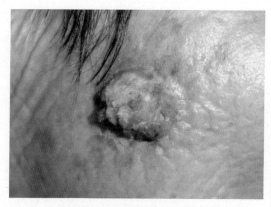

图 1-18-13 鳞状细胞癌

脂肪层。瘤体包括正常的鳞状细胞和不典型增生的鳞状细胞。瘤体内角化不良细胞常见。低分化鳞癌肿瘤细胞间无间桥,细胞体积小,核深染,排列紊乱,不典型核有丝分裂象较多,无角珠形成。

三、治疗

以手术切除为主,治疗应彻底,以免发生转移;还可采用光动力疗法、维 A 酸、干扰素和电烧灼等治疗。放射疗法仅对部分患者有效;已经转移或晚期患者,可系统性化疗。

第十五节 原发性皮肤 T 细胞淋巴瘤

原发性皮肤 T 细胞淋巴瘤(cutaneous T-cell lymphoma,CTCL)属于结外非霍奇金淋巴瘤中的一种,是原发于皮肤由 T 淋巴细胞克隆性增生造成的疾病。蕈样肉芽肿(mycosis fungoides,MF)是最常见的一种类型。本病呈慢性进行性经过,可累及淋巴结和内脏。遗传、感染和环境因素可能和本病发生发展有关。

一、临床表现

临床上可分为红斑期、斑块期及肿瘤期。

1. 红斑期 皮损无特异性,病程较长,可表现为非萎缩性斑片和萎缩性斑片。前者表现为扁平、淡红色、鳞屑性斑片,直径数厘米,后者表面萎缩,光亮或出现皱纹,伴有毛管扩张、色素增加或减少,但有时不能完全区分,多数患者具有瘙痒症状。临床可类似许多皮肤病,如银屑病、副银屑病、湿疹、神经性皮炎、鱼鳞病、皮肤异色症和玫瑰糠疹等,有时同一患者身上可以同时有多种不同类型的皮损(图 1-18-14)。

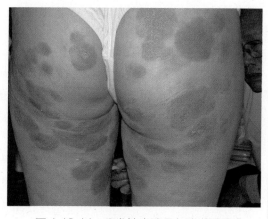

图 1-18-14 原发性皮肤 T 细胞淋巴瘤

2. 斑块期　常由红斑期转化而来,但亦有部分患者发病即为斑块期。皮损常表现为暗红色浸润性斑块,形态不规则,边缘高起,边界清楚。陈旧皮损有时可自行消退而不留痕迹。但大多数皮损继续发展、增生而进入肿瘤期。

3. 肿瘤期　可发生于原有斑块或正常皮肤上。皮损为大小不等、形态不一的高起结节或蕈样损害,颜色灰白、黄红或棕红,易早期破溃,形成深在性溃疡,基底被覆坏死性灰白色物质,溃疡边缘卷曲。继发感染者可伴疼痛及恶臭。除皮肤外,淋巴结最常累及,其他依次为脾、肺、肝、骨髓、肾脏、舌、会厌、心脏、胰腺和甲状腺。

二、组织病理改变

1. 红斑期　真皮上部可见淋巴样细胞浸润,浸润细胞往往侵入表皮甚至毛囊上皮,即所谓亲表皮现象。侵入表皮的单一核细胞周围有晕,并聚集呈 Pautrier 微脓肿改变。

2. 斑块期　此期保留了红斑期的特点,但真皮内和表皮内可出现相当比例的异形淋巴细胞,核深染,形态和大小不一,细胞周围有透明晕,对诊断有价值。

3. 肿瘤期　亲表皮现象可以不明显或不存在,整个真皮甚至皮下组织有成团或弥漫性浸润的异型淋巴细胞。

三、治疗

根据 TNM 分期、患者的年龄和全身情况选择不同的治疗方法。早期蕈样肉芽肿主张采用皮肤局部治疗,包括外用糖皮质激素、维 A 酸类及局部细胞毒药物(氮芥类),窄波 UVB 或 UVA1 光疗和放射治疗。肿瘤期或出现淋巴结或内脏受累时需要系统性化疗或生物免疫调节剂(如干扰素等)治疗。

第十六节　黑色素瘤

黑色素瘤(melanoma)又称恶性黑色素瘤,是来源于黑素细胞、恶性程度较高的恶性肿瘤。多发生于皮肤,亦可见于皮肤黏膜交界、眼脉络膜和软脑膜等处。世界各地均有,总发病率每年约为 2/10 万,白人比有色人种多见。可能和交界痣恶变、阳光、种族、遗传、病毒感染、外伤和刺激等因素有关。

一、临床表现

按照其生长模式,皮肤恶性黑色素瘤可分为 4 种临床亚型。

1. 肢端雀斑痣样黑色素瘤(acral lentiginous melanoma)　为中国常见的黑色素瘤类型,占亚洲人黑色素瘤的 50%。多由肢端雀斑样痣发展而来,好发于掌跖、指(趾)甲床及甲周区。皮损表现为色素不均匀、不对称、边界不规则的褐色或黑色斑片或斑块。如病变在甲板或甲床,则表现为纵行色素带(图 1-18-15)。此型生长较快,常在短期内增大,易发生破溃,转移发生较早。

2. 恶性雀斑痣样黑色素瘤(malignant lentiginous melanoma)　常由恶性雀斑样痣发展而来,好发于 50~70 岁老年人,曝光部位多见。皮损为褐色或黑色不均匀斑片。色素不均匀,边界不规则,逐渐向周围扩大,通常经过 10~15 年的原位生长,最终出现丘疹、结节、出血。此型生长慢、转移相对较晚,最初仅局限于局部淋巴结转移。

3. 结节性黑色素瘤（nodular melanoma）　全身皮肤均可发生，好发于头颈及躯干部、足跖、外阴、下肢等处，可由色素痣发展而来。皮损初起为蓝黑或暗褐色隆起的丘疹或结节，沿水平和垂直方向迅速增大成乳头状或蕈状，可破溃、出血（图 1-18-16）。

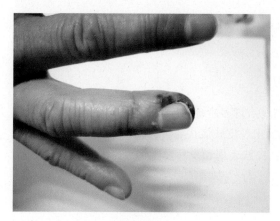

图 1-18-15　肢端雀斑痣样黑色素瘤

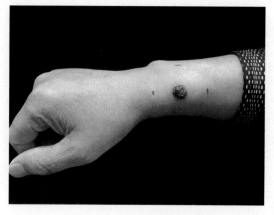

图 1-18-16　结节性黑色素瘤

4. 浅表扩散性黑色素瘤（superficial spreading melanoma）　好发于躯干和四肢，常见于日晒部位，黏膜部位也可发生。皮损初起为稍隆起的色素性扁平的斑点或斑片，直径一般不超过 2.5cm，形态不规则，颜色不均匀，可呈棕黄色、褐色或黑色，亦可呈淡红色、蓝色和灰色。皮损表面出现丘疹、结节、溃疡时提示较易转移。

二、组织病理改变

表皮和真皮内可见较多分散或巢状分布的黑素瘤细胞，沿水平和垂直方向扩展，深达真皮和皮下，真、表皮间往往界限模糊。黑素瘤细胞呈异型性，细胞大小、形态不一，胞核大，可见到核分裂及明显核仁，胞质内可含有色素颗粒，对多巴和酪氨酸酶呈强阳性反应。免疫组化染色 S-100、HMB-45、Melan-A、Ki67 和 P16 等可有助于诊断。同时需注意黑素细胞的浸润厚度（Breslow 厚度），此为指导治疗的关键。

三、治疗

原发性恶性黑色素瘤治疗首选手术切除，可采用术中淋巴结定位或区域选择性淋巴结切除。切除范围根据 Breslow 厚度确定，对于 Breslow 厚度 <1mm 的黑色素瘤，切除范围 1cm；对于中等厚度黑色素瘤（Breslow 厚度为 1~4mm），切除范围 2cm。对于远处转移患者需要系统治疗，包括分子靶向治疗、免疫治疗及化疗。

（陶　娟）

　　　思考题

　　1. Bowen 病组织病理特点是什么？

　　2. 基底细胞癌有哪些常见临床类型？

　　3. 什么是 Paget 病，其临床表现是什么？

　　4. 鳞状细胞癌的组织病理特点是什么？

第十九章
系统性疾病的皮肤病表现

　　皮肤作为人体的一部分,与各个内脏及系统密切相关,许多系统性疾病常合并各种各样的皮肤表现,可以为临床医师的诊治提供重要线索。系统性疾病出现皮肤症状与多种因素相关,可能是相同的致病因素,也可能是代谢产物累积引起皮肤异常表现,皮肤表现和疾病发生可以是同时,也可以先后发生,但通常皮肤病的变化与系统性疾病的病情发展相平行。

第一节　内脏肿瘤的皮肤表现

一、瘙痒症

　　瘙痒常为阵发性,尤以夜间为重。饮酒之后、情绪变化、被褥温暖及搔抓摩擦,均可促使瘙痒发作或加重,常继发抓痕、血痂、色素沉着,甚至出现苔藓样变、湿疹样变、脓皮病以及淋巴管炎和淋巴结炎。常见引起瘙痒症的内脏肿瘤有:胆管癌、肝癌等引起的胆汁淤积性瘙痒,肺癌、食管癌、霍奇金淋巴瘤、非霍奇金淋巴瘤等。

二、匐行性回状红斑

　　又称甘默尔病。初起为小丘疹,离心性扩大,成环状,环中央不断有新疹发生,形成同心圆,向外扩展,相互连接构成水纹状、脑回状、图案状等奇异形态。进展期,环状红斑发展较快,环边缘隆起,呈鲜红色或紫红色,内缘附着鳞屑,消退后留色素沉着。皮疹好发于躯干、四肢,有剧烈瘙痒,最常合并的肿瘤为支气管肺癌,其次为乳腺癌、膀胱癌、子宫癌、前列腺癌和消化道恶性肿瘤。

三、皮肌炎

　　眼睑紫红色红斑、Gottron 丘疹、皮肤异色症,前胸 V 字区红斑,手背部和四肢伸侧糠状鳞屑红斑、甲周红斑、甲皱襞毛细血管扩张、雷诺现象、脱发、光敏感等。约 20% 成人患者合并恶性肿瘤,常见有鼻咽癌、肺癌、肝癌、淋巴瘤等,女性患者还可合并乳腺癌、卵巢癌。恶性肿瘤可发生在患皮肌炎之前或之后,也可同时出现。

四、副肿瘤天疱疮

　　副肿瘤天疱疮多为来源于淋巴系统的肿瘤,如淋巴结滤泡树突状细胞肿瘤、小淋巴细胞淋巴瘤、卡斯尔曼病等,可发生于任何年龄,病情重,尤其是黏膜损害突出。皮损多形,除水疱、大疱外,还有多形红斑及扁平苔藓样损害。

五、继发性鱼鳞病

临床上类似寻常型鱼鳞病,手背及四肢伸侧出现淡褐至深褐色菱形或多角形鳞屑,紧贴皮肤,边缘呈游离状。其后在躯干及四肢屈侧也可出现鳞屑,下肢的鳞屑较躯干的粗糙,腋下及臀裂常不波及。主要见于淋巴瘤的患者,包括霍奇金淋巴瘤、非霍奇金淋巴瘤及蕈样肉芽肿,偶见于内脏肿瘤和卡波西肉瘤。

六、获得性毳毛增多

常见于中老年人,突然起病,面部可以长出婴儿毛发样的毳毛,生长速度远远快于普通毛发,除手掌足底外,全身均可发生,已秃的头皮也可长出毛发。患者往往有多种恶性肿瘤合并存在,如肠癌、内分泌腺癌、子宫癌和乳腺癌等。

七、Leser-Trelat 综合征

Leser-Trelat 综合征指伴有恶性肿瘤的脂溢性角化病。最常见的恶性肿瘤包括胃肠道腺癌(胃、结肠、直肠),其次是乳腺癌,淋巴增生性疾病 / 淋巴瘤,黑色素瘤、前列腺癌、肾癌、喉癌、卵巢癌、肝细胞癌、膀胱癌、鼻咽癌和鳞状细胞癌等。

八、坏死性松解性游走性红斑

又称胰高血糖素瘤综合征,是由分泌胰高血糖素的胰岛 α 细胞肿瘤引起的一种皮肤副肿瘤性综合征。其主要特征为反复发生的游走性坏死松解性环状或回状暗红斑、口炎等。皮疹好发于面部、躯干、会阴和四肢,尤其是孔口周围(口鼻、肛门和生殖器)、弯曲部位(腹股沟、臀沟)及四肢末端等间擦和易受外伤部位。皮疹初为大小不一的(鳞屑性)红斑、丘疹、丘疱疹,1~2d 内转为暗红色,皮疹逐渐扩大,中央可见薄壁水疱或脓疱,疱壁破后形成糜烂和结痂,以后脱屑并留下褐色色素沉着,边缘继续向外扩展,形成境界清楚的环状或图案状暗红斑,新旧皮疹混杂而呈多形性(图 1-19-1)。皮疹常周期性自行缓解、消退和发作,外伤、压迫和摩擦均可诱发或加剧本病。另外,患者多有较严重的黏膜损害,如萎缩性舌炎(猩红色,光剥无苔,形似牛肉,可伴刺痛)、口角炎、口腔炎、睑缘炎和阴道炎等。甲常变薄、变脆。毛发稀疏。

九、掌跖角化症

以手掌和足跖皮肤增厚、角化过度为特点的一组慢性皮肤病。轻者仅有掌跖皮肤粗糙,严重时掌跖出现弥漫性斑块状、边缘清晰的角质增厚,表面光滑、色黄,酷似胼胝,或呈疣状增厚,足弓一般不受累,常可因皮肤弹性消失而发生皲裂和引起疼痛,造成手足活动困难。皮损一般呈对称分布。食管癌及支气管癌发生掌跖部角化比正常人多 4~5 倍,称为"癌角化症"呈点状珍珠形丘疹,主要见于大鱼际和小鱼际。

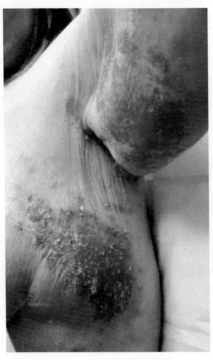

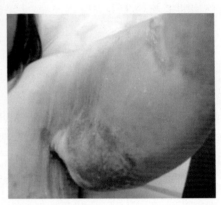

图 1-19-1   坏死性松解性游走性红斑
左上臂内侧及左乳外侧可见红斑糜烂。

第二节   血液和免疫系统疾病的皮肤表现

一、红细胞疾病

(一) 贫血

1. **缺铁性贫血**   可见皮肤苍白,干燥、明显的甲改变(包括反甲、薄甲、脆甲、嵴状甲等)、口角炎、萎缩性舌炎和毛发干枯、变细。也可伴发 Plummer-Vinson 综合征,表现为低铁性咽下困难综合征,因广泛的黏膜干燥引起唇炎、舌炎、眼部病变及吞咽困难或有梗死感,并伴有瘙痒、弥漫性秃发、白假丝酵母菌感染等。

2. **巨幼细胞贫血**   恶性贫血:最常见的皮肤表现为白癜风,白发、灰色发亦多见。尚可出现舌深红呈牛肉色(图 1-19-2),其上散在鹅卵石样红斑,随红细胞生成缺乏出现之后,未结合的胆红素产生过多,而变成具有特征性的柠檬色。

3. **再生障碍性贫血**

(1) Fanconi 综合征:多数患者有局限性或广泛的皮肤色素沉着,呈棕色,以颈部、四肢屈侧面及躯干下部最明显。色素沉着区与色素减退斑间杂。

(2) 先天性角化不良:甲营养不良,面、颈、手、股

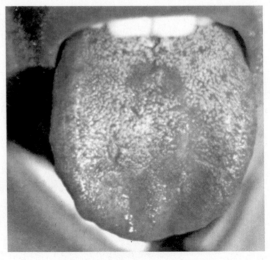

图 1-19-2   牛肉舌

部及躯干有网状棕灰色色素沉着,毛细血管扩张及皮肤萎缩,并可有黏膜白斑。外伤后皮肤可出现大疱。

(3)获得性再生障碍性贫血:皮肤黏膜慢性念珠菌感染。其他如紫癜、皮肤继发感染等则与全血细胞减少有关。

4. 溶血性贫血

(1)镰状细胞贫血:常见在小腿下 1/3 出现溃疡,好发左腿,半数患者为两侧小腿。溃疡直径 1~10cm,边缘清楚,愈合缓慢,有萎缩性瘢痕,其上可再发溃疡。

(2)手足综合征肢:体远端有红、肿、热、痛及非凹陷性水肿,伴发热,可误诊为蜂窝织炎。10~14d 后红肿自然消退,其他表现尚有瘙痒、黄疸、秃发及结膜血管改变并发眶周水肿。

(3)珠蛋白生成障碍性贫血:口腔黏膜改变及小腿溃疡。

(4)获得性溶血性贫血:①输血血型不合的溶血性贫血:患者可有皮肤潮红、荨麻疹、血管神经性水肿、紫癜及血清病样反应;②冷凝集素综合征:可见手、足、鼻、耳等遇冷后可发绀、疼痛,类似于 Raynaud 现象,但无发白阶段;③阵发性冷性血红蛋白尿:可有肢端发绀及荨麻疹;④微血管病性溶血性贫血:常伴紫癜。

(二)真性红细胞增多症

起病缓慢,早期症状为头痛、头胀、眩晕等,而后在口腔和舌黏膜呈深红色改变,眼结膜充血,鼻、牙龈、消化道和泌尿生殖道出血,并可出现血栓闭塞性脉管炎等,此外尚有红斑肢痛症和全身瘙痒等。

二、非红细胞性血液疾病

白血病的皮损分为特异性和非特异性两种类型,可单独发生或并发。特异性皮损可为丘疹、斑丘疹、结节、肿块,这是由于白血病的肿瘤细胞或其前体细胞浸润在表皮、真皮或皮下脂肪组织引起的病变。特异性皮损的出现,提示白血病化学治疗后的复发。非特异性皮炎又称白血病疹,无肿瘤细胞浸润,可表现为水疱、风团、紫癜、结节、溃疡等,常伴有剧烈瘙痒,一般发生在特异性皮损之前。皮肤中肿瘤性白细胞的浸润被称为皮肤白血病,较少见。

(一)成人 T 细胞白血病

该病是由人 T 细胞白血病病毒 I 型引起的成熟 T 细胞的恶性肿瘤。大多数皮肤病变是由于 ATLL 肿瘤细胞的直接侵袭,形成各种类型的皮疹。主要包括斑块、结节、红皮病和紫癜等。

(二)慢性粒细胞白血病

皮损常发生于躯干,其次是四肢及面部,皮疹为紫红色或淡红色结节,质硬有弹性,青少年患者绿色瘤(粒细胞肉瘤)为特征,表现为眼眶周围皮肤出现日光下切面呈绿色的肿瘤,伴突眼及脑神经麻痹。非特异性皮疹表现为紫癜、瘀斑、丘疹坏死性皮疹、多形红斑、荨麻疹样水肿性红斑及风团,出血性大疱以及全身弥漫潮红、剥脱性皮炎等损害。

(三)慢性淋巴细胞白血病

孤立、成组或广泛的丘疹、斑块、结节或大肿瘤。

(四)多发性骨髓瘤

特异性皮疹为略隆起性丘疹、结节或带蒂肿瘤,常柔软,可发生溃疡。髓外软组织浆细胞瘤可在皮肤和黏膜发生转移性病灶,也可直接从潜在的骨骼病变或血液或淋巴转移扩散侵犯皮肤。非特异性表现包括因贫血而引起的皮肤苍白、皮肤细菌或真菌感染、冷球蛋白血症或紫癜、踝部溃疡、类天疱疮、获得性鱼鳞病及坏疽性脓皮病。约 15% 患者可发生淀粉样变性,眼眶周围出现紫色瘀斑,皮肤出现黄色蜡状、无痛性斑块和丘疹,还有营养不良性甲改变、皮肤瘙痒症及脱发、大疱性病变等。

(五)血栓性血小板减少性紫癜

分为先天性(Upshaw-Schulman 综合征)和特发性。皮肤黏膜出现瘀点、瘀斑、多发性溢血、血性大疱和出血坏疽、鼻出血、牙龈出血、咯血、视网膜出血等,严重者可发生颅内出血,易产生贫血、黄疸和血红蛋白尿。

第三节　内分泌及代谢性疾病的皮肤表现

一、肢端肥大症

全身皮肤及软组织弥漫性增生肥厚粗糙,以颜面部、手掌、足底较为显著。头皮肥厚、额部多褶皱、外耳、鼻翼肥大,鼻唇沟变深,唇厚、舌大而厚。皮肤改变与额部、颧骨、下颌骨变大前凸的骨骼改变共同形成肢端肥大的特殊面容。患者常有皮肤色素沉着、多毛、多汗、皮脂腺分泌旺盛、毛孔粗大。约45%的患者躯干会发生皮赘,20%~30%的患者患有黑棘皮病。

二、甲状腺功能亢进症

常见皮肤变薄潮红、手足多汗、皮温增高;掌红斑,甲生长增快、变薄变软、甲分离;头发细软、弥漫性非瘢痕性脱发;偶有小腿前下或足背的胫前黏液水肿(pretibial myxedema)。甲状腺杵状指表现为指(趾)端皮肤增厚肿胀呈杵状,可伴有骨膜骨质增生,其与胫前黏液水肿、突眼伴发,合称为 Diamond 三联征(Diamond's triad)。全身瘙痒、湿疹性皮炎、慢性荨麻疹等相对少见。

胫前黏液水肿为成纤维细胞在细胞因子刺激下分泌过多黏多糖堆积所致。皮损为圆形或椭圆形的界限清晰的坚实水肿性斑块或结节,表面紧张发亮。皮损处或其周围可有色素沉着、多汗、角质增生等,由于毛囊口扩大,皮肤可呈橘皮样外观。

三、桥本甲状腺炎

典型表现为面色苍白、颜面及眼睑水肿、鼻宽唇厚舌大,皮肤干燥粗糙、角化过度,可伴瘙痒、少汗、细小皱纹增多。由于皮脂腺分泌减少,毛发粗糙易断、生长缓慢、部分患者有弥漫性脱发。指甲脆弱出现条纹。严重者有全身黏液性水肿,以手、面、胫前、眶周显著,呈蜡样非凹陷性质,系酸性黏多糖在皮肤和组织内沉积所致。

自身免疫性甲状腺病色素异常常见,如黄褐斑、白癜风。黑素细胞和甲状腺细胞之间有着独特的生化和生物学共性,自身免疫性甲状腺病可继发白癜风。其他皮肤表现还有斑秃、天疱疮、大疱类天疱疮、疱疹样皮炎、红斑狼疮、硬皮病、干燥综合征、自身免疫性荨麻疹等。

四、库欣综合征

病程缓慢,典型表现为面红而宽,水牛背态,向心性肥胖。患者皮肤菲薄,易产生瘀斑,面呈暗红色多血质外貌;下腹部、大腿可出现特征性紫纹(因肥胖肤薄、皮肤弹性纤维断裂所致);痤疮、多毛,皮脂腺分泌旺盛,可有男型脱发;皮损不易愈合,易伴发感染。色素沉着多见于异位 ACTH 综合征患者,表现为 Addison 病样素色沉着。

五、糖尿病的皮肤表现

(一) 慢性瘙痒

常见,其发生与皮肤干燥、多神经病变引起的排汗功能障碍有关。在红色斑块、丘疹、结节等皮损部位或普通干燥的皮肤均可发生。

(二) 糖尿病性大疱病

糖尿病性大疱病(bullosis diabeticorum)是病程较长的患者发生的浆液性大疱。皮肤微血管和周围神经病变与其发生有关。发生于表皮下、尼氏征阴性、疱液清澈。皮损常位于下肢,尤其是足和脚底,快速出现,数周自愈,多无自觉症状且愈后不留瘢痕和色素沉着。

(三) 糖尿病类脂质渐进性坏死

糖尿病类脂质渐进性坏死(necrobiosis lipoidica)是一种伴胶原退变、无瘙痒的慢性炎症性肉芽肿病。发病可能与脂质沉积以及免疫球蛋白在血管壁的沉积有关。常由小而硬的红棕色丘疹、斑块进展为圆形或椭圆形界限清晰的斑片,常伴有毛细血管扩张。好发于小腿胫前部,常呈双侧、多发,伴有精细感觉的减弱、少汗、毛发脱落等。因外伤发生溃疡,继发细菌感染,愈合留有萎缩性瘢痕。

(四) Kyrle 病

Kyrle 病又称为反应性穿通性胶原病,是一种较少见的糖尿病伴发病,其发生可能与尿素、磷酸盐、纤维蛋白的沉积,过多的糖基化终产物和被氧化的低密度脂蛋白有关。典型的皮损为较坚硬的毛囊角栓性丘疹或环状结节,剥除角栓后可见凹坑,伴瘙痒,可有 Koebner 现象。该疾病好发于四肢末端,尤其是小腿、胫前、臀部。

(五) 糖尿病性皮肤病

表现为胫前斑点样皮损,多发在年龄较大的人群,可由微小外伤诱发。皮损呈圆形或卵圆形暗红色斑丘疹,后逐渐扩大,颜色变暗,表面可有水疱或细薄鳞屑。消退后留下棕色萎缩瘢痕,可复发。此类患者常伴发肾脏、视网膜以及神经病变。

六、POEMS 综合征

POMES 综合征(POMES syndrome)是以多神经病(polyneuropathy)、器官增大(organomegaly)、内分泌异常(endocrinopathy)、M 蛋白(M-proteins)以及皮肤改变(skin changes)为特征的一组临床综合征。目前普遍认为该疾病与恶性浆细胞克隆的促炎细胞因子的上调有关。此外,EB 病毒感染、环境因素、免疫异常也可能是病因。皮肤表现为广泛的棕色色素沉着,以摩擦部位多见;皮肤增厚如硬皮病样改变;多发性的皮肤血管瘤,呈表面光滑暗红色圆顶结节,具有特征性;指(趾)甲变白;多毛、多汗;手足雷诺现象、皮肤血管炎等。

七、黏液瘤、色素沉着与内分泌亢进三联症

黏液瘤、色素沉着与内分泌亢进三联症又称卡尼综合征(Carney complex),以心脏、皮肤黏液瘤,皮肤色素沉着及内分泌功能亢进为特征。皮肤色素沉着斑可表现为扁平的棕色至黑色的斑点,单发或多发,尤好发于颜面、嘴唇、外阴和黏膜;也可表现为半球形的蓝色或黑色的丘疹。皮肤黏液瘤单发或多发于眼睑、外耳道、乳头和外阴部,呈暗淡红或乳白色丘疹。此外可见毛囊瘤、粟丘疹样角囊肿,黑棘皮病、局限性硬皮病等。

八、黑棘皮病

黑棘皮病(acanthosis)是以皮肤颜色加深、角化过度、棘层乳头状增殖为特征的一种少见皮肤病。与肥胖、高胰岛素血症、胰岛素抵抗、基因突变等多种因素有关。根据病因大致可分为:

(一)真性良性黑棘皮病

好发于儿童的罕见的遗传性皮肤病。病变较轻,皮损较局限,常单侧发生,四肢远端不受累及。口腔黏膜受累时可见细小天鹅绒状的褶皱。

(二)肥胖性黑棘皮病

最常见,好发于成年人,尤其黑皮肤肥胖者。皮损为小的色素斑,皮肤天鹅绒状增厚(图 1-19-3),常有皮赘伴发。

(三)药物性黑棘皮病

系药物引起,停药后可逐渐减退至完全消失。

(四)综合征性黑棘皮病

为某些综合征的皮肤表现,如耐胰岛素综合征、Hirschowitz 综合征、Lawrence-Seip 综合征等。

(五)恶性黑棘皮病

好发于中老年人,常由恶性肿瘤诱发,尤其腺

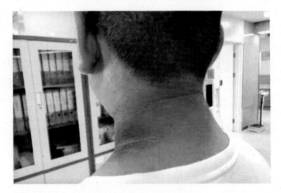

图 1-19-3　黑棘皮病

癌。皮疹严重,分布广、进展迅速,可累及四肢,色素沉着显著、掌跖角化过度,甲脆易裂,出现嵴线、毛发脱落等。黏膜及皮肤黏膜交界处受累多见,出现疣状或乳头状增生。应及时切除原发肿瘤治疗。

第四节　循环系统疾病的皮肤表现

一、感染性心内膜炎

(一)病因和发病机制

病原微生物,如细菌、真菌、立克次体等(以草绿色链球菌多见),经血流直接侵犯心内膜、心瓣膜或大动脉内膜所引起的感染性疾病。

(二)临床表现

除发热、贫血、心脏杂音等临床表现外,由于病原微生物栓子常栓塞于皮肤小血管,因此感染性心内膜炎常可见皮肤病损表现。

常见的皮肤病损表现为(图 1-19-4):①瘀点:最为多见,常见于眼结膜、口腔黏膜、胸前和手足背皮肤,是毒素作用于毛细血管使其脆性增加破裂出血或由于栓塞引起,常成群出现,应用抗生素后可有明显消退。②Osler 结节:常见于指(趾)末端掌面,呈紫色或红色,约米粒大小,质地柔软,稍隆起于皮面,可有明显压痛。持续数小时至数天消退。③Janeway 损害:常见于手掌和足底,呈无痛性小结节或斑点状出血。④Roth 斑:又称中心白点网膜出血,为视网膜的卵圆形出血斑,其中心呈白色。

除皮肤小血管栓塞外,感染性心内膜炎还可出现脏器栓塞,如脑动脉栓塞、肢体动脉及肠系膜动脉栓塞、肺栓塞、肾动脉栓塞、脾动脉栓塞等。病程久者可见杵状指(趾),但一般无发绀。

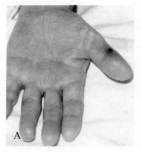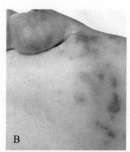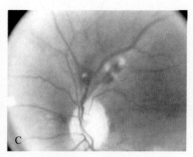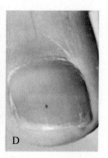

图 1-19-4　感染性心内膜炎周围体征

A. Osler 结节；B. Janeway 损害；C. Roth 斑；D. 甲下线状出血。

(三) 诊断和鉴别诊断

推荐改良的 Duke 标准,同时强调需根据临床表现、血培养和超声心动图检查等综合分析作出诊断。

(四) 预防和治疗

1. 抗菌药物治疗　早期、足量、长程、杀菌药物联合。

2. 外科手术治疗　早期手术的目的是通过切除感染物质、引流脓肿和修复受损组织,避免心力衰竭进行性恶化、避免不可逆性结构破坏、预防栓塞事件。

二、川崎病

(一) 病因和发病机制

病因尚未明确的急性血管炎,多见于 5 岁以下男性患儿,常发病于春夏交界之际。

(二) 临床表现

常见的典型临床表现有:眼球结合膜充血,双侧非渗出性结膜炎,口唇及口腔黏膜充血皲裂,草莓舌,躯干皮疹、多形性红斑,手足硬肿,非化脓性单侧淋巴结肿大,可出现呈手套袜套样脱皮,肛周脱屑等。

其中口唇充血皲裂、眼球结合膜充血发生率较高,全身各系统均有受累。临床上有相当一部分患儿不是同时出现各种临床表现,一些症状和体征出现较晚或不出现。

除去以上典型临床症状外,急性期心血管系统的表现可以很明显,包括心包、心肌、心内膜、瓣膜和冠状动脉均可受累。关节炎和关节痛可在起病第 1 周出现,且倾向于多关节受累,包括指间关节和承重的大关节。

(三) 诊断和鉴别诊断

典型诊断标准:发热 5d 以上,伴下列 5 项临床表现中至少 4 项者,排除其他疾病后,即可诊断:①四肢变化;急性期掌跖红斑,手足硬性水肿;恢复期指趾端膜状脱皮;②多形性红斑、皮疹;③双侧眼球结合膜充血;④口唇充血皲裂,口腔黏膜弥漫充血,舌乳头呈草莓舌;⑤非化脓性淋巴结肿大。

不完全性诊断标准为:当二维超声心动图或冠状动脉造影发现冠状动脉病变时,患儿发热 ≥ 5d 但不满足 4 条主要临床表现亦可诊断。

(四) 预防和治疗

治疗目的是控制炎症和防止累及冠状动脉,急性期常合并使用静脉注射高剂量免疫球蛋白与高剂量阿司匹林(80~100mg/kg),退烧后改使用低剂量的阿司匹林(3~5mg/kg)。如已并发冠状动脉瘤形成的患者,则需要继续长期追踪治疗。对于持续 5d 以上的高热患儿,在除外其他疾病的同时,应尽早行检查,尽可能减少冠状动脉的严重并发症。

第五节　呼吸系统疾病的皮肤表现

一、结节病

(一) 病因和发病机制

病因不明的系统性变态反应性疾病,病理特征为非干酪样坏死性肉芽肿的形成。

(二) 临床表现

结节病可侵犯全身各器官,最常见于肺和淋巴系统,其次为眼和皮肤,好发于 20~40 岁人群,男女比例约为 1:1.7。

皮肤结节病临床上分结节红斑型、斑块型、瘢痕型、环状型、冻疮样狼疮型、丘疹型(或小结节型)、大结节型、血管狼疮样型、皮下结节型和红斑型(或红皮病型)共 10 型。不同型别的皮损可与其他的皮肤病很相似,故临床工作中经常将结节病误诊为其他皮肤病。

胸内表现是结节病最常见的表现,约占 90%,也是结节病致死、致残最主要的原因。早期可无症状,仅表现为胸片肺门淋巴结肿大,后期可有咳嗽、咳痰、气喘、胸痛、发热直至发生肺纤维化和肺源性心脏病。

(三) 诊断和鉴别诊断

结节病的确诊依靠组织病理检查和网状纤维染色。皮肤结节病在病理上主要由上皮样细胞肉芽肿(结核样结节)组成,结节界限清楚,结节中央无干酪样坏死。

此外,在结节病的活动期,约 60% 患者的血清血管紧张素转化酶升高,90% 以上患者胸片检查有肺/肺门淋巴结肿大,因此对怀疑结节病的患者,除组织病理检查外,最好同时行上述两项检查。

(四) 预防和治疗

病因尚不清楚,目前尚缺乏针对病因的特殊治疗方法。由于许多患者长期处于无症状的状态,单纯的皮肤和淋巴结病变常能自然缓解,因此对早期、轻型、稳定的病例可定期随访观察。对于有眼部病变、中枢神经系统病变、肺部并病变,则需积极治疗,以控制病变的发展。目前认为皮质类固醇激素为首选的治疗药物。

二、肺结核

(一) 病因和发病机制

结核分枝杆菌引起的常见的呼吸系统慢性传染病。

(二) 临床表现

除去肺结核的肺部原发病灶外,结核分枝杆菌可直接蔓延或经血行播散引起皮肤结核。严重的粟粒性肺结核,结核分枝杆菌可随血液播散全身,引起全身性粟粒性皮肤结核,表现为全身皮肤针头到米粒大小红色斑疹、丘疹、紫癜、水疱或脓疱,可出现结节或溃疡并伴全身发热。有时还可伴发寻常狼疮等其他皮肤病。

(三) 诊断和鉴别诊断

分枝杆菌检查是肺结核诊断的确切依据,除外结合影像学检查和临床表现,一般不难确诊。

(四) 预防和治疗

肺结核治疗原则为早期、规律、全程、适量、联合五项原则。

第六节　消化系统疾病的皮肤表现

一、胃肠道病变

(一)炎症性肠病

1. 坏疽性脓皮病(pyoderma gangrenosum, PG)　疼痛性、单发或多发的红斑、丘疹、水疱、血疱或脓疱,并可相互融合形成紫红色斑块,继而迅速进展成深在的、穿掘性、糜烂化脓性皮损,基底浸润,且伴有潜行性破坏的溃疡边界(图1-19-5)。皮损直径2~20cm,好发于胫前和口周,愈后常遗留萎缩性瘢痕及色素沉着。病程中患常伴精神不振、发热、关节痛、肌肉痛等全身症状。

2. 急性发热性嗜中性皮病(SWEET syndrome, SS)　突然出现的疼痛性紫红色丘疹或结节,分布在四肢、躯干、手或面部,可融合形成不规则斑块,边界清楚。疾病后期斑块中心消退、外周扩展,呈靶样改变(图1-19-6)。患者常有外周血白细胞增多的表现,且病程中常见发热、关节炎、眼结膜充血、口腔溃疡等症状。病理特点为真皮浅层的弥漫性或血管周围的中性粒细胞浸润。

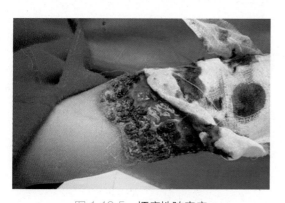

图1-19-5　坏疽性脓皮病

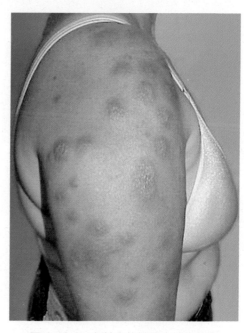

图1-19-6　急性发热性嗜中性皮肤病

3. 肠相关性关节炎-皮炎综合征(bowel associated dermatosis)　肠道短路手术后数天至数年后出现,症状类似流感,可伴有肌痛、关节痛及多形性皮损,如结节性红斑、坏疽性脓皮病样皮疹、斑疹、丘疹样斑疹、脓疱疹样斑疹。有研究认为本病与伴有肠道细菌抗原的循环免疫复合物异常沉积有关,但机制并不明确。

4. 结节性红斑(erythema nodosum, EN)　对称略隆起而质软的紫红色皮下结节,直径1~10cm,数目不定,好发于双下肢伸侧,较少累及颜面、躯干及上肢。急性期可伴有发热、乏力、关节痛等全身症状。病理表现以血管炎样表现为主,小静脉血管及其周围有炎性细胞浸润,早期以中性粒细胞浸润为主,晚期则淋巴细胞增多,常伴有血管内皮细胞增生,一般不发生管腔闭塞及血栓。

控制炎症性肠病的发展是治疗的关键,可系统使用糖皮质激素 0.5~1mg/(kg·d)联合免疫抑制剂如他克莫司,必要时可选用生物制剂如英夫利昔单抗。

（二）吸收不良综合征

1. **疱疹样皮炎（dermatitis herpetiformis,DH）**　皮损呈多形性小水疱,伴红斑、丘疹及丘疱疹,部分水疱排列呈环形,尼氏征阴性,伴剧烈瘙痒。皮损好发于胸背、肩胛间、肘部、膝盖和臀部。一般无口腔损害,明显的胃肠道症状很少见。活检直接免疫荧光可见在基底膜带和真皮乳头中存在 IgA 颗粒状沉积,部分患者血清中存在特异性 IgA。疱疹样皮炎患者最初可尝试氨苯砜或柳氮磺吡啶,在终生无麸质饮食后长期预后较好。

2. **肠病性肢端皮炎（acrodermatitis enteropathica）**　该病与胃肠道锌吸收障碍有关,主要表现为皮炎、脱发和腹泻三大症状,血清锌水平 ≤ 9μmol/L。皮损为红斑基础上的群集水疱或大疱,尼氏征阴性,可继发感染变为脓疱,形成糜烂面后干燥、结痂、鳞屑,可逐渐融合成境界清楚的鳞屑性暗红斑,类似银屑病样皮损(图 1-19-7)。多见于口周、肛周、四肢远端、肘部、膝盖和臀部,可伴口腔黏膜白色念珠菌感染、甲沟炎、甲萎缩及变形、睑缘炎。90% 患者伴有消化道症状如厌食、腹胀、呕吐、腹泻常为水样泻或泡沫状便,有酸臭味。此外还可伴有抑郁、反应迟钝等精神症状。

口服锌制剂及局部对症治疗,二碘羟基喹啉可增加锌吸收与生物利用率,硫酸锌可以缓解腹泻症状。

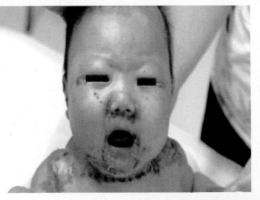
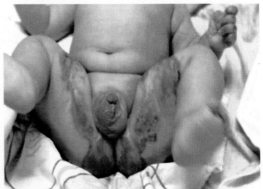
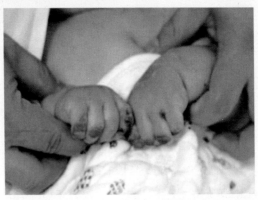

图 1-19-7　肠病性肢端皮炎

3. **其他**　如特应性皮炎、慢性荨麻疹、银屑病、酒渣鼻、口疮口炎、脱发、白细胞碎裂性血管炎等,这些患者在终生无麸质饮食后症状均得到不同程度的改善。

二、肝脏疾病

（一）肝脏疾病的一般皮肤表现

1. **瘙痒**　常因游离的二羟盐,尤其是鹅脱氧胆酸盐刺激皮肤感觉神经末梢所致,雄激素和消胆胺治疗有效。

2. **皮肤颜色改变**　包括黄疸和色素沉着,肝硬化者约20%出现面部、眼眶周围等暴露皮肤黝黑灰暗,称肝病面容。肝性卟啉病系由于体内卟啉代谢障碍,机体内卟啉和卟啉前体生成和排泄增加,积聚于组织和皮内较多,出现暴露皮肤色素沉着,特别是日晒后局部烧灼发生红斑、水肿、出血和糜烂。伴腹痛、精神神经等症状。

3. **非特异皮疹**　最常见为痤疮样皮疹,次为荨麻疹样皮疹、斑丘疹等,多见于面和胸背部。有时出现一过性结节红斑,可能与HBsAg循环免疫复合物造成的血管炎有关。尚有在局部或全身出现紫癜者,有人认为与免疫复合物血管炎,引起毛细血管通透性增加所致。

4. **黄瘤**　主要见于原发和继发性胆汁性肝硬化,当血清总脂质超过20g/L时脂质堆积,组织细胞吞噬形成黄色疣。扁平型多发生于眼睑、手掌皱纹、颈、胸、背部;结节型见于腕、肘、膝、踝部关节伸侧和臀部。

5. **手改变**　男性酒精性肝硬化中19%发生掌挛缩。肝硬化如有肺内分流出现发绀,更易发生杵状指。肝病变时指甲远端会出现白斑,而指甲近尖端有粉红色充血带,以拇、示指明显。

6. **血管异常**　由于雌激素增多刺激细小动脉在前胸出现蜘蛛痣,在肝硬化门脉高压时出现腹壁静脉曲张。四肢尤其踝部因血黏度增高及高球蛋白血症出现网状青斑,皮肤暴露于寒冷时颜色加深。青少年肝硬化中可见躯干及双下肢小血管炎性丘疹,并可以发展至萎缩性瘢痕。由于脾功能亢进引起的维生素K缺乏及血栓性血小板减少,出现紫癜及皮下出血。

(二) 乙型肝炎

小儿丘疹性肢端皮炎(infantile papular acrodermatitis)发于6~12岁儿童,HBsAg阳性,可能与乙肝病毒抗原抗体复合物沉积有关。患者突然起疹,扁平实性丘疹,针头至绿豆大小,暗紫红色,好发于四肢末端,常自手足背开始,逐渐扩展至腹部、臀部及上肢伸侧,最后延伸至颜面部和颈部,一般躯干无皮疹。皮疹无自主症状,2~8周可自然消退,发疹时可伴低热及淋巴结肿大。

(三) 丙型肝炎

1. **混合性冷球蛋白血症(mixed cryoglobulinemia,MC)**　常见症状有紫癜、关节痛、关节炎、乏力和周身不适等,部分患者可表现为周围神经病变和肾小球肾炎。皮肤活组织检查可发现小血管免疫复合物性血管炎伴单核细胞浸润,部分标本可检出HCV抗原。HCV感染相关MC患者中的35%~60%可出现不同程度的肾损伤,仅有少数患者进展至急性肾衰竭,常见的病理类型是膜增生性肾小球肾炎,特征性病理学表现为毛细血管内冷球蛋白血栓形成。

治疗上,若HCV RNA阳性,应使用聚乙二醇干扰素(PEG-IFN)联合利巴韦林行积极的抗HCV治疗。不耐受IFN治疗的MC并发肾脏病和脉管炎患者可尝试利妥昔单抗治疗。

2. **迟发性皮肤卟啉症(porphyria cutanea tarda,PCT)**　由于肝内尿卟啉原脱羧酶缺陷,导致患者血液、尿中尿卟啉原过表达。临床表现为光敏感、皮肤脆性增加、瘀斑和水疱形成等。慢性表现包括皮肤色素沉着、脱发、多毛和皮肤粗糙增厚。手和腕部等处因脆性增加,轻微外伤即可导致多发性无痛性红色糜烂,用手指刮可刮去患部皮肤(Dean征)(图1-19-8)。

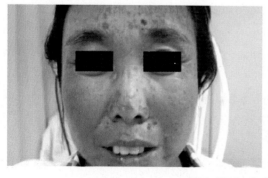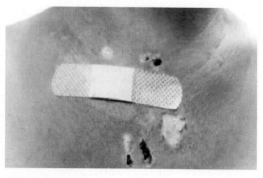

图 1-19-8　迟发性皮肤卟啉症

注意光保护,抗疟疾药物(氯喹)和静脉放血减少铁储备,同时利用索磷布韦等直接作用抗病毒药物(DAA)也有改善症状作用。

3. 扁平苔藓　临床及病理表现:皮损特征为高出皮肤、顶端呈紫红色的扁平丘疹,境界清楚,表面有蜡样薄膜,可见白色光泽小点或细浅白色网状条纹(Wickham 征),为特征性皮损。伴有瘙痒,反复发作,好发于四肢、躯干、生殖器、头皮等,甚至口腔黏膜。皮肤或黏膜活组织检查可见真皮上层CD4⁺T 淋巴细胞浸润,伴上皮基底空泡变性和嗜酸小体形成。

治疗:积极控制丙型肝炎,同时注意抗病毒药物引起扁平苔藓的可能,药物引起的,须及时停用相应药物。糜烂性口腔损害可用利多卡因漱口缓解症状;局限性皮损可外用糖皮质激素、钙调磷酸酶抑制剂;针对皮损泛发的扁平苔藓患者,可综合考虑联合免疫调节剂和抗病毒药物进行综合治疗。

三、胰腺疾病

(一)脂膜炎

1. 病因　过度分泌的脂肪酶、淀粉酶穿过通透性增高的血管沉积到脂肪组织,从而发生脂肪坏死。

2. 临床表现　常为痛性或无痛性水肿性红斑样皮下结节,界限不清且不易消退。皮损通常出现在下肢,常为小腿,部分患者甚至无法行走。结节可自行破溃,流出油状黏性分泌物。绝大部分患者血淀粉酶、脂肪酶均可升高。当胰腺炎、脂膜炎和多关节炎同时出现时,称为 PPP 综合征(pancreatitis, panniculitis and polyarthritis syndrome)。此外,患者还可能出现发热、腹痛、腹水、内脏脂肪坏死(常为肠系膜脂膜炎)、胸腔积液、溶骨性病变等全身症状。

3. 治疗　绝大多数病例在胰腺原发疾病好转后皮肤表现随之好转,重症患者也可选择血浆置换。原发疾病为胰腺肿瘤的患者,最佳治疗方式为根治性手术切除。

(二)出血征象

在急性胰腺炎发作前 1~2d 可有出血播散,从胰尾到后腹膜组织,导致左肋腹部发生淤伤样变色,即 Grey-Turner 征。若出血沿镰状韧带导致脐周出现皮下瘀斑,则称 Cullen 征。

第七节　泌尿系统疾病的皮肤表现

一、肾脏疾病的皮肤表现

主要为慢性肾脏病或肾衰竭引起的皮肤异常表现

(一)非特异性皮肤表现

1. 瘙痒　终末期肾病时体液中的尿素从皮肤渗出可刺激神经末梢产生瘙痒。皮肤干燥症也可引起皮肤瘙痒。

2. 皮肤干燥症　终末期肾脏病患者体内代谢产物蓄积,汗液中尿素浓度高,可导致角质层脱水,引起皮肤干燥。糖尿病肾病患者支配汗腺的植物神经功能紊乱,对排汗药物的反应低下,皮肤水含量明显减少,易发生皮肤干燥症。

3. 色素改变　肾衰竭可以导致 α- 黑素细胞刺激素清除障碍,黑素颗粒增加,形成弥漫或局限性色素沉着。皮肤变黄则是由于类胡萝卜素和尿色素在真皮的沉积。

4. 获得性穿透性胶原病　多发角化性丘疹结节为主,中央有角栓或痂皮,主要病理特征是真皮中的胶原、弹力纤维等物质经表皮排出。

5. 卟啉症　终末期肾病由于尿卟啉原脱羧酶活性下降而导致皮肤中卟啉的聚集,可出现迟发性皮肤卟啉症,典型临床表现为曝光部位出现水疱,愈后形成瘢痕。

6. 甲改变　慢性肾衰竭的患者可以出现对半甲、Muehrcke 线等,其中对半甲最常见,表现为甲近端变白,而远端呈褐黄色。

(二)特异性皮肤表现

1. 钙化防御　最常累及脂肪丰富部位,表现为疼痛性、紫红色皮损和延迟不愈的溃疡坏死,本病2 年生存率约 20%,死因多为溃疡感染继发的败血症,因此在临床上高度怀疑钙化防御时需尽早干预,因切口会增加感染概率,对病理活检持谨慎态度。

2. 肾源性系统性纤维化　临床表现类似硬化性黏液水肿,通常在四肢出现橘皮样硬化性斑块,有时可累及内脏。

3. 尿毒症霜　少数慢性肾衰竭患者由于汗液中尿素的累积,汗液蒸发后会在皮肤上留下黄白色结晶(图 1-19-9),这种表现常常伴随着尿素氮水平的升高(250~300mg/dl),提示预后较差。

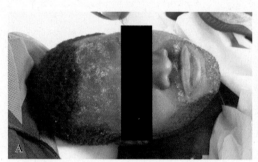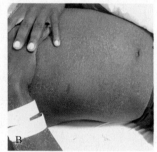

图 1-19-9　尿毒症霜

二、肾 - 皮综合征

肾单位中基底膜用于连接内皮细胞和足细胞,而皮肤中也存在连接表皮和真皮的基底膜,推测这两者存在类似的遗传生理结构。肾 - 皮综合征常与细胞基质粘连缺陷有关,其中包括基底膜及与基底膜相互作用受体,因此出现遗传缺陷或针对自身组织出现免疫攻击时,细胞基质黏附缺陷导致组织发育、稳态和损伤相关反应出现异常,肾、皮甚至多器官出现障碍。

(一)结节性硬化

皮损(包括皮脂腺腺瘤、甲周纤维瘤和条状叶形白色斑)、智力迟钝及癫痫。肾脏病变有错构瘤及血尿。本病预后较差,28% 患者在 10 岁内死亡,75% 的患者在 25 岁前死亡。颜面部皮脂腺腺瘤可用电凝固或磨削方法改善美观,无特殊治疗方法。

(二)指甲 - 髌骨综合征

常染色体显性遗传,表现为:①甲异常:拇指、食指甲萎缩、角化不全、纵裂甚至甲缺如;②多发性骨关节异常:髌骨缺如或发育不良最常见,致膝部变扁平;③眼部异常:上睑下垂,虹膜异常,色素沉着;④肾脏损害:蛋白尿或镜下血尿,少数表现为肾病综合征,高血压不多见,约 1/4 发展为肾衰竭。

(三)弥漫性体部血管角皮瘤

又称 Fabry 病,属 X 染色体联锁隐性遗传病,发病者均为男性,女性为杂合子携带者,少数女性可有症状。本病由于 α 有半乳糖苷酶 A 缺乏引起的糖代谢异常,导致皮肤、肾脏、心血管等器官病变。肾外表现为累及阴囊、臀部、脐及口腔黏膜的红紫色丘疹,表面角化不明显。周围神经受累表现为四肢末端烧灼样疼痛,阵发性发作。可有角膜混浊和白内障,也可发生缺血性内脏改变。肾脏受累表现为血尿、轻度蛋白尿和肾小管功能障碍,严重者可出现尿毒症。

(四) 家族性补体 C2 缺陷红斑狼疮样综合征

常染色体隐性遗传。患者血清补体 C2 减少,临床表现酷似红斑狼疮,亦可有游走性关节疼痛,肾小球肾炎、过敏性紫癜等表现。皮肤病理也类似红斑狼疮。

(五) 口、面、指综合征

性联锁显性遗传或常染色体显性遗传,患者有特殊面容,如上唇短小,鼻呈钩状,鼻翼发育不良等。上下唇和舌系带肥大,舌裂为两半或多叶状,舌裂隙中常有小的肿瘤。可出现硬、软腭裂隙。常出现手部畸形,三叉手、短指(趾)、并指(趾)和多指(趾)。婴幼儿期头皮和面上部有细小鳞屑,面、耳部和手背多有粟丘疹,部分病例可发生多囊肾。

(六) 弹性假黄瘤

皮肤表现为黄色丘疹、斑块,好发于颈侧及其他皱褶部位,可继发肾动脉瘤及肾钙质沉着症。

(七) 系统性淀粉样变性

淀粉样物质沉积于肾小球可产生蛋白尿、肾病综合征及慢性肾功能不全。

(鲁 严)

思考题

1. 简述血液和免疫系统的皮肤表现。
2. 简述内脏肿瘤的皮肤表现。
3. 川崎病的诊断标准是什么?
4. 简述糖尿病的主要皮肤表现。

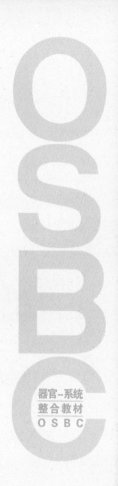

器官-系统
整合教材
OSBC

第二篇
视觉系统疾病

第一章

绪　论

临床医学(clinical medicine)是研究疾病的病因、诊断、治疗和预后,提高临床治疗水平,促进人体健康的科学。它根据患者的临床表现,从整体出发结合研究疾病的病因、发病机制和病理过程,进而确定诊断,通过预防和治疗以最大程度上减弱疾病、减轻患者痛苦、恢复患者健康、保护劳动力。眼科学(ophthalmology)是研究视觉系统疾病的发生、发展和转归规律以及预防、诊断和治疗规范的医学科学。由于视器的特点及其功能的复杂性,眼病的检查和诊治方法与其他临床学科有明显的差异,眼科学已成为一门独立的学科,是临床医学的重要组成部分,与整体及其他分支有着非常密切的联系。

一、眼科学在临床医学中的意义

(一) 眼科学的地位

眼是人体十分重要的感觉器官,能够接受外部的光刺激,转换为神经信号,然后传送到大脑中枢产生视觉。人通过感觉器官感知外部世界所获得的信息中,大约 90% 是视觉信号,所以以视觉对人们的日常生活、工作和学习交流意义非常重要。视觉功能已经成为人类生活、工作、运动能力的生理基础。视觉健康与人的身体健康、心理健康密切相关。因视觉系统解剖结构精细,功能复杂,即使轻微损伤,都可能导致视功能的减退,甚至完全丧失,从而给个人、家庭和社会造成难以估量的损失。随着人们对视觉功能的重视,眼科临床医疗的社会需求越来越广泛,眼科学的发展也更加受到关注。

一个人从诞生到老年,眼部组织的生理过程有一定的变化规律,每个年龄段,常见的眼病也有分布差异。社会经济发展的水平、人们生活工作的习惯以及环境对不同个体的影响,决定了疾病谱也随之不断变化。一方面,现代社会的工作和生活要求人们具有良好的视功能;另一方面,越来越多的用眼加重了视觉系统的负荷。典型现象就是近视的高发,近视已经成为影响青少年健康的公共卫生问题,受到社会广泛关注,是眼科学面临的新的挑战。而且随着人口老龄化日益明显,年龄相关性的眼疾、全身疾病相关的眼部异常也越来越高发。眼科疾病谱与社会经济发展状况密切相关,同时现代医学科技成果在眼科临床的应用,使很多致盲性疾病的可治性成为现实。因此说,眼科学不是孤立的临床医学学科,眼科学发展离不开社会经济总体水平的支撑,眼科学也一定以服务社会需求为使命。

(二) 疾病是局部的,健康是整体的

作为一名医学生,熟悉视觉功能的生理基础,了解视功能评价的主要方法和标准,掌握视觉功能保健的基本原则,正确诊治常见的眼科疾病,是成为合格临床医师应有的职业技能。掌握视觉系统的诊疗规范也是每一个临床医师全面的职业理念和专业技能的一部分,如眼底检查也是内分泌科、神经内科专科医师应该掌握的基本技能。

视觉系统的特殊体征或临床表现能为其他系统疾病的诊治提供依据,如视网膜病变可以为高血压的诊治提供依据、角膜 K-F 环是肝豆状核变性的重要体征。系统疾病治疗用药的并发症可能出现在眼部,如全身阿托品治疗可能诱发原发性闭角型青光眼的急性发作。

同样眼科医师不能只看"眼睛",要有整体观念。患者因视力损害到眼科就诊,可能的病因是全身系统问题,如视物不清可能是糖尿病所致的视网膜病变。一名眼科医师既是视力"守护神",也应是健

康的"守门人"。眼科疾病在临床上的表现丰富多样,需要运用基本知识、基本逻辑、基本规范去揭示疾病的根源和机制,眼科临床诊治过程不仅是康复视功能的专科诊疗操作,更是探究疾病整体规律探索诊疗新方法的医学研究行为。

(三) 重视眼病与公共卫生的关系

眼部传染病"沙眼"曾经严重损害了人民的视觉功能,是眼科临床的重要病种,通过有效的治疗手段,控制传染源,同时加强公共卫生教育,开展卫生宣教,呼吁民众养成良好的卫生习惯,现已得到了很好的控制。在面对突发的新型冠状病毒肺炎疫情时,新冠病毒的传染途径和方式是公共卫生的关键问题,同时也成为眼科热点问题。沈晔等眼科研究者在面临新型感染性疾病暴发的困境时,重视眼与公共卫生的关系,率先到抗疫一线,首先报道了新冠病毒相关性角结膜炎,证实了眼也可以是新冠病毒感染的靶器官,并详细描述了新冠病毒相关性角结膜炎的临床特征。该研究和其他国内外眼科同道的研究发现一样,为重大公共卫生事件的快速有效防控提供了有力的证据。

(四) 现代医学发展推动了眼科学的发展

眼科学与基础医学的关系非常密切。基础医学学科,例如生理学、生物化学、遗传学、免疫学、分子生物学、发育生物学、药理学、流行病学、影像医学和基因工程学等所取得的成就有助于阐明一些眼病的发病机制,有助于探索和提高预防、诊治眼病的水平。在眼科领域中所取得的成就又丰富了这些基础学科的内容。正是由于眼科学与其他学科之间的互相渗透和影响,眼科学中已经出现了许多新的分支,如眼遗传学、眼免疫学、眼药理学、神经眼科学、眼流行病学和激光眼科学等,进一步促进了眼科学和其他医学科学的发展。

因此无论是否成为眼科专科医师,掌握基础的眼科知识都有助于本专业的医疗实践。医学生学习眼科学的基本要求是了解眼科学的基本理论知识,掌握眼部检查方法,掌握一些常见眼病,例如外眼病、青光眼、白内障、屈光不正的预防、诊断和治疗方法。掌握急、重症眼病和眼外伤的初步处理,了解其他系统疾病在眼部的表现,认识哪些眼病应当及时转诊给眼科专科医师处理,掌握眼科常用药物的使用方法。眼科学是一门既重视理论,又非常注重实践的临床学科,因此除了理论学习以外,还应多实践,掌握诊治各种眼病的基本方法和技能。

二、在掌握临床医学基本规律的基础上认识视觉系统的特点

眼科学兴起和发展的历史,是运用自然科学的基本理论基本规律,探索生命过程和认识疾病规律,不断求知求真的过程。

(一) 认识视觉功能和疾病的眼科学初期

我国传统医学历史悠久,眼病的最早记录出现在公元前 14 世纪,殷武丁时代就有包括"疾目"的甲骨文卜辞。我国现存的第一部药书《神农本草经》中有 70 多种眼科用药的记载。隋代(581—619 年)的《诸病源候论》记载了多种眼病的病因和病理。唐代(618—907 年)出现了第一部眼科专著《龙树眼论》。隋、唐以后,针拨障的手术屡见于史籍。宋代(960—1279 年)设立的太医局已将眼科独立。明代(1368—1644 年)的《原机启微》是一部眼病专著。明、清(1636—1912 年)时代的《审视瑶函》《目经大成》等眼病专著的内容更为丰富。

西方现代眼科学始于 16 世纪文艺复兴时代,在 17 世纪认识了眼的屈光成像,18 世纪有了白内障晶状体摘除术,到了 19 世纪,眼科学从外科学分离出来,成为独立学科。这段时期,眼科学家们研究了调节、屈光、色觉和色盲的机制。

(二) 工业革命中快速发展的近代眼科学

1851 年德国的 Helmholtz 发明了检眼镜,取得了眼科学划时代的进步。20 世纪科学技术的迅猛发展,各种诊治眼病的器械和方法相继发明。例如,20 世纪初发明了眼压计、裂隙灯显微镜,开展了视网膜脱离复位术、角膜移植术等;50 年代开始施行人工晶状体植入术;60 年代开展了荧光素眼底血管

造影术,电生理检查和眼部超声波检查,应用激光治疗多种眼病,开展了眼显微手术;70 年代开展了玻璃体切除术和角膜屈光手术,出现了计算机辅助的自动视野计;90 年代开始在临床应用图像分析技术、超声活体显微镜、光学相干断层扫描等;进入 21 世纪,开创了角膜移植手术新术式,内镜视神经手术的尝试,研发了各种多功能人工晶状体,实施计算机辅助的眼底图像诊断和筛查,发现各种近视相关基因,远程眼科医疗的实施等,使预防、诊断和治疗眼病的水平提到了新的高度。

(三) 我国现代眼科学发展

1918 年北京协和医学院将眼科与耳鼻咽喉科分开,成立了独立的眼科,并举办眼科讲座,培训眼科医师,是我国眼科兴起的标志。1924 年李清茂教授翻译出版了《梅氏眼科学》,开始以中文系统地介绍现代眼科学。同时,我国各地出现了一些以眼科为重点的综合医院或眼科专科医院。其中成立较早的有北京同仁医院。1937 年一些著名的眼科专家发起并成立了中华眼科学会。中华人民共和国成立初期,全国的眼科医师仅有百余人,主要集中在大城市。在政府正确领导和积极支持下,著名眼科专家毕华德、林文秉、周诚浒、高文翰、陈耀真、罗宗贤、石增荣、郭秉宽、毛文书、张晓楼、刘家琦等积极开展眼病防治工作,培养了大批眼科专业人才。

1955 年我国微生物学家汤飞凡、眼科学家张晓楼成功分离和培养了沙眼衣原体,这一沙眼病原学研究成果受到了国际医学界的普遍重视和认同,是我国科学家对世界医学发展的重要贡献。改革开放带来的科技快速发展和经济腾飞,给我国眼科发展带来历史性的机遇。感染性眼病发病率大幅度下降,沙眼相关致盲眼病得到有效控制,白内障盲人绝大部分得到手术复明。我国眼科专家在白内障手术、角膜和眼内屈光手术、小儿斜视手术、青光眼手术、角膜移植和眼表重建等方面,走在世界前列。三十多年来,我国眼科学临床诊治规范性、诊疗设备先进性、科学研究的创新性、眼科医疗资源可及性都有了巨大的改变。

(四) 学习和发展眼科学需要交叉知识的融合

以"已知"解"未知",各门专业知识的融会贯通才能更好地学习眼科学。例如,我们用光学知识去理解眼的屈光功能和检查评价;用物理学的知识认识眼压,并用生理学知识理解眼压的平衡控制;用组织学的特性去理解屈光间质的特性和功能;用炎症和修复的病理知识去透彻理解角膜溃疡的病理过程特点等。眼科学目前难以实现的技术,可以通过知识和技术交叉融合得以实现。我们可以思考如何用现代数字化芯片和 AI 技术,模拟视觉生理病理过程,进行视觉功能模拟重建相关的创新研发,用"人工视觉"让盲人获得生活能力。视网膜感光细胞的分辨率被苹果公司引用为手机屏幕分辨率新标准,让 Retina 屏幕分辨率成为手机屏幕发展中标杆,使得智能手机使用更舒适更"护眼",成为视觉科学成果推进科技发展进步的生动案例。眼科学非常有趣,可以是我们的事业,同时也融入我们的生活、学习、工作之中。

来吧! 一起走进"眼"的世界。

(沈 晔)

第二章
视觉系统的解剖与生理

视觉系统包括眼球、眼附属器、视路及眼的相关血管神经等结构。其中眼球和眼附属器统称为视器(visual organ)即眼(eye),眼球位于眼眶内,由眼球壁和眼内容组成;眼附属器位于眼球周围或附近,包括眼睑、结膜、泪器、眼外肌、眼眶、眶脂体和眶筋膜等。视路是视觉信息从视网膜光感受器开始到大脑枕叶视中枢的传导途径。临床上通常指从视神经开始,经视交叉、视束、外侧膝状体、视放射到枕叶视中枢的神经传导途径。当眼球感受光波刺激后,将光的刺激转变为神经冲动,经视路传至大脑皮质视觉中枢,从而产生视觉。眼附属器对眼球起到支持、保护和运动等作用。

第一节　眼球解剖与生理

眼球(eyeball)是视器的主要部分,近似球形,位于眼眶前部,借眶筋膜与眶壁相连,周围有眶脂体垫衬。眼球前面有眼睑保护,后面通过视神经连于间脑的视交叉,周围附有泪腺、眼外肌等眼附属器。正常眼球前后径在刚出生时约16mm,3岁时达23mm,成年时为24mm,垂直径较水平径略短。当眼球平视前方时,前面正中点称前极,后面正中点称后极,通过前、后极的连线称眼轴(axis of eyeball)。在眼球表面,将距前、后极等距离的各点连接形成的环形线称赤道。瞳孔中央至视网膜黄斑中心凹的连线称视轴(optic axis),与视线方向一致。眼轴与视轴呈锐角相交。

眼球由眼球壁和眼球内容物组成(图 2-2-1、图 2-2-2)。

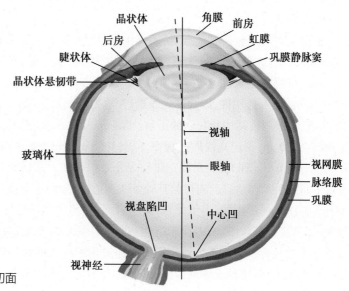

图 2-2-1
右眼球的水平切面

203

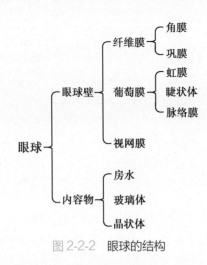

图 2-2-2　眼球的结构

一、眼球壁

由外向内分为纤维膜、葡萄膜和视网膜三层。

(一) 外层纤维膜

纤维膜,由致密坚韧的纤维结缔组织构成,具有保护眼内容物、维持眼球形态的作用。由前向后可分为角膜和巩膜两部分。

1. **角膜**(cornea)　位于眼球前部中央,占纤维膜的前 1/6,呈外凸内凹、无色透明的偏横椭圆形组织结构,横径 11.5~12mm,垂直径 10.5~11mm,中央厚度约 0.5mm,周边厚度约 1.0mm。角膜无血管,其营养来自周围的毛细血管、泪液和房水,但含有丰富的感觉神经末梢,故感觉十分敏锐,受刺激后可发生角膜反射。角膜具有屈光作用,是屈光介质的重要构成部分。

角膜组织学上从前向后分为五层:①上皮细胞层:厚约 35μm,由 5~6 层鳞状上皮细胞组成,无角化,排列特别整齐,上皮细胞间连接紧密,易与其内面的前弹力层分离,损伤后可以再生;②前弹力层(Bowman membrane):厚约 12μm,为均质无细胞成分的透明膜;③基质层(stroma):厚约 500μm,占角膜厚度的 90%,由近 200 层胶原纤维束薄板整齐排列,层层紧密相叠。其间有角膜细胞和少数游走细胞,并有黏蛋白和糖蛋白填充;④后弹力层(descemet membrane):厚 10~12μm,为均质透明膜,易从基质层脱离,有弹性,比较坚韧,极有抵抗力;⑤内皮细胞层:厚约 5μm,为一层六角形扁平细胞构成,不能再生,靠邻近的内皮细胞增大、移行来覆盖。内皮细胞的屏障和主动液泵功能对于角膜保持正常厚度和透明性极其重要。

角膜的主要生理功能包括五个方面:①保护性:角膜主要由胶原纤维构成,因此具有一定的弹性和韧性,与巩膜共同构成眼球的外壁,承受眼内压力和外界的力量,对保护眼内组织,维持眼球形状具有重要的作用。角膜上皮细胞间连接紧密,约 5~7d 更新一次,一定程度上能抵御化学、微生物等的侵袭。②透光性:角膜具有透明性,即允许光线透过,这是眼视觉功能的基础,角膜的透明性依赖于泪膜、角膜上皮、基质、角膜内皮结构和功能的正常及角膜基质含水量的恒定。正常角膜允许透过的光线波长范围是 365~2 500nm,不同光线的通透率不同,400nm 的光线约 80% 能透过,而 500~1 200nm 的光线 100% 能透过角膜。③屈光性:角膜是眼屈光介质中屈光力最强的部分,占全眼屈光力的 70%。这也是目前众多屈光手术在角膜上施行的基础。④渗透性:角膜没有血管,营养及代谢物质通过渗透作用进出角膜。临床上局部用药,多借此特性使药物到达角膜内病变区域或眼内。角膜上皮和内皮细胞连接紧密,细胞表面富含脂类,因此脂溶性和非极性物质易于通过;而基质层则易于被水溶性和极性物质通过。因此具有双向溶解性的物质易于通过角膜进入前房。当角膜出现病变时,角膜的通透性将增强。⑤敏感性:角膜是人体最敏感的区域,有丰富的神经末梢,具有温度觉、痛觉和触觉,对于机体感受外界不良刺激并迅速作出反应具有十分重要的意义。

2. **巩膜（sclera）** 占纤维膜的后 5/6，乳白色不透明，厚而坚韧。前接角膜，后与视神经鞘相延续。巩膜厚度各处不同，在视神经周围及角巩膜缘处最厚，眼外肌附着处最薄。

角膜缘（limbus）为角膜与巩膜的移行区，是前房角和房水引流系统所在部位，临床上是很多内眼手术切口的标志部位，组织学上是角膜干细胞所在之处。其外面稍内陷，称外巩膜沟，深面有环形的巩膜静脉窦（sinus venosus sclerae），也叫 Schlemm 管，是房水流出的通道；交界处的内面也稍凹陷，称内巩膜沟，沟内有网状组织（小梁网）；内巩膜沟的后缘稍凸起，称巩膜突（scleral spur），为睫状肌附着处。

前房角（anterior chamber angle）为周边角膜与虹膜根部的连接处。前外侧壁为角膜缘，从角膜后弹力层止端（Schwalbe 线）至巩膜突；后内侧壁为睫状体的前端和虹膜根部。前房角由前外至后内的结构依次为：Schwalbe 线、小梁网和 Schlemm 管、巩膜突、睫状体带和虹膜根部。

巩膜的生理功能主要包括三个方面：①巩膜具有一定的弹性和韧性，可以承受眼内容向外的压力。当眼压升高时，巩膜能在一定范围内扩张，并增强对眼内压的抵抗力，因此与角膜共同构成眼内容的外屏障；②与角膜相比，巩膜是不透明的，所以可以形成避光的"暗箱"，从而保证光线只经过屈光介质进入眼内而成像；③所有眼外肌都附着在巩膜壁上，当改变肌肉的附着点时可以改变眼球的位置和运动的方向。

（二）中层葡萄膜

葡萄膜（uvea），又称血管膜、色素膜，含有丰富的血管、神经和色素，呈棕黑色。葡萄膜具有营养眼球内组织及遮光的作用，由前向后可分为虹膜、睫状体和脉络膜三部分。

1. **虹膜（iris）** （图 2-2-3、图 2-2-4）是葡萄膜的最前部，呈冠状位，直径约 12mm，厚约 0.5mm，位于角膜后方，将角膜与晶状体之间的间隙即眼房（chambers of eyeball）分为较大的前房和较小的后房，二者借虹膜中央圆形的瞳孔（pupil）相通。前房周边虹膜与角膜交界处的环形区域，即为前房角。虹膜为圆盘形薄膜，内有两种不同方向排列的平滑肌，一种环绕瞳孔缘环形排列，称瞳孔括约肌（sphincter pupillae），受副交感神经支配，收缩时能缩小瞳孔；另一种在瞳孔周围呈放射状排列，称瞳孔开大肌（dilator pupillae），受交感神经支配，收缩时可开大瞳孔。在弱光下或视远物时，瞳孔开大；在强光下或视近物时，瞳孔缩小，从而调节射入眼球的光线量。虹膜的颜色有人种差异，可有黑、棕、蓝或灰色等数种，国人多呈棕黑色。在同一人种，由于虹膜所含色素的多寡不同导致颜色的深浅存在个体差异。

虹膜的主要功能是根据外界光线的强弱，通过瞳孔反射通路使瞳孔缩小或扩大，以调节进入眼内的光线，保证视网膜成像清晰。当视近物时，可反射性地引起双眼瞳孔缩小，称为瞳孔近反射（near reflex of the pupil）或瞳孔调节反射（pupillary accommodation reflex）。瞳孔对光反射（pupillary light reflex）是指瞳孔在强光照射时缩小而在光线变弱时散大的反射。这是眼的一种适应功能，与视近物无关，其意义在于调节进入眼内的光量，使视网膜不至于因光量过强导致光感受器过度兴奋，甚至视网膜受到损害；反之，光线弱的环境下，瞳孔散大，使进入眼内的光量增加，从而避免因光线过弱而影响视觉。瞳孔对光反射的过程是：强（或弱）光照射视网膜时产生的刺激信号沿视神经、视交叉、视束、上丘臂传到中脑的顶盖前区更换神经元，然后到达双侧动眼神经副核，再由动眼神经中的副交感神经纤维传向睫状神经节，睫状神经节发出节后纤维到达睫状体，使瞳孔缩小（或散大）（图 2-2-8）。瞳孔对光反射的中枢位于中脑，因此，临床上常将它用做判断麻醉深度和病情危重程度的一个指标。

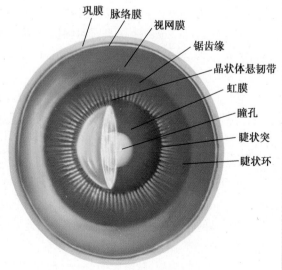

图 2-2-3　眼球前半部后面

巩膜　脉络膜
视网膜
锯齿缘
晶状体悬韧带
虹膜
瞳孔
睫状突
睫状环

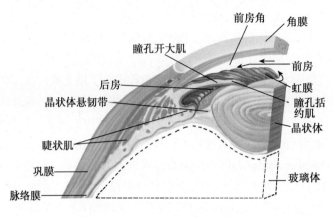

图 2-2-4　眼球的水平切面（局部）

2. **睫状体**（ciliary body）（图 2-2-3、图 2-2-4）是虹膜根部与脉络膜之间宽 6~7mm 的环形组织，是葡萄膜中部最肥厚的部分，位于巩膜与角膜移行处的深面。在眼球水平切面上，睫状体呈三角形，巩膜突是睫状体基底部附着处。睫状体前 1/3 较肥厚称睫状冠（pars plicata），宽约 2mm，富含血管，内表面有 70~80 个向内突出呈放射状排列的嵴状皱襞，称睫状突（ciliary processes）。睫状体后 2/3 薄而平坦称为睫状体扁平部（ciliary processes），为玻璃体手术进入眼内的切口部位。睫状突发出晶状体悬韧带，又称睫状小带，连于晶状体周缘。

睫状体内含平滑肌称睫状肌（ciliary muscle），受副交感神经支配，其收缩与舒张可改变晶状体的曲率，参与调节功能，从而保证物体在视网膜形成清晰的图像。

睫状体还有产生房水的作用。睫状突的无色素睫状上皮参与房水分泌，房水中比血浆浓度高的维生素 C、乳酸和一些氨基酸通过睫状突的分泌作用来实现。平坦部的无色素睫状上皮分泌玻璃体的主要成分之一黏多糖酸。睫状突的分泌可受到一些因素的影响，如碳酸酐酶、钠、钾离子的浓度等都与分泌房水多少有关。另外，睫状突的无色素睫状上皮与虹膜组织和虹膜血管共同构成血 - 房水屏障，使房水的成分有别于血液成分。

3. **脉络膜**（choroid）为葡萄膜的后部，位于睫状体后方，后止于视盘周围。外面与巩膜疏松相连，内面紧贴视网膜色素上皮层。脉络膜由三层血管组成：外侧的大血管层，中间的中血管层以及内侧的毛细血管层，借玻璃膜（Bruch membrane）与视网膜色素上皮层相连。脉络膜血管丰富、血容量大，可营养眼球内组织并吸收眼内的分散光线以免其扰乱视觉。

（三）内层视网膜

视网膜（retina）位于脉络膜的内面，为眼球接受可见光刺激并将其转变为神经冲动的部分。

黄斑（macula lutea）距视盘向颞侧稍偏下方约 3.5mm，在视网膜后极部有一无血管凹陷区，含有丰富的黄色素，含密集的视锥细胞，临床上称黄斑。黄斑中央的小凹称黄斑中心凹（fovea centralis）（图 2-2-5），为视觉最敏锐的部位。

视盘（optic disc），又称视神经乳头（papilla optic nerve），临床上简称视乳头。距黄斑向鼻侧约 3mm，大小约 1.5mm×1.75mm，境界清楚橙红色略呈竖椭圆形的盘状结构，为视网膜上神经节细胞轴突纤维汇集成视神经穿出眼球的部位。视盘中央有小凹陷区，直径约 1.5mm，称视杯或杯凹（optic cup）。视盘上有视网膜中央动脉和静脉穿过，无光感受器，称生理盲点。

视网膜由胚胎期神经外胚叶形成的视杯发育而来，视杯外层形成单一的视网膜色素上皮层（retinal pigment epithelium，RPE），视杯内层分化为视网膜神经感觉层（neurosensory retina），两层之间有一潜在性的间隙，临床上视网膜脱离即由此处分离。

视网膜色素上皮层为排列整齐的单层六角形细胞，黄斑部较厚，周边部变薄。视网膜色素上皮层呈极性排列，基底部与脉络膜的 Bruch 膜紧密连接，顶部有较多微绒毛，将光感受器的外节包埋于黏多糖间质中。

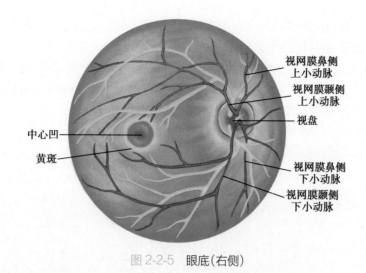

图 2-2-5 眼底(右侧)

视网膜神经感觉层由三层神经细胞组成(图 2-2-6)。外层为视锥细胞(cone cell)和视杆细胞(rod cell),它们是感光细胞,紧邻视网膜色素上皮层。视锥细胞主要分布在视网膜的中央部,感受强光和颜色的刺激,在白天或明亮处视物时起主要作用;视杆细胞主要分布于视网膜的周边部,感受弱光刺激,在夜间或暗处视物时起主要作用。中层为双极细胞,将来自光感受器的神经冲动传导至内层的神经节细胞。内层为神经节细胞,其轴突向视盘处汇集,穿过脉络膜和巩膜后构成视神经。

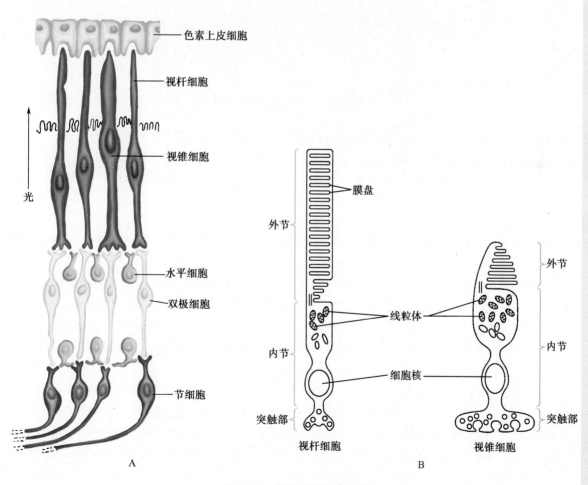

图 2-2-6 视网膜结构示意图

A. 视网膜的神经细胞;B. 哺乳动物的视杆细胞和视锥细胞。

视网膜神经感觉层由外向内具体可分为九层(图 2-2-7),分别是:①视锥、视杆层,由感光细胞的内、外节组成;②外界膜,为一薄网状膜,由邻近的光感受器和 Müller 细胞的接合处形成;③外核层,由感光细胞核组成;④外丛状层,为疏松的网状结构,是视锥、视杆细胞的终球与双极细胞树突及水平细胞突起相连接的突触部位;⑤内核层,主要为双极细胞、水平细胞、无长突细胞及 Müller 细胞的细胞核组成;⑥内丛状层,主要为双极细胞,无长突细胞与神经节细胞相互接触形成突触的部位;⑦神经节细胞层,由神经节细胞核组成;⑧神经纤维层,由神经节细胞轴突即神经纤维组成;⑨内界膜,为介于视网膜与玻璃体之间的一层薄膜。

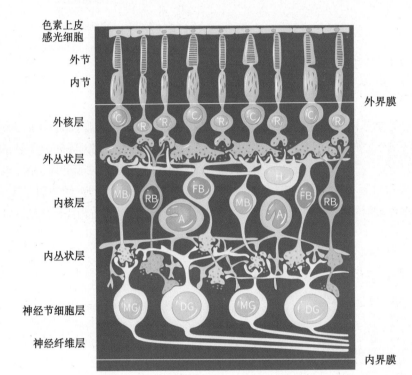

C:视锥细胞;R:视杆细胞;MB:侏儒双极细胞;RB:视杆双极细胞;FB:扁平双极细胞;
DG:弥散神经节细胞;MG:侏儒神经节细胞;H:水平细胞;A:无长突细胞。

图 2-2-7　视网膜黄斑中心凹以外部分的主要细胞层次及其联系模式图

视网膜的功能是既要捕捉外界的光,又要对光所引起的刺激进行处理,视网膜色素上皮细胞和光感受器的功能及各类细胞之间的相互联系如下:

1. **视网膜色素上皮及其功能**　位于视网膜最外层,含有黑色素颗粒,具有防止强光对视觉影响和保护光感受器的功能。当强光照射视网膜时,色素上皮细胞能伸出伪足样突起,包被视杆细胞外节,使其相互隔离;当入射光线较弱时,伪足样突起缩回到胞体,使视杆细胞外节暴露,从而能充分接受光刺激。

2. **光感受器及其特征**　人和动物视网膜中含有视杆细胞和视锥细胞两种光感受器,它们都是特殊分化的神经上皮细胞,在形态上均可分为外节、连接绒毛、内节、体部和突触五部分(图 2-2-6B)。其中外节是视色素集中的部位,在感光换能中起重要作用。视杆细胞的外节呈圆柱状,视锥细胞呈圆锥状,胞质都很少,胞内充满了重叠成层而排列整齐的圆盘状膜性结构,称为膜盘。膜盘是一些由脂质双分子层构成的膜性扁平囊状物,膜盘膜中镶嵌着蛋白质,这些蛋白质绝大部分是一些能够在光的作用下产生光化学反应的视色素(photopigment),它们是产生视觉的物质基础。视杆细胞只有一种视色素,称为视紫红质(rhodopsin)。每个人的视杆细胞外段中有近千个膜盘,而每个膜盘中约含有 100 万个视紫红质分子。因此,单个视杆细胞就可以对入射光线发生反应。此外,视杆细胞对光的反应慢,有利于更多的光反应得以总和,从而提高单个视杆细胞对光的敏感度,使视网膜能察觉出单个光量子的强度。与视杆细胞不同,人和绝大多数哺乳动物的视锥细胞都含有三种不同的视色素,统称为视锥色素,为视紫蓝质(iodopsin),分别存在于三种不同的视锥细胞中,感受三种波长光——长波(570nm)、中波(540nm)、短波(440nm),即对应为红、绿、蓝三原色。它们不仅是产生光感,也是产生色觉的物质基础。两种光感受器在视网膜中的分布并不均匀,在黄斑中心凹只有视锥细胞,且密度最高,向周边视锥细胞的分布逐渐减少;而视网膜的周边部主要是视杆细胞,因此黄斑部色觉敏感度最高,而周边部视网膜几乎无色觉。

3. 视网膜细胞的联系 两种光感受器都通过其突触终末与双极细胞形成化学性突触联系;双极细胞再和神经节细胞发生突触联系,神经节细胞发出的轴突构成视神经(图 2-2-6)。视杆细胞与双极细胞和神经节细胞之间的联系存在会聚现象;而视锥细胞与双极细胞和神经节细胞之间的会聚程度却少得多。在黄斑中心凹处常可见到一个视锥细胞仅与一个双极细胞联系,而该双极细胞也只与同一个神经节细胞联系,呈现一对一的"单线联系"方式,这是黄斑中心凹具有高度视敏度的结构基础。在视网膜中,除了上述细胞间的纵向联系外,还存在横向联系。例如,在光感受器和双极细胞之间有水平细胞,在双极细胞和神经节细胞之间有无长突细胞。这些细胞的突起在两层细胞间横向延伸,在水平方向起联络作用;有些无长突细胞还可直接向神经节细胞传递信号。不同类型细胞之间的相互联系通过化学性突触和缝隙连接两种方式(图 2-2-7)。

二、眼内容

眼内容包括房水、晶状体和玻璃体(图 2-2-1、图 2-2-4),它们无色透明、无血管,具有屈光作用,与角膜共同组成眼的屈光介质,使所视物体清晰地成像于视网膜上。

(一) 房水

房水(aqueous humor)为无色透明的液体,充满于眼房内,总量占眼内容积的4%,其中前房容积约0.2ml,后房容积约0.06ml。其主要成分为水,约占98.1%。其中的胶体物质,包括蛋白质、酶、免疫物质和脂类等,浓度都低于血浆。房水的生理功能除有屈光作用外,还具有营养角膜、晶状体及玻璃体并清除上述组织代谢产物、维持正常眼内压的作用。房水处于动态循环,由睫状体产生,进入后房,经瞳孔至前房,又经前房角进入巩膜静脉窦,再借睫前静脉汇入眼上、下静脉。

(二) 晶状体

晶状体(lens)位于虹膜和玻璃体之间,为富有弹性、不含血管和神经的透明体,呈双凸透镜状,前面曲率较小,曲率半径约10mm,后面曲率较大,曲率半径约6mm,前后两面交界处称晶状体赤道部,两面的顶点分别为晶状体前极和后极。晶状体由平行排列的晶状体纤维组成,中央部较硬称晶状体核;周围部较软称晶状体皮质;皮质的表面包有高度弹性的薄膜,称为晶状体囊。

晶状体是眼屈光系统的重要组成部分,借晶状体悬韧带连于睫状体冠部,其曲率随所视物体的远近不同而改变。当视近物时,睫状肌收缩,睫状突内伸,晶状体悬韧带变松弛,晶状体借助于晶状体囊及其本身的弹性回缩而变凸,特别是其前部的凸度增大,屈光力加强,使进入眼球的光线恰能聚焦于视网膜上。反之,视远物时,睫状肌舒张,睫状突外伸,悬韧带加大对晶状体的牵拉,晶状体凸度减小,屈光力减弱,使物体形成清晰的物像。若通过调节晶状体的曲率无法使光线准确聚焦在视网膜上,则称为屈光不正(refractive error)或非正视(ametropia)。

晶状体对不同波长光线的透过率不同,其中,对紫外线的透过率较低。晶状体对光线的这种屏障作用可降低视网膜的光损伤。同时,由于晶状体蛋白吸收环境光线中的紫外线会产生分子损伤,随着时间积累,可以产生蛋白变性而发生混浊,因此晶状体的混浊与年龄密切相关。

(三) 玻璃体

玻璃体(vitreous body)为无色透明的胶状物质,填充于晶状体、睫状体和视网膜、视神经之间的玻璃体腔(vitreous cavity)内,后者是眼内最大的腔,占眼球容积的4/5,约4.5ml。玻璃体表面被覆玻璃体膜,其前面以晶状体及其悬韧带为界,呈凹面状,称为玻璃体凹;玻璃体的其他部分与睫状体和视网膜相邻,对视网膜起支撑作用,使视网膜与色素上皮紧贴,若其支撑作用减弱,易导致视网膜脱离。

　　玻璃体是眼屈光介质的组成部分,具有黏弹性、渗透性和透明性三大物理特性,对光线的散射极少,并对晶状体、视网膜等周围组织有支持、减震和营养作用。玻璃体的周边有少量游走的玻璃体细胞,可能与酸性黏多糖和胶原合成有关。玻璃体的代谢较为缓慢,不能再生。出生以后,随着眼球的逐渐增大,玻璃体量也随之增多。中年以后,规则排列的胶原纤维开始变形,黏弹性下降,玻璃体的胶原支架结构逐渐塌陷或收缩,水分析出,玻璃体凝胶逐渐成为液体,称玻璃体液化。若玻璃体发生混浊,则可能影响视力。

第二节 视 路

　　视路(visual pathway)全称视觉传导通路,是视觉信息从视网膜光感受器开始到大脑皮质视觉中枢的传导路径。临床上通常指从视神经开始,经视交叉、视束、外侧膝状体、视放射到枕叶视中枢的神经传导途径(图 2-2-8)。

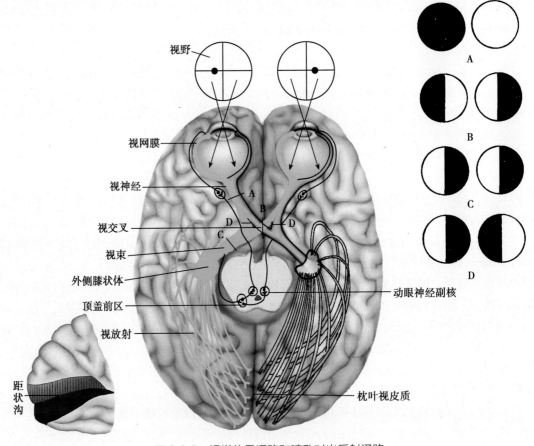

图 2-2-8　视觉传导通路和瞳孔对光反射通路

一、视神经

　　视神经(optic nerve)是中枢神经系统一部分,全长平均约 40mm,按其所经路径划分为:眼内段、眶内段、管内段和颅内段四部分。

1. **眼内段** 是从视盘开始,100万~120万神经节细胞的轴突组成神经纤维,成束穿过巩膜筛板前的一部分,长约1mm,是整个视路中唯一可用肉眼看到的部分。可分为四部分:神经纤维层、筛板前层、筛板和筛板后区。临床上可从眼底看见神经纤维层(橙红色)、筛板前层中央部分(杯凹),有时可见到视杯底部的小灰点状筛孔,即筛板。筛板前的神经纤维无髓鞘(直径1.5mm),筛板之后开始有髓鞘包裹(直径3.0mm)。眼内段视神经血供来自视网膜中央动脉分支和睫状后短动脉分支。

2. **眶内段** 长约25mm,位于肌锥内,从巩膜筛板至视神经管口,在眶内呈"S"状弯曲,便于保证眼球转动时或病理状态下眼球稍凸出时不受其牵制。在距眼球10~15mm处视盘黄斑纤维束逐渐转入视神经的中轴部,来自视网膜其他部位的纤维,仍位于视神经的相应部位。眶内段视神经血供主要来自眼动脉分支和视网膜中央动脉分支。

3. **管内段** 即视神经通过颅骨视神经管的部分,长4~9mm。鞘膜与骨膜紧密相连,以固定视神经。此段与眼动脉伴行并由其供血,神经纤维排列不变。本段视神经与蝶窦、筛窦后组等相毗邻,关系紧密。由于该段处于骨管紧密围绕之中,如头部外伤、骨折时可导致此段视神经严重损伤,临床称为管内段视神经损伤。

4. **颅内段** 为视神经出视神经管后进入颅内到达视交叉前脚的部分,约为10mm,直径4~7mm。此段由颈内动脉和眼动脉供血。

二、视交叉

视交叉(optic chiasma)是两侧视神经交汇处,呈长方形,横径约为12mm,前后径约为8mm,厚约为4mm的神经组织。此处的神经纤维分两组:来自两眼视网膜鼻侧半的纤维交叉至对侧,来自视网膜颞侧半的纤维不交叉至同侧。黄斑部神经纤维占视神经和视交叉中轴部的80%~90%,也分成交叉纤维和不交叉纤维。

视交叉前上方为大脑前动脉及前交通动脉,两侧为颈内动脉,下方为垂体,后上方为第三脑室。这些部位的病变都可侵犯视交叉导致相应的视野缺损。

三、视束

视束(optic track)为视神经纤维经视交叉后位置重新排列的一段神经束,离开视交叉后分为两束绕大脑脚主要终止于后丘脑的外侧膝状体,少数纤维经上丘臂终止于上丘和中脑的顶盖前区。其中,上丘发出纤维组成顶盖脊髓束,下行至脊髓,完成视觉反射;顶盖前区发出纤维到中脑动眼神经副核,构成瞳孔对光反射通路的一部分。由于视交叉中,来自两眼视网膜鼻侧半的纤维交叉,颞侧半的纤维不交叉,因此,右侧视束含有来自两眼视网膜右侧半的纤维,左侧视束含有来自两眼视网膜左侧半的纤维。视网膜的神经纤维在视束中的排列关系为:来自下半部视网膜的神经纤维(包括交叉和不交叉的)位于视束的外侧;来自上半部视网膜的神经纤维(包括交叉和不交叉的)位于视束的内侧;黄斑部神经纤维起初位于中央,以后移向视束的背外侧。

四、外侧膝状体

外侧膝状体(lateral geniculate body)位于大脑脚外侧,呈卵圆形。视束中的大部分神经纤维在此与外侧膝状体的神经细胞形成突触,交换神经元后进入视放射。在外侧膝状体中,灰质和白质交替排列,白质将灰质细胞分为6层,由对侧视网膜而来的交叉纤维止于第1、4、6层,而同侧视网膜而来的不交叉纤维止于第2、3、5层。

五、视放射

视放射(optic radiation),又称视辐射,是联系外侧膝状体和大脑皮质视觉中枢的神经纤维结构。视放射中的神经纤维通过内囊和豆状核的后下方呈扇形散开,分成背侧、外侧和腹侧三束,绕侧脑室颞侧角形成 Meyer 襻,到达枕叶。

六、视皮质

视皮质(visual cortex)位于距状沟上、下方的枕叶皮质(相当于 Brodmann 分区的 17 区),即上方的楔叶和下方的舌回,接受视放射纤维的传入。每侧视皮质与双眼同侧半的视网膜相关联,如右侧视皮质与左眼鼻侧半视网膜和右眼颞侧半视网膜相关,左侧视皮质与左眼颞侧半视网膜和右眼鼻侧半视网膜相关。视网膜上部的神经纤维终于距状沟上唇,下部的纤维止于下唇,黄斑部纤维终止于枕叶纹状区后极部。交叉纤维在深内颗粒层,不交叉纤维在浅内颗粒层。

由于视觉神经纤维在视路各段排列不同,所以神经系统某部位发生病变或损害时对视觉神经纤维的损害各异,表现为特定的视野异常。因此,检出这些视野缺损的特征性改变,对中枢神经系统病变的定位诊断具有重要意义。

第三节　眼附属器

眼附属器(accessory organs of eye),又称眼副器,为眼的辅助装置,对眼球起保护、运动和支持作用,包括眼睑、结膜、泪器、眼外肌、眼眶、眶脂体和眶筋膜等。

一、眼眶

眼眶(orbit)为一对底朝前外、尖向后内的四棱锥体形深腔,由额骨、蝶骨、筛骨、腭骨、泪骨、上颌骨和颧骨构成,容纳眼球及其附属结构。成人眶深 40~50mm,容积为 25~28ml,可分为上壁、下壁、内侧壁和外侧壁 4 个壁,内侧壁几乎平行,外侧壁向后相交成 90°,同侧眼眶内侧壁与外侧壁的夹角为 45°(图 2-2-9、图 2-2-10)。四个壁中,外侧壁较厚,其前缘稍偏后,眼球暴露较多,有利于外侧视野开阔,但也增加了外伤机会,其他 3 个壁骨质较薄,较易受外力作用而发生骨折,且与额窦、筛窦、上颌窦毗邻,这些鼻旁窦病变时可累及眶内。眼眶壁构成及主要结构包括:

1. **底**　即眶口,略呈四边形,向前下方倾斜。眶口的上缘称眶上缘,由额骨构成,其中、内 1/3 交界处有眶上孔(supraorbital foramen)或眶上切迹(supraorbital notch),有眶上神经、三叉神经的眼神经及血管通过。眶口的下缘称眶下缘,由颧骨和上颌骨构成,在其中份的下方,距离眶缘约 4mm 处有眶下孔(infraorbital foramen),有眶下神经、三叉神经的上颌神经通过。

2. **尖**　指向后内。尖端的圆形孔为视神经管口,临床上称为视神经孔(optic foramen),直径 4~6mm。由此孔向后内延续为视神经管(optic canal),略向上方通入颅中窝,长 4~9mm,管内有视神经、眼动脉及交感神经纤维通过,眼动脉位于视神经的下方。

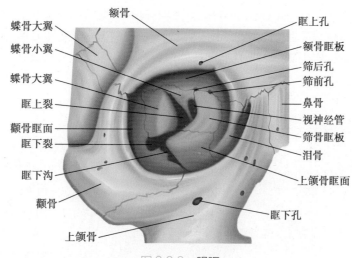

图 2-2-9　眼眶

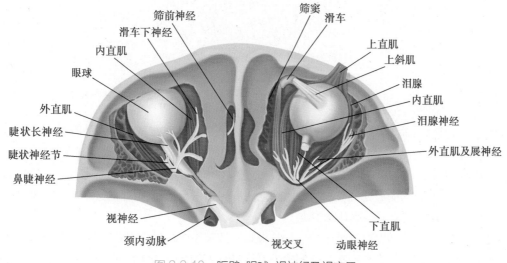

图 2-2-10　眶壁、眼球、视神经及视交叉

3. **上壁**　由额骨眶部及蝶骨小翼构成，与颅前窝相毗邻，前外侧份的深窝称泪腺窝（fossa for lacrimal gland），容纳泪腺。

4. **下壁**　主要有上颌骨构成，壁下方为上颌窦。下壁和外侧壁交界处后份有眶下裂（inferior orbital fissure），有三叉神经的上颌神经、眶下神经及眶下静脉通过。眶下裂向后通入颞下窝和翼腭窝，裂中部有前行的眶下沟（inferior orbital sulcus），向前导入眶下管（infraorbital canal），并开口于上颌骨前面的眶下孔。

5. **内侧壁**　最薄，由前向后由上颌骨额突、泪骨、筛骨眶板和蝶骨体组成，与筛窦和鼻腔相邻。前下份有一长圆形窝，容纳泪囊，称泪囊窝（fossa for lacrimal sac），其前缘为泪前嵴，为泪囊手术的重要解剖标志。泪囊窝向下经鼻泪管（nasolacrimal duct）通鼻腔。

6. **外侧壁**　较厚，由颧骨和蝶骨大翼构成。外侧壁与上壁交界处的后份有眶上裂（superior orbital fissure），位于视神经孔外下方，长约 22mm，向后通入颅中窝，有动眼神经、滑车神经、展神经、三叉神经的眼神经、眼上静脉和部分交感神经纤维通过。此处受损可累及通过的神经、血管，出现眶上裂综合征。

二、眼睑

眼睑（palpebrae）（图 2-2-11）位于眼球前方，分为上睑和下睑，其游离缘称睑缘（palpebral margin）。

上、下睑缘间的裂隙为睑裂（palpebral fissure），正常平视时睑裂高度约 8mm，上睑遮盖角膜上部
1~2mm。睑裂的内、外侧端分别称内眦和外眦，内眦处有一小的肉样隆起称泪阜，为变态的皮肤组织。
眼睑是保护眼球的屏障，具有保护眼球、防止眼球外伤和干燥的功能。

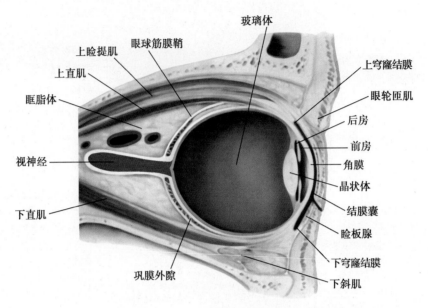

图 2-2-11　右眼眶（矢状切面）

　　睑缘分为睑前缘（前唇）和睑后缘（后唇）。睑前缘钝圆，有 2~3 行排列整齐的睫毛，上、下睑睫毛
均弯曲向前，睫毛可防止灰尘进入眼内，并能减弱强光的照射。睫毛的根部有变态汗腺（Moll 腺），近
睑缘处有皮脂腺（Zeis 腺），均开口于毛囊。睑后缘成直角，与眼球表面紧密接触。睑前、后缘之间有一
灰色线，是皮肤与结膜的交界处。灰线与睑后缘之间有一排细孔，为睑板腺的开口。上下睑缘的内侧
端各有一乳头状突起，其上有一小孔称泪点。

　　眼睑由浅至深分为皮肤、皮下组织、肌层、睑板和睑结膜 5 层。眼睑皮肤较薄，易形成皱褶。皮下
组织疏松，可因出血或积水发生肿胀。睑部感染、肾炎等疾病常伴有眼睑水肿。肌层包括眼轮匝肌和
上睑提肌。眼轮匝肌为横纹肌，肌纤维走行与睑裂平行呈环形，由面神经支配，收缩时可关闭睑裂。
眼睑部手术时，切口应与眼轮匝肌纤维方向平行，以利于愈合。上睑提肌（levator palpebrae superioris）
起自视神经管前上方的眶壁，在上直肌上方向前走行，止于上睑的皮肤和睑板。此肌由动眼神经支
配，收缩时可提上睑，开大眼裂。上睑提肌瘫痪可导致上睑下垂。Müller 肌是一块小而薄的平滑肌，
起于上睑提肌下面的肌纤维之间，在上睑提肌和上直肌、穹窿结膜之间向前下方走行，止于睑板上
缘。Müller 肌受颈交感神经支配，协助上睑提肌提上睑，颈交感神经麻痹可导致患者出现霍纳综合
征（Horner 征），表现为瞳孔缩小、眼球内陷、上睑下垂等症状。睑板（tarsus）（图 2-2-12）由致密结缔组
织构成，呈半月形。睑板的内、外侧端借横位的睑内、外眦韧带与睑缘相连结。睑内眦韧带较强韧，其
前面有内眦动、静脉越过，后面有泪囊，是手术时寻找泪囊的标志。睑板内有麦穗状的睑板腺（tarsal
glands），是全身最大的皮脂腺，与睑缘垂直排列，开口于睑缘。睑板腺分泌类脂质，可润滑眼睑，防止泪
液外流。睑结膜为紧贴眼睑后面的透明黏膜。

　　眼睑的血液供应丰富（图 2-2-13），主要来源有：①颈外动脉发出的面动脉、颞浅动脉、眶下动脉等
分支；②眼动脉的发出的眶上动脉、泪腺动脉和滑车上动脉等分支。这些动脉在眼睑的浅部形成动脉
网，在深部形成动脉弓。浅部（睑板前）静脉回流至眼静脉和内眦静脉，深部静脉最终汇入海绵窦。由
于眼睑静脉无静脉瓣，因此化脓性感染可能蔓延到海绵窦，导致颅内感染。

　　眼睑的淋巴与静脉回流平行，眼睑外侧引流到耳前、腮腺淋巴结；眼睑内侧引流至颌下淋巴结。

　　上、下眼睑的感觉分别由三叉神经的眼神经和上颌神经管理。

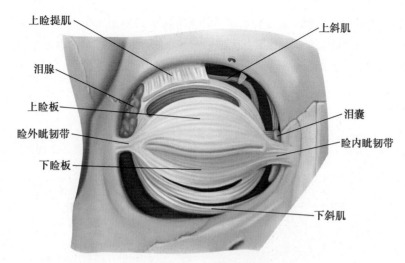

图 2-2-12　睑板（右侧）

上睑提肌

泪腺

上睑板

睑外眦韧带

下睑板

上斜肌

泪囊

睑内眦韧带

下斜肌

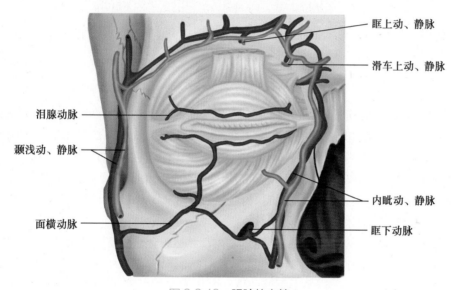

图 2-2-13　眼睑的血管

眶上动、静脉

滑车上动、静脉

泪腺动脉

颞浅动、静脉

面横动脉

内眦动、静脉

眶下动脉

三、结膜

结膜（conjunctiva）是一层薄而透明、柔软光滑、富有弹性、富含血管的黏膜，覆盖在眼睑内面与眼球前面（图 2-2-11）。根据结膜所在部位，将其分为 3 部分：

1. **睑结膜**（palpebral conjunctiva）　紧贴于上、下睑板内面，与睑板紧密相连，缺乏移动性。正常情况下可见其深面的小血管和睑板腺。上睑结膜距睑后缘约 2mm 处，有一与睑缘平行的浅沟，较易存留异物。

2. **球结膜**（bulbar conjunctiva）　覆盖于眼球巩膜表面，于角膜缘处移行为角膜上皮，该处与巩膜结合紧密，其余部分连结疏松易推动，故活动性较大，易发生结膜下水肿和结膜下出血。在泪阜的颞侧有一半月形球结膜皱褶称半月皱襞，相当于低等动物的第三眼睑。

3. **穹窿结膜**（fornical conjunctival）　为睑结膜与球结膜的移行处，分为上方穹窿部和下方穹窿部，一般上方穹窿部较下方穹窿部深。

这三部分结膜形成囊状腔隙称结膜囊（conjunctival sac），经睑裂与外界相通。

结膜血管来自眼睑动脉弓及睫状前动脉。睑动脉弓穿过睑板分布于睑结膜、穹窿结膜和距角结膜缘

4mm 以外的球结膜,充血时称结膜充血。睫状前动脉在角膜缘 3~5mm 处分出细小的巩膜上支组成角膜缘周围血管网并分布于球结膜,充血时称睫状充血。两种不同充血对眼部病变部位的判断有重要意义。

结膜的感觉由三叉神经管理。

四、泪器

泪器(lacrimal apparatus)由分泌泪液的泪腺和导流泪液的泪道构成(图 2-2-14)。

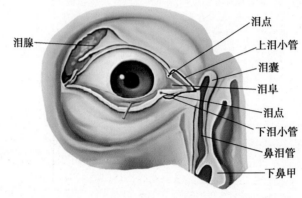

图 2-2-14　泪器

1. **泪腺**　泪腺(lacrimal gland)位于眶上壁前外侧部的泪腺窝内,长约 20mm,宽约 12mm,借结缔组织固定于眶骨膜上,上睑提肌外侧肌腱从中通过,将其分割成较大的眶部泪腺和较小的睑部泪腺,正常时从眼睑不能触及。泪腺的排泄管有 10~20 条,开口于上穹窿结膜的外侧部。泪腺的功能为分泌泪液,泪液借眨眼活动涂抹于眼球表面,湿润和清洁角膜,防止角膜干燥和冲洗微尘。此外,泪液含有溶菌酶,因此具有灭菌作用。多余的泪液流向内眦处的泪湖(lacrimal lake),进入泪道,最终流至鼻腔。

泪腺血液供应来自眼动脉的分支泪腺动脉。

泪腺的分泌受面神经中的副交感神经纤维和颈内动脉丛的交感神经纤维管理。泪腺的感觉由三叉神经中眼神经的分支泪腺神经管理。

2. **泪道**　泪道(lacrimal passages)是泪液的排出管道,包括泪点、泪小管、泪囊和鼻泪管。

(1)泪点(lacrimal punctaa):在上、下睑缘距内眦 6.0~6.5mm 处各有一乳头状突起,其顶部有一小孔称泪点,直径为 0.2~0.3mm,是泪液引流的起点。沙眼等疾病可造成泪点变位,从而引起溢泪症。

(2)泪小管(lacrimal canaliculi):为连接泪点与泪囊的小管,分为上、下泪小管。从泪点起始后分别与睑缘垂直向上、下走行,继而几乎成直角转向内侧。到达泪囊前,上、下泪小管多先汇合成泪总管后开口于泪囊上部,亦有直接开口于泪囊的。

(3)泪囊(lacrimal sac):位于眼眶内侧壁前下部的泪囊窝内,为一膜性盲囊;上端为盲端,下端移行于鼻泪管,长约 10mm,宽约 3mm。泪囊的前面有睑内眦韧带和眼轮匝肌纤维,少量肌束跨过泪囊的深面。眼轮匝肌收缩时牵引睑内眦韧带可扩大泪囊,使囊内产生负压,促使泪液流入泪囊。

(4)鼻泪管(nasolacrimal duct):为一膜性管道,上部包埋于骨性鼻泪管中,与骨膜结合紧密,下部在鼻腔外侧壁黏膜深面,开口于下鼻道外侧壁。鼻泪管全长 18mm,下端的开口处有一半月形瓣膜称 Hasner 瓣,有阀门作用。鼻泪管开口处的黏膜内有丰富的静脉丛,感冒时,黏膜充血、肿胀,可导致鼻泪管下口闭塞,泪液向鼻腔引流不畅,故感冒时常有流泪的现象。

泪液排出结膜囊后,经眼睑瞬目运动分布于眼球表面,并汇聚于内眦处的泪湖,再由接触眼表面的泪点和泪小管的虹吸作用,进入泪囊、鼻泪管到鼻腔,经黏膜吸收。正常状态下泪液每分钟分泌 0.9~2.2μl,如超过 100 倍,即使泪道正常亦会出现泪溢。当眼部遭到外来有害物质刺激时,则反射性地分泌大量泪液,以冲洗和稀释有害物质。

五、眼外肌

眼外肌(extraocular muscles)(图 2-2-15、图 2-2-16)为管理眼球运动的肌肉。每只眼眼外肌有 6 块，均为骨骼肌，包括 4 块直肌和 2 块斜肌。4 块直肌为上直肌、下直肌、内直肌和外直肌，2 块斜肌为上斜肌和下斜肌。

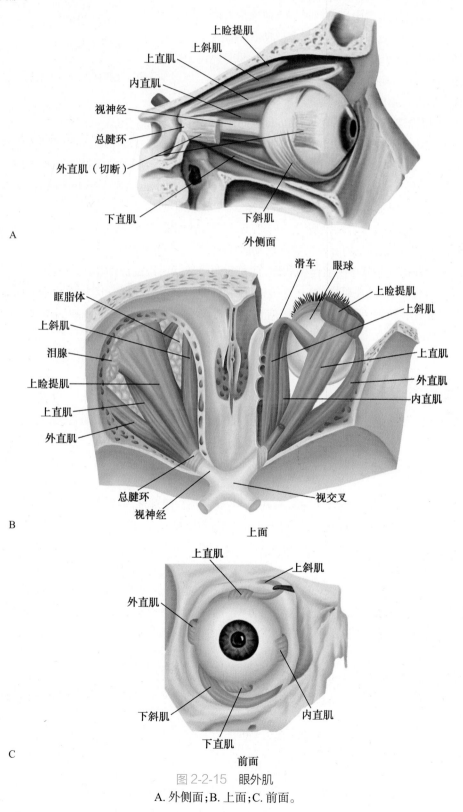

图 2-2-15　眼外肌
A. 外侧面；B. 上面；C. 前面。

1. **上、下、内、外直肌**　上直肌（rectus superior）、下直肌（rectus inferior）、内直肌（rectus medialis）和外直肌（rectus lateralis）分别位于眼球的上方、下方、内侧和外侧。各直肌共同起自视神经管周围和眶上裂内侧的总腱环，在赤道的前方，分别止于巩膜的上、下、内侧和外侧，止点距角膜缘远近不同，上直肌最远为 7.7mm，下直肌为 6.5mm，内直肌最近为 5.5mm，外直肌为 6.9mm。4 块直肌中，上直肌、下直肌和内直肌受动眼神经支配，外直肌受展神经支配，收缩时，上、下直肌除有使眼球上、下转动的主要功能外，同时还有内转内旋、内转外旋的作用；而内、外直肌的主要功能是眼球向肌肉收缩的方向转动。

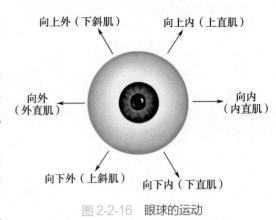

图 2-2-16　眼球的运动

2. **上斜肌和下斜肌**　上斜肌（obliquus superior）位于上直肌与内直肌之间，起于蝶骨体，肌腱通过眶内侧壁前上方的滑车，经上直肌的下方转向后外侧，在上直肌与外直肌之间止于眼球后外侧赤道后方的巩膜。该肌受滑车神经支配，收缩时使眼球转向下外方。下斜肌（obliquus inferior）位于眶下壁与下直肌之间，起自眶下壁的前内侧，斜向后外侧，止于眼球下面赤道后方的巩膜。该肌受动眼神经支配，收缩时使眼球转向上外方。

眼外肌的血液供应来自眼动脉分出的肌支、泪腺动脉和眶下动脉。除外直肌由泪腺动脉分出的一支血管供给外，其余直肌均有两条睫状前动脉供血，并与睫状体内的动脉大环交通。

眼球的正常运动并非单一肌肉的收缩，而是靠两眼数条肌肉的协同作用。如俯视时，两眼的下直肌和上斜肌同时收缩；仰视时，两眼上直肌和下斜肌同时收缩；侧视时，一侧眼的外直肌和另一侧眼的内直肌共同作用；聚视中线时，则是两眼内直肌共同作用的结果。当某一眼肌麻痹时，可出现斜视和复视。

六、眶脂体和眶筋膜

1. **眶脂体**　眶脂体（adipose body of orbit）是充填于眼球、眼外肌和眶骨膜之间的脂肪组织，对眶内各结构起支持和保护作用（图 2-2-11）。眼球前面含量较少，在眼球后方，视神经和眼球各肌之间脂肪组织较多，与眼球之间类似关节头与关节窝的关系，允许眼球做多轴的运动，还可减少外来振动对眼球的影响。

2. **眶筋膜**　眶筋膜（adipose body of orbit）包括眶骨膜、眼球筋膜鞘、眼肌筋膜和眶隔（图 2-2-11）。

(1)眶骨膜（periorbita）：是衬于眶壁内面的骨膜，与眶壁连接疏松，在面前部与周围骨膜相续连。在视神经管处，硬脑膜分两层，内层为视神经的外鞘，外层续为眶骨膜。在眶的后部，眶骨膜增厚形成总腱环，为眼外肌提供附着处。

(2)眼球筋膜鞘（sheath of eyeball）：又称 Tenon 囊，是介于眼球和眶脂体之间的薄而致密的纤维膜，包绕眼球的大部，向前在角膜缘稍后方与巩膜融合在一起，向后与视神经硬膜鞘结合。眼球筋膜鞘内面光滑，与眼球间有一空隙称巩膜外隙，内充填有疏松结缔组织，眼球可在此空隙内灵活转动。

(3)眼肌筋膜（fascia of ocular muscles）：呈鞘状包绕眼外肌。

(4)眶隔（orbital septum）：为上睑板上缘和下睑板下缘的薄层结缔组织，分别连于眶上缘和眶下缘，与眶骨膜延续。

第四节 眼的血供及神经支配

一、血管

(一) 动脉

眼的血液供应主要来自眼动脉(ophthalmic artery)(图 2-2-17)。眼动脉由颈内动脉发出后,在视神经的下方经视神经管入眶,先位于视神经的下外侧,然后在上直肌的下方越过眶内侧前行,走在上斜肌和内直肌之间,终支出眶,终于滑车上动脉。在行程中眼动脉发出分支供应眼球、眼外肌、泪腺和眼睑等,主要分支有视网膜中央动脉、睫状后短动脉、睫状后长动脉、睫状前动脉、泪腺动脉、眶上动脉、筛前动脉及筛后动脉等。

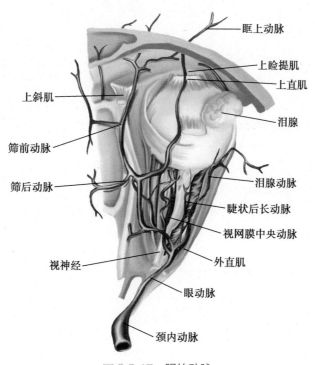

图 2-2-17 眼的动脉

1. **视网膜中央动脉** 视网膜中央动脉(central retinal artery,CRA)(图 2-2-17)发自眼动脉眶内段,行于视神经下方,在距眼球 10~15mm 处,穿入视神经鞘,走行 0.9~2.5mm 后,继而行于视神经中央,在视盘处分为上、下 2 支,进而再分为视网膜鼻上、下和视网膜颞上、下 4 支小动脉,分部至视网膜鼻上、鼻下、颞上和颞下 4 个扇形区。视网膜中央动脉经五级分支形成毛细血管,视网膜毛细血管网又分浅、深两层,提供营养给视网膜。大约 30% 的人还有源于睫状后短动脉的睫状视网膜动脉也供应视网膜,15% 的人该动脉参与黄斑部分的血液供应。视网膜中央动脉是终末动脉,在视网膜内的分支之间无吻合,也不与脉络膜内的血管吻合,但行于视神经鞘和视神经内的分支间有吻合。视网膜中央动脉阻塞时可导致患侧眼全盲。

2. **睫状后短动脉** 睫状后短动脉(short posterior ciliary artery)(图 2-2-18)又称脉络膜动脉,分为

鼻侧和颞侧两主干。在视神经周围穿入巩膜前分为约 20 支,进入脉络膜内再逐级分支直至毛细血管,呈小叶分部,营养脉络膜和部分视网膜。

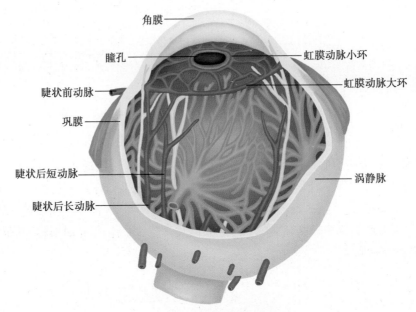

图 2-2-18　虹膜的动脉和涡静脉

　　3. 睫状后长动脉　睫状后长动脉(long posterior ciliary artery)(图 2-2-18)又称虹膜动脉,有 2 支,在视神经的内、外侧斜穿巩膜,在巩膜与脉络膜之间前行达睫状体后部,发出 3 支:①回归动脉支,返回脉络膜前部与睫状后短动脉吻合;②睫状肌支,至睫状肌;③动脉大环支,到达虹膜根部后面,与睫状前动脉吻合组成动脉大环,大环再发出一些小支向前,在近瞳孔缘处形成虹膜小环。

　　4. 睫状前动脉　睫状前动脉(anterior ciliary artery)(图 2-2-18)由眼动脉分支肌动脉发出,共 7 支,在眼球前部距角膜缘 5~8mm 处穿入巩膜,在巩膜静脉窦的后面入睫状肌,发分支与动脉大环吻合,营养巩膜的前部、虹膜和睫状体。睫状前动脉在进入巩膜前,分支于球结膜。

　　除此之外,眼的部分血液供应来自颈外动脉的分支,包括:面动脉、颞浅动脉和眶下动脉。

　　眼的血液供应见表 2-2-1。

表 2-2-1　眼的血液供应

颈内动脉→眼动脉,入眶后的主要分支	颈外动脉的主要分支
视网膜中央动脉:主要供应视网膜	面动脉→内眦动脉:主要供应内眦、泪囊及下睑内侧皮肤
睫状后短动脉:主要供应脉络膜和部分视网膜	颞浅动脉:主要供应上、下睑外侧皮肤及眼轮匝肌
睫状后长动脉:主要供应虹膜、睫状体和脉络膜前部	眶下动脉:主要供应下睑内侧皮肤、泪囊及下斜肌
肌支:主要供应眼外肌→睫状前动脉:主要供应角膜缘、巩膜前部、虹膜、睫状体、前部球结膜	
泪腺动脉:主要供应泪腺和外直肌→睑外侧动脉:参与睑动脉弓构成	
眶上动脉:主要供应上睑肌及眉部皮肤	
鼻梁动脉:主要供应泪囊→睑内侧动脉→睑动脉弓:供应眼睑→结膜	
后动脉:主要供应睑结膜及后部球结膜	

（二）静脉

1. 眼球内的静脉

（1）视网膜中央静脉：视网膜中央静脉（central retinal vein，CRV）（图 2-2-5）与同名动脉伴行，收纳视网膜的静脉血，经眼上静脉或直接回流到海绵窦。

（2）涡静脉：涡静脉（vortex vein）（图 2-2-18）是眼球血管膜的主要静脉，多数为 4 条，即 2 条上涡静脉和 2 条下涡静脉，分散在眼球赤道后方的 4 条直肌之间，收集虹膜、睫状体和脉络膜的静脉血。此静脉不与动脉伴行，在眼球赤道附近穿出巩膜，经眼上、下静脉汇入海绵窦。

（3）睫状前静脉：睫状前静脉（anterior ciliary vein）收集眼球前部虹膜等处的静脉血。这些静脉以及眶内的其他静脉，最后均汇入眼上、下静脉。

2. 眼球外的静脉

（1）眼上静脉：眼上静脉（superior ophthalmic vein）起自眶内上角，向后经眶上裂注入海绵窦。

（2）眼下静脉：眼下静脉（inferior ophthalmic vein）起自眶下壁和内侧壁的静脉网，向后分 2 支，一支经眶上裂注入眼上静脉，另一支经眶下裂注入翼腭静脉丛。

眶腔静脉中一部分静脉存在静脉膜，发生率各有不同。眼静脉在内眦处向前与面静脉吻合，向后注入海绵窦，因此，面部感染可经眼静脉侵入海绵窦引起颅内感染。

二、神经

眼的神经支配丰富，与眼相关的脑神经共有 6 对。第 Ⅱ 对脑神经——视神经、第 Ⅲ 对脑神经——动眼神经、第 Ⅳ 对脑神经——滑车神经、第 Ⅴ 对脑神经——三叉神经、第 Ⅵ 对脑神经——展神经和第 Ⅶ 对脑神经——面神经。其中视神经传导视觉信息；动眼神经支配瞳孔括约肌、睫状肌和除上斜肌、外直肌以外的眼外肌；滑车神经支配上斜肌；三叉神经的眼神经及其分支管理眼的感觉；展神经支配外直肌；面神经支配眼轮匝肌以及泪腺的分泌。动眼神经和三叉神经与自主神经在眼眶内还形成特殊的神经结构。

（一）睫状神经节

睫状神经节（ciliary ganglion）为副交感神经节，位于视神经与外直肌后份之间，总腱环前 10mm 处，呈长方形、梭形或椭圆形的扁平小体，约 2mm 大小。由副交感根、交感根和感觉根组成。①副交感根，即睫状神经节短根，来自动眼神经中内脏运动纤维（副交感神经纤维）在此节交换神经元，自节内神经元发出节后纤维加入睫状短神经进入眼球，支配瞳孔括约肌和睫状肌；②交感根，来自颈内动脉丛，穿过睫状神经节加入睫状短神经，进入眼球后支配瞳孔开大肌和眼球血管；③感觉根，来自三叉神经眼神经的鼻睫神经，由一般躯体感觉纤维组成，穿过睫状神经节随睫状短神经入眼球，传导眼球的一般感觉。睫状短神经（short ciliary nerve）一般为 6~10 条，含有交感、副交感和躯体感觉 3 种纤维成分，自睫状神经节发出，经眼球后极，视神经周围进入眼球。睫状神经节主要为动眼神经中的副交感神经纤维交换神经元提供场所，但随动脉而来的交感神经纤维和鼻睫神经的感觉神经纤维都穿过此节而到达眼球，因此，阻滞麻醉此节及其附近的神经根，就可阻断结膜、角膜、眼球中膜各部的感觉传入，作此神经节麻醉可达上述目的，称球后麻醉。

（二）鼻睫神经

鼻睫神经（nasociliary nerve）司眼部感觉，由三叉神经的眼神经发出后，在上直肌和视神经之间向前内行达眶内侧壁，其分支有：滑车下神经、睫状长神经、筛前神经和筛后神经。

1. 滑车下神经 滑车下神经（infratrochlear nerve）行于上斜肌下方，在滑车下出眶，分布于鼻背、眼睑皮肤及泪囊。

2. 睫状长神经 睫状长神经（long ciliary nerve）在眼球后分 2 支分别在视神经两侧穿过巩膜进入眼内，有交感神经纤维加入，行于脉络膜与巩膜之间，司角膜感觉。其中交感神经纤维分布于瞳孔开大肌。

（李建忠 杜 鹃 苏 宁）

思考题

1. 试述眼球壁各层的结构和生理功能。
2. 简述视网膜中两种光感受器的分布及其功能特点。
3. 试述房水的产生、循环、生理功能和临床意义。
4. 当看近物时，人眼会发生哪些变化？有何生理意义？
5. 试述视路不同部位损伤的表现及成因。

第三章

视觉功能与评价

视觉功能检查包括视觉心理物理学检查(如视力、视野、色觉、暗适应、立体视觉、对比敏感度等)及视觉电生理检查两大类。视力检查是眼科体检和就诊时的基本检查,是评价眼视觉功能是否正常的最简便方法。视野检查对分析眼底和视路疾病很有价值。双眼视觉检查对评价某些眼病患者是否适合从事一些特殊职业有重要价值。了解这些视觉功能产生的生理机制、检查方法及结果分析是学习相关眼病的发生机制和诊断治疗的基础。熟悉盲和视力损伤等级标准及盲和视力损伤康复方法便于对此类患者进行指导,对做好眼科及相关工作有帮助。本章主要介绍视力、视野、双眼视觉的检查。其他视功能检查见"第四章视觉系统临床检查"。

第一节 视　　力

依照视功能的不同,视力可分为光觉视力、色觉视力、深度觉视力和形觉视力,通常所说的视力指形觉视力,它是临床上应用最广,也最有价值的一种视力。

视力(vision)(指形觉视力,下同)指识别物体形状的能力,又称为视敏度(visual acuity),它的值为视力能分辨最小张角的倒数。主要反映黄斑区的视功能。视力包括远、近两种视力;远视力是指看远处(一般指5m远处看视力表)的视力。近视力是看近处(30cm处看近视力表)的视力。验光戴镜后的视力称为矫正视力。不戴镜测得的视力为裸眼视力。临床诊断一般是以矫正视力为标准。通常临床上将 ≥ 1.0 的视力视为正常视力。

一、视力的生理基础

视觉的产生是所注视的外界物体反射的光线,通过眼的屈光部分(角膜、晶状体等)折射后聚焦在视网膜上,形成缩小的、倒立的实像;视网膜组织对光刺激产生反应,形成视觉神经冲动;视觉神经冲动通过三级神经元传递,即光感受器 - 双极细胞 - 神经节细胞,神经节细胞轴突即神经纤维沿视路将视信息传递到外侧膝状体(第四级神经元),换元后再传向视中枢形成视觉。左右眼的倒像经过大脑皮层中枢融合,在主觉上成为一直立的物像。

(一)眼的屈光成像

眼是以光作为适宜刺激的视觉器官,因此从光学角度可将眼看做一种光学器具,即一种复合光学系统。眼球光学系统的主要部分由外向里依次为角膜、房水、晶状体和玻璃体,从角膜到视网膜前的每一界面都是该复合光学系统的组成部分。当光从一种介质进入另一种不同折射率的介质时,光线将在界面发生偏折现象,该现象在眼球光学中称为屈光(refraction)。外界所要注视的物体,通过眼的光学系统折射后聚焦在视网膜上,这是人们获得清晰视觉的前提。

(二) 视网膜对光刺激的反应

视网膜在组织学上由 10 层结构组成,最外层为视网膜色素上皮,内 9 层为视网膜神经组织。视网膜神经组织为透明组织,当光线进入视网膜时可穿过视网膜内 8 层直达视细胞层,即光感受器层,刺激光感受器,引起光化学反应,产生视觉神经冲动。

光感受器分视杆细胞和视锥细胞两种。视杆细胞感弱光(暗视觉)和无色视觉,视锥细胞感强光(明视觉)和色觉。视锥细胞约 700 万个,主要集中在黄斑区。在中心凹处只有视锥细胞,此处神经元的传递又呈单线连接,故视力非常敏锐;而离开中心凹后视锥细胞密度即显著降低,所以当黄斑区病变时,视力明显下降。视杆细胞在中心凹处缺乏,距中心凹 0.13mm 处开始出现并逐渐增多,在 5mm 附近处视杆细胞最多,再向周边又逐渐减少。当视网膜病变致视杆细胞受损时则发生夜盲。视盘是神经纤维聚合组成视神经的始端,此处没有光感受器,故无视觉功能,在视野中表现为生理盲点。

每个光感受器细胞外节内只有一种感光色素。视杆细胞外节所含感光色素为视紫红质,是由顺 - 视黄醛和视蛋白相结合而成,其光化学循环见(图 2-3-1)。在暗环境中视紫红质可通过再合成来提高视网膜对暗光的敏感性。

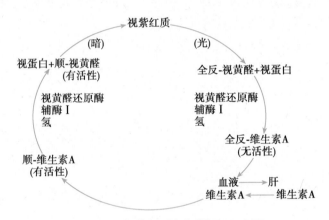

图 2-3-1　视紫红质光化学循环示意图

视锥细胞含视紫蓝质,根据吸收光谱,分为对红光敏感的(570nm)、对蓝光敏感的(440nm)和对绿光敏感的(540nm)视紫蓝质,分别存在于三种视锥细胞中,亦由另一种维生素 A 醛及视蛋白合成,在光的作用下起色觉作用。所以色觉是眼在明亮处视锥细胞的功能。黄斑部色觉敏感度最高,远离黄斑则色觉敏感度降低,周边部视网膜几乎无色觉,这与视网膜视锥细胞的分布相一致。

解释色觉理论的学说很多,目前公认在视网膜水平上是 Young-Helmholtz 三原色学说,正常色觉者在视锥细胞中有感受 3 种波长光的感光色素——相对应为红、绿、蓝三原色。每一种感光色素主要对一种原色光发生兴奋,而对其余两种原色光仅发生程度不等的较弱反应。例如在红色的作用下,感红色光色素发生兴奋,感绿色光色素仅有弱的兴奋,感蓝色光色素兴奋更弱,因此构成色彩缤纷的色觉功能。如果视锥细胞中缺少某一种感光色素,则发生色觉障碍。

视网膜色素上皮对维持光感受器的功能十分重要。视网膜色素上皮具有多种复杂的生化功能,如维生素 A 的转运和代谢、药物解毒、合成黑色素和细胞外基质等,在视网膜外层与脉络膜之间选择性转运营养和代谢物质,对光感受器外节脱落的膜盘进行吞噬消化,并起到光感受器活动的色素屏障等环境维持作用。色素上皮细胞间的紧密连接可阻止脉络膜血管正常漏出液中大分子物质进入视网膜,即血 - 视网膜外屏障(与脉络膜的 Bruch 膜共同组成视网膜 - 脉络膜屏障)作用。视网膜色素上皮亦促进了视网膜与脉络膜的解剖黏着。

视网膜中的胶质细胞、Muüller 细胞贯穿神经感觉层,其纤维从外界膜纵向伸展到内界膜,对视网膜起到结构支持和营养、代谢等作用。

（三）视觉神经冲动向视中枢的传递

视信息在视网膜内形成视觉神经冲动，在视网膜内产生三级神经元传递，即光感受器-双极细胞-神经节细胞。神经节细胞轴突即神经纤维在视盘形成视神经，经视交叉、视束，将视信息传递到外侧膝状体（第四级神经元）换神经元，换元后再经视放射传向视中枢形成视觉。视觉信息从视网膜光感受器开始到大脑枕叶视中枢的传导路径称为视路。视觉传入纤维在视路各部分有特定的排列方式及变化规则，其中两眼的视网膜鼻侧纤维在视交叉发生交叉，进入对侧视束上行。

二、视力检查的原理和方法

（一）视角

视角表示从物体的两端各引直线，经眼屈光系统的节点交叉所形成的夹角，视角大小直接影响到视网膜受刺激的面积。视角的大小随物体的大小及物体与眼的距离而变化，物体越大或物体离眼越近，则视角越大，视网膜受刺激的面积也越大。最小视角是人眼能分辨物体两点间的最小距离所形成的视角，即1分角（1'角）。国际标准视力表1.0的标准为可看见1'角空间变化的视标的视力。无论是远视力表，还是近视力表，1.0视力的视标均是按照1'角的标准设计的（图2-3-2）。

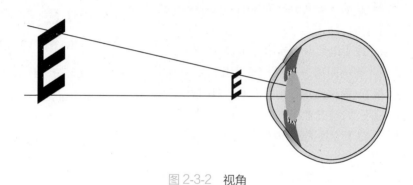

图2-3-2　视角

（二）视力表的设计及种类

1. 视力的表示方法　视力计算公式为V=d/D，其中V为视力，d为实际看见某视标的距离，D为正常眼应当能看见该视标的距离。

我国一般采用小数表示视力，如国际标准视力表上1.0及0.1。有些国家是直接按上述公式的分数表示。

2. 对数视力表　对数视力表（logarithmic visual acuity chart）由我国眼科医师缪天荣于1958年设计。特点为相邻两行视标大小之比恒为1.26倍（约0.1log单位），采用5分记录法（同时标有小数记录值）。

国外的"最小分辨角对数表达（logarithm of minimal angle of resolution，LogMAR）视力表"和"糖尿病视网膜病变早期治疗研究（early treatment diabetic retinopathy study，ETDRS）"也是采用对数法进行视标等级的设计，前者采用小数或分数记录，后者采用计分法记录。

对数分级的视力表便于科研统计。我国推荐使用标准对数视力表（GB11533-2011）（图2-3-3）。

3. 视标的种类　视标的形态有多种，最常见的视标为"E"字形、英文字母、阿拉伯数字和文字视标、Landolt带缺口的环形视标、儿童使用的简单图形视标等。

（三）视力检查法

1. 远视力检查

（1）查视力时须两眼分别进行，一般先右后左，可用手掌或遮板遮盖一眼，但勿压迫眼球。视力表须有标准亮度的光线照明。国际标准视力表和标准对数视力表的检查初始距离均为5m（有特别设置或说明者另设距离），1.0视标与被检眼在同一高度。检查者用指示杆指示视力表视标，嘱被检者说出或用手势指出该视标缺口方向,逐行检查,找出被检者的最佳辨认行。

(2)如果在 5m 处无法识别最大的视标(0.1 行),则嘱被检者逐步向视力表走近,直到能够识别最大视标为止。此时再根据 V=d/D 的公式计算,如在 2m 处才能看清 50m(0.1 行)的视标,其视力应记为 V=2m/50m=0.04。

(3)当被检者远视力低于 1.0 时,须加针孔板或小孔镜检查,如视力有改进则可能是屈光不正。

(4)如在视力表 1m 处仍不能识别最大视标时,则分别进行以下检查:

指数(counting fingers,CF):检查者伸出不同数目的手指,嘱被检者说出手指数目,检查距离从 1m 开始,逐渐移近,直到能正确辨认为止,并记录该距离,如"指数 /30cm"。

手动(hand motions,HM):当在 5cm 处仍不能识别指数时,则在被检者眼前方摆动检查者的手,能识别手晃动者记为手动,并记录该距离,如"手动 /20cm"。

光感或无光感(light perception/no light perception,LP/NLP):当不能识别手动时,则检查光感。在暗室中先用手掌严密遮盖一眼,用烛光或手电照射被检眼,测试被检眼能否看到光亮,并记录看到光亮的距离,一般到 5m 为止。对有光感者还须行光源定位检查(简称光定位),用于评估视网膜功能。嘱被检者向前方注视不动,检查者在被检眼 1m 处,上、下、左、右、左上、左下、右上、右下变换光源位置,用"+""–"表示光源定位的"阳性""阴性"。

2. 近视力检查   以使用标准对数近视力表检查为例,检查裸眼近视力时,在充足照明下,将视力表放在眼前 25cm 处检查。如被检者有近视、远视、老视等情况可自行调整距离,以查出最好的近视力,并记录其检查距离。如验配近用眼镜则以其看书时离书本的最适距离为标准调整镜片度数以获得最好的矫正近视力。还有标准近视力表和 Jaeger 近视力表等。

远视力检查联合近视力检查可大致了解被检者的屈光状态,并可评估患者的阅读能力。

3. 儿童视力检查   3 岁以下不能配合的患儿可通过检查注视反射及跟随反射大致了解视力情况。也可用视动性眼球震颤(optokinetic nystagmus,OKN)和视觉诱发电位等检查客观评估患儿视力。3 岁以上不能配合用普通视力表检查的儿童,可用图形视力表检查。

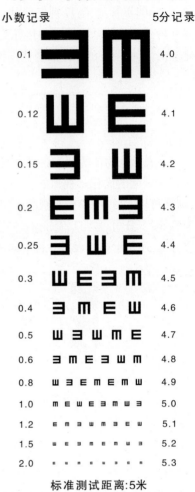

标准对数远视力表

小数记录		5分记录
0.1		4.0
0.12		4.1
0.15		4.2
0.2		4.3
0.25		4.4
0.3		4.5
0.4		4.6
0.5		4.7
0.6		4.8
0.8		4.9
1.0		5.0
1.2		5.1
1.5		5.2
2.0		5.3

标准测试距离:5米

图 2-3-3   标准对数远视力表

第二节   视   野

视野(visual field)是指眼向正前方固视时所见的空间范围,相对于视力代表眼的中心视敏度而言,视野则反映了眼的周边视敏度。距注视点 30° 及以内范围的视野称为中心视野,30° 以外范围的视野称为周边视野。

一、视野的生理基础

（一）物像在视网膜上的投射

来自外界物体不同部分的光线均在眼内一个称为节点（nodal point，一般位于晶状体后面）的部位会聚、交叉后投射到与物体所处方位对侧的视网膜上，即位于鼻侧的物体投到颞侧视网膜上，位于上方的物体投到位于下方的视网膜上。所以在某方向上的视野改变是反应其对侧的视网膜功能。

（二）视觉神经在视网膜和视路的纤维排列

视网膜神经节细胞的轴突形成视网膜神经纤维。经黄斑中心凹作一垂直线可将视网膜神经纤维分为颞侧非交叉纤维与鼻侧交叉纤维；视网膜上、下纤维间亦有明显的水平缝分开。

视网膜神经纤维从各方汇集至视盘。来自周边部的视网膜神经纤维层在深层行走，排在视盘的周边；来自接近视盘部的视网膜神经纤维层在浅层行走，进入视盘的中央。

视觉传入纤维在视路各部分呈规律性排列。其中来自两眼视网膜的鼻侧纤维在视交叉交叉至对侧，和同侧的不交叉纤维共同组成视束，经外侧膝状体换神经元，经视放射，其神经纤维突触传递信息到视皮质。正常发育情况下在初级视皮质有点对点的双眼视网膜定位图，这是神经纤维经过视交叉重构的结果。视路任何部位的病变都可能引起相应的视野改变。

（三）视觉系统对光刺激的反应

一般人眼所能觉察的可见光的波长在 390~770nm。不同波长的光在人眼感受为不同颜色。人眼视觉系统感知光线强度绝对值的能力较差，但分辨不同强度光线差别的能力较强。视网膜光敏感度可通过差别光阈值（differential light threshold）来测量。在视野检查中，光标的可见性取决于其亮度、面积、颜色、呈现时间、呈现方式和背景照度。

二、视野的检查方法

视野计的发展经历了最早的手动视野计、Goldmann 人工半球形动态视野计及目前计算机控制的静态定量视野计三个阶段。

（一）自动定量静态视野检查法

为目前常用的视野检查法。自动视野计（automated perimeter）是利用计算机设定的程序进行检查。检查时视野计的背景照明亮度、试标大小和视标刺激时间均固定不变，通过视标亮度的变化来改变刺激强度。光标的出现由计算机控制，呈随机状态，受检者不知道下一个点出现在哪里。本检查通过测量受试者不同部位视网膜光阈值，并以光阈值的变化来定量描述视野缺损的程度。这种视野检查法比较客观、能够标准化、受操作者影响较小（图 2-3-4）。

自动视野计的检查方法有三大类：①阈上值检查，为视野的定性检查，分别以正常、相对暗点或绝对暗点表示。此方法检查快，但可靠性较低，主要用于眼病筛查。②阈值检查，为最精确的视野定量检查，缺点是每只眼检查约需 15min，被检者易疲劳。③快速阈值检查，如 TOP 程序通过智能趋势分析，减少了检查步骤，每只眼检查仅需 5min。

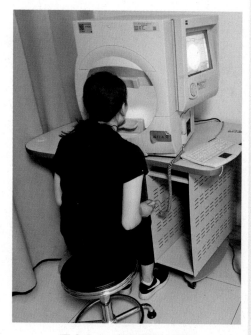

图 2-3-4 自动视野计检查

自动视野计结果判读的要点:①视野中央部分正常值变异小,周边部分正常值变异大,所以中央20°以内的暗点多为病理性的,视野25°~30°上下方的暗点常为眼睑遮盖所致,30°~60°视野的正常值变异大,临床诊断视野缺损时需谨慎;②孤立一点的阈值改变意义不大,相邻几个点的阈值改变才有诊断意义;③初次自动视野检查异常可能是被检者未掌握测试要领,应该复查视野,如视野暗点能重复出来才能确诊缺损;④有的视野计有缺损的概率图,此图可辅助诊断。

(二) 对照法

为最简单的视野检查方法。方法为视野正常的检查者与被检者相向而坐并对视,眼位等高,距离约1米。检查右眼时,被检者的右眼与检查者的左眼彼此注视,并遮盖另一眼,检查左眼时反之。检查者将手指(或持一棉球)作为视标置于二者中间等距离处,分别从上、下、左、右各方位向中央移动,如被检者能够在各个方向与检查者同时看到视标,即视野大致正常。此法不需仪器,但不够精确,且无法客观记录。

(三) 平面视野计

平面视野计(tangent screen perimeter)为30°动态视野计。此视野计为一个1m²的不反光的黑色布屏,并标出6个相间5°的同心圆、各方向径线和生理盲点。屏的中心为注视点,被检查者坐于屏前1m进行检查,用不同大小的视标绘出各自的等视线。此视野计便于发现较小的中心视野的缺损。

(四) 弧形视野计

弧形视野计(arc perimeter)是简单的动态周边视野计。通常是一个半圆弧或1/4圆弧的金属板,半径为33cm,注视目标位于弧形板中心,板上可移动视标的旋钮与记录笔是同步运行的,操作简便。

(五) Goldmann 视野计

为半球形视屏投光式视野计,半球屏的半径为33cm,背景光为31.5asb,视标的大小及亮度均以对数梯度变化。视标面积是以0.6log单位(4倍)变换,共6种。视标亮度以0.1log单位(1.25倍)变换,共20个光阶。此视野计为以后各式视野计的发展提供了刺激光的标准指标。

(六) Amsler 表

Amsler表(Amsler grid)(图2-3-5)是在10cm²白色纸板上用黑线画成400个边长5mm的小格子,中间用黑点作为注视目标。也可用黑底白线制成方格表。此表用于检查早期黄斑病变。嘱被检者注视置于眼前30cm处的Amsler表中央黑点。如看不到中央黑点及附近区域,则表明黄斑区视功能受损。黄斑病变时,被检者也会出现直线扭曲、方格大小不等、某处方格的线条缺失或被暗影遮盖等现象。嘱其用铅笔在表上画出丢失或变形的区域。

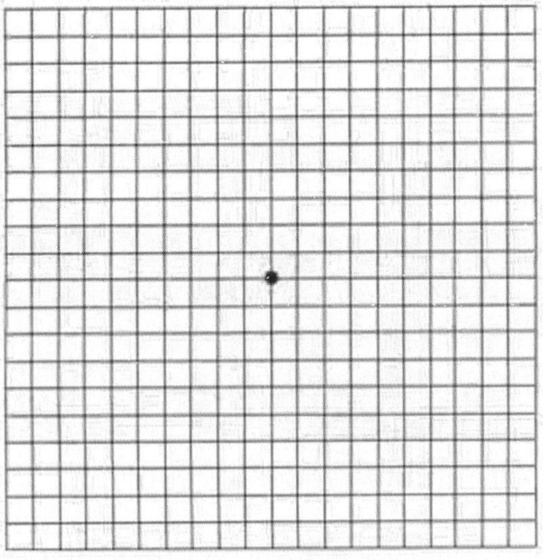

三、视野的临床意义

(一) 正常视野

图 2-3-5　Amsler 表

用直径3mm的白色视标检查周边视野的正常值为:上方55°、下方70°、鼻侧60°、颞侧90°。用蓝、红、绿色视标检查,周边视野依次递减10°左右(图2-3-6)。生理盲点的中心在注视点颞侧15.5°,在水平中线下1.5°,其垂直径为7.5°±2°,横径5.5°±2°。生理盲点的大小及位置因人而稍有差异。在生理盲点的上下缘均可见到有狭窄的弱视区,为视盘附近大血管的投影。

（二）病理性视野

1. 局限性的视野缺损

（1）暗点（scotoma）：是局限性视野缺损而周围正常，多累及单眼。可在中心亦可在周围，其范围和程度依病变的严重与否而异。①中心暗点：位于中心注视点，常见于黄斑部病变、球后视神经炎，中毒性、家族性视神经萎缩等；②弓形暗点：多为视神经纤维束的损伤，常见于青光眼、有髓神经纤维、先天性视盘缺损、视盘玻璃膜疣、缺血性视神经病变等；③环形暗点：见于视网膜色素变性、青光眼等；④生理盲点扩大：见于视盘水肿、先天性视盘缺损、有髓神经纤维、高度近视眼等。

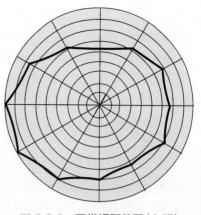

图 2-3-6　正常视野范围（左眼）

（2）不规则的局部视野缺损：常见于视网膜脱离、劈裂等。

2. 偏盲　以注视点为界，视野的一半缺损称为偏盲（hemianopsia）。视路不同部位的病变引起的视野缺损有其特征性（图 2-3-7），它对视路疾病定位诊断极为重要，一般双眼受累。

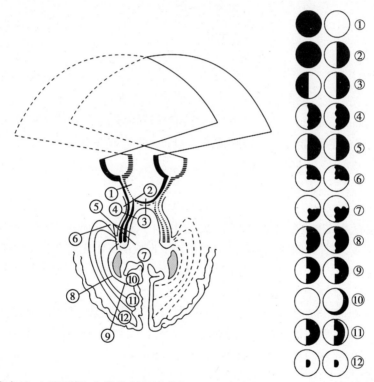

实线表示：左眼颞侧、右眼鼻侧视网膜部；左眼不交叉的颞侧视神经纤维、右眼交叉的鼻侧视神经纤维；左侧视束；左侧视放射区。虚线表示：右眼颞侧、左眼鼻侧视网膜部；右眼不交叉的颞侧视神经纤维、左眼交叉的鼻侧视神经纤维；右侧视束；右侧视放射区。①视神经→同侧眼失明；②视神经与视交叉交接处→同侧眼失明与对侧眼颞侧偏盲；③视交叉正中部位→双眼颞侧偏盲；④视束→不对称的同侧性偏盲；⑤视束的后段、外侧膝状体或视放射区下部→明显的同侧偏盲，不伴有黄斑回避；⑥视放射区的前环→不对称的上象限盲；⑦视放射区的内部→轻度不对称的下象限盲；⑧视放射区的中部→轻度不对称的同侧性偏盲；⑨视放射区的后部→对称的同侧性偏盲，伴有黄斑回避；⑩距状裂的前部→对侧眼新月形区盲；⑪距状裂的中部→对称的同侧性偏盲，伴有黄斑回避和对侧颞侧新月形区回避；⑫枕极部→对称的同侧性中心偏盲。

图 2-3-7　不同部位视路病变引起的视野缺损示意图

(1)同侧偏盲(homonymous hemianopsia):多为视交叉以后的病变所致。有部分性、完全性和象限性同侧偏盲。部分性同侧偏盲最多见,缺损边缘呈倾斜性,双眼可对称也可不对称。上象限性同侧偏盲,见于颞叶或距状裂下唇的病变;下象限性同侧偏盲则为视放射上方纤维束或距状裂上唇病变所引起。同侧偏盲的中心注视点完全二等分者,称为黄斑分裂(macular splitting),见于视交叉后视束的病变。偏盲时注视点不受影响者称为黄斑回避(macular sparing),见于脑皮质疾病。

(2)颞侧偏盲(temporal hemianopsia):为视交叉病变所引起,程度可不等,从轻度颞上方视野缺损到双颞侧全盲。

3. 扇形视野缺损(sector defect of field vision) ①扇形尖端位于生理盲点,见于视网膜分支动脉阻塞或前部缺血性视神经病变;②扇形尖端位于中心注视点为视路疾病;③象限盲:为视放射的前部损伤;④鼻侧阶梯:为青光眼的早期视野缺损。

4. 向心性视野缩小 视野呈均一性向中央缩小,严重者极度缩小至 10° 以内,呈管状视野。常见于青光眼晚期、视网膜色素变性、视神经萎缩等。

第三节 双眼视觉

双眼视觉(binocular vision)指外界同一物体分别投射到两眼的黄斑中心凹,经大脑视觉中枢加工整合为单一立体物像的生理过程。也称为双眼单视(binocular single vision)。

一、双眼视觉的生理基础

双眼视觉的发育是从出生后逐渐开始的。从出生后的婴幼儿视觉过渡到成年型视觉是在视觉系统不断适应环境刺激,其神经间联系不断建立的条件下形成的。出生后视皮质神经元间突触联系的建立、外侧膝状体神经元空间分辨力的显著变化、皮质神经核的空间分辨力和对比敏感度功能的改善及眼优势柱的分化是逐渐发育起来的,到 5 岁之后方可完善。

双眼视觉的含义包括同时视、感觉性融合、运动性融合、立体视和深度觉。维持这些视觉功能的条件为:①双眼视力必须正常或接近正常,即物像在形状、大小、明暗、颜色等方面相似以及双眼物像大小差在 5% 以下。②双眼视网膜对应(retinal correspondence)必须正常。两眼视网膜上具有共同视觉方向的点或区域称为视网膜对应点。当两眼黄斑中心凹具有共同的视觉方向时称为正常视网膜对应(图 2-3-8)。无交替抑制等现象;双眼能同时感知外界物体并能同时成像在视网膜对应点上。③具有单眼黄斑注视目标能力,即单眼注视力,无论眼向哪个方向注视或目标向哪个方向移动,均能使目标不脱离黄斑中心凹。双眼有一定的融合力,能将落在视网膜非对应点的物像,通过感觉性及运动性融合调整到黄斑中心凹,即视网膜对应点上。反射性融合运动还必须正常和有足够的融合范围。④双眼视野重叠部分必须够大,视神经、视交叉和不交叉纤维及视中枢的发育正常。上述各项生理基础,对建立良好双眼视觉十分重要。

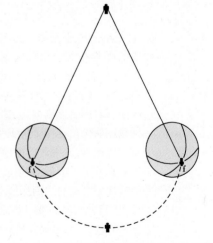

图 2-3-8 正常视网膜对应(f 为中心凹)

二、双眼视觉功能检查

双眼视觉功能分为三级：Ⅰ级为同时视；Ⅱ级为融像；Ⅲ级为立体视。

立体视觉的检查方法有同视机法（synoptophore）、障碍阅读法、Worth 四点试验（Worth 4 dot test）、随机点立体图（random-dot stereogram）、Bagolini 线状镜（Bagolini striated glass）等。

同视机法检查的是视远的立体视觉。在同视机上使用不同的画片可检查三级功能：

1. **同时视** 是指两眼能同时看一个东西，即在两眼视网膜上结成的物像能同时被感知的功能。在同视机上用两个完全不同的图形所组成的画片，如狮子和笼子（图 2-3-9A1、A2），进行同时视检查。如果受检者的双眼视功能正常，则他不仅能同时看到狮子和笼子，还能将狮子推进笼子，即将两眼的结像落在两眼黄斑上。如果受检者仅能看见狮子或笼子，则说明无同时视，一眼有抑制。同时知觉画片可查主观斜视角和客观斜视角。如主观斜视角等于客观斜视角为正常视网膜对应，如二者相差 5°以上则为异常视网膜对应。

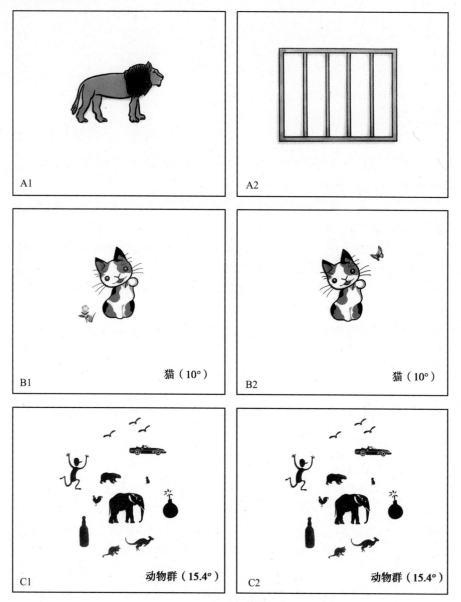

图 2-3-9 同视机检查图片
A1、A2. 同时视；B1、B2. 融合；C1、C2. 立体视觉。

2. **融合**　是指大脑能综合来自两眼的相同物像,形成一个完整印象的能力。融合必须建立在具有同时视的基础上。用同视机检查融合功能的画片为一对相同图形的画片,每张图上有一不同部分为控制点(图 2-3-9B1、B2)。先令被检者将两画片重合并具有控制点,再将两镜筒臂等量向内和向外移动,至两画片不再重合或丢失控制点。向内移动范围为集合,向外移动范围为散开,二者相加为融合范围。正常融合范围为:集合 25°~30°,散开 4°~6°,垂直散开 2°~4°。

3. **立体视觉(stereoscopic vision)**　也称深度觉,是感知物体立体形状及不同物体相互远近关系的能力。立体视觉以双眼单视为基础。许多职业如驾驶员、机械零件精细加工、绘画雕塑等要求有良好的立体视觉。在同时视和融合功能基础上进行立体视检查,用同视机上两张图形相似但有一定差异的图片(图 2-3-9C1、C2)分别置于双眼前,这种视差经大脑视皮层处理后会有深度感,产生立体视觉。

随机点立体图:制成同视机画片可检查视远的立体视,制成图片可检查看近的立体视。常用的有 Titmus 立体图和颜少明立体视觉图。前者用偏振光眼镜,后者用红绿眼镜检查。两者均可做定量检查。

第四节　视觉功能损伤等级标准

一、盲和视力损伤标准

确定统一的盲和视力损伤(visual impairment)标准对于做好防盲治盲工作十分重要。世界卫生组织(World Health Organization,WHO)曾于 1973 年提出了一个盲和视力损伤分类标准,由于该标准都是以最佳矫正视力来衡量的。采用这样的方法不容易发现因屈光不正所造成的视力损伤。2009 年 4 月 WHO 通过了“预防可避免盲及视力损伤行动计划”,认可了新的盲和视力损伤的标准(表 2-3-1),该标准将 1973 年标准中的“矫正视力”改为“日常生活视力(presenting vision)”作为判定依据,有利于发现未矫正的屈光不正造成的视力损伤,并将对盲和视力损伤的估计产生重大变化,对防盲治盲工作产生重大影响。所谓日常生活视力是指在日常屈光状态下的视力,如果一个人平时不戴眼镜,则将其裸眼视力作为其日常生活视力;如果一个人平时戴眼镜,无论这副眼镜是否合适,则将戴这副眼镜的视力作为日常生活视力;如果一个人已配有眼镜,但他在日常生活中并不戴用,则以其裸眼视力作为其日常生活视力。

表 2-3-1　新的盲和视力损伤标准(国际疾病分类标准,世界卫生组织,2009)

视力损伤		日常生活视力	
级别	类别	低于	等于或好于
0 级	轻度或无视力损伤		0.3
1 级	中度视力损伤	0.3	0.1
2 级	重度视力损伤	0.1	0.05
3 级	盲	0.05	0.02
4 级	盲	0.02	光感
5 级	盲	无光感	

另外,1973 年的“视力损伤分类”中没有新标准中的 0 级,新标准中“1 级”和“2 级”在原标准属于“低视力”类别。原标准中还考虑到视野状况,指出无论中心视力是否损伤,如果以中央注视点为中

心,视野半径 ≤ 10°、但 >5° 时为 3 级盲,视野半径 ≤ 5° 时为 4 级盲。

二、盲和视力损伤的康复

盲和视力损伤是世界范围内严重的公共卫生、社会和经济问题。几种主要的致盲性眼病为白内障、青光眼、角膜病、年龄相关性黄斑变性、儿童盲、屈光不正和低视力、糖尿病视网膜病变等。要重视可复明盲的治疗及不可逆视力损伤的预防,减少盲和视力损伤的发生。

一些眼病患者虽经积极治疗,仍处于盲和不同程度视力损伤状态。但这些患者并非毫无希望,应当采取康复措施,以尽可能地使他们像正常人一样生活。眼科医师的责任不仅在于诊断、治疗和预防那些致盲性眼病,还应关注处于盲和视力损伤状态患者的康复。

盲人适应生活的能力可因盲发生的年龄、患者的性格、受教育程度、经济状况及其他因素而有很大差别。老年盲人可能会较平静地接受盲的事实,而对青壮年来说,盲的状态常会对他们的职业和社会生活造成巨大冲击。出生时就失明的人或视力是逐渐而不是突然丧失的人会相对平静地接受盲的事实。

不同类型的盲人会有不同的需求,因此盲人的康复应根据具体情况采取个体化实施。老年盲人可能最需要适应家庭生活方面的训练,而年轻的盲人则需要适应社会生活、教育、工作等比较全面的训练,包括盲文方面的训练。

对于仍有部分视力的盲人和视力损伤患者,应当采用光学助视器和非光学助视器来改进他们的视觉利用能力,使他们可通过残余视力进行工作和学习,以便获得较高的生活质量。

目前使用的助视器有远用和近用两种。常用的远用助视器为放大 2.5 倍的 Galileo 式望远镜,以看清远方景物。这种助视器不适合行走时配戴。近用的助视器有各种放大镜和电子助视器(即闭路电视),可协助患者阅读等。非光学助视器包括大号字的印刷品、改善照明、阅读用支架、导盲犬等。许多低视力患者常诉说对比度差和眩光。戴用浅灰色的滤光镜可减少光的强度,戴用琥珀色或黄色的滤光镜片有助于改善对比敏感度。

基于现代科技的声呐眼镜、障碍感应发生器、激光手杖、字声机、触觉助视器等虽然不能给盲人获得正常人那样的影像,但明显提高了他们的生活质量。人工视觉研究的进展有可能使盲人重建视觉。

盲人的教育和就业也是一个很重要的问题。我国主要通过民政部门和残疾人联合会开展工作,很多地方设立了视障或盲童学校,进行文化和专业技术培训。国家对吸收盲人的单位给予优惠政策有助于全社会都来关心盲人,使他们能像普通人一样幸福生活。

(李秋明)

思考题

1. 视功能检查包括哪些?
2. 远视力检查应注意哪些问题?
3. 试述常见的病理性视野类型及其病因。
4. 双眼视觉功能的同视机检查包括哪几部分?
5. 2009 年版盲和视力损伤标准是什么? 日常生活视力是指什么?
6. 视野损害性盲如何确定?

第四章
视觉系统临床检查

视觉系统的临床检查是诊断疾病、评价病情的重要依据,包括裂隙灯检查、检眼镜检查、眼压、验光、眼科影像学检查和视觉电生理检查等。随着现代科技的飞速发展,许多新的眼科临床检查方法不断涌现,对提高眼科学的诊断和治疗水平发挥着重要作用。掌握眼科常用的临床检查方法,熟悉眼科检查方法的原理、适应证等,才能在诊断、治疗、随访等过程中根据疾病特点适当选用,正确分析。

第一节 裂隙灯生物显微镜检查

一、裂隙灯生物显微镜的结构和原理

裂隙灯生物显微镜(slit-lamp biomicroscope)是眼科最常用的检查设备。它于1911年由Gullstrand发明,后经1920年Vogt加以改进。用裂隙灯生物显微镜在照明下放大眼部检查部位,不仅能看清眼部表面的结构和病变,而且通过调节焦点和光源宽窄形成光学切面,可查明眼球一定深度的结构和病变及其前后位置。配合前房角镜、三面镜、前置镜、Goldmann压平眼压计、角膜内皮检查仪、照相机和激光治疗仪等,广泛用于眼科的检查与治疗。

裂隙灯生物显微镜采用了普通暗视场生物显微镜的光学原理:将具有高亮度的裂隙形强光(裂隙光带),成一定角度照射眼的被检部位,可获得该透明组织的"光学切片",而光学切片所包含的超显微质点,即那些小于显微镜分辨极限的微小质点,产生了散射效应。这样用显微镜进行观察时就可以看清被检组织的细节,而采用双目观察则可产生立体观察效应。

裂隙灯生物显微镜的主要结构由照明系统和观察系统两个部分构成。它的机械结构由双目立体显微镜、裂隙灯、头靠、工作台(或底座)、滑台、挡板六大部件组成,它的外形如图2-4-1所示。裂隙灯生物显微镜的基本结构及其相应作用的简单介绍如下表2-4-1。形式上有台式、手提式、袖珍式之分。

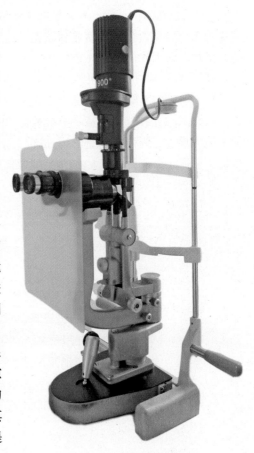

图2-4-1 裂隙灯显微镜外观

表 2-4-1 裂隙灯生物显微镜的基本结构及其作用

六大部件	基本结构	作用
裂隙灯	裂隙宽度调节旋钮	调整裂隙光带的宽度以检查不同病变
	滤光片调节环	改变滤光片及其光阑以检查不同病变
双目立体显微镜	目镜屈光度调节环	调节补偿检查者的屈光不正
头靠	额托	固定被检查者头部,保持其稳定
	颌托高度调节手柄	调整被检者睑裂高度与参考线平齐
	颌托架	固定被检者下颌
工作台	滑轨锁紧钮	固定机身,防止机身左右活动
滑台	导轨护罩	保护导轨和轮滑
	操纵手柄	控制机身移动
挡板	透明挡板	隔离检查者与被检查者,避免呼吸道飞沫、气体、液体传播

　　裂隙灯生物显微镜的照明系统采用了柯拉照明方式(图 2-4-2),它能产生一个亮度高、照明均匀、裂隙清晰且宽度可调的照明效果。柯拉照明的特征:由聚光镜和投射镜这两组透镜组成;灯丝经聚光镜成像在(或接近)投射镜上,裂隙(或光阑)通过投射镜成像在眼的被检部位。投射镜通常直径较小,这样既减少了镜片的像差,又增加了裂隙的景深,从而提高眼的光学切片的质量。裂隙灯的裂隙宽度是通过一个连续变化的机械结构来控制的,裂隙高度则是利用裂隙前的一系列光圈的变化而产生的非连续变化,或利用螺旋形光阑而达到连续变化。在裂隙灯照明系统中还放置了不同波长的滤光片,可以根据各种检查的需要发出不同颜色的裂隙光。此外,转动裂隙可以使其呈水平,以便用于眼底和房角的检查。

　　裂隙灯生物显微镜的观察系统是一个双目立体显微镜。它由物镜、目镜和棱镜构成(图 2-4-3)。它具有一定的放大率范围和足够的工作距离。一般的裂隙灯显微镜的放大倍率范围为 10~16 倍,低放大倍率用于病灶定位,高放大倍率用于病灶细节的检查。工作距离指显微镜的物镜和被检眼之间的距离,足够的工作距离使得检查医师有一定的空间进行检测和治疗,如翻眼睑或者去除异物等,还能连接一些附属检测仪器,如眼压计、角膜厚度计等。

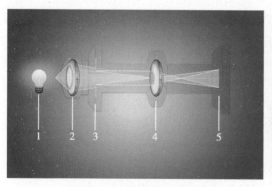

1. 光源;2. 聚光镜;3. 裂隙(光阑);
4. 投射镜;5. 定焦面。

图 2-4-2 柯拉照明系统

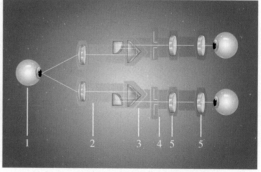

1. 被检眼;2. 物镜;3. 转像棱镜;
4. 目镜视场光阑;5. 目镜。

图 2-4-3 双目立体显微镜光学系统

　　裂隙灯生物显微镜照明系统的转臂(以下简称裂隙臂)与观察系统的转臂(以下简称显微臂)固定在同一转动轴上,可以使照明系统和观察系统共焦共轴。共焦指的是裂隙系统和显微系统都对定焦面调焦,也就是说将裂隙的像成在定焦面上,显微镜对此像调焦,正好可以看清裂隙的像。共轴指的则是无论裂隙臂和显微臂如何转动,显微镜中观察到的裂隙不会移动,或仅在两臂成大角度时稍有变形和移动。

　　裂隙灯生物显微镜还有可移动性,指的是通过一个操纵杆来控制显微系统和照明系统的移动。

这样可以前后左右上下移动,达到准确的对焦;也可以适用于某些特定的观察状态的需要,比如弥散光照明法、后部反光照明法等。

近年来前置镜在临床上广泛应用,在裂隙灯下可方便地检查眼底的结构和病变,必要时散瞳下检查。检查者手持前置镜置于被检者眼前,裂隙灯光束通过前置镜、瞳孔照射、聚焦于视网膜上,可观察到视野较大的立体眼底倒像,其放大倍率比间接检眼镜大。

除了传统的裂隙灯之外,还有数码裂隙灯。其主要原理是相似的,但是数码裂隙灯具有图片编辑、存档、录像等功能避免了重要资料的丢失,为患者治疗前后的对照提供了重要依据,对于一些疑难案例还可以将这些资料用于远程会诊,大大提高了诊治效率,同时在教学中实时图像的采集和传输也成为了教学示范的重要辅助。

二、裂隙灯检查方法

(一) 准备

(1)将室内光线调至略暗。

(2)调整目镜瞳距和屈光度。

(3)消毒患者接触部位、更换下颌纸垫。

(4)调整座椅和检查台高度以舒适为度。

(5)戴镜患者取下眼镜,嘱其下颌及前额紧贴头靠。

(6)调整下颌架高度使参考线位于患者睑裂水平。

(7)对准患者鼻根部,打开裂隙灯光源。

(二) 操作方法

(1)双手操作,一只手操纵摇杆,可前后左右上下移动裂隙灯显微镜,一只手操纵裂隙宽窄和光镜臂角。

(2)先右眼后左眼、眼部结构从前往后循序检查。

(三) 检查方法

(1)直接焦点照明法:临床最常用。将照明焦点与显微镜焦点联合在一起,将光线投射在不透明的结膜、巩膜或虹膜上,可见境界清楚的照亮区,可以细致地观察该区。将裂隙光带照在透明的角膜或晶状体上,出现一条照射区乳白色的光学切面,可以观察光学切面中组织的结构和形态,如角膜的弯曲度、厚度,有无异物或角膜后沉着物,以及浸润、溃疡等病变的层次和形态;晶状体有无混浊及混浊所在的层次;以及前1/3玻璃体内的病变。配合前置镜,再将焦点向后移可观察眼后极的病变,此时注意把裂隙灯光源与显微镜置于同一轴线。将光线调成短小的光柱射入前房,可查有无房水闪辉,又称Tyndall现象,即在角膜与晶状体之间见乳白色的光带,提示房水中的蛋白质增加;也可检查房水中有无细胞漂浮。

(2)弥散光照明法:以裂隙灯宽光为光源,在低倍镜下将光源以较大角度斜向投向眼部组织,进行直接观察。可以较全面整体地观察眼睑、结膜、巩膜以及角膜、虹膜、晶状体。

(3)后部反光照明法:将显微镜聚焦到检查部位,而裂隙灯光线照射到检查部位的后方,借助后方组织形成的反光屏将光线反射回来,利用反射回来的光线检查透明、半透明、正常或病变组织。适用于角膜和晶状体的检查。

(4)镜面反光照明法:将光线从角膜颞侧照射,在角膜鼻侧出现一光学平行六面体,在角膜颞侧出现一小长方形的发亮反光区,将光学平行六面体与此反光区重合,即可出现镜面反光。借该区光度的增强,来检查该区的组织。可用于观察角膜内皮细胞和晶状体前、后囊膜。

(5)角膜缘分光照明法:将光线从侧面照射角膜缘,利用光线通过角膜组织的全反射,使对侧角膜缘出现明亮环形光晕。正常角膜仅可见此光晕及由巩膜突所形成的环形阴影,适用于观察角膜的各种病变。

(6)间接照明法：将裂隙灯光线聚焦在所观察目标的旁侧，借光线的折射观察目标。此时照射光线的焦点在目标旁，而显微镜的焦点在目标上。用此法可检查病变的深度。

(四)观察步骤

(1)眼睑、结膜、泪器检查

1)弥散光照射扫视眼睑全貌。

2)宽裂隙直接照射检查眼睑病变、上下泪点形态位置，并挤压泪囊区再次观察。

3)嘱患者转动眼球配合眼睑拉开和反转检查结膜各部分。

(2)泪膜检查

1)嘱患者眨眼，弥散光照射观察泪膜涂布。

2)必要时弥散光照射配合荧光素和钴蓝滤光片行泪膜破裂时间(BUT)检查。

3)光镜臂角45°，裂隙最窄，16×放大，直接照射做角膜切面，最外面的灰色线为泪膜。

(3)角膜检查

1)宽裂隙直接照射扫视角膜全貌及有无角膜后沉着物(keratic precipitates，KP)。

2)光镜臂角45°，裂隙最窄，16×放大，直接照射做角膜切面，观察各层次或病变详情。

3)必要时弥散光照射配合荧光素和钴蓝滤光片观察病变。

(4)前房检查

1)中央前房深度：一般光镜臂角40°~45°，窄裂隙，尽量取角膜中央径线切面，投射瞳孔区，以所截角膜切面厚度为1CT做参考，目测估计前房深度。

2)周边前房深度：光镜臂角45°，窄裂隙，颞侧投射，观察最周边角膜内皮与虹膜表面之间的距离，以所截角膜切面厚度为1CT做参考。

3)房水闪辉：将裂隙宽带和高度调至最小，观察前房段光柱，10×放大，观察阴性时转16×观察。

4)房水细胞：裂隙高2.5mm，宽0.3mm，16×放大，光投射角变动至光束的前房段恰好衬在瞳孔区。

(5)虹膜检查

1)宽裂隙直接照射扫视虹膜全貌和瞳孔缘，必要时左右眼对比虹膜色素情况。

2)迅速调节裂隙宽窄观察瞳孔直接对光反射及瞳孔有无粘连。

3)必要时窄裂隙观察局部病灶。

(6)晶状体检查

1)小瞳下，光镜臂角20°~30°，裂隙最窄，焦点对准前囊膜，随后逐步焦点后移，逐一看清晶状体各层次。

2)必要时稍宽裂隙分别从鼻侧及颞侧扫视瞳孔后晶状体。

3)瞳孔较大时，宽裂隙分别从鼻侧及颞侧扫视晶状体，并可适当增大光镜臂角，窄裂隙行较厚的晶状体切面，必要时使用眼底反光法后照法行白内障分级。

(7)前1/3玻璃体检查：视瞳孔大小调节光镜臂角15°~30°，窄裂隙，透过瞳孔区，在检查晶状体后囊下层面后，焦点继续后移，检查晶状体后的暗黑间隙。

(8)眼底检查：需配合前置镜使用，前置镜检查具有照明亮、景深大、立体感强、不接触角膜等优点。眼底成像为倒置的虚像。目前常用的前置镜为+90D、+78D或+60D非球面双凸透镜。检查前充分散大患者瞳孔，嘱其坐在裂隙灯前，头部靠在颏托及额托上，先把裂隙灯光源与显微镜置于同一轴线，夹角为零，将裂隙光带于角膜中央聚焦。检查者拇指与示指持前置镜，置于被检眼前，镜面顶端与角膜相距约2cm，小指与无名指放在患者前额上，以确保镜面不与眼睛接触，起支撑作用。将裂隙灯后撤约3cm，然后缓缓前推，直到看清眼底为止。

(五)注意事项

(1)裂隙灯使用前应对仪器进行检查。将定焦棒插入定焦棒插孔中，打开照明电源，操作滑台上的手柄,看前后左右移动是否灵活。开大裂隙,转动光圈盘,观看光圈形状,滤色片是否良好及光圈转动是否灵活。然后打开光圈,调整裂隙,观看裂隙像开合是否均匀,两边是否平行。同时还要进行显微镜的调焦:显微镜是按正常眼调整的,医师如为屈光不正眼,应戴合适的眼镜或调节目镜的视度,此时应闭左眼,转动右目镜视度环,直到在定焦棒上看到最清晰的裂隙像为止,然后用同样的方法矫正左目镜的焦点。使用完毕后回复0位,以便他人使用。双目立体显微镜的瞳孔间距可因人调节,同时也可以采用不同放大倍率的目镜和变换物镜进行放大倍率的变换。再检查其共焦、共轴是否良好,最后取下定焦棒,检查工作完毕。

(2)检查结膜、角膜、巩膜时,光源与显微镜的夹角一般为40°。检查前房、晶状体和前部玻璃体时,夹角应小于30°。检查后部玻璃体和眼底时,除需加用前置镜或三面镜等辅助设备外,裂隙灯光源与显微镜置于同一轴线。

(3)检查时,应综合使用裂隙灯显微镜的几种不同使用方法,以免遗漏病变的细微改变。

(4)建议加装裂隙灯挡板,以隔离检查者与被检查者,避免呼吸道飞沫,气体、液体接触传播。

(5)注意裂隙灯显微镜的维护和保养。

第二节　检眼镜检查

常用的检眼镜有直接检眼镜和间接检眼镜,用于晶状体后表面以后的部位,即眼后段的检查,包括玻璃体、视网膜、脉络膜和视盘。直接检眼镜1851年由Helmholtz发明,双目间接检眼镜1947年由Schepens发明。

眼后段检查的内容包括:玻璃体状态(有否混浊及程度、后脱离、出血);视盘大小、形状(有否先天发育异常)、颜色(有否视神经萎缩)、边界(有否视盘水肿、炎症)和病理凹陷(青光眼);视网膜血管的管径大小是否均匀一致、颜色、动静脉比例是否正常、血管形态、有无搏动及动静脉交叉压迫征;黄斑部及中心凹光反射情况;视网膜有否出血、渗出、色素增生或脱离,描述其大小、形状、数量等。

正常眼底的视盘呈椭圆形,橙红色,边界清楚(图2-4-4)。中央有生理性凹陷,色泽稍淡,对称。视杯直径与视盘直径之比,称杯/盘比(C/D),正常C/D一般小于0.3。视网膜中央动脉颜色鲜红,静脉颜色暗红,动静脉内径比为2:3,视网膜透明,可见下方的色素上皮以及脉络膜,黄斑部居于视盘颞侧约2个视盘直径的稍偏下方,无血管,中心有一星样反光点,称中心凹反光。黄斑周围可见一反光轮。正常玻璃体在检眼镜下是透明的,在裂隙灯显微镜下可见光学切面。

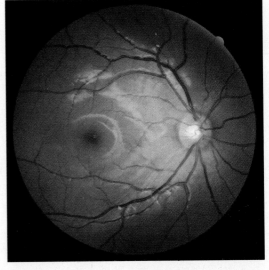

图2-4-4　眼底彩色照相

一、直接检眼镜检查

直接检眼镜(direct ophthalmoscope)(图2-4-5)使用简单易学,所见眼底图像为正像,放大倍率约为 16 倍（表 2-4-2）。

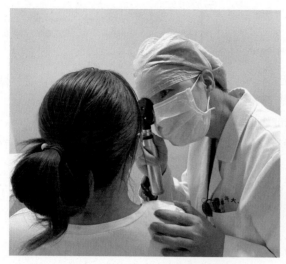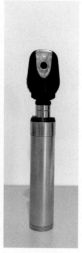

图 2-4-5　直接检眼镜检查

表 2-4-2　直接检眼镜和间接检眼镜的区别

分类	直接检眼镜	间接检眼镜
集光镜	不需要	需要
检查距离	尽量靠近眼睛	与检查者一臂距离
成像	正像	倒像
亮度	受屈光间质混浊状态影响大	受屈光间质混浊状态影响较小
范围	约 2 倍视盘直径	约 8 倍视盘直径
立体观测	不能	能
眼底可见范围	略超眼球中纬线的范围	可达视网膜锯齿缘

（一）检查步骤

（1）患者坐位并摘去眼镜（眼镜会反光而影响检查，但对于高度近视者，直接检眼镜本身的透镜范围可能不能涵盖所有的屈光度），检查者站在患者右侧，右手持检眼镜用右眼检查患者右眼。检查患者左眼时，检查者在患者左侧，左手持检眼镜用左眼检查。睑裂太小时，可用另一手拇指向上牵引上眼睑以便检查。

（2）先使用彻照法检查红光反射，观察眼睛的屈光介质是否有混浊，嘱患者双眼注视前方，将检眼镜轮盘置于 +8~+10D 镜片，距受检眼前 10~20cm，将检眼镜灯光射入瞳孔，嘱患者上下左右各方向转动眼球。如果玻璃体混浊，在红色背景上可见暗影飘动，而晶状体或者角膜混浊产生的暗影不随眼球运动而运动。

（3）再将检眼镜轮盘置于"0"处，嘱患者平视前方，检眼镜移近至受检眼前 2cm 处，用示指转动屈光度轮盘（检眼镜内顺序排列 –20~+20D 凹、凸镜片，以矫正或补偿检查者或受检者的屈光差或调节力）一般来说检眼镜所使用的度数为检查者和被检查者的屈光度之和，直至观察到最清晰的眼底图像。一般先观察视盘，包括边界、颜色、视杯的大小及深度，有无隆起、水肿、出血或渗出，确定杯盘比（C/D）等。然后沿着从视盘出发的血管，分别从上方、下方、鼻侧到颞侧，逐个象限依次观察眼底中周部和周边部，主要观察视网膜血管情况，了解视网膜有无出血、渗出、色素改变、变性区、裂孔、脱离和增殖等。检查过程中，根据所检查的象限，引导患者转动眼球配合，如检查 3 点钟方位，令其向 3 点钟方向注视。

（4）最后嘱患者注视光源，或检眼镜稍偏向颞侧观看，即可观察到黄斑部，主要检查中心凹反光是否锐利,黄斑部颜色是否均匀,有无出血、渗出、裂孔、前膜等。

（二）注意事项

（1）一般先检查右眼再检查左眼,或者先检查患眼再检查对侧眼,即使单眼发病也要进行双眼眼底检查。

（2）眼底检查需要在暗室中进行,小瞳下可检查眼底后极部,如需详细检查周边眼底,应先散大瞳孔。对于闭角型青光眼或浅前房患者,散瞳应谨慎,检查完毕应及时缩小瞳孔。

（3）对于患有感染性眼表疾病的患者,如急性结膜炎、化脓性角膜炎,一般不行该项检查。

（4）为避免近距离接触传播疾病,建议检查者与被检查者戴口罩,对于有明确呼吸道传播的感染性疾病,不建议进行此检查。

二、间接检眼镜

双目间接检眼镜（binocular indirect ophthalmoscope）将特制光源（6V,15W 灯泡）和间接检眼镜均固定在塑料额带上,用 +14D、+20D 或 +30D 的双非球面透镜作为光镜。与直接检眼镜相比,观察眼底范围大,立体感较强,受屈光间质透明度影响小,眼底成像为全反倒像。可用于直视下的手术操作（表 2-4-2）。

主要适用于:①各类原发性、继发性视网膜脱离;②各类眼底疾病所致视网膜隆起不平者,如肿物、炎症、渗出和寄生虫等;③屈光介质透明时的眼内异物,尤其是睫状体扁平部异物;④屈光介质欠清或高度屈光不正,用直接检眼镜观察眼底困难者。

（一）检查步骤

（1）患者需充分散大瞳孔,采取坐位或平卧位,与检查者相距 0.5m,检查者站在患者头侧或面对患者。检查者戴好额带,调整检眼镜瞳距,调整投照光与目镜同轴。调整好示教用反光镜,一般左手持透镜（根据需要选择 +14D、+20D、+30D,倍数越高看的范围越小,放大倍数越大）,凸面对向检查者,由远而近向眼球推进,当推到确定距离后（约 7cm 处）即可清晰地看清眼底。在检查过程中始终保持检查者视线、目镜、透镜及患者瞳孔在一条直线上（图 2-4-6）。

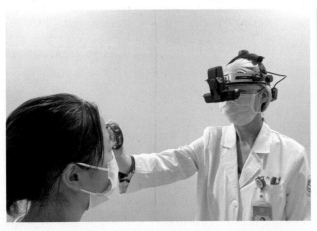
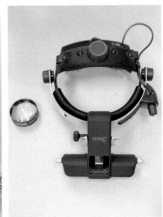

图 2-4-6　间接检眼镜

（2）先以弱光线从眼底中周部开始检查,这样可给受检者一个对光线的适应过程,以便用较强光线检查眼底后极部时,受检者可以较好配合。根据屈光介质混浊程度调整检眼镜的照明强度,根据瞳孔大小选择不同直径照明光斑,根据眼底病变情况选择不同度数的非球面镜。如出现角膜反光,稍倾斜透镜即可消除。

（3）检查周边部眼底情况,让患者眼球向相应方向转动,如检查上方眼底时嘱受检者眼向上转动,或将物镜向下稍做移动并适当倾斜镜面。

（4）辅以巩膜压迫器，可看到锯齿缘，有利于查找视网膜裂孔。因其能在较远距离检查眼底，可直视下进行视网膜裂孔封闭及巩膜外垫压等操作。

（5）此外，双目间接检眼镜还可叠加不同的滤光片，绿色滤光片滤掉红色光，视网膜血管和有出血情况时对比度增加，看得更加清晰；蓝色滤光片可用于荧光素血管造影的检查，黄色滤镜可以降低畏光和光敏感患者的刺激，弥散光片可以用于初次使用间接检眼镜的人，光斑比较大。

（二）注意事项

（1）间接检眼镜眼底成像为倒置的虚像，记录时先标示出视盘及黄斑位置，再将视网膜绘图记录纸倒置，以相应的颜色画出眼底各结构及病变。

（2）对于患有感染性眼表疾病的患者，如急性结膜炎、化脓性角膜炎，一般不行该项检查。

（3）为避免近距离接触传播疾病，建议检查者与被检查者戴口罩。对于有明确呼吸道传播的感染性疾病，不建议进行此检查。

第三节　眼压测量

眼压是指眼球内容物作用于眼球壁的压力。正常眼压值为 10~21mmHg。眼压测量方法包括指测法和眼压计测量法。

一、指测法

定性估计眼压的方法。测量时嘱被检者双眼向下注视，检查者以双手示指尖放置于上睑皮肤，交替轻压眼球，感受眼球壁张力。初学者可触压自己的前额、鼻尖及嘴唇，粗略感受高、中、低 3 种眼压。以 T_n 表示正常眼压，T_{+1}~T_{+3} 依次表示眼压升高，T_{-1}~T_{-3} 依次表示眼压降低。

二、眼压计测量法

应用眼压计定量测量眼压的方法，包括压陷式眼压计、压平式眼压计和非接触式眼压计等。

1. **Schiötz 眼压计**（Schiötz tonometer）　为压陷式眼压计，由一个金属指针、脚板、活动压针、刻度尺、持柄和砝码组成。其原理为一定重量的砝码压迫角膜向下凹陷的程度，根据角膜被压的深度测算眼压。测量值受球壁硬度影响。当球壁硬度较高时，测量的眼压值偏高；当球壁硬度较低时，测量的眼压偏低。用两个不同重量的砝码测量后查表校正可消除球壁硬度造成的误差（图 2-4-7）。

2. **Goldmann 眼压计**（Goldmann tonometer）　为压平式眼压计，其原理为根据压平一定面积的角膜所需重量来测算眼压。此测量方法受眼球壁硬度和角膜弯曲度影响甚小，是目前较准确、可靠的眼压计。中央角膜厚度会影响其测量的准确性，如中央角膜厚于 570μm，则眼压值被高估；如中央角膜薄于

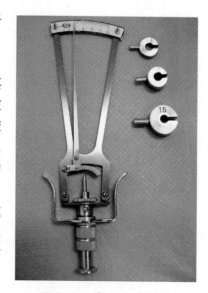

图 2-4-7　Schiötz 眼压计

530μm，则眼压值被低估（图 2-4-8）。

3. 非接触式眼压计（non-contact tonometer）原理是利用可控的空气气流使角膜中央恒定面积（3.6mm²）压平，并向角膜发出定向光束，微电脑通过感受角膜表面反射的光线和压平此面积所需的时间测算出眼压值。此测量方法优点为眼压计不与眼表直接接触，避免交叉感染，无需表面麻醉，适用于表面麻醉剂过敏者；缺点为当眼压小于 8mmHg 或大于 40mmHg 时，测量误差较大。实际上，被检查者眼部与气流还是接触，注意感染性眼表疾病患者通过气溶胶传播可能。

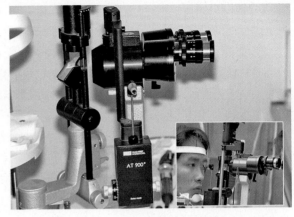

图 2-4-8　Goldmann 眼压计

4. 其他眼压计　Icare 眼压计，利用探针撞击角膜后回弹的速度变化计算眼压。Tonopen 眼压计类似一支笔，便于携带，其原理是通过测量压头中的传感器将外力转换为波形，故测量时可不考虑角膜上皮的影响。近年来还出现一些新型眼压计，如动态轮廓眼压计、眼反应分析仪和压眼闪光眼压计等。

第四节　屈光检查方法

一、验光基本原理

屈光检查的主要内容是验光，验光是一个动态的、多程序的临床诊断过程，从光学角度看，验光是让位于无穷远的物体通过被检眼眼前的矫正镜片后恰好在视网膜上产生共轭点，并为被检查者找到既能看清物体又舒适的矫正镜片。

完整的验光过程包括三个阶段：

1. 初始阶段　①病史，常规眼部检查，全身一般情况；②角膜曲率检查；③检影验光或电脑验光；④镜片测度仪检测。

2. 精确阶段　主要使用综合验光仪对初始阶段资料进行检验，观察患者对验光每一微小变化的反应，由于特别强调患者主观反应，一般又称为主观验光。

3. 确认阶段　双眼平衡和试镜架测试进行个性化调整，以达到配镜清晰舒适和持久（表 2-4-3）。

表 2-4-3　验光过程的三阶段及方法

阶段	内容
初始阶段	目的：收集有关被检者眼部屈光状况的基本信息并预测验光的可能结果 方法：①检影验光或电脑验光：初步获得眼屈光信息；②角膜曲率计、角膜地形图检查：获得角膜散光信息；③镜片测度仪检测：获得习惯性矫正状态信息
精确阶段	目的：对从初始阶段所获得的预测信息进行检验 方法：综合验光仪，通过主觉验光的标准流程和步骤，获得被检者最佳视力的处方
确认阶段	目的：个性化调整和评定，获得最终处方 方法：试镜架测试，个性化调整，达到配戴清晰、舒适

二、客观验光

1. **自动验光仪** 大部分自动验光仪设计原理基于间接眼底镜,光源由瞳孔直接进入,检查光标沿着投影系统轴向移动,如果被检眼为屈光不正眼,光标前后移动,使其像在视网膜上聚焦,从而自动计算眼的屈光度。

2. **检影验光** 检影包括静态检影和动态检影两大类。其中,静态检影用于常规验光,它是一种客观验光方法,所得结果作为主觉验光的起始点。

检影镜是利用检影镜的照明系统将眼球内部照亮,光线从视网膜反射回来,这些反射光线经过眼球的屈光系统后发生了变化,通过检查反射光线的聚散变化可以判断眼球的屈光状态(图2-4-9)。

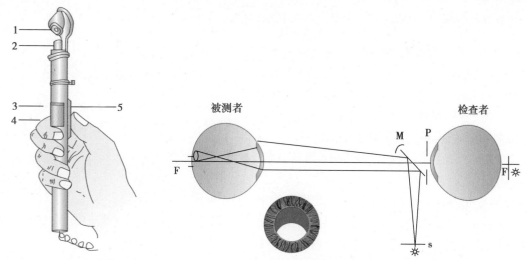

1. 平面反光镜及中央小孔;2. 集光板;3. 条纹套管;4. 持镜的手法;5. 活动推板(上下动)。

图 2-4-9 检影验光原理

检影镜由投影系统和观察系统两部分构成。检影镜的投影系统照明视网膜,通过观察系统可以窥视视网膜的反光。反射光线随屈光状态不同而不同。

观察反射光时,首先需要判断影动为顺动或逆动,如果瞳孔反光移动方向与检影镜方向相同即为顺动,就是眼底所见正像,方向相反即为逆动,眼底所见为倒像。其次根据速度、亮度和平行光线宽度快速并准确地判断离中和点还有多远。当检影镜与视网膜面共轭时,则满瞳孔反光影动不随光带移动,即为中和(图2-4-10)。

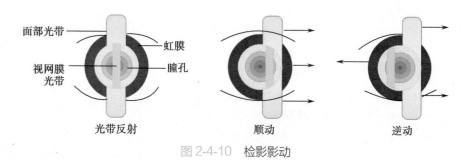

图 2-4-10 检影影动

显然在无穷远处进行检影是不可能的,但是检查者可以通过在被检者眼前一定距离放置工作镜达到无穷远的效果,工作镜的度数必须与检查者检影距离的屈光度一样。临床上我们的工作距离常为67或50cm。如在50cm,达到中和的度数为+3.00D,则该被检者的屈光不正度数为(+3.00D)−(+2.00D)=+1.00D。

三、主觉验光

确定被检者的眼屈光状况的主观方法为主觉验光(表2-4-4),所需设备为标准的综合验光仪(图2-4-11)和投影视力表。

表2-4-4　主观验光方法及步骤

阶段	方法
初步 MPMVA	①"雾视";②调整度数达到最佳矫正视力;③终点判断
交叉柱镜确定精确散光检测	精确确定轴向及度数
再次单眼 MPMVA	操作步骤和终点判断同初步 MPMVA
双眼调节平衡及双眼 MPMVA	双眼平衡减少调节误差

1. 单眼远距主觉验光　单眼主觉验光分为3个阶段:①找到初步有效的球性矫正度数,称为"初步 MPMVA(maximum plus to maximum visual acuity,最高的正屈光度获得最佳视力)";②用交叉柱镜精确柱镜的轴向和度数(初步柱镜度数和轴向已通过角膜曲率计或检影验光获得);③确定最后球镜度数,称为"再次 MPMVA"。

(1) 初步 MPMVA:MPMVA 意为对被检眼使用尽可能高的正度数镜片或尽可能低的负度数镜片而使被检眼获得最佳视力。在做 MPMVA 时一定要考虑被检者的景深因素。

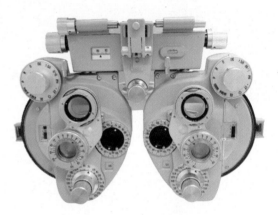

图 2-4-11　综合验光仪

其过程包括:

1)"雾视",利用"过多的正度数"使被检者达到放松调节的目的。

2)逐步减少正镜片(或增加负镜片)度数,使得患者视力逐步提高,直至达到最佳矫正视力。

3)终点判断:①最佳矫正视力:第二步去雾视以提高矫正视力时,若已经达到最佳矫正视力如 1.0 以上,再加 –0.25D,矫正视力也无法提高了,即为终点。②"小而黑":若减去一个 +0.25D(或加上一个 –0.25D),视标看起来是"变小变黑"而不是更清晰,则退回 –0.25 D 即为终点。③双色试验(红绿试验):检查时,选择前面步骤获得的最佳矫正视力上一行视标,让被检者先看绿背景视标,再看红背景视标,再看绿背景视标,比较哪个更清楚。若红视标清楚些,说明负镜片欠矫(正镜片过矫),若绿视标清楚些,说明正镜片欠矫(负镜片过矫)。

(2) 交叉柱镜确定精确散光检测:简单而准确地确定柱镜的方法是使用交叉柱镜(Jackson cross cylinder,JCC)。主子午线用红白点来表示:红点表示负柱镜轴位置,白点表示正柱镜轴位置,两轴之间为平光等同镜,其两条主子午线可以快速转换。用于精确确定轴向及度数。

(3) 再次单眼 MPMVA:操作步骤和终点判断同初步 MPMVA。值得注意的是,若 JCC 过程中未改变柱镜的轴向和度数或起始度数中未发现散光的,则不需要进行该步骤。

2. 双眼远距主觉验光包括双眼调节平衡和双眼 MPMVA

(1) 双眼调节平衡:双眼注视时,调节系统较单眼注视时更容易放松,有利于减少或消除单眼验光时由于近感知调节及单眼调节紧张而引起的误差。因此,我们需要通过双眼调节平衡的方式进一步将调节反应降为零。双眼调节平衡只能用于双眼视力均已在单眼验光中达到同样清晰的情况下,且双眼矫正视力相差不超过 1 行。虽然还用综合验光仪,但却是让双眼同时注视不同的视标以使整个系统更容易放松调节。

（2）双眼 MPMVA：双眼调节平衡达到终点后，移去棱镜，进行双眼 MPMVA，即双眼同时去雾视镜直至验光终点，其步骤基本同单眼 MPMVA，只是此时是双眼同时同步进行。

第五节　眼科影像学检查

一、角膜地形图

角膜地形图（corneal topography）是通过计算机图像处理系统将角膜形态（如角膜前表面和后表面的曲率半径）进行数字化分析，然后将所获得的信息以不同特征的彩色形态图来表现（图 2-4-12）。在临床上主要用于角膜接触镜的设计、圆锥角膜等所致不规则散光的检查、屈光手术前筛查角膜病变以及记录角膜屈光手术前后的角膜图像、白内障手术人工晶状体的选择与计算等。角膜地形图的优点主要是测量区域大、获得的信息量大、精确度高、误差小。如角膜曲率计仅能测量角膜总面积的 8%，而角膜地形图可以观测范围达 95% 以上。

正常角膜中央一般均较陡峭，向周边逐渐变扁平，多数角膜周边屈光力较中央小约 4.00D。一般可将正常角膜的角膜地形图分为以下几种常见类型：圆形、椭圆形、对称或不对称的蝴蝶结形和不规则形。

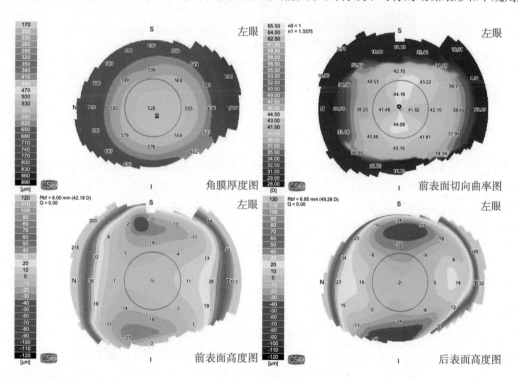

图 2-4-12　正常角膜的角膜地形图

二、角膜内皮镜检查

角膜内皮镜（corneal specular microscopy）是利用镜面反射的原理，光线照在角膜、房水、晶状体等不同屈光指数的屈光介质的界面上发生反射,角膜内皮细胞各部分反射程度的差异,显示出内皮细胞的镶嵌式六边形外观。利用显微镜放大观察并照相,获得角膜内皮细胞的客观资料,并进行计算分析。用于观察角膜内皮细胞的数量、形态、平均面积。

正常人 30 岁前,平均细胞密度 3 000~4 000 个 /mm²,50 岁左右,平均细胞密度 2 600~2 800 个 /mm²,大于 69 岁左右,平均细胞密度 2 150~2 400 个 /mm²。随着年龄增加细胞密度降低。如果细胞密度小于 800 个 /mm²,提示内眼手术后发生角膜内皮失代偿的概率较高。另六角形细胞所占比例越高越好,正常值为 60%~70%(图 2-4-13)。

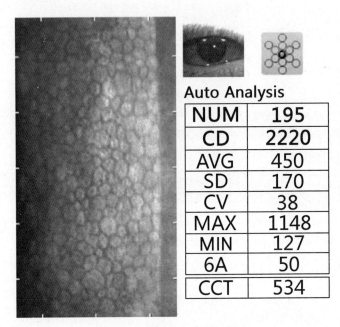

图 2-4-13　角膜内皮计数

三、角膜共聚焦显微镜

角膜共聚焦显微镜(corneal confocal microscopy)可对活体角膜可进行不同层面的扫描,将角膜临床检查提高到细胞学水平,因具有良好的穿透性和高分辨率,其图像清晰。临床上主要用于角膜疾病或手术,如真菌性或棘阿米巴角膜炎的诊断,干眼症、角膜营养不良、角膜屈光性手术后组织细胞形态学变化、监测角膜移植术后排斥反应等。

四、眼部超声检查

1. **A 型超声检查**(A-scan ultrasonography)　利用 8~10MHz 超声波探测组织声学界面的回声,以波峰形式显示,按回声返回探头的时间顺序依次排列在基线上,构成与探测方向一致的一维图像。它是最基本的超声模式,其优点是测距精确。常用于眼生理特性的测量(如眼轴长度、前房深度、晶状体厚度及各个象限的角膜厚度)、白内障手术人工晶状体度数计算以及与眼轴长度相关疾病的诊断(如先天性小眼球、先天性青光眼等),还可明确眼球或眼眶内组织的回声特征。

2. **B 型超声检查**(B-scan ultrasonography)　通过扇形或线阵扫描,将界面反射转为回声强弱不等的光点形式组成的,构成从虹膜到眼球后节实时二维声学图像。实时动态扫描可提供病灶的位置、大小、形态及与周围组织的关系。临床上用于屈光间质明显混浊时评价眼球后节的解剖结构情况,如辅助后巩膜破裂伤的诊断;明确眼球内异物及位置、性质;评价眼内肿物的性质;评价视网膜脱离、脉络膜脱离、视网膜母细胞瘤等的诊断(图 2-4-14)。

3. 超声生物显微镜检查(ultrasound biomicroscopy, UBM) 是一种特殊的 B 超检查,由于发出的超声脉冲频谱更高(一般在 40MHz 以上)、对眼球组织的穿透力低,可以获得与低倍光学显微镜相媲美的眼前节图像,是唯一能够在活体状态下观察角膜、虹膜、后房、晶状体悬韧带和睫状体的检查方法,弥补了其他检查方法的不足。临床主要用于了解眼前段的全景结构和前房角及其周围组织结构、眼外伤对眼前段组织的损伤情况、眼前段肿瘤的形态、睫状体、基底部玻璃体和周边部视网膜疾病的诊断等(图 2-4-15)。

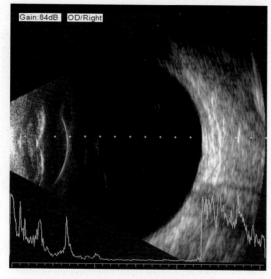

图 2-4-14　正常眼球 B 超

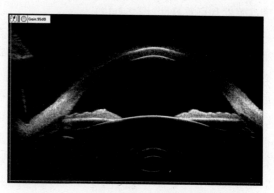

图 2-4-15　眼前段超声生物显微镜检查

4. 彩色超声多普勒成像(color doppler imaging, CDI) 利用当超声探头与被检测界面间有相对运动时产生频移的多普勒原理,将血流特征以彩色的形式显示并实时叠加在二维黑白 B 超图像上。以血流色彩作为指示,定位、取样及分析。可用于检测眼眶血管及眼部肿瘤的血流;眼上静脉病变(如海绵窦瘘、眼上静脉血栓)的诊断;眼眶静脉曲张、眼眶动静脉畸形、视网膜中央动脉阻塞、视网膜中央静脉阻塞、眼缺血综合征和巨细胞动脉炎等的检测。

五、眼底照相

眼底照相是通过眼底照相机直接获取眼底图片的方法(图 2-4-4)。对高度近视、糖尿病视网膜病变及小儿视网膜病的诊断有独特的意义,还可用于眼底病及青光眼等致盲眼病的筛查。而眼底炫彩成像技术,是利用波长不同的 3 种激光扫描获得眼底图像,能提供更丰富的眼底信息(图 2-4-16)。

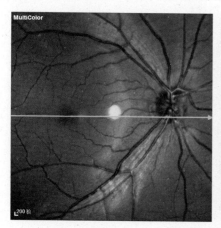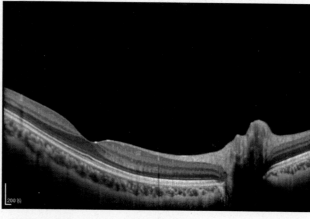

图 2-4-16　正常眼底炫彩成像(左)和同步 OCT(右)

六、光学相干断层扫描

光学相干断层扫描（optical coherence tomography，OCT）是一种新型的非接触式、非侵入性眼科影像诊断技术，它通过各种组织对光的反射吸收及散射能力的不同对组织进行断层成像，以清晰分辨组织结构，其分辨率高达 5μm。OCT 具有非接触性、分辨率高、可重复性高、获取图像快等特点。

光学相干断层扫描可分为前节 OCT 和后节 OCT 两种。

前节 OCT 可清晰显示前房结构，如虹膜根部、房角隐窝、睫状体前表面、巩膜突、小梁网、Schlemm 管等，可对角膜厚度及前房相关参数进行测量，具有高度准确性和可重复性（图 2-4-17）。

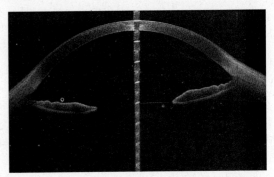

图 2-4-17　眼前节 OCT

后节 OCT，临床上常简称 OCT，其扫描方式有水平、垂直、环行、放射状以及不同角度的线性扫描，检查者可根据病变的部位、性质以及检查目的来选择合适的扫描方式。OCT 在视网膜疾病、黄斑疾病、视神经疾病、青光眼等临床研究方面有重要价值。它可为视网膜疾病，尤其是黄斑疾病的诊断及鉴别诊断提供有价值的依据，可以鉴别血性与浆液性脱离；可为黄斑前膜、黄斑裂孔、黄斑下脉络膜新生血管膜、玻璃体黄斑牵引综合征等疾病治疗方式的选择提供有价值的资料，亦可作为评价手术治疗是否成功的依据，也可用于青光眼的神经纤维层厚度定量测量及随访等（图 2-4-18）。

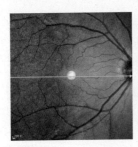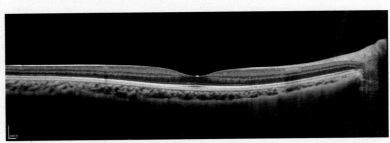

图 2-4-18　后节 OCT 显示视网膜黄斑区

光学相干断层扫描血管成像（optical coherence tomography angiography，OCTA）在后节 OCT 的基础上，对视网膜脉络膜疾病、神经眼科疾病和青光眼提供重要的血流检测手段，可多层面地观察血流状况，为临床提供了新的、无创性的诊断和监测技术手段（图 2-4-19）。

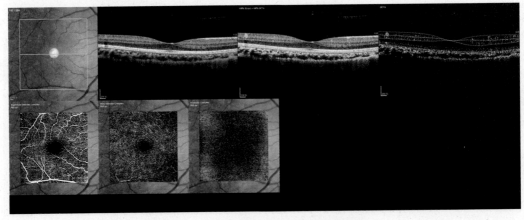

图 2-4-19　光学相干断层扫描血管成像

七、眼底血管造影

眼底血管造影是将荧光染料从静脉注入人体后,使用对应的激发光源照射眼底,同时用特定滤光片获取发射光谱内的荧光,从而记录眼底血管形态及其灌注的过程,是了解眼底血管及其供养组织形态和功能信息的重要手段。根据荧光染料不同,分为荧光素眼底血管造影(fundus fluorescence angiography,FFA)及吲哚菁绿血管造影(indocyanine green angiography,ICGA)两种(图 2-4-20)。

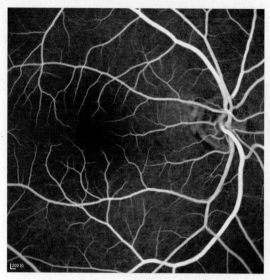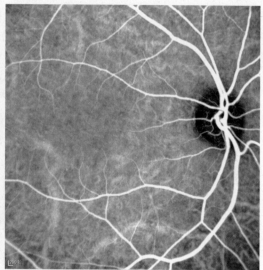

图 2-4-20   眼底血管造影
同步进行的 FFA(左)与 ICGA(右)。

(一)荧光素眼底血管造影

其染料为荧光素钠,主要反映视网膜血管及视网膜色素上皮屏障的异常。FFA 造影时长约15min,根据视网膜中央血管的荧光成像过程分为 5 个时期:动脉前期、动脉期、动静脉期、静脉早期和晚期。异常的 FFA 图像包括弱荧光(荧光遮蔽、血管充盈缺损)和强荧光(透见荧光、血管异常、视网膜渗漏及脉络膜渗漏等)。FFA 临床上主要用于黄斑疾病、视网膜、脉络膜、视神经疾病、全身性疾病所引起的视网膜病变,如糖尿病性视网膜病变、高血压性视网膜病变等的诊断。

(二)吲哚菁绿血管造影

以吲哚菁绿为造影剂,主要反映脉络膜异常。临床上主要用于新生血管性老年性相关性黄斑变性的分类诊断,尤其是息肉样脉络膜血管病变和视网膜血管瘤样增生;中心性浆液性视网膜脉络膜病变的鉴别诊断;脉络膜视网膜炎症性疾病的诊断;脉络膜肿瘤的辅助诊断等。ICGA 造影时长约 30min,常根据造影时间分为 3 个时期:早期(<5min)、中期(5~20min)和晚期(>20min)。目前 FFA 与 ICGA 可同步进行。ICGA 异常图像有持续性异常高荧光(常见于脉络膜新生血管形成、染料渗漏等)和持续性异常低荧光(包括荧光遮蔽、血管延迟充盈或呈现无灌注、纱状荧光减弱或消失)。

八、眼底自发荧光

眼底自发荧光(fundus antofluorescence)是一种非侵入性眼底成像技术,利用脂褐质的荧光特性产生图像,能提供一些常规眼底检查如彩照、FFA、OCT 不能显示的视网膜结构和功能的诊断信息。正常眼底的视盘无自发荧光,异常荧光是有别于生理情况下的强荧光或弱荧光。弱荧光提示 RPE 细胞的数量减少和 / 或脂褐质减少,常见于 RPE 萎缩、纤维变性、视网膜内积液、色素积聚和出血等。强荧光提示脂褐质积聚增多,主要见于 Stargardt's 病、Best's 病以及视网膜营养不良等疾病,偶见于某些类型的玻璃膜疣和黄斑水肿等。

九、眼部 CT、MRI

1. 计算机断层显像(computerized tomography,CT) 是以电子计算机与传统 X 线体层摄影相结合形成体层二维像。可进行横断位(轴位、水平位)和冠状面扫描,三维重建立体图像,以及应用含碘造影剂的增强扫描(图 2-4-21)。CT 扫描适应证:眼球内病变(白瞳症、视网膜母细胞瘤、脉络膜骨瘤、黑色素瘤及转移瘤等)、眼眶病(眶内肿瘤等)、眼外伤(异物、眼球破裂、骨折、软组织血肿)、眼眶邻近结构病变、视路病变等。异常表现:眼眶内肿物、增生、异物的影像为高密度块状影;视网膜脱离、局部炎症性病变等为球壁增厚。

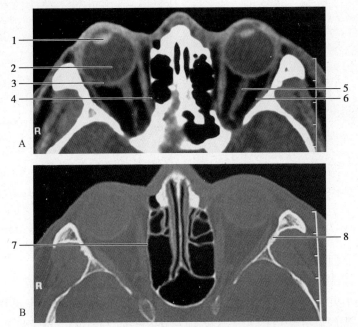

1. 晶状体;2. 玻璃体;3. 眼环;4. 内直肌;5. 视神经;6. 外直肌;7. 眶内壁;8. 眶外壁。

图 2-4-21 正常眼眶 CT 横断面
A. 软组织窗,B. 骨窗。

2. 磁共振成像(magnetic resonance imaging,MRI) MRI 成像参数多,软组织分辨率高,能分辨不同类型软组织之间细微的差别,且无 X 线的电离辐射损伤,很方便地形成多方向体层像,对显示视神经管内、颅内段肿瘤侵犯,MRI 优于 CT。MRI 的适应证:眼内肿瘤、眶内肿瘤(眶尖小肿瘤、视神经肿瘤)、眶内炎症、眶内脉管性病变、眼眶外伤(图 2-4-22)。

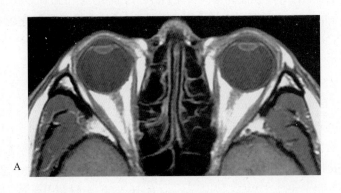

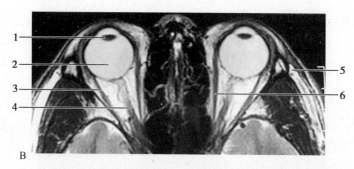

1. 晶状体;2. 玻璃体;3. 外直肌;4. 视神经;5. 眶外壁;6. 内直肌。

图 2-4-22 正常眼眶 MRI 横断面 T_1WI(A 图)及 T_2WI(B 图)

第六节 视觉电生理检查

常用的视觉电生理检查包括:眼电图、视网膜电图和视觉诱发电位。不同视觉电生理检测方法及其波形检测的视觉组织结构关系见表 2-4-5。

表 2-4-5 视觉组织结构与相应的电生理检查

视网膜组织结构	电生理检查
光感受器	闪光 ERG 的 a 波
双极细胞,Müller 细胞	闪光 ERG 的 b 波
无长突细胞等	闪光 ERG 的 OPs 波
神经节细胞	图形 ERG
视神经及视路	VEP
色素上皮	EOG

一、眼电图

正常眼球前后极存在电位差,角膜处于正电位的位置,产生的电流称为静息电位。**将电极置于每只眼的两侧,眼球每次运动都有相应的矢量改变,引起电位差的改变。这种由眼球运动转化的电改变称眼电图。**眼电图(electrooculogram,EOG)电位产生于视网膜色素上皮,暗适应后眼的静息电位下降,此时最低值称为暗谷,转入明适应后眼的静息电位上升,达到最大值称为光峰。产生眼电图的前提是感光细胞与视网膜色素上皮的接触和离子交换,所以眼电图异常可见于视网膜色素上皮、光感受器细胞疾病、中毒性视网膜疾病;一般情况下眼电图与视网膜电图反应一致,眼电图可用于某些不接受视网膜电图角膜接触镜电极的儿童被检者。

二、视网膜电图

视网膜电图(electroretinogram,ERG)是闪光或图形刺激视网膜时通过角膜电极记录到的一组视网膜电位波形,它代表了从光感受器到无长突细胞的视网膜各层细胞对光刺激电反应的总和。

(一) 闪光 ERG

闪光 ERG(flash ERG)检查内容包括五部分(图 2-4-23):①视杆细胞反应:暗适应状态下,用低强度白光刺激记录到一个潜伏期较长的正向波;②暗适应最大反应:暗适应条件下给予标准化白光刺激,为一个双相波形,是视杆细胞和视锥细胞的混合反应,负向波为 a 波,正向波为 b 波;③振荡电位(oscillatory potentials,OPs):将仪器通频带加宽,暗适应状态下用标准化白光刺激,在 ERG 的 b 波上升支上记录到 4~5 个小的子波;④视锥细胞反应:明适应状态 10min 后,用白光闪光刺激所诱发的反应,其 a、b 波振幅明显低于暗适应最大反应;⑤闪烁光反应:明适应状态下,30Hz 白色闪烁光刺激,此反应也反映了视锥细胞活动,波形呈正弦波样。

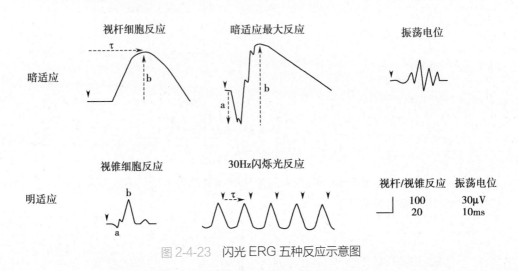

图 2-4-23　闪光 ERG 五种反应示意图

各波改变的临床意义:①a 波和 b 波振幅均下降:反映视网膜内层和外层均有损害,见于视网膜色素变性、玻璃体积血、脉络膜视网膜炎、全视网膜光凝后、视网膜脱离、铁锈症和铜锈症、药物中毒等;②b 波振幅下降,a 波振幅正常:提示视网膜内层功能障碍,见于先天性静止性夜盲症Ⅱ型、小口氏病、青少年视网膜劈裂症、视网膜中央动脉或静脉阻塞等;③ERG 视锥细胞反应异常,视杆细胞反应正常:见于全色盲、进行性视锥细胞营养不良等;④OPs 波振幅下降或消失:见于视网膜缺血状态,如糖尿病视网膜病变、缺血型视网膜中央静脉阻塞和视网膜静脉周围炎等。

(二) 图形 ERG

图形 ERG(pattern ERG)由光栅、棋盘格等图形翻转刺激,产生于后极部的小的视网膜电图称为图形 ERG,它主要由 P1(P-50)的正向波和其后 N1(N-95)的负向波组成。图形 ERG 的起源与视网膜神经节细胞的活动密切相关,它的正向波有视网膜其他结构的活动参与。可用于原发性开角型青光眼、黄斑病变等的辅助诊断。

(三) 多焦 ERG

多焦 ERG(multifocal ERG)即多位点视网膜电图,通过计算机控制的刺激器,以多个六边形模式来刺激视网膜,刺激单元明暗变化由 m 序列来决定,得到的连续 ERG 混合反应信号,经计算机分析处理,得出每个刺激单元相应的局部 ERG 信号,通过多位点曲线阵列或三维地形图来显示,也可通过平均反应曲线波形以及多种组合图等形式来呈送结果,主要反映后极部视网膜(25°)的局部功能,对诊断黄斑部疾病有重要意义。

三、视觉诱发电位

视觉诱发电位(visual evoked potential,VEP)是视网膜受闪光或图形刺激后在枕叶视皮层诱发出的电活动。视皮层外侧纤维主要来自黄斑区,因此 VEP 也是判断黄斑功能的一种方法(图 2-4-24)。VEP 是一项非特异检查,从视网膜神经节细胞到视皮层任何部位神经纤维病变均可导致 VEP 异常。视皮层对线条鲜明的轮廓以及轮廓的变换极其敏感,对单纯的闪光刺激不敏感,因此使用棋盘格刺激的结果更可靠。闪光 VEP 适合于视力严重受损不能行图形 VEP 检查者,需要被检者的合作程度不如图形 VEP,但其振幅和潜伏期变异较大;图形 VEP 含有 N75、P100、N145 三个波,其中 P100 波的波峰最明显且稳定,其潜伏期在个体间及个体内变异小,为临床常用诊断指标(图 2-4-24)。

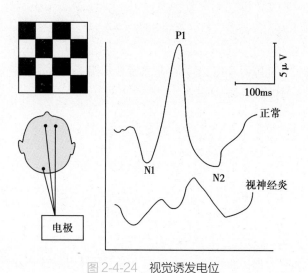

图 2-4-24　视觉诱发电位

临床应用:①视神经、视路疾病的辅助诊断,常表现为 P100 波潜伏期延长、振幅下降;在脱髓鞘性视神经炎,P100 波振幅常正常而潜伏期延长。使用半视野刺激可证实同侧偏盲。②鉴别伪盲,主观视力下降而 VEP 正常,提示非器质性损害。③检测弱视治疗效果。④判断婴儿和无语言能力儿童的视力。⑤对屈光间质混浊患者预测术后视功能等。

应注意 VEP 与视力的关联性较差,不能通过 VEP 判定视力。

(沈　晔)

思考题

1. 裂隙灯活体显微镜常用的照明方法有哪些,分别适用于什么结构的检查?
2. 直接检眼镜和间接检眼镜有什么区别?
3. FFA 与 ICGA 的成像原理有何异同?

第五章
视觉系统症状学

视觉系统症状包括视功能障碍和感觉异常,是患者主观感受到的异常感觉。不同类型、不同表现的视觉系统症状能提示各种原发疾病及病因。

第一节 视功能障碍

视觉系统最常见的症状为视功能异常,包括视力下降、视野缺损、视物变形,色觉异常等。

一、视功能障碍的类型

(一) 视力下降

视力下降(vision loss)分为远视力下降和/或近视力下降,患者主诉通常为视物模糊,看近不清和/或看远不清、眼前雾样或黑影遮挡甚至黑矇。根据发病缓急,可有急性视力下降和慢性视力下降。较小的视野缺损(例如小范围的视网膜脱离)的患者也可能表现为视物模糊。

1. 急性视力下降 患者一般可以清晰地诉说发病时间。最常见的原因是急性缺血。

(1)一过性视力下降或丧失:也称为一过性黑矇,常呈发作性。每次发作的持续时间由数秒至数十分钟,然后自行缓解,一般视力在24h内恢复,可以反复发作。这是眼部一过性缺血导致视力障碍的典型表现。可以是眼局部的原因如:视网膜中央动脉痉挛、急性闭角型青光眼先兆期等。也可以是全身循环障碍所致,如直立性低血压、脱水、饥饿等。精神神经性反应如偏头痛、癔症等也可引起一过性视力下降。

(2)持久性突然视力下降:首先应区分是单眼发病还是双侧受累。

单眼的持久性突然视力下降应排除外伤。然后看眼前节表现,可能是角膜炎、虹膜炎、急性闭角型青光眼等,此时一般会伴有眼红、眼痛等症状。若眼前节表现正常,则可能为玻璃体出血、视网膜动脉或静脉阻塞、视神经炎等,此时需仔细检查眼后段情况。比如玻璃体积血时,视力常降至指数、手动、光感,甚至无光感,多继发于糖尿病视网膜病变、视网膜中央静脉阻塞、视网膜大动脉瘤破裂等。而视网膜中央动脉阻塞一般表现为突然的无痛性视力急剧下降,甚至无光感,可有一过性视力下降并自行缓解病史。缺血性视神经病变多为中重度视力下降,老年人多见。视网膜脱离表现为突然出现黑影或遮挡,部分可有闪光感、飞蚊症。

双眼同时持久性突然视力下降,临床较少见,可见于视神经病变、药物中毒、全身疾病、外伤等。双眼突然失明并不多见,常是一眼先有视力低下,当另一眼突然失明时才发现两眼均不正常。癔症和伪盲需要排除。

2. **慢性视力下降** 患者往往不能清楚地说出视力下降的时间,发病时间以数月、数年描述。表现为视力逐渐减退,常不伴眼痛,可伴有头痛等。原因通常有:

(1)屈光不正:逐渐发生的远视力异常而近视力正常,多为近视或近视散光。远视力正常而近视力差者可能为远视、远视散光或老视。老视是视力随年龄增长,由于晶状体的硬化、弹性下降和睫状肌功能的减退,导致眼调节功能的逐渐减弱,近点后移,出现近视力的下降。个别人突然出现老视,多因某些全身疾病后体质衰弱引起。上述情况都可配戴合适的眼镜来矫正。

(2)眼部器质性疾病:角膜混浊可为先天性、外伤、炎症、营养不良或角膜术后并发症引起。晶状体混浊多发于老年人,无痛并伴有视力下降。玻璃体混浊可表现为轻度飞蚊症,严重时视力下降显著。此外,青光眼、黄斑变性等也可引起视力逐渐减退。

当视力减退到无光感,多见于眼球萎缩、绝对期青光眼、视神经萎缩。也可见于视神经炎、中毒等。

(3)弱视(Amblyopia):一般言之,眼部检查未发现器质性改变而视力低下,且不能验光矫正者称为弱视。常伴有屈光不正,尤其是远视和远视散光多见,也可伴有斜视。

婴幼儿时期因先天性白内障、上睑下垂、角膜白斑遮蔽瞳孔区引起弱视。此外,还有在弱视治疗过程中,因不恰当地遮盖健眼而导致健眼视力低下的弱视。

(4)皮质盲和知觉盲

1)皮质盲:双侧枕叶皮质 17 区的视中枢病变可引起皮质盲。视觉丧失,但瞳孔光反应良好。

2)知觉盲:顶枕裂角回病变可引起知觉盲。患者不能用视觉辨认物体,但仍能用触觉等辨认。尚伴有阅读困难或不能阅读和不能书写。此种异常具有高度选择性,如患者可认数而不能认字母,或只能认识印刷品字迹而不能辨认手写的字体。

(5)伪盲:伪盲是患者谎称单侧或双侧健眼视力高度减退或完全失明。伪盲患者的行为表现比真正的盲人或患者视力更低下,或盲的程度更严重。可行视觉电生理等检查来判断。

(二)视野缺损

视野(visual field)是指眼向正前方固视时所见的空间范围,相对于视力的中心视锐度而言,它反映了周边视敏度。距注视点 30° 以内范围的视野称为中心视野,30° 以外范围的视野称为周边视野。视野对工作及生活有很大影响。世界卫生组织规定视野半径≤ 10° 者,即使视力正常也属于盲。正常视野用直径 3mm 的白色视标检查,周边视野的正常值为:上方 55°、下方 70°、鼻侧 60°、颞侧 90°。生理盲点的中心在注视点颞侧,水平中线稍下方,其大小及位置因人而稍有差异。在视野范围内,除生理盲点外,出现其他任何暗点均为病理性暗点,即病理性视野。

视野缺损提示视网膜或视路的疾病,缺损的形态对病变的定位有着重要的意义。患者可主诉为眼前黑影、幕状或黑影遮挡,有时主诉阅读看不到部分字句,行走看不到楼梯,看到范围变小等。

1. **病因** 视网膜病、视神经病、脉络膜病、青光眼侵犯单眼时可表现单眼的视野缺损。患者常感到如幕布遮住一部分视野。双眼视野缺损表明视交叉或视路有病变,如血管疾病或占位性病变等,双眼受累患者早期常不自觉。

2. **临床表现** 视野缺损的特异性表现有助于判断病变的部位及原发疾病,参阅本篇第三章第二节。

(三)视物变形

视物变形(distorted vision)为视功能损伤的一种表现形式,在某些视网膜病变中常可见到。

1. **病因** 视物变形的根本原因是由于视网膜的锥细胞排列紊乱,导致视网膜成像扭曲及变形。视网膜黄斑区的炎症、外伤等引起的局部水肿、出血及视网膜脱离为最常见的原因。另外视网膜萎缩与变性也是视物变形的原因。

2. **临床表现** 视物变形的主要表现形式有 4 种,即视物变小、视物变大及视觉浮动感或视物扭曲。可使用阿姆斯勒方格图检查是否存在异常。即使没有检查图,也可利用窗格、瓷砖墙、方格纸等格子状物体进行检查。依次闭上一只眼睛,用另一只眼睛看这些格子的线条是否发生扭曲变形,中心位置看起来是否模糊不清。

(1) 视物变小:常出现于黄斑水肿的病例,由视网膜神经上皮层的脱离所致。视网膜的视锥细胞排列疏松,视角变小。表现为视觉物像变小,眼前常伴随出现圆形或椭圆形黑影,常见于急性中心性浆液性脉络膜视网膜病变,同时伴有不同程度的中心视力下降。颞叶皮质病变也有一过性双眼视物变小的症状。

(2) 视物变大:多发生于视网膜瘢痕萎缩的病例。由于视网膜瘢痕的收缩,视锥细胞排列致密,等距离的同物像在视网膜上的视角变大,影像亦变大。这种现象多见于黄斑区损伤出血的后期,如年龄相关性黄斑变性,中心视力也常有不同程度的丧失。

(3) 视物扭曲:最常见于视网膜脱离。此外,眼底肿瘤与黄斑部水肿也有同样症状。无晶状体眼配戴高度凸透镜片也会有严重视物扭曲现象。

(4) 视物飘浮:这是一种主观视觉异常,主要发生于视网膜的视锥细胞受到牵引后而发生移位与浮动,物像在视网膜成像时,视角忽大忽小,造成影像的飘浮或扭曲。临床上主要表现为视物呈波浪状或视物变形,常见于视网膜脱离的早期。

(四) 色觉异常

色觉异常主要指对颜色分辨困难或不能分辨。

1. 先天性 患者自觉辨色无困难,而在检查时发现。为先天性色觉异常,通常为遗传性疾病,最常见为性连锁遗传,男多于女,双眼视功能正常而辨色力异常,且色觉异常的类型和程度终身不变。

2. 后天获得性 多为单眼,由各种眼病所致,特别是黄斑病变。双眼色觉障碍也可由药物中毒引起。屈光间质混浊如角膜白斑和白内障都可引起辨色能力低下。

二、视功能障碍的诊断与鉴别诊断

(一) 病变的定位

视功能障碍是眼科疾病最重要的症状。视觉过程涉及光进入眼睛并转化为在大脑中处理的电信号。光线通过瞳孔进入眼睛,然后被视网膜内感光细胞转变成电信号,这些信号经过视神经传导至大脑枕叶视皮层,经过信息处理后获得清晰的视觉。在这个过程中,视觉路径中任何一点的问题都可能导致视力损害,根据病变侵犯视器官不同的部位而有不同的症状。其中,因眼球疾病或屈光不正引起的视力障碍最为常见。其次是视路传导异常引起的视力低下。病变在视交叉以前可引起单眼视力异常,在视交叉或视交叉后的病变可引起双眼视力减退,而视觉中枢异常则引起奇异形态的视觉缺欠,不能正确地识别物体。因此,可以根据症状来推测病变的位置是在周围还是在中枢。

(二) 明确病因

造成视力损害的原因很多,主要有下述几种:

(1) 屈光不正:最常见的原因,近视、远视、散光及老视,可通过配镜矫正。

(2) 屈光间质病变:由于透明度下降,造成光传入通路受阻。根据眼部解剖从前至后,可为角膜混浊、前房渗出积血、晶状体混浊、玻璃体出血等,各种原因导致的屈光间质透明度下降均可影响视力。其中,由于干眼导致的泪膜不稳定,也会影响视力。这类视力损害大多可通过治疗,如局部滴眼液、抗炎止血、手术等,有效降低视力损害程度甚至痊愈。

(3) 视路传导损伤:炎症、外伤、缺血、免疫、中毒等因素导致的视网膜光感受器、视神经、视交叉、视束、大脑视皮层损伤均可影响视觉信号的传导,而导致视力障碍。其中,视神经及其后的视路损伤多可引起视野缺损。此类视力障碍多为不可逆,或可逆程度有限。

据世界卫生组织(WHO)估计,全球范围内最常见的视功能障碍原因是未矫正的屈光不正(43%)、白内障(33%)和青光眼(2%)。其中,白内障是失明的最常见原因。其他可能引起视觉问题的疾病包括年龄相关性黄斑变性、糖尿病性视网膜病、角膜混浊和感染等也较为常见。同时,视力损害也可能由于卒中、早产或外伤引起的大脑中枢问题引起的,这些情况称为皮质视觉障碍。

某些疾病可能存在不止一种机制。例如,早期的白内障或者血糖控制不佳的糖尿病可引起可逆的晶状体肿胀,从而影响屈光系统。急性闭角型青光眼急性发作期视力下降主要由于角膜水肿引起,发作缓解后可恢复视力,然而随着反复发作,则会因视神经损伤引起视野缺损。另外,某些疾病导致视力下降(如角膜擦伤、溃疡、单纯疱疹病毒性角膜炎,带状疱疹性角膜炎等)的患者多数情况下是由于其他症状如眼痛和眼红而就诊,随病情进展,视力下降逐渐显现。罕见的能引起视物模糊的疾病还包括遗传性视神经眼病(如 Leber 遗传性视神经病变)和由于维生素 A 缺乏造成的角膜软化症等。在临床实践中,根据病史和查体,我们可诊断绝大多数引起视力损害的疾病,同时加以一定的辅助检查以佐证,确定具体病因。

（三）诊断

1. 病史　现病史应明确发病、病程、症状的进展过程,以及是单侧还是双侧的病变。对于主诉为视物模糊前来就诊的患者,我们应通过开放式的问题或者要求(如"请描述你所说的视物模糊是什么情况")来尽量精确地描述症状。例如,细节的看不清与对比度下降不同。此外,患者不一定能够表述到视野缺损,而表述为楼梯少了几步或者是阅读时无法看见部分文字。重要的相关伴随症状包括眼红、眼痛、畏光、眼前漂浮物、闪光感和休息时或眼球运动时眼痛,可提示疾病可能的原因。同时,必须明确暗视(夜视力)、明亮光线(引起视物模糊、光晕、畏光)、物体距离以及矫正眼镜是否影响视力以及是否有中心或者周边视力的受损。

系统回顾包括可能病因的相关症状询问,例如口渴和多尿(糖尿病),头晕和头痛(高血压可能)。

既往史应记录既往的眼外伤史或者其他已确诊的眼部疾病,并询问那些已知是眼病危险因素的疾病(如高血压,糖尿病,骨关节炎,结核,艾滋病/获得性免疫缺陷,系统性红斑狼疮,镰状细胞性贫血,白血病以及可能引起血黏度升高的疾病,如多发性骨髓瘤等)。

药物史应询问是否应用过可能影响视力的药物(如皮质类固醇、抗结核药、抗疟药等)。

2. 体格检查　可根据需要检查视觉以外的系统;但是,眼部的专科检查是必需的。其中,视力检查非常重要,应包括裸眼视力和矫正视力。检查直接和间接瞳孔对光反应。可通过直接面对面检查法和视野计检查视野。通过裂隙灯检查角膜是否有混浊,前房是否有细胞和闪辉,晶状体是否有混浊。必要时散瞳后进行眼底检查,尽可能检查可见范围的眼底,包括视盘以及视盘边缘、黄斑、视网膜、和血管。检测眼压。

3. 警示症状　当遇到下列表现时,应引起特别关注:

(1)视力的突然变化;

(2)眼痛(伴随或者不伴随眼球运动);

(3)视野缺损(既往存在或者通过检查发现);

(4)视网膜或者视盘的异常;

(5)HIV 感染/AIDS 或者其他免疫抑制性疾病;

(6)可能引起视网膜病变的全身疾病(如糖尿病,高血压、镰状细胞性贫血,可能的高黏血症等)。

（四）鉴别诊断

症状和体征可以提示部分病因。如果视力可以通过眼镜矫正,则单纯的屈光不正是引起视力损害的病因。对比度的下降或者眩光应考虑到可能由白内障引起。但是,存在警示症状时,提示可能有更严重的眼部疾病,需要进行更全面的检查,包括裂隙灯检查,眼压检查,散瞳后眼底检查等。特殊的眼科辅助检查,如 B 超、OCT、眼底荧光造影、视野等也有助于提示病因。此外,当眼部检查未见明显异常时,可行头颅 MRI 排除眼球后部视神经及颅脑视路部分是否有异常。

第二节　眼部感觉异常

一、异物感

异物感指由各种因素引起的眼部不适、有异物的感觉。干眼症是最常见的病因。另外可由粉尘、碎屑和眼赘生物、倒睫等球外异物在眼表摩擦角膜和结膜，或者是眼外伤导致异物进入眼球内而产生的不适感；也可能是没有异物入眼，却感觉眼睛里红痒难忍，造成有异物入侵的错觉，多为炎症感染；也可为手术后切口造成不适感。临床上异物感是患者发现疾病的常见原因。

1. **病理生理**　眼表神经末梢丰富，感觉灵敏，如果眼表有微损伤、小异物或者手术后愈合期，可有异物在眼内的感觉。

2. **病因**（表 2-5-1）

表 2-5-1　眼部异物感常见原因

病因	机制
非炎症性原因	
干眼症	泪液分泌不足，泪膜不稳定，眼睛干涩导致眼表摩擦增加产生异物感
球外异物	结膜囊异物、角膜异物，灰尘、风沙等摩擦眼表组织从而产生刺痛、流泪等刺激症状
球内异物	球内异物对眼内组织结构产生机械性破坏、化学及毒性反应等，造成角膜穿孔、混浊、白内障、眼内出血等不适症状
眼部手术	眼表神经末梢丰富，因此术后的伤口愈合期会出现异物感
结膜结石	睑结膜小而硬的黄点，状若石子，初期无不适感，后期露于结膜表面，眨眼时有明显异物感，长期存在会引起角膜擦伤
倒睫	睫毛向角膜方向生长，称为倒睫。倒睫会摩擦眼球、刺激角膜，产生强烈的异物感
炎症性原因	
角膜炎、结膜炎等	细菌、沙眼衣原体、病毒等微生物入侵可造成眼痒、眼红、流泪、分泌物增多等刺激症状，引起异物感等不适

3. **病史**　当患者有异物感时，问诊应关注是否有手术史或者外伤史，如敲击金属史、爆炸伤等，少数患者可能无自觉的外伤史。询问异物感出现的时间、与眼球运动的关系、其他伴随症状如是否有眼干、流泪、畏光、眼痒等。

4. **体格检查**　如果有外伤史应着重检查伤口及伤道，裂隙灯下观察是否有眼外伤的体征，发现穿孔伤口是球内异物诊断的重要依据。如无外伤或者手术史，检查应关注睑缘形态、睑结膜是否有结石、乳头滤泡增生、球结膜是否有损伤或溃疡、角膜是否有异物、炎症浸润、上皮缺损甚至溃疡，角膜内皮失代偿也是异物感的常见原因。炎症所致异物感应行实验室检查包括细胞学、病原体的培养和鉴定。

5. **指导意义**　如角膜有线状伤口或全层瘢痕，相应的虹膜部位有小孔，晶状体局限性混浊，伤道的存在，表明有异物进入眼内，行超声、CT 扫描等确定异物的大小、性质等。如裂隙灯下见角膜、结膜等有炎症浸润，眼睛红肿热痛、畏光流泪等症状，可以诊断角膜炎、结膜炎，在选择广谱抗生素滴眼液治疗的同时等待细菌培养的药敏实验选择最佳药物。Schirmer 试验和 BUT 测定可以帮助诊断是否为干眼症引起异物感。此外,睫毛摩擦角膜以及睑结膜结石等造成的异物感较容易诊断。

二、眼痛

可以表现为尖锐的疼痛、钝痛或者搏动性疼痛,应与表面的刺激或者异物感鉴别。在某些疾病中,眼痛可因亮光而加重。眼痛可能是由于严重的疾病造成的,应该及时诊断。许多引起眼痛的疾病同时会引起眼红。

1. **病理生理** 角膜的神经分布丰富,对于疼痛高度敏感。许多影响角膜或者前房(如葡萄膜炎)的疾病还可以通过睫状肌痉挛引起疼痛;当存在睫状肌痉挛时,亮光引起睫状肌进一步收缩,加重疼痛。

2. **病因** 引起眼痛的疾病可以分为主要累及角膜的疾病、其他眼部疾病、疼痛牵涉到眼部的疾病(表 2-5-2,表 2-5-3,表 2-5-4)。

表 2-5-2 眼痛常见病因(主要累及角膜的病变)

病因	临床表现
接触镜相关角膜炎	眼痛,沙砾感,接触镜过度配戴史,双眼充血,流泪,角膜水肿
角膜擦伤或者异物损伤	通常外伤史明确,眨眼时单侧眼痛,异物感。有时有诱发疾病,如倒睫。裂隙灯下可见损伤灶或者异物
角膜溃疡	疼痛,异物感,畏光,眼红,角膜灰白色混浊,随之出现火山口样病变。可能有配戴接触镜过夜史
严重的流行性角膜炎	眼痛,沙砾感,双眼充血,大量水样分泌物,耳前淋巴结病,结膜水肿,常有眼睑水肿。荧光素染色可见角膜点状着染
带状疱疹性眼病	早期:单侧三叉神经眼支支配区皮肤红斑,其上有水疱和痂皮,有时累及鼻尖部,眼睑水肿,眼红,后期充血,十分严重的疼痛,可伴有葡萄膜炎
单纯疱疹性角膜炎	急性:前期有结膜炎,眼睑水疱。原发性或者复发性:裂隙灯下见典型的树枝状角膜病灶,通常单侧发病(在儿童或特应性患者可为双眼发病)
电光性或者紫外线性角膜炎	暴露于过度紫外线(如电弧光或者雪地里强烈阳光照射)后数小时发病,双侧性,眼痛,沙砾感。显著充血和荧光素染色下见典型的角膜点状着染

表 2-5-3 眼痛常见病因(其他眼部组织)

病因	临床表现
急性闭角型青光眼	严重眼痛,头痛,恶心,呕吐,光晕,角膜水肿,显著眼红,眼压通常 >40mmHg
前部葡萄膜炎	眼痛,睫状充血,畏光,通常存在危险因素(如自身免疫性疾病),裂隙灯下见细胞和闪辉,很少情况下见前房积脓
眼内炎	眼痛,严重的结膜充血,畏光,严重视力下降,危险因素(通常见于近期内眼手术、外伤、全身免疫力低下),单侧发病。裂隙灯检查见细胞,闪辉,常有前房积脓
视神经炎	轻度疼痛,可随眼球运动加重。视力下降,患眼相对性传入性瞳孔障碍,视野可表现为中心暗点或向心性缩小。眼睑和角膜正常,有时可见视盘水肿
眼眶蜂窝织炎	眼痛,眼周疼痛,眼睑充血和肿胀明显,眼球突出,眼外肌运动受损,视力下降,发热,单侧发病。有时之前有鼻窦炎症状
眼眶炎性假瘤	眼痛、眼周疼痛(类型及部位不同,表现各异),单侧眼球突出。眼外肌运动受损,眶周肿胀,起病相对较缓慢
巩膜炎	眼痛很严重(通常描述为钝痛),畏光,流泪,球结膜下红色或者紫色斑块,巩膜水肿。常有自身免疫性疾病病史

表 2-5-4　眼痛常见病因（牵涉痛）

病因	临床表现
丛集性头痛或者偏头痛	先前发作史，特征性发作模式（如每天的同一时间丛集性发作）。有先兆，刀割样，抽痛，流涕，流泪，面部充血，有时有对光敏感或者畏光
鼻窦炎	有时有眶周肿胀，除此之外眼部检查无明显异常表现。脓性鼻涕，头痛，或者随头位变化的眼部或者面部疼痛。面部疼痛，发热，有时夜间痰咳，口臭

3. **病史**　①现病史应该明确疼痛的起病时间、性质和严重程度，以及既往发病情况。重要的相关症状包括畏光视力减退，异物感和眨眼时疼痛，眼动时疼痛等。②系统回顾应该寻找提示病因的症状，包括偏头痛先兆发作；发热和寒战（感染）；头动时疼痛，脓涕，咳嗽和夜间咳嗽以及口臭（鼻窦炎）。③既往史应该包括存在眼痛危险因素的既往疾病，包括自身免疫性疾病、多发性硬化、偏头痛和鼻窦感染。此外，危险因素还包括（过度）使用接触镜（接触镜相关角膜炎）、过度阳光或者电焊暴露（紫外线角膜炎）、敲击或者钻击金属（异物）和近期眼部的外伤、手术或免疫功能低下（眼内炎）。

4. **体格检查**　可根据需要检查视觉以外的系统；但是全面的眼部专科检查是必需的。检查生命体征了解有无发热。检查鼻部了解有无脓性鼻涕，触诊面部了解有无触痛。如果有眼红，检查耳前区域了解有无淋巴结肿大。检查具有结膜水肿、耳前淋巴结肿大、点状角膜着染或者合并表现的患者时应注意避免交叉感染，因为上述表现提示为流行性角结膜炎，具有高度传染性。眼部检查包括检查最佳矫正视力；裂隙灯下行角膜荧光素染色和钴蓝光下高倍镜检查角膜；进行眼底镜检查；和测量眼压；对于有异物感或无法解释的角膜擦伤的患者，应翻转眼睑并检查是否存在异物；视野检查、瞳孔大小、直接、间接对光反应和相对性传入性瞳孔障碍检查；检查眼外肌运动；检查眼眶和眶周组织。

5. **辅助检查**　如果眼压升高怀疑为青光眼时，进行房角镜检查。如果怀疑眶炎性假瘤或者眼眶蜂窝织炎，或者怀疑为鼻窦炎但临床表现不明确时，应进行影像学检查（通常为 CT 或者 MRI）。怀疑为视神经炎时通常进行 MRI 检查，有脑部的脱髓鞘病变提示多发性硬化。怀疑眼内炎时可进行眼内液体（玻璃体和房水）的培养。病毒核酸检测可用于证实临床诊断不明确的水痘带状疱疹性眼炎或者单纯疱疹性角膜炎。

6. **指导意义**　眼痛伴瘙痒感或者异物感最多见于眼睑、结膜或者角膜浅层病变。伴有畏光的表面疼痛并伴有异物感和眨眼时疼痛，提示为角膜病变，最常见为异物损伤或者擦伤。如果表面麻醉眼药水可以消除伴有眼红的眼痛，病因部位可能为角膜。深部疼痛通常表现为酸痛或者搏动性疼痛，通常提示为更深部结构的疾病，例如青光眼、葡萄膜炎、巩膜炎、眼内炎、眼眶蜂窝织炎和眼眶炎性假瘤等。这类病变中，眼睑肿胀和／或眼球突出和眼外肌运动受限或者视力下降等表现提示为眼眶炎性假瘤、眼眶蜂窝织炎或者可能为严重的眼内炎。发热、寒战和触痛提示感染（如眼眶蜂窝织炎、鼻窦炎）。眼红提示引起疼痛的疾病来源于眼部而非牵涉性的。眼部钝伤数天后出现的疼痛和畏光提示为伤后葡萄膜炎。敲击或者钻击金属是导致隐匿性眼内金属异物的危险因素。伴随眼球转动的疼痛和与视力下降不成比例的瞳孔对光反应消失或瞳孔反应异常提示为视神经炎。

三、畏光

是指眼睛对光的敏感性增高，不能耐受光线的刺激出现的不自觉闭眼、流泪等回避行为。可分为生理性保护反应和病理性反应。多见于长期在黑暗下、长时间用眼、角膜异物、眼外伤、眼部炎症、青光眼等患者。扩瞳亦可引起畏光。如婴幼儿出现畏光，需警惕是否有先天性青光眼。治疗应查找造成畏光的原发疾病，针对病因治疗。

1. **病理生理**　眼的调节机构完好时，当眼看强光则会出现瞳孔缩小，限制光的进入。而各种原因所致瞳孔散大遇光线后不能自由调节，使过多光线射入眼内从而发生畏光。

2. 病因（表2-5-5）

表2-5-5　畏光原因与机制

原因	机制
病理性畏光	
眼前段炎症	角膜异物、眼外伤、角膜炎、结膜炎、虹膜睫状体炎等引起睫状充血刺激睫状肌和虹膜,在光照致瞳孔缩小时会引起不适
白化病	白化病患者缺乏酪氨酸酶,导致黑色素生成障碍,虹膜或眼底的部分色素性改变,对光线较为敏感
青光眼	持续性高眼压状态,使瞳孔括约肌麻痹,瞳孔中度散大,对光反射迟钝或消失
全身性疾病如偏头痛等	与三叉神经痛觉传导通路、丘脑及视觉皮质有关,一些局部炎性介质及神经肽可能参与畏光的发生
生理性畏光	
光适应	从黑暗到光亮处,在光亮处视觉感受性逐渐降低的过程,称为光适应。人眼在黑暗环境中瞳孔处于散大状态,突然到达光亮处后,短时间内瞳孔不能迅速回缩,强光刺激视网膜,可出现畏光现象
散瞳后	药物作用使瞳孔散大,在光照时瞳孔不能自由调节

3. **病史**　如果患者有畏光,询问何时开始和严重程度。是否有眼外伤或是化学药物溅到眼睛上或是暴露于紫外灯下;是否有外伤史。询问伴随症状如:有无眼痛和描述疼痛的位置、持续时间和强度;有无眼内异物感;有无其他表现如眼泪增多和视力改变;有无偏头痛、丛集性头痛或其他全身性疾病。

4. **体格检查**　除了眼部的裂隙灯检查、视野、瞳孔对光反应、眼外肌运动等,尚需关注生命体征和神经系统评估,如威胁生命的脑膜炎患者可能有畏光的表现,注意脑膜刺激征的其他主要体征的检查。

5. **指导意义**　畏光合并有疼痛、流泪、睫状充血、角膜混浊或溃疡形成等提示角膜炎;畏光伴角膜上皮擦伤提示眼外伤;畏光合并有疼痛、流泪、房水混浊、角膜后沉着物、虹膜后粘连和晶状体前囊色素沉着等提示虹膜睫状体炎;畏光伴视力减退、剧烈头痛、眼痛、流泪以及恶心、呕吐等症状提示青光眼。

四、流泪溢泪

流泪溢泪是指眼泪过多可能出现眼睛的泪盈感或者眼泪溢出。流泪是指泪腺分泌旺盛,使泪液来不及从流出道流出而溢出。溢泪是指泪腺分泌泪液正常,泪液的流出道异常造成泪液无法正常排出。

1. **病理生理**　眼泪由泪腺分泌产生,并通过上下泪小点引流至泪总管,然后至泪囊和鼻泪管。泪水引流途径的阻塞可以导致泪水的淤积和感染。泪囊反复发作的感染(泪囊炎)有时会出现扩散,并引起眼眶蜂窝织炎。

2. **病因**（表2-5-6）

3. **病史**　现病史应记录症状的病程、起病和严重程度,包括泪水是否会流至面颊(真性溢泪)。明确气候、环境湿度和烟草烟雾的影响。系统回顾应寻找可能病因的表现,如痒、流涕或者喷嚏,尤其是长期存在或者在接触特定变应原后出现的(过敏反应);眼部刺激感或者疼痛(睑缘炎、角膜擦伤、刺激性化学物);内眦附近的疼痛(泪囊炎)。其他伴随症状较少见但应注意,包括体位性头痛、脓涕、夜间咳嗽和发热(鼻窦炎);皮疹(Stevens-Johnson综合征,类天疱疮);咳嗽、呼吸困难和胸痛(结节病);鼻出血、咯血、多关节痛和肌痛(肉芽肿性血管炎)。既往史询问可导致流泪的全身疾病,如面神经麻痹后神经错位性再生导致的泪液反常性分泌等;明确既往眼部和鼻部病史,包括感染、外伤、手术和放射治疗等。

表 2-5-6　流泪溢泪常见病因与临床表现

病因	临床表现
泪液生成过多的疾病	
干眼引起反射性流泪	寒冷或者刮风的天气里加重,或者接触烟雾或者干热时加重,伴间歇性异物感
眼表刺激(如过敏性结膜炎,角膜擦伤或者糜烂或者溃疡,异物,睑板腺炎,感染性结膜炎,刺激性化学物,角膜炎,倒睫,面神经麻痹导致支配眼睑闭合肌肉的麻痹并出现角膜点状病变)	伴沙砾感,结膜充血; 在角膜病变的患者中,伴有疼痛、持续异物感和畏光症状
过敏性结膜炎	伴眼痒,睑板结膜上可能有小滤泡
鼻部刺激和炎症(如过敏性鼻炎,上呼吸道感染)	伴流涕,喷嚏,鼻塞
鼻泪道阻塞导致泪液引流异常的疾病	
婴儿泪道阻塞或狭窄	通常两周龄后出现症状,可单眼或双眼发病
泪小管、鼻泪管狭窄或阻塞	通常因为慢性炎症,除了阻塞表现外其他检查正常
泪囊炎	鼻部疼痛,常有泪囊区的肿胀,充血和皮温升高;触诊有疼痛和脓性分泌物
肿瘤	鼻泪管系统质硬肿物,特别是老年人
不伴泪道阻塞的泪液引流异常的疾病	
泪小点位置异常	泪膜与泪小点位置吻合不佳(如睑外翻,睑内翻),通常检查时可发现

4. 体格检查　检查眼部和周围组织。仔细检查眼睑包括泪小点位置、有无睑缘炎、睑腺炎、睑外翻、睑内翻和倒睫。检查结膜和角膜有无病损,包括点状病灶,进行荧光素染色检查。翻转眼睑检查隐匿的异物。触诊泪囊(接近内眦处)了解有无发热、触痛和肿胀。触诊肿胀部位了解其质地和是否有脓性分泌物溢出。检查鼻部是否有充血、流脓和出血。染料试验、泪道冲洗、泪道探通有助于判断泪道有无阻塞、阻塞的部位及程度。影像学检查如 X 线碘油造影、CT 泪囊造影,可显示泪囊大小、泪道异常的解剖结构、狭窄或阻塞的部位及程度等。

5. 指导意义

(1)染料试验:双眼结膜囊内滴入 2% 荧光素钠溶液,5min 后观察和比较双眼泪膜中荧光素消退情况,若一眼荧光素钠存留较多,则提示该眼有相对性泪道阻塞或狭窄;或用湿棉棒拭擦下鼻道,若棉棒带黄绿色荧光素,则提示泪道通畅或没有完全阻塞。

(2)泪道冲洗:此方法常可提示阻塞的部位,急性泪囊炎患者不宜此操作。操作时通常可见以下几种情况:①冲洗无阻力,液体顺利到达咽部,提示泪道通畅。②冲洗有阻力,液体部分从注入原路反流,部分到达咽部,提示鼻泪管狭窄。③冲洗液完全从注入原路反流,提示泪小管阻塞。④冲洗液从下泪小点注入由上泪小点出,或从上泪小点注入由下泪小点出,提示为泪总管、泪囊或鼻泪管阻塞。⑤冲洗液反流的同时伴有黏性和脓性分泌物,提示为鼻泪管阻塞合并慢性泪囊炎。

(3)泪道探通:诊断性泪道探通有助于明确泪道阻塞的部位;治疗性泪道探通主要用于婴幼儿泪道阻塞;对于成年人鼻泪管阻塞,泪道探通不能起到根治效果。

五、干涩感

干涩感是指各种原因造成的泪液质或量及动力学异常导致的泪膜不稳定或眼表微环境失衡从而引起的。

眼干等眼部不适感,可因为同时伴有眼表炎性反应、组织损伤及神经异常造成眼痒、异物感、畏光、视功能障碍等表现。有时眼睛过干反而刺激反射性泪液分泌,从而造成流泪。

1. 病因　2020 年《中国干眼专家共识》把干眼发病原因及危险因素分为以下几种类型。

(1)全身因素性:很多全身性疾病,尤其免疫系统疾病及内分泌系统失衡会导致干眼,如 Sjögren 综合征、Steven-Johnson 综合征、移植物抗宿主病、各种结缔组织和胶原血管病、严重的肝功能异常、甲状腺功能异常、糖尿病及痛风,更年期后的女性较为普遍,其他如维生素 A 缺乏、雄激素缺乏等疾病也易导致干眼。

(2)眼局部因素性:包括局部感染及免疫相关疾病,如感染性结膜炎、过敏性结膜炎、角膜上皮基底膜下神经纤维丛密度异常,泪腺、睑板腺、眼表上皮细胞(杯状细胞)及角膜神经功能异常,蠕虫性睑缘炎、睑缘结构异常等;各种原因引起的泪液动力学异常,如眼睑皮肤及结膜松弛症、泪阜部增生、眼睑痉挛、眼型痤疮等。

(3)环境因素性:环境因素包括空气污染、光污染、射线、高海拔、低湿度及强风力等。

(4)生活方式相关因素性:如长时间操作视频终端、户外活动少、长时间近距离平面固视、睡眠不足、使用空调、吸烟、长期配戴角膜接触镜、眼部化妆及长时间驾驶等。

(5)手术相关因素性:包括各种手术导致泪腺、副泪腺、睑板腺、眼表上皮细胞、角膜上皮基底膜下神经纤维丛损伤及缺失;各种手术引起泪液动力学异常,如眼表面光滑程度改变或曲率变化、泪道管径扩大、泪小点位置异常、睑缘缺损等。激光角膜屈光手术、白内障摘除手术等导致干眼的发生率较高,大部分患者于术后 3~6 个月恢复,但少数患者可以持续较长时间。

(6)药物相关因素性:包括全身及局部用药。全身用药,如更年期补充激素,服用抗抑郁、抗组织胺、抗胆碱、抗精神病药物以及异维 A 酸药物、利尿剂、避孕药物、全身化疗药物等;局部用药,如眼部使用消毒剂、抗病毒药物、抗青光眼药物(受体阻滞剂等)及含防腐剂滴眼液、眼膏等。

(7)其他因素性:除了以上因素,还有其他因素,如焦虑、抑郁等情绪也会导致干眼。

2. 病理生理　眼表泪膜位于角膜前,主要由脂质层、水液层及黏蛋白层组成,通过泪液动力学(包括眨眼等)将泪液分布在眼表,并最后排出眼部。泪膜能保持角膜、结膜湿润,防止泪液水分蒸发。由此,如果泪膜受到损伤,会影响到泪液对角膜、结膜的湿润作用而诱发干涩感。

2020 年《中国干眼专家共识》按照泪液的主要成分及泪液动力学因素分类成 5 种类型。

(1)水液缺乏型干眼(aqueous tear deficiency):因水液性泪液生成不足和 / 或质的异常而引起,如 Sjögren 综合征和许多全身疾病引发的干眼。

(2)脂质异常型干眼(lipid deficiency):由于脂质层的质或量出现异常而引起,如睑板腺功能障碍、睑缘炎及各种引起泪液蒸发增加等因素造成的干眼。

(3)黏蛋白异常型干眼(mucin deficiency):由于各种因素造成眼表上皮细胞(尤其杯状细胞)受损而引起。目前相关研究采用结膜印迹细胞检查法以及进行泪液蕨类试验可了解黏蛋白缺乏,但临床尚无直接检测黏蛋白缺乏的方法,丽丝胺绿和虎红染色可间接提示缺乏黏蛋白覆盖的区域。临床眼表药物的毒性损伤、化学性眼外伤、热烧伤及角膜缘功能障碍、长期配戴接触镜等造成的干眼一般属于此种类型。

(4)泪液动力学异常型干眼(abnormal tear dynamics):因泪液的动力学异常引起,包括瞬目异常(如瞬目频率降低、不完全瞬目等)、泪液排出异常、结膜松弛及眼睑异常等导致的干眼。部分视频终端综合征及各种原因导致的神经麻痹性或暴露性眼睑闭合不全也属于这一类型干眼。

(5)混合型干眼(mixed dry eye):临床最常见的干眼类型,为以上两种或两种以上原因所引起的干眼。

以上分类仅是相对而言。临床部分干眼如视频终端综合征,既存在蒸发增加因素,可属于脂质异常型干眼;又存在瞬目频率下降及不完全瞬目因素,可属于泪液动力学异常型干眼;后期部分患者还可合并睑板腺功能障碍;严重的视频终端综合征为混合型干眼。

3. 病史　现病史应该明确干涩感的起病时间、每日用电子产品时间、严重程度等。同时应询问是否伴有异物感、烧灼感、痒感、畏光、眼红、视物模糊、视力波动等重要的相关症状。既往史应该询问有无口干、关节痛、过去的全身及局部用药情况、手术历史及工作环境等。

4. 体格检查

(1)裂隙灯检查:裂隙灯注意眼睑检查(睑板腺功能异常),是否有睑球粘连,结膜角膜改变。

(2)干眼的特殊检查

1)泪河高度:荧光素染色后,裂隙灯显微镜下可见的角结膜表面光带与下睑睑缘光带交界处的泪液液平高度(正常高度为 0.3~0.5mm),此指标可以在临床较快帮助诊断干眼症,是初步判断泪液分泌量的指标。

2)泪液分泌试验:Schirmer 试验观察时间为 5min。正常为 10~15mm/5min,<10mm 为低分泌,<5mm 为干眼。不使用表面麻醉剂检测的是主泪腺的分泌功能(反射性泪液分泌),表麻后检测的是副泪腺的分泌功能(基础泪液分泌)。

3)泪膜破裂时间:正常为 10~45s,<10s 为泪膜不稳定。

4)眼表上皮活性染色:荧光素染色阳性代表角膜上皮缺损,提示角膜上皮的完整被破坏。虎红染色敏感性高于荧光素染色,角结膜失活细胞着染为阳性细胞,对于早期轻度的角结膜干燥症的诊断更为敏感。丽丝胺绿染色能使失活变性细胞和缺乏黏蛋白覆盖的角结膜上皮细胞着染,并且没有虎红染料的刺激性。

5)眼表活检及印迹细胞学检查:可了解眼表上皮细胞的病理改变,干眼症患者眼表上皮细胞异常表现为结膜杯状细胞密度降低、细胞核浆比增大、角膜上皮细胞鳞状化生、角膜上皮结膜化。通过计算结膜中杯状细胞密度,可间接评估疾病严重程度。此方法为有创的检查方法,不应作为干眼诊断的首选。

除了上述检查,干眼问卷评分、泪液乳铁蛋白测定、泪液蕨类试验、泪液渗透压测量、泪液溶菌酶含量、泪液清除率测定、角膜地形图检查、血清学检查以及泪膜镜、活体共聚焦显微镜和睑板腺成像系统也可作为干眼诊断的辅助检查。

(3)对伴有其他全身性疾病如类风湿性关节炎、红斑狼疮等进行必要的实验室检查。

5. 指导意义　根据病史、症状、裂隙灯检查、干眼的特殊检查及全身检查判断干眼症状的病因、类型、程度及是否合并并发症。干眼的诊断目前尚无国际公认的统一标准,2013 年中华医学会眼科学分会角膜病学组提出目前我国的干眼诊断标准:①有干燥感、异物感、烧灼感、疲劳感、不适感、视力波动等主观症状之一和 BUT ≤ 5s 或 Schirmer Ⅰ 试验结果(无表面麻醉)≤ 5mm/5min 可诊断干眼;②有以上主观症状之一和 5s<BUT ≤ 10s 或 5mm/5min<Schirmer Ⅰ 试验结果(无表面麻醉)≤ 10mm/5min,同时有角结膜荧光素染色阳性可诊断干眼。

(童剑萍)

思考题

1. 简述视功能障碍有哪些类型,并列举常见疾病。

2. 试述视功能障碍诊断和鉴别诊断的要点。

3. 简述流泪溢泪的病理生理及病因。

4. 试述干眼发病原因及危险因素的分类。

第六章
眼科药物治疗概述

第一节 药物动力学、眼药剂型与给药方式

药物在眼病的预防、诊断和治疗中起到重要作用。由于眼部存在血眼屏障,包括血房水屏障和血视网膜屏障等特殊的组织解剖结构,一些药物经全身给药后,并不能在眼部发挥作用,因此眼科常采用眼部局部给药的方式,以便充分发挥药物作用,减少不良反应。

一、眼局部的药物动力学

眼局部给药达到有效治疗浓度与治疗的有效性正相关,而病灶内的有效浓度和病灶深度、药物与组织亲和力、药物的渗透性、药物在组织内的浓度梯度有关。眼部局部给药时,药物由眼表分布到泪膜,再转运至角膜,再由角膜转运至眼球内。因角膜上皮细胞与内皮细胞间均有紧密连接,药物大部分只能由细胞膜转运。影响药物透过角膜的因素包括药物浓度、溶解度、黏滞性、脂溶性、表面活性等。

二、眼局部用药的常见剂型

(一)滴眼剂

滴眼剂(eyedrops)是最常用的眼药剂型,是由药物与适宜辅料制成的供滴入眼内的无菌液体制剂,有溶液和混悬液等。该剂型的药物称滴眼液或眼药水,通常为滴入下方结膜囊内给药。根据药物半衰期、局部达到和维持有效治疗浓度的时间选择用药频率。滴眼剂具有用药方便、患者可以自己用药、依从性好的优势。但滴眼剂容易被泪液稀释、从泪道排出,从而影响局部药物浓度。

滴眼剂质量要求类似注射液,不仅对药物的稳定性、生物利用度有要求,对 pH、渗透压、微生物、异物、舒适性、包装容器的透光性等也都有严格的要求,滴眼剂为了避免污染,常含有防腐剂,长期点用可能导致眼表毒性反应等不良反应。近年来,不含防腐剂的滴眼剂逐渐增加。

一般每滴滴眼液为 25~30μl,而结膜囊的容量约 10μl,因此常规治疗每次只需 1 滴滴眼液即可,滴眼剂单次多滴并不能有效增加局部药物浓度。正常状态下泪液以每分钟约 16% 的速率更新,滴眼 4min 后大约余 50% 的药物存留于结膜囊泪液中,因此如需要尽快提高局部药物浓度,应增加点药频率,可嘱患者 5min 后再次给药。滴药后建议患者轻压泪囊部,一方面减少药物从泪道排出,增加眼部吸收,另一方面可减少药物的全身不良反应。

(二)眼膏剂

眼膏剂(eye ointments)广义的是指由药物与适宜基质均匀混合制成的膏状、乳膏状、凝胶状的无菌眼用半固体制剂,包括狭义的传统眼膏剂、眼用乳膏剂和眼用凝胶剂。该剂型的药物称眼膏或凝胶。脂溶性的眼膏基质具有无水和化学惰性的特点,宜于配制遇水不稳定药物(如某些抗生素)的眼用制剂。与滴眼剂相比,眼膏剂在结膜囊内停留时间更长,夜晚使用既可减少给药次数,又延长药物眼内

滞留时间。能减轻眼睑对眼球的摩擦,有助于角膜损伤的愈合,可用于眼科术后用药。但油腻感、引起视力模糊等是眼膏剂的常见缺点。

（三）眼药新剂型

1. **黏性赋形剂**　为提高滴眼剂的生物利用度,延长局部作用时间和减少全身吸收带来的不良反应,在滴眼剂中加入适量的黏性赋形剂如甲基纤维素、透明质酸钠、聚乙烯乙醇、聚羧乙烯等,制成胶样滴眼剂或在位凝胶。

2. **前体药剂**　眼药吸收过程中经代谢转化为具有生物药理效应的活性成分。

3. **缓释剂**　保持药物浓度较长时间内在一较为稳定的治疗浓度,大大减少用药量、用药次数和药物的不良反应,适用于眼内给药。

4. **脂质体**　制成脂性微球,可作为载体,根据需要将水溶性或脂溶性药物溶入,适用于眼内给药。

眼药新剂型为眼科药物治疗带来应用方便、疗效持续、副作用小等优势,具有广阔的研发前景。

三、眼药给药方式

1. **局部外用**　滴眼液或眼膏结膜囊给药;眼膏眼睑皮肤外用。

2. **眼周注射**　是围绕眼球周围的注射,将药液注入球结膜、球筋膜(Tenon 囊)下(球旁)或眼球后等,其共同特点是避开了角膜上皮对药物吸收屏障,一次用量较大,可在眼局部达到较高浓度。球结膜下注射主要是通过扩散到达角膜基质层和角膜缘组织进入眼内,适用于眼前段病变。球筋膜下注射主要经巩膜渗入,适用于虹膜睫状体病变。球旁或球后注射可使药物在晶状体虹膜隔后部位达到治疗浓度,适用于眼后段以及视神经疾病。但眼周注射存在眶内球外组织结构甚至眼球可能损伤的危险性。

3. **眼球内注射**　是将药液注入前房内或玻璃体腔内。其最大的优点在于可立即将有效浓度的药物注送到作用部位,所需药物浓度与剂量均很小且疗效好,主要适用于眼内炎症、感染,视网膜黄斑疾病等治疗。但眼球内注射需注意眼内组织损伤及药物对组织的毒性作用。

第二节　眼科常见用药

一、抗感染药物

眼科抗感染药(anti-infective ophthalmic drugs)包括抗细菌药物(antibiotics)、抗真菌药物(antifungal agents)和抗病毒药物(antiviral agents)等。

（一）抗细菌药物

细菌侵入是眼部感染的常见原因。抗生素滴眼液或眼膏常用于治疗外眼感染,如睑腺炎、睑缘炎、细菌性结膜炎和角膜溃疡等。也可行抗生素眼旁或眼内注射,治疗严重的眼内感染。使用抗生素时应避免细菌耐药性的发生。作为一般原则,尽量避免全身常用的抗生素在眼局部滴用,以免患者以后全身应用这种抗生素时敏感性下降。如果眼部感染严重,而这种抗生素眼局部应用又特别有效时,可忽略这一原则。特别注意抗生素过敏者禁用。

1. **氨基糖苷类**　广谱抗菌药,主要用于革兰氏阴性菌和葡萄球菌。有肾毒性和耳毒性,眼局部过量应用可有结膜、视网膜毒性。

眼部常用的药物有庆大霉素、妥布霉素。给药方式有滴眼液和眼膏局部用药、结膜下注射、玻璃体腔注射。

2. **喹诺酮类** 快速杀菌剂,广谱,对革兰氏阴性、阳性菌有强大的抗菌作用,对结核分枝杆菌和其他分枝杆菌、衣原体、支原体也有一定作用。不良反应轻微。

眼科常用药物有氧氟沙星、左氧氟沙星、环丙沙星、加替沙星、诺氟沙星、莫西沙星滴眼液或眼膏。

3. **四环素类** 快速抑菌剂,抗菌谱极广,对很多革兰氏阳性和阴性菌、立克次体、支原体和衣原体、非典型分支杆菌等均有效。不良反应较多,有胃肠道反应、肝肾毒性、抑制骨骼发育和牙齿变色,过敏反应等。

眼科常用的药物有金霉素眼膏,四环素眼膏。

4. **氯霉素类** 广谱抑菌剂,对多种革兰氏阳性和阴性需氧菌、厌氧菌具有良好的抗菌活性,对衣原体、支原体、立克次体也有作用。不良反应主要是骨髓抑制(与剂量有关)和再生障碍性贫血(与剂量无关)。

眼科常用药物有氯霉素滴眼液。

5. **利福平** 全效杀菌剂,广谱,对繁殖期和静止期敏感菌均有抗菌性,穿透力强。对结核分枝杆菌、麻风杆菌、链球菌、肺炎球菌、耐药金葡菌、淋球菌、支原体、衣原体均有效。不良反应有胃肠道反应、肝损害。

眼科常用药物有利福平滴眼液。

6. **多肽类** 快速杀菌剂,抗菌谱窄,主要作用于各种革兰氏阳性菌,包括耐药金黄色葡萄球菌、肠球菌属等,具有明显的耳毒性和肾毒性。

眼科常用药物有万古霉素,用于结膜下注射和玻璃体腔注射。

7. **大环内酯类** 快速抑菌剂,抗菌谱较窄,主要用于革兰氏阳性及阴性球菌、某些厌氧菌、支原体和衣原体、弓形体等。局部使用毒性低,过敏反应少。

眼科常用药物有红霉素眼膏。

8. **林可霉素类** 快速抑菌剂,抗菌谱窄,对大多数革兰氏阳性菌和各种厌氧菌具有良好抗菌活性。不宜与红霉素合用,不良反应轻微。

眼科常用药物有林可霉素滴眼液。

9. **多黏菌素类** 慢效窄谱,对革兰氏阴性杆菌包括铜绿假单胞菌有效。有肾毒性。眼科常用药物有多黏菌素 B 滴眼液,以及多黏菌素 B 结膜下注射。

(二)抗真菌药

1. **多烯类** 低浓度时抑制真菌,高浓度时杀灭真菌。广谱,对念珠菌、新隐球菌、球孢子菌、皮炎牙生菌、组织胞浆菌等有效。不良反应有肝肾毒性和骨髓抑制。眼科常用药物有两性霉素 B,那他霉素,可以滴眼液、结膜下注射、前房注射和玻璃体注射。

2. **咪唑类** 低浓度时抑制真菌,高浓度时杀灭真菌。广谱,对念珠菌、新隐球菌、皮炎牙生菌、组织胞浆菌、棘阿米巴等有效。不良反应多见胃肠道反应、肝毒性。眼科常用药物有咪康唑、酮康唑、氟康唑、伊曲康唑,有滴眼液或眼膏,也常用于结膜下和玻璃体腔注射。

(三)抗病毒药

1. **利巴韦林(ribavirin)** 广谱抗病毒药,对 DNA 病毒和 RNA 病毒均有效。眼科常用的药物有病毒唑滴眼液。

2. **阿昔洛韦(acyclovir,ACV)** 具有抑制 I 型和 II 型疱疹病毒、水痘 - 带状疱疹病毒、EB 病毒和巨细胞病毒的作用。

眼科常用的药物有阿昔洛韦滴眼液,也用于玻璃体腔注射。

3. **更昔洛韦(ganciclovir,GCV)** 对巨细胞病毒的作用明显高于 ACV,对腺病毒和微小 RNA 病毒也有效。用于治疗单纯疱疹病毒性角膜炎、带状疱疹病毒性眼病、急性视网膜坏死综合征、巨细胞病毒引起的葡萄膜炎和视网膜炎。

眼科常用的药物为更昔洛韦凝胶,也用于玻璃体注射。

4. 膦甲酸钠(foscarnet)　可抑制巨细胞病毒(CMV)、1 型和 2 型单纯疱疹病毒(HSV-1 和 HSV-2),用于治疗阿昔洛韦或更昔洛韦无效的单纯疱疹性角膜炎。眼科常行玻璃体腔注射。常用 3% 滴眼液,每日 6 次,每次 2 滴,3 日后每日 4 次。

二、抗青光眼药物

青光眼是一组损害和威胁视神经及其视觉通路,最终导致视力下降,典型表现为视盘凹陷和视野缺损缩小,且与病理性眼压升高密切相关的疾病。降低眼压是治疗青光眼最有效的手段,而眼压由房水生成率、房水排出率及眼内容物容积三者所决定。房水外流阻滞是青光眼的主要病因,可选用抑制房水生成或促进房水外流的药物来进行治疗,各种药物具有不同的降低眼压机制(表 2-6-1)。眼部滴用的 β 受体阻断剂或前列腺素衍生物通常为降低眼压的首选药物。用于治疗青光眼的药物(drugs used in the treatment of glaucoma)应根据每个青光眼患者的眼压、视盘和视野的情况采取个体化剂量和频率,可以单独或联合使用,原则上应当使用最小量的药物来控制眼压和防止视神经、视野进一步损伤。

表 2-6-1　治疗青光眼的常用药物及作用机制

药物种类	作用机制	常用药物
β 肾上腺素能受体阻滞剂	减少睫状体的房水生成	噻吗洛尔 左布诺洛尔 卡替洛尔 倍他洛尔
α 肾上腺素能受体兴奋剂	促进房水流出和减少房水生成	安普乐定 溴莫尼定
拟胆碱药物	通过缩瞳促进房水流出	毛果芸香碱 碳酰胆碱
碳酸酐酶抑制剂	减少房水生成	布林佐胺
前列腺素衍生物	促进房水流出	拉坦前列素
前列腺素衍生物 /β 肾上腺素能受体阻滞剂	促进房水流出和减少房水生成	拉坦噻吗 曲伏噻吗
高渗剂	促进房水流出	甘油 异山梨醇酯 甘露醇

(一) β 肾上腺素能阻受体滞剂

β 肾上腺素能受体阻滞剂通过减少睫状体的房水产生来降低眼内压。副作用包括支气管收缩、心动过缓、抑郁和疲劳。本类药物宜白天使用,因晚上以胆碱能神经占优势。哮喘或慢性阻塞性肺疾病(COPD)疾病患者禁用。

1. 噻吗洛尔(timolol)　是非选择性受体阻滞剂,滴眼液浓度为 0.25% 和 0.5%,每日 1~2 次;凝胶剂浓度为 0.25% 和 0.5%,每日 1 滴。

2. 左布诺洛尔(levobunolol)　是非选择性受体阻滞剂,疗效与噻吗洛尔相当。滴眼液浓度为 0.25% 和 0.5%,每日 1~2 次,每次 1 滴。

3. 卡替洛尔(carteolol)　滴眼液浓度为 1%,每日 1~2 次。效果不明显时,改用 2% 制剂,每次 1 滴,每日 2 次。

4. 倍他洛尔(betaxolol)　滴眼液浓度为 0.25% 和 0.5%,每日 1~2 次。它是相对选择性 β1 受体阻滞剂,因此可减少肺部的副作用,但与非选择性 β 受体阻滞剂相比,降眼压效果较差。

（二）α 肾上腺素能受体兴奋剂

α 肾上腺素能受体兴奋剂通过抑制房水产生和促进房水排出来降低眼内压。不良反应少,但低于两岁儿童禁用。

1. 安普乐定(apraclonidine)　专门用于预防和处理前段激光手术后的眼内压升高,常在术前和术后滴用。也可长期应用,作为不受其他药物控制的青光眼短期辅助治疗。短期应用后除眼睑抬高和结膜发白外,副作用很少。长期应用后主要副作用是眼部过敏反应。

2. 溴莫尼定(brimonidine)　既可减少房水生成,又可促进房水经葡萄膜巩膜途径外流。滴眼液浓度为 0.2%,每日 1 滴,2~3 次。在不能耐受 β 受体阻滞剂的患者中经常用做替代药物。它对心率和血压的影响较小,滴眼后主要副作用是口干、结膜充血、眼刺痛。

（三）拟胆碱药物

增加房水通过小梁网的流出而降低眼压。副作用为损害角膜上皮细胞和促进近视发展,虹膜炎和继发性青光眼患者禁用。

1. 毛果芸香碱(pilocarpine)　直接兴奋瞳孔括约肌、缩小瞳孔和增加虹膜张力,解除小梁网堵塞,重新开放房角。常用的滴眼液浓度为 1% 或 2%,根据病情,每日滴用 2~6 次;凝胶为 4%,每晚滴用 1 次。单剂量滴眼后 1h 出现降眼压作用,持续 4~8h,滴眼后常见的副作用为调节痉挛、促进近视、强直性瞳孔缩小、瞳孔后粘连和眼局部过敏等。

2. 碳酰胆碱(carbachol)　很难通过角膜吸收,如果合用苯扎氯铵,则其渗透率会大大提高。通常在毛果芸香碱无效的情况下使用,作用时间为 4~6h。常用浓度为 0.75%~1.5%,每日 3~4 次。主要副作用为调节痉挛和头痛,可发生眼部过敏。

（四）碳酸酐酶抑制剂

口服碳酸酐酶抑制剂(carbonic anhydrase inhibitors,CAI)可明显降低开角型和闭角型青光眼的眼压。临床应用的 CAI 都是磺胺的衍生物,可直接穿透角膜到达睫状体。CAI 用于局部用药不能控制眼压的病例,通常与其他药物联合使用。但副作用较多,如低钾、胃部烧灼和刺痛、浅表点状角膜病变和结膜过敏反应,味觉苦涩最常见。对磺胺药过敏者禁用。

常用局部制剂为布林佐胺(brinzolamide)的 1% 悬浮液,滴后 0.5h 出现降压作用,达峰时间为 1~2h,每日 1~2 次。不良反应主要是视物模糊、眼部不适,通常较轻,可自行缓解。

（五）前列腺素衍生物

主要通过葡萄膜巩膜途径,增加房水流出而降低眼内压。当与减少房水生成的药物联合使用时,效果更显著。常用药物为拉坦前列素(latanoprost),其同类药物有曲伏前列素(travatan)、贝美前列素(bimatoprost)、乌诺前列酮(unoprostone)等,适用于原发性开角型青光眼和高眼压症。其浓度为 0.005%,每晚滴用 1 次,滴药后 3~4h 有降眼压效果,8~12h 可达最大作用。每日不可超过 1 次,因用药次数增加反而削弱降眼压效果。每次滴眼后需按压眼角泪囊处 1min 以减少全身性吸收。眼部副作用有眶周皮肤色素沉着、结膜充血、角膜点状浸润、虹膜颜色加深和眼睫毛增生等。有眼部炎症、黄斑水肿者禁用。

（六）前列腺素衍生物 / β 肾上腺素能阻滞剂

眼部滴用的 β 肾上腺素能阻滞剂或前列腺素衍生物通常为降低眼压的首选药物,在一些病例中,常常联合应用这些药物,以达到最佳效果。联合用药的新趋势是将 2 种或 2 种以上的药物放在 1 个滴眼瓶里,形成复合制剂,可以降低防腐剂的眼损伤,减少给药次数,提高患者依从性。

1. 拉坦噻吗　适用于 β 肾上腺素能阻滞剂治疗效果欠佳的患者,常用滴眼液规格为 2.5ml:125μg拉坦前列素和 17mg 马来酸噻吗洛尔,推荐剂量为每日 1 次,每次 1 滴。

2. 曲伏噻吗　规格常为 2.5ml:曲伏前列素 0.1mg 和马来酸噻吗洛尔 12.5mg,适应证与用法基本同拉坦噻吗。眼部充血是其最常见的不良反应,通常情况下可继续用药。

（七）高渗剂

通过使血浆高渗来降低眼压,常用于急性闭角型青光眼,或术前需要降低眼压者。副作用包括多尿、头痛、背痛、头晕、腹泻、心血管负担过重和肺水肿等,应用口服制剂后常有恶心呕吐。

　　1. **甘油**(glycerin)　通常以 50% 的溶液与水、橙汁或加有调味剂的生理盐水口服,单次剂量为 1~1.5g/kg(1ml 甘油重 1.25g)。用药后 10min 起作用,30min 达高峰,持续 5h。

　　2. **异山梨醇酯**(isosobide)　浓度 45%,单次口服剂量为 1.5g/kg。起效和持续时间与甘油相似。与甘油不同,异山梨醇不会产生热量或升高血糖。

　　3. **甘露醇**(mannitol)　浓度为 20%,单次剂量 1.5~2g/kg,静脉注射给药,一般在 30min 内注完。给药后 1h 可达最大降眼压作用,持续 5~6h。对于老年人应注意心血管过载和肺水肿等副作用。

三、人工泪液

　　人工泪液具有润湿眼表、改善泪液高渗、修复眼表损伤等功效,可减轻干眼症患者眼表不适,缓解干眼症状,是干眼症治疗中的重要手段。

　　轻度干眼宜选择黏稠度低的人工泪液,每日 4 次;对中重度干眼,伴蒸发过强者宜选择黏稠度高的人工泪液,提高人工泪液使用频率至每 1~2h 一次,此外可用眼用凝胶和自体血清点眼;对于眼表面炎症较重、泪液动力学异常患者优先选用不含防腐剂或防腐剂毒性较少的人工泪液;对于脂质层异常患者应优先选用含脂质类人工泪液;此外,有些人工泪液中的某些特殊成分能促进杯状细胞数量或角膜上皮修复,或可逆转上皮细胞的鳞状化生,在选择时应综合考虑;若须长期或高频率使用(如每天 >6 次)时,应选不含防腐剂或防腐剂毒性较少的人工泪液。

(一) 聚合物类

　　主要为水溶性高分子聚合材料,其成分黏度高,保湿性好,用于人工泪液中可缓解疼痛,增加人工泪液的渗透压,增强视觉功能。

　　1. **玻璃酸钠**　可以保持眼表水分,促进角膜上皮细胞伸展,是治疗干眼的主要药物。一般使用 0.1% 的滴眼液,每次 1 滴,每日 5~6 次,重症及效果欠佳时可使用 0.3% 滴眼液。不良反应主要为眼刺痛感、眼睑瘙痒、结膜充血等。

　　2. **羟丙甲纤维素**　适用于泪液分泌不足时,成人及儿童均可使用,0.5% 滴眼液,每日 3 次,每次 1~2 滴。少数可出现眼痛、视力模糊、结膜充血等不适。

　　3. **右旋糖酐 70**　主要用于干燥性角膜炎及干眼症,以其 0.1% 溶液滴眼,每日 3 次,每次 1~2 滴。

　　4. **卡波姆**　泪液分泌减少的替代治疗,常用 0.2% 的滴眼液或眼用凝胶,每日 3~5 次,每次 1 滴。可引起短暂的视力模糊。

　　5. **聚乙烯醇**　用于缓解眼睛干涩,滴眼液通常为 1ml 左右单独包装,浓度 1%~2%,每次 1 支。偶有眼部刺激和过敏症状。

(二) 内源性活性蛋白及细胞因子类

　　溶菌酶及乳铁蛋白是泪液中含量最多的两种蛋白,具有抗感染、抗炎、调节免疫反应的作用。SIgA 在眼局部免疫中起重要的作用,是人泪眼中含量最多的免疫球蛋白。人表皮生长因子具有促增殖功能,可促进眼表上皮细胞增殖,加速眼表损伤修复,是泪液中重要的功能成分。

　　重组人表皮生长因子(rhEGF)除干眼症外也可用于各种原因引起的角膜上皮损伤。此外,还有重组人表皮生长因子(rhEGF)衍生物滴眼液,适应证及用法相似。

(三) 神经营养类

　　神经生长因子调节神经细胞生长、发育、繁殖及损伤修复,与干眼症的发生及严重程度密切相关,将神经细胞保护及损伤修复相关活性成分制备成人工泪液有望获得优于传统滴眼液的修复效果。

(四) 血清

　　血清营养丰富,含有多种营养因子及活性蛋白、功能因子,是非常好的人工泪液替代品。牛血清提取物人工泪液可以改善组织营养,促进细胞再生和组织修复。自体血清更具优势,然而来源有限,且存在传染病人际传播等风险。

1. 小牛血清去蛋白　以其 50% 的眼用凝胶涂于眼部患处,每次 1 滴,每日 3~4 次。可出现眼部刺痛或灼烧感。

2. 小牛血去蛋白提取物　凝胶浓度为 20%,用法同小牛血清去蛋白。滴眼液为 20% 浓度的单独包装,每次 1 支。过敏反应罕见,偶有一过性眼部刺激。

四、散瞳药

散瞳药(madriatics)和睫状肌麻痹药(cycloplegics)均可散大瞳孔,后者还可以麻痹调节。常用的散瞳药和睫状肌麻痹药为抗胆碱药物,可以麻痹副交感神经支配的睫状肌和瞳孔括约肌,在眼科的主要应用为:①散大瞳孔以利于眼底检查;②麻痹睫状肌,进行屈光检查;③葡萄膜炎时散大瞳孔和麻痹睫状肌,防止粘连形成,减轻疼痛和畏光。但应注意,对于多数闭角型青光眼和房角极窄的患者禁用散瞳药,同等浓度的散瞳药对于色素较重的患者作用较弱。

(一) 拟肾上腺素能药物

去氧肾上腺素(phenylephrine)作用于瞳孔开大肌,具有散瞳作用,但无睫状肌麻痹作用。常用浓度为 2.5%、5% 或 10%,单次滴药后 30min 起作用,持续 2~3h。可先点 1 滴,并在 5~10min 内重复一次。10% 的滴眼液不能用于新生婴儿和心脏病患者,或接受利舍平、呱乙啶或三环抗抑郁剂的患者,否则会增强去氧肾上腺素的全身不良反应。

(二) M 胆碱受体阻滞剂

1. 阿托品(atropine)　通过阻断 M 胆碱受体,使瞳孔括约肌和睫状肌松弛,引起瞳孔散大。常用的阿托品滴眼液浓度为 0.5%~3%,眼膏为 0.5% 或 1%。阿托品临床应用主要指证:①对于儿童或远视眼屈光检查:可每日滴用 0.5%~1% 滴眼液 2~3 次及检查前 1 小时滴加 1 滴,也可每日涂用 0.5% 或 1% 眼膏 1 次,连续点用 1 周。②前部葡萄膜炎治疗:阿托品有解除和缓解睫状肌炎性痉挛,改善微循环减轻水肿,减少炎性渗出,缓解疼痛减轻症状,预防瞳孔后粘连的作用。对于葡萄膜炎,应根据病情每日滴用 2~6 次。单次滴眼后 30~40min 起作用,2h 左右可达最大作用,在正常眼中持续 2 周左右。如眼部有急性炎症,则每日滴用 2 至 3 次以维持作用。在眼内手术后,也可用于维持散瞳。③恶性青光眼:有松弛睫状环,解除房水向后逆流的作用。使用时要注意,滴用阿托品后应立即压迫泪囊部,防止药液进入鼻泪管面被鼻黏膜吸收,产生全身副作用,如皮肤和黏膜干燥、发热、激动和谵妄、心搏过速、面部潮红。如有发生应立即停用阿托品。

2. 托吡卡胺(tropicamide)　是一种有效的散瞳药,其睫状肌麻痹作用较弱,适用于眼底散瞳检查。常用浓度为 0.5% 和 1%,滴药后 20~25min 可达最大作用,持续 15~20min,完全恢复需 5~6h。本品较安全,可适用于高血压,心绞痛或其他心血管疾病患者。

3. 复方托吡卡胺　是临床上最常用的散瞳药,为托吡卡胺与去氧肾上腺素的复方制剂。用于散瞳时,每次 1~2 滴;或每次 1 滴,间隔 3~5min,共滴眼 2 次。用于调节麻痹时,每次 1 滴,间隔 3~5min,共滴眼 2~3 次。不良反应是托吡卡胺与去氧肾上腺素的集合,严重时可出现过敏、休克等,如有发生应立即停药并妥善处理。

五、局部麻醉药

表面麻醉药(topical anesthetics)在诊断和治疗中用于麻痹眼表知觉,包括眼压测定、去除角膜或结膜异物、角膜镜检查、角膜上皮和结膜刮除以及较小的角膜和结膜手术等。表面麻醉已成为角膜屈光手术、眼内屈光手术、白内障手术、青光眼手术和玻璃体注药的主流麻醉方法,必要时可通过向前房内注射麻醉剂以及口服或静脉注射麻醉剂来补充。

1. **丙美卡因(proparacaine)**　又名爱尔凯因(alcaine),1 滴 0.5% 溶液可在 20s 内起效,持续 10~15min,可根据需要加大剂量或延长点用时间。它的局部刺激少,适用于测量眼压、拆除缝线、角膜上皮刮除术、白内障摘除术、前房角镜检查等。

2. **奥布卡因(oxybuprocaine)**　麻醉强度、起效和持续时间与丙美卡因相似,溶液浓度为 0.4%,一般成人 1~4 滴滴眼,可酌情增减。禁止作为镇痛剂和注射剂使用。

3. **利多卡因(lidocaine)**　对组织刺激性小,穿透力强,可作为浸润麻醉和传导阻滞麻醉药,也可作为表面麻醉剂。起效快,维持时间达 1~2h,且具有较低的眼表毒性。

六、其他药物

(一) 眼部抗炎药物

眼部抗炎药物主要为糖皮质激素和非甾体抗炎药。

1. **糖皮质激素**　糖皮质激素(glucocorticoid)减轻炎症反应、保护眼部解剖结构和正常功能,是使用糖皮质激素的主要目的。轻症、表浅、眼前节疾病、眼前节各类手术后,可以眼部滴用激素眼药水;重症、眼后节和视神经疾病可以结膜下、球后注射、玻璃体腔注射、玻璃体腔缓释剂注射或全身给药。临床使用时应遵循皮质激素使用的基本原则。

对于严重炎症,开始时应当每 12h 滴用糖皮质激素 1 次;当反应良好时可逐渐减量,并尽可能缩短用药时间。应用糖皮质激素的时间长短应根据各种疾病的具体情况确定,有的只需几日,而有的需要数月。副作用包括单纯疱疹性角膜炎的再激活、诱发真菌感染、发生糖皮质激素性白内障和青光眼等。

常用的眼局部制剂有氢化可的松(hydrocortisone)滴眼液、醋酸泼尼松龙(prednisolone)混悬液、地塞米松(dexamethasone)滴眼液、氟米龙(fluorometholone)滴眼液和氯替泼诺(loteprednol)混悬液等。眼科全身用糖皮质激素还包括泼尼松(prednisone)和甲泼尼龙(methylprednisolone)。

2. **非甾体抗炎药**　眼部滴用的非甾体抗炎药(nonsteroidal anti-inflammatory agents,NSAIDs)的抗炎效果较糖皮质激素差,但毒副作用轻,主要为角膜上皮损伤和结膜充血。局部应用的 NSAIDs 通常用于术后抗炎、预防和治疗白内障手术后的黄斑囊样水肿等。0.1% 溴芬酸钠(bromfenac sodium)和 0.1% 普拉洛芬(pranoprofen)适用于外眼及眼前段的炎症(如结膜炎、巩膜眼)。此外,0.03% 氟比洛芬(flurbiprofen)和 1% 舒普洛芬(suprofen)用于白内障手术时防止瞳孔缩小,0.5% 酮咯酸氨丁三醇(ketorolac)用于季节性过敏性结膜炎,0.1% 双氯芬酸(diclofenac)用于治疗白内障术后的炎症反应及解除角膜屈光手术后的畏光和疼痛。

(二) 抑制新生血管生成的药物

多种血管生成促进因子可以直接或间接的作用于血管内皮细胞,促进新生血管形成。血管内皮生长因子(VEGF)在新生血管形成过程中起着重要的作用,由此抗 VEGF 药物来抑制新生血管生成便应运而生。靶向药物治疗近年来成为眼部血管异常增生疾病的常用治疗方法,获得了良好的临床效果和显著的社会效益。

1. **康柏西普(conbercept)**　抗血管内皮生长因子融合蛋白,是中国首个获得世界卫生组织国际通用名的拥有全自主知识产权的生物 I 类新药。2013 年起被批准用于治疗湿性年龄相关性黄斑变性(AMD)。推荐给药方案为初始 3 个月,每个月玻璃体腔内给药 0.5mg/ 次,之后每 3 个月玻璃体腔内给药 1 次。

2. **雷珠单抗(ranibizumab)**　是人源化重组抗 VEGF 单克隆抗体片段 Fab 部分,对人 VEGF 的所有异构体都具有特异性和亲和力,抑制 VEGF,从而抑制新生血管形成及血管渗漏。2006 年起用于临床,以其 0.5mg 玻璃体腔注射给药,每月 1 次,用于治疗湿性年龄相关性黄斑变性。

3. **阿柏西普(aflibercept)**　是一种重组融合蛋白,由 VEGF 受体 1 的第 2 个 Ig 结构域和受体 2 的第 3 个 Ig 结构域融合至人 IgC1 的 Fe 片段的可溶性诱饵受体。2011 年起用于治疗湿性年龄相关黄斑变性,推荐剂量是 2mg(0.05ml)玻璃体内注射,前 12 周每 4 周 1 次,随后每 8 周 1 次。

（三）诊断用的染色剂

眼科临床中,需用一些染色剂(diagnostic eye solutions)帮助诊断。2% 荧光素钠溶液单次滴眼或滤纸条染色于结膜囊,用来诊断角膜上皮缺损,或者用在压平眼压计测量和角膜接触镜验配中;10% 荧光素钠静脉注射进行眼底荧光素血管造影,可发现一些眼底病变。吲哚菁绿可用于诊断和鉴别脉络膜疾病和某些视网膜疾病,如视网膜色素变性、黄斑部脉络膜视网膜变性、脉络膜新生血管、脉络膜炎和年龄相关性黄斑变性等。1% 孟加拉红(rose Bengal)溶液用于诊断干燥性结膜角膜炎。

第三节　眼部用药的常见不良反应

眼部由于存在血 - 房水屏障和血 - 视网膜屏障等特殊组织解剖结构,大多数眼部给药方式是局部给药。因此不同药物在眼局部使用时产生的不良反应也各不相同。

患者局部角膜病变、长时间、大剂量、多种滴眼液混合使用、使用含防腐剂的滴眼液等情况下,可因药物毒性作用产生眼表症状。如长期使用抗感染药物应注意,结膜充血水肿、角膜点状上皮脱落。非甾体抗炎药主要不良反应为角膜上皮损伤和结膜充血。

散瞳药、睫状肌麻痹药和抗青光眼药物等通过作用于不同受体产生不同的症状。如 M 受体阻滞剂阿托品被鼻黏膜吸收后可出现皮肤和黏膜干燥、发热、激动和谵妄、心搏过速、面部潮红。环喷托酯使用后可出现,神经毒性,表现为视觉幻觉、言语含糊和共济失调,儿童中更为常见。α 肾上腺素能受体兴奋剂溴莫尼定,滴眼后主要副作用是口干、结膜充血、眼刺痛。拟胆碱药物毛果芸香碱常见的副作用为调节痉挛、促进近视、强直性瞳孔缩小、瞳孔后粘连和眼局部过敏等。碳酰胆碱主要副作用为调节痉挛和头痛,可发生眼部过敏。β 肾上腺素能阻受体滞剂,可产生心动过缓、支气管痉挛等不良反应,因此哮喘、心力衰竭等患者应慎用。

高渗剂通过使血浆高渗脱水来降低眼压。副作用包括多尿、头痛、背痛、头晕、腹泻、心血管负担过重和肺水肿等,应用口服制剂后常有恶心呕吐。

糖皮质激素可抑制眼部炎症,但也可导致单纯疱疹性角膜炎的再激活、诱发真菌感染、发生糖皮质激素性白内障和青光眼等。

表面麻醉药物具有起效快、持续时间长、局部刺激少等特点,长期滴用后偶可见局部过敏反应。局部浸润和传导阻滞麻醉药如利多卡因,在注射部位快速大量地吸收,特别是意外注入血管内可能发生严重全身副作用。

（毕燕龙）

思考题

1. 眼科用药为什么以局部用药为主?
2. 眼科药物常用剂型及给药方式有哪些?
3. 常用的眼部抗感染药物有哪些? 细菌性角膜溃疡、病毒性角膜炎应选取哪些药物治疗?
4. 治疗青光眼的药物有哪些? 何为首选药物?

第七章

眼部炎症

因感染、变态反应、理化损伤、异物等原因导致机体组织防御反应,产生组织变质、渗出、增生为特征的病理变化的过程称为炎症(inflammation)。炎症是眼科临床常见的就诊原因,熟悉炎症性疾病的临床特征和规律,在临床上及时发现、诊断及治疗,是预防视功能损害的重要保障。

炎症基本的临床表现为红、肿、热、痛和功能障碍。炎症在眼部可能有临床表现,也可能无症状隐匿性发展,这与炎症发生的部位、不同阶段、疾病的进展速度、症状是否明显、功能损害程度等密切相关。同时眼部皮肤和组织有较丰富的血供和丰富的感觉神经分布,眼球的每个结构都有其独特的解剖和生理特点,临床症状多样性非常显著,如疼痛可有压痛、刺痛、切割痛、钝痛、收缩痛、胀痛、酸痛等,还可以伴有异物感和头痛。炎症可以损伤结构而导致功能障碍,如炎症损伤屈光介质、视网膜和视神经,则可能引起视力下降。如炎症影响房水循环,眼压可能升高而导致继发性青光眼;而当炎症严重损坏睫状上皮细胞,减少房水产生,则可能导致低眼压,甚至眼球萎缩,严重损害视力。

第一节 眼部炎症的特点

炎症(inflammation)是具有血管系统的活体组织对各种损伤因子的刺激所发生的以防御反应为主的基本病理过程。按照炎症部位分类,在眼部常见的炎症有眼睑炎症、泪器炎症、结膜炎、角膜炎、巩膜炎、葡萄膜炎、视网膜炎、视神经炎等。有许多病因都可以导致眼部的炎症反应,比如微生物感染,高温、低温及机械性创伤,强酸、强碱等化学烧伤,机体免疫反应状态异常引起的变态反应等。眼睑及角结膜作为眼部抵御外界因素的第一道屏障,常发生感染性炎症及外伤性损伤,而葡萄膜因为富含血管且血流缓慢,是感染及自身免疫性炎症好发的部位(表2-7-1)。

表 2-7-1 眼部炎症常见原因及典型疾病

炎症原因	诱发因素	常见眼病
物理性因子	高温、低温、机械性创伤、紫外线	电光性眼炎、外伤性葡萄膜炎等
化学性因子	强酸、强碱、强氧化剂、药物	酸碱烧伤所致的角结膜炎、葡萄膜炎等
生物性因子	病毒、细菌、衣原体、原虫、真菌、螺旋体和寄生虫	睑腺炎、睑缘炎、睑皮炎、泪腺炎、泪囊炎、结膜炎、沙眼、角膜炎、眼内炎等
变态反应	免疫状态异常	春季角结膜炎、葡萄膜炎等
异物	手术缝线、金属异物、植物性异物	角膜新生血管等

一、眼部炎症的基本病理变化

炎症的基本病理变化包括局部组织的变质、渗出和增生。在炎症过程中,它们通常以一定的先后顺序发生,病变的早期以变质或渗出为主,病变的后期以增生为主。但变质、渗出和增生是相互联系的,一般来说,变质是损伤性过程,渗出和增生是抗损伤和修复过程。

眼球是一个非常精密的光学结构,有时,轻微的炎症反应就可以对视力产生非常大的损害,所以医师对眼部的炎症要引起足够的重视。炎症过程中的变质、渗出和增生过程均可以导致组织的损伤,引起角膜、视网膜、视神经等功能的永久性损伤,所以如何控制、减轻炎症反应对于保护眼组织的功能有积极的作用;但是炎症反应又是机体的重要防御反应,对阻止病原体的蔓延有重要作用,在某些情况下,过度抑制炎症反应也会导致感染的扩散,比如在真菌性及病毒性角膜炎中,抑制免疫炎症反应要格外小心。因此,在临床治疗中要充分平衡炎症的双重作用。

二、眼部炎症的特点

眼部炎症按病因可分为微生物性和非微生物性。

眼睑皮肤炎以细菌感染多见,由于组织排布较为松弛,富含血管,发生炎症后肿胀较明显,由于重力作用有时可引起暂时性的上睑下垂;另外睑缘部位有睑板腺开口,此处炎症可能损伤眼表,甚至引起角膜炎。

泪器系统炎症主要为微生物性,可由细菌、病毒、真菌所致,会引起泪液分泌异常,或泪液排出受阻。

结膜炎症是眼部最常见的炎症,多由感染或者免疫异常诱发,大部分结膜炎都具有自限性,不会引起严重的视力损伤,但部分结膜炎可累及角膜,需要格外重视;免疫性结膜炎多是由Ⅰ型过敏反应引起。

角膜的结构不同于身体其他器官,是无血管的透明组织,在正常情况下处于相对的免疫赦免状态,并且表达免疫抑制因子,包括TFG-β,但是当角膜遭受外界创伤或抗原的刺激时,角膜正常结构遭到破坏,炎症细胞浸润,造成新生血管和成纤维细胞增生,从而失去透明性,严重影响视力。

葡萄膜是免疫性炎症好发的部位,多由Ⅲ型过敏反应介导,依据解剖部位可分为前葡萄膜炎、中葡萄膜炎、后葡萄膜炎和全葡萄膜炎,其中前葡萄膜炎累及虹膜睫状体,主要引起视力眼痛及视力异常;中间葡萄膜炎是一组累及睫状体扁平部、玻璃体基底部、周边视网膜和脉络膜的炎症性和增殖性疾病;后葡萄膜炎是一组累及脉络膜、视网膜、视网膜血管和玻璃体的炎症性疾病,临床上包括脉络膜炎、脉络膜视网膜炎、视网膜脉络膜炎和视网膜血管炎等类型,炎症可导致视功能异常,对视力影响较大。全葡萄膜炎是指累及整个葡萄膜的炎症。

视神经炎指视神经的炎性脱髓鞘、感染、非特异性炎症等疾病,炎性脱髓鞘有自然缓解及复发的特点,常伴有其他神经系统疾病。因病变损害的部位不同而分为球内段的视盘炎及球后段的球后视神经炎。视神经炎多为单侧性,视盘炎多见于儿童,球后视神经炎多见于青壮年(表2-7-2)。

表2-7-2 眼部炎症特点

部位	炎性疾病	症状及特点
眼睑	睑腺炎	红肿热痛,组织疏松,肿胀较明显
	睑缘炎	引起干眼等不适,严重者可引发角膜炎
泪器	泪腺炎	急性炎症上睑外侧红肿、痛、上睑下垂呈横"S"
	泪囊炎	急性炎症泪囊区皮肤充血、肿胀、疼痛、局部压痛明显,脓点

续表

部位	炎性疾病	症状及特点
结膜	感染性结膜炎	眼红,眼痛,分泌物增多
	免疫性结膜炎	眼红,眼痒,多由Ⅰ型过敏反应介导
角膜	感染性角膜炎	眼红眼痛,严重者可破坏角膜结构,造成新生血管及瘢痕,角膜失去透明性
葡萄膜	虹膜睫状体炎	眼红,眼痛,视力障碍
	后葡萄膜炎	与视网膜毗邻,常造成渗出性视网膜脱离,视力影响大
视神经	视盘炎 球后视神经炎	视力亚急性下降,可能伴随其他神经系统疾病,轻症者有自发缓解倾向,脱髓鞘性炎症

第二节　眼睑炎症

　　眼睑位于体表,腺体的开口位于睑缘和睫毛的毛囊根部,易受微生物侵袭。睑缘是皮肤和黏膜的交汇处,因此,皮肤和睑结膜的病变常可引起睑缘的病变。眼睑皮肤菲薄,皮下组织疏松,炎症时充血水肿等反应显著。

一、睑腺炎

　　睑腺炎(hordeolum)是化脓性细菌侵入眼睑腺体引起的一种急性炎症,通常称为麦粒肿。如果是睫毛毛囊或其附属的皮脂腺(Zeis腺)或变态汗腺(Moll腺)感染,称为外睑腺炎。如果是睑板腺感染,称为内睑腺炎。

　　1. 分类及临床表现　患处呈红、肿、热、痛等急性炎症的典型表现。①外睑腺炎的炎症反应主要位于睫毛根部的睑缘处,开始时红肿范围较弥散,触诊时可发现明显压痛的硬结,同侧耳前淋巴结可肿大伴有压痛(图2-7-1)。如果外睑腺炎邻近外眦角时,疼痛明显,可引起反应性球结膜水肿。②内睑腺炎被局限于睑板腺内,肿胀局限,疼痛明显,病变处有硬结,触之压痛,睑结膜面局限性充血肿胀(图2-7-2)。

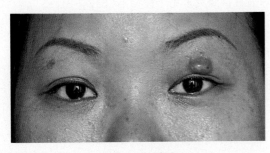

图2-7-1　外睑腺炎

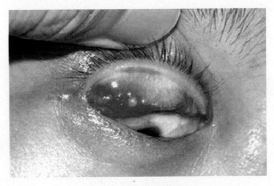

图2-7-2　内睑腺炎

睑腺炎发生 2~3d 后,可形成黄色脓点。外睑腺炎向皮肤方向出现脓点,硬结软化,可自行破溃。内睑腺炎于睑结膜面形成黄色脓点,向结膜囊内破溃,少数患者可向皮肤面破溃。睑腺炎破溃后炎症明显减轻,1~2d 逐渐消退。多数患者在一周左右痊愈。亦可不经穿刺排脓,而自行吸收消退。

在儿童、老年人或糖尿病等慢性消耗性疾病的患者中,由于抵抗力差,当感染的致病菌毒性强烈时,可发展为眼睑蜂窝织炎。表现为眼睑红肿,可波及同侧面部。触之坚硬,压痛明显,球结膜反应性水肿剧烈,伴有发热寒战、头痛等全身症状。如不及时处理,可引起败血症或海绵窦血栓形成等并发症,而危及生命。

2. **治疗**　①早期睑腺炎给予局部热敷。滴用抗生素滴眼剂,伴有全身反应者口服抗生素类药物。②脓肿形成后,切开排脓。外睑腺炎的切口(图 2-7-3 右图)在皮肤面,切口与睑缘平行,与眼睑皮纹相一致,以减少瘢痕。脓肿较大时,放置引流条。内睑腺炎的切口(图 2-7-3 左图)在睑结膜面,切口与睑缘垂直,以免过多伤及睑板腺管。③当脓肿尚未形成时不宜切开和挤压排脓,以防感染扩散,导致眼睑蜂窝织炎,甚至海绵窦脓毒血栓或败血症而危及生命。一旦发生这种情况,应尽早全身使用足量的抑制金黄色葡萄球菌为主的广谱抗生素,并进行细菌培养或药敏试验,根据结果针对性用药。

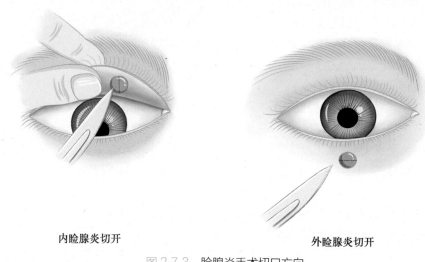

内睑腺炎切开　　　　　　　　外睑腺炎切开

图 2-7-3　睑腺炎手术切口方向

二、睑板腺囊肿

睑板腺囊肿(chalazion)是睑板腺特发性无菌性慢性肉芽肿性炎症,通常称为霰粒肿。它由纤维结缔组织包囊,囊内含有睑板腺分泌物及包括巨细胞在内的慢性炎症细胞浸润。可能由于慢性结膜炎或睑缘炎而致睑板腺出口阻塞,腺体的分泌物潴留在睑板内,对周围组织产生慢性刺激而引起。

1. **临床表现**　多见于青少年或中年人,可能与其睑板腺分泌功能旺盛有关。常见于上睑,单个发生,也可以上、下眼睑或双眼同时多个发生,部分患者反复发作。表现为眼睑皮下圆形肿块,一般无疼痛。小的囊肿经仔细触摸才能发现,较大者可使皮肤隆起,但与皮肤无粘连.与肿块对应的睑结膜面局限性充血,呈紫红色或灰红色的病灶。一些患者开始时可有轻度炎症表现和触痛,但没有睑腺炎的急性炎症表现。小的囊肿可以自行吸收,但多数长期不变,或逐渐长大,质地变软。也可自行破溃,排出胶样内容物,在睑结膜面形成肉芽肿或在皮下形成暗紫红色的肉芽组织。睑板腺囊肿如有继发感染,则形成急性化脓性炎症,临床表现与内睑腺炎相同。对于复发性或老年人的睑板腺囊肿,应将切除物进行病理检查,以排除睑板腺癌。

2. **治疗**　①小而无症状的睑板腺囊肿无须特殊治疗,可通过局部热敷促进其吸收;②大者长期不能消退,应手术切除。手术在局麻或全麻下进行,用刮匙将囊肿内容物刮除干,分离囊壁并完整摘除囊肿。

三、睑缘炎

睑缘炎(blepharitis)是睑缘表面、睫毛毛囊及其腺体组织的亚急性或慢性炎症。分为鳞屑性、溃疡性和眦部睑缘炎三种。

(一) 鳞屑性睑缘炎

1. 病因　鳞屑性睑缘炎(squamous blepharitis)为睑缘皮脂溢出造成的慢性炎症。患部常可发现卵圆皮屑芽胞菌(pityrosporum ovale),能将脂类物质分解为有刺激性的脂肪酸。也可继发于睑板腺功能异常的慢性炎症。

2. 临床表现　症状为眼痒、刺痛和烧灼感。体征表现为:睑缘充血,睫毛和睑缘表面附着上皮鳞屑,睑缘点状皮脂溢出集于睫毛根部,形成黄色蜡样分泌物,干燥后结痂。去除鳞屑和痂皮后,可暴露充血的睑缘,但无溃疡或脓点。睫毛容易脱落,但可再生。如长期不愈,则睑缘肥厚,使睑缘不能与眼球紧密接触,泪点外翻而发生溢泪(图 2-7-4)。

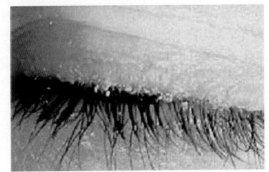

图 2-7-4　鳞屑性睑缘炎

3. 治疗　①去除诱因。全身性慢性病应同时进行治疗。注意营养锻炼,增强身体抵抗力,减少烟酒刺激。②用生理盐水或 3% 硼酸溶液清洁睑缘,拭去鳞屑后涂抗生素眼膏,每日 2~3 次。痊愈后可每日 1 次,至少持续 2 周,以防复发。

(二) 溃疡性睑缘炎

1. 病因　溃疡性睑缘炎(ulcerative blepharitis)是睫毛毛囊及其附属腺体的慢性或亚急性化脓性炎症。多为金黄色葡萄球菌感染引起。

2. 临床表现　多见于营养不良、贫血或全身慢性病的儿童。症状为眼痒、刺痛和烧灼感,通常较为严重。体征表现为睑缘睫毛根部散布小脓疱,有痂皮覆盖。去除痂皮后露出睫毛根端和浅小溃疡。睫毛毛囊因感染而被破坏,睫毛容易随痂皮脱落,不能再生,形成秃睫。溃疡愈合后,瘢痕组织收缩,睫毛乱生,如倒向角膜,可引起角膜损伤。如患病较久,可引起慢性结膜炎,睑缘肥厚而使睑缘外翻,泪小点肿胀或阻塞,导致泪溢。

3. 治疗　溃疡性睑缘炎比较顽固难治,最好能进行细菌培养和药敏试验,应选用敏感抗生素进行积极治疗。①除去各种诱因,注意个人卫生;②以生理盐水或 3% 硼酸溶液每日清洁睑缘,除去脓痂和已经松脱的睫毛,清除毛囊中的脓液,然后用涂有抗生素眼膏的棉签在睑缘按摩;③炎症完全消退后应持续治疗至少 2~3 周,以防复发。

(三) 眦部睑缘炎

1. 病因　眦部睑缘炎(angular blepharitis)多数因莫 - 阿(Morax-Axenfeld)双杆菌感染引起。也可能与维生素 B_2 缺乏有关。

2. 临床　症状为眼痒、异物感和烧灼感。体征表现为双侧外眦部充血、肿胀,并有浸润糜烂。邻近结膜常伴有慢性炎症,充血、肥厚、有黏性分泌物。严重者内眦部也可受累。

3. 治疗　①滴用 0.25%~0.5% 硫酸锌滴眼剂,可抑制莫 - 阿双杆菌所产生的酶;②适当服用维生素 B_2;③如有慢性结膜炎,同时进行治疗。

眼睑皮肤是全身皮肤的一部分,全身性皮肤炎症类型均可在眼睑发生,如接触性睑皮炎、病毒性睑皮炎等。眼睑炎症的临床表现有其特征性,易于诊断,但注意须与肿瘤鉴别诊断。眼睑的形态对眼睑的睁开和闭合功能、人的容貌非常重要,治疗时要同时兼顾。眼睑的静脉与面部的静脉互相沟通,没有静脉瓣,眼睑的化脓性感染容易回流扩散进入海绵窦,因此对于眼睑炎症,切忌挤压(图2-7-5)。

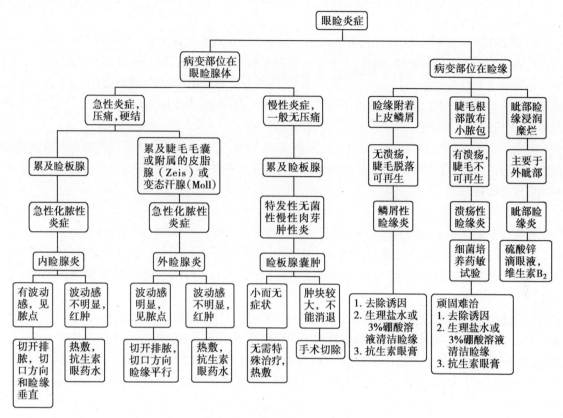

图 2-7-5　眼睑炎症诊疗流程

第三节　泪 器 炎 症

泪器(lacrimal apparatus)分为泪液分泌系统和泪液排出系统两大部分。

分泌系统由泪腺、副泪腺(包括 Krause 腺、Wolfring 腺等)、结膜杯状细胞组成。排出系统包括泪小点、泪小管、泪总管、泪囊和鼻泪管。通常泪液的生成和排出保持平衡,泪道阻塞最常见的原因为炎症性疾病,炎症性肿胀可引起泪道阻塞,使泪液不能流入鼻腔而导致泪溢。同时泪道阻塞也可导致泪液滞留而引发泪囊炎。婴幼儿先天性泪道堵塞是由于鼻泪管远端的 Hasner 瓣发生膜性阻塞而致,可继发新生儿泪囊炎。

一、泪腺炎

泪腺炎(dacryoadenitis)是各种原因引起的泪腺组织炎症性疾病的总称,临床上按其起病的缓急程度分为急性和慢性两种。

(一) 急性泪腺炎

1. 病因　急性泪腺炎(acute dacryoadenitis)多为病原体感染所致,最常见的病原体为金黄色葡萄球菌或肺炎球菌,也可见于某些病毒,真菌罕见。病原体可经泪腺外伤创口或邻近组织炎症蔓延而来,也可从远处化脓性病灶血行转移而来,或来自结膜的上行感染。儿童急性泪腺炎可伴有感染性单核细胞增多症、麻疹、流行性腮腺炎及流行性感冒等传染性疾病。此外,尚有一些原因不明者,称为原发性泪腺炎。

2. 临床症状　单侧急性起病,表现为泪腺部疼痛,有流泪或脓性分泌物。患者通常感到不适及发热。检查见眶外上方局部肿胀、触痛,上眼睑典型的 S 形弯曲,表面皮肤红肿,并伴有炎性上睑下垂。对应泪腺导管开口处的颞侧上穹窿球结膜充血,可伴有分泌物。眼球向下、内移位、运动受限。耳前淋巴结肿大,并可出现体温升高、头痛不适等全身表现。CT 检查显示泪腺扩大、边缘不规则,但不累及鼻窦、眶组织及周围骨壁。

3. 治疗　针对特殊病因进行不同治疗,细菌、病毒感染,应全身使用抗生素或抗病毒药物。局部热敷。脓肿形成时,宜早切开引流,睑部泪腺炎可采用上睑外侧皮肤切口,眶部泪腺炎则从上穹窿外侧结膜切开排脓。

(二) 慢性泪腺炎

慢性泪腺炎(chronic dacryoadenitis)病程缓慢的增殖性炎症,多为双侧性,较急性泪腺炎多见。

1. 病因　慢性泪腺炎可由急性泪腺炎迁延而来,但多为原发性质,常见于良性的淋巴细胞浸润、淋巴瘤、白血病或者结核等,偶有硬化病患者发生双侧泪腺炎症。伴有腮腺肿大者,称为 Mikulicz 综合征。

2. 临床症状　双侧发病,进展缓慢。眼睑外上侧出现分叶状无痛性包块,质软。该处轻度上睑下垂。肿胀的腺组织可限制眼球向外上方转动而产生复视,但眼球突出少见。多不伴有流泪。切除泪腺作组织病理检查有助于诊断。必要时行 OT 试验、血象检查,眼球突出度测定、X 线检查等。

3. 治疗　针对病因或原发病进行治疗。可根据病情应用抗生素及皮质类固醇,无效可考虑活检或手术切除。

二、泪囊炎

(一) 急性泪囊炎

1. 病因　急性泪囊炎(acute dacryocystitis)由毒力强的致病菌如金黄色葡萄球菌或 β- 溶血链球菌,或者少见的白色念珠菌感染引起,多为慢性泪囊炎的急性发作,也可以无溢泪史而突然发生。新生儿泪囊炎的致病菌多为流感嗜血杆菌,如不采取快速、有效的治疗,易演变为眼眶蜂窝织炎。

2. 临床症状　急性泪囊炎起病急,患眼充血,流泪有脓性分泌物。检查见泪囊部(内眦韧带下方)红、肿、热、痛明显,常波及眼睑及颜面部。眼睑肿胀结膜充血、水肿,颌下及耳前淋巴结肿大。全身可有发热、不适。数日后局部形成脓肿,破溃排出脓液后炎症减轻。有时形成泪囊瘘管,时愈时发或长期不愈。机体免疫力低下或感染未控制者,可演变为眼睑眶隔前蜂窝织炎或脓肿,甚至引起全身脓毒血症而导致死亡。感染也可逆泪道而上,导致角、结膜感染或超敏性周边角膜溃疡。

3. 治疗　治疗的原则是控制感染,缓解疼痛,使堵塞的泪道重新通畅。急性泪囊炎早期局部热敷,超短波理疗,滴抗生素眼药水,全身应用抗生素药物。脓肿出现波动感则切开排脓放入引流管,培养泪囊内容物,并涂抹广谱抗生素药膏。一旦急性泪囊炎缓解,大多数患者应行鼻腔泪囊吻合术。炎症期避免行泪道冲洗或泪道探通,以免导致感染扩散。

(二) 慢性泪囊炎

1. 病因　慢性泪囊炎(chronic dacryocystitis)是一种较常见的眼病,在鼻泪管下端阻塞,泪囊内有分泌物滞留的基础上发生,常见致病菌为肺炎球菌、链球菌、葡萄球菌等。女性较男性更易受累。成人发生堵塞的原因不明,可能与沙眼、泪道外伤、鼻炎、鼻中隔偏曲、下鼻甲肥大等因素有关。

2. 临床症状　慢性泪囊炎主要症状为泪溢。泪溢使泪囊部皮肤潮红、糜烂,出现慢性湿疹表现。

挤压泪囊区有黏液或黏脓性分泌物自泪小点溢出(图 2-7-6)。鼻侧球结膜充血。如泪囊内分泌物长期引流不畅,则泪囊可逐渐增大形成泪囊黏液囊肿。慢性泪囊炎是眼部的感染病灶,泪囊中的致病菌及脓性分泌物反流到结膜可引起结膜炎症,角膜存在损伤的情况下,可导致角膜溃疡。因此要重视慢性泪囊炎对眼球构成的潜在威胁,特别是在施行内眼手术前,必须给予治疗,避免引起眼内化脓性感染。

3. **治疗**　治疗原则是控制炎症,恢复泪道畅通。

慢性泪囊炎可局部使用抗生素滴眼剂,或抗生素滴眼剂冲洗泪道。手术是主要的治疗手段,经皮肤或内镜鼻腔泪囊吻合术是常用术式,目的是在泪囊和鼻腔之间建立永久性的泪液引流通道。术前泪道造影和鼻腔的检查也十分重要,明确泪囊及泪道情况,确定在鼻中隔和鼻甲之间是否有足够的引流空间,对于估计手术效果有重要意义。高龄患者还可行泪囊摘除术去除病灶,但术后泪溢症状仍存在。

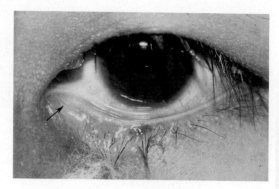

图 2-7-6　慢性泪囊炎

第四节　结膜炎症

结膜是覆盖在上、下眼睑内和眼球前面的由复层柱状上皮和少量结缔组织形成的一层透明薄膜,由球结膜、睑结膜和穹窿部结膜三部分构成。结膜大部分暴露于外界,易受外界环境刺激和微生物感染而致病,最常见的疾病为结膜炎(conjunctivitis),其次为变性疾病。

一、病因

结膜炎的致病原因可分为微生物性和非微生物性两大类,而根据不同来源又可分为外源性或内源性(表 2-7-3)。

表 2-7-3　结膜炎的致病原因

来源	致病原因		举例
外源性	微生物性(最常见)	细菌	肺炎球菌、流感嗜血杆菌、金黄色葡萄球菌、脑膜炎双球菌、淋球菌等
		病毒	人腺病毒株、单纯疱疹病毒Ⅰ型和Ⅱ型、冠状病毒,微小核糖核酸病毒等
		其他	衣原体,偶见真菌、立克次体和寄生虫
	非微生物性	物理性刺激	风沙、烟尘、紫外线等
		化学性损伤	医用药品、酸碱或有毒气体等
		免疫性反应	变应原,如花粉、接触镜等
内源性	全身状况相关		菌血症、肺结核、梅毒、甲状腺病、全身过敏状态或全身代谢障碍等
	邻近组织蔓延		角膜、巩膜、眼睑、鼻窦、泪器等部位炎症

二、分类(图2-7-7)

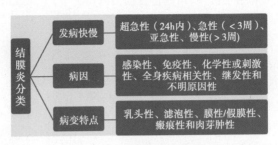

图 2-7-7　结膜炎的分类

三、症状及体征

　　结膜炎症状包括异物感、烧灼感、眼睑沉重、痒等,当病变累及角膜时可出现畏光、流泪及不同程度的视力下降。重要体征有结膜充血、水肿、渗出物、乳头增生、滤泡、真膜和假膜、肉芽肿、假性上睑下垂和耳前淋巴结肿大等。

　　(一) 结膜充血

　　急性结膜炎最常见的体征。需与睫状充血相鉴别,其特点是愈近穹窿部充血愈明显,血管呈网状分布,色鲜红,可随结膜机械性移动而移动,局部滴用肾上腺素后充血消失(图2-7-8)(表2-7-4)。

表 2-7-4　结膜充血和睫状充血的鉴别

类别	结膜充血	睫状充血
颜色	鲜红	暗红
显著部位	近穹窿部	近角膜缘
血管形态	粗大、弯曲、树枝状	微细、直行、毛刷状
推动结膜	血管移动	血管不移动
血管来源	结膜后动脉	睫状前动脉
滴肾上腺素	充血消失	充血不变
常见疾病	结膜炎	角膜炎或深层炎症

　　(二) 结膜分泌物

　　各种急性结膜炎共有的体征。可为脓性、黏脓性或浆液性。最常引起脓性分泌物的病原体是淋球菌和脑膜炎球菌;黏脓性分泌物多见于其他细菌性或衣原体性结膜炎,常可牢固地粘于睫毛,致晨起眼睑睁开困难;过敏性结膜炎分泌物呈黏稠丝状;水样或浆液性分泌物通常见于病毒性结膜炎。

　　(三) 乳头增生

　　一种非特异性体征。多见于睑结膜,由增生肥大的上皮层皱叠或隆凸而成,裂隙灯下见中心有扩张的毛细血管到达顶端,并呈轮辐样散开(图2-7-9)。直径大于1mm的增生乳头,称巨乳头。上睑结膜乳头

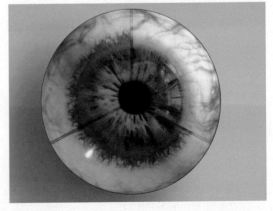

下:睫状充血　右上:结膜充血　左上:混合充血。

图 2-7-8　几种充血的区别

常见于春季结膜炎和结膜对异物(如角膜接触镜)的刺激反应,下睑出现时多见于过敏性结膜炎。巨乳头多见于春季角结膜炎、特应性角结膜炎、接触镜、义眼或缝线刺激等。

（四）滤泡形成

滤泡较乳头大,为淋巴细胞局限性聚集,呈黄白色、光滑的圆形隆起,直径一般为0.5~2.0mm,但有些情况如衣原体性结膜炎,也可出现更大的滤泡。病毒性结膜炎和衣原体性结膜炎常伴有明显的滤泡形成(图2-7-10)。

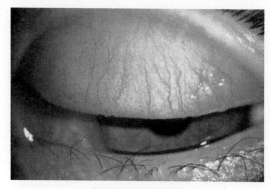

图2-7-9 结膜乳头增生

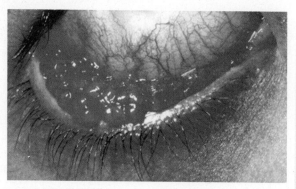

图2-7-10 下睑结膜滤泡形成

（五）真膜和假膜

某些细菌感染所致的结膜炎,常有一层白色膜,为纤维素与白细胞组成,黏附在结膜面上。假膜容易揉去或剥离,虽有轻度出血,而无组织损坏;但腺病毒所致的纤维蛋白膜侵入组织深部,与结膜上皮交织在一起,不易分离,强行剥离后创面粗糙,易出血,称为真膜。

（六）球结膜水肿

结膜炎症使结膜血管扩张、渗出导致组织水肿,因球结膜及穹窿结膜组织松弛,水肿时隆起明显。急性过敏性结膜炎、淋球菌或脑膜炎球菌结膜炎、腺病毒结膜炎均有明显的结膜水肿。除炎症外,眶静脉受损或淋巴回流受阻、血管内渗透压低等都可引起结膜水肿。

（七）结膜下出血

多为点状或小片状,腺病毒和肠道病毒所致的流行性结膜炎常伴结膜下出血(图2-7-11)。

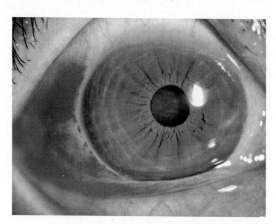

图2-7-11 结膜下出血

（八）结膜肉芽肿

较少见,肉芽肿一般是由增殖的纤维血管组织和单核细胞、巨噬细胞所构成。常见睑板腺囊肿及一些内源性疾病如梅毒、猫抓病、肉瘤病、Parinaud眼腺综合征等引起的慢性炎症。

（九）结膜瘢痕

基质组织的损伤是结膜瘢痕形成的组织学基础。严重的结膜瘢痕可导致睑内翻和倒睫、穹窿结膜消失、上皮角质化、睑球粘连,见于眼类天疱疮病、手术后、化学或热烧伤、沙眼等。

（十）耳前淋巴结肿大

病毒性结膜炎的一个重要体征,是和其他类型结膜炎的重要鉴别点,可有压痛,细菌感染者极少见。

四、诊断

临床上可根据病史,结膜炎的基本症状和体征作出诊断并判断病因,但确诊是何病因尚需依靠实验室检查。实验室检查包括细胞学、病原体的培养和鉴定,以及免疫学和血清学检查等(图 2-7-12、图 2-7-13)。

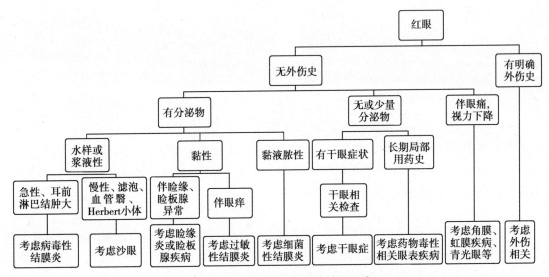

图 2-7-12　常见红眼的临床诊断思路

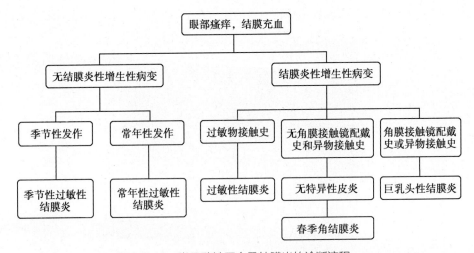

图 2-7-13　常见致敏原介导结膜炎的诊断流程

（一）临床检查

临床症状和主要体征出现的部位不同有助于结膜炎的鉴别诊断(表 2-7-5、表 2-7-6、表 2-7-7),其中结膜滤泡和乳头出现的位置、形态、大小均是重要的诊断和鉴别诊断依据。此外分泌物的量及性质、真/假膜、溃疡、疱疹、角膜炎、血管翳、耳前淋巴结等,皆有助于诊断。

表 2-7-5 急性结膜炎的鉴别诊断

疾病	病原体	潜伏期	分泌物	乳头	滤泡	真/假膜	结膜水肿	结膜下出血	角膜上皮损害	耳前淋巴结肿大压痛
急性卡他性结膜炎(红眼病)	表皮葡萄球菌、金黄色葡萄球菌、肺炎双球菌等	1~3d	黏液脓性或脓性	-	-	-,白喉杆菌可引起膜或假膜	+	偶有小点状	-	-,白喉杆菌可引起
急性淋菌性结膜炎	奈瑟菌属细菌	2~4d	脓性量多,"脓漏"	-	-	+,假膜	+++	-	+	+
流行性角结膜炎	腺病毒8、19、29、37型	5~7d	浆液样、水样	-	+	++假膜(有时真膜)	++	++	++	++
流行性出血性结膜炎	肠道病毒70型	1~2d	水样	-	+	-	+	+++,点状或片状出现	+	++
沙眼	沙眼衣原体	5~12d	黏脓性	+	+,上下穹窿部结膜遍布	-	-	-	角膜缘血管翳	+,急性期可合并

+:阳性,+越多代表程度越强;-:阴性。

表 2-7-6 致敏原介导的结膜炎

	病因	临床表现	特点
春季角结膜炎	确切病因不明	奇痒;上睑结膜巨大乳头,扁平,铺路石样排列,角膜缘部胶样结节	季节性反复发作
季节性过敏性结膜炎	主要为花粉	眼痒,非特异性睑结膜乳头增生	季节性发作;脱离变应原后症状消失
常年过敏性结膜炎	常为房屋粉尘、虫螨、动物皮毛	临床表现与季节性过敏性结膜炎相似结膜充血、乳头性结膜炎合并少许滤泡	症状常年存在
巨乳头性结膜炎	抗原沉积与微创伤,为机械刺激与超敏反应共同作用的结果	初始表现为接触镜不耐受及眼痒,上睑结膜初为轻度乳头增生,后被大乳头(>0.3mm)代替,最后变为巨乳头(>1mm),呈蘑菇状	多见于接触镜,义眼患者
过敏性结膜炎	药物或其他变应原	速发型表现为眼部瘙痒、眼睑水肿、结膜充血,迟发性可表现眼睑皮肤急性湿疹、皮革样变	明显的变应原接触史,脱离变应原后症状消失
泡性角结膜炎	致病微生物蛋白引起:如结核分枝杆菌、金黄色葡萄球菌等	角膜缘或球结膜处实性隆起的结节样小泡伴周围充血,可累及角膜,愈合后留有瘢痕	可反复发作,患者患有其他潜在疾病

表 2-7-7   自身免疫性结膜炎

	临床表现	特点
Sjögren 综合征	干眼症状，睑裂区结膜充血、刺激感，有轻度结膜炎症和黏丝状分泌物，角膜上皮点状缺损	累及全身多系统的疾病，包括：干眼症、口干、结缔组织损害（关节炎）
Stevens-Johnson 综合征	眼痛、刺激感，畏光等，最初表现为黏液脓性结膜炎和浅层巩膜炎，有时可出现葡萄膜炎，晚期结膜瘢痕形成	黏膜和皮肤的多形性红斑
瘢痕性类天疱疮	反复发作的非特异性结膜炎，初为结膜纤维化，最后病灶形成瘢痕，造成睑球粘连、内翻、倒睫	病因未明、治疗效果不佳，伴有口腔、鼻腔、瓣膜和皮肤的病灶

　　新型冠状病毒相关角结膜炎（coronavirus related keratoconjunctivitis）因 2020 年初始新型冠状病毒肺炎疫情在全球的暴发而引起人们的关注，是与新型冠状病毒感染相关的结膜及角膜炎症。其发病机制至今没有定论，主要认为与病毒的局部侵袭及局部炎症因子释放相关。轻型患者多与病毒局部侵袭相关，重型患者多与局部炎症因子大量释放相关。轻型患者表现为轻中度的结膜充血，水肿，伴有水样分泌物，可伴有结膜滤泡。一般不伴有结膜下出血、乳头增生、真膜／假膜形成或耳前淋巴结肿大。重型患者起病迅速，结膜充血、水肿明显，同时累及角膜，可有角膜上皮点状混浊、片状缺损，部分患者可有轻度的角膜溃疡浸润（图 2-7-14）。病程后期可见角膜周边新生血管增生。诊断根据患者局部结膜炎的表现及合并全身新型冠状病毒肺炎即可临床诊断。局部可取结膜分泌物进行冠状病毒核酸检测（RT-PCR），若阳性即可确诊（注：目前结膜分泌物 RT-PCR 检测敏感性不高，最高仅为 50%）。该疾病类似流行性角结膜炎，具有自限性，轻型患者病程一般不超过 1 周，重型患者病程 1~2 周。治

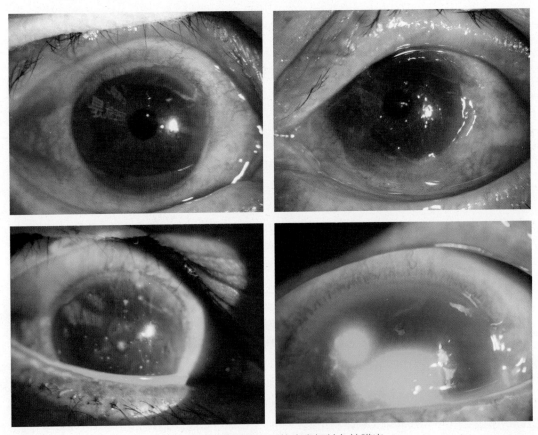

图 2-7-14   重型新型冠状病毒相关角结膜炎

疗上：①积极治疗原发病，全身抗病毒等治疗。注意个人卫生，避免揉眼，使用玻璃酸钠等滴眼剂润眼，稀释病毒载量及炎症因子。②局部使用抗病毒滴眼剂，如利巴韦林滴眼液等抗病毒治疗。③重型患者累及角膜，建议合并使用抗生素滴眼剂如左氧氟沙星滴眼液等避免继发感染；为减少角膜瘢痕的形成，重型患者常有大量炎症因子释放，可合并局部使用激素，如氟米龙滴眼液，并密切观察病情。新型冠状病毒相关角结膜炎的临床特点、治疗尚有待于进一步的观察和研究。

（二）病原学检查

结膜分泌物涂片或结膜刮片，可帮助确定有无细菌感染，必要时做细菌培养和药敏试验等。如无菌生长，则应考虑衣原体或病毒可能性，需做分离鉴定。例如，我国科学家首先从冠状病毒相关角结膜炎患者分泌物中，通过核酸检测技术成功检测到 COVID-19 病毒 RNA，从而确诊冠状病毒感染。急性期和恢复期血清中血清抗体的效价也有助于诊断病毒性结膜炎。

（三）细胞学检查

结膜分泌物涂片或刮片行革兰氏染色、吉姆萨染色有助于临床诊断。如多形核白细胞占多数，常提示细菌性感染。如单核细胞特别是淋巴细胞占多数，提示病毒性感染。中性粒细胞和淋巴细胞各占一半，提示衣原体感染，结膜刮片找到包涵体也有助于沙眼诊断。过敏性结膜炎活检标本中见嗜酸和嗜碱性粒细胞。春季结膜炎上皮细胞中见大量嗜酸性颗粒。春季结膜炎、过敏性结膜炎患者泪液中可检出嗜酸性粒细胞分泌的蛋白产物。

五、治疗

（一）感染性结膜炎

针对病因治疗，局部给药为主，必要时全身用药。急性期忌包扎患眼。

1. 局部治疗 ①滴眼剂滴眼：最基本的给药途径。对于细菌性结膜炎，选用敏感的抗菌药物，必要时可根据病原体培养和药敏试验选择有效药。重症患者在药敏结果报告出来前可用几种抗生素滴眼剂联合治疗。急性期应频繁滴用滴眼剂，每 1~2h 1 次。病情好转后可减少滴眼次数。对于病毒性结膜炎，选用抗病毒药物抑制病毒复制，合并细菌感染时加用抗生素治疗。出现严重的膜或假膜、上皮或上皮下角膜炎引起视力下降时可考虑使用糖皮质激素滴眼剂，同时注意激素的副作用。②眼膏涂眼：宜睡前使用，因其在结膜囊停留时间较长，可发挥持续的治疗作用。③冲洗结膜囊：其作用主要是清洁，常用生理盐水、3% 硼酸溶液或 1∶10 000 高锰酸钾溶液。冲洗液勿流入健眼，以免引起交叉感染。

2. 全身治疗 严重的结膜炎如淋球菌性结膜炎和衣原体性结膜炎，除了局部用药外还需全身使用抗生素。

（二）免疫性结膜炎

1. 一般治疗 由特定变应原引起，查找变应原，脱离变应原或行脱敏治疗。如由接触镜、义眼引起，要注意接触镜的清洁，避免使用具有潜在抗原活性的护理液。泡性结膜炎注意治疗诱发此病的潜在性疾病。

2. 药物治疗 局部点糖皮质激素滴眼液、血管收缩剂。非甾体抗炎药、抗组胺药可明显减轻症状。但要注意长期使用糖皮质激素会产生青光眼、白内障等严重并发症。人工泪液可减轻炎症以及角膜、结膜损害带来的不适症状。

3. 手术治疗 泡性结膜炎、Stevens-Johnson 综合征可反复发作引起角膜瘢痕、倒睫、睑球粘连，可考虑行手术治疗。

六、预后和预防

大多数结膜炎愈合后不会遗留并发症，少数可因并发角膜炎症进而损害视力。严重或慢性的结膜炎症可发生永久性改变,如结膜瘢痕导致的睑球粘连、眼睑变形或继发干眼。结膜炎多为接触传染,故提倡卫生用眼。传染性结膜炎可造成流行性感染,因此必须做好预防,如隔离传染性结膜炎患者,消毒患者盥洗用具等。近期的新型冠状病毒肺炎疫情,让医学界意识到结膜也有可能作为全身性病毒感染传播的途径,眼科医师在结膜炎的临床诊疗过程中要充分做好相关防护工作。

第五节　角膜炎症

角膜防御能力的减弱,外源或内源性致病因素均可能引起角膜组织的炎症发生,统称为角膜炎(keratitis),在角膜病中占有重要的地位。

一、病因

1. **感染源性**　角膜炎至今仍是世界性的常见致盲眼病。主要病原微生物为细菌、真菌、病毒、寄生虫等。其中,细菌是感染性角膜炎的主要原因,常见的致病菌为葡萄球菌、铜绿假单胞菌、肺炎链球菌和大肠杆菌等,真菌性角膜炎、单纯疱疹病毒性角膜炎、棘阿米巴性角膜炎也较为常见。

2. **内源性**　自身免疫性全身疾病如类风湿关节炎,可出现角膜病变。某些全身病也可以波及角膜,如维生素 A 缺乏引起角结膜干燥或角膜软化。

3. **局部蔓延**　邻近组织的炎症可波及角膜,如结膜炎(引起周边角膜浸润性炎症)、巩膜炎(可导致硬化性角膜炎)、虹膜睫状体炎(影响角膜内皮)等。

二、危险因素

1. **受伤**　如果有任何物体刮擦或损伤角膜表面,可能会导致非感染性角膜炎。此外,微生物可进入受损的角膜,从而导致感染性角膜炎。如角膜异物剔除术后是细菌性角膜炎的诱发因素。植物性外伤是真菌性角膜炎的最主要诱因。

2. **角膜接触镜**　戴角膜接触镜会增加感染性和非感染性角膜炎的风险。特别是戴角膜接触镜时间过长,消毒不当或游泳时配戴。

3. **免疫力低下**　疾病或药物导致的全身免疫力低下,可增加角膜炎患病风险。

4. **激素**　使用皮质类固醇滴眼剂治疗眼疾可能会增加患感染性角膜炎或使现有角膜炎恶化的风险。

三、分类

角膜炎的分类尚未统一。目前多按其致病原因分类,如感染性、免疫性、营养不良性、神经麻痹性及暴露性角膜炎等。其中感染性角膜炎又可根据致病微生物的不同进一步细分为细菌性、病毒性、真菌性、棘阿米巴性等。

四、病理

角膜炎的病因虽然不一,但其病理变化过程有共同的特性。可以分为浸润期、溃疡形成期、溃疡消退期和愈合期四个阶段。

第一阶段为浸润期。致病因子侵袭角膜,引起角膜缘血管网充血,炎性渗出液及炎症细胞随即侵入病变区,形成局限性灰白色混浊灶,称角膜浸润(corneal infiltration)(图2-7-15)。此时患眼有明显的角膜刺激症状,伴有视力下降。治疗后浸润可吸收,角膜能恢复透明。

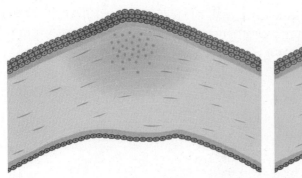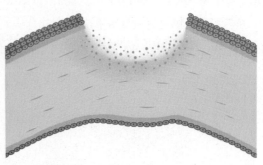

图2-7-15 角膜浸润示意图(左)角膜溃疡示意图(右)

第二阶段为溃疡形成期。病情未得到控制,浸润继续加重,浸润区角膜组织因细菌分泌的毒素或组织释放的酶的损害及营养障碍而发生变性、坏死,坏死的组织脱落形成角膜溃疡(corneal ulcer)(图2-7-15)。溃疡逐渐加深,当变薄区靠近后弹力层时,在眼压作用下后者呈透明水珠状膨出,称为后弹力层膨出(descementocele)(图2-7-16)。若病变穿破后弹力层,即发生角膜穿孔(corneal perforation)(图2-7-17),此时房水急剧涌出,若穿孔口位于周边,虹膜被冲至穿孔口,部分脱出,导致虹膜嵌顿堵塞于穿孔口,穿孔区有愈合可能。若穿孔口位于角膜中央,没有虹膜,则常引起房水不断流出,导致穿孔区不能完全愈合,可形成角膜瘘(corneal fistula)。角膜穿孔或角膜瘘容易继发眼内感染,可致眼球萎缩而失明。

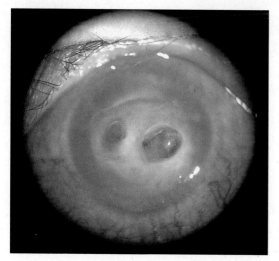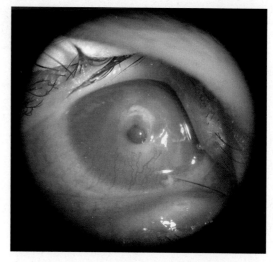

图2-7-16 角膜溃疡,后弹力层膨出
角膜变薄区靠近后弹力层时,在眼压作用下后弹力层呈透明水珠状膨出。

图2-7-17 角膜穿孔,虹膜部分脱出
角膜病变穿破后弹力层,发生角膜穿孔,房水急剧涌出,虹膜被冲至穿孔口,部分脱出。

第三阶段即炎症消退期。经过有效的治疗,角膜炎症逐渐消退,溃疡边缘浸润减轻,基质坏死、脱落停止。此期患者症状和体征明显改善。

第四阶段为愈合期。炎症控制,角膜浸润吸收,溃疡基底及边缘逐渐清洁平滑,溃疡表面角膜上皮再生覆盖,溃疡底部增殖的结缔组织填充,形成瘢痕。角膜上皮可再生,仅角膜上皮损伤修复后可不留瘢痕,但溃疡区前弹力层和基质缺损主要由成纤维细胞产生的瘢痕组织修复,愈合后可使角膜透明性下降。溃疡深度不同,愈合后形成的瘢痕透明度不同,可分为角膜薄翳(corneal nebula)、角膜斑翳(corneal macula)、角膜白斑(corneal leucoma)(图 2-7-18A、B、C)。角膜薄翳,通过混浊部分仍能看清后面虹膜纹理;角膜斑翳能透见虹膜,但纹理窥不清;角膜白斑则不能透见虹膜。如果角膜瘢痕组织中嵌有虹膜组织时,便形成粘连性角膜白斑(adherent leucoma),提示病变角膜有穿破史。若白斑面积大,而虹膜又与之广泛粘连,则可能堵塞房角,房水流出受阻致使眼压升高,引起继发性青光眼。高眼压作用下,混杂有虹膜组织的角膜瘢痕膨出形成紫黑色隆起,称为角膜葡萄肿(corneal staphyloma)(图 2-7-18D)。

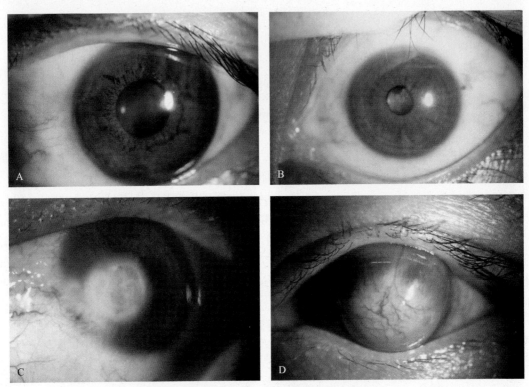

图 2-7-18　各种类型角膜混浊
A. 角膜薄翳;B. 角膜斑翳;C. 角膜粘连性白斑;D. 角膜葡萄肿。

内因性角膜炎常发生在角膜基质层,一般不引起角膜溃疡,修复后瘢痕亦位于角膜深层,但在角膜炎症消退和组织修复过程中,可能有新生血管长入角膜。任何性质的角膜炎,若炎症持续时间长,都可引起角膜新生血管。

严重的角膜炎可引起虹膜睫状体炎,多为毒性所致的反应性、无菌性炎症,也可以为病原体直接感染所致。其中,细菌性、真菌性角膜炎可伴有不同程度的前房积脓。真菌性角膜炎即使未发生角膜穿孔,也可发生真菌性眼内感染。

五、临床表现

感染性角膜炎按其病原体不同常见的有细菌性角膜炎(bacterial keratitis)、真菌性角膜炎(fungal keratitis)、单纯疱疹性角膜炎(herpes simplex keratitis,HSK)、棘阿米巴角膜炎(acanthamoeba keratitis)。

1. **临床症状**　角膜炎的典型症状为眼痛、畏光、流泪、眼睑痉挛等,称为眼部刺激症状,可持续存在至炎症消退。细菌性角膜炎起病急骤,刺激症状明显。真菌性角膜炎刺激症状较轻。单纯疱疹性病毒感染除眼部刺激症状,常伴发热、皮肤疱疹疼痛、耳前淋巴结压痛等症状。棘阿米巴角膜炎常伴剧烈的眼痛。角膜炎通常伴有不同程度的视力下降,视力下降程度与角膜混浊溃疡位置相关。

2. 临床体征

(1)角膜炎的典型体征为睫状充血、角膜浸润及溃疡形成。病变的性质不同,角膜浸润及溃疡的形态、大小和部位也不同(图2-7-19)(表2-7-8)。

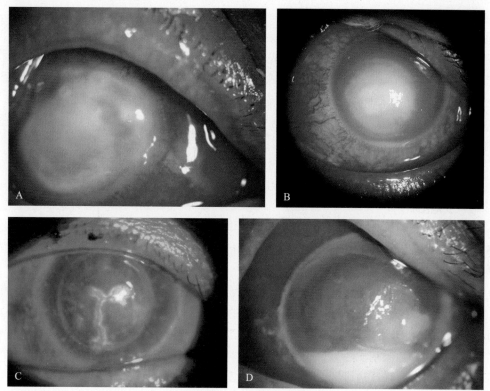

图2-7-19 感染性角膜炎

A. 革兰氏阴性菌;B. 革兰氏阳性菌;C. 单纯疱疹病毒;D. 真菌。

表2-7-8 感染性角膜炎的鉴别

	常见诱因	病程	临床症状	角膜病变特点	前房积脓	并发症
细菌性	外伤,使用污染的眼药制剂,戴角膜接触镜,慢性泪囊炎	起病急骤	明显的眼部刺激症状伴视力障碍	脓性溃疡、反应重	常见,大量,严重	穿孔、眼内炎
真菌性	植物损伤,长期使用激素和抗生素	起病慢,呈亚急性	刺激症状较轻,伴明显的视力障碍	白色浸润灶,致密,表面欠光泽,牙膏样或苔垢样外观,溃疡周围可见免疫环、卫星灶或伪足	常见,灰白色,黏稠或糊状	穿孔、眼内炎(未穿孔也能发生真菌性眼内炎)
单纯疱疹病毒性	免疫力下降	反复发作	眼部刺激症状,伴视力下降;伴全身症状:如发热等	上皮型;神经营养性角膜病变;基质型;内皮型	少见	穿孔少、瘢痕愈合、虹膜睫状体炎
棘阿米巴性	角膜接触棘阿米巴污染的水源,90%有角膜接触镜配戴史	慢性、进行性	疼痛剧烈,伴视力障碍	点状、假树枝状、放射状角膜神经炎、中央或旁中央环状浸润、中央盘状病变、角膜基质溶解、脓肿、溃疡	少见	穿孔少,棘阿米巴巩膜炎

细菌性角膜炎起病急,进展快。球结膜水肿,睫状充血或混合充血。病变早期为角膜上皮溃疡,溃疡下有边界模糊,致密的浸润灶,周围组织水肿。浸润灶迅速扩大,形成溃疡,溃疡表面和结膜囊多有脓性或黏液脓性分泌物。常伴不同程度的前房积脓,可导致角膜穿孔。其中革兰氏阳性球菌所致溃疡通常为圆形或椭圆形局灶性脓肿,周围有灰白色浸润区,边界清晰;革兰氏阴性菌多导致迅速发展的角膜液化性坏死,伴大量前房积脓。

真菌性角膜炎浸润灶多呈白色或乳白色浸润灶,致密,表面欠光泽,牙膏样或苔垢样外观,溃疡周围有基质溶解形成的浅沟或抗原抗体反应形成的免疫环。角膜感染灶周围常可见伪足或卫星样浸润灶,角膜后可见斑块状沉着物。前房积脓可呈灰白色,黏稠或糊状。可导致角膜穿孔。菌丝穿透力强,能穿过深层基质侵犯角膜后弹力层,甚至进入前房侵犯虹膜和眼内组织,造成真菌性眼内炎。

单纯疱疹病毒性角膜炎可分为原发性单纯疱疹病毒感染和复发性单纯疱疹病毒感染。根据角膜受累部位及病理生理特点分为四类。

1)上皮型角膜炎:①点状角膜炎:点状、成行或成簇排列;②树枝状溃疡:点状病灶逐渐扩大融合,中央上皮脱离而形成,树枝末端分叉和结节状膨大为此类溃疡的特点;③地图状溃疡:病情进一步进展,溃疡融合成地图状。

2)神经营养性角膜病变:多发生在 HSK 的恢复期和静止期,因角膜基底膜损伤、泪液分泌减少、神经受损及抗病毒药物的毒性作用所致。病灶可于上皮层、基质浅层、基质深层,溃疡经久不愈,可导致角膜穿孔。

3)基质型角膜炎:多同时或曾经患过角膜上皮炎。有 2 种临床类型:①免疫性基质型角膜炎:为角膜基质对病毒抗原的迟发超敏反应所致。最常见的是盘状角膜炎,角膜基质中央水肿,不伴炎症细胞浸润和新生血管,可有后弹力层皱褶。②坏死性基质型角膜炎:为病毒活动性感染与免疫性炎症共同作用所致。表现为角膜基质内单个或多个黄白色坏死浸润灶、基质溶解坏死、角膜变薄甚至穿孔。部分患者可表现为免疫环或边缘性血管炎。常诱发基质层新生血管,表现为一条或多条基质层新生血管,从周边角膜伸向中央基质的浸润区。

4)内皮型角膜炎:为角膜内皮对病毒抗原的迟发超敏反应。表现为盘状、线状和弥漫性三种类型,在水肿区的内皮面有 KP 沉着,常伴不同程度的虹膜炎。

棘阿米巴性角膜炎临床表现多样,易于病毒性、真菌性角膜炎混淆。初期可见角膜上皮微囊样水肿、点状、假树枝状或放射状角膜神经炎或假树枝状溃疡灶,中期角膜中央或旁中央出现环状浸润,可伴上皮缺损;也可表现为中央盘状病变。晚期可出现角膜基质溶解、脓肿、溃疡甚至穿孔。但前房反应较少见。棘阿米巴巩膜炎是棘阿米巴角膜炎的严重并发症,表现为弥漫性前巩膜炎。

(2)角膜炎可引起虹膜睫状体炎,轻者表现为房水闪辉,重者可出现房水混浊、前房积脓、瞳孔缩小及虹膜后粘连等。

六、诊断

1. **临床诊断**　根据典型的临床表现(如眼部刺激症状)及睫状充血、角膜浸润和角膜溃疡的形态特征等,角膜炎的临床诊断通常不困难,但应强调病因诊断。对于角膜炎患者,首先要确定是感染性或非感染性,并进一步判断是何种微生物。详细询问病史十分重要,角膜异物、角膜擦伤、角膜接触镜、慢性泪囊炎、眼部接触病原体污染的药物或水源等是感染性角膜炎的常见易感因素。全身疾病如自身免疫性疾病、艾滋病、糖尿病、营养不良、酒精中毒和其他慢性消耗性疾病患者也容易发生角膜炎。

2. **实验室诊断**　尽管不同病因引起的角膜炎有一些典型特征,但由于临床表现的多样性,不能明确病因者,应尽早行病原学和细胞学检查。早期行溃疡组织刮片革兰氏染色和吉姆萨染色可帮助作病因学诊断,还可同时进行细菌、真菌、棘阿米巴培养及药敏检查,以便于选择敏感的药物进行治疗。而且在病变发展到角膜深层或经药物治疗后,刮片镜检以及培养病原体的阳性率降低,可多次取材。

反复刮片镜检或培养阴性而角膜溃疡仍进展时,需进行角膜病变区组织活检以明确病因。角膜共焦显微镜是种无创性的检查手段,对棘阿米巴角膜炎和真菌性角膜炎的早期诊断有较高的价值,并且可用于随访,判断治疗是否有效。怀疑免疫性角膜炎者需要进行相应的免疫学检查(图 2-7-20)。

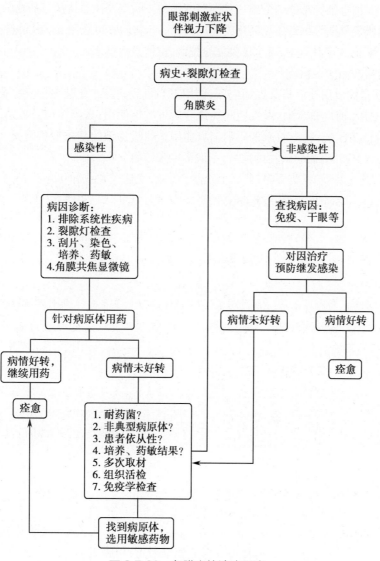

图 2-7-20 角膜炎的诊疗思路

七、治疗

角膜炎的治疗原则是:控制感染,减轻炎症反应,促进溃疡愈合和减轻瘢痕形成(表 2-7-9)。

1. 感染性角膜炎宜选用敏感的抗感染药物进行治疗。细菌性角膜炎可造成角膜组织的迅速破坏,因此对于疑似细菌性角膜炎患者应立即给予积极治疗。先经验性给予广谱抗生素治疗,待实验室检查明确病原体后,再调整给予敏感药物进一步治疗。局部使用抗生素是治疗细菌性角膜炎的最有效途径,临床上多采用联合用药的方法以提高疗效,病情严重者可配合全身用药。急性期可高浓度的抗生素滴眼剂频繁滴眼(如每 15~30min 滴眼 1 次)。

真菌性角膜炎局部使用抗真菌治疗。包括多烯类(两性霉素 B、那他霉素滴眼剂)、咪唑类(咪康唑滴眼剂)或嘧啶类(氟胞嘧啶滴眼剂)。其中多烯类为一线药物,可联合使用,发挥协同作用,减少药物用量,降低毒副作用。病情严重者可联合全身使用抗真菌药物。疾病初期使用滴眼剂每 0.5~1h 1 次,晚上涂抗真菌眼膏。感染明显控制后逐渐减少使用次数。

病毒性角膜炎常用的抗病毒药物有阿昔洛韦、更昔洛韦、利巴韦林等。急性期每 1~2h 点眼 1 次，晚上涂抗病毒眼膏剂。上皮型角膜炎须给予有效的抗病毒药物抑制病毒的活力，控制病情。基质型角膜炎除抗病毒外，抗炎治疗更为重要。内皮型角膜炎的治疗方案在给予抗病毒、抗炎治疗的同时，积极采取保护角膜内皮细胞功能的措施。神经营养性角膜病变要注意抗病毒药物的毒性作用。

棘阿米巴角膜炎早期可试行病灶区角膜上皮刮除。药物治疗可选用二咪或联咪类、咪唑类或强化新霉素。治疗疗程长，4 个月以上，直至感染完全控制，虫体全部被杀死。治疗初期可局部用药 1 次 /h，待症状明显改善后改为 4~6 次 /d。

2. 糖皮质激素的应用要严格掌握适应证，使用不当可致病情恶化甚至角膜穿孔。细菌性角膜炎急性期一般不宜使用糖皮质激素，慢性期病灶愈合后可酌情使用；真菌性角膜炎禁用糖皮质激素；对于单纯疱疹病毒性角膜炎，糖皮质激素原则上只能用于非溃疡型的基质型角膜炎。对于棘阿米巴角膜炎，糖皮质激素的应用有恶化病情的危险，一般不主张使用。

3. 并发虹膜睫状体炎时，需要散瞳。药物治疗无效，溃疡穿孔或即将穿孔者，应采取包括角膜移植在内的手术治疗，术后继续药物抗感染治疗，以减少术后复发。

表 2-7-9　感染性角膜炎常见的病原体及治疗

感染性角膜炎类型	常见病原体	治疗
细菌性（46%）		
革兰氏阳性菌（83%）	葡萄球菌、表皮葡萄球菌、肺炎链球菌	头孢唑林、四代广谱氟喹诺酮类、万古霉素
革兰氏阴性菌（17%）	铜绿假单胞菌、黏质沙雷菌、变性杆菌	妥布霉素、庆大霉素、四代广谱氟喹诺酮类、头孢他啶、头孢曲松
病毒性（28%）	单纯疱疹病毒、带状疱疹病毒、腺病毒	阿昔洛韦、更昔洛韦、利巴韦林
真菌性（24%）	曲霉菌属、镰孢菌属、弯孢菌属、念珠菌属	那他霉素、两性霉素 B、咪康唑、伏立康唑
寄生虫性（2%）	棘阿米巴原虫、微孢子虫	氨基糖苷类、聚双胍类、双咪类或联咪类和咪唑类，通常采用联合用药

八、预后

角膜炎及时治疗情况下，轻至中度病例大多可以有效治疗不会失明，根据损伤程度，最后可以恢复透明或不同程度的瘢痕愈合。若治疗不及时或感染严重，角膜炎会导致严重并发症，如眼内炎，则可能会永久性损伤视力。同时，病毒性角膜炎易反复发作。

第六节　葡萄膜炎

葡萄膜富含色素及黑色素相关抗原，附近的视网膜及晶状体也含有多种具有致葡萄膜炎活性的抗原，血流丰富且缓慢，这些特点使其易于受到自身免疫、感染、代谢、血源性、肿瘤等因素的影响。葡萄膜炎(uveitis)目前在国际上指发生于葡萄膜、视网膜、视网膜血管以及玻璃体的炎症。多发于青壮年，病因机制复杂(图 2-7-21)，易合并全身性自身免疫性疾病，反复发作，治疗棘手，可引起严重并发症，是一类致盲性眼病。

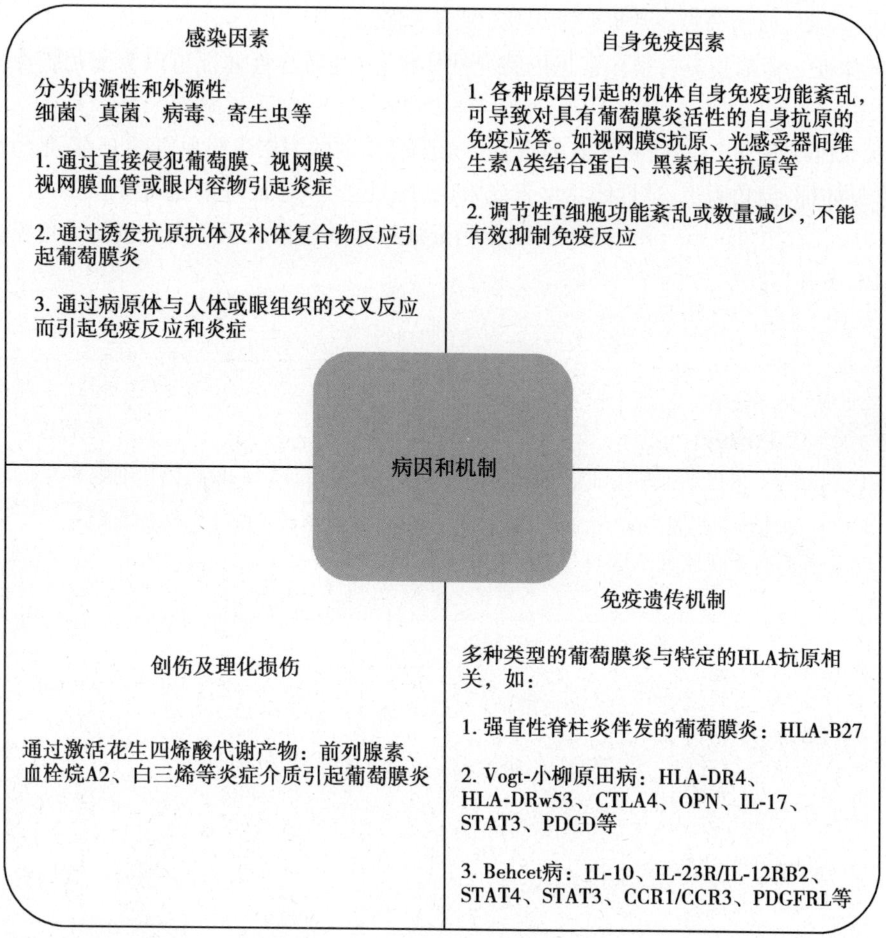

感染因素
分为内源性和外源性
细菌、真菌、病毒、寄生虫等
1. 通过直接侵犯葡萄膜、视网膜、视网膜血管或眼内容物引起炎症
2. 通过诱发抗原抗体及补体复合物反应引起葡萄膜炎
3. 通过病原体与人体或眼组织的交叉反应而引起免疫反应和炎症
自身免疫因素
1. 各种原因引起的机体自身免疫功能紊乱，可导致对具有葡萄膜炎活性的自身抗原的免疫应答。如视网膜S抗原、光感受器间维生素A类结合蛋白、黑素相关抗原等
2. 调节性T细胞功能紊乱或数量减少，不能有效抑制免疫反应
病因和机制
创伤及理化损伤
通过激活花生四烯酸代谢产物：前列腺素、血栓烷A2、白三烯等炎症介质引起葡萄膜炎
免疫遗传机制
多种类型的葡萄膜炎与特定的HLA抗原相关，如：
1. 强直性脊柱炎伴发的葡萄膜炎：HLA-B27
2. Vogt-小柳原田病：HLA-DR4、HLA-DRw53、CTLA4、OPN、IL-17、STAT3、PDCD等
3. Behcet病：IL-10、IL-23R/IL-12RB2、STAT4、STAT3、CCR1/CCR3、PDGFRL等

图 2-7-21 葡萄膜炎的病因和机制

一、葡萄膜炎分类

葡萄膜炎由于病因及机制复杂，目前临床分类繁多。常用的分类依据有：发病部位、临床病理特点、病程、病因等（图 2-7-22）。这些分类方法常联合使用，用以协助精细诊断和治疗。

葡萄膜炎分类
按发病部位
前部、中部、后部、全葡萄膜炎
按病程
急性（<3个月）、慢性（>3个月）
按病理特点
肉芽肿性、非肉芽肿性
按病因
感染性和非感染性

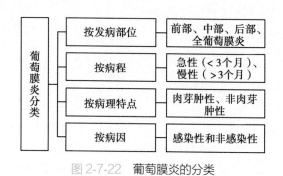

图 2-7-22 葡萄膜炎的分类

二、临床表现

1. 临床症状 葡萄膜炎的临床症状根据不同的部位、程度、病程、病因等有不同的表现。急性前葡萄膜炎可出现眼痛、畏光、流泪、视物模糊；中间葡萄膜炎初期可无症状，或仅有飞蚊症，重者可有眼

红、眼痛、视力下降;后葡萄膜炎常见眼前黑影、视力下降。

2. **临床体征**　葡萄膜炎有很多常见的特异性体征,这些特异性体征可以为葡萄膜炎的诊断提供强有力的证据。

(1) 睫状充血或混合充血:睫状充血是指位于角膜缘周围的表层巩膜血管的充血,是急性前葡萄膜炎的一个常见体征,但角膜炎、急性闭角型青光眼也可引起此种充血,应注意鉴别。

(2) 角膜后沉着物(keratic precipitates,KP):是炎症细胞或色素沉积于内皮损伤的角膜后表面而形成(表 2-7-10,图 2-7-23)。

表 2-7-10　角膜后沉积物分类鉴别

鉴别点	形状分类		
	尘状	中等大小	羊脂状
成分	中性粒细胞、淋巴细胞和浆细胞沉积而成		由单核巨噬细胞和类上皮细胞构成
多见于	非肉芽肿性前葡萄膜炎多见,也可见于肉芽肿性葡萄膜炎的某一个时期	Fuchs 综合征和病毒性角膜炎伴发的前葡萄膜炎	肉芽肿性葡萄膜炎

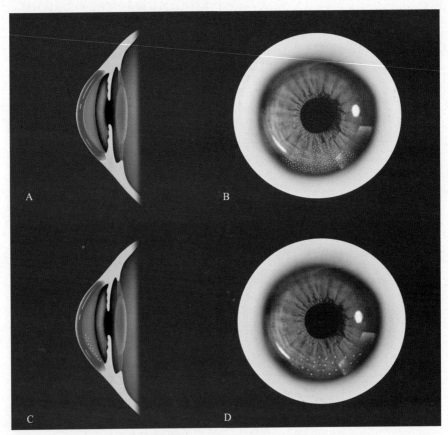

图 2-7-23　葡萄膜炎患者的 KP 形态与分布类型示意图
A 与 B 示中等大小 KP,在角膜下方呈三角形分布;C 与 D 示羊脂状 KP 在角膜下方分布。

(3) 前房闪辉:是由于血 - 房水屏障功能破坏,蛋白进入房水所致,裂隙灯检查时表现为前房内白色光束(图 2-7-24)。活动性前葡萄膜炎常引起前房闪辉,前葡萄膜炎消退后,血 - 房水屏障功能破坏可能尚需要一段时间才能恢复,所以仍可有前房闪辉。急性闭角型青光眼、眼钝挫伤也可导致血 - 房水屏障功能破坏而引起前房闪辉,因此前房闪辉并不一定代表有活动性炎症,也不是局部使用糖皮质激素的指征。

（4）前房细胞：在病理情况下，房水中可出现炎症细胞、红细胞、肿瘤细胞或色素细胞。葡萄膜炎时主要为炎症细胞，裂隙灯检查可见到大小一致灰白色尘状颗粒（图 2-7-25A），近虹膜面向上运动，近角膜面则向下运动。炎症细胞是反映眼前段炎症的可靠指标。当房水中大量炎症细胞沉积于下方房角内，可见到液平面，称为前房积脓（hypopyon）（图 2-7-25B）。在炎症严重时尚可出现大量成形性纤维性渗出。

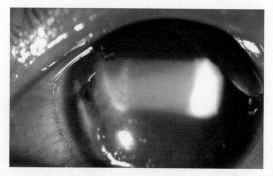

图 2-7-24 前房闪辉

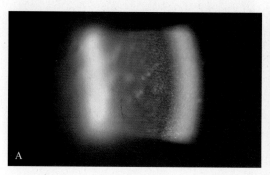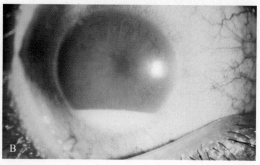

图 2-7-25 前房细胞与前房积脓

A. 前房细胞；B. 前房积脓。

（5）虹膜改变：虹膜可出现多种改变，虹膜与晶状体前表面的纤维性渗出和增殖可使二者黏附在一起，称虹膜后粘连（posterior synechia of the iris）（图 2-7-26，图 2-7-27A）。如果出现广泛虹膜后粘连，房水不能由后房流向前房，导致后房压力升高，虹膜被向前推移而呈膨隆状，称虹膜膨隆（iris bombe）；虹膜与角膜后表面的黏附则称虹膜前粘连（anterior synechia of the iris）（图 2-7-27B），此种粘连发生于房角处，则称房角粘连（goniosynechia）；炎症损伤可导致虹膜脱色素、萎缩、异色等改变。炎症可引起 3 种虹膜结节（表 2-7-11）。

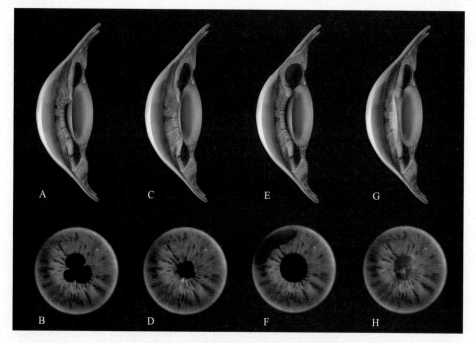

图 2-7-26 虹膜粘连及瞳孔变形示意图

A. 点状虹膜后粘连；B. 散瞳可形成梅花状瞳孔；C. 虹膜全周后粘连；D. 瞳孔闭锁；E. 虹膜前粘连发生于房角处；F. 形成房角粘连；G. 渗出膜拟盖整个瞳孔区；H. 形成瞳孔膜闭。

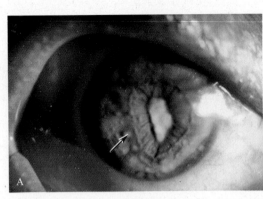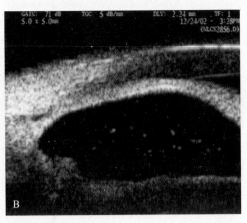

图 2-7-27　虹膜粘连及瞳孔闭锁

A. 前节照相,瞳孔区白色膜状物致瞳孔膜闭,箭头所示为 Busacca 结节;B. 超声生物显微镜示虹膜前粘连。

表 2-7-11　虹膜结节分类鉴别

种类	部位	形态	见于
Koeppe 结节	瞳孔缘	灰白色半透明结节	非肉芽肿性和肉芽肿性炎症
Busacca 结节	虹膜实质内	白色或灰白色半透明结节	肉芽肿性炎症
虹膜肉芽肿	虹膜实质内	粉红色不透明结节	结节病所引起的前葡萄膜炎

（6）瞳孔改变:炎症时因睫状肌痉挛和瞳孔括约肌的持续性收缩,可引起瞳孔缩小;虹膜部分后粘连,散瞳后常出现多种形状的瞳孔外观,如梅花状、梨状或不规则状,如虹膜发生 360° 的粘连,则称瞳孔闭锁(seclusion of pupil);如纤维膜覆盖整个瞳孔区,则被称瞳孔膜闭(occlusion of pupil)(图 2-7-27A)。

（7）晶状体改变:前葡萄膜炎时,色素可沉积于晶状体前表面;部分新鲜的虹膜后粘连可散瞳被拉开,此时晶状体前表面往往会遗留下环形色素。反复炎症可改变房水成分,影响晶状体代谢,从而引起白内障。

（8）睫状体平坦部、玻璃体病变:玻璃体内可出现不同程度的炎症细胞和混浊。中间葡萄膜炎主要表现为玻璃体炎症细胞、细胞凝集而成的雪球状混浊;睫状体平坦部和玻璃体基底部伸向玻璃体腔的雪堤样(snowbank)改变。

（9）眼底改变:前葡萄膜炎偶尔可出现反应性黄斑囊样水肿或视盘水肿。中间葡萄膜炎可见周边部视网膜炎、视网膜血管炎和脉络膜炎。后葡萄膜炎眼底改变视病变的严重程度而定,常见的有:①局灶性脉络膜视网膜浸润病灶;②弥漫性脉络膜炎;③视网膜血管炎;④视网膜水肿或黄斑水肿;⑤渗出性视网膜脱离;⑥增生性玻璃体视网膜病变;⑦视网膜、脉络膜新生血管;⑧某些类型的葡萄膜炎晚期可见晚霞样眼底。

三、诊断与鉴别诊断

根据典型的临床表现可作出诊断。葡萄膜炎的临床诊断需要有一个整体的思路,在临床工作中,根据诊疗需求,首先通常需要确定炎症的部位,然后明确病因,寻查伴随的疾病,从而明确治疗的大方向,对指导治疗、判断预后有重要的价值(图 2-7-28)。

详细询问病史,包括有无腰骶部疼痛、关节炎、消化道异常、呼吸系统异常、银屑病、皮肤病等全身病变,以确定是否伴有强直性脊柱炎、炎症性肠道疾病、银屑性关节炎、结核、梅毒等疾病。眼部专科检查须全面检查眼前、后段结构。借助影像学检查 OCT 有助于明确黄斑区病变;FFA 对判断视网膜、脉络膜病变有很大帮助;ICGA 可确定脉络膜病变;B 超、CT、MRI 有助于追溯病因。根据患者的临床表现可选择相应的实验室检查,包括血常规、血沉、抗"O"、类风湿因子、HLA 抗原分型及病原体检查等。

葡萄膜炎的鉴别诊断包括部位、病理分类、病程及病因的鉴别诊断。前葡萄膜炎尚需与急性结膜炎和急性闭角型青光眼鉴别诊断。

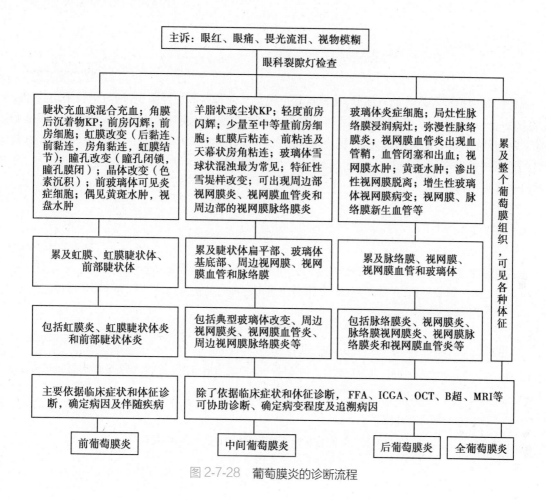

图 2-7-28 葡萄膜炎的诊断流程

四、治疗原则

1. **针对病因治疗** 确定为感染因素所致者,应给予相应的抗感染治疗。对于合并有全身性疾病患者(如强直性脊柱炎、风湿性疾病等)需全身对因治疗。

2. **对症治疗** 由免疫因素引起的炎症,应控制炎症,减少并发症的发生。

(1)散瞳:睫状肌麻痹剂,是治疗急性前葡萄膜炎的必须用药,一旦发病应立即给药,可防止虹膜后粘连,或拉开新鲜的虹膜后粘连,避免并发症的发生;解除睫状肌、瞳孔括约肌的痉挛,以减轻充血、水肿及疼痛,促进炎症恢复。

(2)糖皮质激素:包括滴眼液、眼周、眼内和全身治疗,主要是减轻炎症反应,抑制免疫。根据炎症的类型及严重程度选择药物给药途径、用药频次及用药时间,并根据恢复情况及时调整。

(3)非甾体消炎药:通过阻断前列腺素、白三烯等花生四烯酸代谢产物而发挥抗炎作用。一般用于前葡萄膜炎,与糖皮质激素联合应用,常为滴眼剂,不需用口服治疗。

(4)全身免疫抑制剂治疗:对伴有全身病变者可考虑给予糖皮质激素联合其他免疫抑制剂治疗。

3. **并发症治疗** ①并发性白内障:葡萄膜炎完全控制,观察稳定后可行白内障摘除联合人工晶状体植入手术;②继发性青光眼:药物降眼压、激光虹膜切开术或抗青光眼手术;③对于出现视网膜、脉络膜新生血管者可考虑给予抗 VEGF、激光光凝等治疗。

第七节 视神经炎

　　视神经是中枢神经系统的一部分,从视盘起至视交叉前脚这段神经称视神经,全长平均约40cm。视神经炎(optic neuritis)泛指视神经的炎性脱髓鞘、感染、非特异性炎症等疾病。视神经连通眼球和视皮质,炎症反应对视力的影响极大,依据炎症波及的部位不同而分为球内段的视盘炎(papillitis)及球后段的球后视神经炎(retrobulbar optic neuritis)。视神经炎大多为单侧发病,视盘炎多见于儿童,球后视神经炎多见于青壮年。

一、临床表现

　　患者就诊的首要主诉是亚急性的视力下降,另外还可表现为视野损害和辨色异常,95%患者伴有眼球转动时疼痛。常为单眼发病,有时可为双眼。部分患者可伴随有其他部位神经系统异常表现(表2-7-12)。

表2-7-12 视神经炎常见临床症状

常见症状	特点
视力下降	亚急性下降,通常在数日之内持续严重下降,有时可至无光感,常为单眼发病,也可为双侧
其他视功能改变	视野损害(中心暗点或向心性缩小),色觉异常
疼痛	眼球转动痛
神经系统伴随症状	有时可伴脊髓炎,麻木,肢体运动障碍,膀胱直肠功能障碍等

二、体征

　　1. **瞳孔异常**　单眼发病时,双侧瞳孔不等大。患眼直接对光反射迟钝或消失,间接对光反射存在。相对性传入性瞳孔障碍(relative offerent pupillary defect,RAPD)阳性(指当电筒交替双眼照射时,光线照到正常眼时瞳孔缩小,照到患眼时瞳孔散大),是单眼视神经病变最可靠的客观检查。轻度视神经炎瞳孔直接或间接对光反应可能是正常的。

　　2. **眼底检查**　视盘炎者检查可见视盘充血、水肿,视盘表面或其周围有小的出血点,但渗出很少。视盘周围视网膜可被累及,有水肿渗出。视网膜静脉增粗,动脉一般无改变(图2-7-29)。球后视神经炎者多为非感染性因素,眼底多无异常改变。

三、诊断

　　根据上述视力下降,眼球转动痛,瞳孔及眼底体征等进行诊断。应询问有无类似发作史、有无多发性

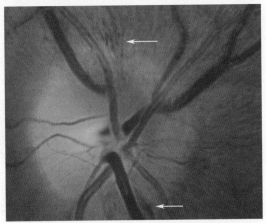

图2-7-29 视盘炎
轻度视盘鼻侧水肿,箭头示视盘周围轻度火焰状出血。

硬化病史。瞳孔 RAPD 是视神经炎是最客观的体征。另外辅助检查可帮助明确诊断(表 2-7-13)。对典型的脱髓鞘性视神经炎根据临床表现常可作出诊断,但应注意查找其他致病原因,如全身或局部感染,以及自身免疫性疾病等。若有以下指征需做系统检查与其他视神经疾病鉴别:发病年龄在 20~25 岁范围之外;双眼同时发病;发病超过 14d 视力仍无好转迹象。

表 2-7-13 视神经炎相关辅助检查

辅助检查	特点
视野	一般都伴有视野损害,典型者为中心暗点或视野向心性缩小
视觉诱发电位(VEP)	P100 波潜伏期延长,振幅降低;90% 患者 VEP 有改变,视力恢复后仅 10% 恢复正常
磁共振成像(MRI)	MRI 可了解脑白质有无脱髓鞘斑,对早期诊断多发性硬化、选择治疗方案以及患者的预后判断有参考意义;对排除鞍区肿瘤等压迫引起的视神经病有重要意义。眼眶的脂肪抑制序列 MRI 可显示受累视神经信号增粗、强化,对部分特发性脱髓鞘性视神经炎有辅助诊断意义
脑脊液检查	有助于为视神经脱髓鞘提供依据,并排查其他炎性或感染性病因。蛋白 - 细胞分离,IgG 合成率高,寡克隆带阳性,碱性蛋白增高,可提示视神经或中枢神经系统或神经根脱髓鞘。脑脊液的细菌学、病毒学、免疫学、遗传学检查对于诊断、鉴别诊断及指导治疗非常重要
光学相干断层扫描(OCT)	用于观察视盘周围视网膜神经纤维层厚度,黄斑区的改变
免疫学检查	AQP4 抗体,对诊断视神经脊髓炎谱系疾病有重要意义
血液检测	血常规、病原体检测、免疫相关检查、遗传学检查

四、鉴别诊断 (表 2-7-14)

表 2-7-14 视神经炎鉴别诊断

鉴别点	视盘水肿	视盘炎	视盘血管炎	假性视盘水肿	球后视神经炎	前部缺血性视神经病变
原因	常见于颅内压增高	局部炎症、全身疾病、中毒等	病因不明	先天性异常,多见于远视	炎症脱髓鞘,感染,自身免疫性疾病等	缺血
眼别	多双眼	多单眼	多单眼	双眼或单眼	多单眼	多单眼
视力	早期正常	急剧下降	轻度下降	多正常	急剧下降	亚急性下降
视盘隆起	3D 以上	小于 3D	低于 3D	微隆起	多无隆起	局限性节段性隆起水肿
视盘出血	较多	较少	较少	无	多无	局部隆起周围见线状,火焰状出血
视野	早期生理盲点扩大,晚期视野损害	中心暗点或向心性缩小	正常或生理盲点扩大	正常	中心暗点或向心性缩小	局部视野缺损
视力恢复	逐渐	较快	较快	无	较快	较慢
视神经萎缩	数月或数年	发生较早	很少	无	发生较早	发生较早

续表

	视盘水肿	视盘炎	视盘血管炎	假性视盘水肿	球后视神经炎	前部缺血性视神经病变
伴随神经系统症状	有	较少	无	无	较少 可伴有多发性硬化或视神经脊髓炎等	较少
头颅 CT 或 MRI	有改变	一般无	无	无	可有改变	无
预后	根据不同病因决定	一般较好	良	良	良	较差

五、治疗

治疗原则是针对病因治疗,最大程度挽救视功能,防止、减轻或延缓进一步的神经系统损伤。

1. 首先明确诊断,应积极寻找病因,针对病因治疗。

2. 糖皮质激素是非感染性视神经炎急性期治疗的首选用药,常用方法包括静脉滴注和口服,不推荐球后注射,早期推荐采用大剂量糖皮质激素冲击治疗,3d 后逐渐减量,使用期间应格外注意激素的副作用。

3. 免疫抑制剂,如环孢素 A、环磷酰胺、氨甲蝶呤等,主要用于降低视神经炎患者复发率,降低从视神经炎发展为多发性硬化的概率。

4. 对于感染性视神经炎患者,控制原发病因的同时,联合糖皮质激素治疗。

5. 对于自身免疫性视神经病,针对病因给予全程的糖皮质激素治疗以及相应的免疫抑制治疗。

(童剑萍)

思考题

1. 眼部不同部位的炎症特点有哪些?

2. 细菌、真菌、病毒性角膜炎临床表现有何不同?

3. 不同类型的结膜炎如何鉴别?

4. 葡萄膜炎常用治疗方法有哪些?

第八章
晶 状 体 病

晶状体的病变主要包括晶状体透明性或颜色的改变（白内障）以及晶状体位置和形态异常（晶状体异位、脱位和异形），上述两类病变都可引起明显的视力障碍。

晶状体能将光线准确聚焦于视网膜，并能通过调节作用看清远、近物体，这都是在晶状体保持高度透明的基础上实现的。任何先天性或者后天性的因素，例如遗传、代谢异常、外伤、辐射、中毒、营养障碍等，引起晶状体光学质量下降的退行性改变，包括晶状体透明度降低或者颜色改变，称为白内障（cataract）。并不是晶状体的任何混浊都会严重影响视力，世界卫生组织（WHO）从群体防盲治盲的角度出发，将晶状体混浊且矫正视力低于 0.5 者称为临床意义的白内障。白内障是全球第一位致盲眼病，在全球共 4 000 万～4 500 万盲人中，其中因白内障致盲者约占 46%。随着全球人口的老龄化，白内障的发病率以及患病人口总数都在不断上升。白内障的防治任重而道远。

第一节 晶状体混浊

一、晶状体混浊的病因和发病机制

晶状体处于眼内液体环境中，任何影响眼内环境的因素，如衰老、物理损伤、化学损伤、手术、肿瘤、炎症、药物（包括中毒）以及某些全身性代谢性或免疫性疾病，都可以直接或间接破坏晶状体的组织结构、干扰其正常代谢而使晶状体混浊。此外，晶状体或眼球的发育异常以及某些先天性全身性综合征，都可以导致晶状体的形成异常而致白内障。

白内障的发病机制较为复杂，与营养、代谢、环境和遗传等多种因素有关，是机体内外各种因素对晶状体长期综合作用的结果。流行病学研究表明，紫外线照射、糖尿病、高血压、心血管疾病、机体外伤、过量饮酒及吸烟等均与白内障的形成有关。一般认为，自由基损伤是各种致白内障因素作用的共同途径，晶状体上皮细胞过度凋亡及晶状体蛋白异常也是白内障发生机制中的重要因素。

白内障有下述多种分类方法：

1. **根据病因** 分为先天性、年龄相关性、并发性、代谢性、药物及中毒性、外伤性、发育性和后发性等。

2. **根据发病时间** 分为先天性和后天获得性。

3. **根据晶状体混浊部位** 分为皮质性、核性、后囊下性和混合性。

4. **根据晶状体混浊形态** 分为点状、冠状和板层状等。

5. **根据晶状体混浊程度** 分为初发期、膨胀期或未成熟期、成熟期和过熟期。

二、晶状体混浊的临床表现

(一) 症状

晶状体是光线入眼的必经通路,晶状体混浊则可阻挡光线的进入,或使入眼的光线散射,影响视力。白内障的首发症状可能是视物模糊。有时,首发症状是看见光周围有光晕和星芒(眩光)。复视(重影)也有可能是早期症状,但较少见。有些患者可能会出现视物颜色偏黄,或颜色不够鲜亮。因对印刷品上明暗之间的分辨力下降,患者常感觉阅读困难,或需增加光照才看得清楚,以及黑色与深蓝色两色的分辨困难。随着白内障的进展,最终出现无痛性视物模糊。极少数情况下,白内障发生肿胀会将虹膜前推,靠近和阻塞小梁网房水引流,导致继发性闭角型青光眼。具体表现如下:

1. **视力下降**　这是白内障最明显也是最重要的症状。晶状体周边部的轻度混浊可不影响视力,而中央部的混浊,虽然可能范围较小、程度较轻,但也可以严重影响视力。在强光下,瞳孔收缩,进入眼内的光线减少,此时视力反而不如弱光下。晶状体混浊明显时,视力可下降到仅有光感。

2. **对比敏感度下降**　白内障患者在高空间频率上的对比敏感度下降尤为明显。

3. **屈光改变**　核性白内障因晶状体核屈光指数增加,晶状体屈折力增强,产生核性近视,原有的老视减轻。若晶状体内部混浊程度不一,还可产生晶状体性散光。

4. **单眼复视或多视**　晶状体内混浊或水隙形成,使晶状体各部分屈光力不均一,类似棱镜的作用,产生单眼复视或多视。

5. **眩光**　晶状体混浊使进入眼内的光线散射所致。表现为光源周围的光晕和星星闪烁,尤其是在强光照射或者夜晚驾车汽车前灯照射时。

6. **色觉改变**　混浊晶状体对光谱中位于蓝光端的光线吸收增强,使患者对这些光的色觉敏感度下降。晶状体核颜色的改变也可使患眼产生相同的色觉改变。

7. **视野缺损**　晶状体混浊使白内障患者视野产生不同程度的缺损。

(二) 体征

晶状体混浊可在肉眼、聚光灯或裂隙灯显微镜下观察并定量。不同类型的白内障具有其特征性的混浊表现。对晶状体周边的混浊需散瞳后方可看到。

(三) 晶状体混浊的描述

临床上通常应用裂隙灯显微镜检查并评估晶状体混浊程度。晶状体混浊分类系统(lens opacities classification system,LOCS)是美国国立眼科研究所组织确立的一项分类方法,用于判断并描述晶状体混浊的范围和程度,广泛应用于白内障研究、流行病学调查和药物疗效评价等。LOCS Ⅱ 和 LOCS Ⅲ 分类方法是目前常用的方法,其中以 LOCS Ⅱ 应用最为广泛。LOCS Ⅱ 分类方法是将瞳孔充分散大,采用裂隙灯照像和后照法,区别晶状体混浊的类型,即核性(N)、皮质性(C)和后囊下性(P)。通过与相应一组标准照片的比较,记录相应的等级(表2-8-1)。

表 2-8-1　LOCS Ⅱ晶状体混浊分类标准

晶状体部位	混浊情况	LOCS Ⅱ分类
核(N)	透明,胚胎核清楚可见	N0
	早期混浊	N1
	中等程度混浊	N2
	严重混浊	N3

续表

晶状体部位	混浊情况	LOCS II 分类
皮质(C)	透明	C0
	少量点状混浊	Ctr
	点状混浊扩大,瞳孔区内出现少量点状混浊	C1
	车轮状混浊,超过二个象限	C2
	车轮状混浊扩大,瞳孔区约 50% 混浊	C3
	瞳孔区约 90% 混浊	C4
	混浊超过 C4	C5
后囊膜下(P)	透明	P0
	约 3% 混浊	P1
	约 30% 混浊	P2
	约 50% 混浊	P3
	混浊超过 P3	P4

（四）晶状体核硬度分级标准

晶状体核硬度的准确评价对超声乳化吸除术选择适应证和手术方式有重要意义。临床上,根据核的颜色进行分级。临床上,最常用的是 Emery 核硬度分级标准。该标准将核的硬度分为以下 5 级:

Ⅰ级:透明,无核,软性。

Ⅱ级:核呈黄白色或黄色,软核。

Ⅲ级:核呈深黄色,中等硬度核。

Ⅳ级:核呈棕色或琥珀色,硬核。

Ⅴ级:核呈棕褐色或黑色,极硬核。

三、不同原因晶状体混浊的特征

（一）年龄相关性白内障

年龄相关性白内障(age-related cataract)又称为老年性白内障(senile cataract),是最为常见的白内障类型,多见于 50 岁以上的中、老年人,随年龄增加其发病率升高,80 岁以上的老人,白内障的患病率为 100%,它是晶状体老化后的退行性变,是多种因素作用的结果。年龄、职业、性别、紫外线辐射以及糖尿病、高血压、阳性家族史和营养状况等均是老年性白内障的危险因素。目前人们对紫外辐射的研究较多,在我国西藏地区白内障发病率最高。

根据晶状体开始出现混浊的部位,老年性白内障可分为 3 种类型:皮质性、核性以及后囊下性。

1. 皮质性白内障 皮质性白内障(cortical cataract)是年龄相关性白内障中最常见的类型。按其发展过程分为 4 期。

（1）初发期(incipient stage):在裂隙灯下,晶状体皮质中可见到有空泡和水隙形成。水隙逐渐扩大,形成赤道部为基底、尖端朝向晶状体中心的楔形混浊(图 2-8-1),位于前、后皮质中,这些混浊逐渐在赤道部汇合,最后形成类似羽毛的轮辐状混浊,因未累及瞳孔区多不影响视力。此期进展缓慢,可历经数年甚至十余年。

（2）膨胀期(intumescent stage):又称未熟期(immature stage),晶状体混浊继续加重呈现不均匀的灰白色混浊,晶状体纤维水肿,纤维间液体不断增加,使其急剧肿胀,体积变大,将虹膜向前推移,前房变浅(图 2-8-2),有青光眼体质患者极易诱发急性闭角型青光眼。以斜照法检查晶状体时,投照侧虹膜在深层混浊皮质上形成新月形阴影,称为虹膜投影,这是本期白内障的特点,表明在混浊的皮质前还存在透明皮质。患眼视力明显减退,眼底难以看清。

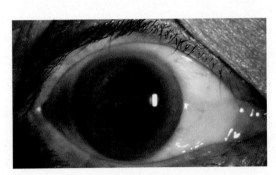

图 2-8-1 皮质性白内障初发期

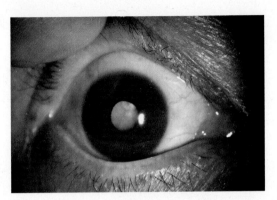

图 2-8-2 皮质性白内障膨胀期

(3)成熟期(mature stage):晶状体纤维脱水、变性、崩解,失去正常形态,水肿消退,前房深度恢复正常。晶状体全部混浊呈白色,部分患者可在囊膜上看到钙化斑(图 2-8-3),虹膜投影转为阴性,眼底完全无法窥见,视力降至眼前手动或光感,但光定位及色觉正常。

(4)过熟期(hypermature stage):若成熟期白内障未及时手术,则白内障进一步发展进入过熟期。晶状体因水分继续丢失而体积变小,囊膜皱缩,表面有钙化点或胆固醇结晶,前房加深。晶状体纤维分解、液化成乳白色颗粒(Morgagnian 小体),棕黄色的核因重力而下沉,称为 Morgagnian 白内障(图 2-8-4)。核下沉可使患者觉得视力突然提高。

晶状体囊膜变性,通透性增加或出现细小的破裂,当液化的皮质渗漏到前房内时,可发生晶状体诱导的葡萄膜炎。长期存在于房水中的晶状体皮质沉积于前房角,或被巨噬细胞吞噬,堵塞前房角而引起继发性青光眼,称为晶状体溶解性青光眼。晶状体悬韧带发生退行性改变,容易发生晶状体脱位,晶状体囊膜破裂,晶状体核可能脱入前房或玻璃体内,脱位的晶状体或晶状体核堵塞瞳孔区也可引起继发性青光眼。上述情况引起的葡萄膜炎和青光眼药物一般治疗无效,尽早手术摘除晶状体是唯一有效的手段。

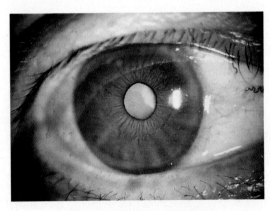

图 2-8-3 皮质性白内障成熟期

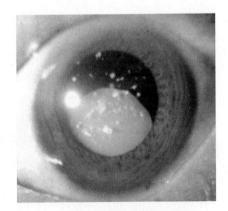

图 2-8-4 皮质性白内障过熟期

2. **核性白内障**   核性白内障(nuclear cataract)影响晶状体中心。发病年龄较早,一般从 40 岁左右开始,进展缓慢。混浊大多开始于胎儿核,逐渐发展到成人核,直至其完全混浊,这一过程可能持续数年。晶状体核混浊开始呈灰黄色,以后逐渐加重而呈黄褐色、棕色或棕黑色(图2-8-5)。初期晶状体核混浊很难与核硬化相鉴别,核硬化是一种生理现象,是由于晶状体终身生长,核密度逐渐增加,颜色变深,而造成透明度降低,但对视力无明显影响。核性白内障由于核屈光力增加,可发生近视,所以临床上有的患者到了老年出现近视加重、老视减轻的现象。如果仅仅胎儿核混浊而未累及成人核者,可能会出现中央区近视、周边区为远视的特殊的双屈光现象,从而导致单眼复视现象。

3. **后囊下白内障** 后囊下白内障(posterior subcapsular cataract)影响晶状体后部。后囊下白内障可单独发生,也可与其他类型白内障合并存在。在裂隙灯显微镜下检查,可以看到后囊下由许多黄色小点、小空泡、结晶样颗粒构成的盘状混浊(图2-8-6)。因为混浊区位于视轴上,所以早期即可表现出明显的视力障碍。后囊下白内障进一步发展,合并皮质和核混浊,最后发展为完全性白内障。

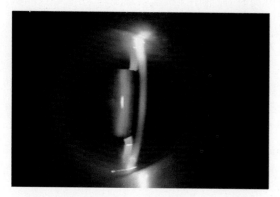
图 2-8-5　核性白内障

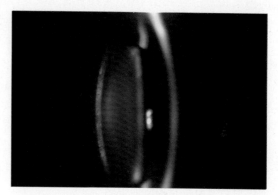
图 2-8-6　后囊膜下性白内障

(二) 先天性白内障

先天性白内障(congenital cataract)是儿童常见眼病,为出生时或出生后第一年内发生的晶状体部分或全部混浊。可以为双眼或者单眼发病;可以为家族性的或散发的;可以伴发或不伴发其他眼部异常或遗传性和系统性疾病。先天性白内障是造成儿童失明和弱视的重要原因。

先天性白内障患儿幼小,不能自诉,多由患儿家长发现其白瞳、斜视、眼球不规则震颤、不能固视等前来就诊。因晶状体混浊的部位、形态和程度不同,形态学表现各异。常见的有膜性、核性、绕核性(图2-8-7)、前极、后极、粉尘状、点状、盘状(Coppock白内障)、缝状、珊瑚状、花冠状以及全白内障等。

先天性白内障多数为静止性的,少数出生后继续发展,也有直至儿童期才影响视力。许多先天性白内障患者合并其他眼病或异常,如斜视、眼球震颤、先天性小眼球、视网膜和脉络膜病变、瞳孔扩大肌发育不良以及晶状体脱位或缺损、先天性无虹膜、先天性虹膜和/或脉络膜缺损、瞳孔残膜、大角膜、圆锥角膜、永存玻璃体动脉等。

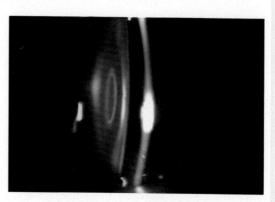
图 2-8-7　绕核性白内障

(三) 并发性白内障

并发性白内障(complicated cataract)是由于眼部疾病引起的晶状体混浊。眼前节、后节的许多疾病引起眼内环境的改变,使晶状体营养或代谢发生障碍,产生混浊。角膜溃疡、青光眼、葡萄膜炎、视网膜脱离、视网膜色素变性、眼内肿瘤、高度近视等都可引起白内障。

眼前节疾病所致的并发性白内障多由前囊膜或前皮质开始。由眼后节疾病引起者,早期在晶状体后极部囊膜及囊膜下皮质出现颗粒状灰黄色混浊,并有较多空泡形成,逐渐向晶状体核中心部及周边部扩展,呈放射状,形成玫瑰花样混浊,继之向前皮质蔓延,逐渐使晶状体全混浊。以后水分吸收,囊膜增厚,晶状体皱缩,并有钙化等变化。由青光眼引起者多由前皮质和核开始。高度近视所致者多为核性白内障。正确的诊断原发病对于并发性白内障的诊断、治疗及预后判断至关重要。

(四) 代谢性白内障

因代谢障碍引起的晶状体混浊称为代谢障碍。

1. 糖尿病性白内障(diabetic cataract):糖尿病时血糖升高,进入晶状体内的葡萄糖增多,己糖激酶被饱和醛糖还原酶活化,将葡萄糖转化为山梨醇在晶状体内蓄积,细胞内渗透压升高,晶状体纤维吸水肿胀而混浊。糖尿病性白内障分为两种类型:真性糖尿病性白内障、合并年龄相关性皮质性白内障。

(1)真性糖尿病性白内障:多见于 1 型的青少年糖尿病患者。多为双眼发病,发展迅速,可于短时间内发展为完全性白内障。常伴有屈光改变,血糖升高时,血液中无机盐含量下降,房水渗入晶状体使之变凸,出现近视;血糖降低时,晶状体内水分渗出,晶状体变扁平而出现远视。

(2)合并年龄相关性皮质性白内障:此型较多见。临床表现与年龄相关性皮质性白内障相似,只是发病更早,进展更快。

2. **半乳糖性白内障**　半乳糖性白内障(galactose cataract)多见于儿童,是由于与半乳糖代谢有关的酶缺陷所致,为常染色体隐性遗传病。患儿因半乳糖激酶(基因位点在 17q24)、半乳糖 -1- 磷酸尿苷转移酶等缺乏,半乳糖在体内积聚,经房水渗入晶状体,使晶状体纤维水肿、肿胀而变混浊。

3. **手足搐溺性白内障**　手足搐溺性白内障(tetany cataract)是因血清钙过低引起的白内障。多由于在甲状腺切除时误切了甲状旁腺,或先天性甲状旁腺功能不足,或营养障碍致血钙过低所致。因低血钙患者常有手足搐溺而得名。

4. **Wilson 病**　Wilson 病又称肝豆状核变性(hepatolenticular degeneration),是一种常染色体隐性遗传的铜代谢障碍性疾病。角膜色素环(Kayser-Fleischer ring,KF 环)为特征性眼部表现。晶状体混浊呈典型的葵花形,是由于棕黄色的铜氧化物颗粒沉积在晶状体的前囊和皮质,形状如葵花的花瓣所致,一般不引起严重视力障碍。

(五) 外伤性白内障

眼球钝挫伤、穿通伤、爆炸伤、电击伤等引起的晶状体混浊称外伤性白内障(traumatic cataract)。

1. **钝挫伤所致白内障**　挫伤时瞳孔缘部色素上皮细胞脱落,晶状体前囊出现环形混浊,称为 Vossius 环状混浊(图 2-8-8),其下可有浅层皮质混浊。挫伤严重时晶状体囊膜破裂,房水进入晶状体而形成白内障。

2. **穿通伤所致白内障**　眼球穿通伤时往往有晶状体囊膜破裂,水分渗入晶状体而致混浊(图 2-8-9)。若囊膜破口小,可自闭而形成局限性的混浊;若破口大,则晶状体完全混浊,且晶状体皮质可溢出至前房引起继发性青光眼或葡萄膜炎。若合并有球内异物,也可因异物引起的炎症反应或铜锈症、铁锈症等导致白内障的发生。

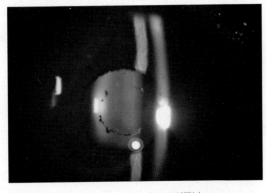

图 2-8-8　Vossius 环混浊

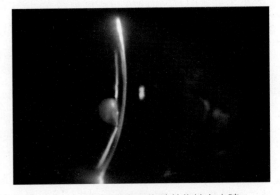

图 2-8-9　角膜穿通伤致外伤性白内障

3. **化学伤所致白内障** 碱烧伤不仅可以损伤结膜、角膜和虹膜,而且可导致白内障。碱性化合物可以快速渗透到眼球内部,引起房水 pH 升高,以及糖和抗坏血酸水平降低,导致皮质性白内障。由于酸性物质的穿透性相对较弱,酸烧伤一般不易产生白内障。

4. **电击伤所致白内障** 触电或雷电均可引起晶状体局限性或完全性混浊。由于晶状体含有大量蛋白质,电阻较大。当电流到达晶状体前囊膜时,遇到较大电阻而产生热能,引起晶状体囊膜通透性改变和晶状体纤维蛋白变性凝固。形态学上的变化首先是前囊膜下液泡形成,以后形成点状或线状混浊,逐渐发展为全白内障。有的电击伤所致白内障可静止,混浊逐渐吸收消散。

(六) 药物与中毒性白内障

长期应用或接触对晶状体有毒性作用的药物或化学物可导致晶状体混浊,称为药物及中毒性白内障。常见的药物包括皮质类固醇、氯丙嗪、抗肿瘤药物、缩瞳剂和避孕药等,化学物质包括苯及其化合物、萘、金属等。

1. **糖皮质激素所致白内障(corticosteroid cataract)** 长期口服或滴用糖皮质激素药物可致白内障,白内障的发生与用药量和时间密切相关。用药剂量大和时间越久,发生白内障的可能性越大。早期晶状体后囊下出现小点状混浊、空泡和结晶等,停药后混浊可逐渐消退。随着混浊的发展形成后弱膜下淡棕色的盘状混浊,最终可发展成为完全性白内障。

2. **氯丙嗪所致白内障(chlorpromazine cataract)** 为抗精神病药,长期大量服用后可引起角膜和晶状体毒性。如果用药量超过 2 500g,95% 以上的患者将出现白内障。表现为晶状体表面有星形点状混浊,伴有瞳孔区色素沉着。

3. **缩瞳剂所致白内障(miotic cataract)** 缩瞳剂如毛果芸香碱等所致的晶状体混浊位于前膜下,呈玫瑰花或苔藓状,有彩色反光。随着病情进展混浊可扩散到后囊膜下和晶状体核,停药后混浊不易消失,但可停止发展。

4. **三硝基甲苯所致白内障(trinitrotoluene cataract)** 三硝基甲苯(TNT)是制造黄色炸药的原料。长期接触 TNT 的工人,晶状体周边部出现密集的小点混浊,逐渐进展为楔形并相互连接构成花瓣状或盘状混浊。

5. **金属** 铜、铁、采、银、锌等对晶状体有毒性作用,长期接触这类金属或含金属的药物,容易发生白内障。

(七) 辐射性白内障

辐射性白内障(radiation cataract)主要包括电离辐射所致白内障(包括 X 线、γ 射线和中子辐射等)、红外线所致白内障、微波所致白内障等。此外,大剂量紫外线辐射可诱发急性白内障。

1. **电离辐射所致白内障** 晶状体对电离辐射异常敏感,由于年轻人的晶状体细胞生长更加旺盛,因此更易受到电离辐射损伤。一次 X 线辐射强度在 20 拉德(rad)以上即可能产生白内障,表现为后囊斑点状混浊或前囊下朝向赤道部的羽毛状混浊。

2. **红外线所致白内障** 是一种工业性眼病,常发生在玻璃工人和炼钢工人中,主要为晶状体和色素虹膜大量吸收热量而引起。强烈的热辐射可导致晶状体前囊剥脱,混浊从前极部或后极部皮质外层开始,呈金黄色结晶样光泽,逐渐向皮质发展为板层混浊。

3. **微波所致白内障** 在电磁波频谱中微波的波长界于红外线和短波之间,属于非电离辐射。微波强度较高时,晶状体通过吸收微波辐射能量使自身温度升高,通过致热效应使晶状体蛋白直接变性热凝固,导致晶状体混浊。在形态学上,微波性白内障最初产生特征性的后囊下液泡,逐渐发展为后皮质蜂窝状、片状混浊。

近年来陆续有研究者提出,微波除了具有热效应以外,还具有在细胞和分子水平上的非热效应。目前不断有低强度微波辐射($<10mW/cm^2$)细胞损伤的研究报道。低强度微波辐射是否可损伤晶状体并导致白内障尚需进一步深入研究。

(八) 后发性白内障

白内障囊外摘除(包括超声乳化摘除)术后或晶状体外伤后,残留的皮质或晶状体上皮细胞增生,形成混浊,称为后发性白内障(after cataract),白内障术后发生的又称后囊膜混浊(posterior capsular opacification)。它是白内障囊外摘除术后最常见的并发症,在成人术后发生率为30%~50%,在儿童则为100%。随着白内障囊外摘除手术的日益开展,后发性白内障已成为影响白内障患者术后视力恢复的重要因素。

组织病理学已证实残留的前囊膜或赤道部晶状体上皮细胞增殖、向后囊移行并化生是后发性白内障发生的主要原因,多种生长因子、细胞外基质以及细胞凋亡是目前已知的主要分子生物学机制。此外,手术方式、人工晶状体的设计和手术后的炎症反应等也是后发性白内障发生的影响因素。儿童晶状体上皮细胞增殖能力强,因而后发性白内障的发生概率高。

后发性白内障的主要症状是白内障术后的视力下降。后囊混浊的形态有多种,包括:①晶状体周边部皮质残留,前囊膜、后囊膜粘连包裹皮质而变混浊,形成一个周边混浊中央透明的环,称为Soemmering环;②上皮细胞增殖,聚集成簇,形成透明的珍珠样小体—Elschnig珠(Elschnig pearl);③后囊膜纤维化;④混合型。

四、白内障的诊断

患者通常因视物模糊、眩光、夜间驾驶困难等前来就诊,裂隙灯检查发现晶状体混浊可诊断为白内障。但白内障的病因、分型、分期需进一步检查以确定下一步的诊疗方案。全面的眼部检查还将确定是否还有其他原因导致视力丧失,特别是涉及视网膜或视神经的问题。

(一) 病史

应明确发病、病程、症状的进展过程,以及是单侧还是双侧的病变。突然产生的白内障应首先排除外伤史,自幼发生的白内障多为先天性白内障,中、老年起病,慢性进展的白内障则多为年龄相关性白内障。

(二) 专科检查

视力检查非常重要,应包括裸眼视力和矫正视力。根据视力和晶状体混浊的形态可以作出明确的诊断。条件允许的情况下散瞳检查白内障形态、部位和混浊程度,明确CNP分级、分期,并尽可能检查可见范围的眼底,包括视盘以及视盘边缘、黄斑、视网膜、和血管,避免因为晶状体混浊而漏诊其他眼病。

(三) 辅助检查

1. 血液学检查　部分代谢性白内障合并有高血糖,低血钙等全身改变,需通过生化检查明确。

2. 眼部超声检查　对诊断晶状体形态及位置异常有重要作用,同时用于评价眼球后节的解剖结构情况。

3. 眼内客观散射指数(OSI)或调制传递函数(MTF)　可以量化白内障对视觉质量的影响,有助于视力正常却主诉有视物模糊(以视觉质量下降为主)的白内障的诊断。

(四) 鉴别诊断

结合病史,症状和体征可以提示部分病因。存在外伤史,提示外伤性白内障;存在眼部其他疾病导致的晶状体混浊提示并发性白内障,部分患者可能同时存在两个及以上白内障病因,如检查诊断为糖尿病性肾病的老年患者,提示存在混合性白内障的可能。老年患者排除其他可能的白内障病因后,可诊断为年龄相关性白内障。

五、白内障的治疗

根据不同的白内障病因,采用不同的治疗方案。已经形成的影响患者工作和生活的晶状体混浊,首先考虑白内障手术摘除 + 人工晶状体植入术。对于早期的晶状体混浊,可考虑药物治疗,对于早期白内障导致的屈光不正,予配镜矫正。同时,积极治疗原发病。

(一)白内障的药物治疗

多年来,人们对白内障的病因和发生机制进行了大量研究,针对不同的病因学说应用不同的药物治疗白内障。尽管目前在世界范围内有近 40 多种抗白内障的药物在临床上广泛使用,但其疗效均不十分确切。

1. 辅助营养类药物 发生白内障的晶状体多有游离氨基酸、某些微量元素如钙、镁、钾、硒等以及多种维生素营养障碍。治疗药物包括一些无机盐配方、游离氨基酸配方和维生素 C、维生素 E 等。

2. 醌型学说相关药物 年龄相关性白内障患者晶状体内色氨酸、酪氨酸等代谢异常,产生醌型物质,可氧化损伤晶状体蛋白巯基($-SH$)而使晶状体混浊。吡诺克辛可阻止醌型物质的氧化作用,临床上用于治疗早期白内障。

3. 抗氧化损伤药物 包括谷胱甘肽等。

4. 醛糖还原酶抑制剂 如苄达赖氨酸滴眼液,可用于治疗糖尿病性白内障和半乳糖血症白内障。

5. 中医中药 包括麝珠明目滴眼液、石斛夜光丸、障翳散和障眼明等。

(二)白内障的手术治疗

手术治疗仍然是各类白内障的主要治疗手段。通常采用在手术显微镜下施行的白内障超声乳化术或白内障囊外摘除术联合人工晶状体植入术,可以获得满意的效果。

1. 手术适应证 既往认为白内障成熟期为手术最佳时期,现在由于手术技术及设备的进步,一般认为当视功能不再满足患者的需要,而且白内障手术能改善视力时即可手术。白内障摘除也适用于晶状体混浊妨碍眼后节疾病的最佳治疗时,以及晶状体引起炎症(晶状体溶解、晶状体过敏反应)、前房角关闭药物不能控制的闭角型青光眼。另外医师在确定手术前,应做详细的术前检查和沟通,充分考虑到患者晶状体混浊程度是否与其视力下降程度相符;晶状体混浊是否继发于其他眼部或系统疾病;术后是否能达到患者的预期;医师是否有熟练的手术技术;以及是否有适合患者手术方式的医疗设备。

2. 联合手术的适应证

(1)白内障青光眼联合手术:需做滤过手术的青光眼患者合并有白内障,且白内障具有手术指征,可选择青光眼白内障联合手术。

(2)白内障角膜联合手术:角膜移植手术可加速白内障的进展,对需要穿透性角膜移植手术同时合并白内障的患者,可施行白内障角膜移植联合手术。

(3)白内障联合玻璃体视网膜手术:适用于玻璃体视网膜疾病需要手术治疗,且合并白内障的患者。

3. 手术时机选择

(1)年龄相关性白内障:患者主诉影响日常生活和工作时即可择期手术。

(2)先天性白内障:一定要结合患儿视力发育尚未完成的特点,考虑选择安全、有效、远期疗效好的医疗干预方式。并应向患儿家长做详尽的说明和解释,以获得他们的理解和合作。对于单、双眼全白内障或位于视轴中心、混浊程度明显的白内障,应在出生后及早手术(出生 4 周后),最迟不超过 6 个月。双眼白内障者在完成一眼手术后,应在较短的时间间隔后完成另一眼手术。

无晶状体眼需进行屈光矫正,儿童常采用的矫正方法为眼镜矫正及人工晶状体植入。目前认为,一般最早在 1.5~2 岁时施行人工晶状体植入手术;矫正屈光不正后,应及早进行视力训练,治疗弱视,促进视功能的发育。

(3)并发性白内障:治疗原发病。对于已影响工作和生活的并发性白内障,如果患眼光定位准确,红、绿色觉正常,可进行手术摘除白内障。对白内障摘除后是否植入人工晶状体应根据原发病的状况慎重考虑。各种炎症引起的并发性白内障应根据原发病的种类,在眼部炎症很好控制以后,再考虑手术。如活动期虹膜睫状体炎不宜手术,应采取有效措施加以控制,至少于炎症完全消退 3 个月后再行手术治疗,术前给予抗炎治疗,术后局部或全身应用糖皮质激素的剂量应大于普通白内障患者,维持时间也应长一些。

(4)代谢性白内障:①糖尿病性白内障:早期积极治疗糖尿病,晶状体混浊可能会部分消退,视力有一定程度的改善。当白内障明显影响视力妨碍患者的工作和生活时,可在血糖控制平稳后进行白内障摘除联合人工晶状体植入术。根据糖尿病视网膜病变的情况选择其他的联合治疗方案:如合并糖尿病性黄斑水肿,可联合抗 VEGF 药物玻璃体腔注射;如合并增殖性糖尿病视网膜病变,可联合玻璃体视网膜手术。②半乳糖性白内障:给予无乳糖和半乳糖饮食,可控制病情的发展或逆转白内障。③手足搐搦性白内障:初期给予足量的维生素 D、钙剂,纠正低血钙,有利于控制白内障发展。当白内障明显影响视力时可进行白内障摘除术,术前应纠正低血钙。

(5)外伤性白内障:晶状体局限混浊,对视力影响不大时,可以随诊观察。当晶状体混浊明显而影响视力时,应当施行白内障摘除术。当晶状体破裂,皮质突入前房时,可用糖皮质激素、非甾体抗炎药及降眼压药物治疗,待前段炎症反应消退后,再行手术摘除白内障。如晶状体皮质与角膜内皮层接触、炎症不能控制或眼压升高不能控制,应当及早摘除白内障。

(6)药物及中毒性白内障:注意合理用药。如长期接触一些可能致白内障的药物和化学药品时,应定期检查晶状体;如果发现有白内障,应停用药物和脱离与化学药品的接触;当白内障严重到影响患者工作和生活时,可手术摘除白内障和植入后房型人工晶状体。

(7)放射性白内障:接触放射线时应配戴防护眼镜。当白内障严重到影响患者工作和生活时,可手术摘除白内障和植入后房型人工晶状体。

(8)后发性白内障:当后发性白内障影响视力时,可用 Nd-YAG 激光将瞳孔区的晶状体后囊膜切开。如无条件施行激光治疗时,可进行手术将瞳孔区的晶状体后囊膜刺开或剪开。

4. **术前检查和评估**

(1)眼部检查:包括:①检查患者的视力、光感及光定位、红绿色觉;②裂隙灯、检眼镜检查,记录角膜、虹膜、前房、晶状体混浊程度以及视网膜情况,排除眼部活动性炎症及眼底病变。

(2)特殊检查:包括:①眼压;②角膜曲率以及眼轴长度测量,计算人工晶状体度数;③角膜地形图、角膜内皮细胞和眼部 B 超等检查。

(3)全身检查:包括:①心、肺、肝、肾等脏器功能检查,确保可耐受手术,必要时请内科会诊;②高血压、糖尿病患者控制血压、血糖;③凝血功能检查;④乙肝、梅毒等传染性疾病检查。

(4)白内障术后视力预测:视力下降是白内障患者就医的主要原因,因此白内障手术前进行术后视力预测是非常重要的。由于混浊的晶状体遮挡了对视网膜的直接观察,因此必须采取一些检查方法对视网膜和黄斑的功能进行评估:①光定位检查:观察患眼的光定位是否准确,当光定位不准确时,提示患眼的视网膜功能可能不正常;②视觉电生理检查:可帮助判断患者视网膜及视神经功能是否存在损害,特别是全白的患者无法窥见眼底,一定程度上可反映视网膜功能;③激光干涉仪检查:激光干涉仪能够穿过混浊的晶状体在视网膜上形成二维单色干涉条纹,可测出人眼视力的分离值,患者能够分辨出条纹的能力与黄斑视功能密切相关。

5. **手术方法**　1 000 多年前,我国及印度就有针拨术治疗白内障的记载。近 200 多年来白内障手术的技术得到了快速的发展,尤其是近几十年,显微手术和人工晶状体植入技术的开展应用,使白内障手术有了质的飞跃,成为现代眼科学中发展最快的领域之一。

(1)白内障囊内摘除术(intracapsular cataract extraction,ICCE):是将混浊的晶状体完整摘除的手术方式。曾经是常用的白内障手术,手术操作简单,肉眼下可完成。但手术需在大切口下完成,并且不保留后囊膜,因此不能植入人工晶状体,而且玻璃体脱出发生率高,易造成玻璃体疝而引起青光眼、角膜内皮损伤、黄斑囊样水肿和视网膜脱离等并发症。现在已极少应用。

(2)白内障囊外摘除术(extracapsular cataract extraction ECCE):是将混浊的晶状体核和皮质摘除

而保留后囊膜,可以减少眼内结构的扰动,减少并发症,并且为后房型人工晶状体的植入准备了条件。是现代白内障手术技术的基础。

(3)白内障超声乳化术(phacoemulsification):采用角巩膜或透明角膜切口进行手术,应用超声乳化仪将硬的晶状体核粉碎成乳糜状后吸出。手术切口小,伤口愈合快,视力恢复迅速(图2-8-10)。

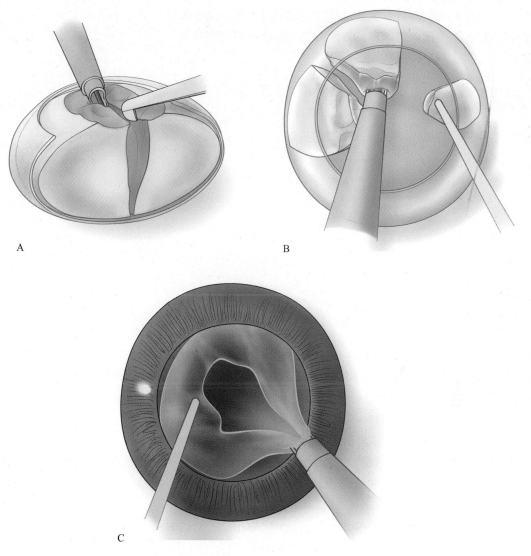

图 2-8-10　白内障超声乳化术
A. 劈开并乳化晶状体核;B. 超声乳化;C. 吸出囊腔内残留皮质。

(4)飞秒激光白内障超声乳化术:飞秒激光辅助的白内障手术在飞秒激光系统下行晶状体前囊膜切开、晶状体核分割以及透明角膜切口。全程"无刀"操作。飞秒激光晶状体前囊膜切开的囊袋口的大小更精确、形状更圆、强度更大,可预测性、可重复性均更好,人工晶状体植入的位置更佳。

(5)人工晶状体植入术(intraocular lens implantation):人工晶状体可在Ⅰ期(白内障摘除后立即进行)或Ⅱ期植入用于矫正无晶状体眼的屈光不正。按植入眼内的位置主要可分为前房型和后房型两种;按其制造材料可分为硬质和软性(可折叠)两种,均为高分子聚合物,具有良好的光学物理性能和组织相容性(图2-8-11)。折叠式人工晶状体可通过2mm左右的小切口植入眼内。按其焦点设计可分为单焦点人工晶状体和多焦点人工晶状体,植入后可迅速恢复视力、双眼单视和立体视觉。

（6）多焦点人工晶状体植入（multifocal intraocular lens implantation）
患者对白内障术后屈光状态有个性化要求，单焦点人工晶状体
已不能满足部分白内障患者的需求。为了使术后患者视不同距
离的物体时裸眼均能达到其个性化要求，多焦点人工晶状体应
运而生。从早期的环形折射设计到环形衍射设计、调节型设计、
区域折射设计、衍射及折射交替设计，从双焦点、三焦点到连续
焦点的改良，方方面面都体现出多焦点人工晶状体领域的发展
空间。

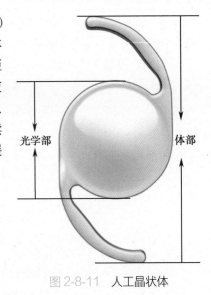

图 2-8-11 人工晶状体

第二节 晶状体位置异常和异形

一、晶状体的异位和脱位

正常情况下，晶状体由晶状体悬韧带悬挂于睫状体上，如果晶状体悬韧带部分或全部断裂或缺
损，可使悬挂力减弱，导致晶状体的位置异常。若出生时晶状体就不在正常位置，称为晶状体异位。
若出生后由于先天因素、外伤或一些疾病使晶状体位置改变，称为晶状体脱位。

（一）病因

先天性悬韧带发育不全或松弛无力，多见于一些遗传病，如 Marfan 综合征、Marchesani 综合征和
同型胱氨酸尿症等；外伤引起悬韧带断裂；眼内一些病变，如葡萄肿、牛眼或眼球扩张使悬韧带机械性
伸长；眼内炎症，如睫状体炎使悬韧带变性等，均能导致晶状体位置异常。

（二）临床表现

1. 晶状体全脱位（complete luxation of lens） 为
晶状体悬韧带全部断裂。当晶状体全脱位离开瞳孔
区，患眼的视力为无晶状体眼视力，前房加深，虹膜
震颤，晶状体可脱位至下列部位。

（1）前房内：多沉于前房下方，晶状体直径比位于
正常位置时小，但凸度增加，透明晶状体边缘带金色
光泽呈油滴状，混浊的晶状体则呈白色盘状物，因引
起瞳孔阻滞及影响到前房角，而致眼压急性升高，并
可损伤角膜内皮，导致角膜混浊（图 2-8-12）。

（2）玻璃体腔内：呈一透明的球状物，早期可活
动，后期固定于下方，晶状体变混浊并与视网膜粘

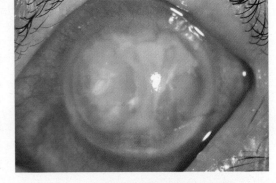

图 2-8-12 晶状体脱位至前房引起继
发青光眼、角膜内皮损伤

连，可导致晶状体过敏性葡萄膜炎、视网膜脱离、继发性青光眼等。

（3）晶状体嵌于瞳孔区：晶状体一部分突至于前房内，影响房水循环而致眼压升高。

（4）晶状体脱位于眼球外：严重外伤角巩膜缘破裂时，晶状体可脱位至球结膜下，甚至眼外。

2. **晶状体不全脱位**（subluxation of lens）　瞳孔区可见部分晶状体，散大瞳孔后可见悬韧带断裂部分的晶状体赤道部（图2-8-13）。Marfan综合征的晶状体常向上移位，Marchesani综合征和同型胱氨酸尿症的晶状体常向下移位。前房深浅不一致，虹膜震颤，所出现的症状取决于晶状体移位的程度。如果晶状体的前后轴仍在视轴上，则仅出现由于悬韧带松弛、晶状体凸度增加而引起晶状体性近视。晶状体半脱位后可产生单眼复视，眼底可见到双像，一个像为通过正常晶状体区所形成，另一个像较小，为通过无晶状体区所见。

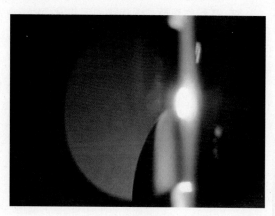

图2-8-13　晶状体半脱位

二、晶状体的异形

晶状体异形包括晶状体形成的异常和形态异常，属于晶状体的先天性异常，可发生于胚胎晶状体泡形成至出生的不同阶段。

（一）晶状体形成异常

晶状体形成异常包括先天性无晶状体、晶状体形成不全和双晶状体等。

1. **先天性无晶状体**　极为罕见，是胚胎早期未形成晶状体板，为原发性无晶状体。当晶状体形成后发生退行性变使其结构消失，仅遗留其痕迹者为继发性无晶状体，多合并小眼球以及眼部其他结构发育不良。

2. **晶状体形成不全**　晶状体泡与表面外胚叶分离延迟时，会发生角膜混浊和后部锥形角膜及晶状体前部圆锥畸形。晶状体纤维发育异常时可发生晶状体双核或无核或晶状体内异常裂隙。

（二）晶状体形态异常

1. **球形晶状体**（spherophakia）　多为双侧，晶状体呈球形，直径较小，体积小且前后径较长。充分散大瞳孔后晶状体赤道部和悬韧带完全暴露。由于晶状体悬韧带松弛，晶状体变凸、前移，容易导致瞳孔阻滞而发生闭角型青光眼。滴用缩瞳剂后可使睫状肌收缩，晶状体悬韧带更松弛，晶状体前移而加重瞳孔阻滞，因而又称逆药性青光眼。球形晶状体屈折力增大，可致高度近视。常发生晶状体不全脱位，有时可发生全脱位。

2. **圆锥形晶状体**　晶状体前面或后面突出，呈圆锥形或球形，通常为皮质突出，因此多发于胎儿后期或出生后。为少见的晶状体先天异常，前圆锥更为少见。常伴有先天性白内障、高度近视。

3. **晶状体缺损**（coloboma of lens）　多为单眼，也可为双眼。晶状体下方偏内赤道部有切迹样缺损，形状大小不等。缺损处晶状体悬韧带减少或缺如。晶状体各方向屈光力不等，呈近视散光。

4. **晶状体脐状凹陷**（umblication of lens）　极为少见。在晶状体前表面或后表面有一小的陷凹。

三、治疗

1. **晶状体全脱位**　脱入前房内和嵌于瞳孔区晶状体应立即手术摘除；脱入玻璃体腔者，如无症状可以随诊观察；如果发生并发症，如晶状体过敏性葡萄膜炎、继发性青光眼或视网膜脱离时需将晶状体取出；如脱位于结膜下时，应手术取出晶状体并缝合角巩膜伤口。

2. **晶状体半脱位**　如果晶状体透明，且无明显症状和并发症时，可以不必手术，所引起的屈光不正可以试用镜片矫正。如半脱位明显，有发生全脱位危险或所引起的屈光不正不能用镜片矫正时，也应当考虑手术摘除晶状体。

3. 晶状体异形　无症状和无并发症时一般不必治疗；对于球形晶状体并发青光眼者，应用睫状体麻痹剂使晶状体悬韧带拉紧，使晶状体后移，解除瞳孔阻滞；合并晶状体脱位、白内障者可手术治疗。

（刘　华）

思考题

1. 简述白内障的定义和分类。

2. 简述晶状体混浊及晶状体核硬度的分级标准。

3. 简述皮质性白内障的分期和临床特点。

4. 简述白内障手术的手术适应证、术前检查和手术方法。

第九章

青 光 眼

青光眼是目前全球第二位致盲性眼病,严重威胁着人类的视觉健康。部分青光眼患者发病急骤,如不能控制病情可在数天内致盲,部分患者无明显症状,在不知不觉中逐渐失明。什么是青光眼？青光眼发生的解剖和病理生理基础是什么？房水循环的平衡和青光眼的关系是什么？青光眼该如何治疗？本章从青光眼的病理生理机制、分类、病因、临床表现和治疗原则等方面对常见类型青光眼进行了描述。

第一节　青光眼的病理生理机制

一、青光眼的概念

青光眼(glaucoma)是一组以特征性视神经萎缩和视野缺损为共同特征的疾病,病理性眼压升高是其主要危险因素。眼压升高水平和视神经对压力损害的耐受性与青光眼视神经萎缩和视野缺损发生和发展有关。青光眼是主要致盲性眼病之一,有一定遗传倾向。在患者的直系亲属中,10%~15%的个体可能发生青光眼。

二、眼压与青光眼

眼压(intraocular pressure)是眼内容物作用于眼球壁的压力。从临床角度,正常眼压的定义应该是不引起视神经损害的眼压范围。正常人眼压平均值为 15.8mmHg(1mmHg=0.133kPa),标准差为2.6mmHg。按统计学概念,也就将正常眼压定义在 10~21mmHg(X ± 2SD)。因现实中正常人群的眼压并非呈正态分布,所以不能机械地把眼压 >21mmHg 认为是病理值。临床上,部分患者眼压虽已超过统计学正常值上限,但长期随访并不出现视神经、视野损害,称为高眼压症(ocular hypertension);部分患者眼压在正常范围内,却发生了典型的青光眼视神经萎缩和视野缺损,称为正常眼压青光眼(normal tension glaucoma,NTG)。除眼压外,种族、年龄、近视眼及家族史,以及任何可引起视神经供血不足的情况,如心血管疾病、糖尿病、血液流变学异常等,都可能是青光眼的危险因素。

三、正常眼压及其影响因素

正常眼压不仅反映在眼压的绝对值上,还有双眼对称、昼夜压力相对稳定等特点。正常人一般双眼眼压差异不应 >5mmHg,24h 眼压波动范围不应 >8mmHg。生理性眼压的稳定性有赖于房水生成量与排出量的动态平衡。房水自睫状突生成后,经后房经过瞳孔到达前房,然后主要通过两个途径外流:①小梁网通道,经前房角小梁网进入 Schlemm 管,再经巩膜内集合管至巩膜表层睫状前静脉;②葡萄膜巩膜通道,通过前房角睫状体带进入睫状肌间隙,然后进入睫状体和脉络膜上腔,最后通过巩膜胶原间隙和神经血管间隙流出眼球。正常人大约 20% 的房水经由葡萄膜巩膜通道外流(图 2-9-1)。

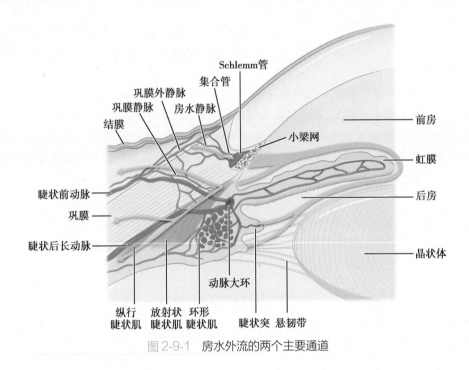

图 2-9-1　房水外流的两个主要通道

四、青光眼的眼压升高机制

房水生成的速率增加和房水流出路径的阻力增加均可导致眼压升高,临床上绝大部分青光眼是因房水外流阻力增加所致。不同类型青光眼的眼压升高机制详见本章第二、三节。

五、青光眼视神经损害的机制

青光眼视神经损害的机制主要有两种学说,即机械学说和缺血学说。机械学说强调视神经纤维直接受压致使轴浆流中断的重要性;缺血学说则强调视神经供血不足,对眼压耐受性降低的重要性。目前一般认为青光眼视神经损害的机制很可能为机械压迫和缺血的合并作用。

目前认为青光眼属于一种神经变性性疾病。青光眼视神经节细胞的凋亡及其轴突的变性,以及伴随而来的视功能进行性丧失,都源自急性或慢性神经节细胞损害的后遗变性。眼压升高、视神经供血不足作为原发危险因素改变了视神经节细胞赖以生存的视网膜内环境;兴奋性谷氨酸、自由基、氧化氮增加,生长因子的耗损或自身免疫性攻击等继发性损害因素,都可能导致神经节细胞及其轴突的凋亡和变性。因此,治疗青光眼在降低眼压的同时,改善患者视神经血液供应,应用视神经保护药物等也应该成为可选择方法之一。

第二节 青光眼分类

一、按解剖异常分类

根据前房角状态(关闭或开放)可将青光眼分为闭角型青光眼和开角型青光眼。

(一)闭角型青光眼

1. 原发性闭角型青光眼 原发性闭角型青光眼(primary angle-closure glaucoma,PACG)是由于周边虹膜堵塞小梁网,或与小梁网产生永久性粘连,使房水外流受阻,引起眼压升高造成视神经和视野损害的一类青光眼。患眼具有前房浅、房角狭窄的解剖特征。根据眼压升高是骤然发生还是逐渐发展,又可分为急性闭角型青光眼和慢性闭角型青光眼。

原发性闭角型青光眼房角关闭的机制可分为瞳孔阻滞型、非瞳孔阻滞型和多种机制共存型。临床上需根据亚型分类确定治疗方案。

(1)瞳孔阻滞型:当虹膜与晶状体前表面接触紧密,房水越过瞳孔时阻力增加,限制房水从瞳孔进入前房时,则造成后房压力增加,导致周边虹膜向前膨隆(图 2-9-2A),造成房角狭窄甚至关闭,这就是闭角型青光眼的瞳孔阻滞机制。临床上表现为亚急性或急性发作。行周边虹膜切除术后,后房房水通过周边虹膜切除口形成的"捷径"到达前房,前后房压力达到平衡,周边虹膜变平坦,房角开放或增宽(图 2-9-2B),房水流出,眼压下降。

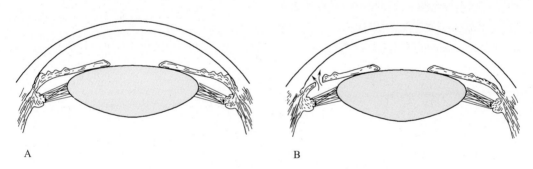

A

B

图 2-9-2 原发性闭角型青光眼房角关闭的瞳孔阻滞机制及周边虹膜切除术的原理示意
A. 虹膜与晶状体前表面接触紧密,房水越过瞳孔时阻力增加,造成后房压力增加,导致周边虹膜向前膨隆造成房角狭窄甚至关闭;B. 周边虹膜切除术后,后房房水通过周边虹膜切除口到达前房,前后房压力达到平衡,周边虹膜变平坦,房角开放或增宽。

(2)非瞳孔阻滞型:可分为周边虹膜肥厚型和睫状体前位型。周边虹膜肥厚型的特点为肥厚的周边虹膜根部在房角入口处呈梯形,形成一急转的狭窄房角,也有学者将这一类的患者称为虹膜高褶型。睫状体前位型的特点为睫状体位置前移,将周边虹膜顶向房角,造成房角狭窄或关闭。

(3)多种机制共存型:可进一步分为瞳孔阻滞 + 周边虹膜肥厚型,瞳孔阻滞 + 睫状体前位型,瞳孔阻滞 + 周边虹膜肥厚型 + 睫状体前位型。

2. 继发性闭角型青光眼 继发性闭角型青光眼(secondary angle-closure glaucoma)包括:

(1)有瞳孔阻滞者,包括:

1)由白内障或其他原因引起的晶状体膨胀所致的青光眼;

2)虹膜后粘连合并虹膜膨隆引起的眼压升高;

3)晶状体不全脱位或全脱位入玻璃体或前房者;

4)人工晶状体植入后,虹膜与人工晶状体前面紧密粘连。

(2)非瞳孔阻滞者,包括:

1)新生血管性青光眼;

2)内眼术后前房延缓形成所致周边虹膜前粘连;

3)眼内肿瘤或囊肿;

4)粘连性角膜白斑并发周边虹膜前粘连;

5)严重巩膜炎或葡萄膜炎后周边虹膜前粘连;

6)虹膜角膜内皮综合征(ICE 综合征)。

(二) 开角型青光眼

1. 原发性开角型青光眼

2. 继发性开角型青光眼　继发性开角型青光眼(secondary open angle glaucoma)分为:

(1)房水流畅系数低者,包括:

1)晶状体溶解性青光眼;

2)房角钝挫伤性青光眼;

3)糖皮质激素性青光眼;

4)手术或外伤引起的上皮植入前房;

5)青光眼睫状体炎综合征;

6)血影细胞性青光眼;

7)溶血性青光眼;

8)铁质沉着性青光眼;

9)单疱病毒性角膜 - 葡萄膜炎所致青光眼。

(2)房水流畅系数正常者,包括:

1)颈动脉 - 海绵窦瘘引起的青光眼。

2)上巩膜静脉压升高所致青光眼。

二、按病因分类

(一) 原发性青光眼

1. 原发性闭角型青光眼

(1)急性闭角型青光眼:急性闭角型青光眼(acute angle-closure glaucoma)是一种以房角突然关闭,导致眼压急剧升高并伴有相应症状和眼前段组织病理改变为特征的眼病,多见于 50 岁以上人群,女性更常见,男女之比约为 1:2,患者常有远视,双眼先后或同时发病。情绪激动、暗室停留时间过长、局部或全身应用抗胆碱药物(可使瞳孔散大)、长时间阅读、疲劳和疼痛是本病的常见诱因。

1)发病因素:病因尚未充分阐明。眼球的解剖结构异常是本病的主要发病危险因素。这种具有遗传倾向的解剖变异包括眼轴较短、角膜较小、前房浅、房角狭窄,且晶状体较厚。随年龄增长,晶状体厚度增加,前房更浅,瞳孔阻滞加重,闭角型青光眼的发病率增高。一旦周边虹膜与小梁网发生接触,房角即会关闭,眼压急剧升高,引起急性发作。

2)临床表现及病期:典型的急性闭角型青光眼有几个不同的临床阶段(分期),不同的病期各有其特征及治疗原则。

A. 临床前期:下列两种情况可诊断为急性闭角型青光眼临床前期:①急性闭角型青光眼作为双侧性眼病,凡一眼急性发作确诊后,另眼即使无任何临床症状也可以诊断为本病的临床前期;②双眼无自觉症状,但具有前房浅、虹膜膨隆、房角狭窄等解剖特征,尤其是在暗室试验后或一定诱因条件下眼压明显升高者。

B. 先兆期:表现为一过性或反复多次的小发作。发作多出现在傍晚时分,突感雾视、虹视,可能有患侧额部疼痛,或伴同侧鼻根部酸胀。上述症状历时短暂,休息后自行缓解或消失。即刻检查可发现如下体征:眼压升高,常在 40mmHg 以上;眼局部轻度充血或不充血;角膜上皮水肿呈轻度雾状;前房极浅,但房水无混浊;房角大范围关闭;瞳孔稍扩大,光反射迟钝。小发作缓解后,除具有特征性浅前房外,一般不留永久性组织损害。

C. 急性发作期:表现为剧烈头痛、眼痛、畏光、流泪,视力严重减退,常降到指数或手动,可伴有恶心、呕吐等全身症状。体征(图 2-9-3)有眼睑水肿,混合性充血,角膜上皮水肿,裂隙灯下见上皮呈小水珠状,患者可有"虹视"的主诉。角膜后色素沉着,前房极浅,周边部前房几乎完全消失。如虹膜有严重缺血坏死,房水可有混浊,甚至出现絮状渗出物。瞳孔中等散大,常呈竖椭圆形,光反射消失,有时可见局限性后粘连。房角完全关闭,常有较多色素沉着。眼压常在 50mmHg 以上。眼底可见视网膜动脉搏动、视盘水肿或视网膜血管阻塞,但在急性发作期因角膜水肿,眼底多看不清。高眼压缓解后,症状减轻或消失,视力好转,眼前段常留下永久性组织损伤,如扇形虹膜萎缩、色素脱失、局限性后粘连、瞳孔散大固定、房角广泛性粘连。晶状体前囊下有时可见小片状白色混浊,称为青光眼斑。临床上凡见到上述改变,即可证明患者曾有过急性闭角型青光眼大发作。

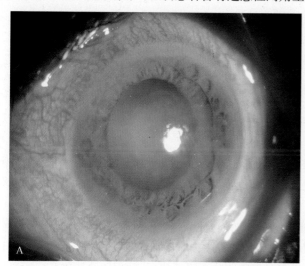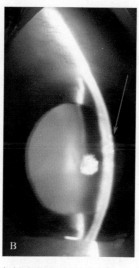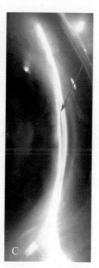

图 2-9-3 原发性急性闭角型青光眼急性发作期的眼部表现
A. 结膜混合充血,角膜水肿,瞳孔散大呈竖椭圆形;B. 裂隙光检查可见角膜中央部水肿增厚
(箭头所示),前房浅,房角关闭,晶状体轻度混浊;C. 周边可见部分虹膜和角膜内皮贴合(箭头所示)。

D. 间歇期:指小发作后自行缓解,房角重新开放或大部分开放,小梁尚未遭受严重损害,不用药或仅用少量缩瞳剂,眼压不再升高。从理论上讲,急性大发作经过积极治疗后,也可进入间歇期,但实际上由于房角广泛粘连,这种可能性很小。

E. 慢性期:急性大发作或反复小发作后,房角广泛粘连(通常 >180°),小梁功能已遭受严重损害,眼压中度升高,眼底常可见青光眼性视盘凹陷,并有相应视野缺损。

F. 绝对期:指高眼压持续过久,眼组织,特别是视神经已遭严重破坏,视力已降至无光感且无法挽救的晚期病例,偶尔可因眼压过高或角膜变性而剧烈疼痛。

急性闭角型青光眼的发展过程如下:

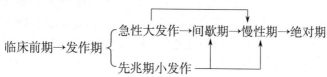

临床前期→发作期 { 急性大发作→间歇期→慢性期→绝对期 / 先兆期小发作

3）诊断与鉴别诊断：依据临床表现和眼部检查进行诊断。

先兆期小发作持续时间很短，临床医师不易遇到，大多依靠一过性发作的典型病史、特征性浅前房、窄房角等表现作出诊断。先兆期小发作有时会误诊为偏头痛，对可疑患者可利用暗室试验进行检查，如眼压较试验前升高超过 8mmHg 为阳性。

间歇期的主要诊断标准是：①有明确的小发作史；②房角开放或大部分开放；③不用药或单用少量缩瞳剂眼压能稳定在正常水平。

急性发作期的症状和眼部体征都很典型，诊断多无困难，房角镜或前节 OCT 检查证实房角关闭则是重要诊断依据，有些患者需要首先药物降压和局部甘油滴眼，缓解角膜水肿后才能看清房角情况。加压房角镜检查可以鉴别虹膜根部与小梁是相贴，还是粘连。眼部充血时需与急性虹膜睫状体炎、急性结膜炎鉴别（表 2-9-1）。

表 2-9-1　急性闭角青光眼与急性虹膜睫状体炎及急性结膜炎鉴别诊断

鉴别点	急性闭角青光眼	急性虹膜睫状体炎	急性结膜炎
症状	剧烈眼痛，头痛，恶心、呕吐	轻度眼痛，头痛，畏光、流泪	眼灼热感，异物感，分泌物多
视力	急剧下降	不同程度减退	多正常
结膜	混合充血	睫状充血或混合充血	结膜充血
角膜	水肿，雾状混浊	透明，可见 KP	透明
瞳孔	散大呈垂直椭圆形	缩小呈不规则形	正常
前房	浅，房水轻度混浊	正常深浅，房水混浊	正常
眼压	显著升高	多数正常	正常

有恶心、呕吐和剧烈头痛症状时还应以有眼部症状而与胃肠道疾病、颅脑疾病或偏头痛鉴别，以免误诊而耽误治疗。

（2）慢性闭角型青光眼：慢性闭角型青光眼（chronic angle-closure glaucoma）的发病年龄较急性闭角型青光眼者为早。这类青光眼的房角粘连是由点到面逐步发展的，小梁网的损害是渐进性的，眼压水平也是逐步上升。

1）发病因素：慢性闭角型青光眼患者亦有前房较浅、房角较狭窄等解剖危险因素。部分患者的房角粘连最早出现在虹膜周边部的表面突起处，可能与该处的虹膜较靠近小梁，更容易和小梁网接触有关。除了瞳孔阻滞机制外，慢性闭角型青光眼还存在其他非瞳孔阻滞机制，如周边虹膜堆积，也可以引起房角粘连。超声生物显微镜（UBM）和前节 OCT 检查可鉴别以虹膜膨隆为特点的瞳孔阻滞机制和以周边虹膜堆积为特征的非瞳孔阻滞机制。导致周边虹膜逐步与小梁网发生粘连的因素可能是多方面的，而房角狭窄是一个基本条件。

2）临床表现：由于房角粘连和眼压升高都是逐渐进展的，所以没有眼压急剧升高的相应症状，眼前段组织也没有明显异常，不易引起患者的警觉，而视盘则在高眼压的持续作用下，渐渐萎缩，形成凹陷，视野也随之发生进行性损害。本病往往只是在做常规眼科检查时，或于病程晚期患者感觉到有视野缺损时才被发现。本病慢性进展过程与原发性开角型青光眼病程相类似，但其视神经损害的发展较原发性开角型青光眼更快。

3）诊断：慢性闭角型青光眼的诊断应根据以下要点：①周边前房浅，中央前房深度略浅或接近正常，虹膜膨隆现象不明显；②房角为中等狭窄，有程度不同的周边虹膜前粘连；③如双眼不是同时发病，则对侧的"健眼"尽管眼压、眼底、视野均正常，但有房角狭窄，或可见到局限性周边虹膜前粘连；④眼压中等度升高；⑤眼底有典型的青光眼性视盘凹陷；⑥伴有不同程度的青光眼性视野缺损。

慢性闭角型青光眼和开角型青光眼的鉴别主要依靠对前房角的检查，后者虽同样具有眼压升高、视盘凹陷和视野缺损，但前房不浅，在眼压升高时房角也是开放的。

（3）原发性闭角型青光眼的房角检查和激发试验

1）房角检查：对原发性闭角型青光眼的诊断非常重要。可通过裂隙灯生物显微镜、前节 OCT、前房角镜、UBM 等进行检查，检查前房的深浅，房角的宽窄、开放或闭合，并评价其程度与范围。其中前二者为非接触性检查。

2）暗室试验：为筛选原发性闭角型青光眼而设计。让受试者在暗室中静坐 1h 后，眼压较入室前升高 ≥ 8mmHg 为阳性。一般认为眼压升高是由于黑暗中瞳孔散大、虹膜根部增厚使房角狭窄或阻塞所致。

3）暗室俯卧试验：暗室内，测量双眼眼压后，给患者戴上眼罩俯卧于诊查床上，患者俯卧时要求背部平衡，眼球不能受压，1.5h 后尽快测眼压，如果眼压较俯卧前升高 ≥ 8mmHg 以上为阳性。其原理是暗室中瞳孔散大，房角阻塞，加上俯卧时晶状体虹膜隔前移，房角狭窄使眼压升高。临床工作中发现暗室俯卧试验敏感性不高，其原因为进入暗室环境时间过长后，虹膜中的瞳孔括约肌对光线异常敏感，导致暗室结束后行房角镜检查，即使裂隙灯的微弱光线也会造成瞳孔缩小，房角构型发生改变，从而降低了敏感性。有研究表明进入暗室 3min 后，瞳孔括约肌对于光线最为迟钝，因此通过 3min 暗室试验的房角评估，再联合 1.5h 暗室俯卧试验的眼压评估，可以大大提高暗室俯卧试验的敏感性及特异性。

2. 原发性开角型青光眼 原发性开角型青光眼（primary open angle glaucoma，POAG）的病因尚不完全清楚，可能与遗传有关，其特点是眼压虽然升高但房角始终是开放的，即房水外流受阻于小梁网 -Schlemm 管系统。组织学检查提示小梁网胶原纤维和弹性纤维变性，内皮细胞脱落或增生，小梁网增厚，网眼变窄或闭塞，小梁网内尤其是近小管组织有细胞外基质异常沉着，Schlemm 管壁内皮细胞的吞饮泡减少等病理改变。

（1）临床表现

1）症状：发病隐匿，除少数患者在眼压升高时出现雾视、眼胀外，多数患者可无任何自觉症状，常常直到晚期，视功能遭受严重损害时才发现。

2）眼压：早期不稳定，有时可在正常范围。测量 24h 眼压较易发现眼压高峰和较大的波动值。总的眼压水平多较正常值略为偏高。随病情进展，眼压逐渐增高。

3）眼前节：前房深浅正常或较深，虹膜平坦，房角开放。除在双眼视神经损害程度不一致的患者可发现相对性传入性瞳孔障碍外，眼前节多无明显异常。

4）眼底：青光眼视盘改变主要表现为：①视盘凹陷进行性扩大和加深（图2-9-4）；②视盘上下方局限性盘沿变窄，垂直径 C/D 值（杯盘比，即视杯直径与视盘直径比值）增大，或形成切迹；③双眼凹陷不对称，C/D 差值 >0.2；④视盘上或盘周浅表线状出血；⑤视网膜神经纤维层缺损。

5）视功能：主要表现为视野缺损，其形成与视网膜神经纤维层的分布和走向有关。

青光眼视野检查的目的在于两方面，即检测有无视功能损害和监测病情进展情况。典型的早期表现为孤立的旁中心暗点和鼻侧阶梯。旁中心暗点多见于 5°~25° 范围内，生理盲点的上、下方。随病情进展，旁中心暗点逐渐扩大和加深，多个暗点相互融合并向鼻侧扩展，绕过注视中心形成弓形暗点。由于神经纤维受损害程度不同，表现为一条或多条等视线在鼻侧水平子午线上下错位，形成鼻侧阶梯。同时周边视野亦向心性缩小，并与旁中心区缺损汇合

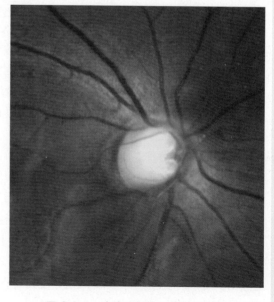

图2-9-4 青光眼视盘凹陷扩大加深

形成象限型或偏盲型缺损。发展到晚期,仅残存管状视野和颞侧视岛(图2-9-5)。

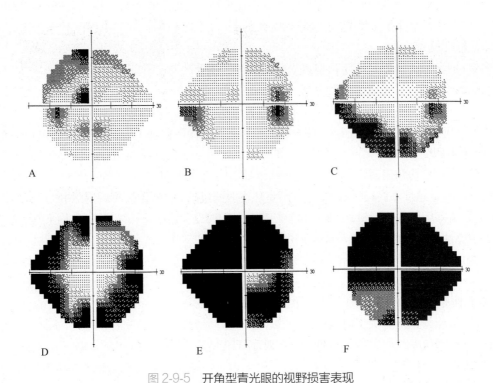

图 2-9-5　开角型青光眼的视野损害表现

A. 左眼视野旁中心暗点及上方弓形暗点;B. 右眼视野下方鼻侧阶梯及旁中心暗点;
C. 右眼视野下方弓形暗点;D. 右眼环形暗点;E. 右眼管状视野;F. 左眼颞侧视岛。

中心视力的改变缺乏特征性,后期视力多仍能保留在 1.0 左右。其对黄斑部功能的损害表现为获得性色觉障碍,视觉对比敏感度下降,以及某些电生理指标的异常。

POAG 一般为双眼性,但通常因双眼发病时间不一,表现为双眼眼压、视盘、视野改变以及瞳孔对光反应的不对称性。

(2)诊断:POAG 多无自觉症状,早期极易漏诊,很大程度上依靠健康普查来发现,其主要诊断指标有:

1)眼压升高:应注意在疾病早期,眼压并不是持续性升高,约有 50% 的青光眼患者单次眼压测量低于 22mmHg,故不能依靠一两次正常眼压值就认为眼压不高,测定 24h 眼压有助于发现眼压高峰值及其波动范围。在某些巩膜硬度偏低的患者,如高度近视者,常规 Schiotz 压陷式眼压计所测眼压往往比实际眼压偏低,须用压平式眼压计测量或测校正眼压,以了解此类患者的真实眼压。

2)视盘损害:视盘凹陷进行性加深扩大,盘沿宽窄不一,特别是上、下方盘沿变窄或局部变薄、视盘出血和视网膜神经纤维层缺损等均属青光眼特征性视神经损害。此外,双眼视盘形态变化的不对称,如 C/D 差值 >0.2,也有诊断意义。

3)视野缺损:可重复性旁中心暗点或鼻侧阶梯,常系青光眼早期视野损害的征象。采用 Goldmann 视野计超阈值静点检查或计算机自动视野计阈值定量检查,较容易发现早期视野缺损。视盘损害和视野缺损有密切对应关系,如两者相互吻合,其结果可相互印证。

眼压升高、视盘损害、视野缺损三大诊断指标,如其中两项为阳性,房角检查属开角,诊断即可成立。尚有一些辅助指标,如房水流畅系数降低、相对性传入性瞳孔障碍、获得性色觉异常、对比敏感度下降、某些视觉电生理的异常,以及阳性青光眼家族史等,对开角型青光眼的诊断也有一定参考价值。通过 OCT 检查视盘周围神经纤维层厚度可早期发现青光眼引起的视神经损害并可用于监测青光眼的进展情况。

3. 正常眼压青光眼　具有特征性青光眼视盘损害和视野缺损,但眼压始终在统计学正常值范围,可诊断为正常眼压青光眼(normal tension glaucoma,NTG)。一般认为,NTG 是由于视神经本身存在某种异常,如供血不足、视神经对眼压的耐受性降低等,即使在正常眼压下,视神经也可受到损害。与 POAG 比较,NTG 患者更多伴有血管痉挛性疾病,如偏头痛、Raynaud 现象、缺血性血管疾病。NTG 的治疗包括视神经保护性治疗和采用药物或手术将眼压进一步降低。

(二)继发性青光眼

继发性青光眼(secondary glaucoma)是由于某些眼病或全身疾病,干扰或破坏了正常的房水循环,使房水流出通路受阻而引起眼压升高的一组青光眼,其病因比较明确。继发性青光眼多累及单眼,一般无家族性。根据在高眼压状态下房角开放或关闭,继发性青光眼也可分为开角型和闭角型两大类。鉴于继发性青光眼除了眼压升高这一危害因素外,还有较为严重的原发病变同时存在,后者常已使眼组织遭受一定程度的破坏,在诊断和治疗上往往比原发性青光眼更为复杂,预后也较差。

1. 青光眼睫状体炎综合征　青光眼睫状体炎综合征(glaucomatocyclitic syndrome)好发于中年男性。典型病例呈发作性眼压升高,可达 50mmHg 以上,在眼压升高的同时或前后,出现羊脂状角膜后沉着物,前房深,房角开放,房水无明显混浊,不引起虹膜后粘连,一般数天内能自行缓解,预后较 POAG 好,但易复发。滴用噻吗洛尔、糖皮质激素,服用乙酰唑胺可以缩短发作过程。

2. 晶状体源性青光眼　白内障的病程中晶状体膨胀,推挤虹膜前移,可使前房变浅,房角关闭,而发生类似急性闭角型青光眼的眼压骤然升高。治疗原则为晶状体摘除术,如房角已有广泛粘连,则可考虑白内障和青光眼联合手术。

白内障过熟期,晶状体皮质液化并漏入前房,被巨噬细胞吞噬。吞噬了晶状体蛋白的巨噬细胞以及大分子晶状体蛋白均可阻塞小梁网,使房水外流受阻,眼压升高。临床表现为眼胀痛、房水混浊、晶状体核下沉等。治疗原则为药物控制眼压后行白内障摘除术,术前局部滴用糖皮质激素滴眼液有助于缓解晶状体皮质过敏性眼内炎。

外伤性或自发性晶状体脱位(如 Marfan 综合征)可引起眼压升高。脱位的晶状体可前移嵌顿在瞳孔区,或脱入前房,也可向后进入玻璃体。对前脱位的晶状体,可行晶状体摘除术。晶状体脱入玻璃体并引起眼压升高者,可先试用药物控制眼压而后行玻璃体切除术。此外,晶状体脱位或半脱位时,晶状体前后径增加,或由于悬韧带断离,玻璃体异位,都可造成瞳孔阻滞,使前房变浅,房角关闭,眼压升高。

球形晶状体是一种先天异常,表现为晶状体呈球形改变,导致瞳孔阻滞及房角关闭。使用睫状肌麻痹剂可以使晶状体变扁平并后退,解除瞳孔阻滞,而缩瞳剂可能加重病情。小球形晶状体可以有家族遗传史,也可散发,或与 Marchesani 综合征或 Marfan 综合征并存。

3. 虹膜睫状体炎继发性青光眼　虹膜睫状体炎可引起虹膜 360° 后粘连,房水无法通过瞳孔进入前房,后房压增加并推挤虹膜使之向前膨隆,闭塞前房角导致继发性青光眼。急性虹膜睫状体炎时,应该及时扩大瞳孔,防止虹膜后粘连。一旦发生瞳孔闭锁,虹膜膨隆,应及早行激光虹膜切开术,以防止周边虹膜前粘连和小梁网永久性损害。此外,虹膜睫状体炎时,也可因炎性产物阻塞小梁网、炎症累及小梁网或发生周边前粘连,房水外流通路受阻导致继发性青光眼。治疗一般可选用房水生成抑制剂降低眼压,缩瞳剂可能加重虹膜睫状体炎,故不宜使用。如房角已经发生不可逆性粘连,药物治疗不能控制眼压,可在炎症基本控制后行滤过性手术。

4. 新生血管性青光眼　新生血管性青光眼(neovascular glaucoma)是一种继发于广泛性视网膜缺血,如视网膜静脉阻塞、糖尿病性视网膜病变等之后的难治性青光眼,其临床特点是在原发性眼病基础上虹膜出现新生血管,疾病前期由于纤维血管膜封闭了房水外流通道,后期纤维血管膜收缩牵拉,使房角关闭,引起眼压升高和剧烈疼痛(图 2-9-6)。本病治疗比较棘手,虽然局部滴用 β- 受体阻滞剂和睫状肌麻痹剂可缓解症状,但仍难以控制病情发展。常规滤过性手术常常失败,术前全视网膜光凝术或冷凝术使新生血管退化,或术中、术后应用抗代谢药可提高手术成功率。房水引流装置或阀门植入手术也可用于治疗新生血管性青光眼。若上述方法失败,可考虑睫状体破坏手术以缓解症状。一且发现原发疾病出现视网膜缺血现象时应考虑做全视网膜光凝术,以预防发生新生血管性青光眼。玻璃体腔注射抗 VEGF 药物可在一定时间内促进虹膜和房角新生血管消退,部分患者可使眼压得到缓解,为在注药后行手术或激光治疗提供"窗口期"。

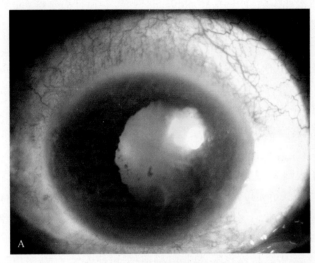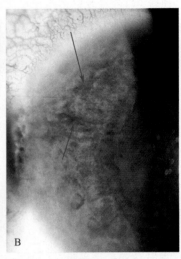

图 2-9-6　糖尿病性视网膜病变继发的新生血管性青光眼

A. 眼压升高,角膜透明度下降,虹膜新生血管看不清,后粘连,瞳孔散大、不圆,瞳孔缘色素轻度外翻,
前房少量积血,晶状体混浊;B. 局部放大后虹膜表面可见粗大的新生血管(蓝箭头所示)。

5. 睫状环阻塞性青光眼　睫状环阻塞性青光眼(ciliary-block glaucoma)又称恶性青光眼(malignant glaucoma),多见于内眼手术后。发病机制主要为晶状体或玻璃体与水肿的睫状环相贴,后房的房水不能进入前房而向后逆流并积聚在玻璃体内或玻璃体后。玻璃体腔容积增加,推挤晶状体-虹膜隔前移,导致整个前房变浅,房角关闭。睫状环阻塞性青光眼最常发生于青光眼术后早期,特别是停用睫状肌麻痹剂或滴用缩瞳剂后。因此,抗青光眼手术后如前房不形成,伴有眼压升高、充血、疼痛等表现时,要考虑到发生睫状环阻塞性青光眼的可能性。应尽快滴用 1%~2% 阿托品充分麻痹睫状肌,使前移的晶状体-虹膜隔后退,静脉滴注高渗剂如甘露醇以减少玻璃体容积,服用乙酰唑胺降低眼压,全身和局部应用糖皮质激素控制炎症反应。部分患者通过以上药物治疗能得到缓解,但应长期滴用阿托品避免复发。如药物治疗无效,应抽吸玻璃体内积液并重建前房,必要时做晶状体摘除及前段玻璃体切割术。

6. 视网膜玻璃体手术后继发性青光眼　视网膜脱离手术后继发青光眼的原因较多。部分行巩膜扣带术后的患者,因巩膜壁受压,造成晶状体-虹膜隔前移,可使前房变浅,房角关闭,导致继发性闭角型青光眼,可采用缩瞳或激光周边虹膜切开术治疗。如因巩膜垫压块压迫涡状静脉致继发性青光眼,可重新调整垫压块位置。玻璃体视网膜手术后玻璃体腔注入气体、硅油也可继发青光眼,可放出部分气体或硅油以控制眼压;如果是由于硅油乳化阻塞小梁网,则需要尽早取出硅油。部分玻璃体视网膜术后继发性青光眼是由于术后前房炎症较重,可通过使用激素等药物控制炎症,同时配合用药物控制眼压。

7. 虹膜角膜内皮综合征　虹膜角膜内皮综合征(iridocorneal endothelial syndrome,ICE)可能与疱疹病毒感染有关,多见于中青年女性,几乎都是单眼发病,包括进行性虹膜萎缩、虹膜痣(Cogan-Reese)综合征和 Chandler 综合征。这三种相关疾病均有角膜内皮病变,并伴有不同程度的前房角和虹膜表面内皮化,继发性青光眼是 ICE 的重要特征。进行性虹膜萎缩主要表现为瞳孔异位、虹膜基质和色素上皮萎缩、虹膜孔形成;虹膜痣综合征以虹膜表面结节或弥漫性色素病变为特点;而 Chandler 综合征则以角膜内皮功能障碍、角膜水肿为突出表现。前房角内皮化和周边虹膜前粘连是眼压升高,继发性青光眼的原因。本病尚无特殊治疗,针对继发性青光眼,早期可用房水生成抑制剂控制眼压,若无效可试行滤过性手术。

8. 色素性青光眼　色素性青光眼(pigmentary glaucoma)为脱落的色素沉积在小梁网,使房水外流受阻导致的一类青光眼。本病多见于 25~40 岁男性,有一定家族性,为常染色体显性遗传,基因定位在第 7 号染色体。患者多为近视眼、深前房和宽房角。其发病特点是周边虹膜向后凹陷,瞳孔运动时,虹膜与其下的悬韧带产生摩擦,色素颗粒脱落进入前房,沉着于角膜后和小梁网。在角膜后壁呈垂直纺锤样分布,称 Krukenberg 梭(Krukenberg spindle)。色素脱落也可使虹膜出现放射状裂隙透光区。UBM 检查可揭示虹膜 - 悬韧带接触。药物治疗可用低浓度毛果芸香碱滴眼,通过缩小瞳孔,减少虹膜悬韧带摩擦,减少色素脱落,同时促进房水外流,清除小梁网色素颗粒并降低眼压。房水生成抑制剂可降低眼压,但不利于色素颗粒的清除。药物治疗眼压难以控制者,可考虑行滤过性手术。

(三) 先天性青光眼

先天性青光眼(congenital glaucoma)系胎儿发育过程中,前房角发育异常,小梁网 -Schlemm 管系统不能正常发挥房水引流功能而使眼压升高的一类青光眼。

1. 婴幼儿型青光眼　婴幼儿型青光眼(infantile glaucoma)见于新生儿或婴幼儿时期。50% 的患儿在出生时就有表现,80% 在 1 岁内得到确诊。65% 的婴幼儿型青光眼为男性,70% 为双眼性。虽然部分家系显示常染色体显性遗传,但大多数患者表现为常染色体隐性遗传,其外显率不全且有变异,或呈多基因遗传疾病表现。

(1)病因:原发性婴幼儿型青光眼的病因尚未充分阐明。以往认为小梁网上有一层无渗透性的膜覆盖,但组织学证据不足。在病理组织学上,虹膜根部附着点前移,过多的虹膜突覆盖在小梁表面,葡萄膜小梁网致密而缺乏通透性等,都提示房角结构发育不全,与胚胎后期分化不完全的房角形态相似。晚期病例,还可见到 Schlemm 管闭塞,这可能是长期眼压升高的结果而不是发病的原因。

(2)临床表现

1)畏光、流泪、眼睑痉挛是本病三大特征性症状。新生儿或婴幼儿出现这些症状时,应做进一步检查。

2)角膜增大,前房加深。角膜横径超过 12mm(正常婴幼儿角膜横径一般不超过 10.5mm)。因眼压升高,常常表现有角膜上皮水肿,角膜外观呈毛玻璃样混浊或无光泽(图 2-9-7)。有时可见到角膜后弹力层破裂,典型表现为角膜深层水平或同心圆分布的条纹状混浊(Haab 条纹)。迁延损害可形成不同程度的角膜混浊。

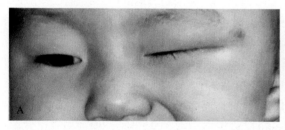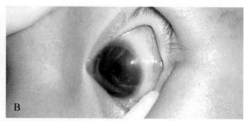

图 2-9-7　婴幼儿型青光眼的眼部表现

A. 患儿左眼畏光,无法看到角膜,右眼角膜稍扩大;B. 棉签扒开左眼睑,见角膜明显扩大,透明度下降。

3)眼压升高、房角异常、青光眼性视盘凹陷及眼轴长度增加。这些体征对确诊先天性青光眼十分重要,但常需要在全身麻醉下进行检查,才能充分确认。

除氯胺酮(ketamine)外,大多数全身麻醉剂和镇静剂都有降低眼压作用,因此在评估婴幼儿眼压测量值时应考虑麻醉剂和镇静剂因素。对一些 6 个月以下的婴幼儿,在哺乳或哺乳后熟睡之机,也可在表麻下进行眼压测量。

原发性婴幼儿型青光眼常常具有特征性深前房,房角检查可能发现虹膜前位插入,房角隐窝缺失,周边虹膜色素上皮掩蔽房角,或出现葡萄膜小梁网增厚致密。

正常婴幼儿视盘为粉红色,生理杯小而双眼对称。儿童期青光眼杯呈进行性垂直性或同心圆性扩大,眼压控制后,部分大杯可能逆转。

4)超声检查和随访眼轴长度对证明青光眼有无进展也有一定帮助。

(3)鉴别诊断:本病的流泪症状和角膜增大应与婴儿鼻泪管阻塞、睑内翻倒睫、角膜炎和先天性大角膜相鉴别。产伤也可导致角膜后弹力层破裂,患儿多有产钳助产史,角膜条纹多为垂直或斜行分布。此外,还应排除先天性营养不良引起的角膜混浊。

(4)治疗:可行房角切开术或小梁切开术控制眼压。房角切开术或小梁切开术后眼压仍控制不理想的病例,可选用滤过性手术。

因为角膜混浊本身可导致弱视,眼球扩大可引起轴性近视,而后弹力层破裂可产生明显散光,眼压控制后还应尽早采取适当的措施防治弱视。

2. 青少年型青光眼　青少年型青光眼(juvenile glaucoma)的发病与遗传有关,部分常染色体显性遗传病例的致病基因已被定位于染色体 1q21-31。3 岁以后眼球壁组织弹性减弱,眼压升高通常不引起畏光流泪、角膜增大等症状和体征。除眼压有较大的波动外,青少年型青光眼的临床表现与 POAG 基本一致,两者的诊断和处理也基本相同,药物治疗不能控制眼压时,可行小梁切开或小梁切除术。

3. 合并其他眼部或全身发育异常的先天性青光眼　这一类青光眼同时伴有角膜、虹膜、晶状体、视网膜、脉络膜等部位的先天异常,或伴有全身其他器官的发育异常,多以综合征的形式表现出来,如前房角发育不全(Axenfeld-Rieger 综合征),无虹膜性青光眼,伴有颜面部血管病和脉络膜血管瘤的青光眼(Sturge-Weber 综合征),伴有骨骼、心脏以及晶状体形态或位置异常的青光眼(Marfan 综合征、Marchesani 综合征)等。这一组青光眼的治疗主要依靠手术,但控制眼压只是诸多需要解决的问题之一,而其他眼部和全身的先天异常,给控制眼压增加了许多困难与不利因素,预后往往不良。

(四)外伤性青光眼

眼球钝挫伤后短期内发生的急性眼压升高,常和大量前房积血或小梁网直接损伤有关。这是由于红细胞堆积在小梁网上,或同时伴有血凝块阻滞瞳孔,以及小梁网损伤后炎性水肿,使房水排出受阻所致。药物治疗包括滴用糖皮质激素减轻炎症反应,房水生成抑制剂及全身用药控制眼压。一般高眼压可随前房血液的吸收而缓解,个别患者如眼压过高,控制不满意,或有角膜血染趋势,需行前房穿刺或冲洗术,排出积血。

眼内出血特别是玻璃体积血有时可发生溶血性青光眼(hemolytic glaucoma)或血影细胞性青光眼(ghost-cell glaucoma),其发病机制分别为吞噬了血红蛋白的巨噬细胞和退变的红细胞阻塞了小梁网,房水流出受阻而使眼压升高。这两种情况也可随眼内血液的清除,眼压逐渐恢复正常。因此应首选药物治疗控制眼压。对少数眼压不能控制者,可考虑前房冲洗术。

眼球钝挫伤数月或数年后还可能发生房角后退性青光眼(angle-recession glaucoma),与钝挫伤致小梁网组织增生或退行性变性有关。其临床表现与 POAG 相似,治疗原则与 POAG 相同。

内眼手术如白内障摘除术、滤过性手术和角膜移植术,激光手术如激光虹膜切除术、小梁成形术及后囊膜切开术,术后眼压可暂时性升高达 50mmHg 或更高,一般仅持续数小时或数天。其确切机制尚未完全明了,但以下因素均与眼压升高有关:①手术所产生的色素、炎性细胞与碎屑阻塞小梁网。②因手术导致的组织机械性变形引起小梁网与房角关闭。③手术中的辅助用药,如前房内注入粘弹剂的滞留,可引起短暂的甚至严重的眼压升高,弥散性的粘弹剂(透明质酸钠)比滞留性的粘弹剂更易于引起眼压升高。术后眼压升高可用药物控制,升高明显者需行前房穿刺术。

(五)糖皮质激素性青光眼

长期滴用或全身应用糖皮质激素,可引起眼压升高,导致糖皮质激素性青光眼(corticosteroid-induced glaucoma)。

糖皮质激素性青光眼的发病机制可能是糖皮质类固醇影响了小梁网的黏多糖代谢及抑制了小梁网细胞的吞噬作用,造成小梁网房水流畅度下降而引起眼压升高。病程短暂者可能是由于小梁网处黏多糖和碎屑聚集,影响了小梁网的通透性而引起房水流畅度下降,这些是可以逆转的。病程长者可能会发生小梁网组织的永久性改变而无法逆转。

对糖皮质激素的敏感性存在一定个体差异,原患有原发性开角型青光眼者及其一级亲属、糖尿病或高度近视患者易感性更高,眼压升高比正常人更快,称"高反应者"。可能与这些眼的小梁网原来已有部分阻塞有关。糖氨多糖或者其他成分的改变可能对已有房水引流阻塞的眼影响更明显。正常眼因糖皮质激素引起的少量小梁网阻塞可能仅影响小部分房水引流。

所有途径使用糖皮质激素均可引起眼压升高,但升高的程度与药物种类、用药方式、浓度、频度和用药持续时间有关。全身用药较局部滴用发生率低。曲安奈德眼周注射引起的眼压升高,很难在短期内降低,有些患者需行手术清除沉积于眼周的残留药物方可控制眼压。地塞米松玻璃体内植入型缓释剂在少数患者也可引起眼压升高,经滴降眼压眼药水多可控制到正常范围,在药物作用期过后眼压多可降至正常。

糖皮质激素性青光眼的临床表现与 POAG 相似,自觉症状按出现频率排列为视矇、虹视、雾视、眼胀、头痛等。用药史有助于鉴别诊断。

多数病例停用糖皮质激素后眼压可逐渐恢复正常,对少数停药后眼压仍持续升高的患者,可按开角型青光眼治疗原则处理。发病隐匿的 POAG 在应用糖皮质激素后眼压可明显升高,因此对于可疑青光眼或有青光眼家族史的个体更应避免长期应用糖皮质激素。对临床需要长期使用糖皮质激素治疗的患者,则应密切观察眼压情况。

为预防糖皮质激素性青光眼的发生,首先注意不要滥用此类药物,特别对"高反应者"更应慎重。对于病情需要者,应尽量短期使用和选用对眼压影响较小的糖皮质激素,并注意观察眼压。

第三节　青光眼的治疗

一、治疗原则

(一) 治疗目标与治疗时间

青光眼治疗的目标是保存视功能。治疗原则为:①通过选择合适的药物、激光和手术来控制眼压,同时使用视神经保护性治疗以达到视神经功能损害不再进展的目的;②要重视对无明显症状的青光眼患者的早期诊断和监测,当出现视神经损害(视盘周围神经纤维层变薄)时即开始治疗,同时应参考眼压情况及视盘和视野改变调整治疗方案。

(二) 常见青光眼类型的治疗原则

1. 闭角型青光眼　急性发作时应先用药物控制眼压,为手术作好准备;术后残余青光眼和眼压复升者可辅以药物治疗。

慢性闭角型青光眼可通过药物、激光或手术的方式控制眼压。单用缩瞳剂即能控制眼压的早期病例可行周边虹膜切除术。对于非瞳孔阻滞机制性慢性闭角型青光眼,可采用氩激光周边虹膜成形术。对房角已有广泛粘连,单用缩瞳剂眼压不能控制,或已有明显视神经损害的慢性闭角型青光眼患者,需行滤过性手术。

2. 开角型青光眼　治疗方案目前尚有争议,传统模式是药物 - 激光 - 手术。目前观点应视具体病情采取积极的治疗手段。如发生药物控制眼压效果欠佳、未能阻止视功能损害、患者对药物不能耐受等情况应及时考虑手术或激光治疗。

3. 难治性青光眼　指药物难以控制眼压,而做常规手术又预后不好的青光眼。可在滤过手术的术中或术后应用抗代谢药(如丝裂霉素 -C、5- 氟尿嘧啶)抑制成纤维细胞的增殖以提高手术成功率。也可通过植入房水引流装置进行治疗。

4. 正常眼压性青光眼　一般认为对视野进行性受损的患者才需治疗,应尽早使眼压降至 10mmHg 以下。

5. 高眼压症　应定期随访。对眼压高于 30mmHg、C 值 <0.15、C/D>0.5、视盘边缘出血、视神经纤维层缺损或伴有青光眼家族史、高度近视、心血管功能不全、糖尿病、长期服用激素等危险因素的患者,可给予治疗。

6. 其他类型青光眼　治疗方案已于分类中介绍。

二、药物治疗及评价

药物降低眼压主要通过 3 种途径:①增加房水流出;②抑制房水生成;③减少眼内容积。其中,通过增加房水流出降低眼压最符合正常房水生理功能的维持。常用的降眼压药物种类有拟副交感神经药(缩瞳剂)、β- 肾上腺能受体阻滞剂、肾上腺能受体激动剂、前列腺素衍生物、碳酸酐酶抑制剂、高渗剂。具体药物详见第六章第二节。在降低眼压的同时也要注意视神经保护药物的使用。

(一) 原发性闭角型青光眼的药物治疗

1. 缩小瞳孔　先兆期小发作时,用 1% 毛果芸香碱每隔 30min 滴眼 1 次,2~3 次后一般即可达到缩小瞳孔、降低眼压的目的。急性大发作时,每隔 5min 滴眼 1 次,共滴 3 次,然后每隔 30min 一次,共 4 次,以后改为每小时 1 次,如瞳孔括约肌未受损害,一般用药后 3~4h 瞳孔就能明显缩小,可减量至一日 4 次。如眼压过高,瞳孔括约肌受损麻痹,或虹膜发生缺血坏死,则缩瞳剂难以奏效。通常在全身使用降眼压药后再滴缩瞳剂,缩瞳效果较好。如频繁用高浓度缩瞳剂滴眼,每次滴药后应用棉球压迫泪囊部数分钟,以免药物通过鼻黏膜吸收而引起全身中毒症状。

2. 联合用药　急性发作期,除局部滴用缩瞳剂外,常需联合用药,如全身应用高渗剂、碳酸酐酶抑制剂,局部滴用 β- 肾上腺能受体阻滞剂以迅速降低眼压。

3. 辅助治疗　全身症状严重者,可给予止吐、镇静、安眠药物。局部滴用糖皮质激素有利于减轻充血及虹膜炎症反应。

慢性闭角型青光眼的早期病例在未行手术前可用缩瞳剂控制眼压,择期行手术治疗。因已形成房角广泛粘连而行滤过性手术后仍有残余青光眼者也需用相应药物控制眼压。

(二) 原发性开角型青光眼的药物治疗

对局部滴用 1~2 种药物可使眼压控制在安全水平,且能配合治疗并定期复查的患者可先试用药物治疗。如无禁忌证,目前国际和国内的青光眼指南均推荐前列腺素类药物为一线用药。一种药物不能控制眼压,可换用另一种药物。如滴用单一药物眼压仍未能控制在安全水平,可联合用药,两种药物滴眼应间隔 10min 以上。

(三) 评价

青光眼治疗的最终目的是停止或逆转青光眼造成的视神经和视网膜节细胞的损害。眼压升高是造成视神经损害的主要危险因素。与采用激光和手术控制眼压相比,药物治疗相对安全,应列为首选治疗方法。新的降眼压滴眼液降压效果好、副作用小,每天需滴眼次数少,符合生理特征,给青光眼患者带来了福音。

三、手术治疗及评价

(一) 常用的抗青光眼手术

1. 解除瞳孔阻滞的手术　如周边虹膜切除术(peripheral iridectomy)、激光虹膜切开术(详见本节

"四、激光治疗与评价")。其基本原理是通过切除或切开周边虹膜,使前后房交通,解除瞳孔阻滞(图 2-9-2B)。用于治疗早期原发性闭角型青光眼和继发性闭角型青光眼。

2. **解除小梁网阻力的手术**　如房角切开术(goniotomy)、小梁切开术(trabeculotomy)。分别从内面和外部切开发育不良或通透性不够的小梁网,使房水能经正常途径引流至静脉系统。适用于原发性婴幼儿型青光眼。

3. **建立房水外引流通道的手术(滤过性手术)**　如小梁切除术(trabeculectomy)(图 2-9-8)、非穿透性小梁手术(nonpenetrating trabecular surgery)、激光巩膜造瘘术(laser sclerostomy)、房水引流装置植入术(implantation drainage device)(图 2-9-9)。手术原理是通过切除一部分角巩膜小梁组织,造成一瘘管,将房水经此瘘管引流到球结膜下间隙,再由结膜组织的毛细血管和淋巴管吸收。适用于 POAG 和有广泛房角粘连的闭角型青光眼。

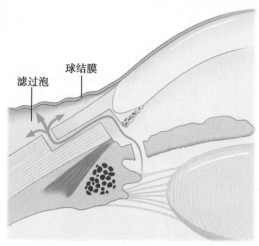

图 2-9-8　小梁切除术原理示意图

箭头示房水引流途径,房水从后房经虹膜根切孔、前房、小梁切除口、巩膜板层切开口
进入角膜缘后的结膜下,在局部积聚形成滤过泡并被结膜下组织吸收。

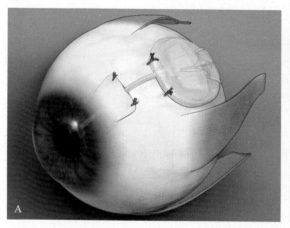 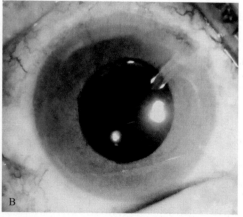

图 2-9-9　房水引流装置植入术

A. 引流阀将房水引流至赤道部结膜下(示意图);B. 在前房可见到引流管开口。

4. **减少房水生成的手术**　睫状体冷凝术(cyclocryotherapy)通过冷凝破坏睫状体及其血管,减少房水生成,降低眼压。主要用于疼痛症状较为显著的绝对期青光眼。睫状体光凝术原理相同(详见本节"四、激光治疗与评价")

5. **青光眼白内障联合手术**　指小梁切除术联合白内障超声乳化(或小切口囊外摘除)及人工晶状体植入术。适用于伴有白内障的开角型青光眼、存在晶状体膨胀和房角粘连明显的闭角型青光眼。

6. 白内障或透明晶状体摘除联合人工晶状体植入术　因人工晶状体所占空间很小,术后可使前房加深,房角开放,达到治愈闭角型青光眼的目的。适用患者同"解除瞳孔阻滞的手术"。

7. 玻璃体切除术　通过对玻璃体及相关病变进行切除,使致病因素得以解除或房水流出通道得以再通而降低眼压。用于睫状环阻塞性青光眼、玻璃体积血继发的青光眼、外伤性晶状体脱位继发的青光眼、玻璃体前房嵌顿继发的青光眼、新生血管性青光眼(可联合房水引流阀植入术)等。

(二)评价

降低眼压可以通过药物、激光或手术来实现,但对符合手术适应证的患者,特别是闭角型青光眼、婴幼儿型青光眼和继发性青光眼患者,应主要采取手术方法治疗。对药物治疗效果欠佳的开角型青光眼也要及时采取手术治疗。

四、激光治疗与评价

(一)常见的激光治疗青光眼的手术

1. 激光虹膜切开术　激光虹膜切开术(laser iridotomy)是利用短脉冲 Nd:YAG 激光(波长 1 064nm)的微爆破作用,将虹膜根部打一小孔(图 2-9-10)。作用相当于周边虹膜切除术。用于治疗瞳孔阻滞型闭角型青光眼及其临床前期的预防性治疗。

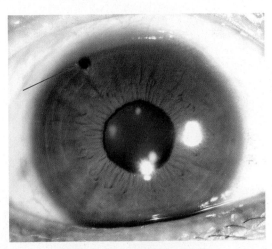

图 2-9-10　激光虹膜切除术后
蓝箭头所指为激光打出的小孔。

2. 激光周边虹膜成形术(房角成形术)　在房角粘连区的周边虹膜上光凝,使光斑四周的虹膜向心性收缩,把已关闭的粘连房角分开。用于治疗闭角型青光眼、高褶虹膜综合征等。

3. 氩激光小梁成形术(argon laser trabeculoplasty,ALT)　利用氩激光在 180° 或 360° 范围内对小梁网组织做 50 个均匀排列的激光烧灼点,烧灼部位的小梁网绷紧缩短而使激光烧灼点之间的小梁网孔扩大,并使 Schlemm 管腔扩大,从而使房水流出加快。适用于原发性开角型青光眼。

4. 睫状体光凝术　通过激光破坏睫状体,减少房水生成而降低眼压。主要用于视力较差的新生血管性青光眼、无晶状体眼或玻切术后的青光眼、外伤性青光眼及葡萄膜炎继发的青光眼的治疗。

(二)评价

激光治疗青光眼相当于一种特殊的手术方式,其通过激光的生物学效应使影响眼压的组织产生切口、变形或破坏而达到降低眼压的目的。和传统手术方式相比,其有着无表面切口、损伤较小、可在门诊进行等优点。在适应证符合的前提下,建议优先选择激光治疗。

(李秋明)

思考题

1. 简述房水循环的两个主要途径。
2. 正常眼压是如何定义的?
3. 原发性闭角型青光眼的发病因素有哪些?
4. 原发性急性闭角型青光眼发作期主要有哪些临床表现?
5. 原发性开角型青光眼的诊断依据有哪些?
6. 青光眼的治疗目标和治疗原则是什么?

第十章
玻璃体视网膜疾病

玻璃体是眼球内容物主要的组成部分,占眼球容积的80%;视网膜为一透明的薄层组织,位于眼球壁后2/3的内表面,是实现视功能的重要结构。正常状态下,玻璃体与视网膜相贴,关系密切。二者正常的结构、功能以及相互关系,对维护良好的视觉质量十分重要。病理状态下,它们相互影响,玻璃体病变均会波及视网膜,而视网膜疾病通常也会引起玻璃体的改变。本章介绍了几种常见的玻璃体视网膜疾病,认识它们的本质,对于提高此类致盲性眼病的临床诊治水平十分重要。

第一节 玻璃体混浊及后脱离

玻璃体为无色、无血管、透明的凝胶状组织,位于眼球内后部,前面以晶状体和睫状体为界,其后与视网膜相贴。玻璃体体积约4ml,主要成分为水(约占99%),此外还有少量细胞(玻璃体细胞和巨噬细胞)、可溶性蛋白、盐以及由胶原和透明质酸形成的网状组织。正常情况下,玻璃体有一定的抗张能力和弹性。玻璃体与视网膜组织紧密贴附。随着年龄增长,玻璃体变性,透明质酸浓度降低,胶原纤维的支撑减弱,玻璃体凝胶结构发生液化和浓缩,并可形成大的液化空腔。

一、玻璃体混浊

随着增龄性变化,以及炎症、遗传或变性、外伤和眼内手术等因素刺激,玻璃体结构发生改变,各种细胞、异物或致密的混浊物进入玻璃体中,破坏了原有透明的结构,即为玻璃体混浊(vitreous opacities)。玻璃体混浊不是独立的疾病,而是一个广义的概念,指多种病理状况下所共有的一种体征。当光线照射入眼内时,会将玻璃体内的混浊物投射至视网膜上,引起眼前出现不同程度飘动的黑影,可呈点线状、网状或团块状;严重的玻璃体混浊可致视物模糊、视力下降甚至失明。

1. **病因** 玻璃体本身、邻近组织以及全身的病变都可导致玻璃体混浊,因素众多,可归纳为以下几种情况。

(1)生理性飞蚊症(muscae volitantes):一些正常人有时描述眼前有少许无色或灰黑色、半透明斑点飘动,但检眼镜检查并无明显异常发现,因无特殊临床意义和危害,无需处置,称为生理性飞蚊症。

(2)变性混浊:随年龄增长,玻璃体逐渐退行变性,表现为浓缩和液化,检眼镜下可见玻璃体腔内絮状、网状或丝状的混浊物,无色透明或半透明,数量和形态可长期无变化。患者可自觉眼前有黑影飘动,但一般不影响视力。在老年人和高度近视眼中更常见。

(3)炎性玻璃体混浊:玻璃体本身无血管组织,玻璃体炎性混浊都是由周围组织炎症扩散所致。炎症组织的渗出物、炎性细胞、坏死组织及色素颗粒、吞噬细胞附着于玻璃体纤维组织而产生多种不同类型的混浊表现。可见于葡萄膜炎和眼内炎等。

(4)出血性玻璃体混浊:视网膜和葡萄膜血管破裂出血流入并积聚于玻璃体腔内,造成玻璃体出血性混浊,可见于诸多疾病。

(5)外伤性玻璃体混浊:眼球钝挫伤和穿通伤常伴有眼内炎症或出血而引发混浊,眼内异物及其继发感染亦导致混浊。

(6)玻璃体星状变性(asteroid hyalosis):多见于老年男性,常与脂质代谢异常、糖尿病和高血压病相关。裂隙灯显微镜观察,光束中可见白色闪亮的小圆点(称为星状小体),如繁星点点,散布于部分或整个玻璃体腔内(图 2-10-1)。当眼球活动时,可见微微飘动;眼球静止时,星状小体恢复原来位置而不下沉。星状小体由含钙的磷脂组成。本病通常为单眼患病(约 75%),几乎无症状,或仅有飞蚊症,对视力影响不大。

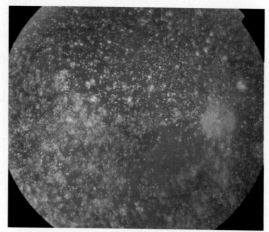

图 2-10-1　右眼玻璃体星状变性

眼底像可见黄白色闪亮的小圆点散布于玻璃体腔内,隐约可见视盘及暗红色的视网膜出血(患者合并糖尿病视网膜病变)。

(7)闪辉性玻璃体液化(synchysis scintillans):又称玻璃体胆固醇沉着症。患者常主诉眼前有金黄色结晶随眼球运动而飘落。眼底检查表现为无数黄白色、金色或彩色的胆固醇结晶位于液化的玻璃体或前房中,常有玻璃体后脱离。闪光的结晶颗粒随眼球飘动,眼球静止时结晶渐沉积于玻璃体下方。本病罕见,常发生于严重外伤或手术后伴大量眼内出血的眼,也可见于葡萄膜炎患眼。

(8)玻璃体淀粉样变性(amyloidosis):本病见于常染色体显性遗传性家族性淀粉样变性患者,玻璃体混浊可为其早期表现之一。玻璃体混浊首先出现在后极部视网膜血管附近,逐渐向前发展。最初混浊呈颗粒状细条纹,随着条纹扩张并聚集,玻璃体呈现为玻璃棉样(glass-wool)外观。当玻璃体液化或后脱离时,混浊可移至视轴,引起视力下降和畏光。

本病常双眼受累。淀粉体(amyloid)经视网膜血管进入玻璃体而致混浊,淀粉体还可沉积于眼内和眼周多种组织,引起视网膜出血、渗出、棉绒斑、周边部视网膜新生血管、眼球突出和眼肌麻痹等。淀粉体在全身多个器官组织沉积,可引发心血管疾病、胃肠道疾病、皮肤疾病以及周围神经和中枢神经系统的淀粉样多发性神经病变等。

(9)全身病与玻璃体混浊:一些热性病可合并玻璃体混浊,如流行性感冒、伤寒、流行性脑脊髓膜炎等;也有报道疟疾、回归热等流行病也可引起玻璃体混浊。肾炎、妊娠期高血压疾病、糖尿病、淋巴瘤、结节病等也可出现玻璃体混浊。

(10)其他:眼内肿瘤、寄生虫病(如猪囊尾蚴病)等也会引发玻璃体混浊。此外,玻璃体后脱离、视网膜裂孔和脱离等也同时表现玻璃体混浊。

2. 治疗　针对不同的病因进行相应的治疗。

二、玻璃体后脱离

当液化的玻璃体通过玻璃体后皮质的缝隙或裂孔进入玻璃体后间隙,使玻璃体后界膜与视网膜内界膜之间分离,玻璃体胶原网状结构塌陷并向前移,这一现象即玻璃体后脱离(posterior vitreous detachment)。除增龄性因素外,眼外伤、高度近视、增殖性糖尿病视网膜病变、中间葡萄膜炎和脉络膜视网膜炎等也可引起玻璃体变性和液化。在玻璃体基底部、黄斑中心凹、视盘周围、视网膜血管以及周边部视网膜格子样变性区边缘、脉络膜视网膜瘢痕等部位,玻璃体与视网膜粘连十分紧密。而 OCT

显示,玻璃体后脱离形成往往始于中心凹周围,逐渐向周围扩展,经过数年缓慢的过程,最终才由部分性发展至完全性玻璃体后脱离。

1. **临床表现** 发生玻璃体后脱离时,患者通常可有"飞蚊"的感觉,眼前出现细点状、条状、网状等混浊物随着眼球的转动而飘动;也可以表现为半透明的圆环或椭圆形环状混浊,为 Weiss 环引起。如果存在玻璃体与视网膜局部紧密粘连,则当玻璃体自身皱缩或眼球运动时,可刺激视网膜产生"闪光感"。随着玻璃体液化加重和后脱离范围扩大,这些症状可能逐渐减轻或消失。若局限性持续牵拉得不到缓解,则可引发一系列并发症。对周边视网膜的牵拉会将粘连处视网膜"撕裂"而发生视网膜裂孔,通常位于后部玻璃体基底部,继而可引发视网膜脱离。如果牵拉或裂孔波及视网膜血管,将导致玻璃体积血。持续性的黄斑附着可引起玻璃体黄斑牵拉综合征、中心凹隆起或出现腔隙,甚至形成黄斑裂孔。一旦发生这些并发症,患者可出现眼前黑影遮挡、视力下降、视物变形和中心暗点等严重视功能障碍。

裂隙灯结合前置镜检查在视网膜表面前数毫米见到玻璃体后界面即可诊断,有时可见半透明的纤维胶质环状物(Weiss 环)(图 2-10-2),它是视盘前玻璃体后脱离形成的标志。部分后脱离腔隙狭窄(即玻璃体后界面与视网膜表面距离较近),裂隙灯显微镜则不易察觉,此时 A/B 型超声波和 OCT 检查则有助于诊断。A/B 型超声波显示脱离的玻璃体后界面呈一细线性强回声,而 OCT 则可清晰显示玻璃体后脱离的细节,以及后极部玻璃体视网膜交界面的变化情况。玻璃体与视网膜分离后,时常在视网膜内界膜表面会残留部分玻璃体皮质,容易引发视网膜前膜或黄斑裂孔。在玻璃体手术中借助曲安奈德可以显示残留的玻璃体皮质。

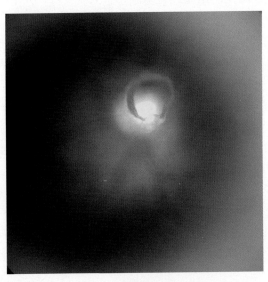

图 2-10-2 左眼 Weiss 环

眼底像可见视盘前玻璃体内半透明的纤维胶质环状物。

2. **治疗** 一般无需治疗,但由其引发的飞蚊症或玻璃体混浊会令患者不适。针对飞蚊症或玻璃体混浊,目前尚无明确有效的治疗药物。近年来激光消融疗法已在临床使用,但长期效果和安全性有待观察。建议在完全性玻璃体后脱离尚未形成前应尽量避免剧烈活动,以防止玻璃体视网膜牵拉而导致并发症发生。一旦发现存在视网膜局部牵拉或裂孔形成时,应及时行激光光凝治疗以封闭裂孔。当发生视网膜脱离和严重的玻璃体积血时,需采取相应的手术治疗。

尽早发现相关并发症十分重要。当出现以下先驱症状时,如频繁的闪光感、眼前大量漂浮物、视力下降、视物变形或眼前固定黑影遮挡等,应仔细进行眼底检查。玻璃体后脱离易发生于老年人、高度近视眼或有外伤史的患者,此类人群出现上述症状时更应该警惕。

第二节 玻璃体积血

各种原因引起眼内组织(如葡萄膜和视网膜)固有血管破裂出血后,血液穿破内界膜和玻璃体后界膜进入玻璃体腔,即称玻璃体积血(vitreous hemorrhage);它也可由视网膜表面或长入玻璃体内的各种异常新生血管破裂所致。严格地讲,玻璃体积血不是一种独立的疾病,而是许多疾病共有的一个基本病理变化。

1. **病因** 引起玻璃体积血的原因众多,常见的有以下几种:

(1)眼外伤:如眼球钝挫伤、穿通伤和眼内异物伤等。

(2)视网膜血管病变:包括糖尿病视网膜病变、视网膜静脉阻塞、视网膜静脉周围炎、视网膜血管瘤和Coats病等。

(3)黄斑病变:如息肉样脉络膜血管病变等。

(4)玻璃体后脱离:由于玻璃体视网膜的粘连,发生急性玻璃体后脱离时会牵拉视网膜,累及血管时将导致玻璃体积血。常与视网膜裂孔同时存在。

(5)视网膜裂孔:视网膜裂孔常骑跨视网膜血管,或与血管相邻,发生裂孔时易波及血管致出血。可同时伴发视网膜脱离。

(6)其他:眼部手术(如白内障、青光眼、视网膜脱离和黄斑疾病等)术中或术后并发症、葡萄膜炎、眼内肿瘤、脑外伤或脑血管病变后(Terson综合征)以及全身出血性疾病(如血友病、紫癜、血小板减少症和维生素缺乏)等。

对成人而言,玻璃体积血最常见的病因为糖尿病视网膜病变(约占39%~54%),其次为视网膜裂孔和玻璃体后脱离。而在儿童患者,首先应考虑眼外伤,此外应排除X连锁视网膜劈裂症和平坦部睫状体炎。

2. **临床表现** 最常见的症状是突然发生的"飞蚊"现象或眼前黑影、视力下降,甚至仅存光感。出血量小时,患者可能仅有眼前点状黑影飘动,或可描述为"一缕青烟升起"的感觉;出血较多时,眼前似有红玻璃片遮挡,或完全视物不见。发病时患者少有疼痛不适。

眼底观察,当血量较少时,可见玻璃体点状或团状混浊,玻璃体内红细胞漂浮,时可见呈线状或膜状的血凝块,部分成形的血块与引发出血的视网膜病变处相连。中等量出血可呈致密的暗红色条状或团块状混浊。大量出血可充满整个玻璃体腔,眼底失去正常的红光反射。按照玻璃体内血性混浊对眼底检查的影响程度,玻璃体积血可分为4级:Ⅰ级,玻璃体有血性混浊,但不影响眼底观察;Ⅱ级,玻璃体有血性混浊,但可朦胧窥见视盘和视网膜血管;Ⅲ级,眼底有红光反射,但视盘和视网膜血管不能窥见;Ⅳ级,浓密的玻璃体积血导致瞳孔区看不见红光反射。

陈旧性出血,由于血红蛋白的吸收,玻璃体混浊呈棕黄色甚至灰白色,呈膜状或泥沙样。

若积血量较大,或原发疾病未得到有效控制致反复出血时,可引发一系列并发症,如玻璃体液化及后脱离、溶血性或血影细胞性青光眼、眼内纤维增殖致牵拉性视网膜裂孔或视网膜脱离等。由于含铁血黄素长期沉着,可对视网膜产生毒性反应,严重者可致眼球萎缩。

3. **诊断** 玻璃体积血不难诊断,但寻找病因十分重要,眼底检查有助于明确病因。有时就诊时积血尚局限,随后很快会在玻璃体内弥散,因此,除详细询问病史和外伤史外,应尽快行间接检眼镜或裂隙灯前置镜检查,以了解眼底情况。如积血较少,眼底可以部分看见时,往往可以发现引发玻璃体积血的病因,如视网膜血管病变和视网膜裂孔等。必要时可嘱患者头高位卧床休息,待血液下沉后再行

检查。如果积血量大,眼底无法窥入,此时 A/B 型超声波检查有重要价值(图 2-10-3),可以显示积血

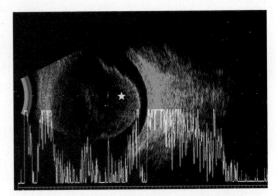

的致密度和分布,明确是否存在玻璃体后脱离、玻璃体视网膜牵拉、视网膜脱离以及眼球是否完整,并排除眼内异物和占位性病变等。单眼发病者,详细检查对侧眼眼底获得的信息有助于判断病因。必要的全身化验检查有助于寻找全身病因,或了解疾病的严重程度。若无法明确病因,应密切随访观察,必要时通过手术而确诊。

4. **治疗** 针对病因,有效控制原发疾病最为重要。少量玻璃体积血,随着时间延长可以自行吸收。采取半卧位休息,或遮盖双眼。适当辅助应用一些止血、活血化瘀或促进水肿吸收的药物,但其疗效有待进一步评价。对伴发高眼压等并发症者,应采用积极的对症治疗。

图 2-10-3   右眼玻璃体积血伴后脱离
眼部 A/B 型超声波显示玻璃体积血所
致强回声(星号),并与眼球后壁分离。

由于玻璃体内无血管,代谢缓慢,长期不吸收的玻璃体积血可造成视网膜功能损害。对于积血量较大的患者,观察 1~4 个月仍无明显减轻,视力较差(如低于 0.1),可考虑采取玻璃体切割手术治疗,目的是清除积血,使玻璃体腔恢复透明,从而恢复视力;同时有利于了解引起玻璃体积血的原因,并针对原发病进行治疗。但对有明确病因的患眼,如严重眼外伤、视网膜血管疾病等,或在保守治疗过程中 A/B 型超声波检查出现视网膜脱离或者视网膜牵拉迹象时,应及时调整手术时机。

由于原因不同,玻璃体积血的视力预后差别较大。

第三节   视网膜脱离

视网膜由视泡发育而成。在胚胎早期,神经外胚叶形成视泡,视泡凹陷衍变成视杯。视杯的两层逐渐融合,外层发育为视网膜色素上皮层,内层则分化为视网膜神经上皮层。除了在视盘周围和锯齿缘处紧密相连外,两层间存在潜在的腔隙。当玻璃体或视网膜发生病理性变化时,如玻璃体液化、粘连或牵拉、视网膜裂孔形成等,会导致这种附着性被破坏,使神经上皮和色素上皮分离,即为视网膜脱离(retinal detachment)。

一、发病机制

依发病原因不同,临床上常将视网膜脱离分为三种类型,即孔源性视网膜脱离(rhegmatogenous retinal detachement)、牵拉性视网膜脱离(tractional retinal detachment)和渗出性视网膜脱离(exudative retinal detachment)。

1. **孔源性视网膜脱离** 玻璃体液化、玻璃体对视网膜的牵拉和视网膜裂孔形成是本病发生的必要条件。由于某些原因存在视网膜的变性、萎缩和变薄,玻璃体液化、浓缩、后脱离以及与视网膜粘连等,在这种异常情况下,当眼球受到振动时,在玻璃体和视网膜仍附着的部位就会出现玻璃体对视网膜的牵拉。这种牵拉力可撕破视网膜变性区的神经上皮层,产生视网膜裂孔,同时使裂孔张开;玻璃体液化或脱离,一方面减弱了使视网膜神经上皮层贴附于色素上皮层的支撑力,另一方面液化的玻璃

体可自裂孔进入视网膜下腔,从而发生视网膜脱离。

2. 牵拉性视网膜脱离 也是一种较常见的视网膜脱离,是由玻璃体视网膜的牵拉力机械性地将视网膜神经上皮与色素上皮分离的结果,常见于糖尿病视网膜病变、增殖性视网膜血管病变和眼球穿通伤等。

3. 渗出性视网膜脱离 由于脉络膜的炎症、肿瘤或过高的渗透压产生过量的视网膜下液,或者由于色素上皮转运吸收视网膜下液的功能损害,造成视网膜下液积聚和视网膜脱离。多不存在视网膜裂孔和玻璃体视网膜牵拉。

二、临床表现和诊断

不同类型的视网膜脱离临床表现各异。

1. 孔源性视网膜脱离 也称原发性视网膜脱离,是最常见的一种视网膜脱离,多见于中老年人、高度近视眼及眼外伤后,也见于白内障摘除术后无晶状体眼或人工晶状体眼。如果一只眼同时存在上述多项危险因素,发病的风险性就会增加。男性居多,男女比例约为(2.3~3.3):1。约有10%的患者双眼患病。

患者发病前常有闪光感,由变性的玻璃体对视网膜的机械性牵拉所致。一旦发生脱离,患者就会感到有幕状黑影遮挡视野,遮挡范围逐渐扩大。在视网膜脱离未波及黄斑之前,中央视力一般不受影响。多数患者因玻璃体混浊有飞蚊感觉,有的还有视物弯曲或变形的表现。

眼前节多正常,少数伴脉络膜脱离或脱离日久者,可见房水闪辉或虹膜后粘连,出现葡萄膜炎的表现。可有不同程度的玻璃体混浊、液化和后脱离。早期眼内压正常,但很快即降低,眼球变软。少数视网膜脱离因伴有玻璃体积血或混浊较重致眼底无法窥清,眼底表现依病程长短而异。典型的孔源性视网膜脱离可见视网膜呈青灰色隆起,视网膜血管暗红色,迂曲起伏爬行于视网膜上。视网膜裂孔有时位于脱离的视网膜区域内(图2-10-4)。病程长时,脱离的视网膜呈灰白色,透明度降低,且呈皱褶样外观,或叠峦状。此时,视网膜上的小裂孔可被遮盖而不易查出。部分病例晚期可在视网膜周围和玻璃体内出现广泛纤维增殖膜,视网膜僵硬,发生增殖性玻璃体视网膜病变。

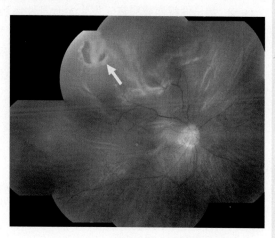

图2-10-4 右眼孔源性视网膜脱离
眼底像示右眼颞上方视网膜灰白色隆起,波及黄斑,脱离区可见马蹄形视网膜裂孔(黄箭头)。

视网膜裂孔有不同的形态,包括圆形裂孔、马蹄形或不规则形牵拉孔、锯齿缘离断等。大多数裂孔分布在周边视网膜,经常在赤道部、锯齿缘附近或二者之间;后极部裂孔较少,在我国黄斑裂孔占5.4%~8.4%。周边裂孔的分布以颞侧为多,约占70%;其中颞上象限最多,次为颞下象限,鼻侧较少,鼻下象限最少。裂孔可以单发或多发,单一裂孔的病例占51.9%~80.2%。最小的裂孔可小于0.1mm,大的可大于15mm。当视网膜裂孔大于3个钟点范围时,称为巨大视网膜裂孔。

所有患者均应散瞳进行详细的眼底检查。若查见原发性视网膜裂孔,即可诊断孔源性视网膜脱离;如经反复多次检查均未找到裂孔,则应排除非孔源性视网膜脱离,如牵拉性视网膜脱离和渗出性视网膜脱离。借助OCT、FFA、A/B型超声波和CT等检查可进一步明确诊断。视网膜脱离尚需与视网膜劈裂(retinoschisis)区别。

2. 牵拉性视网膜脱离 临床上,玻璃体视网膜牵拉多与纤维血管膜相关。眼底表现与孔源性视网膜脱离明显不同,单纯的牵拉性视网膜脱离的视网膜多呈凹弧形;脱离范围较局限,一般不伸展至锯齿缘(图 2-10-5)。部分病例可因玻璃体视网膜牵拉力过大,撕破了局部的神经上皮层,产生继发性视网膜裂孔,称为牵拉 - 裂孔混合性视网膜脱离(combined tractional and rhegmatogenous retinal detachment)。此种情况下,裂孔的形成和视网膜下液的积聚常加重已存在的牵拉性脱离,脱离范围可扩展到锯齿缘。这种牵拉性视网膜裂孔常位于纤维血管增生的部位。

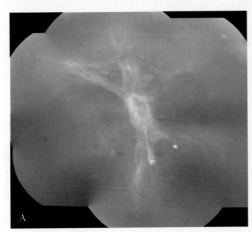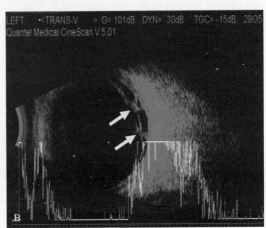

图 2-10-5　右眼牵拉性视网膜脱离

A. 眼底像,示白色机化膜牵拉视网膜;B. A/B 型超声像,示机化膜牵拉致局部视网膜脱离(黄箭头)。

3. 渗出性视网膜脱离　发生于全身性疾病,如妊娠期高血压疾病、急进型高血压病及胶原血管病等;也常见于眼部多种疾病,如 Vogt- 小柳原田病、后巩膜炎、脉络膜的良性和恶性肿瘤、Coats 病以及中心性浆液性脉络膜视网膜病变等。在眼病治疗中,如果冷凝或激光光凝过度,也可造成医源性渗出性视网膜脱离。脱离的视网膜呈球形隆起,范围广泛,可随体位而移动,无视网膜裂孔。同时可见原发病的表现。

三、治疗

依据视网膜脱离的类型,采取不同的治疗方法。

1. 孔源性视网膜脱离　自发复位非常罕见。一旦发生视网膜脱离,手术是唯一有效的治疗手段。如视网膜脱离得不到有效修复,几乎所有患者最终都会进展到视力丧失,眼球萎缩。

手术的目的在于封闭裂孔、缓解玻璃体视网膜牵拉以促使视网膜复位,手术方法有巩膜扣带术和玻璃体切割术。激光光凝术或冷凝术,可使裂孔周围的视网膜脉络膜发生粘连,有利于达到封闭裂孔的目的。对复杂性(如巨大裂孔、或伴增殖性玻璃体视网膜病变等)孔源性视网膜脱离,可采用联合手术进行治疗。

大约 90% 的孔源性视网膜脱离可以一次手术获得成功,但患者视功能的恢复情况依视网膜脱离的范围和脱离时间而不同,脱离范围越小、脱离时间越短,视功能恢复越好。

孔源性视网膜脱离发生前常有一些前驱病变,如玻璃体后脱离、有症状或无症状的视网膜裂孔和格子样视网膜变性等。如能及时发现,并对裂孔和高危变性区进行激光光凝治疗,可以大大降低视网膜脱离的风险。

2. 牵拉性视网膜脱离　多采用玻璃体切割术治疗,通过清除玻璃体内和视网膜周围的增殖膜,解除牵拉,使视网膜松解复位。对伴视网膜裂孔者,需按孔源性视网膜脱离的原则处理。

3. 渗出性视网膜脱离　主要针对原发病进行治疗。

第四节　视网膜血管疾病

视网膜血管是全身血管系统的重要组成部分,眼底是机体唯一能直接看到小动脉的部位。通过观察视网膜血管的变化,可间接反映全身,尤其是心、脑、肾等器官的血液循环状态。视网膜血管疾病是最常见的一大类致盲性眼底病。

一、概述

眼球有视网膜中央血管系统和睫状血管系统。视网膜的营养由视网膜中央动脉和睫状后短动脉供应,前者供应视网膜的内5层,视网膜外5层由后者供给。大约30%的眼存在睫状视网膜动脉,其起源于睫状后短动脉,参与视网膜内层组织的血液供应。

1. **解剖结构特殊性**　解剖结构是视网膜血管疾病发病的基础。视网膜中央动脉属终末血管,当进入眼内在视盘边缘发出分支后,分支之间无吻合,阻塞后容易造成严重的视力下降;视网膜动静脉交叉处存在共同的鞘膜,是分支静脉阻塞发病的解剖基础。视网膜毛细血管分为深、浅两层,毛细血管内皮细胞之间的紧密连接构成血视网膜内屏障,一旦疾病引起此屏障破坏,血液中成分就可渗漏至血管外,造成视网膜水肿、渗出、出血等改变。

2. **病因多样**　全身和眼局部的应激和疾病过程可引发视网膜血管特异性反应,包括血流动力学改变、血氧饱和度改变、闭塞和缺血以及修复和重建。此外,炎症、外伤、放射损伤、药物毒性等同样可导致视网膜血管特殊的病理反应。

3. **视觉症状**　患者可出现不同程度的视力下降,严重者可完全失明,如视网膜中央动脉阻塞;而有些疾病早期可无任何症状,如视网膜分支静脉阻塞。当病变累及黄斑,会出现中心视力下降、视物变形或变色、黑影遮挡等。疾病晚期可因缺血缺氧引发视网膜新生血管,导致玻璃体积血、牵拉性视网膜脱离和新生血管性青光眼,造成不可逆性视功能损害。

4. **辅助检查手段**　FFA仍是视网膜血管疾病诊断的金标准,可动态观察视网膜循环状态,了解血视网膜屏障功能,对观察和治疗表现为毛细血管无灌注区和视网膜新生血管的相关疾病具有重要意义。近年来,OCT和OCTA等新技术的应用,加深了对视网膜血管疾病的认识,但目前在临床上仍然不能完全替代FFA。

5. **治疗原则**　对于视网膜血管疾病而言,寻找病因,治疗原发疾病非常重要。视网膜激光光凝术应用广泛,对于许多视网膜血管疾病具有重要价值。抗VEGF疗法可明显改善部分视网膜血管疾病患者的视功能预后。视网膜血管疾病晚期出现玻璃体积血、牵拉性视网膜脱离和新生血管性青光眼等并发症时,需要及时手术介入。

二、视网膜动脉硬化

视网膜中央动脉血管直径小于100μm,属于小动脉的范畴。正常的视网膜动脉因管壁透明,眼底观察时仅见其中血柱。随着增龄性变化,视网膜动脉管壁因退行性改变而增厚,从而发生视网膜动脉硬化(retinal arteriosclerosis)。长期患高血压病会使血管壁发生玻璃样变,可加重视网膜动脉硬化程度。

1. **临床表现**　视网膜动脉硬化表现在动脉变细或弯曲、血管管径异常以及动静脉交叉异常等方面。

(1)动脉变细或弯曲:动脉硬化早期,血管壁逐渐变厚,失去透明性,血柱欠清晰。视网膜动脉管径变细,或粗细不规则,反光增强。当病变进展,动脉外观可呈现铜丝状,或进一步发展为银丝状。动脉弯曲也是动脉硬化的一种表现。

(2)血管管径异常:正常视网膜动脉和静脉管径之比为2:3。当视网膜动脉硬化时,因动脉变细或静脉变粗,二者比例将发生改变,动脉和静脉之比可变为1:2或1:3。

(3)动静脉交叉异常:正常情况下,在视网膜动脉和静脉交叉处,动脉和静脉外膜融合,形成共同的鞘膜包裹血管,使二者紧密联系在一起。此处通常清晰可见动、静脉血柱。由于视网膜静脉壁极薄,仅有一层外膜包绕基底膜。当发生动脉硬化时,动脉和静脉交叉处的改变十分明显,会出现静脉受压现象,即动静脉交叉压迹征(arteriovenous crossing sign)。若静脉位于硬化动脉的深层,表现为静脉中断呈笔尖状、远端扩张以及偏位等;若静脉位于硬化动脉的表层,则表现为静脉隆起呈拱桥状。

动脉硬化严重时,可因视网膜血管内屏障受损,出现视网膜水肿、出血、硬性渗出或棉绒斑等改变,与高血压视网膜病变相似。视网膜动脉硬化也与视网膜静脉阻塞发生相关。

2. **治疗**　本病无特殊治疗。若合并高血压等全身疾病,积极治疗全身病有利于延缓视网膜动脉硬化的进程。

三、视网膜动脉阻塞

视网膜动脉阻塞(retinal artery occlusion)于1859年由von Graefe最先描述。由于视网膜中央动脉为终末动脉,且视网膜组织对缺血的耐受时间很短,因此,一旦发生阻塞,将造成严重的不可逆性视功能损害。引起视网膜动脉阻塞的直接原因很多,如血栓形成、栓子阻塞、血管痉挛、血管壁改变以及血管受压等。许多全身疾病、炎症或感染、外伤或手术等都与疾病发生有关。

本病好发于中老年男性,单眼居多,双眼发病仅占1%~2%。受累血管不同,临床表现各异。根据阻塞部位,可分为视网膜中央动脉阻塞(central retinal artery occlusion,CRAO)、分支动脉阻塞(branch retinal artery occlusion,BRAO)和睫状视网膜动脉阻塞(cilioretinal artery occlusion)等类型。

(一)视网膜中央动脉阻塞

1. **病因**　视网膜中央动脉阻塞约占视网膜动脉阻塞的57%,主要由筛板水平或筛板后的视网膜中央动脉狭窄、血栓形成而引起,易发于老年人,与动脉硬化和高血压病密切相关。其他相关的全身和眼部危险因素还包括血管炎、凝血障碍、胶原血管病、偏头痛、白血病、视盘玻璃膜疣、眼内压升高、眼外伤、眼球后注射、面部或眼部手术等。由血液循环中栓子引起的视网膜中央动脉阻塞相对少见,约占20%。

2. **临床表现**　完全性阻塞者表现为无痛性视力突然丧失,部分患者有一过性黑矇史,反复发作后终致失明。初诊时视力多为指数~光感,很少无光感。瞳孔开大,RAPD阳性。在阻塞后1h内眼底可无明显异常,随后视网膜呈乳白色水肿混浊,后极部最为明显。由于黄斑中心视网膜组织菲薄,水肿不明显,可透见其深层的脉络膜毛细血管和视网膜色素上皮,因而与周围水肿的视网膜形成鲜明的对比,呈樱桃红斑(cherry-red spot)(图2-10-6)。视盘边缘模糊。视网膜动脉变细,管径不规则;视网膜静脉轻度

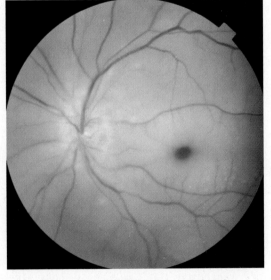

图2-10-6　左眼视网膜中央动脉阻塞
眼底像可见视网膜呈乳白色混浊水肿,
黄斑"樱桃红斑"。

变细。多无视网膜出血和硬性渗出。视网膜水肿混浊多于数小时后变得明显,4~6周可消退,但视力难以恢复,并残留视盘苍白和视网膜动脉变细等改变。若存在睫状视网膜动脉,该动脉供应区的视网膜仍保持透明性,呈典型的舌状红色区。睫状视网膜动脉分布达中心凹时,视力损害较轻,预后较好。罕见发生虹膜红变(15%)和新生血管性青光眼(<5%),但这些并发症比在视网膜中央静脉阻塞中出现要早。

视网膜中央动脉不完全性阻塞时视力损害较轻,视网膜动脉轻度狭窄,视网膜轻度水肿混浊。当轻轻压迫眼球时,可见血柱在血管内前后来回移动。视力预后较完全性阻塞者要好。

FFA可见臂-视网膜循环时间和视网膜循环时间延长、荧光素动脉充盈前锋和阻塞血管无荧光素灌注现象,有时可见逆行充盈。随时间推移,视网膜动脉可重新开放或再通,造影时不再呈现早期典型的荧光征象,但已损害的视功能无法恢复。OCT显示,阻塞区视网膜内层在疾病初期增厚、结构紊乱和反射增强,晚期则萎缩变薄、层次不清;视网膜外层结构较少受影响。ERG表现为b波振幅下降,a波正常。视野检查通常残存颞侧视岛,有睫状视网膜动脉者可保留部分中心或周边视野。

3. **诊断和鉴别诊断** 详细询问病史,完善血清学和心血管系统等全身检查,尽力寻找病因。掌握视力、眼内压和眼底情况,FFA、OCT和ERG对诊断和判断预后有帮助。约有5%的视网膜中央动脉阻塞实际为眼动脉阻塞(ophthalmic artery occlusion),应加以区别(表2-10-1)。此外,需要与表现樱桃红斑的疾病鉴别,如神经鞘脂贮积症、亚急性硬化性全脑炎、奎宁中毒、甲醇中毒、视网膜钝挫伤、伴周围视网膜脱离的黄斑裂孔或黄斑出血、眼缺血综合征等。

表2-10-1 视网膜中央动脉阻塞与眼动脉阻塞的鉴别诊断

特征	视网膜中央动脉阻塞	眼动脉阻塞
视力	指数~光感	光感或无光感
眼底表现		
急性期		
樱桃红斑	有	无或有
视网膜水肿混浊	轻中度	中重度
后期		
色素紊乱	无	有
视盘萎缩	轻中度	重度
荧光素血管造影	波及视网膜血流	视网膜和脉络膜血流均受累
光学相干断层成像	视网膜内层受累	累及视网膜全层或脉络膜
视网膜电图	b波降低	a、b波均降低或消失

4. **治疗** 视网膜中央动脉阻塞为眼科急症之一,一旦发病超过90min,将容易造成视功能永久性损害,因此必须迅速抢救。遗憾的是,即使抢救及时,治疗效果也并不能令人满意。约2/3的患眼最终视力低于0.05,而多数视力好于0.5的患眼是因为存在睫状视网膜动脉。

(1)降低眼内压:应紧急采取降低眼内压的措施,旨在使视网膜血管扩张,重建血流,将栓子冲至较小的分支,尽量缩小视网膜受累范围。可在表面麻醉下行前房穿刺术,放出部分房水;进行眼球按压,至少持续15~20min;同时可口服或静脉注射降低眼内压药物。

(2)扩张血管:吸入95%氧气和5%二氧化碳混合气体,1次/h,10min/次;吸入亚硝酸异戊酯,或舌下含服硝酸甘油片,以扩张血管,增加血氧含量。

(3)视网激光光凝术:对已发生虹膜新生血管或新生血管青光眼者,全视网膜激光光凝术可使约2/3的患眼新生血管消退。

(4)其他:针对全身疾病(如高血压病、心血管疾病等)或其他病因进行积极治疗(如与炎症有关,可使用糖皮质激素等),并需要尽快请神经内科评估卒中风险。高压氧疗法、眼动脉插管灌注组织纤溶酶原激活剂(tissue plasminogen activator,tPA)等溶栓药物可为临床治疗选择,但其疗效尚缺乏客观证据支持。全身使用血管扩张剂(如烟酸、地巴唑、低分子右旋糖酐等)、纤溶剂(静脉注射尿激酶、链激酶和去纤酶等)、多种维生素和神经营养药物等的效果需要深入观察。

(二)视网膜分支动脉阻塞

1. 病因 占视网膜动脉阻塞的38%。约90%以上分支动脉阻塞发生在颞侧分支,尤以颞上分支多见。最常见的致病原因是视网膜分支动脉被脱落的栓子栓塞,约占90%患者。栓子可来自颈动脉、动脉硬化的大血管、心脏瓣膜病等,其成分可为胆固醇、血小板-纤维蛋白和钙。除以上常见的栓子类型外,还有因长骨骨折引起的脂肪栓子、感染性心内膜炎的脓毒性栓子、吸毒引发的滑石粉栓子等。相关的全身因素包括外伤、凝血障碍、镰状细胞病、偏头痛、口服避孕药、妊娠、心脏疾病(如二尖瓣脱垂和心律失常)、炎症或感染性疾病(如弓蛔虫病和梅毒)、结缔组织病(包括巨细胞动脉炎)等。

2. 临床表现 视力损害较中央动脉阻塞轻,阻塞点常位于视盘附近或大血管的分叉处。发病早期,眼底可无明显改变;数小时至数天后,阻塞动脉分布区的视网膜呈扇形或象限性乳白色水肿混浊,如波及黄斑也可出现樱桃红斑。阻塞动脉和相应静脉变细,有时可见栓子的位置。视野呈象限性或弓形暗点,ERG正常或轻度异常。FFA显示阻塞动脉和相应静脉充盈迟缓,阻塞点处可有荧光素渗漏。2~3周后水肿消退,阻塞支动脉变细,并形成白鞘。少数患者可在阻塞支与非阻塞支或睫状视网膜血管间建立侧支循环。OCT可显示阻塞区视网膜内层早期水肿增厚、随后萎缩的形态学改变。

3. 诊断 掌握病史,完善血清学和心血管系统等全身检查,寻找病因。眼科专科检查包括视力、眼内压、眼前节和眼底,FFA、OCT、视野和ERG等辅助检查对诊断和判断预后有帮助。

4. 治疗 主要针对全身病因进行治疗,目前尚无特殊的眼部疗法可以有效改善视力预后。眼球加压按摩有可能将栓子从直径较大的血管冲至较周边小分支血管,但改善视力的效果尚不清楚。经玻璃体Nd:YAG激光溶栓术的疗效尚需客观证据支持。

(三)睫状视网膜动脉阻塞

睫状视网膜动脉发自睫状后短血管,人群中约有32%的人伴睫状视网膜动脉,通常位于视盘颞侧;约15%的人存在参与黄斑血液循环的睫状视网膜动脉。睫状视网膜动脉阻塞相对罕见,约占视网膜动脉阻塞的5%。临床表现为其分布区的视网膜表层混浊变白,相应的视野缺损。本病常发生于视网膜中央静脉阻塞眼,若其单独发生时,应重点考虑巨细胞动脉炎。

四、视网膜静脉阻塞

视网膜静脉阻塞是一种常见的致盲性血管疾病,眼底特征为视网膜水肿、出血、静脉迂曲怒张。依阻塞部位分为两大类,即视网膜中央静脉阻塞(central retinal vein occlusion)和视网膜分支静脉阻塞(branch retinal vein occlusion),二者在病因、发病机制、临床表现、治疗以及视功能预后等方面均不相同。临床上还有一种少见的静脉阻塞现象,仅累及眼底上半部或下半部视网膜,称为半侧性视网膜静脉阻塞(hemispheric retinal vein occlusion),因源于视网膜中央静脉解剖结构的先天性变异,故本质与视网膜中央静脉阻塞相同。

(一)视网膜中央静脉阻塞

绝大多数视网膜中央静脉阻塞是由筛板处或筛板后视网膜中央静脉主干血栓形成引起的。

1. 病因及发病机制 多种因素共同致病。血栓形成的条件包括血管内膜损伤、血液成分和血流动力学改变,这些条件往往同时存在。

(1)血管内膜损伤:是血栓形成最重要和最常见的原因。内皮细胞损伤后,暴露出的内皮下胶原激活血小板和凝血因子Ⅻ,启动内源性凝血过程;同时,损伤的内皮细胞释放组织因子,激活凝血因子Ⅶ,启动外源性凝血过程。血小板的活化在启动凝血过程中极为重要。如见于高血压病、糖尿病以及结节病和系统性红斑狼疮等易引发血管炎的疾病,血管管腔狭窄,血管内膜损伤,血流淤滞,易形成血栓。

(2)血液成分的改变:由于血小板和凝血因子增多,或纤维蛋白溶解系统活性降低,导致血液的高凝状态,血液凝固性增加;或其他原因引起血液黏稠度增高时,也易形成血管阻塞。如见于血液病、肿瘤、妊娠期高血压疾病、高脂血症、高同型半胱氨酸血症和真性红细胞增多症等。

(3)血流动力学改变:正常血流中,红细胞和白细胞在血流的中轴(轴流),其外是血小板,最外是一层血浆(边流)。当血流减慢和产生漩涡等改变时,激活的凝血因子和凝血酶在局部易达到凝血所需的浓度,有利于血栓形成。眼内压增高或心脏功能不全等均可造成视网膜动脉灌注不良,静脉血流淤滞而阻塞血管。如见于开角型青光眼和心血管疾病等。

此外,肥胖、吸烟、口服避孕药和利尿剂等药物也是发病相关的危险因素。

2. **临床表现**　本病为多发于中老年人的单眼性疾病,90% 以上的患者发病时年龄在 50 岁以上,50%~70% 的患者伴高血压病、心血管疾病或糖尿病,约 1/3 的患者与开角型青光眼相关。患者常突发视力下降,有时发病前有一过性视物模糊的先兆。临床上将视网膜中央静脉阻塞分为两型,即缺血型和非缺血型,分别代表疾病谱的两个极端。严重程度介于二者之间者称中间型或过渡型,多数最终将进展为缺血型。

(1)缺血型:又称重型、出血型、无灌注型或完全型,约占 30%。此型视力损害严重,患眼 RAPD 阳性,视野有致密的中心暗点。视网膜静脉扩张、迂曲,血管呈暗红色;视网膜广泛水肿,致使视网膜血管部分埋没于水肿的视网膜中,时隐时现。浅层火焰状和深层点状视网膜出血遍布眼底四个象限,严重时可见棉绒斑。视盘高度充血、水肿,表面可有出血(图 2-10-7)。病程较长者可表现出黄白色硬性渗出和黄斑水肿。偶尔因视盘或视网膜新生血管可引发视网膜前出血或玻璃体积血。FFA 显示视网膜循环时间延长,大量出血遮蔽荧光,视网膜静脉和视盘血管可有荧光素渗漏。黄斑点状或弥漫荧光素渗漏,有囊样水肿者呈花瓣状荧光素积存。发病 6~12 个月后可见大片视网膜毛细血管无灌注区(范围至少 10DD 以上),并可形成侧支循环、微动脉瘤或新生血管。OCT 显示疾病早期阻塞区视网膜水肿、增厚、隆起,组织结构紊乱,反射增强;出血呈高反射信号,其下有光学阴影。伴黄斑水肿时,可见黄斑区视网膜内或视网膜下积液。病程晚期视网膜组织萎缩、变薄,可出现黄斑囊腔样变性(图 2-10-8)。暗适应闪光 ERG 的 b/a 波幅值比下降。本型视力预后差,自然病程中仅约 10% 的患眼可达 0.05 以上。高达 60% 的严重缺血的患眼在发病后 3~5 个月可发生虹膜新生血管。

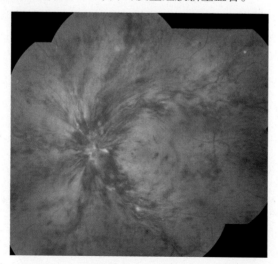

图 2-10-7　左眼视网膜中央静脉阻塞(缺血型)
眼底像可见视网膜静脉迂曲扩张,散在出血,数片
棉绒斑。视盘充血水肿,边界不清。黄斑受累。

(2) 非缺血型：又称轻型、静脉淤滞型、灌注型或不完全型，约占 70%。此型发病年龄相对较轻，较少伴全身疾病。患眼视力轻度下降，RAPD 阴性或弱阳性，视野改变轻微。整个眼底视网膜出血和水肿较轻，视盘水肿和引起视力下降的黄斑水肿较轻或无。FFA 显示视网膜循环时间延迟，毛细血管通透性增加，无或极少毛细血管无灌注区（小于

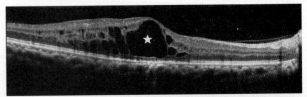

图 2-10-8　右眼视网膜中央静脉阻塞伴黄斑囊样变性
OCT 可见视网膜增厚，结构紊乱，黄斑区视网膜内多个大小不等囊腔样改变，部分融合成大的囊腔（星号）。

10DD）。ERG 的 b/a 波幅值比正常或轻度降低。因不发生大面积缺血，新生血管罕见，预后较好。随访 3 年，约有 34% 的非缺血型视网膜静脉阻塞患眼可以转变为缺血型。

3. **诊断**　需要详细进行眼部和全身检查。观察眼内压，并行前房角镜检查，以排除青光眼、虹膜和房角新生血管。通过视力、视野、RAPD、ERG、检眼镜和 FFA 等检查有助于区别缺血型和非缺血型。

影响视力的并发症有黄斑水肿、新生血管（虹膜、视网膜和视盘）、新生血管性青光眼、牵拉性视网膜脱离和玻璃体积血等。黄斑水肿的发生率占 40%~66%，约有 1/3 缺血型中央静脉阻塞将发生新生血管性青光眼。OCT 对黄斑水肿的诊断、指导治疗和随访观察十分重要。当出现玻璃体积血致眼底无法观察时，A/B 型超声波检查可了解积血的严重程度和视网膜脉络膜改变。

详细询问吸烟史和药物治疗史等。全身检查以了解发病相关的高危因素，如高血压病、糖尿病、高胆固醇血症、高同型半胱氨酸血症等。本病与颈动脉阻塞疾病相关的视网膜病变相似，应采用颈部超声多普勒检查评价颈动脉状况。

4. **治疗**　发病早期应积极寻找病因，治疗原发疾病；后期需防治并发症。

(1) 药物治疗：有效控制高血压病、动脉硬化和糖尿病等全身疾病十分重要；伴发青光眼者，需积极控制眼内压。针对视网膜中央静脉阻塞，目前尚无证据表明全身使用抗凝药物（如尿激酶、链激酶和纤溶酶等）有治疗效果。大量临床研究证实，玻璃体内注射糖皮质激素及其缓释制剂和抗 VEGF 制剂对视网膜静脉阻塞引发的黄斑水肿、新生血管和新生血管性青光眼具有良好的效果，可以促进水肿吸收、新生血管消退，视力提高。但应注意药物的毒副作用，如激素相关性青光眼和白内障以及抗 VEGF 制剂潜在的全身和局部副作用。同时应注意预防眼内注射相关的并发症，如眼内炎、玻璃体积血和视网膜脱离等。

(2) 视网膜激光光凝术：以往对缺血型视网膜中央静脉阻塞采用全视网膜激光光凝术治疗，以防止新生血管形成，减少发生出血和继发性青光眼的机会。黄斑区格栅样激光光凝术可减轻黄斑水肿，但对改善视力预后不明显，目前已很少用于治疗视网膜中央静脉阻塞继发的黄斑水肿。

(3) 手术：尚无证据表明放射状视神经切开术、视网膜静脉插管灌注 tPA 对视网膜中央静脉阻塞有确切效果。对已发生玻璃体积血、新生血管膜及牵拉性视网膜脱离或新生血管性青光眼者，可采取玻璃体切割术和抗青光眼手术治疗。

（二）视网膜分支静脉阻塞

视网膜分支静脉阻塞较中央静脉阻塞常见，发病年龄较晚，多在 60~70 岁之间。多为单眼患病，约 10% 的患者双眼可先后发病。阻塞几乎均发生在动静脉交叉处，多数位于视网膜静脉的第 1~3 级分支的动静脉交叉处。80% 以上阻塞发生在视网膜颞侧血管分支，颞上象限分支静脉阻塞最常见（约 63%）。部分病例阻塞发生在黄斑小分支。

1. **病因**　视网膜动静脉交叉处血管有共同的鞘膜包绕，且静脉壁极薄。当动脉壁增厚时会压迫静脉，静脉血流紊乱而致血管内皮细胞损伤、血栓形成。高血压病、动脉硬化、心血管疾病、肥胖和青光眼史等是发病的危险因素。若视网膜分支静脉阻塞未发生在动静脉交叉处，此时应考虑与视网膜血管炎或视网膜脉络膜炎相关。

2. **临床表现**　发病时可有不同程度的视力下降，在黄斑未受到损害前常常不引起患者注意。约

有 50%~60% 的患眼在发病一年后视力仍好于 0.5,视力预后与黄斑区毛细血管损伤程度和视网膜缺血程度相关。

眼底检查可见视网膜动脉细,受累血管分布区阻塞点以远的静脉迂曲、扩张,视网膜水肿,火焰状出血,严重者可见棉绒斑。如为颞侧静脉阻塞,则可波及黄斑,产生黄斑水肿(有 30%~62%)。视盘及其余象限的视网膜正常(图 2-10-9)。通常在 3~6 个月后视网膜水肿和出血逐渐吸收,视网膜出现黄白色硬性渗出,阻塞区可出现继发性视网膜动脉狭窄,并形成白鞘,黄斑区色素紊乱。

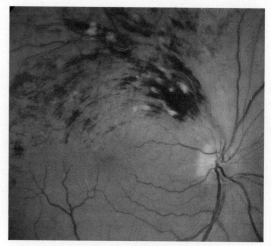

图 2-10-9 右眼视网膜分支静脉阻塞
眼底像可见右眼颞上方视网膜散布浅层出血和棉绒斑,受累静脉迂曲、扩张。

视野检查可见与眼底受损区相对应的视野缺损。FFA 早期见受阻静脉充盈迟缓,迂曲扩张,并有大量微动脉瘤;后期血管壁渗漏荧光素和管壁染色。视网膜出血遮蔽荧光,伴黄斑水肿者呈典型或不完全的花瓣状强荧光。部分病例显示毛细血管无灌注区或新生血管。随病程进展,有些患眼可发生毛细血管代偿和侧支循环形成,血流重建。

与视网膜中央静脉阻塞相似,分支静脉阻塞也可分为 2 型,即非缺血型(毛细血管无灌注区 <5DD)和缺血型(无灌注区 ≥ 5DD)。非缺血型视网膜分支静脉阻塞的并发症主要为黄斑水肿,而缺血型的并发症多且严重,如黄斑水肿、缺血性黄斑病变、新生血管(约 40%,但虹膜新生血管罕见,仅约 1%)、玻璃体积血、牵拉或孔源性视网膜脱离等,这些都是导致视力损害的原因。视网膜分支静脉阻塞很少并发新生血管性青光眼。

3. **诊断** 全身检查,以评估高血压病和心血管疾病的风险。全面而详细的眼科检查,以排除血管炎、黄斑水肿和青光眼等。病程久者需行前房角镜检查,观察有无房角新生血管。FFA 可确认毛细血管无灌注区的位置和范围,明确分型,并观察新生血管、黄斑水肿和侧支循环情况。OCT 可清晰显示黄斑区的变化,并指导治疗和随访。当发生玻璃体积血时,A/B 型超声波检查有助于了解玻璃体和视网膜的改变。

4. **治疗** 积极治疗全身疾病。眼部治疗主要是针对并发症,单独或联合眼内药物、激光和手术治疗具有一定的效果。

(1)药物:对视网膜分支静脉阻塞引起的黄斑水肿,眼内注射抗 VEGF 制剂已显示良好的效果,可以促进黄斑水肿吸收,改善视力,目前已成为黄斑水肿治疗的首选或一线疗法。玻璃体内注射糖皮质激素可提高由视网膜分支静脉阻塞引起黄斑水肿的患眼视力,其效果与黄斑格栅样激光光凝术相当,对炎症引起阻塞者更具针对性,但有发生白内障和眼内压升高等并发症的风险,属于二线治疗方案。

(2)激光光凝术:用于治疗黄斑水肿和新生血管等并发症。对出现黄斑水肿的患者至少应观察 3 个月,若视力下降至 0.5 以下,黄斑水肿仍持续存在,且中心凹周围视网膜毛细血管灌注完整,在抗 VEGF 制剂或糖皮质激素无效或不适宜治疗时,可采用温和的格栅样激光光凝术进行治疗,能够明显改善视力预后。对视网膜缺血(无灌注区 ≥ 5DD)眼需要密切观察,当出现新生血管时,可对无灌注区行播散性激光光凝治疗,以使新生血管消退,降低玻璃体积血和视网膜脱离的风险。激光治疗时应避免损伤已建立的侧支血管。

(3)手术:对难以吸收的玻璃体积血和视网膜脱离需施行玻璃体切割术。有关视网膜动静脉鞘膜切开术的效果尚存争议。

第五节　黄斑疾病

黄斑位于视网膜后极部,中央无血管,富含叶黄素。黄斑中心凹视细胞为视锥细胞,此处为视觉最敏锐的部位。中心凹也是玻璃体与视网膜紧密相连的部位之一,玻璃体的增龄性或病理性改变会影响到黄斑的正常结构和功能,出现视物变形、视力下降、中心暗点或色觉异常等症状。OCT 已成为诊断黄斑疾病最敏感的检查手段,临床应用广泛。微创玻璃体视网膜手术的进步,改善了许多黄斑疾病的视功能预后。

一、年龄相关性黄斑变性

年龄相关性黄斑变性(age-related macular degeneration,AMD)又称为老年性黄斑变性(senile macular degeneration,SMD),为一种迟发性、进展性的变性疾病,是 50 岁以上人群中中心视力丧失的重要原因之一。

(一) 病因和发病机制

本病可能与遗传、先天缺陷、慢性光损伤、营养缺乏、中毒、药物作用、免疫异常、慢性高血压、动脉硬化、呼吸系统疾病和某些原先存在的眼病等有关,推测为多种因素作用的结果。目前已知确切的致病相关危险因素为年龄和吸烟。发病机制尚未阐明,多种因素致使 RPE 细胞和神经视网膜发生退行性变,诱发 RPE 细胞、Bruch 膜和脉络膜血管发生病理改变,继而出现脂质沉积、新生血管生成,并在脉络膜新生血管(choroidal neovascularization,CNV)进展中伴有视网膜下渗出、出血、色素上皮脱离及瘢痕形成,最终损害光感受器细胞而引起不可逆性视力下降或丧失。

(二) 临床表现

本病分为干性和湿性两种类型,临床症状主要是对比敏感度下降、视物变形、中心暗点或白影、中心视野消失等。根据病程可分为早期和晚期。早期特点是玻璃膜疣生成和色素异常,通常不会引起视力损失;晚期表现包括两种,即地图状萎缩(干性 / 萎缩型 AMD)和 CNV 形成(湿性 / 渗出型 AMD)。其中发生 CNV 的病例占到晚期 AMD 病例的 2/3,每年约有 5% 的早期病变的患者发展到威胁视力的晚期病变。

1. **干性年龄相关性黄斑变性**　又称萎缩型 AMD,其特点为进行性 RPE 萎缩,从而导致光感受器细胞变性、凋亡,引起患者中心视力下降。多发生于 50 岁以上人群,双眼同时发病。早期常无明显视力障碍,随着病程进展,患者双眼中心视力缓慢进行性减退,可伴有视物变形。

眼底检查可见后极部色素紊乱,中心凹反光减弱或消失,散在玻璃膜疣,呈黄白色点状,边界清晰(硬性玻璃膜疣);或较大,边界不清(软性玻璃膜疣)。可有色素脱失和沉着。软性玻璃膜疣可融合,面积扩大。部分患者 RPE、光感受器和脉络膜毛细血管萎缩、丧失,表现为边界清晰的地图样脉络膜视网膜萎缩区,其间可见粗大的脉络膜血管。FFA 和 ICGA 可反映脉络膜视网膜萎缩程度。OCT 显示玻璃膜疣表现为 RPE 层轻度隆起,其下为均匀的弱反光区,脉络膜视网膜萎缩区表面的视网膜变薄,深层脉络膜反射增加。

2. **湿性年龄相关性黄斑变性**　又称渗出型 AMD 或新生血管性 AMD,其特点为病理性新生血管长入视网膜下,发生渗出、出血和纤维化,引起视力下降。

患者早期主诉为视物模糊、视物变形或复视。有的患者自觉眼前黑影飘动、中心视力明显下降、眼前闪光或色觉异常,也可表现为中心视力急剧下降。

眼底检查 CNV 多位于黄斑部中心凹或旁中心凹神经感觉层下,若其表面无出血遮挡,则呈类圆形灰白色或黄白色病灶,致神经感觉层隆起,病灶周围有出血、渗出或浆液蓄积。出血可位于 RPE 层下、神经感觉层下、视网膜前甚至玻璃体内(图 2-10-10);在出血水肿区的边缘或外围,常可见黄色硬性渗出、玻璃膜疣、RPE 脱失和色素沉着。病程久者,新生血管机化变成瘢痕组织,可呈不规则形或类圆形边界清晰的白色质硬病灶,其表面可有色素沉着,周围可伴视网膜脉络膜萎缩。FFA 是发现和定位CNV 的可靠方法,并可依此区分典型性 CNV 和隐匿性 CNV。若 CNV 已瘢痕化,则表现出荧光素着染,外围呈斑驳样窗样荧光缺损。ICGA 对于隐匿性 CNV 的定位有意义,并在鉴别诊断中有价值。OCT和 OCTA 可清楚显示 CNV 的位置,以及由新生血管引起的视网膜内或下的积液、色素上皮脱离、视网膜萎缩或囊样改变等。

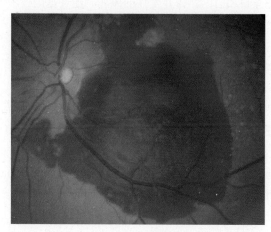

图 2-10-10 左眼湿性 AMD
眼底像显示 CNV 长入神经感觉层下并破裂出血,
呈暗红色的盘状隆起,后极部散在玻璃膜疣。

(三) 诊断

对于考虑诊断为干性 AMD 的患者,除进行视力、眼底检查、FFA、ICGA 以外,还应采用 Amsler 表检查有无中心暗点或视物变形,OCT 检查黄斑区 RPE 和神经感觉层改变,以排除如老视、特发性黄斑前膜和黄斑裂孔等其他引起视力下降的原因。

若眼底存在玻璃膜疣或曾诊断为干性 AMD,近期视力显著减退,眼底镜下见黄斑区有出血和渗出时,应考虑诊断为湿性 AMD。行 FFA、ICGA、OCT 或 OCTA 发现 CNV 即可确定诊断。湿性 AMD需与息肉状脉络膜血管病变(polypoidal choroidal vasculopathy,PCV)鉴别,二者均好发于老年人,眼底后极部都可出现出血和渗出等表现,但 PCV 在眼底镜下有特征性视网膜下橘红色结节样病灶,并且ICGA 和 OCTA 可发现异常分支状脉络膜血管网和血管末梢息肉状扩张灶。此外,湿性 AMD 还需与其他脉络膜新生血管性疾病鉴别,如特发性 CNV 以及病理性近视、血管样条纹、外伤性脉络膜破裂等并发的 CNV,通过观察 CNV 膜之外其他的眼底表现,以及综合考虑患病年龄、病史和全身情况等有助于鉴别诊断。

(四) 治疗

通常早期 AMD 较隐匿,患者视力基本不受影响;晚期 AMD 则出现不同程度的视力下降。在AMD 病程中,约 10%~20% 的干性 AMD 可逐渐发展为湿性 AMD。

对于早期干性 AMD 患者,治疗目标在于通过正确健康的生活方式、膳食的调整和早期药物干预预防视力丧失;补充叶黄素和玉米黄质可以减缓干性 AMD 向湿性 AMD 的转化。对已造成严重视力丧失者,服用适量抗氧化药物和配戴低视力助视器是目前较为普遍的治疗方案。湿性 AMD 对视力影响严重,易复发,约 80%~90% 患者的严重不可逆视力丧失是由 CNV 引起的,而近年在 AMD 治疗上取得的成就主要是针对 CNV 的治疗。

1. 抗 VEGF 治疗　玻璃体内注射抗 VEGF 药物目前已成为治疗湿性 AMD 的一线选择,包括抗体类和融合蛋白类药物。可有效抑制新生血管,稳定和提高视功能,但存在需要反复多次注射的问题。

2. 光动力疗法　维替泊芬(verteporfin)光动力疗法(photodynamic therapy,PDT)可选择性破坏新生血管,对周围正常组织影响较小,可作为典型性 CNV 的二线治疗选择。

3. 激光　是最早用于治疗 AMD 的方法,目前仍用于治疗中心凹外 CNV。

此外,黄斑下视网膜手术可去除 CNV 膜和黄斑下出血,但效果有限,且存在许多并发症的风险,目前较少使用。经瞳孔温热疗法(transpupillary thermal therapy,TTT)可破坏新生血管,对周围组织损伤较小,但缺乏大样本临床研究证实其安全性和有效性。玻璃体内注射糖皮质激素辅助治疗对一些病例有效,但应注意发生青光眼和白内障等并发症的风险。随着基因技术和干细胞疗法的迅猛发展,有望成为治疗 CNV 新的突破点。

二、黄斑区视网膜前膜

视网膜前膜(epiretinal membrane)是指在视网膜内表面由细胞增生而形成的纤维细胞膜,覆盖于视网膜内界膜表面,并与之粘连,好发于黄斑区,最先于 1865 年由 Iwanoff 描述。以往根据临床形态或病理学发现有很多命名,如原发性视网膜皱褶(primary retinal folds)、视网膜内表面皱缩(wrikling of internal retinal surface)、黄斑区视网膜前纤维增生或胶质增生(preretinal macular fibrosis or gliosis)、玻璃纸样黄斑病变(cellophane maculopathy)和黄斑皱褶(macular pucker)等。目前临床上多采用黄斑区视网膜前膜或黄斑前膜这一术语。

(一) 病因和分类

依病因,可将视网膜前膜分为 3 种类型,即特发性、继发性和医源性视网膜前膜。由多种眼病和眼外伤,如视网膜血管阻塞性疾病、糖尿病视网膜病变、眼内炎、肿瘤以及眼球穿通伤或钝挫伤等引起者,称为继发性视网膜前膜(secondary epiretinal membrane);发生于内眼手术(如白内障摘除术或视网膜脱离手术)后和激光光凝术或冷凝术后者,称医源性视网膜前膜(iatrogenic epiretinal membrane);有些视网膜前膜见于没有任何其他眼病的眼,病因不明,称特发性视网膜前膜(idiopathic epiretinal membrane)。视网膜神经胶质细胞、色素上皮细胞、成纤维细胞或玻璃体细胞等移行和增生形成视网膜前膜,巨噬细胞在其中发挥重要作用。特发性视网膜前膜可能还与玻璃体后脱离有关,残留在视网膜内表面的玻璃体皮质,或者由于玻璃体后脱离造成的内界膜断裂而引起的细胞移行增生,可能参与前膜的形成。

(二) 临床表现

眼部症状和体征主要是由于增殖膜收缩引起的。特发性视网膜前膜多发于 50 岁以上的人群,随年龄增长,患病率有增多高趋势。女性稍多于男性。约 10%~20% 为双眼发病,但两眼的病变程度多不对称。大多数特发性视网膜前膜患者早期无症状。其他两种视网膜前膜的患者可能因原发眼病的存在,对前膜的出现不易察觉,常在体检时才被发现。最易出现的症状为视物变形和视力缓慢下降,也可表现为中心暗点、色觉异常或复视等。少数病例发病突然。

不同类型的视网膜前膜对视力的影响也不相同。约有 2/3 的特发性视网膜前膜患者的视力在 0.7 以上,低于 0.1 者仅占 5%。视网膜脱离继发的视网膜前膜仅有 7% 的患眼视力在 0.5 以上。

眼底检查可见增殖膜通常位于黄斑区,即中心凹表面、围绕中心凹或中心凹旁。约 90% 的患眼有玻璃体后脱离。根据病程和眼底表现,可将本病分为 3 期:

1. 早期　视网膜前膜菲薄、透明,不遮挡视网膜结构,患者多无症状,临床上很难发现。随纤维膜增厚,检眼镜下黄斑区视网膜呈现类似于揉皱了的玻璃纸的反光,因此曾被称为"玻璃纸样黄斑病变"。

2. **中期** 纤维膜进一步增厚和收缩,引起视网膜表面的牵拉线,可以一个或多个中心形成放射状或不规则的视网膜皱纹。检眼镜下可见黄斑区小血管扭曲、变形,向前膜的中心集中(图 2-10-11)。此时患者可无症状,也可表现为视物变形加重,视力逐渐下降。

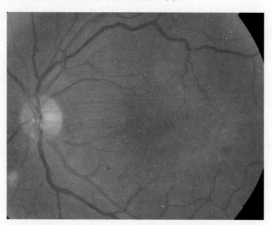

图 2-10-11　左眼黄斑前膜

眼底像示中心凹颞上方可见半透明纤维膜牵拉视网膜表面,周围可见放射状的视网膜皱纹。黄斑区小血管扭曲、变形,向前膜聚集。

3. **晚期** 纤维膜明显增厚,呈灰白色半透明或不透明状,遮盖黄斑。后极部视网膜血管扭曲变形,出现视网膜全层皱褶。有时纤维膜可围绕黄斑中心凹生长和收缩,形成假性黄斑裂孔。患者常有严重的视物变形和视力下降。若前膜的中心在黄斑一侧时,因牵拉可造成黄斑移位,形成复视。少数病例还可伴黄斑区浅层视网膜出血、毛细血管扩张、视网膜水肿以及前膜下或其周围的视网膜发白或棉绒斑形成等。

视网膜前膜的形态与原有病变密切相关,与病程长短关系并不十分紧密。如视网膜脱离术后形成的继发性视网膜前膜通常较厚,曾被称为"黄斑皱褶",而大多数特发性黄斑区视网膜前膜较薄,且透明。

(三)诊断

对具有典型眼底表现者,散瞳后使用无赤光检眼镜和裂隙灯前置镜进行详细检查,诊断多无困难。既往采用 FFA 检查辅助诊断,早期病例多无异常;当病变明显时可以显示视网膜皱褶、血管扭曲或拉直,颞侧上、下血管弓靠拢,黄斑中心凹无血管区范围缩小或移位;有的病例黄斑区血管渗漏。严重者可因视网膜水肿在造影后期黄斑区呈持续强荧光。部分致密的纤维膜可呈遮蔽荧光。

典型者 OCT 表现为黄斑区视网膜内表面有一与之相粘连的线状高反射信号条带(图 2-10-12),同时可以显示相关的病理改变,如视网膜内表面皱褶且不规则、视网膜增厚、黄斑水肿或黄斑裂孔等。

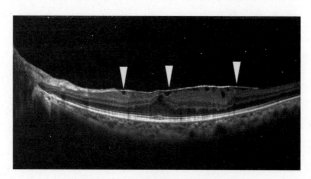

图 2-10-12　左眼黄斑区视网膜前膜

OCT 可见黄斑区视网膜内表面一线状高反射信号条带(黄箭头),与视网膜相连。视网膜内表面皱褶且不规则,视网膜增厚,黄斑中心凹消失。

（四）治疗

大多数患者症状轻微，无需治疗。极少数情况下视网膜前膜可与视网膜内表面自行分离，随之症状和体征可自行缓解或消失。若明确视网膜前膜是视力下降或视物变形的主要原因，且视觉障碍影响到患者的生活质量（如视力低于 0.4 或视物变形不可耐受）时，可考虑采用玻璃体切割术进行治疗。通过手术剥除前膜或联合内界膜剥离，解除对视网膜的牵拉，以提高视力，减轻视物变形。约 60%~80% 的特发性黄斑区视网膜前膜患者术后视力有不同程度改善，但较少能恢复至正常。一些患者尽管视力提高不理想，但主观视觉质量却可得到明显改善。继发性和医源性视网膜前膜视力预后依原发疾病性质和严重程度而不同。

三、黄斑裂孔

黄斑裂孔（macular hole）指黄斑区视网膜神经上皮层组织的部分或全层缺损，是由多种原因引起的一种眼底病变。视网膜组织部分缺损称板层裂孔（lamellar macular hole），多因长期的黄斑囊样水肿致使视网膜组织内形成大的囊腔，囊壁破坏而形成。囊腔外壁和内壁的破坏分别形成外板层孔（outer lamellar hole）和内板层孔（inner lamellar hole）。全层黄斑裂孔是中心凹视网膜组织的全层缺损，少数病例有明确的发病原因，包括眼外伤、高度近视、激光和光损伤等，但大部分患者无明确病因，因而临床上称后者为特发性黄斑裂孔（idiopathic macular hole）。

（一）发病机制

特发性黄斑裂孔形成与玻璃体的改变有关。玻璃体后脱离发生之前，中心凹前玻璃体皮质的局限性皱缩对视网膜可产生前后方向和切线方向的牵拉。向前的牵拉力引起中心凹视网膜浅脱离，而切线方向的牵拉可撕裂中心凹或其边缘的视网膜，从而形成裂孔。临床观察发现，在裂孔形成过程中一旦发生玻璃体后脱离，裂孔就不再发展，患者的视功能也可得到不同程度的改善。外伤性黄斑裂孔（traumatic macular hole）相对少见，约占黄斑裂孔的 5%，可由眼球钝挫伤、激光或光照射损伤导致黄斑区视网膜光感受器坏死和视网膜组织缺失。

（二）临床表现

特发性黄斑裂孔多发于 50 岁以上的人群，70~80 岁为发病高峰。女性多见，约占总数的 69%~77%。约 10% 为双眼发病，两眼发病间隔通常在 2 年以内。患者常有高血压病、糖尿病、冠状动脉硬化和脑血管意外史，但无其他的眼部疾病史。多数患者因遮盖一眼时发现另一眼视物模糊或视物变形而就诊，少数主诉中心暗点。视力通常介于 0.05~0.2，也有的达 0.5。在裂孔形成过程中，视力可有缓慢下降；裂孔一旦形成，多数患者视力稳定，少数仍继续下降，个别患者视力可有一定提高。

典型的全层黄斑裂孔眼底表现为黄斑区圆形凹陷，有凿孔样边缘。裂孔周围有一圈视网膜下液环绕，形成袖套样神经上皮脱离。裂孔的底部可见黄白色颗粒沉着（图 2-10-13）。

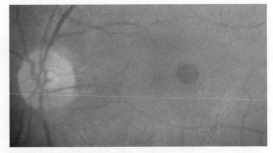

图 2-10-13　左眼黄斑裂孔
眼底像可见黄斑区圆形凹陷，边缘整齐。裂孔周围有环形袖套样神经上皮脱离，裂孔底部可见黄白色颗粒沉着。

事实上，在典型的眼底改变出现之前，裂孔已经开始发生，Gass 将特发性黄斑裂孔发生发展过程分为四期（图 2-10-14）：

1. **Ⅰ期（中心凹脱离期）**　表现为中心凹的凹陷变平，光反射消失。在中心凹处可见黄色斑点（Ⅰa 期），随中心凹脱离加重逐渐形成淡黄色环（Ⅰb 期）。有时环的中央呈红色，并见放射状条纹。此期患眼视力轻度下降（常为 0.3~0.8），半数以上的患者有视物变形。约有一半的Ⅰ期裂孔可继续进展。

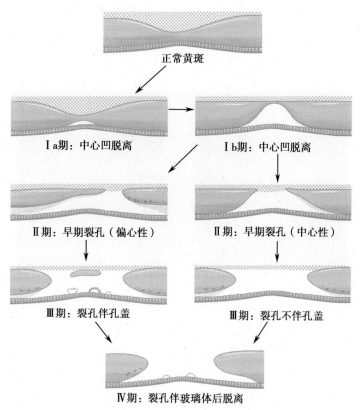

图 2-10-14　Gass 提出的特发性黄斑裂孔发生发展过程示意图

2. Ⅱ期（早期裂孔期）　发生于数周或数月后，在脱离的中心凹偏中心部位，通常为黄色环的边缘处，形成一个或数个小裂孔。起初裂孔呈裂隙样，随后渐扩大成新月形或半环形，最后形成全层裂孔，直径 <400μm。撕脱下的孔盖贴在裂孔前的玻璃体后表面。少数裂孔也可从黄色环的中央形成，向周围扩大，此种裂孔不规则，无孔盖。此时玻璃体皮质仍与中心凹中央粘连。患眼视力常进一步下降。

3. Ⅲ期（裂孔完全形成期）　大多数Ⅱ期裂孔将发展至此期，出现典型的眼底表现，裂孔直径 >400μm。裂孔伴孔盖时，可见孔盖或与裂孔边缘一侧相连，或与裂孔分离后在裂孔前随眼球飘动。此期玻璃体皮质与中心凹分离，但仍附着于视盘。患眼视力趋于稳定，通常在 0.1 左右。

4. Ⅳ期（黄斑裂孔合并玻璃体后脱离期）　只有少数Ⅲ期裂孔能发展到本期，此时玻璃体完全性后脱离，可见 Weiss 环。有孔盖的患者，由于孔盖随玻璃体后脱离向前移动，眼球运动时孔盖飘动更加明显。

（三）诊断

对典型的黄斑裂孔通过检眼镜观察较易诊断，而对较早期的（如Ⅰ、Ⅱ期特发性黄斑裂孔）或不典型者，则需要采用裂隙灯镜前置镜、FFA 等详细检查后才能明确。目前 OCT 已成为诊断各期黄斑裂孔的金标准。

裂隙灯前置镜检查时，将比裂孔窄的光带投射于裂孔，或前后移动光带，同时询问患者看到的光带是否连续。若患者描述光带完全中断，或中断超过裂隙宽度的一半以上时，为 Watzke-Allen 征（Watzke-Allen sign）或裂隙征（slit-beam sign）阳性，提示为全层黄斑裂孔。

FFA 检查可见Ⅰ期特发性黄斑裂孔通常中心凹荧光正常，或呈弱荧光；Ⅱ期裂孔可见新月形或半环形透见荧光；Ⅲ期和Ⅳ期的裂孔呈圆形透见荧光，周围可见环形弱荧光，为裂孔周围局限性视网膜增厚或浅脱离遮蔽背景荧光所致。FFA 可同时显示外伤性黄斑裂孔伴发的视网膜脉络膜损伤改变，如脉络膜破裂、视网膜出血或瘢痕等。

OCT 检查可显示视网膜神经感觉层水肿、积液、增厚，视网膜组织部分或全层缺损，局部视网膜脱离;同时可了解玻璃体视网膜交界面粘连、牵拉、部分或全部玻璃体后脱离的情况,从而清晰显示不同期的裂孔形态(图 2-10-15),并可与假性裂孔、板层裂孔、囊肿、玻璃体黄斑牵拉综合征等其他黄斑疾病鉴别。

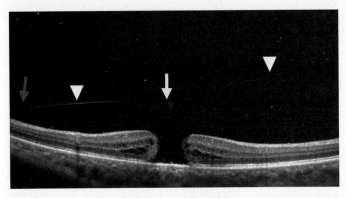

图 2-10-15　左眼黄斑裂孔

OCT 示视网膜神经感觉层水肿、积液、增厚,视网膜组织全层缺损;可见中心凹玻璃体后脱离呈线状高回声(白色三角形),撕脱下的孔盖贴在裂孔前的玻璃体后表面(黄箭头)。视盘处玻璃体与视网膜尚未完全分离(红箭头)。

(四) 治疗

约 50% 的 Ⅰ 期特发性黄斑裂孔可以自行发生玻璃体与中心凹的分离,病程终止,症状消失,同时考虑到手术有一定的并发症风险,因此通常不建议手术。而 Ⅱ~Ⅳ 期特发性黄斑裂孔自行缓解机会罕见(<5%),是玻璃体切割术的指征。通过手术分离和清除玻璃体后皮质,或联合内界膜剥除和气体充填术,解除对中心凹的牵拉,术后裂孔闭合率可达 90% 以上。术后视功能预后与裂孔形成的病程长短有关,新发裂孔预后好,病史一年以上者预后相对较差。外伤性黄斑裂孔较特发性黄斑裂孔手术后视力预后差,与中心凹合并的损伤相关。

(王雨生)

思考题

1. 简述造成玻璃体混浊的常见原因。
2. 简述引起玻璃体积血的常见病因。
3. 视网膜脱离的原因、临床表现和治疗原则是什么?
4. 视网膜动脉硬化的临床表现如何?
5. 简述视网膜中央静脉阻塞的分型。
6. 视网膜中央动脉阻塞的治疗原则是什么?
7. 简述年龄相关性黄斑变性的临床表现。
8. 黄斑区视网膜前膜的临床表现是什么?
9. 特发性黄斑裂孔如何分期?

第十一章
眼　外　伤

任何机械性、物理性、化学性、和生物性的外来因素作用于眼部,造成视觉器官结构和功能的损害统称为眼外伤(ocular trauma),它是单眼致盲的首要原因。临床上眼外伤很常见,且由于眼的结构精细特殊,眼外伤可同时累及眼部多种组织结构,造成严重后果。

按致伤原因眼外伤可分为机械性和非机械性两类,前者包括钝挫伤、裂伤和眼球破裂等,后者包括热烧伤、化学伤和光损伤等。机械性眼外伤最为常见,且损害通常较为严重。2002 年,F.Kuhn 等人根据眼部的解剖和生理的变化制定了眼外伤评分(ocular trauma score,OTS),将眼外伤划分为闭合性眼外伤(挫伤、板层裂伤或伴浅层异物)和开放性眼外伤(穿孔伤、贯通伤、眼内异物及眼球破裂)(图 2-11-1)。闭合性眼外伤是指无眼球壁的全层裂开;开放性眼外伤是指有眼球壁的全层裂开,分为两类:①眼球破裂伤(eyeball rupture):钝性外力造成眼球壁全层裂开,力量从内向外释放,常见部位在角巩膜缘;②裂伤(laceration):锐器伤害造成眼球壁全层裂开,力量从外向内,可伴有钝力所致损伤。同时具备两种或两种以上损伤,称为混合伤(mixed injury)。

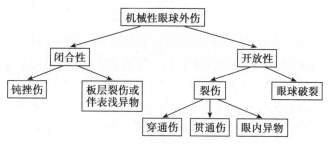

图 2-11-1　机械性眼外伤标准化分类法

第一节　概　　述

一、病史采集

接诊眼外伤患者应从询问病史开始,病史是诊断及治疗的关键,通过问病史获得的许多信息对分析和判断伤情、决定如何进行紧急或后续处置、评估预后十分重要。应该根据情况详细了解何时、何地、怎样受伤,致伤性质,有无异物进入;致伤物的形状,是固体、液体还是气体;是否合并全身性损伤;受伤前及伤后即刻视力如何,视力丧失时迅速还是缓慢发生;经何急诊处置(破伤风抗毒素和抗生素等使用情况);就诊前最后一次进食/水情况等。同时了解患者既往眼部和全身健康状况、用药史及药物过敏史。病史采集对象主要为伤者本人,同时也应包括患者家属或受伤现场见证人员。对因意识不清、焦虑不安或年龄因素等不能配合的患者,后者则成为主要的病史来源对象。采集到的所有重要相关信息都应客观地记录于医疗文书中。

二、检查要点

对于眼外伤患者,应在不延误急救、避免因检查而加重损伤、尽量减少伤病员痛苦的前提下有重点地对眼外伤进行检查。应快速评估全身情况,积极应对危及生命的并发症。对可疑开放性眼外伤者,不要为行检查强行分开眼睑,以免致眼内容物疝出。若眼睑严重肿胀或刺激症状明显者,最好手术时再检查。对儿童或不合作者,应在麻醉、镇痛或镇静下检查。对任何眼外伤都不可掉以轻心,对所有眼部受伤的患者,即使是对没有明显损害的眼和对侧眼,都应进行仔细的专科检查和适当的辅助检查,并做好详细的文字和影像记录。

(一) 眼部检查

伤后视力、瞳孔反应、损伤性质和部位是与眼外伤预后相关的主要因素。首先应评估视力情况,如无法使用视力表,可用数指、手动或有无光感进行检查和记录。明确是否存在相对性传入性瞳孔障碍,测试眼球运动状态,并触摸骨性眶缘是否有连续性终端或缺损。用裂隙灯或手电光(放大镜下)依次检查:眼表有无异物、出血和擦伤;有无异物入口、前方积血、虹膜损伤及嵌顿、白内障、玻璃体损伤等。有时巩膜伤口会被出血的结膜掩盖。条件允许时,测眼压。用直接或间接检眼镜检查眼底,在没有出现角膜混浊、虹膜粘连或白内障、玻璃体积血未散开或感染未发展之前,可发现眼后段的贯通伤口或眼内异物。若无眼球损伤,可详细检查眼睑、睑结膜及穹窿部结膜的情况。眼外伤往往同时合并身体其他部位外伤,如需要通过瞳孔对光反应观察全身伤情变化时,不要使用散瞳剂。必要时应用眼罩保护。

(二) 辅助检查

若屈光介质清楚,可详细检查眼底,注意玻璃体,视网膜、脉络膜及视神经情况,必要时可做眼底荧光素血管造影(FFA)或吲哚菁绿血管造影(ICGA),以及光学相干断层成像术(OCT)等检查。当屈光介质混浊,看不到眼内情况,或有穿通伤口,疑有眼内异物、眶骨骨折、视神经损伤或眼球破裂者时,可选做 A/B 超、超声生物显微镜(UBM)、X 线、CT 及磁共振成像(MRI)等影像学检查。

三、处理原则

(一) 紧急处理原则

眼的结构精细、复杂,一旦外伤,应及时救治,但如合并有休克和重要脏器损伤时,应先抢救生命。根据不同的眼外伤类型进行相应的紧急处置。例如,遇到车祸伤员,存在明显的眼球破裂,或有明显的眼球穿通伤,应就地立即用硬纸板一类的物品(如纸杯的 1/3 底部)遮盖固定,以暂时性保护眼球。手术前不宜滴用睫状肌麻痹剂或抗生素,以避免造成药物眼内毒性;不宜随意清除眼部血痂或嵌塞于眼部的异物。同时,避免一切影响局部或全身麻醉的举措,迅速转送到有条件的医院进行眼科专科处理。非眼科专科医师,或不具备眼科手术条件时,切记不要做不当的检查或处置。如果发生酸碱化学伤,最重要的举措就是立即就近取水,进行充分的冲洗,至少持续冲洗 30min。伤后开始冲洗的时间越晚,预后越差。对开放伤应注射破伤风抗毒素。

(二) 后续处置原则

复杂眼外伤往往有多种眼结构损伤。外伤后的并发症,如眼内炎症、感染、细胞过度增生,可造成更大的危害。正确的诊断、恰当的急救和后续治疗对挽救伤眼极为重要。对复合伤或开放性眼外伤应采用"二次手术"的原则,通过初期缝合,恢复眼球或眼部结构的完整性;择期进行再次手术,进行眼内或眶内结构重建,恢复视功能或达到美容效果。尽量不做一期眼球摘除,修剪或去除受损的眼部组织(如眼睑)要慎重。合理使用抗生素、糖皮质激素等对成功救治眼外伤也十分重要。由于一些并发症或后遗症可发生于伤后数月甚至数十年,还有危及对侧健眼的风险(如交感性眼炎等),对严重眼外伤应强调终身随访。

四、预后评估

受伤眼预后常是患者和家属最为关心的问题之一。医护人员应理解和体谅他们的悲痛和焦虑,充分发挥专业特长,与其耐心沟通,使患者和家属能够平和地了解病情,应对外伤可能造成的后果。根据病史和检查结果,判定伤情,依据循证医学证据,对伤眼预后进行个性化的评估。目前使用较广泛的评估眼外伤预后的方法是由 Kuhn 等提出的眼外伤评分(ocular trauma score,OTS)系统,依据初始视力、眼球破裂、眼内炎、穿通伤、视网膜脱落和相对性瞳孔传入障碍等 6 个变量加权计算得分(表 2-11-1),之后将分值分成 5 个层次,以反映伤后获得一定视力的可能性(表 2-11-2)。

表 2-11-1　眼外伤评分(OTS)系统原始分计算

初始视力因素	原始分值
A. 最初的原始分	NLP=60
	LP/HM=70
	0.005~0.095=80
	0.1~0.4=90
	≥ 0.5=100
B. 眼球破裂	−23
C. 眼内炎	−17
D. 穿通伤	−14
E. 视网膜脱落	−11
F. 相对性瞳孔传入障碍	−10
原始总分	=原始分之和

表 2-11-2　估计的视力预后

原始分值	OTS 评分	NLP(%)	LP/HM(%)	0.005~0.095(%)	0.1~0.4(%)	≥ 0.5(%)
0~44	1	73	17	7	2	1
45~65	2	28	26	18	13	15
66~80	3	2	11	15	28	44
81~91	4	1	2	2	21	74
92~100	5	0	1	2	5	92

尽管 OTS 对评估预后有一定作用,但实际应用中尚有局限性,尤其是无法应用于儿童和不能配合视力检查的患者。此外,已有研究证实,除上述 6 个初始变量外,眼外伤预后还与外伤类型、伤口部位和大小、伤及组织种类和范围、救治及时和恰当与否、是否发生并发症或后遗症等众多因素相关,因此对伤眼预后的评估尚需综合考虑。

五、预防

尽管眼科学及相关科学的飞速发展使眼外伤的预后得到了很大改善,但一些严重的眼外伤预后仍然很差,因此预防极为重要。在中国,致伤环境主要是在工农业生产中、家庭生活和公共场所等。近年来,运动相关性眼外伤和交通事故所致的眼外伤在我国也逐渐增多。而在美国,眼外伤常发生于家庭事故,暴力袭击、爆炸、运动相关的损伤、交通事故等。

约有90%以上的眼外伤是可以预防的,但有效的预防需要社会各界共同努力。预防眼外伤需要加强宣传教育,普及眼外伤防范知识,增强人民的爱眼意识。通过安全宣传教育、严格执行操作规程、完善防护措施,能有效地减少眼外伤。针对不同人群眼外伤的发病特点,有重点地进行防范。如针对工农业生产中的职员,应加强岗前培训,规范管理,佩戴护具等;针对儿童,应禁止玩弄危险玩具,放鞭炮和射弹弓等。

第二节　闭合性眼外伤

闭合性眼外伤由机械性钝力引起,砖石、拳头、球类、跌撞、车祸以及爆炸的冲击波是闭合性眼外伤的常见原因。当受到强力打击时,眼球可产生剧烈形变、前后径缩短、周径明显扩张。

可造成眼球、眼附属器或视神经的损伤,如巩膜破裂、晶状体脱位、前房或玻璃体积血、虹膜根部离断、脉络膜破裂以及黄斑裂孔等。有的外伤眼后段损伤严重,但眼前段损伤轻微,对此应做全面评估。

一、角膜挫伤

(一) 角膜上皮擦伤

由于上皮损伤,有明显疼痛、畏光和流泪等症状,伴视力减退。上皮缺损区荧光素着色,若发生感染,可引起角膜溃疡。可选用抗生素眼膏或糖皮质激素滴眼液,以及促进细胞修复再生的滴眼液。

(二) 角膜基质层水肿

角膜挫伤严重者可波及角膜基质,表现为基质层增厚及水肿混浊,后弹力层皱褶(图 2-11-2),视力下降。滴用糖皮质激素滴眼液,必要时用散瞳剂。

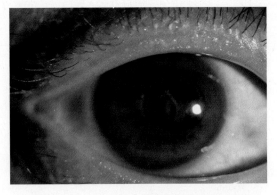

图 2-11-2　外伤性角膜基质挫伤基质水肿

二、虹膜睫状体挫伤

(一) 虹膜与瞳孔异常

当虹膜瞳孔缘撕裂及瞳孔括约肌断裂时,出现不规则裂口或虹膜基质纵形裂口。当有虹膜根部离断(iridodialysis)时,瞳孔呈"D"字形,虹膜根部有半月形缺损(图 2-11-3),可出现单眼复视。

治疗:通常瞳孔边缘挫伤无须特殊处理,但出现虹膜根都离断伴有复视症状,可行虹膜修补术。外伤性瞳孔散大可予抗炎消肿和神经营养因子治疗,配戴眼镜矫正近视,也可行瞳孔成形术。

（二）前房积血

前房积血大多由虹膜大血管破裂引起,出血量少时房水中出现红细胞,此时眼球形态结构可以正常,出血量较多时血液积于前房呈一液平面。根据积血占前房容量可分为 3 级:少于 1/3 为 1 级,介于 1/3~2/3 为 2 级,多于 2/3 为 3 级。也可按血平面实际高度(mm)表示出血量。严重时前房完全充满血液,可呈黑色。一般前房积血多能自行吸收,但当积血量大或在吸收中再次出血,可因积血阻塞房角引起继发性青光眼。高眼压和出血多时会引起角膜血

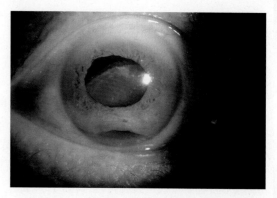

图 2-11-3 外伤性虹膜根部离断及晶状体脱位

染(blood staining of cornea),角膜基质呈棕黄色,中央呈盘状混浊,后渐变为黄白色,长期难以消退。出血量多和外伤严重程度,患者血管功能、出凝血功能等因素有关。

治疗:半卧位休息,适当应用镇静剂、糖皮质激素及降眼压药,包扎双眼以制动眼球;经药物治疗眼压在 5~7d 内仍不能控制者,可做前房冲洗术或血块清除术,以避免角膜血染和视神经损害。

（三）外伤性青光眼

外伤性青光眼可缘于钝力所致的虹膜睫状体炎、房角后退、晶状体脱位和眼内出血等,导致小梁网阻塞、房角损伤、房角粘连而引起房水排出障碍、眼压升高。眼压升高可出现在伤后数天内或者数年后,前房角可开放,也可关闭;可为一过性眼压波动,也会发生继发性青光眼,需要药物或手术治疗。外伤性青光眼对视力损害很明显,且常因外伤早期更重视外伤相关症状,青光眼视功能损害被忽视,应全面检查关注。

（四）睫状体脱离

睫状体局部或全脱离引起睫状体上皮细胞分泌房水减少就会造成低眼压,可表现为视力下降、视物变形、前房变浅、视盘水肿、视网膜静脉扩张、黄斑水肿及眼轴变短等。UBM 检查可以见到睫状体与巩膜分离、积液。长期的低眼压可引起黄斑和视神经功能的永久性损害。

治疗:控制低眼压相关的组织、功能损伤是关键。可先试用 1% 阿托品散瞳及口服激素处理,若无效,可采用睫状体缝合术等治疗。

三、晶状体挫伤

（一）晶状体脱位或半脱位

为悬韧带全部或部分断裂所致。半脱位时,瞳孔区可见部分晶状体赤道部,可有虹膜震颤、散光或单眼复视;全脱位时,向前脱入前房可引起急性继发性青光眼和角膜内皮损伤,向后脱入玻璃体腔可引起虹膜震颤、高度远视等症状。如果角巩膜破裂,晶状体也可脱位于球结膜下。

治疗:脱位较轻、视力影响小、眼压正常时,以非手术控制炎症、矫正视力为主;晶状体嵌顿于瞳孔或脱入前房、玻璃体,需急诊手术摘除。

（二）外伤性白内障

晶状体混浊形态、部位的多样性是外伤性白内障的特点,常伴有晶状体脱位或半脱位、虹膜和房角的损伤等(图 2-11-4),也可能因晶状体囊膜破裂而发生晶状体皮质溢出或核脱入前房、玻璃体腔。根据

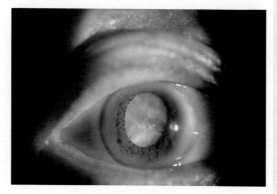

图 2-11-4 外伤性白内障

晶状体位置和混浊情况多需手术治疗。

四、外伤性玻璃体积血及视网膜脱离

外力导致眼球壁睫状体、视网膜或脉络膜的血管损伤,血液进入玻璃体也可引起玻璃体积血。对视力影响程度与出血量大小、出血的部位,以及是否合并球壁损伤有关。少量出血无明显体征,可自行吸收;若出血量大、屈光介质混浊看不清眼底时,应做 B 超检查,可见玻璃体内出血呈密集的点状、团状或条索状中低回声,并可判断有无合并视网膜或脉络膜脱离及玻璃体后脱离。合并视网膜脱离或脉络膜脱离型视网膜脱离时,需要手术治疗。

五、脉络膜和视网膜挫伤

(一)脉络膜破裂

脉络膜裂伤形状不规则,多位于后极部及视盘周围,呈弧形,凹面对向视盘。破裂处早期可被出血掩盖,愈合后可形成半月形瘢痕,发生脉络膜新生血管,若延伸到黄斑部时会严重影响视力。

(二)视网膜震荡与挫伤

部分患者可出现一过性视网膜水肿,表现为视网膜变白、视力下降,3~4 周水肿消退,视力恢复较好,称为"视网膜震荡(commotio retinae)"。重度挫伤可使光感受器损伤,视网膜外屏障功能破坏,黄斑部色素紊乱,视力下降且不可逆,则称为"视网膜挫伤"。

治疗:局部或全身应用大剂量糖皮质激素治疗,可减轻视网膜水肿引起的损害。

(三)外伤性黄斑裂孔

由于局部挫伤坏死和玻璃体牵拉多表现为全层裂孔,可发生在黄斑水肿、脉络膜破裂、视网膜下出血或玻璃体后脱离之后。

治疗:未发生视网膜脱离时可进行观察,一旦出现视网膜脱离,应手术治疗。

(四)锯齿缘离断

锯齿缘离断是外伤性视网膜脱离的一种典型表现(图 2-11-5),常发生于鼻上或颞下象限,症状为眼前固定黑影遮挡。

治疗:对锯齿缘离断或周边裂孔,可行巩膜外垫压术。复杂病例如合并巨大裂孔、玻璃体积血或外伤性增生性玻璃体视网膜病变时,需行玻璃体手术。

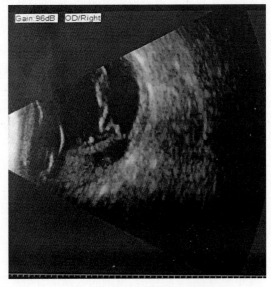

图 2-11-5 外伤性脉脱型视网膜脱落

六、视神经挫伤

亦称外伤性视神经病变(traumatic optic neuropathy),损伤可发生在视神经的球后段到颅内段的任何部位,交通事故、坠落和拳击行为最常见原因,分为直接损伤和间接损伤两种。直接损伤源自视神经本身的撕裂或由骨折碎片及其他异物引起的撕裂伤,也可由视神经管骨折、眶内或鞘内出血造成的压迫性损伤;间接损伤多由于视神经遭受剪切力或传导力间接受损,尤其是眉弓外侧的挫伤,或视神经管内供血障碍所致。

典型表现为视力严重下降或即刻无光感,视网膜多无损伤表现,但均存在相对性传入性瞳孔障碍。通常在发病时视盘正常,4~8周内可出现视神经萎缩,影像学检查有助于判定损伤的程度。对合并颅脑外伤的昏迷患者,应积极早期行眼科检查,以便及时发现和治疗视神经损伤。

治疗:临床上常用糖皮质激素和视神经管减压术,一般遵循以下原则:急性病例可尽快启动大剂量静脉滴注甲泼尼龙疗法,建议剂量每次500mg,每日2次。经治疗如果视功能改善,静脉给药48h后可改为口服给药,随后2周进行药物减量治疗。如果12~48h后对药物治疗无效,或减量过程中出现视力减退,可结合患者具体情况评估后,行经颅或经筛窦视神经管减压术。对伤后早期视力进行性下降,并伴球后或视神经鞘血肿、视神经管骨折变形或狭窄、骨折刺入视神经等直接损伤的患者,应积极进行视神经管减压术,以解除压迫或刺伤。如需实施面部或眶部骨折修复术,须术前再次检查视力和视野,明确视神经病变已经存在,并告知患者或者家属,以免术后误诊为医源性视神经病变引起医疗纠纷。轻中度视神经挫伤患者的视功能在伤后3~6个月视功能可有改善,但重度患者预后很差。

第三节 开放性眼外伤

一、眼球破裂

严重的钝挫伤可导致眼球破裂。破裂处常在角巩膜缘或眼外肌下。可导致眼内组织脱出或嵌顿、眼压发生改变、前房或玻璃体积血、球结膜出血及水肿、角膜变形、眼球运动受限等。CT或B超检查可显示眼环连续性中断、眼球变形、眼球体积缩小或眼球轴径缩短的征象。

若破裂伤口位于眼外肌下或后部巩膜,或球结膜完整、结膜下大量出血掩盖破裂部位,外部检查不易发现,称为隐匿性巩膜破裂(occult scleral rupture),是眼球破裂的一种特殊类型。通过外伤史、临床表现、B超和CT影像学检查等,可减少误诊和漏诊率。

治疗:眼科先急诊行眼球缝合术,术后使用抗生素和糖皮质激素;对疑似隐匿性巩膜破裂者,可行手术探查,以防漏诊;后期根据情况,可行玻璃体手术等。

二、眼球穿通伤

眼球穿通伤通常由刀、针、剪等锐器的切割导致眼球壁的全层裂开,是"由外向内"的致伤机制,可伴有眼内损伤或组织脱出。临床表现为刺痛、流泪、视力下降等。

(一)角膜穿通伤

较常见,若伤口较小且规则,常自行愈合;若伤口较大(>3mm)且不规则,常有虹膜脱出及嵌顿,前房变浅,可伴有晶状体破裂及白内障或眼后段损伤(图2-11-6)。

(二)角巩膜穿通伤

角巩膜穿通伤通常合并虹膜睫状体、晶状体和玻璃体的损伤、脱出,可有眼内出血,伴有明显眼痛等刺激症状,视力下降。

(三)巩膜穿通伤

小伤口仅见结膜下出血,大的伤口常伴有玻璃

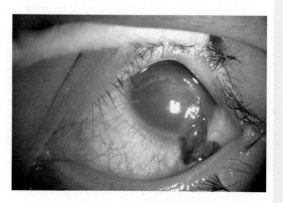

图2-11-6 角膜穿通伤

体和眼后节的损伤及出血。

（四）治疗

1. 治疗原则   ①初期及时清创缝合伤口，恢复眼球完整性；②防治感染和并发症；③必要时行二期手术。

（1）初期伤口处理：①单纯性角膜伤口，若前房存在，创口较小，可不缝合，用抗生素药膏后包扎伤眼。大于 3mm 以上一般需做显微手术严密缝合，恢复前房。②复杂性角膜伤口，有虹膜嵌顿时，在 24h 内的伤口予以抗生素溶液冲洗争取还纳眼内，若不能还纳（严重污染、破坏、超过 24h）则予以剪除。③角巩膜伤口，先缝合角膜缘一针，再缝合角膜及巩膜。④巩膜伤口，应自前向后边暴露、边缝合。

（2）外伤后炎症和感染防治：有破伤风感染风险的患者注射破伤风抗毒素，全身应用抗生素和糖皮质激素，术后使用抗生素眼液和散瞳剂。

（3）二期手术：依眼内组织结构损伤及并发症情况，处理外伤性白内障、玻璃体积血或视网膜脱离等。

2. 并发症及处理

（1）外伤性眼内炎：因致病微生物由致伤物带入或从伤口侵入引起，革兰氏阳性菌占绝大多数（如葡萄球菌属），革兰氏阴性菌次之（如假单胞菌属），真菌性眼内炎较少。外伤性眼内炎常（traumatic endophthalmitis）起病急骤，剧烈眼痛、头痛刺激症状明显，视力严重下降，甚至无光感，可有球结膜高度水肿、充血，角膜混浊，前房纤维蛋白渗出或积脓，玻璃体雪球样混浊或脓肿形成。

治疗：立即进行散瞳，局部和全身应用大剂量抗生素和糖皮质激素。可玻璃体腔内注入万古霉素 1mg、头孢他啶 2mg（如无药物过敏等禁忌证）及地塞米松 0.4mg。房水及玻璃体液做细菌培养和药敏试验，根据结果适当调整用药方案。若无好转，需紧急行玻璃体切割术及玻璃体内药物灌注。

（2）交感性眼炎：一眼遭受开放性眼外伤或内眼手术后，发生的双侧肉芽肿性葡萄膜炎称为交感性眼炎（sympathetic ophthalmia）。

临床表现：不同程度的刺痛、畏光、视力下降等。多为双眼肉芽肿性炎症，以全葡萄膜炎为主。病情加重时，眼底可出现黄白色点状渗出，多位于周边部（Dalen-Fuchs 结节）。治疗不当或病情不能控制时，可出现继发性青光眼、视网膜脱离和眼球萎缩等并发症。

治疗：对于后葡萄膜炎或全葡萄膜炎患者，给予糖皮质激素或其他免疫抑制剂治疗。对眼前段受累者，可给予糖皮质激素滴眼和睫状肌麻痹剂等治疗。

三、眼异物伤

（一）眼球外异物

1. 眼睑异物   爆炸伤为常见原因，多表现为眼睑布满细小的火药渣、尘土及沙石。较大异物可用镊子夹出。

2. 结膜异物   常见有灰尘、煤屑等，多隐藏在睑板下沟、穹窿部及半月皱襞。可在表面麻醉后，用无菌湿棉签拭出异物，或结膜囊冲洗，然后滴用抗生素滴眼液。

3. 角膜异物   以铁屑、煤屑较多见，症状有眼痛、畏光、流泪和眼睑痉挛等。

治疗：对角膜浅层异物，可在表面麻醉下用盐水湿棉签拭去。较深的异物，可用无菌注射针头剔除（如有锈斑，尽量一次刮除干净）。若异物较大，已部分穿透角膜进入前房，应行显微手术摘除异物，必要时缝合角膜伤口。异物取出后，滴用抗生素滴眼液或眼膏。

4. 眶内异物   眶内异物多数穿过眼睑和结膜，进入眼眶深层，以金属异物最多见。若合并化脓性感染时，可引起眶蜂窝织炎或瘘管。有下列情况应尽早取出异物：①异物造成眼与鼻窦或颅腔沟通者；②异物引起组织反应伤口不易愈合者；③异物大，表面粗糙，且邻近视神经或其他重要结构，具有潜在危险者；④铜或植物性异物。

（二）眼内异物

眼内异物（intraocular foreign body）严重危害视功能。任何开放性眼部或眼眶外伤,都应首先怀疑并排除眼内异物（图2-11-7）。

1. **临床表现** 不活泼的无菌异物,如沙、玻璃、睫毛等,反应较轻,眼组织一般可耐受。铁、铜、铝和锌,是常见的反应性异物,但铝和锌引起的炎症反应轻微。小的异物常被组织包裹,反应较轻;若异物很大可刺激炎症发生,引起细胞增生、牵拉性视网膜脱离和眼球萎缩。

2. **诊断** 应注意外伤史,并结合临床表现,有目的地进行影像学检查。

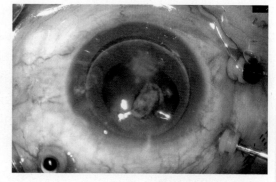

图2-11-7 眼内异物

（1）临床特征:常有穿通伤的体征,发现伤口是诊断的重要依据。如角膜有线状或全层伤口瘢痕,相应的虹膜部位有穿孔,晶状体局限性混浊,表明有异物进入眼内。若屈光介质尚透明,可在裂隙灯或检眼镜下直接看到异物。巩膜伤口较难发现,必要时做前房角镜或三面镜检查,有助于发现隐匿在前房角或眼底周边部的异物。

（2）影像学检查:采用X线摄片、超声、CT扫描等。MRI可用于非磁性异物检查。

3. **治疗** 眼内异物一般应及早手术取出。手术方法取决于异物大小、位置、性质、是否感染等。

（1）前房及虹膜异物:经靠近异物的方向或相对方向做角膜缘切口取出,磁性异物可用磁铁吸出,非磁性异物用镊子夹出。

（2）晶状体异物:若晶状体尚透明时可不必立即手术,若晶状体已混浊可连同异物一起取出。

（3）眼后段异物:玻璃体内的铁异物,如异物体积较小、未被包裹,玻璃体较透明且无视网膜并发症,可试用眼科磁铁异物经外路摘除。一般的眼后段异物,尤其存在玻璃体视网膜并发症、异物较大、包裹、粘连、非磁性者,需采用玻璃体视网膜手术联合异物摘除术,并对玻璃体视网膜并发症进行处理。

第四节 眼附属器外伤

一、眼睑外伤

（一）眼睑挫裂伤

挫伤致眼睑小血管破裂,常引起眼睑水肿和出血。出血初为青紫色,以后渐变为黄色,可在1~2周内完全吸收。严重挫伤或锐器切割伤时,可出现睑皮肤全层裂伤,甚至深达肌层、睑板和睑结膜。

治疗:①眼睑淤血和肿胀较明显时,可在伤后48h内冷敷,以后热敷;②眼睑裂伤应尽早清创缝合,尽量保留组织,不可去除皮肤,注意功能和美容效果的修复。对全层裂伤应严格分层对位缝合,以减轻瘢痕形成和眼睑畸形。伴有上睑提肌断裂时应修复,以免上睑下垂的发生。眼睑裂伤修复应遵循以下原则:眼睑血供丰富,极少发生缺血坏死。除未累及睑缘的板层裂伤可以简单缝合外,其他眼睑外伤都应将睑缘、睑板和皮肤严格对合,通常用褥式缝合邻近睑缘的睑板,以避免日后出现成角畸形。缝合应及早,伤后24h组织水肿,增加缝合难度。

(二) 泪小管断裂

内眦眼睑外伤常伴发泪器损伤,以下泪小管断裂多见,可由锐器造成直接的切割伤,或因眼睑突然向外侧牵拉间接撕裂薄弱的内眦部。治疗不当会造成眼睑畸形和泪溢症。

治疗:手术是唯一的治疗方法。应争取尽早行泪小管吻合术,最好在伤后48h内完成。伤后时间太久,可能会因组织水肿而影响泪小管的修复或接通。术中寻找到泪小管断端是手术成功的关键,最好借助手术显微镜进行寻找。术者需要熟悉内眦部的解剖结构,必要时使用探针或荧光素钠等染色剂冲洗协助定位。在显微镜下通过引导置入支撑物(如硬膜外麻醉导管或专用硅胶管或支架等),将断裂的泪小管和周围组织恢复正常解剖位置,缝合泪小管管壁及周围肌肉和软组织,修复眼睑皮肤裂伤。术后3~6个月后可拔出支撑物。如刺激症状明显、感染、局部炎症或形成脓性肉芽肿时,需要尽早取出支撑物。若同时发生上、下泪小管断裂,建议尽可能将其全部吻合。

二、眼眶外伤

(一) 眼眶骨折

在头面部外伤中多见,常见原因为钝力打击、车祸或从高处跌落等。从骨折发生的机制分析,眶骨折可包括直接性骨折和间接性骨折,后者多为爆裂性眶骨折,详见本章第八节。

(二) 眼眶穿通伤

常由锐器切割引起眼睑、眼球及眶深部组织的损伤。如果眼外肌及其支配神经损伤,可出现眼球运动障碍。眶内出血可引起急性眶内压升高,危及视功能。

治疗:对软组织损伤应分层清创缝合,同时应用破伤风抗毒素及抗生素防治感染。对因出血引起的急性眶内压升高,需要及时做眶减压术。

(三) 眶出血

血管破裂,出血进入眶内,或在眶内,或在眶内形成血肿,是眼眶外伤的常见并发症。出血可在骨膜下,或进入眶组织内。一般而言,严重的眶出血多与眶骨骨折有关,也可因对冲伤撕裂眶内动脉分支,或使刚刚进入眼球的睫状血管破裂所致。

治疗:通常只需观察。早期可冷敷或加压包扎,24h后改湿热敷。可全身使用止血药物或抗生素等。当眼球突出造成角膜暴露或视功能受损而危及眼球时,应及时行减压手术处理。

(四) 眶气肿

通常由眶壁骨折和黏膜撕裂造成,使空气在眼睑或眼眶组织内积聚,表明眶组织已与鼻旁窦沟通,多见于外伤,可由拳头、木块、铁块、石块及球类等打击直接损伤引起,也可见于从高处坠落时头后部着地等间接性损伤,偶见于手术创伤。骨折一般不自行发生眶气肿,只有当上呼吸道压力增大,如打喷嚏或擤鼻子时才引起空气进入眶组织内。少数患者无外伤史,称自发性眶气肿。X线平片、CT扫描及MRI可清楚显示眶部有气体存在。

治疗:无需特殊治疗。也可用绷带加压,嘱患者避免用力或急促呼吸。眶内气体多在数天内很快吸收,肿胀消失。

第五节 眼部热烧伤

多种因素可造成眼部热烧伤(thermal burns),高温液体溅到眼部引起的热烧伤称为接触性热烧伤,由火焰喷射引起的烧伤称火焰性热烧伤。沸水、热油的烧伤一般较轻,眼睑发生红斑、水疱,结膜充血、水肿,角膜轻度混浊。热烧伤严重时,如铁水溅入眼内,可引起眼睑、结膜、角膜和巩膜的深度烧伤,造成组织坏死(图 2-11-8)。愈合后可出现瘢痕性睑外翻、睑球粘连、眼睑闭合不全、角膜瘢痕,甚至眼球萎缩。

治疗:原则是清洁创面,防止感染,促进创面愈合,预防并发症。对轻度热烧伤,局部点用散瞳剂及抗生素眼液;严重的热烧伤应除去坏死组织,保持创面清洁,局部应用抗生素。有角膜坏死时,可行羊膜移植、角膜缘干细胞移植或带角膜缘上皮的全角膜板层移植。

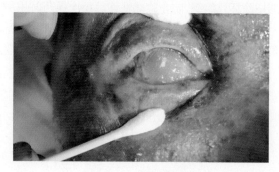

图 2-11-8 重度热烧伤

第六节 眼部化学伤

化学性烧伤(chemical injures)由化学物品的溶液、粉尘或气体接触眼部所致,多发生在化工厂、实验室或施工场所,其中常见的有酸、碱烧伤,碱烧伤后果更为严重,都需要作为急诊处理。

一、临床表现与并发症

1. **轻度** 多由弱酸或稀释的弱碱引起。眼睑与结膜轻度充血水肿,角膜上皮剥脱,基质水肿混浊,预后良好。

2. **中度** 由强酸或较稀的碱引起。眼睑皮肤可起水疱或糜烂;结膜水肿,出现小片缺血坏死;角膜有明显混浊、水肿、上皮层完全脱落或形成白色凝固层(图 2-11-9)。经治疗可遗留少许角膜斑翳。

3. **重度** 大多为强碱引起。眼睑及结膜全层坏死,角膜呈瓷白色。碱性物质可腐蚀眼球外层造成穿孔,引起葡萄膜炎、继发性青光眼和白内障等。伤愈后眼部常留下瘢痕,可导致视力丧失,预后较差。

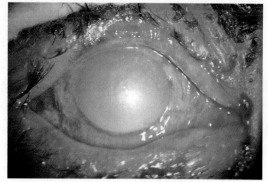

图 2-11-9 碱化学烧伤

二、急救和治疗

1. **急救** 处理酸碱烧伤最重要的一步,是争分夺秒地在现场就地取材,用大量清水或其他水源反复冲洗眼部,及时彻底冲洗能将烧伤降到最低程度。冲洗时应翻转眼睑,转动眼球,暴露穹窿部,将结膜囊内的化学物质彻底洗出。应至少冲洗 30min 以上,送至医院后继续冲洗,直到结膜囊 pH 试纸测试正常(7.0)。

2. **后续治疗**

(1)早期治疗:局部或全身应用抗生素控制感染,用糖皮质激素抑制炎症反应和新生血管形成;但在伤后 2~3 周,角膜有溶解倾向时,应停用糖皮质激素。可滴用自身血清和含细胞生长因子的药物,以促进愈合。应用维生素 C 及胶原酶抑制剂,如 0.5%EDTA(依地酸钠)和 2.5%~5% 半胱氨酸眼液,减少溃疡的发生;也可同时使用散瞳药和降眼压药物。如果球结膜有广泛坏死或角膜上皮坏死,可早期切除坏死组织,防止睑球粘连。每次换药时用玻璃棒分离睑球粘连或安放隔膜。

(2)晚期治疗:针对并发症进行,如烧伤后矫正睑外翻、睑球粘连,进行全角膜板层移植、羊膜移植、角膜缘干细胞移植或自体口腔黏膜和对侧球结膜移植等。

第七节　辐射性眼损伤

辐射性损伤(radiation injuries)包括电磁波谱中各种射线造成的损害,如可见光、紫外线、微波、红外线、X 线和 γ 射线等。

一、可见光损伤

热和光化学作用可引起黄斑损伤,如用不当的方法观察日食引起的"日光性视网膜病变(solar retinopathy)"。损伤后出现中央暗点、视物变形和视力下降等症状,最初几天眼底可见中心凹黄白色点,几天后变成红点,有色素晕,2 周后出现小而红的板层裂孔。预防极为重要,在强光下应戴有色眼镜。

视网膜光损伤(photic damage)可由多种强光源引起。视野中出现旁中央暗点,眼底中心凹旁有黄白色深层病变,以后呈斑驳状,造影显示荧光增强。激光可由光束聚于眼底产生热能,引起视网膜炎症和瘢痕,应注意防护。近年临床上可见到由激光笔误伤而造成暂时性或持久性视力损害的病例,加强宣传和管理十分必要。

二、紫外线损伤

紫外线灯、电焊、高原、雪地及水面反光可造成眼部紫外线损伤(ultraviolet radiation injury),又称为电光性眼炎(electric ophthalmia)或雪盲。紫外线对组织有光化学作用,使蛋白质凝固变性,角膜上皮损伤,有强烈的异物感、刺痛、畏光、流泪及睑痉挛,结膜混合充血,角膜上皮点状脱落,荧光素钠染色呈点状着色(图 2-11-10)。24h 后症状减轻或痊愈。

治疗:一般对症处理,减轻疼痛,可涂抗生素眼膏包扎。应佩戴防护面罩或特制防护镜预防。

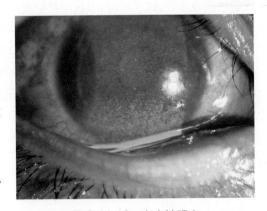

图 2-11-10　电光性眼炎

三、离子辐射性损伤

X 线、γ 线、中子或质子束主要损伤晶状体,可引起放射性白内障,有时也会引起放射性视网膜病变或视神经病变、角膜炎或虹膜睫状体炎等。对肿瘤行放射治疗或用局部敷贴器(剂量 30~36Gy,也有 15Gy 引起的),离子辐射会引起视网膜微血管病变,如视网膜出血、微动脉瘤、血管白鞘、毛细血管扩张和渗出,出现无灌注区及新生血管形成。视力预后与晶体损伤程度及是否出现黄斑病变有关。

第八节 眼眶骨折

眼眶骨折在头面部外伤中多见,常见原因为钝力打击、车祸或从高处跌落等。眼眶骨折根据发生机制可分为直接性骨折和间接性骨折,后者多为爆裂性眼眶骨折,临床上常见。

一、临床表现

眼眶爆裂性骨折主要表现为眼球运动痛、眼球内陷(发病初期可被眼眶水肿掩盖)、局部压痛、双眼复视、眼球运动受限、皮下或结膜气肿、眶下神经支配区(同侧面颊和上唇)感觉障碍等(图2-11-11)。可于当时或受伤后发生外伤性视神经病变和继发于球后出血的眶尖综合征,对所有怀疑眼眶骨折的患者应尽快排除眼内和视神经损伤。

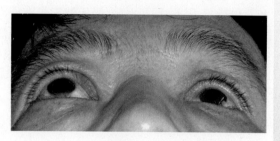

图2-11-11 眼眶爆裂性骨折左眼内陷

二、治疗

没有明显眼球内陷或持续性复视的眼眶爆裂性骨折无需手术治疗。一般治疗包括仰卧位休息,使用减轻鼻出血的药物(同时告知患者不要擤鼻涕),伤后2d内眼睑冷敷,口服广谱抗生素7d。手术主要适应证为:①视觉障碍性复视持续超过1周,被动牵拉试验阳性;②CT显示眼外肌嵌顿或陷入骨折处;③大面积眶底骨折(超过眶底50%);④累及眶缘或眶外侧壁及颧弓错位的复合性外伤。

(毕燕龙)

思考题

1. 眼外伤的主要类型和临床特点是什么?
2. 眼球钝挫伤和穿通伤有什么不同,如何诊断及治疗?
3. 石灰水溅入眼部,如何现场急救及后续处理?
4. 日常生活中该如何防范眼部光损伤?

第十二章

屈 光 不 正

屈光是视觉生理的基础,屈光不正已成为引起盲与显著视力损害的主要眼病之一。近视,更是成为全球密切关注的公共卫生问题。每个人都不仅要求用眼能看得见,更要求看得清楚、看得舒适和看得持久,因此,眼科医师、眼保健工作人员以及眼视光学工作者的专业服务意义非常重要。屈光不正的诊断和矫正不仅涉及眼科学知识,也需要屈光学知识、眼镜光学知识及心理学知识。屈光不正矫正的规范性是视光医学发展和公共用眼健康的重要基石。通过本章学习,需要掌握人眼相关光学与成像基本规律,熟悉并了解近视、远视、散光等屈光不正和老视的临床特征、检查与矫治方法。

第一节　屈光学总论

眼作为人体的最重要的感知器官,其核心的功能就是通过视觉接受信息,其光学属性具有不同于其他感觉器官的独特性。从光学角度上看,眼睛可比任何一台照相机的功能还要复杂、精致。当这个复杂的屈光系统中的任何界面和介质出现问题时,都会影响人眼的正常光学成像和视觉感受。而产生这些问题的原因中,大部分为功能性眼病(约占90%以上),仅有较少的一部分为器质性病变(占5%~10%)。根据世界卫生组织的统计,2010年,全球视力损伤人数达2.85亿,其中43%(1.22亿)是由未矫正的屈光不正所导致。而我国2018年国家卫生健康委员会的相关统计结果显示,我国儿童青少年近视率为53.6%,近视发病率形势严峻。因此,针对于视觉健康的定义——看得清楚,看得舒服,看得持久,屈光不正的防控成了必不可少的一环。

一、屈光

光从一种介质进入另一种不同折射率的介质时,光线在界面发生偏折,该现象在眼球光学中称为屈光(refraction)。光线在界面偏折的程度称为屈光力(refractive power),屈光力的大小取决于两介质的折射率和界面的曲率半径。表示这种屈光力大小的单位是屈光度(diopter,D)。屈光力为焦距(f,以米为单位)的倒数,即:屈光力(D)=1/f。1D屈光力相当于可将平行光线聚焦在1m的焦距上。

二、眼的屈光系统

眼球是以光作为适宜刺激的视觉生物器官,是一种光学器具,即一种复合光学系统。眼的屈光系统由角膜、房水、晶状体和玻璃体四种屈光介质组成(图2-12-1),这四种屈光介质具有不同的折射率,外界物体本身发出或反射的光线,经眼屈光系统折射后,可在视网膜上形成清晰缩小的倒像,视网膜上的视觉细胞受到不同程度的光刺激,产生电冲动,经视神经传导到达大脑皮层视觉中枢,经过生理性回转,主觉上又成为正像,从而形成视觉。因此,要产生正常的视觉,四种屈光介质必须保持正常,而眼的屈光力与眼轴长度匹配与否是决定屈光状态的关键因素。

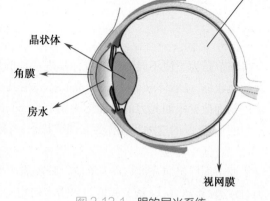

图2-12-1 眼的屈光系统

角膜的前后表面近似球面,前表面的曲率半径为7.7mm,后表面的曲率半径为6.8mm,角膜实质层的折射率为1.376,房水的折射率为1.336。

单球面屈光力公式　　　$F = \dfrac{n_2 - n_1}{r}$

(注:r为球面曲率半径,单位为m,n_1和n_2分别为单球面两边介质的折射率)

角膜前面的屈光力

　　$F_1 = 1\,000 \times (1.376-1)/7.7 = +48.83\,(\text{D})$

角膜后面的屈光力

　　$F_2 = 1\,000 \times (1.336-1.376)/6.8 = -5.88\,(\text{D})$

角膜总屈光力

　　$F = F_1 + F_2 = +43.00\,(\text{D})$

角膜总屈光力占眼光学系统屈光力的2/3~3/4。

晶状体的核心密度高,折射率大,结构上外层曲率小,内层曲率大,后表面(曲率半径5mm)比前表面弯(曲率半径10mm),晶状体平均折射率1.406,前房和后房房水、玻璃体的折射率为1.336。晶状体在调节时前表面变弯(曲率半径5.33mm),可增加屈光力。

人眼所注视的物体发出的光线,通过眼的光学系统折射后聚焦于视网膜上,是人眼获得清晰视觉的前提条件。在人眼调节放松的情况下,无穷远处物体所成的像若刚好聚焦在视网膜上,称为正视(emmetropia);若没有准确聚焦在视网膜上,则称为屈光不正(refractive error)或非正视(ametropia),是眼科就诊的最常见原因。屈光不正的状态较为复杂,主要分为近视(myopia)、远视(hyperopia)和散光(astigmatism)。而当生理性的调节下降时,则产生了老视(presbyopia),应当注意的是老视并不属于屈光不正,但其矫正原理同屈光不正。

眼屈光系统的屈光力,和屈光系统结点与视网膜黄斑中心凹距离是决定眼屈光状态的两大因素。眼屈光状态受到遗传因素和环境因素的影响。正常情况下,婴幼儿阶段都是处于远视状态,即存在一定的远视储备。随着年龄增长,逐渐趋于正视,到学龄前基本达到正视,即"正视化"过程。

三、屈光状态发育过程

同人体的身高发育一样,眼球的发育表现为眼轴的增长,而眼球的屈光状态也与之相应,表现为从远视到正视,即眼球发育的"正视化"过程。从人群来看,人类视觉发育不同阶段的屈光不正状态都呈正态分布,如在青春期青少年人群中,其分布主要集中在正视、少数的远视和近视,其中,中高度近视多于中高度远视。

影响屈光不正的因素很多,如:年龄、性别、人种、饮食、遗传与工作环境。其中年龄在屈光不正的临床分布中起着重要的作用,一般而言随着年龄的增加,生理性远视逐渐减少。通常刚出生婴儿屈光度为+3.00D,至3岁时为+2.33D,4岁时为+1.50D,7岁时为+0.93D。

四、眼的调节和集合

(一) 调节

调节是为了使不同物距的目标呈现清晰的像而改变屈光力的过程。人眼为了看清近距离目标,睫状肌收缩,晶状体悬韧带松弛,晶状体凭借其本身的弹性使前表面凸度增加,屈光力增强,这种为看清近物而改变眼屈光力的功能称为调节(accommodation)。当睫状肌完全松弛时,晶状体曲面处于最平坦的形态,眼的这种状态称为非调节状态,也称静息状态。

(二) 调节幅度

调节同样以屈光度(D)为单位。眼所能产生的最大调节力称为调节幅度(amplitude,AMP),调节力(D)=1/距离(m)。调节幅度与年龄密切相关,一般而言年龄越小调节幅度越大,随着年龄增长调节幅度逐步下滑。临床上用 Hoffstetter 调节幅度公式来表达调节幅度与年龄的关系。其中最常用的是,Hoffstetter 最小调节幅度公式:即 AMP=15-0.25×年龄。

(三) 调节范围

眼在调节放松(静止)状态下能看清最远的一点称为远点(far point),使用最大调节能看清最近的一点称为近点(near point)。远点与近点间距(m)的倒数为调节范围。

(四) 集合

人眼产生调节时会引起双眼内转,该现象称为集合(convergence),用棱镜度(prismatic diopter,符号为△)表示,大小为瞳距(cm)/注视距离(m),如瞳距为 60mm,阅读 40cm 的目标,其集合量为6cm/0.4m=15△。此外,调节时还可引起瞳孔缩小。调节、集合和瞳孔缩小为眼的三联动现象,又称近反射(near reaction)。

第二节　屈　光　不　正

人眼在调节静止状态下,外界平行光线(一般认为是 5m 以外)经过眼的屈光系统后,焦点落在视网膜之前或视网膜之后,称为屈光不正(refractive error),即非正视眼。屈光不正可以分为近视、远视、散光三大类。

一、正视

眼球在调节静止时,外界的平行光线(一般认为是 5m 以外)经过眼的屈光系统后,恰好在视网膜黄斑中心凹聚焦,形成一个清晰的物像,这种屈光状态称为正视(emmetropia)(图 2-12-2)。正视的远点(视网膜共轭点)在无穷远。人眼的正视状态有一个屈光的生理值范围,基本上一致认为人的正视眼的临床标准为 -0.25D ~ +0.50D。

二、近视

(一) 近视定义

眼球在调节静止的状态下,外界平行光线通过眼的屈光系统屈折后,焦点落在视网膜之前的一种屈光状态,称为近视(myopia)(图2-12-3)。近视是眼屈光力相对于眼轴长度过大的一种屈光不正。近视的远点(视网膜共轭点)在眼前有限距离,近视的近点为当眼调节最大时所能看清的眼前一点。近视是目前全球最常见的屈光不正,随着社会的发展,呈逐年增高、逐步低龄化的趋势。

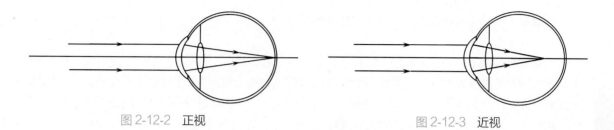

图2-12-2 正视   图2-12-3 近视

(二)近视分类

1. 按近视度数分类

轻度近视	≤ -3.00D
中度近视	-3.25D ~ -6.00D(含 -6.00D)
高度近视	> -6.00D

2. 按屈光成分分类

(1)轴性近视(axial myopia):眼屈光力无明显增强,由于眼轴延长导致成像焦点相对前移的近视状态,见于大多数单纯性近视和病理性近视,一般情况下,眼轴每增长1mm,相当于屈光力增加约3.00D。

(2)曲率性近视(refractive myopia):主要由于角膜或晶状体曲率过大,总屈光力超出正常范围,而眼轴长度在正常范围内。

(3)屈光指数性近视(refractive index myopia):主要由于晶状体等屈光成分的折射率增高所致,如糖尿病并发性白内障、核性白内障所致的近视。多为晶状体疾病导致。

3. 按照病程进展和病理变化分类

(1)单纯性近视:单纯性近视主要见于青少年儿童。一般于学龄期发病,屈光度多在 -6.00D 之内,大部分患者眼底无病理性改变。用适当镜片即可将视力矫正至正常,通常在身体发育成熟后(20岁以后)度数趋于稳定。

(2)病理性近视:由于眼轴过度延长,眼球后极部扩张,眼底出现退行性改变,包括:视盘颞侧萎缩弧、豹纹状眼底、后巩膜葡萄肿、漆裂纹、周边视网膜格子样变性、视网膜脉络膜萎缩、脉络膜新生血管等。同时,与正常人相比病理性近视患者在年轻时出现玻璃体液化、混浊和玻璃体后脱离,发生视网膜裂孔、脱离、黄斑出血的风险也大大提升。屈光度常大于 -8.00D 或眼轴长度超过 26.5mm。25岁以后屈光度仍会进展,配镜往往难以将视力矫正至正常。

4. 其他类型近视 该类近视多与全身或局部因素有关,又称获得性近视,在询问病史时应当关注。常见的有:外伤性近视、中毒性近视、药物性近视、糖尿病性近视、癔症性近视等。

(三)近视病因

近视的病因主要包括遗传因素与环境因素。一般近视为多因子遗传,在服从遗传规律的同时,也有环境因素和生活习惯的参与。成长过程中,近视受环境影响的概率远远超过各屈光成分本身可能所致的概率,教育是最主要的一个环境因素,近距离工作学习习惯与近视有显著相关性。

(四)临床表现

1. 视力 近视最突出的表现是远距视物模糊,虽常伴调节功能下降,但由于远点移近,故近距视力一般正常,注视远处物体时常眯眼。

2. 视疲劳 常见于低度数的近视眼,但不如远视眼者明显,是由调节与集合的不协调所致。高度近视由于注视目标距眼过近,两眼过于向内集合,这就会造成内直肌使用过多而出现视力疲劳症状。

3. **眼位**　因近视眼视近时不需要调节,故集合功能相对减弱,当肌力平衡不能维持时,双眼视觉功能就被破坏,只靠一眼视物,另一只眼偏向外侧,日久便成为单眼外斜视,通常见外隐斜。

4. **眼球**　高度近视眼多属于轴性近视。表现为眼球前后径变长,眼球较为突出,前房变深,瞳孔大而反射较为迟钝,眼球后极部扩张,形成后巩膜葡萄肿。

5. **眼底**　眼底改变在低度近视眼中变化不明显,常见于病理性近视。

（五）近视的防治原则

(1)准确的验光:近视的矫正须先经准确验光后确定近视度数,并结合患者眼位等情况,应用合适的凹透镜使光线发散进入眼屈光系统后聚焦在视网膜上。通常情况下,针对中低度近视,一般根据最佳矫正视力最低度数原则予以矫正。特别需要注意的是,针对首次验光的儿童与经诊断为调节痉挛的患者需要用睫状肌麻痹剂充分放松调节,防止由于调节因素对验光结果产生影响。

(2)高度近视:由于高度近视常合并病理性近视,可导致永久性视力损害,甚至失明,是我国目前第二大致盲原因。故针对高度近视者,应建议定期进行眼底检查。同时,由于度数较高,当框架镜对于近视的矫正效果不理想时,可采用角膜接触镜进行矫正。

(3)重视危害,防治结合:除了对于近视的矫正外,我们还应当重视近视的卫生宣教、减少用眼负荷、改善并养成良好的用眼习惯、定期参加户外运动等方法。目前,有研究表明,保证每天户外运动、使用角膜塑形镜、低浓度阿托品、棱镜双光镜片、离焦软性接触镜等,对于青少年近视的预防和控制屈光度的增长有一定的作用。

三、远视

（一）远视定义

眼球在调节静止状态下,平行光线进入眼内后聚焦于视网膜之后的一种屈光状态,称为远视(hyperopia)(图 2-12-4)。远视是眼球的屈光力相对于其眼轴长度不足的一种屈光状态。

远视眼的远点为一虚像点,其位置在视网膜之后,而远视眼的近点随调节幅度的不同而变化。如当调节幅度大于远视度数时,其近点为眼前空间内一点,而当调节幅度小于远视度数时,其近点仍在视网膜后。远视者在视远时,可以通过晶状体调节使外界平行光焦点前移至视网膜上,从而获得较清晰的远距离视力,若自身调节力不足,需通过正镜片矫正来看清远处物体。

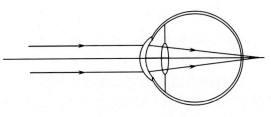

图 2-12-4　远视

（二）远视分类

1. **按远视度数分类**

轻度远视	≤ +3.00D
中度远视	+3.25D~+5.00D（含 +5.00D）
高度远视	>+5.00D

2. **按屈光成分分类**

(1)轴性远视(axial hyperopia):指眼屈光力无明显增强,由于眼轴相对缩短所造成的成像焦点相对后移的远视状态。生理性眼轴缩短见于婴幼儿时期,病理性眼轴缩短,表现为眼的前后轴变短。亦可见于病理情况,如眼眶内占位性病变,这种情况一般为单眼发病。

(2)屈光性远视(refractive hyperopia):眼球屈光成分的屈光力下降。

1)曲率性远视(curvature hyperopia):一个或多个屈光成分表面的曲率半径增大,屈光面弯曲度变小,如扁平角膜。

2)指数性远视(index hyperopia):一个或多个屈光介质成分的屈光指数发生了变化。

3. 按照病理生理学分类

(1)生理性的远视:没有病理变化的远视,如婴幼儿的远视。

(2)病理性的远视:有病理性因素的远视,其原因可为眼轴发育不良、眼后占位性的病变或是病理性的角膜平坦。

4. 按调节状态分类

(1)全远视(total hyperopia):即总的远视量,显性远视与隐性远视的总和,是睫状肌麻痹状态下所能接受的最大正镜的度数。

(2)隐性远视(latent hyperopia):常规验光中不会发现,被自身张力性调节所掩盖。

(3)显性远视(manifest hyperopia):常规验光过程中可以表现出来,等于常规验光时矫正至正视状态的最大正镜的度数。

(4)绝对性远视(absolute hyperopia):调节所无法代偿的远视,即超出调节幅度范围的远视,只能通过镜片矫正,等于常规验光过程中矫正至正视的最小正镜的度数。

(5)随意性远视(facultative hyperopia):能为自身调节所补偿、但在常规验光过程中可以被发现的远视,等于显性远视与绝对远视的差值。

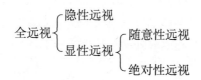

(三)远视病因

常见于眼轴相对较短或眼球屈光成分的屈光力下降。可见于生理性,如婴幼儿的远视;也可见于疾病影响:眼轴长度改变(如眼内肿瘤、视网膜脱离)、眼球屈光力改变(如扁平角膜、无晶状体眼)。

(四)远视的临床表现

1. 视力 青少年轻度远视通过调节代偿远近视力均可正常。远视度数高或因年龄增加调节力减弱,远近视力均不同程度减退,且近视力比远视力更差。高度远视眼未及时矫正可形成弱视。远视眼不是看远处清晰、看近处模糊,而是因患者在看远时所需要付出的调节量较小,主观感觉上比看近时更舒适所致。

2. 调节性视疲劳 远视在视近时需付出更大的调节量或予以更大度数的正镜片矫正,调节放松且未矫正时,远视眼远近都看不清,很多时候处于过度调节状态,容易产生视物疲劳。

3. 诱发内斜视、弱视 远视眼需要更多的调节量,过多的调节必然伴随过多的集合,从而引起内斜视,若这样的斜视未在早期得到正确的矫正,则易形成弱视。

4. 眼球表现 高度远视眼常伴小眼球、浅前房,眼底视盘小、色红、边界不清、稍隆起,类似视盘炎或水肿,但视力可矫正,视野正常。长期观察眼底无改变,称为假性视盘炎。

(五)远视矫正原则

远视眼可使用凸透镜进行矫正,一般而言:对于轻度远视并无明显不适症状和体征者不需要进行矫正。而对于有明显症状,如视力下降、伴双眼视功能障碍或其他功能性视觉问题时,应当给予一定度数的镜片。此外,当患者由于远视出现调节性内斜视时,应当通过凸透镜进行矫正,降低调节性集合,缓解内斜视程度,保证双眼视功能的正常。

四、散光

(一)散光定义

当眼球各径线的屈光力不同,平行光线通过眼球折射后不能在视网膜上形成焦点,而形成前、后两条焦线的一种屈光状态,称为散光(astigmatism)。正常生理状态,很难有完全没有散光的眼睛,轻微的散光对视力无明显影响,没有临床意义,一般无需矫正。

（二）散光的光学基础与史氏光锥

（1）散光的轴向:柱镜的轴向即柱面所包绕的方向,柱镜对同一轴向上的每一点的偏折力相同。

（2）散光的子午线:柱镜的子午线即柱面体现曲率的方向,也是柱镜对光线偏折力最大的方向(图2-12-5)。

（3）史氏光锥(Sturm's conoid):眼球光学系统在不同子午线上的屈光力有差异,平行光通过眼球折射后所成像并非一个焦点,而是在空间不同位置形成两条焦线和最小弥散圆的一种屈光状态。若水平子午线曲率小于垂直子午线曲率,则平行光线(远处点光源)经过该光学系统结成两条相互垂直的焦线,称为前后焦线。水平子午线曲率小,故后焦线为经水平子午线柱镜折射后形成的一垂直焦线;前焦线为经垂直子午线柱镜折射后形成的一水平焦线,两焦线之间的间隙,称为Sturm间隙,整个光束的形态像一圆锥,称为史氏光锥(Sturm's conoid)(图2-12-6)。前后焦线之间为一系列大小不等的椭圆形光学切面,其中最小的光学切面为一圆形,称为最小弥散圆,当最小弥散圆恰位于视网膜上时,未矫正的散光眼视力最佳。

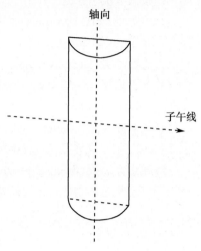

图 2-12-5　散光轴向与子午线

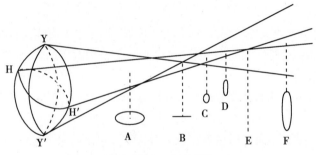

图 2-12-6　史氏光锥

（三）散光的分类

1. 按照散光的规则程度分类

（1）规则性散光(regular astigmatism):指眼屈光系统屈光力最大和最小的两条径线相互垂直成直角(即最大曲率与最小曲率的子午线相差90°)。规则性散光多为生理性散光,占散光的绝大部分。

（2）不规则散光(irregular astigmatism):指眼屈光系统各个屈光面不光滑,造成各径线上屈光力不一致,或同一径线上各部分屈光力也不一致(即最大曲率与最小曲率的子午线相差不等于90°),该类散光多为病理性散光。

2. 按照子午线定位分类

（1）顺规散光:常见于年轻人,其特点是角膜高屈光力子午线位于垂直位(±30°),即120°~60°范围。

（2）逆规散光:常见于中老年人,其特点是角膜高屈光力子午线位于水平位(±30°),即150°~180°、0°~30°范围。

（3）斜轴散光:指角膜高屈光力子午线位于30°~60°之间或是120°~150°之间。

3. 按照屈光状态分类

（1）单纯近视性散光:一主子午线像聚焦在视网膜上,另一主子午线像聚焦在视网膜前。

（2）单纯远视性散光:一主子午线像聚焦在视网膜上,另一主子午线像聚焦在视网膜后。

(3)复合近视性散光:两主子午线像均聚焦在视网膜前,但聚焦位置前后不同。

(4)复合远视性散光:两主子午线像均聚焦在视网膜后,但聚焦位置前后不同。

(5)混合散光:一主子午线像聚焦在视网膜前,另一主子午线像聚焦在视网膜后。

4. 按散光原因分类

(1)曲率性散光(curvature astigmatism):曲率性散光通常由于角膜前表面弯曲度不均一所致。一些对角膜形态有影响的疾病,例如圆锥角膜、角膜变性、角膜瘢痕、翼状胬肉等均可造成曲率性散光。

(2)屈光指数性散光(index astigmatism):屈光指数性散光多由于晶状体各个区域的屈光指数发生改变引起,如白内障时晶状体屈光介质发生不均一变化而引起的散光。

(3)光心偏离性散光(astigmatism of optical decentring):如晶状体位置偏斜、外伤所致晶状体半脱位等原因所致散光。

（四）散光的病因

造成散光的原因与角膜的弧度有关,由于人眼角膜的厚薄不匀或角膜的弯曲度不均而使角膜上各子午线的屈折率不一致,使得经过这些子午线的光线不能聚集于同一焦点,光线不能准确地聚焦在视网膜上形成清晰的物像。

其中规则散光多由角膜先天性异常所致,也可能存在晶状体散光。有些后天引起的散光,如长期用眼姿势不良(如经常眯眼、揉眼、躺着看书等),这样眼睑压迫角膜也会使角膜弧度改变,产生散光。另外,一些眼科手术如白内障及角膜手术也可能改变散光的度数及轴位。

不规则散光主要由于角膜屈光面凹凸不平所致,常见于角膜溃疡、瘢痕、圆锥角膜、翼状胬肉等。

（五）临床表现

(1)视力模糊:视力模糊与散光的程度和类型密切相关。轻度散光的人通常无症状,有严重散光的人视物不清和扭曲。看远看近都不很清楚,近距离工作时间稍长即感眼胀、头痛、阅读窜行或视物出现重影。

(2)视疲劳:对于视网膜上的模糊图像需要不断进行精细调节,加上视物发生扭曲,故散光眼,特别是远视散光眼患者,容易发生视疲劳。复性远视散光眼的年轻者往往可以用调节进行弥补,因此根据调节程度可以形成假性单纯性远视散光、假性单纯性近视散光或假性复性近视散光。

(3)不正常头位与眼位:对于双眼有高度不对称散光者,为了看得更清楚,常采取倾斜头位,散光矫正后可以恢复。高度散光患者看远处目标时常常眯眼,通过针孔和裂隙作用提高视力。

（六）散光矫正原则

散光对视力的影响主要取决于散光轴位及度数,因此矫正散光应当同时矫正其度数与轴位,才能达到最佳的视觉质量。对于散光较大者,初次戴镜常不易耐受,此时常用等效球镜转换等原理进行验配。散光度数相同的情况下,逆规散光对于视力的影响大于顺规散光。此外,对来源于角膜的不规则散光[如圆锥角膜、放射状角膜切开术(RK)术后等],采用硬性透气性接触镜(RGP)矫正有良好的效果。

五、屈光参差

双眼屈光度数不等者称为屈光参差(anisometropia)。临床上将双眼屈光差异不超过 1.00D 者称为生理性屈光参差;当双眼屈光差异超过 2.50D 者,就有可能会出现各种视觉问题。

人眼的调节遵守双眼等同性原则(Hering's law),故屈光参差者在非矫正状态下通过调节可以使一眼清晰聚焦,而另一眼则处于模糊状态。屈光参差的近视患者,低度数近视眼或正视眼用于看远,而近视度数高的眼睛用于看近,双眼形成交替性注视,一般不会引起弱视,但由于融像机制的破坏,常出现双眼视功能异常。而屈光参差的远视患者,低度数远视眼或正视眼常能够清晰视物,而其度数较高眼则由于长期处于模糊状态,很容易成为弱视眼,是儿童单眼弱视的常见病因。

同时,一般认为双眼每 2.50D 的差异就会产生 5% 物像大小的差别,而双眼视网膜上所成像大小存在差异时,即存在不等像(aniseikonia)。当双眼物像大小差异达到 5% 并使用框架眼镜矫正者,常出现头晕、视物重影、阅读模糊等融像困难的症状。若由于不等像差异过大,可以采用如接触镜、屈光手术等方法进行矫正,可相对减轻因融像困难带来的视觉症状。

六、老视

老视是一种生理现象,其发生是由于年龄增加,晶状体逐渐硬化,弹性减弱,睫状肌功能逐渐减低,晶状体表面曲率变化的幅度下降,从而引起眼的调节能力逐渐下降。老视多自 40~45 岁开始出现,伴随视疲劳、近距离视物困难等症状。初期时常需要将所注视目标移远才能够看清。同时,会出现由于睫状肌过度收缩和相应的过度集合所致的视疲劳症状。并且随着年龄增加,调节能力进一步下降,这些症状会逐步加重。一部分老视患者甚至会出现眼胀、头痛、流泪等症状。

老视的一般症状如下:①视近困难:近视力下降,近距离视物模糊,看小字困难,常不自觉将头后仰,并将所注视物体移远才能看清,所需阅读距离随着年龄增加而增加;②阅读及近距离工作需在更强光照下进行,因为更强的光照可以增加文字与背景间的对比度,又可以使老视者瞳孔缩小,增加景深,使视力提升;③视物不能持久,常在短时间工作后出现眼胀、流泪、头痛等症状。

老视症状的发展因素:①年龄因素:随着年龄增加,晶状体硬化、弹性下降导致调节能力不足,这是老视的主要原因。②屈光不正:当屈光不正未矫正时,受到远视眼的调节需求更高、近视眼远点移近的影响。远视眼出现老视症状的时间较早,而近视眼出现老视症状的时间相对远视眼和正视眼较晚。当屈光不正已矫正时,无论配戴框架镜还是接触镜,远视眼总是比近视眼较早出现老视。戴框架镜时,由于镜片距离角膜顶点 12~15mm,负镜片的棱镜效应减少了阅读距离的调节需求,而接触镜直接配戴在角膜上,同样阅读同样距离下所需的调节较多,因此,在近视眼中配戴接触镜者比配戴框架眼镜者更早出现老视症状;而在远视眼中,配戴接触镜比配戴框架眼镜出现老视症状更晚。③用眼方式:由于调节需求与距离相关,故近距离工作或精密工作者较远距离工作者更容易出现老视。④身体因素:身高较高的人拥有更长的手臂,使其工作距离较身体较矮的更远,老视出现相对较晚。⑤药物:当服用一些对于睫状肌有影响的药物时,会对调节能力产生影响,进而会促进老视加深。常见的该类药物有胰岛素、抗焦虑药、抗抑郁药、抗精神病药、抗组胺药、抗痉挛药和利尿药等。⑥生活环境:生活在温度较高的地区的人会较低温地区的人老视症状出现更早。

老视的矫正需要通过相应的视光学检查,并结合其用眼环境,确定需要矫正的屈光度数。常用的老视矫正方法有:渐进镜、改良近用镜、单光阅读镜等。

第三节　屈光不正的矫治

屈光不正导致视力下降,屈光系统、调节功能、眼外肌功能是双眼视功能的重要生理基础,对于屈光不正患者,为其选择正确的屈光不正矫治方式,使其眼睛能够看得清楚、舒适、持久,这是现代眼视光学的目标之一。目前,主要的矫治屈光不正的方法分为 3 种类型:框架眼镜、角膜接触镜和屈光手术。但无论采用哪种方式,其光学原理均是通过镜片或手术改变眼屈光面的折射力,使光线能够在视网膜上清晰成像。

任何一种矫正方法的矫正效果和舒适性,和四方面因素有关:①验光的准确性;②光学介质和眼球屈光系统结点的距离;③矫正光学介质中心和视轴的一致性;④矫正光学介质和眼球的倾斜角。满意的屈光矫正效果,需要每一个过程都规范精准。

一、框架眼镜

框架眼镜(spectacles)是目前生活中最为常见的光学矫正器具,它由镜架和镜片组成。它除了可以矫正人眼的屈光不正以外,还具有保护眼睛、防护外伤以及作为美观装饰品的功能。

(1)眼镜片类型:现代的眼镜片多为新月形设计,即前后两个表面组成,前表面为凸面,后表面为凹面。镜片的类型可以根据焦度及设计分为:单焦点镜片、多焦点镜片等(图2-12-7)。

单焦点镜片:即单光镜片,其特点是只有一个光学中心。多为球面设计和非球面设计。

多焦点镜片:指具有多个光学中心的镜片,根据焦点数目分为双光镜,三光镜,渐变多焦点镜片(progressive addition lens)。

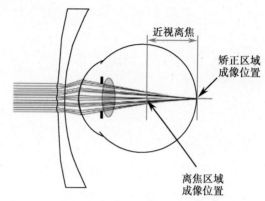

图 2-12-7 多区正向光学离焦镜片示意图

(2)框架眼镜的矫正:框架眼镜中,球镜用于矫正球性屈光不正。其中,正球镜矫正单纯远视、负球镜矫正单纯近视。框架眼镜的环曲面镜用于矫正散光。

(3)眼镜片的屈光力记录:眼镜处方的规范写法为:标明眼别,先写右眼后写左眼。临床上常用拉丁文缩写 OD 表示右眼,用 OS 表示左眼,OU 表示双眼。也可以将右和左写作为 R 和 L。若需要分别书写远用(distance vision)处方和近用(near vision)处方,则先写远用,后写近用。球镜度数用 DS(diopter of spherical power)表示,柱镜度用 DC(diopter of cylindrical power)表示,同时需标明柱镜轴位。棱镜度用△表示,需要标明棱镜度的方向,如同时有球镜、柱镜、棱镜成分,则可以用/表示联合。如:OD:-3.50DS/-1.50DC × 165/3 △ BD。上述处方表示右眼处方为:-3.50D 球镜联合 -1.50D 柱镜,轴向为 165°,联合 3 棱镜度的棱镜,BD 表示棱镜基底朝下。

(4)处方球柱镜转换:矫正散光的柱镜或球镜处方中通常会涉及球柱镜转换的问题,即同一处方使用正柱镜和负柱镜表示。特别注意的是,球柱镜转换后的处方,虽然形式不同但是其效果相同。球柱镜转换的方法可以用"求和变号转轴"六个字来表达,其具体的转换步骤是:①求和,即将原式中的球镜度和柱镜度的代数和相加,结果作为新的球镜度;②变号,即将原式中的柱镜度正负号改变,正号变负号或负号变正号;③转轴,即将原轴向变为正交轴向,当原轴位小于或等于90,则加上90;当原轴向大于90或等于180,则减去90。变号转轴后的柱镜作为新柱镜。临床上通常建议采用负柱镜处方形式。

如:-5.00DS/+1.50DC/75 可以转化为 -3.50DS/-1.50DC × 165

(5)验配框架眼镜的注意点:验配框架眼镜时,通常需要将镜片的光学中心对准瞳孔中心,否则将产生棱镜效应,所产生的棱镜效应大小与镜片度数和瞳孔偏离光心的距离成正比,即:P=cF,其中 P 为棱镜度,c 为镜片光心偏离瞳孔中心的距离(单位为cm),F 为镜片度数(D)。

由于框架眼镜镜片与角膜顶点存在一定距离,高度数镜片存在放大率问题,尤其是屈光参差者,常因双眼像放大率差异而难以适应。另外,镜片与角膜顶点之间的距离,验光时和戴镜时必须一致,否则将影响镜片实际的屈光力。通常,国内镜眼距离采用12mm。镜片切面与角膜切面向下交叉15°为宜。

二、角膜接触镜

角膜接触镜(corneal contact lens),亦称隐形眼镜,矫正原理与框架眼镜基本相同,不同之处为角膜接触镜与角膜直接接触,使得镜片后表面和角膜顶点距离缩短,减少了框架眼镜所致的像放大率改变等问题。由于镜片与角膜、结膜、泪膜等直接接触,容易影响眼表正常生理。接触镜从材料上可以分为两大类:软镜(soft contact lens)和硬镜(rigid contact lens)(图 2-12-8、图 2-12-9)。

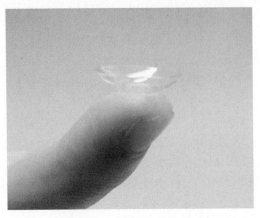

图 2-12-8　软性角膜接触镜

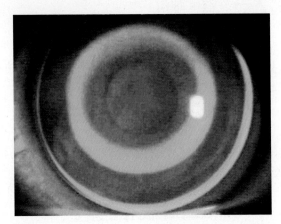

图 2-12-9　角膜塑形镜

(1)软镜:软镜由含水的高分子化合物制成。一般情况下镜片透氧性与材料的含水量和镜片厚度有关。软镜的特点是镜片柔软,配戴舒适。由于软镜配戴易引起蛋白质、脂类等沉淀物附着于镜片表面,配戴或护理不当时常引起巨乳头结膜炎(giant papillary conjunctivitis,GPC)、角膜炎症等并发症,有泪膜和角膜等眼表疾病时应慎用。

(2)硬镜:硬镜是指硬性透气性接触镜(rigid gas-permeable contact lens,RGP),由质地较硬的疏水材料制成,其特点是较高的透氧性、表面抗蛋白沉淀能力强、护理方便、光学成像质量佳,但验配要求较高,配戴者需要一定的适应过程。

角膜塑形镜(orthokeratology)是一种特殊设计的高透氧硬镜,采用逆几何设计,即中央平坦,周边陡峭,镜片与泪液层分布不均,由此产生的流体力学效应来改变角膜形态,以达到改变角膜曲率、暂时性降低近视度数的作用,提高裸眼视力。对于日间不适合配戴各类眼镜的患者提供了新的选择。同时,近年来研究证明角膜塑形镜对于近视屈光度的增长有一定控制作用。

三、屈光手术

屈光手术是通过手术的方法改变眼的屈光状态。按照手术部位可分为:角膜屈光手术、眼内屈光手术和巩膜屈光手术。现代屈光手术除应用准分子激光外,还采用其他激光(如飞秒激光)、非激光方式或联合手术方式。

(一)角膜屈光手术

角膜屈光手术(keratorefractive surgery)是通过手术方法改变角膜前表面的形态,以矫正屈光不正。根据是否采用激光又分为非激光性和激光性手术。

(1)非激光性角膜屈光手术:非激光性角膜屈光手术包括:放射状角膜切开术(radial keratotomy,RK)、散光性角膜切开术(astigmatic keratotomy,AK)、角膜胶原交联术(corneal collagen cross-linking,CXL)等。由于非激光手术预测性不能十分精确,现已少用于常规屈光不正的精确矫正。

(2)激光性角膜屈光手术:激光性角膜屈光手术是利用激光切削角膜基质,从而改变角膜曲率半径以达矫正屈光不正的目的。常用于有摘镜需求、屈光状态稳定、手术后能保留足够安全的角膜厚度的患者。手术适应证的把控、手术设备器械的改进、手术设计方案的改良和手术技术的完善,可控制和减少并发症的发生。

一般分两大类,一类为表层切削术,一类为板层(基质)切削术。

角膜表层手术指将角膜上皮去除,暴露前弹力层,然后再行准分子激光切削,其代表手术方式有以下几种:准分子激光角膜表面切削术(photorefractive keratectomy,PRK)、乙醇法准分子激光上皮瓣下角膜磨镶术(laser subepithelial keratectomy,LASEK)、机械法准分子激光上皮瓣下角膜磨镶术(epipolis laser in situ keratomileusis,Epi-LASIK)、激光法准分子激光上皮瓣下角膜磨镶术(transepithelial photorefractive keratectomy,t-PRK)。

角膜板层切削术指先做一角膜板层瓣(或角膜帽),将其掀开后(或直接)对角膜基质层再行准分子激光切削,其代表手术方式为准分子激光原位角膜磨镶术(laser in situ keratomileusis,LASIK)、前弹力层下激光角膜磨镶术(Sub-Bowman keratomileusis,SBK)。随着技术进步,也有以飞秒激光为代表的手术方式如:飞秒激光角膜基质透镜取出术(femtosecond lenticule extraction,FLEx)和飞秒激光小切口角膜基质透镜取出术(femtosecond small incision lenticule extraction,SMILE)。还有多种激光组合的手术如飞秒激光辅助制瓣的准分子激光原位磨镶术(Femto-LASIK)。其中 Femto-LASIK 和 SMILE 是目前的主流术式。

(3)激光角膜屈光手术者的选择和注意事项

1)排除眼部活动性疾病,严重全身疾病,如糖尿病患者、全身结缔组织疾病患者、免疫功能抑制患者慎行手术。

2)对手术效果期望值过高者应谨慎手术。

3)年龄不宜过小,一般要求年龄在 18 周岁以上,且无特殊职业要求者。

4)近两年屈光状态稳定(每年变化在 0.50D 以内)。

5)角膜板层手术要求近视度数不超过 –12.00D,其中 SMILE 手术不超过 –10.00D,角膜表层手术要求近视度数不超过 –8.00D。

6)角膜瓣下剩余角膜中央基质层床厚度要求至少达到 250μm 以上,建议 280μm 以上。

7)瞳孔直径:包括暗室及一般照明下的测量结果。瞳孔直径过大的患者(暗室中 7mm 以上)应做好术前宣教,告知其术后眩光、夜间视力障碍等并发症的可能性,以让患者自行决定是否手术。

(4)激光角膜屈光手术的并发症:激光角膜屈光手术的并发症包括过矫、欠矫、屈光回退、干眼症、眩光、光晕、角膜并发症,如角膜上皮内生、弥漫性层间角膜炎等。近年来由于手术器械、围手术期管理,手术设计方案改良,上述并发症已少见或可在短期内有效控制。

(二)眼内屈光手术

眼内屈光手术是在晶状体和前后房施行手术以改变眼的屈光状态,根据手术时是否保留晶状体分为两类。

(1)有晶状体眼人工晶状体植入术:手术原理是把一种特制的人工晶状体植入眼前房或后房内,不磨损角膜,也无需摘除原来晶状体,保留患者眼球生理结构的完整性和调节功能。

有晶状体眼前房型人工晶状体植入术因可能发生不可逆的角膜并发症目前已很少使用。

有晶状体眼后房型人工晶状体植入术采用软性材料,小切口折叠式植入、中央孔设计、单片式后拱形设计等特点,以保证前后房房水交通,保持人工晶状体与自身晶状体之间的安全间隙。手术并发症少,矫正屈光范围大。其显著优势是可逆性,植入的人工晶状体必要时可以取出。目前,后房型有晶状体眼人工晶状体的有效性、安全性和稳定性得到广泛认可。

(2)屈光性晶状体置换术:屈光性晶状体置换术是以矫正屈光不正为目的摘除透明或混浊的晶状体,植入人工晶状体的一种手术方式。该方法要求手术对象为成年人,年龄较大者为宜,如 40 岁以上。不适合角膜屈光手术的高度近视患者或远视患者可以选择手术。

(三)后巩膜手术

后巩膜手术(posterior scleral reinforcement,PSR),又称巩膜后兜带术、后巩膜支撑术或后巩膜加强术,是应用医用的硅胶海绵、异体巩膜或阔筋膜等作为保护加固材料,加固和融合后极部巩膜,支撑眼球的后极部,以期阻止或缓解近视发展的一种手术。该方法适用于病理性近视眼轴进行性延长的患者。

(四) 屈光手术方法矫正老视

根据不同的理论和实践,老视屈光手术近年来不断涌现。按照手术部位,老视手术可以分为:巩膜类、角膜类、晶状体类3种类型。目前,最常见的手术方式是通过眼内植入多焦人工晶状体的来矫正老视。多焦人工晶状体是一种前表面为球面,后表面呈同心圆排列的显微坡环且具有衍射能力的人工晶状体。它可以使进入眼内的光线同时形成远、近两个或多个焦点,进而达到视远、视近的目的。

不过,到目前为止所有针对老视的手术方法尚未能带来持久的、真正的生理意义上的调节功能的改善。

(邹云春)

思考题

1. 简述人眼屈光系统的组成。

2. 什么叫屈光不正? 试述屈光不正分类及其临床表现。

3. 简述屈光不正矫治方法。

第十三章
斜视与弱视

　　斜视与弱视是眼球运动和视觉功能相关的疾病,斜视的发病率为 0.8%~6.8%,弱视的发病率约 2%~4%,且多发生于儿童时期,是眼科和感官系统的常见病,同时也是视光学、小儿眼科学和神经眼科学的交叉学科。近年来,斜视对儿童生活质量的影响越来越受到重视,大量研究证实未治疗的斜视儿童其双眼视功能和社会交往能力均低于同龄的正常儿童。由于本节内容专业相对独立,学习时建议先了解基础知识,然后理解斜视与弱视的检查,掌握眼科局部的斜视以及神经系统和全身相关的斜视诊断和处理,掌握弱视的诊断和治疗原则。

第一节　斜　　视

　　眼球的运动由附着在眼球壁上的六条眼外肌来完成。在正常状态下,各眼外肌之间的力量保持平衡,被注视的物体会同时在双眼的视网膜黄斑中心凹上成像,双眼物像在视皮层融合而形成单一的物像,这一过程即双眼视觉(binocular vision)(图 2-13-3A);在异常情况下,眼外肌之间功能失调,双眼不协同,一眼注视时,另一眼的视轴出现偏离,即斜视(strabismus)。由此可见,眼球运动、眼外肌和斜视之间有着密切的关系。因此在学习斜视之前我们应先了解一些与眼球运动和眼外肌相关的概念:

　　1. **正位视**(orthophoria)　向前方注视时眼外肌保持平衡,当遮盖一眼打破融合时双眼均无偏斜的倾向即正位视。临床罕见,大部人都伴有小度数无症状的隐斜。

　　2. **眼位　第一眼位**(primary position)　即原在位,双眼注视正前方时的眼位。第二眼位(secondary positions):双眼向上、向下、向左、向右注视的眼位。第三眼位(tertiary positions):双眼向右上、右下、左上、左下注视时的眼位(图 2-13-1)。诊断眼位(diagnostic positions):包括第二、三眼位,用于诊断麻痹性斜视的受累肌肉。

　　3. **融合**(fusion)　双眼同时看到的物像在视觉中枢被整合为一个物像即融合,包含感觉融合和运动融合。感觉融合(sensory fusion)即在视皮层将两眼物像整合为单一物像的能力。运动融合(motor fusion)即在出现眼位分离的趋势时,使物像落在双眼视网膜对应区的能力。

　　4. **视网膜对应区**(ratinal correspondence)　双眼视网膜具有共同视觉方向的点或区域即视网膜对应区,在正常视网膜对应下,双眼的黄斑中心凹具有共同的视觉方向。

　　5. **双眼视觉**(binocular vision)　在正常的融合功能和视网膜对应下,视觉中枢将同一物体在双眼黄斑中心凹所成的像整合为单一物像的生理过程。双眼视觉需要接近的单眼屈光状态、平衡协调的双眼眼外肌功能,和正常的视网膜对应关系为前提。

　　6. **Kappa 角**　瞳孔中线与视轴的夹角。用点光源照射角膜时,反光点位于瞳孔正中央,为瞳孔中线与视轴重合,即零 Kappa 角。反光点位于瞳孔中线鼻侧,给人以轻度外斜视的印象,此为阳性 Kappa

角(正 Kappa 角)。反光点位于瞳孔中线颞侧,为阴性 Kappa 角(负 Kappa 角),给人以内斜视的错觉。(图 2-13-2)

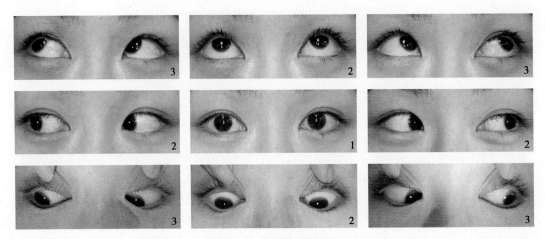

图 2-13-1　眼位示意图

1. 第一眼位;2. 第二眼位;3. 第三眼位。

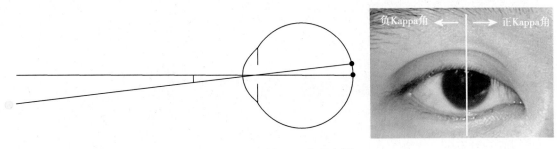

图 2-13-2　Kappa 角示意图

7. 第一眼位时单条眼肌的主、次要作用(表 2-13-1)

表 2-13-1　各眼外肌的主次要作用

眼外肌	主要作用	次要作用
内直肌	内转	无
外直肌	外转	无
上直肌	上转	内转、内旋
下直肌	下转	内转、外旋
上斜肌	内旋	下转、外转
下斜肌	外旋	上转、外转

根据眼球运动时各眼外肌之间的相互作用可分为:

(1)主动肌(agonist):收缩时使眼球向某一个方向运动的肌肉称为主动肌,如外直肌收缩使眼球外转。

(2)协同肌(synergist):单眼某一眼外肌行使主要作用时,需要其他肌肉协助完成共同的作用,起协助作用的眼外肌称为协同肌。如:上转时,下斜肌是上直肌的协同肌;下转时,上斜肌为下直肌的协同肌。

(3)拮抗肌(antagonistic muscles):单眼某一眼外肌行使主要作用时,相互制约的眼外肌称为拮抗肌,如:外直肌与内直肌,上直肌与下直肌。

（4）配偶肌（yoke muscles）：双眼向同一方向共同运动时，使双眼向同一方向运动的肌肉称为配偶肌。如：向右注视时，右眼外直肌收缩，左眼内直肌必须同时等量地收缩，才能保持双眼单视，因此右眼的外直肌和左眼的内直肌为配偶肌。

当双眼眼外肌力量不平衡，两眼视轴不能同时对准同一目标时，视轴相互偏离即为斜视（strabismus）。斜视后，外界同一物体投射在视网膜的非对应点上（注视眼的中心凹和斜视眼的周边视网膜），使中心凹的物像和周边视网膜物像不在同一视轴而被感知成两个不同的物体而产生复视（diplopia）（图 2-13-3B）；或者是不同的物体分别投射到双眼的黄斑中心凹，两个不同的物像无法在视觉中枢融合而产生混淆视（confusion）（图 2-13-3C）。

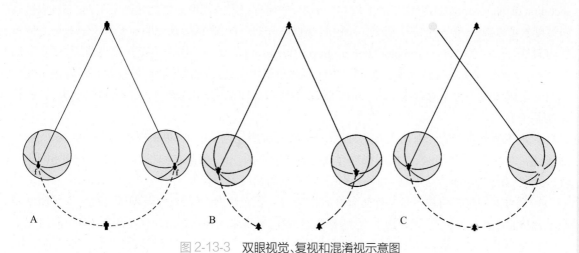

图 2-13-3　双眼视觉、复视和混淆视示意图

8. 三棱镜度（prism diopter，PD） 用于测量斜视度的单位。光线通过三棱镜在 1 米处向基底偏移 1cm 为 1PD（1$^\triangle$）。1圆周度大约等于 1.75PD。

一、斜视的分类

目前临床尚无完善的斜视分类方法。中华医学会眼科学分会斜视与小儿眼科学组为了规范和更好地指导临床工作于 2015 年发布《我国斜视分类专家共识（2015 年）》。该分类方法根据融合状态将斜视分为隐斜视和显斜视两大类，再进一步根据眼位偏斜方向以及眼球运动状况和不同注视位置眼位偏斜角度的变化进行详细分类。在这里我们将以眼球运动状况、不同注视位置斜视角的变化以及眼外肌的受累情况入手，将斜视分为共同性斜视、非共同性斜视（表 2-13-2）和其他特殊类型的斜视。

表 2-13-2　共同性斜视与非共同性斜视对比表

对比点	共同性斜视	非共同性斜视
病因	不明	明确
自觉症状	无	复视或混淆视
眼球运动	不受限	向麻痹肌方向运动受限
第一与第二斜视角	相等	不等

（一）共同性斜视

主要特征是眼球运动没有限制，斜视角不因注视方向的改变而变化，两眼分别注视时斜视角相等（第一斜视角等于第二斜视角），以共同性内斜视多见，包括：调节性内斜视、非调节性内斜视、急性共同性内斜视、周期性内斜视等。在共同性外斜视中以间歇性外斜视和恒定性外斜视多见。病因多局限于眼部解剖或功能的异常,如眼外肌解剖异常、眼部屈光不正、集合功能过强或不足以及视力低下等。

1. 调节性内斜视　是由于调节因素导致的内斜。有两种作用机制单独或共同参与,包括:中高度远视需要较多的调节以得到清晰的物像而导致内斜;高 AC/A 使一定量的调节引起更多的集合形成内斜。发病年龄在出生后 6 个月 ~7 岁。发病初期为间歇性内斜视,后来逐渐变为恒定性内斜视,常伴有弱视。多数患儿无复视,表现为斜视眼发生功能性抑制。分三型:①屈光调节性内斜视(accommodative esotropia due to hyperopia):发病年龄平均 2 岁半左右。多伴有中度或高度远视性屈光不正,看远与看近斜视角相等(远视矫正与否相同)。斜视度一般不大,几乎全部由远视性屈光不正引起,散瞳或戴镜后眼位可恢复正常,眼球运动无明显受限,单眼内斜视可合并弱视。②部分调节性内斜视(partially accommodative esotropia):发病年龄平均为 2 岁半,多伴有中度或高度远视性屈光不正,散瞳或戴镜后斜视度数可以减少,但不能完全消失。单眼斜视也可合并弱视,眼球运动无明显受限。③非屈光调节性内斜视(高 AC/A 型)(accommodative esotropia due to high AC/A):屈光不正在生理范围之内,平均 +2.25D,变化范围从近视到远视。看远正位或斜视角很小,看近内斜视,看近斜视度大于看远斜视度(≥ 15$^\triangle$),内斜视多为中等幅度 20$^\triangle$~30$^\triangle$,看近时加 +3D 球镜后,斜视角变小或内斜视消失,该斜视 10 岁后有自愈趋势。

2. 非调节性内斜视　在出生 6 个月以后出现,没有明显调节因素,单眼斜视可合并弱视,无明显远视性屈光不正,AC/A 正常。根据视远与视近斜视度不同,可分为基本型(视远视近斜视度相同)、集合过强型(看近斜视度大于看远)和分开不足型(看远斜视度大于看近)。

3. 急性共同性内斜视　是一种呈急性发作的后天获得性内斜视,发作时即感复视。人为阻断双眼融合功能是其常见诱因,如外伤手术、弱视遮盖治疗,易发生于存在远视屈光不正而未矫正的患者。

4. 周期性内斜　临床少见,主要表现为大角度内斜视,周期性发作,眼球运动正常。突然的发病、发热、外伤等可能是其诱因。

5. 间歇性外斜视　幼年发病,介于外隐斜视和恒定性外斜视之间的一种过渡型斜视,患者仅能间歇性通过融合机制控制眼位正位,斜视度不稳定,多呈交替性斜视,眼位随注视距离、注意力强弱、患者精神状态在正位与外斜视之间变动。在精神不集中、疲劳或长时间近距离阅读后出现显性外斜视。单眼视力多正常,有近立体视觉,无明显屈光不正。它是儿童最为常见的外斜视类型,患病率居各种共同性外斜视首位,大约为 35.7%。其发病主要与集合和分开功能之间平衡失调、集合功能不足以及融合功能低下有关。分型:

(1)基本型:视远与视近的斜视度数相近。

(2)分开过强型:视远斜视度数大于视近(≥ 15$^\triangle$)。

(3)集合不足型:视近斜视度数大于视远(≥ 15$^\triangle$)。

(4)假性分开过强型:视远斜视度明显大于视近,但遮盖单眼 1h 或双眼戴 +3D 球镜后,视远、视近时斜视度基本相等。

6. 恒定性外斜视　眼位始终向外偏斜,正常融合功能不能控制双眼视轴平行。部分由间歇性外斜视失代偿演变而来。幼年或成年发病,发生在婴幼儿期的恒定性外斜视多无正常双眼视,预后差;成年发病者多为间歇性外斜视失代偿形成,预后较好。大约 82% 的患者视力正常,双眼视功能多因眼位偏斜受损。斜视度通常大而稳定。

(二)非共同性斜视

表现为眼球运动受限,斜视角随注视方向的改变而变化,两眼分别注视时斜视角不等,多见于神经系统和全身疾病相关的斜视,根据眼球运动受限的原因可以分为两种,一种是由于神经肌肉麻痹引起的麻痹性斜视,常见有展神经麻痹、动眼神经麻痹以及滑车神经麻痹;另一种是由于粘连、嵌顿等机械性限制引起的限制性斜视,如:眼眶爆裂性骨折、甲状腺相关眼病、高度近视、Duane 眼球后退综合征等导致眼外肌功能受限引起限制性斜视。

1. 麻痹性内斜视　由展神经麻痹引起,先天性展神经麻痹可因神经肌肉发育不良引起,后天性展神经麻痹多见于颅内炎症、肿瘤、外伤、出血等。常表现为大度数的内斜视,以单眼内斜视多见,第二斜视角大于第一斜视角,外转明显受限,严重时外转不能超过中线,常常伴有异常头位以保持双眼融合功能。先天性者复视不明显,伴患眼弱视,后天性者可主诉复视且伴有面转向麻痹眼一侧的代偿头位。

2. 麻痹性外斜视　患者常存在大度数的外斜视伴麻痹眼的下斜视,受累眼上睑下垂,内转明显受限。儿童以先天性动眼神经麻痹多见,成人多由颅内动脉瘤、糖尿病、神经炎以及外伤感染波及动眼神经所致。在部分先天性或者外伤性的动眼神经麻痹病例中,因为受损伤的眼神经迷行再生,临床表现和治疗就变得相对复杂,有异常的眼睑抬举和瞳孔收缩。

3. 垂直旋转性斜视　垂直斜视多为非共同性斜视,上斜肌麻痹是旋转性垂直斜视的最常见原因,可因先天性解剖异常,神经核缺陷或者颅脑损伤、糖尿病等引起,其中闭合性颅脑损伤引起的滑车神经麻痹是其主要原因。常有头歪向健眼侧或者低位眼侧的代偿头位体征(图2-13-4A),且长期的代偿头位可使颈部肌肉以及脊柱发生解剖学变化,导致眼性斜颈。轻度的上斜肌麻痹第一眼位可无明显上斜,内转或内上转眼位时因直接拮抗肌功能相对过强而表现出内上偏斜明显。较重的单侧上斜肌麻痹时第一眼位可有垂直斜度(图2-13-4B)。双眼鼻下转时表现为受累眼内下转落后(上斜肌功能不足),鼻上转时受累眼上转超前(继发性下斜肌功能亢进)。下斜肌功能亢进程度一般较轻,第一眼位可无垂直斜视,在内转眼位时可因下斜肌功能亢进发生上转,尤其在内上方注视时明显。常与水平斜视同在,表现为水平斜视非共同性,呈V型斜视。多出现在先天性内斜视的患儿中,1~6岁的先天性内斜视患儿中2/3伴有下斜肌功能亢进,但也可伴发于后天性内斜视和外斜视,有时也可不伴其他类型斜视而单独出现。

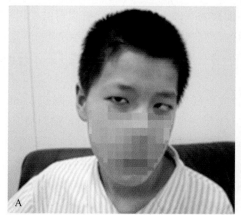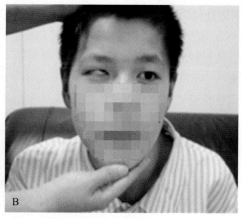

图2-13-4　先天性上斜肌麻痹(右眼)

4. 限制性斜视　由于直肌运动受限造成斜视。眼眶内壁爆裂性骨折可引起眶内壁或下壁软组织嵌夹,导致眼球上、外运动受限。甲状腺相关眼病累及下直肌和内直肌时,可表现为眼球内斜伴向下移位,上转和内转困难,集合无能,牵拉试验阳性。此外,高度近视、Duane眼球后退综合征、Moebius综合征、先天性眼外肌纤维化等也可累及眼外肌导致限制性斜视。

除了上述列举的典型的共同性斜视和非共同性斜视外,斜视的分类还包括部分先天性斜视和特殊类型的斜视。比如先天性(婴儿型)内斜视、先天性外斜视、先天性眼外肌纤维化、A-V型斜视、分离性斜视、Duane眼球后退综合征、Moebius综合征等。先天性(婴儿型)内斜视,出生6个月以内发病,大而稳定的内斜视,同时也伴有下斜肌功能亢进或垂直分离型斜视等非共同性斜视的表现。先天性外斜视,出生1年以内发生的大而恒定的外斜视,斜视度可随着年龄的增加而增大,部分患儿伴有斜肌功能异常。A-V型斜视,即水平斜视存在垂直方向非共同性,向上和向下注视时水平斜视度数有明显变化。

二、斜视的诊断

斜视的诊断应重点关注病史和相关检查。斜视的病史主要包括以下几个方面：主诉、眼病史、系统性疾病史、用药史、家族史和社会史等。常用的斜视检查包括知觉功能检查、眼位检查、眼球运动检查、睫状肌麻痹屈光检查。

(一) 斜视的病史

主诉包括斜视的类型、发病时间、发生频率、主斜眼、控制情况、诱发因素和合并症状等。

眼部病史如屈光状态、是否配戴眼镜、是否接受过弱视治疗和斜视矫正手术等，有助于判断斜视的类型。

系统性疾病史、用药史和家族史有助于明确斜视的病因和危险因素，尤其对麻痹性斜视和限制性斜视的诊断。

望诊可以先排除假性斜视，尤其是容易误诊为内斜视的内眦赘皮和容易误诊为外斜视的阳性 Kappa 角。

(二) 相关检查

既往对于斜视的检查普遍首选遮盖试验，最近的研究认为检查视力和斜视度数时单眼遮盖会引起双眼分视，从而影响对双眼视功能和外斜视控制情况的评估，因此检查斜视度数之前应先做知觉功能检查并评估融合控制情况。

1. 双眼视功能检查   主要包括融合和立体视功能检查，此外还包括复视、抑制和异常视网膜对应等。有明显斜视而无复视是最简单的判断单眼抑制的方法，Worth 四点灯试验除可检查单眼抑制还能检查周边融合功能。Bagolini 线状镜、同视机等在前面的基础上能进一步检查患者的视网膜对应情况和立体视功能。对外斜视患者应对视远和视近的融合控制情况进行评估，明确病情的严重程度，融合控制情况变差，即出现抑制和 / 或双眼视功能下降，常提示病情进展，是外斜视手术治疗的适应证之一。

2. 眼位检查   眼位检查可使用角膜映光法联合或不联合三棱镜，嘱患者注视眼前 33cm 处的点光源，然后观察反光点偏离瞳孔中心的位置 (图 2-13-5)，反光点偏离瞳孔中心 1mm 约斜视 7.5 圆周度或者 15$^\triangle$，此方法简单，可以初步预估斜视度的大小。或用交替遮盖时眼球再注视的运动量估计斜视度数。除了第一眼位的斜视度数，上方和下方注视、侧方注视的斜视度数也应进行测量。上方和下方注视的斜视度数是否存在差别，是判断 A-V 型斜视的重要依据。若患者配戴眼镜，应检查其戴镜后的眼位，内斜视患者还应同时测量裸眼斜视度数。若患者存在代偿头位或者眼性斜颈等代表性改变时应警惕非共同性斜视的诊断，判断受累的眼外肌，针对病因进行治疗。

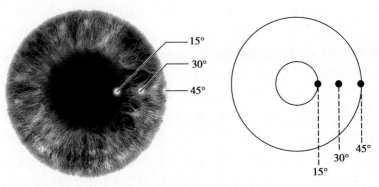

图 2-13-5   角膜映光法判断斜视度

3. 眼球运动检查   包括双眼运动和单眼运动，两者缺一不可，对斜视的诊断必不可少。与单眼运动相比,双眼运动更易暴露眼外肌功能不足、亢进或非共同性。婴幼儿若无法配合检查或配合不佳者,可以采用单眼遮盖和娃娃头试验以帮助鉴别眼球运动是否正常。对于存在或怀疑非共同性斜视者,被动牵拉试验和/或主动牵拉试验有助于鉴别。除此之外,在复视试验时,注视复视像偏离最大的方向时周边像所在眼即为麻痹眼,且该眼在该诊断眼位起主要作用的肌肉即为麻痹肌。

4. 睫状肌麻痹屈光检查　斜视,尤其内斜视,与屈光状态密切相关。由于儿童的调节能力很强,因此在充分麻痹睫状肌基础上检查屈光状态,对于斜视的诊断和治疗非常重要。目前常用的睫状肌麻痹剂包括阿托品、环戊通和托吡卡胺,可根据具体情况选择。

5. 斜视的影像学检查　在眼球的运动功能检查中,眼球运动异常提示着眼外肌及其周围组织机械性病变或者神经支配的异常。但是在一些复杂的斜视中,上述常规的斜视检查很难解释。磁共振成像(magnetic resonance imaging,MRI)技术因其较高的对比分辨率和空间分辨率逐渐运用于眼球运动和斜视的诊断中。MRI技术可以直观地显示眼外肌和及其他眶内组织的近乎显微结构的改变,找出眼球运动神经的颅内段或眶内段神经发育异常,为机械性或神经源性斜视提供诊断依据。

三、斜视的治疗

斜视治疗的主要目标是恢复双眼视觉功能。美国眼科学会2017年发布的斜视的临床指南中提出所有的内斜视均应考虑治疗,早期发现、及时治疗斜视和潜在的弱视,可改善长期的视觉、运动和知觉功能。对于无内斜视的儿童,矫正远视可以减少发生调节性内斜视和/或弱视的风险。其次,所有的外斜视均需随访观察,且部分患者需要治疗,对于融合控制情况良好的间歇性外斜视幼儿可以进行随访。无论内斜视还是外斜视,其治疗均应考虑斜视对儿童生活质量的影响,生活质量降低是斜视的手术治疗指征之一。

(一)光学治疗

矫正斜视同时兼具矫正患者屈光不正和治疗弱视的作用,尤其是对于调节性内斜视(图2-13-6)。轻微的远视一般不需要矫正,但对于伴有内斜视的患者,尤其是斜视度数随着患者调节增加而增加的调节性内斜视的患者,其配镜处方应按照睫状肌麻痹验光处方全部足矫。对于非屈光调节性内斜视(高AC/A型),可以在全屈光矫正片的下方增加一个+2.50D或+3.00D的球镜,即双光镜,以减少看近时因调节而引起的内斜视。定期复查,根据屈光变化及眼位决定是否调换眼镜。

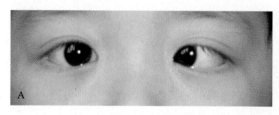
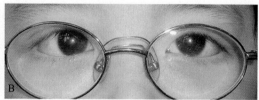

图2-13-6　调节性内斜视戴镜前后眼位对比图

(二)药物治疗

对于调节性内斜视患者,除了屈光矫正还可以采用睫状肌麻痹剂,如阿托品,通过控制调节来治疗斜视。对于非屈光调节性内斜视(高AC/A型)可以给予缩瞳剂点眼,造成轻度药物性近视,减少中枢性调节,但不宜长期使用。对于神经系统或者全身病变引起的非共同性斜视,可在肌电图的监视下注射A型肉毒素于麻痹肌的拮抗肌内,在药物作用期内暂时性麻痹肌肉,重建拮抗肌与麻痹肌之间的平衡,以达到减少或者消除斜视的效果。此外,在麻痹性斜视的早期还应积极给予病因治疗,以及扩血管、神经营养制剂、激素等药物对症治疗。

(三)视功能矫正训练

比如使用底向内三棱镜促进融合,多用于患儿年龄过小需延缓手术或成人小度数外斜视的矫正,以减轻阅读时的视疲劳。脱抑制治疗、复视知觉训练和融合训练等,适用于外斜度小于 20$^\triangle$、中心凹抑制尚未巩固的间歇性外斜视。此外,正规的视能矫正训练,还可以补充和巩固手术的效果。

(四) 手术治疗

适用于各种斜视和眼外肌综合征,包括肌肉减弱术,肌肉加强术和水平肌肉垂直移位术。通过改变眼外肌附着点的位置(直肌后徙术)或者改变眼外肌长短(直肌缩短术)等来改变眼外肌对眼球的牵拉力量而达到矫正眼位和协调眼球运动的作用。手术肌肉的选择受多种因素的影响,首先参照第一眼位的斜视度,同时参考看近和看远时斜视度的变化。内直肌对视近斜视角的矫正作用更大,而外直肌对视远斜视角的矫正作用更大。对视近内斜视较大的患者,应行双眼内直肌减弱术。外斜视远明显时,应行双眼外直肌减弱术。对于视近视远双眼斜视角相同的斜视,双侧直肌减弱术与单眼后徙加缩短的效果相同。

手术治疗斜视本是机械性的眼位矫正,受多种因素的影响,比如肌肉的性质,与周围组织的关系和神经冲动等。因此相同的肌肉,相同的矫正量可能产生不同的矫正结果。为了取得满意的结果,有时可能需要多次手术。

在之前介绍的斜视类型中,先天性斜视或固定性斜视患者常常需通过手术的方式得以矫正,调节性内斜视患者可在非手术治疗 6 个月后采取手术矫正斜视非调节部分,麻痹性斜视或者限制性斜视也可在病情稳定 6 个月后采取手术矫正斜视。

先天性(婴儿型)内斜视手术时机一般为 1.5~2 岁。早期手术会增加获得双眼单视的机会,得到某种形式的双眼视觉,借助融合功能保持眼球正位。先天性外斜视常在 12~18 个月手术,如果斜视角不稳定,手术可以推迟至 18~24 个月。手术设计多采用双眼外直肌后徙术或双眼外直肌后徙联合内直肌缩短术。若在 2 岁后手术,则几乎没有形成融合功能的可能。先天性上斜肌麻痹确诊后应尽早手术,以避免颜面部、脊柱发育畸形。对于垂直斜视度小于 10$^\triangle$或患儿年龄太小、家长对手术有顾虑者,可以考虑应用三棱镜帮助纠正代偿头位。后天性上斜肌麻痹患病早期可给予病因治疗。对病因清楚,病情稳定 6 个月以后存在的旋转型垂直斜视,可以手术治疗。手术设计以恢复第一眼位和下方视野的双眼单视功能为目的。

第二节 弱 视

弱视(amblyopia)是指在视觉发育期由于单眼斜视、未矫正的屈光参差、高度屈光不正及形觉剥夺而导致单眼或双眼的最佳矫正视力低于同龄人正常视力。人类在刚出生时视觉系统并未发育完善,需要后天通过正常的视觉刺激逐渐发育成熟。在视觉发育过程中任何严重干扰或抑制视觉系统发育的因素均可导致弱视。从出生到 12 岁是视觉发育敏感期,这期间视觉系统对异常的视觉刺激很敏感,无论先天性或后天性的异常均可能引起弱视。3 岁前是视觉发育最快、最敏感的阶段,被称为关键期,在这一时期即使是短暂的视觉剥夺,也可导致重度弱视。同时,弱视患儿如在关键期和敏感期得到及时有效的治疗,治愈的可能性很大,而一旦超过这个时期,治疗会非常难,效果也会受到很大影响,可能造成终生视力缺陷。

一、弱视的分类

弱视根据发病原因可细分为四类:斜视性弱视、屈光参差性弱视、屈光不正性弱视、形觉剥夺性弱视。

1. **斜视性弱视**（strabismic amblyopia）　因单眼恒定性、非交替性斜视而形成，为单眼弱视，双眼交替性斜视不发生斜视性弱视。这是由于斜视眼与非斜视眼异常的视网膜对应，从而接受到不同物像，产生视混淆，导致大脑视皮层的竞争性抑制，斜视眼长期受到抑制后产生弱视。

2. **屈光参差性弱视**（anisometropic amblyopia）　由于双眼屈光参差引起视网膜成的物像清晰度不一致，视皮层融像困难，进而产生竞争性抑制，形成弱视。双眼远视性球镜屈光度数相差 1.50DS，或柱镜屈光度数相差 1.00DC，屈光度数较高的一眼就可形成弱视。中低度的近视屈光参差一般不产生弱视，但相差 >−6.00DS，也有弱视形成风险。总的来说，屈光参差度数越大，弱视概率越高，程度越重。

3. **屈光不正性弱视**（ametropic amblyopia）　多发生在双眼高度远视或高度散光而未进行矫正者。高度远视导致任何距离的物体都不能清晰成像在视网膜上，而高度散光使得特定子午线上视网膜物像模糊，两者均造成视觉有效刺激不足而引起弱视。如检查发现远视性屈光度数 ≥ 5.00DS、散光度数 >2.00DC，则患屈光不正性弱视的风险性增大。

4. **形觉剥夺性弱视**（form deprivation amblyopia）　由于屈光间质混浊（如角膜混浊、白内障、前房积血、玻璃体积血）、上睑下垂遮挡视轴及不恰当的遮盖等因素，剥夺了视网膜受正常视觉刺激的机会，从而造成弱视。根据疾病本身情况，弱视的发生可能为单眼或双眼。形觉剥夺程度越重、发生年龄越小、持续时间越长，弱视就越严重。单眼形觉剥夺性弱视较双眼弱视后果更为严重，因为单眼形觉剥夺造成的物像模糊还将与健眼的清晰物像产生竞争，导致大脑视皮层的竞争性抑制，加重了弱视的程度及治疗的困难性。

二、弱视的诊断

中华医学会眼科学分会斜视与小儿眼科学组在 1987 年提出、1996 年修订的《弱视定义、分类和诊疗指南》中提出以国家标准对数视力表检测出的单眼或双眼最佳矫正视力小于等于 0.8 为弱视诊断标准，并强调了诊断弱视时应注意年龄因素。但是部分医师或者保健人员在工作中忽视了年龄的因素，把视力低于 0.8 的都诊断为弱视，从而使得我国弱视的检出率明显高于预期以及国际同类流行病学调查结果。这导致弱视诊断扩大化，同时过度治疗现象严重冲击医疗规范和秩序，造成巨额卫生资源浪费，给相关儿童和家庭带来负担，甚至伤害。因此中华医学会眼科学分会斜视与小儿眼科学组通过在国内进行以人群为基础的大样本儿童视力流行病学调查研究，并参考国外同期的研究成果和小儿眼科学专著，经多年实践和充分讨论，于 2011 年发布《弱视诊断专家共识（2011 年）》，强调弱视即视觉发育期由于单眼斜视、未矫正的屈光参差、高度屈光不正及形觉剥夺引起的单眼或双眼最佳矫正视力低于相应年龄的视力；或双眼视力相差 2 行及以上，视力较低眼为弱视。

临床工作中诊断儿童弱视时，一定要先进行系统检查，排除眼部器质性改变；同时，应发现导致弱视的相关因素，不能凭视力一个指标即诊断弱视；同时根据儿童视力发育规律，对于 3~7 岁儿童，诊断弱视时不宜以视力低于 0.9 作为依据，而应参考相应年龄的视力正常值下限。不同年龄儿童视力的正常值下限不同：年龄在 3~5 岁儿童视力的正常值下限为 0.5，6 岁及以上儿童视力的正常值下限为 0.7。同时均应考虑是否双眼 snellen 视力表视力相差超过两行。对治疗效果差的弱视应尽早重新评估（不超过 6 个月），警惕有无其他疾病（如：晶状体后圆锥、圆锥角膜、双眼 X 连锁青少年黄斑劈裂、视锥细胞营养不良等），避免误诊、漏诊。

三、弱视的治疗

弱视的治疗目标是使患者恢复最好的视力，甚至重建双眼视。弱视治疗方法有很多种，需根据病因、注视性质、视力低下程度等因素进行联合治疗。由于视觉发育存在敏感期，故患者年龄越小，弱视治疗的成功率越高。如果超过敏感期,治疗困难程度明显增加,治疗效果也可能欠佳。但是,无论患者年龄的大小,发现弱视后都应当进行治疗,尽可能提高患眼的视力和双眼视功能。因为视觉质量的改善可减少今后因健眼损害所导致的视力残疾,也是成功治疗斜视的前提,对患者的生活和工作都有积极的意义。

(一)弱视的屈光矫正

屈光不正性弱视和屈光参差性弱视占到弱视的1/2~2/3,大部分斜视性弱视的患者以及形觉剥夺性弱视的患者中也有不同程度的屈光不正,所以合理矫正弱视患者的屈光不正十分重要。

远视性屈光不正需要通过睫状肌麻痹后才能显现完全,尤其对于儿童。弱视的配镜处方需结合屈光状态、弱视程度、眼位、调节能力等因素来制定:

1. 合并内斜视,远视应全部矫正(屈光调节性内斜视需结合眼位)。

2. 不合并内斜视,为维持必要的调节张力,建议在睫状肌麻痹后客观验光基础上对于远视适当欠矫1.00D~1.50D(或者1/3~1/4)。但重度弱视患者的远视应全矫。

3. **散光应按实际度数矫正**　如果矫正高度散光试戴时患者觉视物变形或者倾斜,可给予适当欠矫,待适应后再予以全矫。逆规散光及斜轴散光应给予全矫。

4. 屈光参差性弱视尽可能全矫。

5. **预防性屈光矫正**　对于婴幼儿,明显的屈光不正和屈光参差是弱视的危险因素,故治疗得越早,弱视发生的可能性就越低(表2-13-3)。

表2-13-3　婴幼儿屈光矫正指标(美国眼科学会·眼科临床指南第2版)

类型	屈光状态(D)		
	≤1岁	1~2岁	2~3岁
双眼屈光状态相近			
近视	≥−5.00	≥−4.00	≥−3.00
远视	≥+6.00	≥+5.00	≥+4.50
远视合并内斜视	≥+2.50	≥+2.00	≥+1.50
散光	≥3.00	≥2.50	≥2.00
屈光参差			
近视	≥−4.00	≥−3.00	≥−3.00
远视	≥+2.50	≥+2.00	≥+1.50
散光	≥2.50	≥2.00	≥2.00

(二)弱视的遮盖疗法

常规遮盖治疗旨在通过遮盖优势眼,迫使弱视眼注视,从而消除双眼异常的相互作用,消除对弱视眼的抑制,恢复视皮层细胞功能,使视觉神经通路发育正常化。遮盖方法简便,疗效确定,是弱视治疗的首选方法。该方法适合斜视性弱视、屈光参差性弱视、双眼矫正视力相差2行以上的弱视。需要注意,遮盖治疗过程也是形觉剥夺,可造成健眼的弱视,并且破坏双眼视。因此在遮盖过程中应密切随访,根据患者的年龄、弱视程度、双眼视力差别程度、病情变化(尤其时双眼视功能、优势眼是否转换)等因素进行调整。一般来说年龄越大,双眼视力差别越大,则遮盖时间越长。目前为兼顾双眼视功能的发育,建议在治疗7岁以下重度弱视(视力≤0.2)患儿可给予每天6h的遮盖,对于中度弱视(视力0.25~0.5)患儿给予每天2~4h的遮盖。因弱视治疗效果容易反复,视力达到目标后需逐渐减少遮盖时间,慢慢停止,以巩固疗效。

（三）压抑疗法

通过睫状肌麻痹剂（如 1% 阿托品，适用于优势眼为远视者）、一定屈光度数的眼镜或者半透明眼镜贴膜等方法，使得优势眼的视力低于弱视眼至少 2 行，从而消除弱视眼的抑制，强迫弱视眼注视及使用。该方法尤其适用于不能配合遮盖的儿童，但对程度严重的弱视效果不佳。此外，应用阿托品存在结膜刺激、畏光、口干、发热、心动过速、谵妄等眼部及全身反应，需谨慎。

（四）弱视的其他辅助治疗

通过正常的视觉刺激来改善注视性质、提高弱视眼视力。目前常用的主要有 3 类：

1. 纠正偏心注视 通过刺激视网膜黄斑中心凹，训练黄斑中心凹功能，改善注视性质。比如红光治疗是利用视锥细胞对光谱中的红光（波长 620~700nm）敏感，视杆细胞对红光不敏感的生理基础而设计的治疗仪，通过予以红光闪烁刺激黄斑中心凹的视锥细胞，提高黄斑中心凹的分辨能力，改善黄斑中心凹的视觉功能，纠正注视性质；后像疗法使用强光照耀包括偏心注视区域在内的周边视网膜，使之产生后像，形成抑制，同时使用黑色圆盘遮挡保护黄斑，使其避免强光照耀。之后令患者注视视标，弱视眼必然使用中心注视，因为此时周边视野为暗区。

2. 精细目力工作 即近距离视觉活动或家庭作业，属于形觉刺激。训练时需遮盖健眼，训练弱视眼专注于细小目标，加强弱视眼的使用。比如细线穿珠子、穿针、描画、电脑游戏等。

3. 视觉刺激疗法 通过空间频率不同的条栅作为刺激源，刺激提高视皮层细胞对不同空间频率的分辨力，以提高视力。

四、弱视的预后及预防

弱视眼视力提高的过程是视觉发育的过程，不可能一蹴而就。最终的治疗效果取决于初诊年龄、初诊视力、弱视类型、屈光状态、弱视程度、注视性质、治疗依从性等众多因素的综合影响。即使通过治疗后，视功能达到正常或部分正常，仍有弱视复发的可能，特别是还处在视觉发育敏感期的患儿。因此，建议至少坚持随访 3~5 年，或者到敏感期结束。前 1 年每月复查，之后可延长到每半年复查。一旦发现复发，及时重新进行治疗。早期对幼儿进行视觉筛查，在预防和治疗弱视方面都有积极的意义。早期筛查能发现屈光介质混浊、遮挡瞳孔的上睑下垂、明显的屈光状态异常、斜视以及其他影响视觉发育的疾病，有利于降低弱视发生率和提高弱视治疗的成功率。另外，从长期角度来看，减少或防止早产以及胎儿期有害的环境（吸烟、病毒感染等），均能降低弱视发病率。

（邹云春）

思考题

1. 简述各诊断眼位的主动肌和协同肌。
2. 简述复视和混淆视的原因和区别。
3. 简述共同性斜视和非共同性斜视诊断鉴别点。
4. 弱视的危险因素有哪些？
5. 简述弱视的治疗原则和注意事项。

第十四章
全身病的眼部表现

    眼与全身系统疾病密切相关,许多全身疾病可以引起眼部的异常,如糖尿病、高血压、动脉硬化等;眼部的异常又是全身综合征的重要组成部分,如干燥综合征、Stevens-Johnson 综合征;一些眼部体征还可以提示疾病的诊断或反映全身疾病的严重程度和治疗效果。在临床的诊断治疗中必须有整体的观念,能充分认识眼与全身疾病之间的关系,方能提高对疾病的诊疗水平。本章针对常见引起眼部异常的全身疾病进行阐述,要求掌握这些疾病的眼部表现,以强调临床诊疗实践中的整体观念。

第一节　内科疾病的眼部表现

一、糖尿病

    糖尿病是一组多病因引起的以慢性高血糖为特征的代谢性疾病,是由于胰岛素分泌和/或作用缺陷所引起。据国际糖尿病联盟统计,2013 年全球有 3.82 亿糖尿病患者,中国是全球 20~79 岁糖尿病患者最多的国家,拥有 9 800 万糖尿病患者。糖尿病引起的眼部并发症很多,包括糖尿病视网膜病变、白内障、虹膜新生血管和新生血管性青光眼、晶状体屈光度变化、眼表病变、眼部神经病变等。其中糖尿病视网膜病变(diabetic retinopathy,DR)是糖尿病最严重的并发症之一,其发病率与糖尿病的病程、发病年龄、遗传因素和控制情况有关。糖尿病病程是 DR 最重要的发生因素。1 型糖尿病患者病程 5、10、15 年的 DR 发生率分别为 25%、60% 和 80%。2 型糖尿病患者病程 5 年的 DR 发生率为 24%(使用胰岛素治疗)和 40%(未使用胰岛素治疗),病程超 19 年的 DR 发生率增至 53%(使用胰岛素治疗)和 84%(未使用胰岛素治疗)。血糖水平和糖化血红蛋白浓度与 DR 的发生有直接关系。尽管糖尿病得到很好的控制,眼部并发症仍然可能在发病后约 20 年出现;血糖控制不佳会增加眼部并发症的发病率。高血压、高血脂、吸烟、肾病、妊娠、肥胖等可加重 DR。

(一)糖尿病视网膜病变

    DR 是最常见的视网膜血管病,是 40 岁以上人群主要致盲眼病之一。早期无自觉症状,病变发展到黄斑后开始出现不同程度的视力减退。视网膜微血管病变是 DR 的基本病理过程:

微血管 → 微血管扩张 → 微血管 → 无灌注 → 视网膜 → 增殖性病变
细胞损害　微动脉瘤、渗漏　闭塞　区形成　缺血缺氧　(新生血管)

    1. 临床分期或分级　按 DR 发展阶段和严重程度,临床分为非增殖型(nonproliferative DR,NPDR)(图 2-14-1)和增殖型(proliferative DR,PDR)(图 2-14-2)。

    中华医学会眼科学会眼底病学组于 2014 年形成了第 1 版《我国糖尿病视网膜病变临床诊疗指南》,DR 新的分期方法延续了中国 1985 年的分期方法,在内容中与国际临床分级标准相衔接

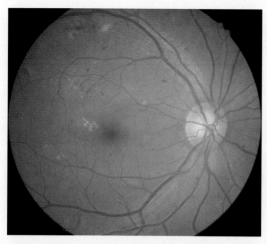

图 2-14-1　右眼 NPDR 眼底彩照
后极部视网膜散在微动脉瘤、出血点和黄白色硬性渗出。

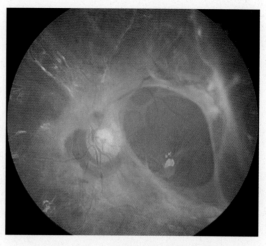

图 2-14-2　左眼 PDR 眼底彩照
可见视网膜新生血管及纤维增殖,牵拉性视网膜脱离。

(表 2-14-1),糖尿病黄斑水肿(diabetic macular edema,DME)分型采用国际临床分级标准。2002 年 16 个国家的 31 位学者在悉尼召开的国际眼科学术会议上拟定了临床分级标准(表 2-14-2)。该标准以散瞳检眼镜检查所见为基础,便于推广、利于普查和不同层次和科室的医师之间的交流。

表 2-14-1　中国糖尿病视网膜病变的临床分期(2014 年)

病变	严重程度	眼底表现
NPDR	Ⅰ期	仅有毛细血管瘤样膨出改变
	Ⅱ期	介于轻度到重度之间的视网膜病变,可合并视网膜出血、硬渗和 / 或棉絮斑
	Ⅲ期	每象限视网膜内出血 ≥ 20 个出血点,或者至少 2 个象限已有明确的静脉串珠样改变,或者至少 1 个象限视网膜内微血管异常(intraretinal microvascular abnormalities,IRMA),无明显特征的 PDR
PDR	Ⅳ期	出现视网膜新生血管(neovascular elsewhere,NVE)或视盘新生血管(neovascular of the disc,NVD),当 NVD>1/4~1/3 视盘直径或 NVE>1/2 视盘直径,或伴视网膜前出血或玻璃体出血时称"高危 PDR"
	Ⅴ期	出现纤维膜,可伴视网膜前出血或玻璃体出血
	Ⅵ期	牵拉性视网膜脱离,合并纤维膜,可合并或不合并玻璃体积血,也包括虹膜和房角的新生血管

NPDR:非增生性糖尿病视网膜病变;PDR:增生性糖尿病视网膜病变。

表 2-14-2　糖尿病视网膜病变国际临床分级标准(2002 年)

病变严重程度	散瞳眼底检查所见
无明显视网膜病变	无异常
轻度 NPDR	仅有微动脉瘤
中度 NPDR	介于轻度 NPDR 到重度 NPDR 之间的视网膜病变
重度 NPDR	出现下列任一改变,但无 PDR 表现: 1. 任一象限中有多于 20 处视网膜内出血; 2. 在 2 个以上象限有静脉串珠样改变; 3. 在 1 个以上象限有显著的视网膜内微血管异常

续表

病变严重程度	散瞳眼底检查所见
PDR	出现以下一种或多种改变： 新生血管形成、玻璃体积血或视网膜前出血
DME 分级	
无明显 DME	后极部无明显视网膜增厚或硬性渗出
轻度 DME	后极部存在部分视网膜增厚或硬性渗出，但远离黄斑中心
中度 DME	视网膜增厚或硬性渗出接近黄斑但未涉及黄斑中心
重度 DME	视网膜增厚或硬性渗出涉及黄斑中心

NPDR：非增生性糖尿病视网膜病变；PDR：增生性糖尿病视网膜病变；DME：糖尿病黄斑水肿。

2. **筛查**　糖尿病患者应在随诊中筛查 DR，对于不同类型的糖尿病，开始筛查和随诊的时间安排也有所不同。1 型糖尿病，青春期前或青春期发病，可在 12 岁开始筛查，青春期后发病，一旦确诊即行筛查，以后每年 1 次或遵医嘱随诊。2 型糖尿病确诊时开始筛查，以后每年 1 次或遵医嘱随诊。

3. **治疗**　应严格控制血糖，治疗高血压，定期眼底检查，根据 DR 所处阶段采取适当治疗。对于重度 NPDR、PDR（Ⅳ期），可采取全视网膜光凝（panretinal photocoagulation，PRP）治疗，以防止或抑制新生血管形成，促使已形成的新生血管消退，阻止病变继续恶化。PDR（Ⅴ~Ⅵ期），对已发生玻璃体积血且长时间不吸收、牵拉性视网膜脱离，特别是黄斑受累时，应行玻璃体切除手术，术中同时行 PRP 治疗。合并局灶性 DME，行局部光凝或格栅光凝（grid pattern photocoagulation），可联合眼内注射抗 VEGF 制剂或糖皮质激素，有效抑制视网膜血管渗漏，消除黄斑水肿，改善视力；合并弥漫性 DME，眼内注射抗 VEGF 制剂或糖皮质激素；或联合格栅光凝。

（二）糖尿病性白内障

高血糖可以使晶状体纤维肿胀变性混浊，发生白内障。参阅晶状体病章节。

（三）虹膜新生血管和新生血管性青光眼

糖尿病虹膜新生血管的发生率为 1%~17%，而在 PDR 可高达 65%。原因是广泛的视网膜缺血，诱发血管内皮生长因子的释放，刺激虹膜和房角新生血管产生。表现为虹膜上出现一些细小弯曲、不规则的新生血管，最先出现于瞳孔缘，并逐渐发展到虹膜周边部，又称虹膜红变。虹膜红变多发生于晚期及青少年型糖尿病患者，与组织缺氧有关，常提示眼底新生血管形成，新生血管逐步发展达房角，房角的纤维新生血管可以阻塞小梁网，或牵拉小梁网产生粘连，导致房角关闭，引起新生血管性青光眼。有些患者亦可伴有虹膜睫状体炎。由于糖原沉积在虹膜色素上皮、瞳孔括约肌和开大肌上，或由于糖尿病自主神经病变可导致瞳孔对光反射迟钝。

（四）糖尿病眼表病变

糖尿病患者常伴有泪膜稳定性的降低。结膜表现为梭形或囊状的深红色小点状微血管瘤，多发生于睑裂部，易误诊为球结膜下出血；其次是静脉迂曲、囊样扩张、血柱不均匀，毛细血管呈螺旋状，毛细血管和细小静脉血流缓慢，常有红细胞聚集。角膜主要表现为触觉减退，可先于视网膜病变发生，与糖尿病病程及血糖的控制程度有关。

（五）眼部神经病变

主要表现为缺血性视神经病变、眼外肌麻痹、调节障碍和视神经萎缩。眼外肌麻痹常突然发生，明显复视，可伴呕吐，瞳孔多不受累，因糖尿病微血管病变主要累及神经的中央部分，支配瞳孔运动的纤维走形于动眼神经上方周边部，故缺血对其造成的影响轻。一般可以逐渐恢复。

（六）屈光不正

血糖升高时，患者由正视可突然变成近视，或原有的老视症状减轻。发病机制为血糖升高、血液内无机盐含量降低、房水渗透压下降,导致房水渗入晶状体,晶状体变凸,屈光度增加。血糖降低时,又可恢复为正视眼,当阅读时需要配戴老视眼镜。这种短期内屈光度的迅速变化是糖尿病引起晶状体屈光度改变的特征,可达 3~4D。DME 也是引起屈光不正的原因。

（七）其他

糖尿病患者是原发性开角型青光眼的高危人群,糖尿病患者的高眼压和开角型青光眼的发病率升高。目前认为由于糖尿病累及小血管,使视神经对压力相关的损害更加敏感。此外,糖尿病患者常伴有星状玻璃体变性等。

二、动脉硬化与高血压

（一）动脉硬化性视网膜病变

动脉硬化的共同特点是动脉非炎症性、退行性和增生性的病变,一般包括老年性动脉硬化、动脉粥样硬化和小动脉硬化等。老年性动脉硬化多发生在 50~60 岁以上,为全身弥漫性动脉中层玻璃样变性和纤维样变性。动脉粥样硬化主要损害大动脉和中动脉,也可累及小动脉,最常见于主动脉、冠状动脉和脑动脉。在眼部多累及视网膜中央动脉视神经内段、视盘筛板区及视盘附近的主干动脉。小动脉硬化是对血压缓慢而持续升高的一种反应性改变,常见于高血压患者。参阅视网膜疾病章节。

眼底所见的视网膜动脉硬化为老年性动脉硬化和小动脉硬化。在一定程度上,反映了脑血管和全身其他血管系统的情况,又称动脉硬化性视网膜病变。主要表现为:①视网膜动脉弥漫性变细、弯曲度增加、颜色变淡,动脉反光增宽,血管走行平直;②动静脉交叉处可见静脉隐蔽和静脉斜坡斜巷;③视网膜,特别是后极部可见渗出和出血,一般不伴有水肿。

（二）高血压性视网膜病变

高血压病是以体循环动脉压升高为主要临床表现的心血管综合征,分为原发性和继发性两大类。

1. **原发性高血压** 占总高血压患者的 95% 以上,70% 有眼底改变。眼底改变与年龄、血压升高的程度、病程的长短有关。年龄愈大、病程愈长,眼底改变的发生率愈高。视网膜动脉对高血压的反应是血管痉挛、变窄,血管壁增厚,严重时出现渗出、出血和棉絮斑。临床上采用 Keith-Wagener 眼底分级法。Ⅰ级:主要为血管收缩、变窄。视网膜动脉普遍变细,动脉反光带增宽;Ⅱ级:视网膜动脉狭窄,动静脉交叉压迫(图 2-14-3);Ⅲ级:在上述病变基础上有眼底出血、棉絮斑;Ⅳ级:在上述病变基础上,伴有视盘水肿。

2. **高血压急症和亚急性高血压** 高血压急症是指原发性或继发性高血压患者,在某些诱因作用下,血压突然和明显升高(一般超过 180/120mmHg),伴有进行性心、脑、肾等重要靶器官功能不全的表现。高血压急症和亚急性高血压最主要的眼部改变是视盘水肿、视网膜出血和渗出。

3. **继发性高血压** 继发性高血压是指某些确定的疾病或病因引起的血压升高,如肾性高血压,约占所有高血压的 5%。继发性高血压也可引起与原发性高血压相似的眼底改变。

高血压患者除了出现高血压性视网膜病变外,还可出现视网膜静脉阻塞、缺血性视神经病变、眼运动神经麻痹、视网膜动脉阻塞和渗出性视网膜脱离等。

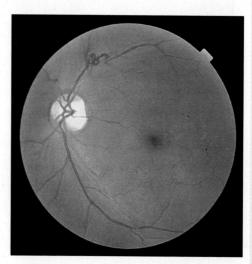

图 2-14-3 高血压性视网膜病变

三、甲状腺相关眼病

甲状腺相关眼病（thyroid associated ophthalmopathy，TAO）是一种自身免疫性疾病。发病机制尚未完全阐明，主要与体液免疫和细胞免疫相关，与种族、遗传及生活方式有关。

（一）临床表现

病变累及眼眶的横纹肌、平滑肌、脂肪组织、泪腺及结缔组织。病理组织学特征早期表现为炎细胞浸润、水肿等炎症反应；后期出现组织变性和纤维化。由于病变累及广泛，临床表现复杂多样：干涩、流泪等眼部不适，充血，眼球突出，眼球运动障碍，复视；重度眼球突出造成的眼睑闭合不全，出现暴露性角膜炎、角膜溃疡甚至穿孔；视神经受压可致视神经病变，视功能严重受损。

临床上主要表现为两种类型，一是 Graves 眼病（Graves'ophthalmopathy，GO），Graves 病（又称毒性弥漫性甲状腺肿）最常见的甲状腺外表现，伴随眼部症状的出现，发现甲状腺功能亢进，眼部炎症表现突出，影像显示以眶脂肪水肿为主，眼外肌肿大不明显，发生眼眶软组织纤维化较晚。这类患者多为成年女性，糖皮质激素治疗效果明显，但病情易反复。二是眼部发病时甲状腺功能轻度异常或正常，眼部炎症表现不突出，影像显示眼外肌肿大为特征（图 2-14-4），眶脂肪水肿增生不明显，早期可出现眶内软组织纤维化。成年男性多见，对糖皮质激素治疗反应较差。

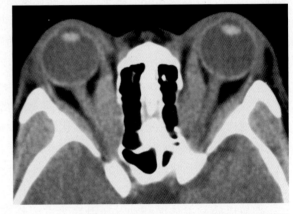

临床上根据疾病的进程，TAO 可以分为活动期和静止期两期；根据临床症状的严重程度，可以分为轻度、中重度和极重度等三级。

图 2-14-4　甲状腺相关眼病，CT 显示双眼内直肌增厚

眼部主要临床表现：

1. **眼睑征**　由于病变累及上睑提肌和 Müller 肌，出现特征性的眼睑退缩和上睑迟滞，是 TAO 的重要体征。眼睑退缩表现为睑裂开大，暴露上方部分巩膜（图 2-14-5）；上睑迟滞表现为眼球下转时上睑不能随之下落，暴露上方巩膜（图 2-14-6）。

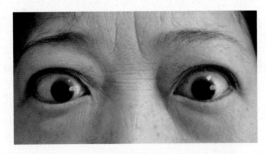

图 2-14-5　甲状腺相关眼病，双上睑退缩征

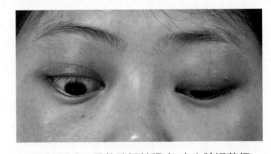

图 2-14-6　甲状腺相关眼病，右上睑迟落征

2. **眼球突出**　多为双眼，但可先后发病，病程早期多表现轴性突出，后期由于眼外肌的纤维化、挛缩使眼球突出并固定在某一眼位。少数患者甲亢控制后，眼球突出更加明显，临床上称为恶性眼球突出。

3. **眼球运动障碍和复视**　眼外肌病变常见，导致眼球运动障碍和复视，肌肉受累频率依次为下直肌、上直肌和内直肌，外直肌受累少见。CT 显示肌腹肥厚，肌肉止点多正常，此特征可与特发性眼眶肌炎相鉴别。当眼外肌纤维化时，复视加重，表现为眼球向该肌肉运动相反的方向转动障碍，如下直肌病变，故称为限制性眼外肌病变。

4. 角膜病变　重度眼球突出导致眼睑闭合不全，可发生暴露性角膜炎，严重者角膜溃疡(图2-14-7)，甚至角膜穿孔。患者有明显的疼痛、畏光、流泪症状。

5. 视神经病变　眶内水肿、眶压增高、肿大的眼外肌压迫视神经导致视神经病变。表现为视力下降，严重者仅存光感，眼底可见视盘水肿或苍白，视网膜水肿，静脉迂曲扩张。

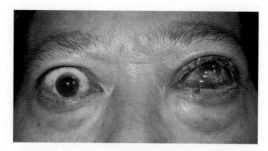

图2-14-7　甲状腺相关眼病，眼球突出，左眼暴露性角膜炎

伴有甲状腺功能亢进的患者尚有全身症状，如急躁、基础代谢率增高、脉搏加快、消瘦、食欲增加、手震颤等表现。

(二) 诊断及疾病分级

根据典型的临床症状和体征以及影像学表现诊断不困难。伴有全身甲状腺功能亢进表现，血清 T_3、T_4 升高，TSH 数值多不稳定，甲状腺相关抗体异常。

依据 2016 欧洲甲状腺协会及 GO 专家组指南来评估 GO 的活动性和严重性。GO 临床活动性采用 CAS 评分标准，以下 7 项中出现 3 项以上为活动期 GO，否则为非活动期 GO。①自发性球后疼痛；②眼球转动时诱发疼痛；③眼睑充血；④结膜充血；⑤泪阜或皱襞肿胀；⑥眼睑肿胀；⑦结膜水肿。GO 按严重性分为轻度、中重度和视力威胁型(极重度)。轻度 GO：通常有以下 1 项或多项表现：①轻度眼睑退缩(<2mm)；②轻度软组织受累；③眼球突出度超过相同族群和性别正常值 <3mm；④没有或只有间歇性复视；⑤润滑剂治疗有效的角膜暴露。中重度 GO：通常有以下 2 项或更多的表现：①眼睑退缩 ≥ 2mm；②中到重度软组织受累；③眼球突出度超过相同族群和性别正常值 ≥ 3mm；④间歇或持续性复视。视力威胁型 GO(极重度 GO)：伴有甲状腺相关眼病视神经病变或角膜上皮脱落。

(三) 治疗

GO 的治疗措施目前主要包括免疫抑制治疗、放射治疗以及康复性手术治疗等。

1. 控制危险因素，戒烟，维持甲状腺功能正常。

2. 眼表炎症和干眼评估，必要时全程使用人工泪液，夜间酌情加用凝胶或软膏。

3. 大部分轻度 GO　在上述治疗措施的基础上，定期观察随访即可。

4. 中重度活动期 GO　一线治疗方案是大剂量激素静脉冲击治疗。对于静脉糖皮质激素治疗不敏感或部分敏感以及复发的患者，可考虑选择如下几种方案：①第二疗程静脉激素治疗；②口服糖皮质激素联合眼眶放疗；③口服糖皮质激素联合环孢素；④利妥昔单抗；⑤眼眶减压手术；⑥局部注射醋酸曲安奈德可以减少近期出现的活动期 GO 的复视和眼外肌大小，减轻眼睑肿胀和近期出现的眼睑退缩。

5. 中重度非活动期 GO　仍存在与本病相关的视功能或生活质量明显影响时，可采取选择性的康复性手术治疗。如需行不止一种手术时，需按眼眶减压手术、斜视矫正手术、眼睑手术的步骤进行。

6. 视力威胁型 GO(极重度 GO)　甲状腺相关眼病视神经病变、角膜暴露或溃疡所致的视力威胁是急症，应当立即处理。对严重角膜暴露的病例，尽快采用药物或手术治疗，以避免进展到角膜溃疡；如出现角膜穿孔，则需立即手术治疗。对于出现甲状腺相关眼病视神经病变的患者，应立即给予超大剂量静脉激素治疗。

第二节　儿科疾病的眼部表现

早产儿视网膜病变(retinopathy of prematurity,ROP)是发生在早产儿和低体重儿的眼部视网膜血管增生性疾病。随着新生儿重症监护病房的普遍建立,早产儿、低体重儿的存活率明显提高,ROP随之有上升趋势。ROP严重时可导致失明,对家庭和社会造成沉重负担。ROP的发生原因是多方面的,与早产、视网膜血管发育不成熟有关;氧疗是抢救的重要措施,又是致病的常见危险因素。出生孕周和体重愈小,ROP发生率愈高。ROP最早出现在矫正胎龄(孕周 + 出生后周数)32周,早期筛查和治疗可以阻止病变的发展。

(一) 病因

ROP的发病涉及2个独立的阶段:第一阶段发生在矫正胎龄22~30周,第二阶段发生在矫正胎龄31~44周。目前已经明确第一阶段为相对高浓度氧和低水平的VEGF,视网膜血管发育停止;而第二阶段为相对低浓度氧和高水平的VEGF,视网膜纤维血管增生。

(二) 临床体征与分期

1. ROP的发生部位分为3个区(图 2-14-8)

(1) Ⅰ区以视盘为中心,以视盘至黄斑的2倍长度为半径,约60°圆周内。

(2) Ⅱ区以视盘为中心,至鼻侧锯齿缘为半径的圆周内,除去Ⅰ区之后的环形区域。

(3) Ⅲ区为Ⅱ区以外的其余部分。

早期病变越靠后极部(Ⅰ区),进展的危险性越大。

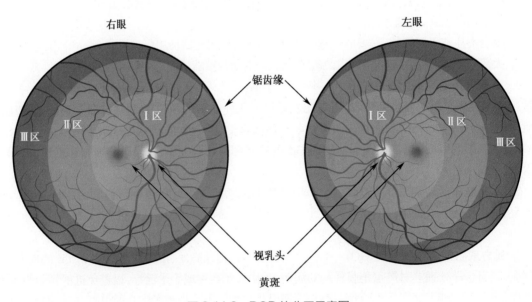

图 2-14-8　ROP 的分区示意图

2. 病变严重程度分为5期

(1) 1期:有和无血管区之间出现分界线。

(2) 2期:分界线处嵴样隆起。

（3）3 期：嵴处纤维血管膜增生伸向玻璃体。

（4）4 期：纤维血管膜牵拉部分视网膜脱离，以累及黄斑与否分别称 4A 期和 4B 期。

（5）5 期：全视网膜脱离，呈不同程度漏斗状。

"附加（plus）"病变：指存在后极部视网膜血管扩张、扭曲，在 2 期、3 期出现，预示病变在进展（图 2-14-9）。

病变晚期前房变浅或消失，可继发青光眼、角膜变性。

（三）诊断要点

1. 病史 早产儿和低体重儿。

2. 临床表现 病变早期在视网膜的有血管区和

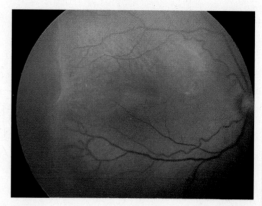

图 2-14-9 早产儿视网膜病变 3 期 +Plus

无血管区之间出现分界线是 ROP 临床特有体征。分界处增生性病变，视网膜血管走行异常，以及不同程度的牵拉性视网膜脱离和晚期改变，应考虑 ROP 诊断。

（四）治疗原则

1 期、2 期可以自然退行，因此密切观察即可。3 期可以采用冷凝术或光凝术，以防止新生血管的形成；已发生部分视网膜脱离者采用巩膜扣带术，全视网膜脱离者则须行玻璃体切割术。由于晚期病例的疗效有限，很难达到有用视力，因此最重要的是早期发现、早期治疗，以避免严重后果。这需要眼科医师与产科、新生儿科医师的密切协作，追踪观察：发现 3 期病变立即采取相应治疗。

第三节 免疫性疾病的眼部表现

一、Behcet 病

Behcet 病是一种以复发性葡萄膜炎、口腔溃疡、皮肤损害和生殖器溃疡为特征的多系统受累的疾病。此病被认为是一种自身炎症性的疾病，可能与细菌、疱疹病毒感染有关，遗传因素在其发病中起着一定作用。主要病理改变是闭塞性血管炎。

（一）临床表现

1. 眼部损害 多表现为反复发作的全葡萄膜炎，呈非肉芽肿性，约 25% 的患者出现前房积脓。患者有畏光、流泪、疼痛、视力下降等症状。眼前段检查可见睫状充血、KP、房水混浊，或有积脓、虹膜后粘连等改变（图 2-14-10）。典型的眼底改变为视网膜炎、视网膜血管炎，后期易出现视网膜血管闭塞。常见并发症为并发性白内障、继发性青光眼、增生性视网膜病变和视神经萎缩等。

2. 口腔溃疡 为多发性，反复发作，疼痛明显，一般持续 7~14d。

3. 皮肤损害 呈多形性改变，主要表现为结节性红斑、痤疮样皮疹、溃疡性皮炎、脓肿等。针刺处出现结节或脓疱（皮肤过敏反应阳性）是此病的特征性改变。

4. 生殖器溃疡 为疼痛性，愈合后可遗留瘢痕。

5. 其他 可出现关节红肿、血栓性静脉炎、神经系统损害、消化道溃疡、附睾炎等。

（二）诊断

日本 Behcet 病研究委员会和国际 Behcet 病研究组制定的标准最为常用，前者将患者分为完全型

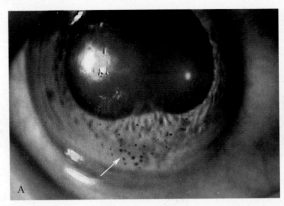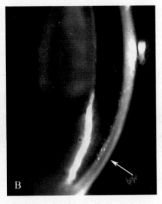

图 2-14-10　Behcet 病虹膜后粘连、房水混浊及 KP
A. 正面观；B. 裂隙光切面观。

和不完全型，出现反复发作的葡萄膜炎、复发性口腔溃疡、多形性皮肤病变和生殖器溃疡 4 种主征称为完全型，出现 3 种主征或 2 种主征及其他一些病变则称为不完全型。国际 Behcet 病研究组制定的诊断标准为：

1. 复发性口腔溃疡（一年内至少复发 3 次）。

2. 下面四项中出现两项即可确诊：①复发性生殖器溃疡或生殖器瘢痕；②眼部损害（前葡萄膜炎、后葡萄膜炎、玻璃体内细胞或视网膜血管炎）；③皮肤损害（结节性红斑、假毛囊炎或脓丘疹或发育期后的痤疮样皮疹）；④皮肤过敏反应试验阳性。

（三）治疗

遵循一般葡萄膜炎的治疗常规，下列事项应加以重视：

1. **免疫抑制剂**　环抱素 3~5mg/(kg·d)，待病情稳定后逐渐减量，一般治疗时间在 1 年以上。此外尚可选用秋水仙碱（0.5mg，2 次 /d）、硫唑嘌呤［1~2mg/(kg·d)］、苯丁酸氮芥［0.1mg/(kg·d)］、环磷酰胺（50~100mg/d）、麦考酚酸酯（0.5~1g/d）。在治疗过程中，应每两周行肝肾功能、血常规和血糖等检查，如发现异常应减药或停药。一些药物尚可引起不育，在治疗过程中应定期进行精液检查。一些生物制剂已开始试用于顽固性 Behcet 病的治疗，如抗肿瘤坏死因子的单克隆抗体、干扰素 -α2a 等，但有关这些制剂的适应证、治疗时间及注意事项等尚需更多的研究始能确定。

2. **糖皮质激素**　根据病情用药：①眼前段受累，全身情况不太严重者，可局部糖皮质激素滴眼剂治疗；②出现严重的视网膜炎或视网膜血管炎，神经系统损害，在短期内即可造成视功能严重破坏，可局部滴眼剂联合全身使用糖皮质激素，根据病情逐渐减量停药；③与其他免疫抑制剂联合应用，泼尼松使用剂量一般为 20~30mg/d。

3. **睫状肌麻痹剂**　用于眼前段受累者。

4. **其他**　出现并发性白内障，应在炎症完全控制后考虑手术治疗。出现继发性青光眼，应给予相应的药物治疗，药物治疗不能控制者，应考虑给予相应的手术治疗。

二、Sjögren 综合征

Sjögren 综合征（Sjögren syndrome），又称干燥综合征，是一种侵犯唾液腺和泪腺等外分泌腺体，具有淋巴细胞浸润和特异性自身抗体等特征的弥漫性结缔组织病，本病分为原发性和继发性两类。继发性是指与诊断明确的弥漫性结缔组织病如系统性红斑狼疮等并存的 Sjögren 综合征。原发性 Sjögren 综合征在我国老年人群中的患病率为 2%~4.8%，女性患者明显多于男性患者，男女比为 1：9~1：20；发病年龄多为 30~60 岁。该病病因至今不清，目前认为是多种病因相互作用的结果。特征是全身多发性干燥症，包括眼部、皮肤、黏膜、泪腺、口涎腺及其他排泄管腺存在分泌障碍。

（一）临床表现

眼部表现为眼干燥感、刺痛、异物感、灼热感、痒感及眼睑开启困难和少泪等症状；眼睑皮肤干燥或轻度水肿；结膜干燥、充血；角膜干燥，上皮剥脱，角膜点状、线状混浊，荧光素染色阳性；1% 虎红染色，结膜、角膜着色明显；泪膜破裂时间变短；泪液分泌试验 ≤ 5mm/5min 等。其他临床表现可见口腔、鼻、咽喉发干，黏膜萎缩，泪腺和腮腺分泌减少，多发性类风湿关节炎。

（二）诊断

其诊断依赖于临床表现和实验室检查，如抗 SS-A，抗 SS-B，ANA，RF 阳性。唇、涎腺体组织活检发现淋巴细胞浸润、增殖，有助于诊断。

（三）治疗

治疗主要是对症治疗和替代疗法，眼部治疗主要是针对干眼，包括两方面，即消除病因、缓解症状和保护视功能。

1. 去除病因，治疗原发病　明确并消除引起干眼的原因是提高干眼治疗效果的关键。

2. 非药物治疗

（1）患者指导：告知患者治疗目标，讲解如何正确使用滴眼液和眼膏，对严重患者告知干眼的自然病程和慢性经过；

（2）湿房镜及硅胶眼罩：通过提供密闭环境，减少眼表面的空气流动及泪液的蒸发，达到延迟泪液在眼表的停留时间；

（3）软性角膜接触镜：适用于干眼伴角膜损伤者，也可选择高透氧的治疗性角膜接触镜；

（4）泪小点栓塞可以暂时或永久性地减少泪液引流，对中、重度干眼治疗有一定帮助；

（5）心理干预：对出现心理问题的干眼患者进行积极沟通疏导，必要时与心理专科协助进行心理干预治疗。

3. 药物治疗

（1）泪液成分的替代治疗：最佳替代物是自体血清，但其来源受限。因此使用人工泪液保持眼表湿润、缓解干眼症状是目前的主要治疗措施之一。临床上现有品种繁多的人工泪液制剂供选择，可根据患者的病因、病情、眼表损害情况等合理选择人工泪液。需长期使用人工泪液的患者可选用不含防腐剂的剂型，以避免防腐剂的毒性作用加重眼表和泪膜的损害。

（2）促进泪液分泌：口服溴己新（溴苄环己胺，bromhexine）、盐酸毛果芸香碱、新斯的明等药物可以促进部分患者泪液的分泌，但疗效尚不肯定。Sjögren 综合征患者全身应用糖皮质激素或雄激素可以抑制泪腺的免疫性炎症，改善泪腺分泌功能。

（3）局部抗炎与免疫抑制治疗：现已明确炎症是干眼发病机制中的重要环节。对轻中度干眼可使用非甾体抗炎药，重度干眼可使用类固醇皮质激素和免疫抑制剂治疗，但应注意前者可能引起眼压升高和晶状体混浊的副作用。常用的免疫抑制剂有 0.05%~0.1% 环抱素 A（cyclosporin，CsA）或 0.05% 他克莫司（FK506）。

4. 手术治疗　自体颌下腺移植适合治疗重症干眼，但仅适用于颌下腺功能正常者，此外该手术只能部分解决干眼患者泪液分泌问题，并不能解决干眼的并发症，如睑球粘连、角膜新生血管和角膜混浊等。严重的干眼患者还可考虑行永久性泪小点封闭术，对于伴有眼睑位置异常，如眼睑内翻、外翻患者，可考虑睑缘缝合。

三、重症肌无力

重症肌无力（myasthenia gravis）是一种自身免疫病，以神经肌肉间兴奋传递障碍为特征的随意肌肌力减弱并很快出现疲劳现象，主要损害横纹肌，具有缓解和复发的倾向。发病与乙酰胆碱不足有关，近年来被认为属于一种自身免疫性疾病，与胸腺增生或胸腺瘤有关。多发生于 20~40 岁，女性多见，也见于幼儿和小儿。

（一）临床表现

90% 病例有眼外肌受累。80%~90% 的成人患者以眼睑下垂、复视为首发症状。可两眼同时或先后发病，晨起及睡眠后减轻，午后及疲劳时加重，双侧常不对称。可累及一眼的某些肌群，而另一眼累及其他肌群。严重者眼球固定不动，眼睑闭合不全。眼内肌一般不受累，因而瞳孔及睫状肌无异常。

（二）诊断

诊断主要根据：①受累肌的无力表现具有晨轻、下午或傍晚重，休息后可以恢复、劳动后加重的特点；②做受累肌的反复运动，如闭眼、睁眼，可出现暂时性瘫痪；③对可疑病例可肌内注射新斯的明 0.5~1.0mg，15~30min 后症状明显缓解；④胸透或胸片了解胸腺情况。

鉴别诊断包括进行性眼外肌麻痹、脑干病变、流行性脑炎、延髓性和假延髓性麻痹、白喉后麻痹、肉毒杆菌中毒、多发性硬化等。

（三）治疗

以抗胆碱酯酶药物为主，其作用为抑制胆碱酯酶活性，使终板处有足量的乙酸胆碱，有利用神经冲动的传递。新斯的明口服后 1~2h 起作用，可维持 3~6h，成人 10~20mg，一日 3 次。溴吡斯的明口服，成人 60mg，一日 3 次，对眼型重症肌无力效果较好。也可应用大剂量泼尼松 60~100mg 或 15 岁以下 2~3mg/kg，每日或隔日晨顿服，好转后减量。2 年内眼型重症肌无力多不会发展为全身型。

四、强直性脊柱炎

强直性脊柱炎（ankylosing spondylitis）是一种病因尚不完全清楚的、主要累及中轴骨骼的特发性炎症疾病，约 20%~25% 的患者并发急性前葡萄膜炎。

（一）临床表现

此病多发于青壮年，男性占大多数，常诉有腰骶部疼痛和僵直，早晨最为明显，活动后减轻。绝大多数患者表现为急性、非肉芽肿性前葡萄膜炎。多为双眼受累，但一般先后发病，易复发，双眼往往呈交替性发作。

（二）诊断

主要根据腰骶部疼痛、骶髂关节、脊柱改变和葡萄膜炎的临床特点。X 线检查可发现软骨板模糊、骨侵蚀、骨硬化、关节间隙纤维化、钙化、骨化及骨性强直等改变，磁共振或 CT 检查可能发现骶髂关节的早期改变，HLA-B27 抗原阳性对诊断有一定帮助。我国原因不明的男性青年复发性前葡萄膜炎，应考虑可能与该病有关。

（三）治疗

前葡萄膜炎的治疗主要使用糖皮质激素滴眼液、睫状肌麻痹剂（详见急性前葡萄膜炎的治疗）。全身病变则应给予糖皮质激素和其他免疫抑制剂，必要时应请有关科室治疗。

第四节　神经系统疾病的眼部表现

一、颅内肿瘤

颅内肿瘤（intracranial tumor）如额叶、枕叶和颞叶的肿瘤，脑垂体瘤及小脑肿瘤等可有两大类眼部表现。①颅内压增高引起原发性视盘水肿及一过性黑矇,晚期出现视神经萎缩。②视野改变,与肿瘤位置有关。额叶肿瘤表现为向心性视野缩小,伴患侧视神经萎缩、对侧视盘水肿,称 Foster-Kennedy 综合征。垂体腺瘤可引起双侧原发性视神经萎缩及双颞侧偏盲。颞叶肿瘤压迫视放射下方纤维则致对侧上方象限同侧偏盲,顶叶肿瘤则压迫视放射上方纤维引起对侧下方象限同侧偏盲。枕叶肿瘤表现为对侧同向偏盲,常有黄斑回避。蝶骨嵴脑膜瘤可见第Ⅲ、Ⅳ、Ⅵ对脑神经的损害体征。脑干肿瘤可因部位不同而表现有第Ⅲ、Ⅳ、Ⅵ对脑神经的损害体征以及侧方同向运动麻痹。小脑脑桥角肿瘤表现为视盘水肿、同侧角膜反射消失及面神经损害引起的眼睑闭合不全。小脑肿瘤则多有视盘水肿及眼球震颤等体征。

早期视盘水肿仅凭眼底检查难以肯定,除随访观察外,检查生理盲点有无扩大,特别是水平径扩大者有一定的辅助诊断意义。眼底荧光血管造影发现视盘周围有毛细血管扩张及渗漏,也有一定帮助。另外,颅内肿瘤常由于视力减退而首先就诊于眼科,因此,对于原因不明的视力减退,如考虑或诊断视神经炎、球后视神经炎或视神经萎缩等,以排除颅内肿瘤的可能,应行头颅 CT 或 MRI 等检查。

二、颅内高压

视神经外面的 3 层鞘膜分别与颅内的 3 层鞘膜相连续,颅内压力可经脑脊液传至视神经处。通常眼压高于颅内压,一旦此平衡破坏可引起视盘水肿(optic disc edema,papilloedema),是视盘的一种充血水肿隆起状态。

(一)病因

视盘水肿包括非炎性及炎性两种情况,后者非本节讨论内容。最常见的原因是良性高颅压和颅内的肿瘤、炎症、外伤及先天畸形等所致的颅内压增高;其他原因有全身性疾病如急进性高血压、肾炎、严重贫血、血液系统疾病、肺气肿以及某些右心衰竭患者、高原病,眼眶占位性病变(属于压迫性视神经病)。一些眼病如视神经炎、视神经视网膜炎、视网膜中央静脉阻塞、视神经原发性或转移性肿瘤、葡萄膜炎以及眼外伤或手术后持续性低眼压等也可引起视盘水肿。本节重点讨论高颅压引起的视盘水肿。

(二)临床表现

早期视力正常,可有短暂、一过性视物模糊;可有头痛、复视、恶心、呕吐;视力下降少见。急性严重或慢性视盘水肿可发生视野缺损及视力严重下降。

眼底表现:早期视盘水肿可能不对称,边界模糊,往往遮蔽血管,可伴神经纤维层水肿。需注意,如果患者一眼为视神经萎缩或发育不全,在颅内压升高时不会发生视盘水肿,临床上可表现为单眼的视盘水肿。视盘水肿可分为 4 型:①早期型:视盘充血,可有视盘附近的火焰状小出血,由于视盘上下方视网膜神经纤维层水肿混浊,使视盘上下方的边界不清;②进展型(图 2-14-11):双侧视盘水肿充血明显,通常有火焰状的出血,神经纤维层梗死的棉绒状改变,黄斑部可有星形渗出或出血;③慢性型:视盘呈圆形隆起,视杯消失,出现闪亮的硬性渗出表明视盘水肿已数月之久;④萎缩型:视盘色灰白,视网膜血管变细、有鞘膜,可有视盘血管短路,视盘周围及黄斑的色素上皮改变。

视野检查:生理盲点扩大而周围视野正常,但严重视盘水肿或发展至视神经萎缩时,可有中心视力严重下降以及周边视野缩窄,特别是鼻下方。

(三)诊断

典型视盘水肿诊断并不困难。病因诊断常需结合头颅或眶部 CT 或 MRI 检查,或请神经科医师会诊。若 CT 及 MRI 结果不能解释视盘水肿原因,必要时应行腰椎穿刺检查。并考虑做甲状腺相关疾病、糖尿病或贫血方面的血液检查。

(四)鉴别诊断

1. 假性视盘水肿(pseudo-papilloedema)　常见于视盘玻璃膜疣,其视盘小、不充血,血管未被遮蔽。往往有自发性视网膜静脉搏动,B 超检查易于发现被掩藏的玻璃膜疣。

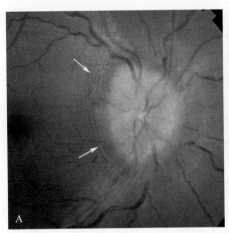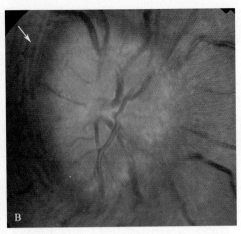

图 2-14-11　视盘水肿

显著进行性水肿,伴有脉络膜皱褶(箭头示);A、B 为低倍和高倍放大图。

2. **视盘炎**　无颅内压增高症状,视力严重下降,常为单侧,有相对性传入性瞳孔障碍,色觉减退,眼球运动痛。视盘隆起度多不超过 3D,眼底出血及渗出不如视盘水肿常见。

3. **视盘血管炎(optic disc vasculitis)**　多为 40 岁以下健康青壮年单眼受累,无痛性视物模糊,视力一般正常或有轻度下降,明显视盘充血水肿,视盘及其邻近区域可有出血及渗出,视网膜静脉怒张、迂曲,动脉无明显改变。FFA 显示静脉充盈迟缓,视盘毛细血管及视网膜静脉管壁渗漏荧光素,后期视盘及视网膜呈强荧光。视野除生理盲点扩大外,周围视野多正常。预后较好,使用大剂量糖皮质激素治疗效果较佳。

4. **前部缺血性视神经病变(anterior ischemic optic neuropathy,AION)**　视力骤然严重下降。眼球运动时多无疼痛。在非动脉炎性 AION 常有视盘节段性充血、水肿(图 2-14-12)。视野缺损最常见在下方,常为弓形或扇形视野缺损,呈水平分布,一般无中心暗点。颞动脉炎所致动脉炎性 AION 少见,患者年龄多在 55 岁以上,血沉加快和血 C 反应蛋白增高有助于鉴别诊断。非动脉炎性 AION 多见于40~60 岁,既往多有高血压、高血脂、糖尿病、长期吸烟史等病史。治疗宜早期全身应用糖皮质激素,以缓解循环障碍所致的水肿、渗出,对动脉炎性 AION 尤为重要。如考虑为动脉炎性 AION,应早期立即大剂量使用糖皮质激素冲击疗法(参考视神经炎的治疗),挽救患者视力,并预防对侧眼发作,但激素要长期低剂量应用。同时针对全身病治疗,联合局部及全身应用微循环改善药物。

5. **Leber 遗传性视神经病变(Leber hereditary optic neuropathy,LHON)**　属青少年患病(多见于 10~30 岁男性)的与双侧视神经病变相关的线粒体遗传性疾病,女性为基因携带和传递者而本身

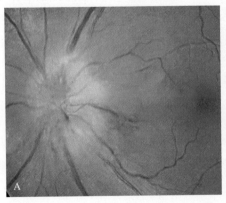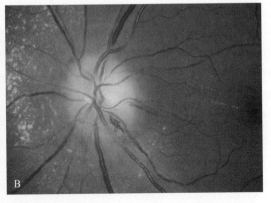

图 2-14-12　前部缺血性视神经病变

A. 为发病 15d,视盘呈灰白色水肿,伴线状出血;B. 为发病 40d,视盘水肿减轻,
色淡,周围有黄白色点状渗出。

发病较少。双眼同时或先后急性或亚急性无痛性视力减退,伴中心视野缺损及色觉障碍。视盘旁浅层毛细血管明显扩张,但无荧光素渗漏;视盘无明显水肿,仅充血,随后为视神经萎缩。线粒体 DNA 点突变检查可帮助鉴别诊断,90%~95% 的患者由 DNA 11778、14484 或 3460 位点突变(G11778A、T14484C 和 G3460A)所致,使线粒体内膜的呼吸链复合酶 I 功能障碍,视网膜神经节细胞轴突能量代谢障碍。近年来有一些其他少见原发位点的研究报告。视力预后较差,尤其是 11778 突变,目前基因治疗临床试验正在进行中。

(五)治疗

针对病因治疗。

第五节 皮肤疾病的眼部表现

Stevens-Johnson 综合征(Stevens-Johnson syndrome),又称重症型多形红斑,是一种罕见的严重威胁生命的急性多系统炎症性疾病,1922 年首次被描述。多见于 10~30 岁男性,发病可能与药物过敏(如局部或全身使用磺胺类及青霉素类药物、解热镇痛药及抗惊厥药等)有关;此外,还可能与某些病原微生物(如溶血性链球菌、腺病毒、单纯疱疹病毒等)感染有关。据报道,80% 该病的患者会出现眼部症状及并发症,约 1/3 会出现明显的视力改变。主要病理学特征是广泛的皮肤和黏膜炎症并出现水疱样病理改变。

(一)临床表现

1. 全身表现 参见皮肤系统有关章节。约一半患者在发病的 2 周内有高热、恶寒和上呼吸道感染症状;表现为突然出现皮肤及黏膜的损害:①红斑、丘疹或水疱等对称散布,多见于手足背侧和四肢伸肌侧;部分严重病例,水疱内可出血。皮肤损害多可在数天或数周内自愈,但会遗留瘢痕。眼睑皮肤很少受损。②黏膜损害包括眼结膜、口腔黏膜、生殖器黏膜;口腔黏膜是最常见的受损部位,因水疱、假膜最终形成瘢痕是其特征。

2. 眼部表现 急性期,双眼结膜卡他性炎症,可伴脓性分泌物、出血、假膜,最终形成结膜瘢痕,前葡萄膜炎也可能出现,急性期持续约 2~3 周。慢性期,结膜瘢痕导致睑球粘连、睑内翻、倒睫,泪液分泌不足、泪膜异常,角膜上皮结膜化及角膜缘新生血管翳。泪液分泌不足是因为泪腺导管内皮瘢痕导致导管阻塞和结膜杯状细胞广泛受损。角膜因倒睫或睑裂闭合不全会继发感染、角膜混浊。

(二)诊断

1. 局部或全身药物过敏史或病毒感染发热等病史。

2. 典型的临床表现:急性期发热伴皮肤黏膜损害,晚期眼部干燥和角结膜瘢痕。

3. 泪液分泌不足,泪膜异常。

(三)治疗

1. 尽快去除病因、对症支持治疗。全身治疗可在皮肤科等专科进行。

2. 眼部急性期,平衡盐液冲洗结膜囊,人工泪液促泪膜稳定,可选糖皮质激素滴眼液有效抗炎、抑制新生血管形成,可预防性应用眼局部抗生素药物。必要时,可考虑羊膜覆盖术、角膜移植。

3. 眼部慢性期,主要处理各种眼表并发症,但手术的远期疗效不确定,因此手术治疗的选择应很慎重。

(裴 澄)

思考题

1. 糖尿病的眼部并发症有哪些?

2. 慢性高血压性视网膜病变如何分级?

3. 简述甲状腺相关眼病的诊断和治疗原则。

4. 试述 Behcet 病临床表现和治疗。

5. 试述重症肌无力的眼部表现。

第十五章
视觉系统肿瘤

　　眼部肿瘤分为良性肿瘤和恶性肿瘤,某些眼部肿瘤既可导致失明,也可致命。临床治疗过程中,要在保护生命的前提下尽量保存患者视力与外观。眼球与眼眶的肿瘤常常伴有视力下降、眼球突出等症状与体征。超声、CT 或 MRI 等影像学检查在眼部肿瘤的诊断与治疗评估等方面具有相当重要的作用。眼部恶性肿瘤可向脑、肺、肝等组织转移,其他部位的恶性肿瘤也可向眼附属器与眼球转移,因此我们不能局限于诊治眼部肿瘤而忽视全身其他各脏器的检查。手术仍然是治疗眼部肿瘤的重要手段,放疗、化疗也是肿瘤治疗的有效方法。全新的放疗技术,比如质子束治疗,使放疗更精准、副作用更小。得益于肿瘤学、免疫学、影像学等研究的飞速发展,近年来肿瘤免疫治疗成为又一种重要的肿瘤治疗方法。

第一节　眼附属器肿瘤

　　眼附属器包括眼睑、结膜、泪器、眼外肌和眼眶。

一、眼睑肿瘤

　　眼睑各层组织,包括皮肤、腺体和附属器均可发生肿瘤,根据性质分为良性肿瘤和恶性肿瘤。眼睑肿瘤因暴露于表面,在完整切除肿瘤的同时,还要考虑到眼睑对眼球的保护功能和美容问题。

（一）眼睑良性肿瘤

　　眼睑良性肿瘤可来源于上皮、真皮、皮肤附属器和色素细胞,临床常见的包括血管瘤、色素痣、黄色瘤等。

　　1. 眼睑血管瘤　眼睑血管瘤(hemangioma of eyelid)是眼睑血管组织发育异常而形成的错构瘤,为婴幼儿时期最常见的眼睑良性肿瘤。

　　(1)临床表现:血管瘤不是真正的肿瘤,是一种血管组织的先天发育异常,由增生的毛细血管和内皮细胞组成。可在出生时已存在,或在生后 6 个月内发生。病程分为三个阶段,即增殖期、平缓期和消退期。经过快速增长期后可能静止,甚至自行消退。分为毛细血管瘤和海绵状血管瘤两种:①毛细血管瘤:占 60%~70%,受累眼睑皮肤呈暗红色或鲜红色,扁平微隆起,若位于皮肤深层则呈暗紫色或浅蓝色。根据表面情况,又分为火焰痣(亦称葡萄酒痣)和草莓痣两种。前者表面平坦,后者呈乳头状隆起。②海绵状血管瘤:一般患儿年龄较大,病变位置较深,呈淡紫色软性结节状肿块,富有弹性和压缩性,可深入眶内,组织学上由许多大小不等的血管窦组成。部分患者伴有结膜、眼眶甚至其他部位的血管瘤。

　　(2)治疗:眼睑血管瘤有自行退缩的趋势,体积较小、生长较慢、无并发症出现的患者可暂不处理。

如果肿瘤生长较快或体积较大,导致上睑下垂遮挡视轴、斜视、散光等,应及早干预。较小者可采用冷冻、激光,较大者则宜手术切除。免疫调节剂和β受体阻滞剂也被应用于临床治疗眼睑血管瘤,疗效尚有待观察。

2. 眼睑色素痣　眼睑色素痣(pigmented nevus of eyelid)是由痣细胞构成的眼睑先天性扁平或略隆起的病变。色素痣有三个来源:痣细胞、表皮黑素细胞、真皮黑素细胞。

(1)临床表现:一般出生时即有,初期生长较快,后增长减缓,少数发生于青春期。痣的大小不等,形态各异。因含色素的差异,可表现为棕色、黑色或淡蓝色。表面平滑或隆突,边界清楚。眼睑的色素痣与身体其他部位的痣具有相同的形态结构。组织学上可分为:①交界痣:位于表皮和真皮交界处。临床表现为扁平、色素斑疹、圆或椭圆形,生长缓慢,有低度恶变可能。②皮内痣:最常见,一般是隆起的,有时为乳头瘤状。色素少,如有则为棕色至黑色。痣细胞完全在真皮内,一般无恶变趋势。③混合痣:常为棕色,由前两型成分结合在一起,有低度恶变可能。④蓝痣:一般为扁平,出生时就有色素,呈蓝紫色丘疹或结节,无恶变趋势。⑤太田痣:又称眶部皮肤黑素细胞增多症,是眼睑和眶周皮肤的一种蓝痣,部分患者并发脉络膜黑色素瘤。有时痣可分别位于上下睑对称的位置,称为分裂痣。

(2)治疗:静止、无迅速增大变黑或破溃出血者无需治疗。色素痣可恶变为黑色素瘤,如患者短期内出现破溃出血、突然生长加速或色素进行性加深等改变,提示恶变可能,宜手术切除,并行病理检查。

3. 眼睑黄色瘤　眼睑黄色瘤(xanthoma palpebrarum)为一多见于老年女性的结缔组织脂肪变性和色素沉着。可发生于遗传性血脂过高、糖尿病和其他继发性血脂过高的患者,但多数患者血脂可正常。病变常发生于上睑近内眦部皮肤,偶见于下睑。常为双侧,柔软的扁平隆起,呈淡黄色斑块状,质软,与周围正常皮肤的境界清楚。病变慢性进行性增大,可行激光或手术切除。

4. 眼睑鳞状细胞乳头状瘤　眼睑鳞状细胞乳头状瘤(squamous cell papilloma of eyelid)是眼睑最常见的良性肿瘤性病变,多发生于睑缘部。临床表现为皮肤隆起肿块,有蒂或宽基底,表面呈乳头状,可见到乳头内的血管,病变与邻近皮肤颜色相似。病理学检查显示增生的鳞状上皮覆盖血管纤维结缔组织,呈指状突起,表面有角化不全或角化过度。治疗宜作手术切除,如切除不彻底可致病变复发。

5. 眼睑皮样囊肿　眼睑皮样囊肿(dermoid cyst of eyelid)为先天发育异常。囊肿呈圆形或椭圆形,边界光滑清楚,具有一定的弹性和活动度,位于皮下,但与皮肤不形成粘连。囊肿腔可为单房或多房。囊壁外层为结缔组织,内层为复层鳞状上皮,囊腔的内容物含有皮脂腺的分泌物、毛发和胆固醇。可手术切除。

(二) 眼睑恶性肿瘤

我国眼睑恶性肿瘤中最常见的为基底细胞癌,其后依次为皮脂腺癌、鳞状细胞癌和恶性黑色素瘤。恶性肿瘤约占眼睑肿瘤的20%,发病初期表现与良性肿瘤相似,但具有侵袭性和远处转移的能力,不仅会破坏眼睑、眼球的结构功能,甚至致命。

1. 眼睑基底细胞癌　眼睑基底细胞癌(basal cell carcinoma of eyelid)是起源于眼睑皮肤表面基底细胞的恶性增殖性病变,是眼睑最常见的恶性肿瘤,占85%~95%。多见于中老年人,男性略多于女性,好发于下睑及内眦部。光化学损伤是基底细胞癌与其他大多数表皮肿瘤发生最重要的致病因素。本病恶性程度低,很少发生转移,常缓慢地在局部向四周组织浸润,及时治疗可治愈。

(1)临床表现:肿物呈初起时针头或黄豆大小的半透明微隆小结节,可似丘疹、红斑,以后逐渐增大,表面可见毛细血管扩张。肿物中央表面可出现小溃疡,其边缘潜行,形状如火山口。其基底硬而不平,表面覆有痂皮和色素沉着,边界不清,呈蚕食状。溃疡向深部和周围扩大,破坏眼睑及结膜,并可侵及眼眶内和鼻窦内(图2-15-1)。

病理检查:癌细胞小,核着色深,癌巢外围被一排染色较深的梭形细胞包围,形成典型的栅栏状排列。细胞嗜碱性,胞质缺乏。癌巢呈分支状或棒杆状,向下浸润较浅,且到同一平面为止,这是基底细胞癌和鳞状细胞癌的一个不同点。一部分病例,癌细胞内含有大量黑色素,称为色素性基底细胞癌。病理上可分为实体型、腺型、囊型、角化型、硬化型及混合型6种。

（2）治疗：控制性病变切除联合眼睑成形是最常用最有效的治疗方法。本病对放射治疗敏感，如果侵犯范围大，手术不能完整切除者，术后给予放疗。

2. **眼睑皮脂腺癌**　眼睑皮脂腺癌（sebaceous carcinoma of eyelid）是眼睑部位多发的恶性肿瘤，发病率仅次于基底细胞癌。眼睑为全身皮脂腺癌的好发部位，主要发生于睑板腺和睫毛的皮脂腺等。多见于 50 岁以上的女性，上睑比下睑多 3~4 倍。

（1）临床表现：多为单个病变，少数为多中心性。病变早期为睑板内小的无痛性硬结或近睑缘处的黄色小结节，与睑板腺囊肿相似，易误诊。对临床高龄且反复发作的睑板腺囊肿应提高警惕，术后常规进行病理学诊断。随着结节逐渐增大，睑结膜面可见黄色斑块状肿瘤组织，可呈分叶状或菜花状，实性，硬韧（图 2-15-2）。少数病例睑缘增厚溃烂，临床上类似睑缘炎或结膜炎等。本病比基底细胞癌、鳞状细胞癌更易发生转移，可向眶内扩展，可转移到耳前或颌下淋巴结及肝、肺、纵隔等部位。

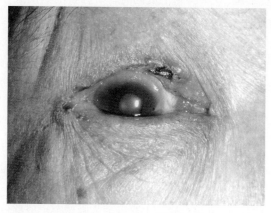

图 2-15-1　眼睑基底细胞癌

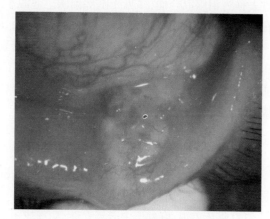

图 2-15-2　眼睑皮脂腺癌

病理检查：癌细胞圆形或多边形，大小较一致，细胞质呈泡沫状，核呈空泡状，脂肪染色阳性。组织学上可有鳞状细胞型、基底细胞型、腺型及梭形细胞型等。

（2）治疗：对化疗与放疗均不敏感，一经确诊，即考虑手术切除。术中冰冻病理监控下的 Mohs 显微外科手术治疗是较有效的方法，术后行眼睑成形术。如病变已侵及邻近组织术后易复发。

3. **眼睑鳞状细胞癌**　眼睑鳞状细胞癌（squamous cell carcinoma of eyelid），较基底细胞癌少见，好发于睑缘皮肤黏膜移行处，多见于中老年人，男性居多。该肿瘤生长较快，恶性度较高，侵袭性较强，可侵犯皮下组织、睑板、眼球表面和眼眶，可转移至耳前、颌下等局部淋巴结甚至远处脏器。

（1）临床表现：初起时见皮肤发生疣状、结节状或乳头状肿物，以后逐渐发展成为菜花样或溃疡型肿物。①乳头型或菜花样：癌组织色白而脆，主要向表面发展成巨大肿块，表面呈乳头状而基底广阔，少数可带蒂，生长较快。②溃疡型：溃疡边缘高耸外翻，溃疡较深，基底高低不平。有的呈火山喷火口的外观，溃疡边缘比较饱满外翻，可与基底细胞癌鉴别。部分鳞状细胞癌嗜神经生长，患者疼痛明显。

（2）治疗：通常以手术切除为主，术中冰冻病理监控下的 Mohs 显微外科手术治疗是较有效的方法。对放疗及化疗均敏感，必要时术后辅以放疗或化疗。

4. **眼睑恶性黑色素瘤**　眼睑恶性黑色素瘤（malignant melanoma of eyelid）是一种恶性程度高、发展迅速、易向全身广泛转移的肿瘤，约占眼睑恶性肿瘤的 1%。分型同皮肤黑色素瘤，包括表浅扩散性黑色素瘤、小痣恶性黑色素瘤、结节性黑色素瘤。

（1）临床表现：病变初起时为蓝黑色或灰黑色小结节，结节周围皮肤血管扩张。以后结节增大，有时发展成为菜花样肿物或形成溃疡，触之易出血。本病一部分是由良性黑痣恶变而成，良性黑痣有下列情况时要考虑恶变可能：①色素斑的颜色改变，特别是变为淡红色或淡蓝色；②质地变软变脆；③形状忽然增厚或隆起；④病变表面渗液、渗血及结痂，出现溃疡；⑤病变区疼痛、触痛或发痒；⑥病变外围皮肤红肿或出现卫星结节。

(2)治疗:本病对放疗与化疗均不敏感,首选手术切除。切除的安全范围应较鳞状细胞癌或睑板腺癌为广,控制性病变切除联合眼睑成形是常用的手术方法。如切除后难于做眼睑成形术及保存眼球,则行眶内容剜除术。如有淋巴结累及,还需行淋巴清扫术。

二、泪腺肿瘤

指原发于泪腺的肿瘤,多为上皮性肿瘤,良性和恶性各占一半。良性以多形性腺瘤为主,恶性以腺样囊性癌多见。非上皮性肿瘤主要是炎性假瘤和淋巴样瘤。

(一)泪腺多形性腺瘤

泪腺多形性腺瘤(pleomorphic adenoma of lacrimal gland)是由上皮和间质成分构成的良性肿瘤,过去称为泪腺混合瘤,多见于眶部泪腺。起源于上皮细胞,双层腺管上皮同时含有异常的基质成分,有完整包膜。

(1)临床表现:男性略多于女性,一般单侧受累,发病缓慢。表现为眼眶外上方无痛性肿块,眼球受压向内下方移位。可出现眼球运动障碍,可伴有复视与视功能减退,眼底继发性病变。局部可触及实质性肿块,固定、表面光滑、边界清楚、无压痛。CT扫描可清楚显示泪腺区圆形或椭圆形中等密度肿块,泪腺窝可有骨凹陷或泪腺窝扩大。B超及X线平片亦有诊断价值。

(2)治疗:首选手术切除,肿瘤和包膜应完整切除。包膜残留或破裂可导致肿瘤复发,甚至恶变。

(二)泪腺腺样囊性癌

泪腺腺样囊性癌(adenoid cystic carcinoma of lacrimal gland)是从腺导管肌上皮起源的恶性肿瘤,是泪腺最常见的恶性肿瘤。

(1)临床表现:好发于中老年女性,病程较短,常有明显疼痛和头痛。主要表现为眼球突出或移位,可有眼球运动障碍和复视。CT显示眼眶外上方泪腺窝占位和虫蚀状骨质破坏。恶性程度高,预后差,平均病程2年。癌组织容易浸润神经、累及眶骨,手术难以彻底清除,术后易复发。肿物可向眼眶深部、颅内蔓延,也可向肺、肝和骨骼转移。肿瘤无包膜或包膜不完整,切面可见乳头状及囊状结构。

(2)治疗:首选局部扩大切除术,侵犯范围广者,需行眶内容剜除或次全剜除术。术后辅以放疗,全身转移患者联合化疗。

(三)泪腺多形性腺癌

泪腺多形性腺癌(pleomorphic adenocarcinoma of lacrimal gland)是发病率第二位的泪腺恶性肿瘤,多来源于长期存在的泪腺多形性腺瘤,或泪腺多形性腺瘤不完全切除或包膜残留造成的复发恶变。

(1)临床表现:体征与泪腺多形性腺瘤类似,但肿瘤生长快,病程短,部分患者可伴有疼痛。表现为眶外上方固定性肿块,边界不清,压痛,眼球向前向下移位。CT扫描显示眶外上方肿块,边界不清,眶骨破坏。

(2)治疗:局部扩大切除,术后放疗。

三、泪囊肿瘤

泪囊肿瘤较少见,大多是原发性肿瘤,亦可由于眼眶、鼻腔和鼻窦肿瘤侵袭所致。临床上常以泪溢就诊而发现,以恶性多见。

(一)泪囊乳头状瘤

泪囊乳头状瘤(papilloma of lacrimal sac)是最常见的泪囊良性肿瘤,往往出现在长期的慢性泪囊炎或黏膜外伤后。

(1)临床表现:泪囊区占位,肿瘤生长缓慢,呈膨胀性生长。患者多有泪溢和泪道阻塞的症状。CT泪道造影表现为泪囊区实质性肿块,边界清楚,包膜完整,肿瘤可压迫周围组织,但无骨质破坏。超声表现为泪囊区不规则异常回声,中等回声或低回声,压缩不明显。

(2)治疗:手术治疗,术中切开泪囊摘除肿瘤,必要时同时摘除泪囊。

(二)泪囊鳞状细胞癌

泪囊鳞状细胞癌(squamous cell carcinoma of lacrimal sac)是最常见的泪囊恶性肿瘤。

(1)临床表现:泪囊区肿块,生长迅速,常向外侵犯导致皮肤破溃,向内生长导致眼球突出,并可向鼻腔侵袭。肿瘤边界不清、质脆、触之易出血。CT 检查显示泪囊区肿块,周围骨质破坏明显。

(2)治疗:局部扩大切除,术后放疗,肿瘤转移者行化疗。

四、结膜肿瘤

(一)结膜色素痣

结膜色素痣(pigmented nervus of conjunctiva)是一种先天性良性错构瘤,来源于胚胎神经外胚叶,是最常见的结膜肿瘤。位于上皮下结缔组织内,一般不含血管。病理组织学上由痣细胞组成,排列成巢或成行。

(1)临床表现:结膜的色素痣可分为交界痣、皮内痣和复合痣。好发于睑裂部球结膜和角膜缘,一般出生时即存在,常不明显。随年龄缓慢增长,青春期增殖明显。呈不规则的圆形,棕色、黑色或棕红色,常微隆起于结膜表面,边界多清晰,表面光滑,成年后一般不再继续增大。痣细胞位于上皮基底层时称为交界痣,仅限于上皮下组织内,无交界性活动时称为皮内痣,复合痣则具有交界区和上皮下的两种成分。该病很少恶变,如痣体突然增大,表面粗糙,且有血管长入者,为恶变的征象。

(2)治疗:一般不需治疗,如影响容貌,可以手术切除,切除时必须常规送病理检查。

(二)结膜血管瘤

结膜血管瘤(conjunctival hemangioma)多为先天性,出生时或出生后不久即出现。

(1)临床表现:分为毛细血管瘤和海绵状血管瘤两型。前者为结膜下团状或片状毛细血管扩张,暗红色或紫红色,无明显界限。后者则为一隆起的紫红色肿瘤,外有包膜,可为多叶,有相互交通的血液腔隙。可随结膜移动,有一定的压缩性。结膜血管瘤,尤其是邻近内外眦和穹窿部的血管瘤往往与眼睑、巩膜、眼肌或眼眶的血管瘤相连。

(2)治疗:较小且固定不发展的血管瘤无需处理。必要时可采用手术切除、局部电凝或冷凝。

(三)结膜皮样脂肪瘤

结膜皮样脂肪瘤(conjunctival dermolipoma)为结膜先天性良性肿瘤,常双眼发病。组织病理学上为脂肪小叶组织增生,上皮细胞成分较少,小叶间有结缔组织隔相连,包膜往往不明显,属实性皮样肿。

(1)临床表现:多在成年后发现,好发于颞上象限,表现为外眦部球结膜下黄色、表面软、光滑或皮革样上皮,可有毛囊,弥漫生长而无明显界限。

(2)治疗:肿瘤不影响美观和视力时无需治疗。需手术治疗时,应注意勿伤及外直肌和睑部泪腺组织,不宜过于向后切除,防止扰乱眶内组织导致眶内出血。

(四)结膜恶性黑色素瘤

结膜恶性黑色素瘤(conjunctival malignant melanoma)是潜在的致命性肿瘤。多数起自后天原发性黑色瘤,部分起自结膜色素痣。

(1)临床表现:最常见于球结膜或角巩膜缘,也可见于睑结膜。肿瘤滋养血管丰富,色素的深浅可以变化。黑色素瘤逐渐增大,分叶或呈结节状,有时可出现血性泪水。病理表现:由不规则圆形、卵圆形及梭形细胞构成,色素多少不一,可见核分裂现象,周围血管丰富。其预后取决于病变部位,球结膜的黑色素瘤较睑结膜、穹窿或泪阜处的预后好。黑色素瘤能向眼球或眼眶侵袭,并且可向局部淋巴结、脑及其他部位转移。

(2)治疗:病变范围小时可行局部切除联合板层角膜移植术。结膜切除范围较大时可进行结膜或羊膜移植,防止术后粘连。对复发及病变范围广泛的病例可行扩大切除术。针对恶性黑色素瘤基因突变的靶向药物疗效较好,与化疗相比能够显著延长无进展生存期和总生存期。

(五)结膜鳞状细胞癌

结膜鳞状细胞癌(squamous cell carcinoma of conjunctiva)为低度恶性肿瘤,紫外线过度照射是鳞状细胞癌发生的重要因素,病毒感染和先天因素可能也起作用。

(1)临床表现:好发于50~70岁男性,近年来发病具有年轻化趋势,且发病率逐渐上升。多发生于睑裂区的角膜缘处、睑缘皮肤和结膜的交界处或内眦部泪阜等部位,很少见于结膜的非暴露区。大多数肿瘤呈灰白色胶质样,上皮异常角化,扁平状隆起,可向角结膜方向蔓延,表现为乳头状或草莓状、质脆、新生血管丰富、容易出血。肿瘤生长缓慢,少数病例可向深部组织浸润,很少发生转移。

(2)治疗:彻底切除病灶是最佳的治疗方式,如切除范围过大可联合行黏膜、结膜或羊膜移植,角膜创面用板层角膜移植修复。切除不彻底肿瘤可复发,需行二次手术。手术联合辅助治疗如近距离放疗、局部化疗、冷冻治疗等可降低复发率。若病变已侵犯眼睑或穹窿部无法彻底清除时应考虑做眼眶内容摘除术。

第二节　眼眶肿瘤

眼眶肿瘤比较少见,临床表现复杂,与全身病的关系密切,如延误诊治不仅可导致视力下降或失明,而且可造成致命等严重后果。肿瘤可原发于眼眶内,亦可由邻近组织肿瘤蔓延以及全身远处转移而来。

一、眼眶海绵状血管瘤

眼眶海绵状血管瘤(orbital cavernous hemangioma)又称为海绵状血管畸形,是原发于眶内的良性肿瘤,是成年人最常见的原发性眼眶良性肿瘤。由许多衬有内皮细胞的细小血管腔组成,管壁含有疏松分布的平滑肌和基质,血流缓慢,外包绕完整的纤维包膜,是一种错构瘤。

(1)临床表现:肿瘤生长缓慢,根据肿瘤的原发部位表现不同的首发症状。典型表现为渐进性、无痛性眼球突出,偶有眶区轻度疼痛。肿瘤位于眶尖压迫视神经较早引起视力下降,眼底出现视网膜水肿、皱褶、视盘充血、水肿或萎缩等。肿瘤压迫眼球后极也可致眼球屈光改变,同样导致视力下降。临床上肿瘤多位于肌肉圆锥内,表现为轴性眼球突出,肿瘤较大时可致眼球运动障碍。

B超显示典型的回声图像,具有定性诊断意义。表现为边界清楚,类圆形,内回声强而均匀,声透性较好,具有可压缩性。CT显示具有良性占位性病变的特征,边界清楚,内密度均匀(图2-15-3)。注射造影剂肿瘤明显加强,可显示视神经的受压、移位及骨改变。MRI检查在T_1WI为中信号,T_2WI为高信号。

(2)治疗:根据肿瘤大小和位置不同采用不同的治疗方案。如肿瘤较小、未出现任何症状和体征,可密切观察。如眼球突出,可手术切除。根据影像学定位,选择前路或外侧开眶术。如肿瘤位于眶尖部,且CT提示肿瘤与周围组织有粘连可能,为避免并发症,可采用伽马刀放射治疗。

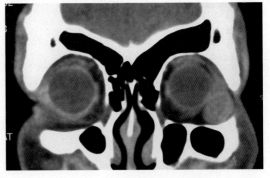

图2-15-3　眼眶海绵状血管瘤

二、眼眶脑膜瘤

眼眶脑膜瘤(orbital meningioma)原发于眶内或继发于颅内。前者来源于视神经外表面的蛛网膜或眶内异位的脑膜细胞,后者多由颅内蝶骨嵴脑膜瘤经视神经管或眶上裂蔓延而来。临床上以视神经脑膜瘤多见,中年女性居多。

(1)临床表现:慢性眼球突出、眼睑水肿、视力下降是主要的临床表现。视力减退、眼球突出、慢性视盘水肿或萎缩、视神经睫状静脉怒张称为眼眶脑膜瘤的四联症。肿瘤可沿视神经或眶上裂在眼眶和颅脑之间相互蔓延。原发于蝶骨嵴的脑膜瘤经视神经管或眶上裂入眶,肿瘤压迫视神经引起同侧原发性视神经萎缩。当肿瘤生长,体积增大,颅压增高后,又可引起对侧视盘水肿。表现为一侧视神经萎缩,另一侧视神经水肿,称为 Foster-Kennedy 综合征。蝶骨嵴脑膜瘤眶内蔓延还可引起眶骨壁增生,因此,眶尖部软组织肿块同时有骨质增生,应高度怀疑本病。

超声显示视神经增粗、眶内肿块、内回声少、声衰减明显。CT 影像表现多样,根据肿瘤的原发部位、蔓延途径,可显示视神经的管状增粗、车轨征及钙化。蝶骨嵴脑膜瘤蔓延眼眶者,影像显示软组织占位和骨质增生同时存在的特征。可见边界不清,眶骨壁增厚,偶表现为眶壁半球状隆起。MRI 在显示视神经管内及颅眶交界病变方面优于 CT。

(2)治疗:手术治疗为主,多采取外侧开眶或经颅开眶。对于视神经脑膜瘤,切除病变的视神经,术后将视力丧失。蝶骨嵴来源的脑膜瘤往往完整切除困难,术后易复发,必要时可行眼眶内容摘除术,但术后严重影响外观。放射治疗有一定作用,对于局限于眶内较小的视神经脑膜瘤,可以在影像严密监测下,随诊观察。也可行小剂量放射或伽马刀治疗,可以相对保持一定时间的视力,一旦发现肿瘤生长快或有向颅内蔓延的迹象,应采取手术切除。

三、眼眶皮样囊肿

眼眶皮样囊肿(orbital dermoid cyst)为临床上较多见的眼眶肿瘤,是胚胎期表皮外胚层植入形成的囊肿,属于迷芽瘤。由囊壁和内容物组成,囊壁为复层鳞状上皮,含毛囊和皮脂腺;囊腔含脱落上皮、胆固醇、脂肪、毛发及皮脂腺分泌物,囊壁外为纤维结缔组织。

(1)临床表现:皮样囊肿生长缓慢,虽为先天性疾病,但部分患者至成年以后才发现。表现为渐进性眼球突出,囊肿多发于眼眶的上方及外上方使眼球向下或内下移位并突出。位于眶前部的囊肿常可触及表面光滑、边界清楚而略具弹性的球性肿块。位于眶深部者常有细蒂与眶骨骨缝相连结,并固定在眶骨上。偶尔囊肿破裂引起急性眼球突出,类似眶蜂窝组织炎。

眶深部的囊肿,眼眶扪诊阴性而影像学检查具有明显特征。B 超显示病变边界清楚,形状可不规则,声透性好。视囊内容物的性质,可表现为无、中度、强回声或块状回声,均有可压缩性。X 线可显示眶壁的骨压迫性改变,骨压迫吸收密度减低和周围的骨密度增高称为骨硬化环。CT 既显示骨骼又显示软组织,囊肿的边界清楚,囊内容密度不均匀,因有脂类物质大多数可见负值区。

(2)治疗:手术应完全切除,将囊壁去除干净,对无法完全切除的囊壁宜予以刮除并用石炭酸烧灼处理。

四、眼眶横纹肌肉瘤

眼眶横纹肌肉瘤(orbital rhabdomyosarcoma)是儿童最常见的原发性眼眶恶性肿瘤。多在 10 岁以内,少见于青年,偶见于成年人。肿瘤生长快,恶性程度高。

(1)临床表现:好发于眼眶上部,使眼球向前下方突出,眼球运动障碍或复视。眼睑水肿、结膜水肿并突出于睑裂之外,类似眶蜂窝织炎(图 2-15-4)。肿瘤生长极快,往往数天即有明显的进展。眶缘可触及软性肿物,肿瘤快速生长可自穹窿结膜破溃,眼球固定,视力丧失,肿瘤可累及全眼眶并向颅内蔓延。眼底可见视盘水肿,后极部视网膜压迫性皱褶,黄斑部放射状条纹。

超声显示形状不规则异常回声病变,内回声较少或呈液性暗区,声穿透性较好,肿瘤的后部显示清楚。CT 显示眶内的高密度软组织病变,因肿瘤生长快,瘤体内出现坏死,表现为密度不均匀。肿瘤的形状不规则,边界不清楚,可见骨破坏。肿瘤呈侵袭性生长,向周围组织蔓延。

(2)治疗:目前多采用手术、放疗和化疗相结合的综合治疗。手术前化疗使肿瘤缩小,然后行扩大的手术切除,术后再行化疗及放疗,但死亡率仍较高。

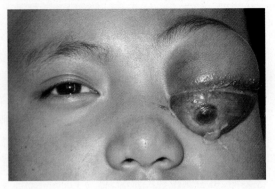

图 2-15-4　眼眶横纹肌肉瘤

五、绿色瘤

绿色瘤(chloroma)为髓性白血病异型增生的白细胞在眶骨骨膜下或软组织内所形成的一种局限性浸润,颜色淡绿。常有白血病的血液及骨髓象改变,病程急而发展快,可在数月甚至数周内死亡。表现为眼球突出,眶缘可触及肿块,眼睑肿胀,呈淡绿色。肿块发展异常迅速,短期内可填满眼眶。以骨髓过度增生为其突出改变,由此产生大量髓母细胞集结,形成肿瘤样的改变。应转血液内科治疗,禁忌做活检或手术。

六、眼眶淋巴瘤

眼眶淋巴瘤(orbital lymphoma)是成年人最常见的原发性眼眶恶性肿瘤,好发于中老年男性,其中 90%单侧发病。眼眶淋巴瘤病理类型有 20 多种,80% 为黏膜相关性淋巴组织边缘区 B 细胞淋巴瘤,恶性度低。

(1)临床表现:好发于眶外上方,其次为内上方,下方少见。主要表现为眼球突出和眼睑肿胀,可有疼痛、结膜水肿、眼球运动障碍、复视和视力下降等。MRI 是首选的影像学检查方法,用于判断肿瘤位置和范围,并初步判断性质。临床上,低度恶性眼眶淋巴瘤易与眼眶特发性炎症等良性病变混淆,多需活检进行鉴别诊断。

(2)治疗:放疗对眼眶淋巴瘤敏感,是主要治疗方法;手术切除主要用于眼眶浅部局灶性病变;化疗适用于伴有系统性淋巴瘤患者;靶向治疗可辅助常规化疗,提高治疗效果。

第三节　眼球壁肿瘤

一、角膜原位癌

角膜原位癌(corneal carcinoma in situ)又称上皮内上皮癌,局限于上皮层,未穿破上皮基底膜的角膜上皮肿瘤,病程缓慢。因早期由美国 Bowen 报告,故本病也称为 Bowen 病。

(1)临床表现:本病局限在上皮内,可能与光照、病毒感染或特异性免疫炎症有关。老年男性多见,好发于角膜缘,呈灰白色半透明隆起。有血管时呈红色胶样扁平隆起,界限清楚,局限生长。病理检查:

细胞呈多边形,核分裂象多,上皮角化不良。细胞大小不等,圆形或卵圆形,异形性明显,但上皮细胞的基底膜仍然完整,病变不向深部组织浸润。

(2)治疗:主要为手术切除加冷冻治疗,如病变侵犯范围较大,可在手术切除时联合部分板层角膜移植术,同时进行局部化疗。

二、角膜鳞状细胞癌

角膜鳞状细胞癌(corneal squamous cell carcinoma)是一种原发性上皮恶性肿瘤,多见于 40~60 岁男性。

(1)临床表现:睑裂区角膜缘为好发部位,尤以颞侧常见,为一小圆形粉红色隆起,在肿瘤周围有新生血管围绕。肿瘤可向球结膜一侧深部发展,或在角膜面扁平生长蔓延。裂隙灯下可见血管在肿瘤内散开形成纤维血管束,此为恶性的可靠证据。肿瘤也可呈片状,遮盖部分角膜。癌细胞形成癌巢,边缘为柱状细胞,其内为多角形细胞,中央为扁平细胞,可见角化珠,肿瘤内血管丰富。继发感染时,可有浆液脓性分泌物,淋巴引流区淋巴结肿大压痛。组织病理学检查可以确诊。

(2)治疗:病变早期即应手术治疗,需作手术切除肿瘤联合角膜移植术,辅以放射治疗。眼内组织或眼眶组织被肿瘤侵犯者需行眼球摘除或眶内容剜除术。

三、脉络膜血管瘤

脉络膜血管瘤(choroidal hemangioma)是一种在先天性血管发育不良基础上发展形成的良性、血管性、错构瘤性病变。多发生于青、中年人,单眼多见。

(1)临床表现:大多数为海绵状血管瘤,病变多位于后极部,尤以黄斑周围居多。可为孤立性,血管瘤部位呈淡红色扁平隆起。孤立性脉络膜血管瘤多发生在眼底后极部邻近视盘部位,约有 1/2 以上位于视盘颞侧或黄斑部。弥漫性者边界不分明,表现为广泛、弥漫、扁平、边界不清楚的橘红色或番茄色增厚。脉络膜血管扩张,视网膜色素上皮萎缩或色素脱失,巩膜透照可透光。表面视网膜有浆液性脱离,相应部位视野缺损,可继发青光眼。伴有颜面血管瘤或脑膜血管瘤以及青光眼者,称 Sturge-Weber 综合征。病理检查见瘤体由许多充血扩张的窦状血管和少量结缔组织间质组成。

超声波、CT、FFA、ICGA 检查对诊断有较大帮助。FFA 典型表现为动脉前期肿瘤区域粗大的血管快速充盈,整个造影过程均呈现强荧光。ICGA 更具有诊断价值,典型表现为整个瘤体早期弥漫性强荧光,后期染料自瘤体快速消退,即特征性"冲刷现象"(图 2-15-5)。孤立性脉络膜血管瘤很容易被误

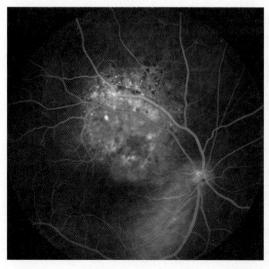
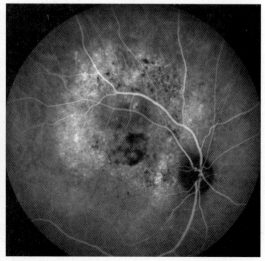

图 2-15-5　脉络膜血管瘤 FFA/ICGA

诊,需要与脉络膜黑色素瘤、脉络膜转移癌、视网膜脱离、中心浆液性脉络膜视网膜病变、黄斑水肿等疾病鉴别。最易误诊为脉络膜黑色素瘤,尤其是无色素的脉络膜黑色素瘤,而两者的治疗完全不同,故正确的诊断显得尤为重要。

(2)治疗:本病为良性病变,以往多采用激光光凝术或巩膜外冷凝术治疗。近年来,经瞳孔温热疗法(TTT)和光动力疗法(PDT)显示了治疗该病的优势。对较厚的血管瘤可能需要多次治疗,以使血管瘤完全闭塞。

四、葡萄膜黑色素瘤

葡萄膜黑色素瘤(uveal melanoma)是成人最常见的原发性眼内恶性肿瘤,在国内发病率仅次于视网膜母细胞瘤,白种人发病率高于有色人种。恶性程度高,易经血流转移,以中年以上患者为多,男女发病率大致相同。一般为单眼发病,肿瘤呈单灶性,极少数有家族史。目前认为该病的发生可能与过度日光照射、种族、内分泌和化学性物质刺激有关。根据肿瘤发生的部位不同,葡萄膜黑色素瘤通常分为虹膜黑色素瘤、睫状体黑色素瘤和脉络膜黑色素瘤。大约85%的葡萄膜黑色素瘤发生于脉络膜,10%发生于睫状体,虹膜黑色素瘤少见,仅占5%左右。

(一) 虹膜黑色素瘤

虹膜黑色素瘤(iridic melanoma)组织起源于虹膜基质内的黑素细胞。

(1)临床表现:可发生于虹膜的任何部位,下方多见,其次为颞、鼻侧。瘤体大小不一,可充满前房,一般瘤体直径超过3mm,厚度超过1mm。瘤体色素多少不一,可呈黑色、棕褐色,也可以无色素。虹膜黑色素瘤多无症状,大多数患者因无意中发现虹膜颜色改变或虹膜上有黑色来诊。部分患者晚期因肿瘤坏死而出现前葡萄膜炎或前房积血,继发青光眼而出现眼红、眼痛等症状。根据肿瘤生长方式,分为局限性、弥漫性两种类型。裂隙灯检查可直接观察虹膜病变的表面,部分病例可见前房色素及浮游细胞,或沉积于前房角形成"黑色积脓"。普通超声难以探查到虹膜肿物,UBM可清晰地显示虹膜病变,病变处虹膜形态改变,局限增厚呈梭形或半球形,边界清晰,内回声较均匀,界限清晰,并可了解睫状体是否受累。

(2)治疗:对于很小的虹膜黑色素瘤可以定期观察,对于生长较快者可行肿瘤局部切除术。

(二) 睫状体黑色素瘤

睫状体黑色素瘤(ciliary melanoma)部位隐匿,不易发现,导致早期诊断困难。

(1)临床表现:肿瘤早期患眼眼压通常较健眼低4~8mmHg。随着肿瘤体积的增长,有些患者可出现眼红、眼痛、视力下降、瞳孔不规则、继发性青光眼、眼屈光调节障碍或不典型的前部葡萄膜炎体征。瞳孔散大后在裂隙灯下检查,可见虹膜根部或睫状体部椭圆形棕黑色肿物,肿瘤局部的表层巩膜可呈现异常的迂曲扩张和局限性黑色素沉着斑。大多数睫状体黑色素瘤因含有较多的黑色素,瘤体外观通常呈棕黑色。睫状体恶性黑色素瘤向前容易引起眼压增高和虹膜根部离断,向后发展则可导致周边部视网膜脱离,向中央发展的肿块可压迫晶状体,使之发生移位或脱位。早期向外蔓延者,肿块可出现在前部球结膜下。UBM可较清楚地显示肿物的体积和部位,肿物为实性,内回声均匀。CT、MRI多能准确地显示肿物的部位和大小。

(2)治疗:主要根据肿瘤的体积和生长方式,多采用局部肿物切除术,也可行巩膜表面敷贴放疗,不轻易采取眼球摘除术。

(三) 脉络膜黑色素瘤

脉络膜黑色素瘤(choroidal melanoma)是成年人最常见的眼内恶性肿瘤,发生率约占葡萄膜黑色素瘤的85%,多见于50~60岁,常为单侧性。患病率在我国居眼内恶性肿瘤的第二位,仅次于视网膜母细胞瘤。肿瘤细胞多起源于脉络膜基质内的色素细胞,症状通常与肿瘤位置和体积有关。由于眼内组织中没有淋巴管,故主要经血行转移到眼外器官或组织,最常转移到肝、肺、胃肠道、皮肤、中枢神经系统或骨骼等部位。

（1）临床表现：当肿瘤位于黄斑部或其附近，患者于疾病早期可出现视力减退、视物变形和视野缺损等。若肿瘤位于眼底的周边部，可无自觉症状。肿瘤增大继发青光眼时可出现眼红、眼痛及头痛等症状。如瘤体坏死可引起葡萄膜炎或全眼球炎，易误诊。根据肿瘤生长形态，表现为局限性及弥漫性两种，前者居多。典型眼底表现为脉络膜圆形或椭圆形蘑菇状灰黑色肿物，表现为凸向玻璃体腔的球形隆起肿物（图2-15-6A）。表面视网膜常伴有变性萎缩坏死，部分有渗出性视网膜脱离，巩膜透照不透光。弥漫型脉络膜黑色素瘤少见，肿瘤沿脉络膜平面发展，呈普遍性增厚而隆起不明显，易被误诊为葡萄膜炎或视网膜脱离等。根据临床过程分为眼内期、青光眼期、眼外蔓延期、全身转移期。

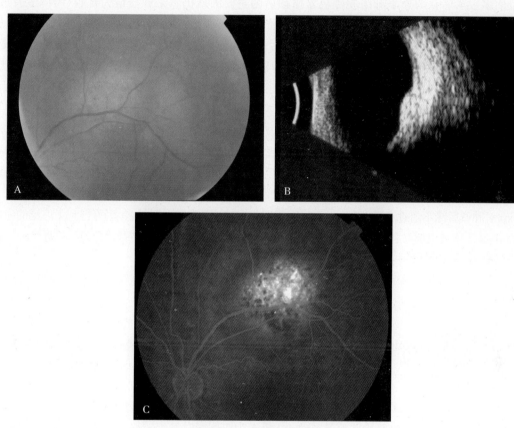

图2-15-6 脉络膜黑色素瘤
A. 彩色眼底像；B、C. 为眼B超和眼底血管造影。

瘤体基底较大的肿瘤更容易沿巩膜内血管和神经通道向眼球外蔓延。前部脉络膜的黑色素瘤亦可直接蔓延到睫状体，视盘周围的脉络膜黑色素瘤容易侵犯视神经。可引起继发性改变：①瘤体表面视网膜变薄、变性坏死或视网膜血管破裂出血；②大多伴有不同程度的渗出性视网膜脱离；③偶有玻璃体积血；④瘤体较大或弥漫性生长的肿瘤有时会导致继发性闭角型青光眼或新生血管性青光眼。在肿瘤生长过程中，可因肿瘤坏死而引起眼内炎或全眼球炎，是一种较为常见的伪装综合征。

脉络膜黑色素瘤常用的病理组织学分型：①梭形细胞型，75%为梭形A型细胞，其余为梭形B型细胞；②类上皮样细胞型，类上皮样细胞占75%以上，其余为梭形A型或B型细胞；③混合细胞型，由类上皮样细胞和梭形细胞构成；④其他：不符合上述分类的，如坏死型、气球样细胞型等。

早期诊断有时较困难，必须详细询问病史、家族史，进行细致的全身和眼部检查。需要与脉络膜血管瘤、脉络膜视网膜炎、脉络膜脱离、湿性年龄相关性黄斑变性、脉络膜出血、脉络膜转移瘤等鉴别。

此外，还应行巩膜透照、超声波、FFA/ICGA、CT及MRI等检查（图2-15-6B、C）。FFA/ICGA对肿瘤内异常血管的显示是与其他脉络膜肿瘤，尤其是良性肿瘤的鉴别的重要依据。CT检查表现为边界清楚等密度或略高密度半球形肿块,增强扫描有助于诊断。MRI 具有较好的敏感性,由于瘤体内黑色素物质的顺磁作用,形成独特的 MRI 表现,T_1WI 显示高信号、T_2WI 显示低信号。A 超检查见其病理波峰峰顶与基线呈 45°~65° 角,而其他眼内肿瘤则缺乏此特征。B 超检查见脉络膜黑色素瘤对声波衰减较著,其声像图有以下特征:①呈半球形或蘑菇状;②内回声:声像图上前缘回声光点多而强,向后回声逐渐减少,接近球壁形成无回声区,即"挖空"现象;③脉络膜凹:瘤细胞浸润其周围脉络膜,形成局部脉络膜无回声状,呈盘状凹陷带;④声影:因声衰减显著,肿瘤后眼球壁及球后脂肪回声较低或缺乏回声而形成;⑤继发改变:超声可显示玻璃体混浊及继发视网膜脱离,肿瘤穿破巩膜后,可见相邻眶脂肪内出现低或缺乏回声区。

目前多数学者认为影响脉络膜黑色素瘤预后的主要因素仍然是肿瘤最大直径(瘤体最大直径 <10mm、厚度 <3mm 者预后较好,而瘤体最大直径 >15mm、厚度 >5mm 者预后较差)、病理学类型(梭形细胞型黑色素瘤预后较好,类上皮样细胞型预后较差,混合细胞型介于两者之间)、生长方式(弥漫性比扁平状生长的脉络膜黑色素瘤容易发生全身转移,预后较差)、肿瘤前缘位置(瘤体前缘接近睫状体及视盘周围的脉络膜黑色素瘤预后较差)、有无巩膜外扩散(伴有巩膜外扩散或侵犯视神经者预后较差)及年龄(年龄大者预后较差)等。

(2)治疗:脉络膜的恶性黑色素瘤一经确诊,应立即治疗,在过去患眼眼球摘除是最常用的方法。现在各种保留眼球的方法如定期观察(适用于肿瘤较小厚度 <3mm,直径 <10mm)、激光光凝(瘤厚度 <4mm,直径 <10mm 且位于后极部的小肿瘤)、放射治疗(最主要的治疗方法,放射性巩膜板敷贴最常用,用于瘤体直径 <15mm,厚度 <10mm)、肿瘤局部切除(位于周边脉络膜,范围不超过 4 个钟点;最大直径 <16mm,肿瘤后缘不超过赤道部 7mm,无视网膜侵犯或玻璃体肿瘤种植迹象者)等得到了广泛的应用。

当肿瘤已穿破巩膜致眶内蔓延时,考虑做眼眶内容物剜除术,术后放射治疗,应定期严密随访。有全身转移者,由相关学科会诊治疗。

五、脉络膜转移癌

脉络膜转移癌(choroidal metastatic carcinoma)为其他部位的恶性肿瘤转移至脉络膜的肿瘤。多见于成年女性,生长较快。全身其他部位恶性肿瘤向眼内转移较少,主要经血液循环转移到葡萄膜。

(1)临床表现:肿瘤细胞进入眼内的途径,通常是沿着睫状后动脉到达脉络膜,脉络膜的转移性癌比虹膜及睫状体转移性癌多。乳腺癌、肺癌和消化道癌是最常见的原发肿瘤部位,此外还有甲状腺癌、前列腺癌、肝癌、卵巢癌、肾癌、皮肤癌等。约 1/3 患者为双侧同时发生转移,另约有 1/3 的患者眼内转移为一眼或双眼多灶性。

脉络膜转移癌患者可以无症状、无痛性视力下降、眼前黑影及视野缺损。由于转移性癌生长较快,可压迫睫状神经,早期就伴有剧烈眼痛和头痛。眼底检查显示特征性后极部灰黄色、轻度隆起的均质肿物,约数个视盘大小,边界不清,或为多个奶黄色结节样外观,可伴有浆液性视网膜脱离和继发性视网膜色素上皮改变。诊断时应详细询问肿瘤病史,查找原发病灶。CT、MRI、超声和 FFA 检查有助于诊断。临床上也有不少患者以眼部症状为首诊,而后发现身体其他器官原发肿瘤,最后确诊为脉络膜转移瘤。

(2)治疗:本病多为癌症晚期,治疗应根据全身状况、原发肿瘤情况进行放疗或化疗。由于脉络膜位于血-眼屏障之外,全身治疗药物容易弥散进入脉络膜。对于全身化疗反应良好者,无需联合局部治疗。若化疗期间瘤体不断增大,或仅为眼部孤立的转移癌,可考虑眼局部治疗,包括放射治疗、激光或冷凝治疗、或局部肿瘤切除术。为尽可能延长生命和挽救视力,应积极治疗原发病灶。

六、脉络膜骨瘤

脉络膜骨瘤(choroidal osteoma)一种少见的由成熟骨质组成的脉络膜肿瘤,病因尚不明确,多认为是一种骨性迷离瘤。多见于20~30岁青年女性，单眼居多。偶尔在家族中发现，呈常染色体显性遗传。

（1）临床表现：患者多以无痛性视力下降，也有以中心视物模糊和视物变形为主诉就诊，部分是在常规体检时发现的。眼底肿瘤多位于视盘附近，呈黄白色或橘红色的扁平隆起，可见色素沉着。肿物边缘不规则，似伪足向四周伸出。可形成视网膜下新生血管膜，伴有出血或浆液性视网膜脱离。大多数患者的视力预后不佳，主要原因是视细胞进行性变性、严重的眼内并发症及视网膜新生血管破裂。FFA/ICGA、超声及 CT 检查有助于诊断。FFA 检查示早期斑片状强荧光，晚期弥漫性荧光染色。ICGA 示早期弱荧光，晚期弥漫性荧光染色。B 超示脉络膜斑样病变呈强反射的回声光带。CT 对脉络膜骨瘤的诊断有重要的价值，特征性表现为与骨质密度相同的眼球后极部病灶。病理检查可见大量的成骨细胞、骨细胞、衬以内皮的大血窦和毛细血管。

（2）治疗：目前尚无确切有效的治疗方法，对于脉络膜骨瘤继发 CNV 者，临床上有多种治疗包括激光光凝、PDT、TTT、眼内注射抗 VEGF 药物治疗等。

七、视网膜母细胞瘤

视网膜母细胞瘤（retinoblastoma，RB）属于神经外胚层肿瘤，是 *RB1* 抑癌基因变异导致的视网膜恶性肿瘤。是婴幼儿最常见的眼内恶性肿瘤，约占儿童肿瘤的3%。发病率约为 1/18 000~1/21 000，90% 患儿在 3 岁前发病，约30% 患儿双眼受累。有家族遗传史及双眼发病的患者，较散发或单眼发病的患者发病要早，成年人发病罕见。无种族、地域及性别差异。RB有较高的自发退化率，达1.8%~3.2%，明显高于其他肿瘤。

1. **病因与发病机制**　可分遗传型和非遗传型，约40%属遗传型，患病父母或患儿父母为突变基因携带者遗传，或由正常父母的生殖细胞突变引起，为常染色体显性遗传。遗传型发病早，多为双侧，视网膜上 RB 为多灶性，易发生其他部位原发性第二肿瘤。60% 为非遗传型，为视网膜母细胞突变所致。该型发病较晚，多为单眼，视网膜上只有单个病灶。RB 基因位于染色体 13q 长臂 I 区 4 带，含 27个外显子，26 个内含子。RB 基因具有抗癌性（抑癌基因），是首先分离出的人类抗癌基因，一对 RB 等位基因同时缺失或变异、失活即导致 RB 产生。

2. **临床表现**　按视网膜母细胞瘤的临床过程将其分为眼内期、青光眼期、眼外期和全身转移期。每个病例因其瘤细胞分化程度不同，发展的速度及临床表现不尽相同。由于 RB 发生于婴幼儿，早期不易发现。往往肿瘤发展到眼底后极，经瞳孔可见黄白色反光（白瞳症），状如灯光下猫眼样反光（黑矇猫眼），或患眼因肿瘤位于后极部视力低下而废用，造成废用性斜视，甚至直到继发青光眼，患儿因高眼压疼痛而哭闹被发现方就医。位于中心凹或其附近的较小 RB 即可引起视力显著降低，造成患眼感觉性斜视（内斜或外斜视）。斜视见于约 1/5 的 RB 患儿，出生后 6 个月内出现斜视的婴儿需立即行眼底检查，以除外 RB。较少见的表现包括伴有轻度的眼红、眼痛、角膜混浊、无菌性眼眶蜂窝织炎。往往因其中一眼先有上述表现，就医诊查时才发现双眼患病。

眼底检查可见视网膜上有圆形或椭圆形边界不清的单个或多个灰白色实性隆起肿块，可向玻璃体隆起，也可沿脉络膜扁平生长。肿瘤表面的视网膜血管扩张、出血，可伴渗出性视网膜脱离（图2-15-7）。瘤组织可穿破视网膜进入玻璃体及前房，如大量雪球状漂浮，造成玻璃体混浊、假性前房积脓或积血，或在虹膜表面形成灰白色肿瘤结节。瘤组织可穿破巩膜侵及球外和眶内，出现眼球表面肿块或眼球突出等。瘤细胞亦可沿视神经向颅内转移，还可经淋巴管向附近淋巴结及通过血液循环向全身转移，最终导致死亡。

特殊病例的三种形式：①双眼 RB 同时伴有颅内松果体或蝶鞍区原发性神经母细胞瘤，称为三侧性 RB；②遗传型 RB，若干年后发生其他部位原发性恶性肿瘤，如骨肉瘤、纤维肉瘤，称为第二恶性肿瘤；③RB 自发性消退或伴发良性视网膜细胞瘤。

3. **诊断**　B 超检查对于临床诊断具有重要意义，能发现肿瘤钙化并测量肿瘤大小。可显示玻璃体内弱或中强回声光团,与眼底光带相连,60%~80%有强光斑状回声(钙化斑)。彩超可见瘤体内出现红、蓝相伴行的血流信号,且与视网膜中央动脉、静脉相延续。CT检查可发现钙化斑,还可显示受累增粗的视神经,眼眶、颅内受侵犯的程度及有无松果体神经母细胞瘤。MRI虽不能发现钙化斑,但对于软组织对比分辨率更高,在评价视神经和松果体肿瘤方面优于CT。

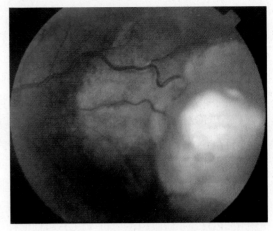

图2-15-7　内生型RB眼底像

4. **鉴别诊断**　根据病史、体征、辅助检查可明确诊断,CT和MRI检查有助于确定有无眼外扩散与转移。该病需与可引起"白瞳症"的其他眼病相鉴别。此外应强调指出,当婴幼儿眼部表现为炎症渗出、出血时,易与相关眼病混淆,应予慎重鉴别。①Coats病:多为男性青少年,单眼发病。其眼底特点为视网膜血管异常扩张,常见微血管瘤,视网膜内和下有大片黄白色脂质渗出及胆固醇结晶,可伴发渗出性视网膜脱离,亦可呈白瞳症。辅以B超、CDI或CT、MRI可鉴别。②转移性眼内炎:多见于儿童高热病后,病原体经血液循环到达眼内。患眼前房、玻璃体内大量渗出,玻璃体脓肿形成,前房积脓或积血,瞳孔呈黄白色,亦可表现为白瞳症。患眼眼压多低于正常,RB眼压不低或升高。③早产儿视网膜病变(ROP):患儿有早产史、低体重、有吸高浓度氧史。由于早产,吸入高浓度氧后,抑制了视网膜周边毛细血管的发育,待停止吸氧后,因周边部缺血、缺氧,双眼发生增殖性病变。重者发生牵拉性视网膜脱离,增殖病变收缩至晶状体后,呈白瞳症表现。除病史外,眼底无实性占位病变。

5. **治疗**　根据肿瘤的大小、位置与发展程度,采用不同的疗法。选择治疗方法时首先考虑保存患儿的生命,其次考虑保存患眼和视力。

(1)眼球保留治疗:①激光疗法:对于局限在视网膜内、位于后极部的较小肿瘤(直径≤4mm,厚度≤2mm)可用激光光凝、TTT及PDT治疗。②冷冻疗法:适于向前发展至赤道部难以行激光治疗的较小肿瘤。③巩膜表面敷贴放疗或称近距离放疗:适于肿瘤直径≤12mm,厚度≤6mm,无法行光凝和冷凝治疗且无广泛玻璃体种植的肿瘤。目前常用放射性核素有^{60}钴、^{125}碘、^{106}钌等,局部放疗较外部放射治疗要安全。④外部放射治疗适于肿瘤较大或分散,家属不愿行眼球摘除者。副作用较大,易发白内障,放射性视网膜病变和毁容。⑤化学疗法:可用在冷冻治疗后以巩固疗效。对于巨大肿瘤,采用化学减容法使肿瘤体积缩小,再进行局部治疗,可免于眼球摘除。

(2)去除眼球治疗:①眼球摘除术:适于巨大肿瘤或化疗失败,切断视神经应尽量长些,需距巩膜壁后10mm处剪断视神经。②眶内容摘除术:适于瘤组织已穿破眼球向眶内生长、视神经管扩大等。术后联合放疗,但大多预后不良。此手术影响外观,应严格掌握手术适应证。

(张　毅)

思考题

1. 试述眼睑血管瘤的临床特点及治疗原则。
2. 常见眼睑恶性肿瘤有哪几种?术后需要放射治疗的是哪几种?
3. 试述眼眶血管瘤的诊断方法与治疗原则。
4. 脉络膜黑色素瘤的临床表现及治疗原则是什么?
5. 试述视网膜母细胞瘤的临床表现特点和治疗原则。

第十六章
眼部先天异常

先天异常是指出生时就存在的因胚胎发育紊乱引起的形态、结构、功能、代谢、精神和行为等方面的异常。染色体畸变是先天异常的常见原因,是引起儿童残疾甚至死亡的重要原因。查明病因了解其发生的基本规律,尽早对症治疗采取干预措施,减少先天异常的发生,是提高人口素质的有效方法。当前威胁儿童和青少年最主要的致盲性眼病为眼部遗传病,约占所有致盲因素的 50%,眼部遗传病占所有已知的遗传性疾病病种的 10%~15%。眼部先天异常一直是人类面临的难治性疾病之一,也是现代医学研究的重要领域。

第一节 眼睑先天异常

一、先天性上睑下垂

先天性上睑下垂(ptosis)是上睑提肌和 Müller 肌功能不全或丧失,导致上睑部分或全部不能提起的状态。自然睁眼向前平视时,上睑缘位于角膜缘上方 1.5~2mm。上睑下垂时,上睑遮盖角膜上缘超过 2mm。轻者可不遮盖瞳孔,但影响外观。重者部分或全部遮盖瞳孔,影响视功能。先天性上睑下垂是上睑下垂里最常见的一种,约占 60%。先天性上睑下垂主要由于动眼神经核或上睑提肌发育不良导致,为常染色体显性遗传或隐性遗传。

1. **临床表现** 先天性上睑下垂常累及双侧,两侧不一定对称,有时为单侧(图 2-16-1)。先天性上睑下垂大约有 25% 的患者合并上直肌功能不全或麻痹,可伴有眼球上转运动障碍。如瞳孔被遮盖,患儿为克服视力障碍,额肌紧缩,形成较深的横行皮肤皱纹,牵拉造成眉毛上抬或仰头视物。患儿往往伴有屈光不正、斜视、弱视、小睑裂等。

结合相关病史,测量睑裂高度及眼睑下垂量,判断上睑下垂的程度。指压眉弓测试提上睑肌功能,睑缘活动度 4mm 以下者表示肌力很差,5~7mm 为中等,8mm 以上为良好。新斯的明或依酚氯铵试验有助于排除重症肌无力。

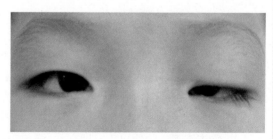

图 2-16-1 先天性上睑下垂

2. **治疗** 先天性上睑下垂以手术治疗为主。如果提上睑肌肌力良好,术后各眼位保持外观对称的可能性较大,大多数情况下,保证双眼水平位的对称即可。如果下垂严重遮挡瞳孔可导致弱视,应早期手术。如果提上睑肌功能尚未完全丧失,手术方式宜选择提上睑肌缩短,手术的切口有皮肤和结膜切口两种,近年来主张施行联合手术切口进行提上睑肌缩短矫正上睑下垂。提上睑肌肌力弱不能满足手术要求时,应选择额肌悬吊术或自体阔筋膜悬吊术。早期上睑下垂,应注意排除重症肌无力、神经系统、眼部及全身病引起的上睑下垂,需先进行病因和药物治疗,无效时再考虑手术。

二、先天性睑裂狭小综合征

先天性睑裂狭小综合征又称睑裂狭小 - 上睑下垂 - 倒向型内眦赘皮综合征(blepharophimosis-ptosis-epicanthus inversus syndrome,BPES),又称先天性小眼症、先天性睑四联症、Komoto 综合征等。为常染色体显性遗传,偶有散发病例,男性多于女性,致病基因是位于染色体 3q23 上的 *FOXL2* 基因。成年人正常水平睑裂宽度约为 25~30mm,而小睑裂患者睑裂宽度常为 20~22mm,甚至 <20mm。往往伴有中重度的上睑下垂,双侧对称,同时可伴有斜视、弱视等功能损害。逆向内眦赘皮,内眦距离过宽,患者瞳距可正常。伴有下睑外翻,鼻梁低平,上眶缘发育不良等一系列眼睑和颜面发育异常(图 2-16-2)。目前小睑裂综合征的诊断主要基于出生后的临床表现,而早期的基因检测和产前有效的筛查仍有待进一步研究探讨。

小睑裂患者特有的眼部畸形,不仅严重影响患者外观,并且会影响视力发育及心理健康,目前手术是矫正眼部畸形唯一的治疗方式。治疗时机的选择仍存在争议,早期手术有利于患儿视力的发育,而晚期手术可获得更确切的治疗效果。大多数学者主张分期手术,手术可分一期或二期完成。3~5 岁行内眦赘皮矫正术,3~6 个月后再行上睑下垂矫正术,分期手术有利于组织增生,减轻局部张力。有部分学者主张同期手术,同期手术可使患者避免多次手术的痛苦和经济负担,且内眦切口与重睑切口延续,术后内眦部瘢痕较轻。具体手术时机和手术方式的选择,应结合患者上睑下垂的程度、提上睑肌的功能及患者的配合程度等进行个性化选择。

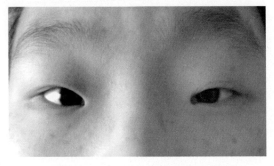

图 2-16-2 双眼先天性睑裂狭小综合征

第二节 角膜先天异常与角膜变性

一、角膜皮样瘤

角膜皮样瘤(corneal dermoid tumor)是一种类似肿瘤的先天性异常,来自胚胎性皮肤。表面覆盖上皮,内由纤维组织或脂肪组织构成,可含有毛囊、毛发及皮脂腺,属典型的迷芽瘤。

1. **临床表现** 肿物出生时即存在,随年龄增长和眼球发育略有增大,一般侵及角膜基质浅层。肿物多位于颞下方角膜缘处,为圆形淡黄色或粉红色实性肿物,外表色如皮肤,边界清楚,表面可有纤细的毛发(图 2-16-3)。肿物角膜区前缘见一条弧形脂质沉着带,少数肿物位于角膜中央,或侵犯全角膜。肿物随年龄增长,角膜散光

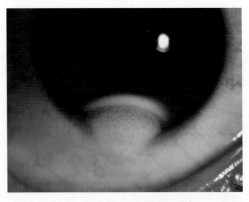

图 2-16-3 角膜皮样瘤

逐渐增大,可侵犯瞳孔区影响视力,还会由此造成弱视。角膜皮样瘤一般不会发生恶变,偶有表现为Goldenhar综合征者,可伴有上睑缺损、耳部畸形或脊柱异常。术中获取的病变组织行病理检查可用于该疾病的确诊。

2. 治疗　小的皮样瘤或位于结膜者可随访观察。引起角膜散光,影响视力者应手术治疗,肿物切除和板层角膜移植是最常采用的手术方式。UBM的检查很重要,可以明确肿物累及角巩膜部位的深度,为确定手术方式做重要参考。位于角膜中央者要尽早手术,以防弱视。手术前后应及时验光配镜矫正视力,出现弱视者应进行弱视治疗。

二、角膜变性

角膜变性(corneal degeneration)指由于某些既往疾病引起的角膜组织退行性变和功能减退。引起角膜变性的原发病通常为眼部炎症性疾病,少部分原因未明,但与遗传无关。

(一)角膜老年环

角膜老年环(cornea arcus senilis)是角膜周边部基质内的类脂质沉着。病理组织学上,类脂质主要沉积于靠近前、后弹力层的部位。50~60岁的人约60%有老年环,超过80岁的老人几乎全部有老年环。双眼发病,起初混浊在角膜上、下方,逐渐发展为环形。该环呈白色,通常约1mm宽,外侧边界清楚,内侧边界稍模糊,与角膜缘之间有透明角膜带相隔(图2-16-4)。偶尔可作为一种先天性异常出现于青壮年,又称"青年环"。这时病变常局限于角膜缘的一部分,而不形成环状,也不伴有血脂异常。老年环通常是一种有遗传倾向的退行性改变,但有时也可能是高脂蛋白血症(尤其为低密度脂蛋白)或血清胆固醇增高的表现,尤其当40岁以下患者出现时,可作为诊断动脉粥样硬化的参考依据。本病不需治疗。

(二)带状角膜变性

带状角膜变性(band-shaped keratopathy)是主要累及前弹力层的表浅角膜钙化变性,常继发于各种眼部或系统性疾病。其主要原因为:①慢性眼部疾病(通常为炎症),如葡萄膜炎,尤其是小儿的葡萄膜炎,角膜基质炎,严重表浅性角膜炎,角膜结核感染等;②甲状旁腺功能亢进、维生素D中毒、结节病及其他全身疾病引起的高钙血症;③遗传性疾病,如遗传性原发性带状角膜变性;④血磷增高而血钙可正常,如慢性肾衰竭,以及长期接触汞剂或含汞溶液(如长期使用某些含汞的滴眼液)。⑤硅油填充的无晶状体眼。带状角膜变性累及角膜表层,主要为角膜上皮基底膜、前弹力层和浅基质层的钙沉积。

1. 临床表现　早期无症状。病变起始于睑裂区角膜边缘部,在前弹力层出现细点状灰白色钙质沉着。病变外侧与角膜缘之间有透明的角膜分隔,内侧呈火焰状逐渐向中央发展,汇合成一条带状混浊横过角膜的睑裂区,当混浊带越过瞳孔区时,视力下降(图2-16-5)。沉着的钙盐最终变成白色斑片

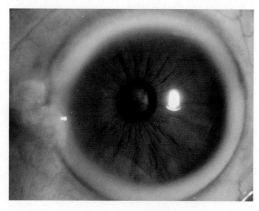

图 2-16-4　**角膜老年环**

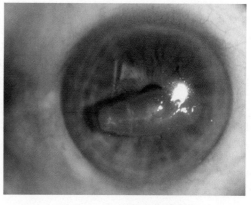

图 2-16-5　**带状角膜变性**

状,常高出于上皮表面,可引起角膜上皮缺损,出现刺激症状和异物感,有时伴有新生血管。视力下降的程度除与角膜变性的范围有关外,往往与葡萄膜炎和并发性白内障有关。

2. **治疗** 积极治疗原发病。病症轻微者局部使用依地酸二钠滴眼液,重症者表面麻醉后刮去角膜上皮,用 2.5% 依地酸二钠溶液浸洗角膜,通过螯合作用去除钙质。配戴浸泡有依地酸二钠溶液的接触镜也有较好疗效,但治愈后数年内病变常复发,复发病例重复上述治疗仍然有效。混浊严重者可行板层角膜移植或准分子激光治疗性角膜切削术(phototherapeutic keratectomy,PTK)治疗。

(三) 边缘性角膜变性

边缘性角膜变性(marginal degeneration)又称 Terrien 边缘变性(Terrien marginal degeneration),是一种双侧性周边部角膜扩张病。其角膜上皮、后弹力层及内皮层正常,而 Bowman 膜缺损或不完整,基质层有大量的酸性黏多糖沉着。目前认为其发病和免疫性炎症有关,男女发病比约为 3∶1,常于青年时期开始,进展缓慢,病程长。多为双眼,但可先后发病,两眼的病情进展也可不同。

1. **临床表现** 一般无疼痛及畏光,视力呈慢性进行性下降。病变多开始于上方角膜缘,也可见于角膜缘的任何部位。初时表现为细小的点状基质混浊,逐渐向环形发展,类似角膜老年环,与角膜缘之间有透明区分隔。经若干年后病变组织自溶形成平行角膜缘的沟状凹陷变薄,凹陷的进行缘较陡峭,有时可见细小线状类脂质沉着。周边侧缘较平坦,呈斜坡状(图 2-16-6)。病变早期上皮仍完整,有的病例可见细小的血管翳跨过变薄区。变薄区在正常眼压作用下发生扩张,至 30 岁左右,大部分患者由于不规则散光而出现视力明显下降,有时因变性病灶上皮缺损或轻微的一过性炎症而出现暂时性眼红不适。角膜边缘部变薄扩张,以鼻上象限最多见。变薄区角膜厚度可仅为正常的 1/2~1/4,最薄处可仅残留上皮与膨隆的后弹力层。少数患者可因轻微外伤即导致角膜穿孔,自发穿孔者少见。电子显微镜研究发现,病变组织中组织细胞对角膜胶原的吞噬作用可能与本病的发生有关。由于角膜变薄扩张导致不规则近视散光,视力进行性减退且不能矫正。

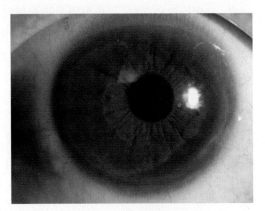

图 2-16-6 边缘性角膜变性

2. **治疗** 早期应验光配镜提高视力,药物治疗无效。患眼角膜进行性变薄,有自发性穿孔或轻微外伤导致破裂的危险者,可行板层角膜移植。出现角膜微小穿孔者,仍可行板层角膜移植,穿孔范围较大或伴眼内容物脱出者,需行穿透性角膜移植。

(四) 角膜脂质变性

角膜脂质变性(corneal lipid degeneration)是脂质在角膜基质的异常沉积,分为原发性与继发性两种。原发性脂质变性罕见,病因未明,可能与角膜缘血管通透性增加有关。继发性脂质变性常见于引起角膜新生血管的疾病,如角膜基质炎、外伤、角膜水肿及角膜溃疡等。

1. **临床表现** 为致密的灰色或黄白色病灶,常位于无炎症反应的新生血管区域。脂质沉积沿着角膜内的血管分布,使脂质变性形如扇形,有羽毛状边缘,病灶边缘可见胆固醇结晶。少数情况下,脂质变性也可发生于急性炎症的区域,多表现为致密的圆盘状病灶。

原发性脂质变性为双侧性,可位于角膜中央,表现为盘状致密病灶,也可位于周边部,外观上像扩大的老年环。除影响美容外,还可影响视力。诊断原发性脂质变性必须具有下述条件:无眼部外伤史、无角膜新生血管、家族成员中无类似病史、全身无脂质代谢性疾病、血脂在正常水平。

2. **治疗** 原发性脂质变性引起视力下降者,可考虑行穿透性角膜移植术,但术后植片上可出现脂质变性复发。继发性脂质变性由急性炎症引起者,脂质沉着通常逐渐消退,但当视力下降时,可考虑行穿透性角膜移植术。

（五）大泡性角膜病变

大泡性角膜病变（bullous keratopathy）是由于各种原因严重损伤角膜内皮细胞，导致内皮细胞功能失代偿而失去液体屏障和主动液泵功能，引起的角膜基质水肿和上皮下水疱。眼前节手术尤其是白内障摘除和／或人工晶状体植入、角膜内皮营养不良、无晶状体眼的玻璃体疝接触内皮、长期高眼压或抗青光眼手术、单纯疱疹病毒或带状疱疹病毒感染损伤内皮等，均可导致本病。病程早中期可发现角膜内皮数量下降，病情严重者角膜内皮显微镜检查成像常不清楚，可行临床共聚焦显微镜检查，内皮细胞密度明显降低或成像不清。

1. **临床表现** 患者多有上述病史。患眼雾视，轻症者晨起最重，午后可有改善。这是因为夜间睡眠时，眼睑闭合，角膜上皮面的水分蒸发能力减少，内皮细胞功能已处于失代偿的临界状态，内皮细胞没有储备能力把滞留在角膜基质内的液体泵出，致角膜基质水肿。随着睁眼时间延长，基质的液体因蒸发而减少，角膜水肿减轻，故视力部分恢复。随着角膜内皮细胞数量的进一步减少，患者可出现持续性视力下降。重者刺激症状明显，疼痛、流泪、难以睁眼。患眼混合性充血，角膜基质水肿增厚，上皮呈气雾状或有大小不等的水疱，角膜后切面不清或皱褶混浊（图2-16-7）。在上皮水疱破裂时上皮下神经丛裸露，患者瞬目时出现剧烈疼痛。病程持久者可出现角膜基质新生血管形成和基质层混浊，视力明显减退。如继发眼部感染，极易出现角膜溃疡。部分患者眼压正常，部分患者可合并继发性青光眼，眼压高也是导致角膜内皮数量持续下降的又一重要因素。

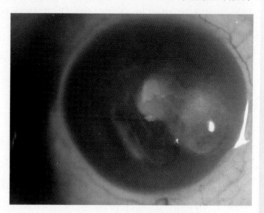

图2-16-7 大泡性角膜病变

2. **治疗** 轻症者可局部应用高渗剂（高渗葡萄糖、高渗盐水溶液、无水甘油）和保护及湿润角膜的药物，上皮有缺损时用抗生素滴眼剂预防感染。角膜上皮剥脱时，可配戴软性角膜接触镜以减少角膜与眼睑的摩擦，缓解不适症状。大多数绷带镜片需要连续过夜配戴以实现良好的治疗效果，由于需要连续过夜配戴，绷带镜片需有高透氧的特性以避免透氧性能不足导致的角膜缺氧。症状顽固或明显影响视力者应考虑角膜内皮移植术或穿透角膜移植术以缓解疼痛和恢复视力，其他的方法如角膜层间烧灼术也可用于缓解症状。

三、圆锥角膜

圆锥角膜（keratoconus）是一种表现为局限性角膜圆锥样突起，伴突起区角膜基质变薄的先天性发育异常。其发病与遗传因素有关，为常染色体隐性遗传。可伴有其他先天性疾病如先天性白内障、无虹膜、Marfan综合征、视网膜色素变性等。

1. **临床表现** 多见于青春期前后，双侧性，双眼可先后发病，病情也可不一致。表现为视力进行性下降，初期能用近视镜片矫正，后期因不规则散光而需戴接触镜才能矫正视力。典型体征为角膜中央或旁中央锥形扩张，圆锥可大可小，为圆形或卵圆形，角膜基质变薄区在圆锥的顶端最明显。圆锥突起可导致严重的不规则散光及高度近视，视力严重下降。用钴蓝光照明时，部分患者在用钴蓝光照明时可见圆锥底部泪液浸渍，铁质沉着形成的褐色Fleischer环。角膜深层见基质板层皱褶增多而引起的垂直性Vogt线纹，平行于圆锥较陡的散光轴，角膜表面轻轻加压可使Vogt线纹消失。患眼下转时，可见锥体压迫下睑缘形成的角状皱褶即Munson征（图2-16-8）。圆锥进一步发展可导致后弹力层破裂，发生急性圆锥角膜，出现角膜急性水肿，视力明显下降。急性水肿一般于6~8周后消退，遗留中央区灶性角膜混浊。长期戴用接触镜导致角膜表面磨损，也可引起圆锥顶端的瘢痕或角膜上皮下的组织增生，这些混浊可引起严重的眩光，也可引起视力下降。

典型的圆锥角膜不难诊断,但病变早期临床表现不典型时,圆锥角膜的诊断较困难。目前最有效的早期诊断方法为角膜地形图检查,显示角膜中央地形图畸变,颞下象限角膜变陡斜。随着病变进展,角膜陡斜依次扩张到鼻下、颞上、鼻上象限。对可疑的进行性近视、散光的青少年,应常规进行角膜地形图检查。其他的检查方法还有 Placido 盘、角膜曲率计、视网膜检影等。

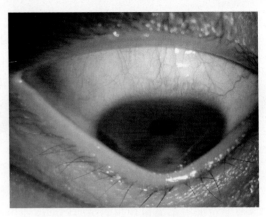

图 2-16-8　圆锥角膜

2. **治疗**　早、中期患者可配戴框架眼镜或硬性角膜接触镜矫正视力,视力不能矫正或圆锥角膜发展较快者应行角膜移植术。穿透性角膜移植和深板层角膜移植均是有效的手术方法,使患者获得良好的视力。对角膜内皮层无异常的患者,倾向于选择深板层角膜移植术。近年开展的紫外线核黄素交联治疗也取得较好的疗效,但远期效果需进一步观察。

四、角膜营养不良

角膜营养不良(corneal dystrophy)指由于基因异常引起的角膜组织结构或功能的进行性损害,常伴有病理组织学特征性改变,与原来的角膜组织炎症或系统性疾病无关。角膜营养不良可根据其遗传模式、解剖部位、临床表现、病理组织学、超微结构、组织化学等的不同而分类。解剖学分类法更适合临床应用,根据受累角膜层次分为前部、基质及后部角膜营养不良 3 类。

(一) 上皮基底膜营养不良

上皮基底膜营养不良(epithelial basement membrane dystrophy)也称地图 - 点状 - 指纹状营养不良,是最常见的前部角膜营养不良。病理组织学检查可见基底膜异常增生,异常基底膜向上皮内突出,引起上皮细胞与基底膜黏附不良而发生上皮脱落。上皮细胞不正常并伴有囊肿,常位于基底膜下,囊肿内含细胞和细胞核碎屑,在上皮基底膜和前弹力层之间可见微丝物质。大部分患者不存在遗传模式,仅是一种退行性病变。少部分可能为常染色体显性遗传,表现为家族性。

1. **临床表现**　发病率约 5%,女性发病较多见,为双眼性。裂隙灯检查可见在角膜中央的上皮层及基底膜内主要出现三种改变:灰白色小点或斑片(也称微小囊肿)、地图样线和指纹状细小线条。用分光法、后映照法或宽切线光带检查最易看清。上述三种改变可单独或合并存在,其数目及分布在不同患者可有很大的变异性,且随时间的推移同一患者也可出现较大变异。患者可出现反复性上皮剥脱,眼部疼痛、刺激症状及暂时的视力模糊。此类症状可发生于任何年龄,但多发生在 30 岁以后。

2. **治疗**　局部使用透明质酸钠、人工泪液等黏性润滑剂。上皮剥脱时可包扎或配戴软性角膜接触镜,也可刮除上皮后,压迫绷带包扎。适当用刺激性小的抗生素滴眼液和眼膏预防继发感染。治疗需要较长时间,常达数月之久。部分患者采用准分子激光去除糜烂角膜上皮,可促进新上皮愈合,部分病例有较满意效果。

(二) 颗粒状角膜基质营养不良

颗粒状角膜基质营养不良(granular corneal stroma dystrophy)是角膜基质营养不良的一种,属常染色体显性遗传。病理组织学具有特征性:角膜颗粒为玻璃样物质,用 Masson 三重染色呈鲜红色,用 PAS 法(过碘酸 - 雪夫氏染色)呈弱染,沉淀物的周围部位被刚果红着染,但通常缺乏典型淀粉特征。颗粒物的确切性质和来源仍然不清,可能是细胞膜蛋白或磷脂异常合成或代谢的产物。

1. **临床表现**　通常在 10~20 岁发病,青春期后明显,但可多年无症状。双眼对称性发展,发病时除视力有不同程度下降外,可不伴随其他症状。起病初时角膜基质浅层内沉积有分散的局灶性白色颗粒状沉积物,界限清楚、大小不等(图2-16-9)。随病程延长,逐渐沉着于深层基质,界限清楚,其间隔有透明区。病变不扩展至角膜周边部,但可突破前弹力层向前部发展。本病进展缓慢,多能保持一定视力,很少出现复发性上皮糜烂,当角膜上皮出现糜烂时可出现眼红与畏光。角膜中央前弹力层下可见灰白点状混浊,合成大小不等、界限清楚的圆形或不规则团块,形态各异,逐步向角膜实质深层发展,病灶之间角膜完全正常。

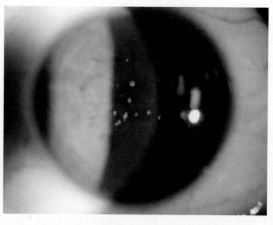

图 2-16-9   颗粒状角膜基质营养不良

2. **治疗** 病变早、中期不需治疗。当视力下降明显影响工作与生活时,考虑进行角膜移植术或 PTK 治疗,手术预后佳,但术后数年,可以在移植片上出现原发病的复发。

(三) Fuchs 角膜内皮营养不良

Fuchs 角膜内皮营养不良(Fuchs endothelial dystrophy)是一种典型的角膜后部营养不良,以角膜内皮的进行性损害,最后发展为角膜内皮功能失代偿为特征。为常染色体显性遗传,可能由于第1号染色体短臂 1p34.3-p32 内的Ⅷ型胶原基因 *COL8A2* 突变所致。病理组织学显示角膜后弹力层散在灶性增厚,形成角膜小滴,凸向前房,其尖端处的内皮细胞变薄,内皮细胞数量减少。HE 染色和 PAS 染色可显示蘑菇状半球形或扁顶砧样的角膜小滴轮廓。

1. **临床表现** 多见于绝经期妇女,常于50岁以后出现症状并逐渐加重,为双眼发病。角膜小滴首先出现在中央,逐渐向周边扩展。早期病变局限于内皮及后弹力层时常无自觉症状,角膜后弹力层出现滴状赘疣,推压内皮突出于前房。后弹力层可呈弥漫性增厚,有时内皮面有色素沉着。由于角膜内皮损害及变性的进行性加重,内皮功能逐渐失代偿,致使角膜基质出现水肿及上皮大泡性角膜病变。此时出现视力下降、虹视和雾视。发展为大泡性角膜病变时出现疼痛、畏光及流泪。到晚期由于角膜上皮下纤维化而使大泡性角膜病变症状缓解,但角膜水肿增厚加重而致视力严重受损。

2. **治疗** 药物治疗的目的是减少角膜水肿并缓解疼痛。早期患者无症状,不需治疗。出现间歇性角膜水肿时可试用高渗透剂和保护、营养角膜的药物,糖皮质激素滴眼可改善角膜水肿,但不宜长期使用。角膜水肿严重、内皮功能失代偿者治疗方案参见大泡性角膜病变。应争取在角膜出现新生血管前手术,可取得较佳的光学效果。

五、小角膜

小角膜(microcornea)是一种角膜直径小于正常的先天性发育异常。少数患者可单独出现,大多数患者伴有其他眼部先天性异常。常染色体显性或隐性遗传,可能与婴儿生长停滞有关,也可能与视杯前峰过度发育使角膜发育的空间减少有关。

单眼或双眼发病,无性别差异。角膜直径 <10mm,角膜扁平,曲率半径增大,眼前节不成比例缩小,而眼球大小可以正常。常伴有虹膜缺损、脉络膜缺损、先天性白内障等眼部先天异常和肌强直营养不良、胎儿酒精综合征和 Ehlers-Danlos 综合征等全身性疾病。先天性小角膜患者存在着不正常的眼前节发育,包括小梁网和 Schlemm 管的形成缺陷和血-房水屏障发育不完善,是闭角型青光眼、角膜混浊的高危因素。不伴有闭角型青光眼的患者中,20% 以后可能会发展为开角型青光眼。小角膜常伴有远视。

第三节　虹膜先天异常

葡萄膜的先天异常多与早期胚胎的发育过程中胚裂闭合不全有关。

一、瞳孔残膜

瞳孔残膜(persistent pupillary membrane)为胚胎时期晶状体表面的血管膜吸收不全的残迹。有丝状和膜状两种,一般一端始于虹膜小环,另一端附着在对侧的虹膜小环外。可只限于虹膜表面,或附着于晶状体前囊(图 2-16-10),也可附着于角膜后壁或漂于前房之中。与虹膜后粘连截然不同,通常不影响视力和瞳孔活动,不需要治疗。对于影响视力的较厚的瞳孔残膜,可行手术或激光治疗。

二、虹膜缺损及先天无虹膜

虹膜缺损(coloboma of iris)分为典型性和单纯性缺损两种。典型性虹膜缺损是位于下方的完全性虹膜缺损,形成梨形瞳孔,尖端向下,与手术切除者的不同点在于其缺损边缘为色素上皮所覆盖。常伴有其他眼部先天畸形,如睫状体或脉络膜缺损等(图 2-16-11)。单纯性虹膜缺损为不合并其他葡萄膜异常的虹膜缺损,表现为瞳孔缘切迹、虹膜孔洞、虹膜周边缺损、虹膜基质和色素上皮缺损等,多不影响视力。

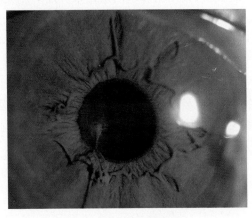
图 2-16-10　瞳孔残膜

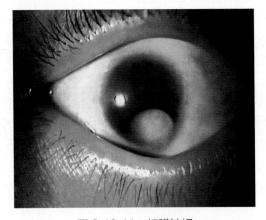
图 2-16-11　虹膜缺损

先天无虹膜(aniridia)是一种少见的眼部先天畸形,由于视杯前部的生长和分化障碍,虹膜不能充分发育所致,与染色体 11p13 上 PAX6 基因的缺失相关。几乎都是双眼受累,常伴有角膜、前房、晶状体、视网膜和视神经异常,属常染色体显性遗传。虹膜完全缺失,裂隙灯显微镜检查可直接看到晶状体赤道部边缘、悬韧带及睫状突。在前房角镜下,能见到隐藏在角膜缘后的虹膜残基。有时肉眼就可观察到前房角有短小虹膜组织结节,称为部分性无虹膜。本病可有畏光、眼震、弱视,较多患者因进行性角膜、晶状体混浊或青光眼而失明。为减轻畏光不适,可戴有色眼镜或角膜接触镜。

第四节　晶状体先天异常

先天性晶状体异常包括晶状体形成的异常、形态异常、透明度异常和位置异常，可发生于胚胎晶状体泡形成至出生的不同阶段。晶状体形成异常包括先天性无晶状体、晶状体形成不全和双晶状体等。

一、球形晶状体

球形晶状体(spherophakia)，又名小晶状体，多为双侧。晶状体呈球形，直径较小，前后径较长，充分散大瞳孔后晶状体赤道部和悬韧带完全暴露。参见第八章相关内容。

二、晶状体缺损

晶状体缺损(coloboma of lens)为常染色体显性遗传，男性多发，多为单眼，也可为双眼。晶状体下方偏内赤道部有切迹样缺损，形状大小不等。参见第八章相关内容。

第五节　玻璃体先天异常

原始玻璃体持续增生症(persistent hyperplastic primary vitreous，PHPV)又称为持续性胚胎血管症，作为一种玻璃体先天发育异常，是由于原始玻璃体及玻璃体血管没有消退，继续增殖所导致的，与基因突变有关。多发生在足月产婴儿中，男性多见，90%患者单眼发病，视力较差。临床分类为前部PHPV、后部PHPV和混合型三种。

1. 临床分类

(1)单纯前部型PHPV(约占25%)：前部原始玻璃体动脉残留，晶状体后血管化纤维膜，小眼球，浅前房，晶状体小，合并白内障，围绕小晶状体可见被拉长的睫状突。出生时即可看到白瞳症，还可以合并青光眼。晶状体后纤维血管膜是前部PHPV的主要病理特征，不仅覆盖于晶状体后表面，有时亦可侵犯睫状突。纤维血管膜的增殖与收缩可使眼前节的构型发生改变，它将睫状突拉向中心。随着增殖膜的牵拉及张力的增加，大多数未及时治疗的PHPV发生晶状体后囊破裂，诱发急性白内障形成。晶状体的急剧膨胀，推挤晶状体虹膜向前，前房变浅，甚至消失，导致继发性青光眼。随着前房的变浅，可见广泛的虹膜后粘连及周边虹膜前粘连，亦可引起角膜水肿、混浊及变性。

(2)单纯后部型PHPV(约占12%)：包括后部玻璃体纤维血管膜增生。临床表现为小眼球、前房正常，晶状体透明，不合并晶状体后纤维增殖膜，先天性视网膜蒂状脱离等。后部PHPV常同时伴发一些眼后段的发育异常，如玻璃体蒂、视网膜前膜、黄斑部及视盘的发育异常。70%的后部PHPV患者伴有玻璃体条索，推测其原因是少量纤维增殖沿cloquet管向后发展与视网膜相连，条索可导致牵拉性视网膜脱离(图 2-16-12)。

(3)混合型 PHPV(约占 63%):是最常见的临床类型,眼部 B 超示晶状体后部及玻璃体前部之间典型的伞状回声,晶状体后方致密的膜状回声紧贴后囊,柄状贯穿玻璃体腔与视盘相连,内反射不规则,无后运动。彩色多谱勒超声显示玻璃体腔内呈条索状回声影内有连续的血流,由视盘向晶状体后延伸,频谱分析为动脉血流。OCT 检查发现的主要异常特征包括后部玻璃体组织异常、玻璃体视网膜牵拉、玻璃体视神经牵拉、黄斑中心凹轮廓缩小、黄斑中心凹移位等。CT 可清楚地显示晶状体后沿 cloquet 管分布的三角形或圆锥形致密软组织影,基底部朝前,顶端向后,无明显的眶内或眼部钙化点。MRI 能显示玻璃体腔及视网膜下的高密度影,可清楚地显示晶状体后的三角形或圆锥形致密软组织影,基底部朝前,顶端向后。

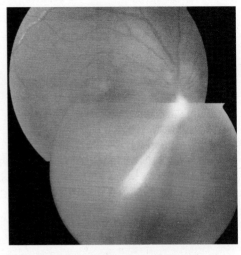

图 2-16-12　原始玻璃体持续增生症

2. **治疗**　有学者认为对于前部型 PHPV 患者,提倡早期行晶状体及晶状体后纤维增殖膜切除与前部玻璃体切除。对于后部型或者合并视网膜脱离的患眼行玻璃体切除术,对于混合型的患眼行晶状体切除合并玻璃体切除术。此外还有环扎、人工晶状体植入、虹膜切除等手术。术后长期进行弱视治疗,视觉功能才能得到显著改善。病变的类型和增殖膜的程度是影响预后的最重要因素,单纯前部型的术后预后将好于其他类型。病变显示越早、手术越早,预后视力发展越好。术前正常的眼压、灵敏的瞳孔对光反射及正常的 ERG 结果是手术预后良好的标志。

第六节　视网膜脉络膜先天异常

一、视网膜色素变性

视网膜色素变性(retinitis pigmentosa,RP)是遗传性渐进性光感受器细胞丧失并最终导致视网膜变性萎缩为特征的一组疾病,属于光感受器细胞及色素上皮营养不良性退行性病变。初期的视网膜光感受器细胞变性可引起内层视网膜细胞的损害,最终导致广泛的视网膜多层萎缩。在疾病早期,多数情况下视锥和视杆细胞同时异常。临床上以夜盲、进行性视野缩小、色素性视网膜病变和光感受器功能不良(ERG 检查)为特征。该病有多种遗传方式,孤立散发型占相当大比例,其次为常染色体隐性遗传,而常染色体显性遗传及性连锁遗传最少。常染色体显性遗传眼底损害较轻,发展缓慢。性连锁遗传眼底损害重,出现早。常染色体隐性遗传眼底损害介于前两者之间。通常双眼发病,极少数病例为单眼。一般在 30 岁以前发病,最常见于儿童或青少年期起病,至青春期症状加重,到中年或老年时因黄斑受累视力严重下降。

1. **临床表现**　①夜盲为最早期表现,并呈进行性加重。典型 RP 患者往往在十几或二十几岁的时候就开始出现夜间视物困难。②视盘呈蜡黄色,视网膜血管变细。视网膜呈青灰色,赤道部视网膜血管旁色素沉着,典型的呈骨细胞样,色素性改变向后极部及锯齿缘方向发展。③患眼常有晶状体后囊下锅巴样混浊。视盘颜色蜡黄、视网膜血管狭窄及骨细胞样色素沉着,为视网膜色素变性的典型三联症(图2-16-13)。

很多RP有不同的临床表型,又称非典型改变:①无色素性视网膜色素变性,除眼底看不到色素沉着外,其他特征与典型原发性视网膜色素变性无差异。②单侧性视网膜色素变性。③象限性视网膜色素变性,一般为性连锁遗传,双眼常对称发病。色素变性局限于眼底的1或2个象限,呈扇形分布或约占半侧眼底,常位于下方2个象限。④白点状视网膜变性,为罕见的家族遗传性视网膜退行变性,眼底表现为广泛散布的白色斑点。⑤中心性视网膜色素变性,色素改变在黄斑区内,患者畏光,视野表现中央部暗点。

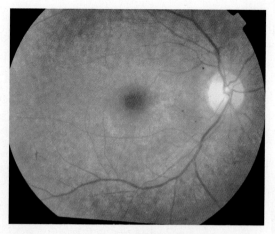

图2-16-13　视网膜色素变性

2. **诊断**　①视野检查:发病早期视野呈环形暗点,逐渐向中心和周边扩展,表现为视野进行性缩小,晚期形成管状视野,但中心视力可较长时间保留,双眼表现对称。②FFA检查:由于RPE广泛变性萎缩,眼底弥漫性斑驳状强荧光,严重者有大面积透见荧光区,色素沉着处为荧光遮蔽。约75%病例可见染料渗漏,多见于视盘、血管弓区及黄斑区,可伴有黄斑囊样水肿。晚期患眼脉络膜毛细血管萎缩,呈斑片状,多位于赤道附近。③眼电生理检查:ERG在发病早期即显著异常(振幅降低及潜伏期延长),甚至无波形。EOG也同时异常。④OCT检查:视网膜脉络膜萎缩变薄,晚期黄斑萎缩。

3. **治疗**　目前尚无有效疗法。避免光损伤,低视力者可试戴助视器。营养素、血管扩张剂及抗氧化剂(维生素A、维生素E等)的治疗作用未确定。近年不少学者进行视网膜色素上皮细胞、视网膜感光细胞、虹膜色素上皮细胞移植手术,视觉假体以及基因治疗的研究,均取得令人鼓舞的进展。

二、脉络膜缺损

脉络膜缺损(choroidal coloboma)是较为常见的先天性眼底组织缺损,实际上是脉络膜及视网膜色素上皮层的缺失。脉络膜缺损的发生与胚胎裂的发育异常密切相关。胚胎7~8mm时(胎龄4周),视杯(第二视泡)下方停止生长和内陷,形成胎裂,至17mm时(胎龄6周),除视杯与视茎交界处外,胚裂完全封闭,不留痕迹。胚裂后端的闭合过程比较复杂,如果在此过程中受到某种因素干扰,闭合过程发生延迟或中断,引起脉络膜及视网膜色素上皮层缺失,或其他眼部组织异常。

1. **临床表现**　脉络膜缺损分为典型和非典型缺损两种。典型的脉络膜缺损有遗传倾向,多双眼发生,位于视盘鼻下方,也有包括视盘在内。缺损区表现为无脉络膜,病灶处因脉络膜和视网膜色素上皮层缺失,通过菲薄的视网膜可透见白色巩膜,边缘多整齐,有色素沉着(图2-16-14)。缺损区大小不一,小的1~2PD,大的缺损可超过一个象限。缺损区内有时可见脉络膜大血管,但表面视网膜血管走形大致正常。常伴有小眼球、虹膜异常、视神经异常、晶状体缺如以及黄斑部发育异常等。脉络膜缺损合并黄斑发育不良者,视力一般较差。如黄斑正常,视力还可维持大致正常。

非典型缺损者较少见,多为单眼,缺损范围小,可位于眼底任何部位,往往不涉及视盘。以黄斑区缺损

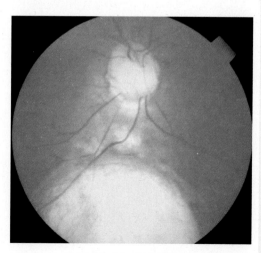

图2-16-14　脉络膜缺损

最多见,中心视力丧失,其他与典型者相似。

2. 治疗　脉络膜缺损合并视网膜脱离时采用玻璃体切除联合眼内光凝和硅油填充手术有利于提高视网膜解剖复位率和术后视功能的恢复,是目前比较有效的治疗手段。合并视网膜脱离时由于缺损区呈白色,视网膜裂孔不易发现,建议应用 OCT 或 B 超等仔细检查。

（张　毅）

思考题

1. 试述先天性上睑下垂的临床特点和治疗。
2. 试述 Fuchs 角膜内皮营养不良的治疗原则。
3. 试述圆锥角膜的临床表现。
4. 视网膜色素变性的典型三联症是什么?
5. 葡萄膜组织常见的先天异常有哪些?

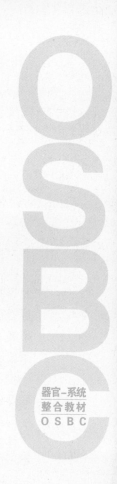

器官–系统
整合教材
O S B C

第三篇
耳科学

第一章
绪　　论

　　耳科学是研究耳、听觉与平衡系统诸器官解剖、生理和疾病的一门科学,涉及听觉、平衡觉、面神经等器官的解剖与发育、生理与病理,以及疾病的诊断、治疗和预防。由于耳部位于颅底,它与周围邻近器官以及全身诸系统的联系非常紧密。随着科学技术的进步,各个学科都在相互渗透和促进,从而拓展了耳科学的范畴。侧颅底外科与耳神经外科的兴起,密切了颅脑外科、血管外科和显微外科的关系。通过分子生物学、生物物理学、计算机及光电子科学等高新技术的发展与应用,将促进耳科学进一步迅速发展,造福患者。目前耳科学分出耳外科和耳内科,耳外科可分为耳显微和内镜外科、侧颅底外科、颅面整形外科等,耳内科分为听力及言语科学、眩晕及平衡科学等亚专业。耳鼻咽喉科虽是一门独立的医学分科,但耳与整个机体有着广泛紧密的联系。因此学习和从事耳科学专业人员要有人体是一个整体的概念,在疾病的诊治和观察中,应该从局部考虑到全身,将局部和整体密切联系,避免"头痛医头、脚痛医脚",使疾病得到正确的诊断和治疗。

(张晓彤)

第二章
耳的应用解剖及生理学

耳部位于颅底,分为外耳(external ear)、中耳(middle ear)和内耳(inner ear)三部分(图 3-2-1)。外耳有收集和传送声波的作用;中耳有调节和改变声音传导的作用;内耳含有位觉感受器和听觉感受器,位觉感受器可感受头部位置、重力和运动速度变化的刺激,通过前庭神经将神经冲动传至中枢,产生位置觉、运动觉和平衡觉,听觉感受器可分析具有一定强度和频率范围的声波,并将其转化为神经冲动,通过蜗神经传入中枢产生听觉。

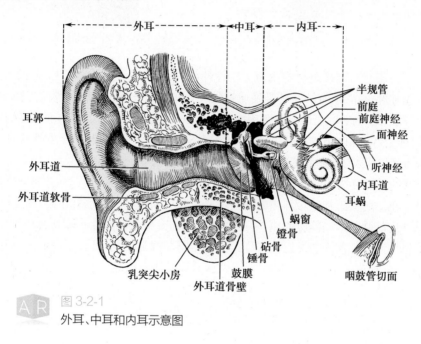

图 3-2-1
外耳、中耳和内耳示意图

第一节　外耳的应用解剖学

外耳包括耳郭和外耳道。

一、耳郭

耳郭(auricle)内含弹力软骨支架,外覆皮肤,与头颅约成 30° 角,左右对称,分前(外侧)面和后(内侧)面。耳郭前(外)面凹凸不平,主要的表面标志有:耳轮(helix)、耳轮脚(crus of helix)、耳郭结节(auricular tubercle,或称 Darwin 结节)、三角窝(triangular fossa)、舟状窝(scaphoid fossa)、耳甲艇(cymba conchae)、耳甲腔(cavum conchae)、耳屏(tragus)、对耳屏(antitragus)和耳屏间切迹(intertragic notch)等(图 3-2-2)。

耳屏与耳轮脚之间的凹陷名耳前切迹(incisura anterior auris),因此处无软骨连接,故在其间作切口可直达外耳道和乳突的骨膜,而不损伤软骨。对耳屏下方,无软骨的部分名耳垂(lobule),耳垂由脂肪和结缔组织构成。耳郭后(内侧)面较平整,略微隆起,其附着于颅骨处称耳郭后沟,为耳科手术定位的重要标志(图 3-2-3)。

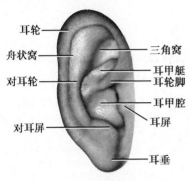
图 3-2-2 耳郭外形(1)

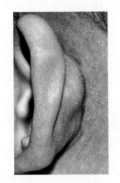
图 3-2-3 耳郭外形(2)

耳郭除耳垂为脂肪与结缔组织构成而无软骨外,其余均为弹性纤维软骨组织,外覆软骨膜和皮肤。耳郭软骨无神经分布,但有神经纤维随血管供应分布于软骨膜。耳郭前面的皮肤与软骨粘连较后面更为紧密,皮下组织很少,若因炎症等因素发生肿胀时,感觉神经易受压迫而致剧痛,若有血肿或渗出物亦极难吸收。耳郭外伤或耳部手术不当,可引起化脓性软骨膜炎,甚至发生软骨坏死,导致耳郭变形。耳郭血管位置表浅,皮肤菲薄,故易冻伤。

分布于耳郭的神经有枕小神经、耳大神经、耳颞神经以及迷走神经耳支、面神经颞支及耳后支,还有来自颈动脉交感丛的交感神经。耳郭的血液主要由耳后动脉和颞浅动脉供给,尚有枕动脉分支分布。主要通过耳后静脉和颞浅静脉回流,耳后静脉可经乳突导血管与乙状窦相通。外耳的淋巴引流至耳郭周围淋巴结。耳郭前面的淋巴流入耳前淋巴结与腮腺淋巴结,耳郭后面的淋巴流入耳后淋巴结,耳郭下部以及外耳道下壁的淋巴流入耳下淋巴结(属颈浅淋巴结上群)、颈浅淋巴结及颈深淋巴结上群。

二、外耳道

外耳道(external acoustic meatus)起自耳甲腔底部的外耳门,向内止于鼓膜,长 2.5~3.5cm,由软骨部和骨部组成,略呈 S 形弯曲(图 3-2-1)。成人外耳道外 1/3 为软骨部,内 2/3 为骨部,外段向内、向前上,中段向内、向后,内段向内、向前而微向下,故在检查外耳道深部或鼓膜时,需将耳郭向后上提起,使外耳道成一直线。

新生儿的外耳道软骨部与骨部尚未完全发育,由纤维组织组成,故耳道较狭窄而易塌陷。1 岁以下的婴儿外耳道几乎为软骨所组成。外耳道有两处较狭窄,一为骨部与软骨部交界处,另一为骨部距鼓膜约 0.5cm 处,称外耳道峡(isthmus)。外耳道软骨后上方有一缺口,为结缔组织所代替。外耳道软骨在前下方常有 2~3 个垂直的、由结缔组织充填的裂隙,称外耳道软骨切迹(Santorini 裂),切迹内有纤维组织、血管和神经通过。此裂隙可增加耳郭的可动性,也是外耳道与腮腺之间感染相互传播的途径。外耳道骨部的后上方由颞骨鳞部组成,其深部与颅中窝仅隔一层骨板,故外耳道骨折时可累及颅中窝。外耳道骨部的前壁、下壁和部分后壁由颞骨鼓部构成,鼓部内端形成鼓沟,鼓膜紧张部边缘的纤维软骨环即嵌附于鼓沟内。鼓沟上部的缺口称为鼓切迹(Rivinus incisure)。

外耳道皮下组织甚少，皮肤几乎与软骨膜和骨膜相贴，故当感染肿胀时易致神经末梢受压而引起剧痛。软骨部皮肤较厚，富有毛囊和皮脂腺，并含有类似汗腺结构的耵聍腺，能分泌耵聍(cerumen)。骨性外耳道皮肤菲薄，毛囊和耵聍腺较少，顶部有少量皮脂腺。耵聍腺分泌的耵聍和皮脂腺分泌的皮脂与外耳道皮肤脱落上皮混合形成蜡状耵聍，可抑制外耳道内的真菌和细菌。颞下颌关节位于外耳道前方，外耳道软骨部随着颞颌关节的闭合和张开而活动，有助于外耳道耵聍及上皮碎屑向外排出。外耳道有炎症时，亦常因咀嚼活动牵拉外耳道而加剧疼痛。

三、外耳的神经、血管及淋巴

外耳的神经来源主要有二：一为下颌神经的耳颞支，分布于外耳道前壁，故牙痛可引起反射性耳痛；二为迷走神经的耳支，分布于外耳道后壁，故刺激外耳道后壁皮肤时，可引起反射性咳嗽。另有来自颈丛的耳大神经和枕小神经，以及来自面神经和舌咽神经的分支。外耳的血液由颈外动脉的颞浅动脉、耳后动脉和上颌动脉供给，后者只供给外耳道。耳郭的前、后面分别由颞浅动脉和耳后动脉供给。外耳中与动脉同名的静脉汇流至颈外静脉，部分血液可回流至颈内静脉。耳后静脉可经乳突导血管与乙状窦相沟通。外耳的淋巴引流至耳郭周围淋巴结。耳郭前面的淋巴流入耳前淋巴结与腮腺淋巴结，耳郭后面的淋巴流入耳后淋巴结，耳郭下部及外耳道下壁的淋巴流入耳下淋巴结(属颈浅淋巴结上群)、颈浅淋巴结及颈深淋巴结上群。

第二节　中耳的应用解剖学

中耳(middle ear)位于颞骨中，介于外耳和内耳之间，包括鼓室、咽鼓管、鼓窦及乳突4部分。

一、鼓室

鼓室(tympanic cavity)为含气空腔，位于鼓膜与内耳外侧壁之间，是颞骨内最大的不规则含气腔。鼓室向前借咽鼓管与鼻咽部相通，向后借鼓窦入口与鼓窦及乳突气房相通。以鼓膜紧张部的上、下缘为界，可将鼓室分为3部(图3-2-4)：①上鼓室(epitympanum)，或称鼓室上隐窝，为位于鼓膜紧张部上缘平面以上的鼓室腔；②中鼓室(mesotympanum)，位于鼓膜紧张部上、下缘平面之间，即鼓膜紧张部与鼓室内壁之间的鼓室腔；③下鼓室(hypotympanum)位于鼓膜紧张部下缘平面以下，向下达鼓室底。鼓室的上下径约15mm，前后径约13mm；内外径在上鼓室约6mm，在下鼓室约4mm，中鼓室鼓膜脐与鼓岬之间的内外径最短，仅约2mm。鼓室的容积为1~2ml。鼓室内有听骨、肌肉及韧带等。鼓室腔内壁为黏膜所覆盖，覆于鼓膜、鼓岬后部、听骨、上鼓室、鼓窦及乳突气房者为无纤毛扁平上皮

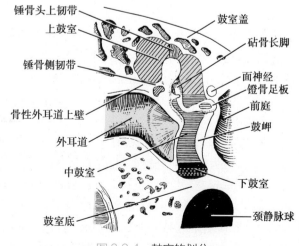

图3-2-4　鼓室的划分

或立方上皮,余为纤毛柱状上皮。近年来的研究表明,中耳黏膜的上皮细胞为真正的呼吸上皮细胞。

(一) 鼓室六壁

鼓室内腔很不规则,约似一个竖立的长方体,大致可以将其看成具有六个壁的腔隙,即:外侧、内侧、前、后、顶、底六个壁(图 3-2-5)。

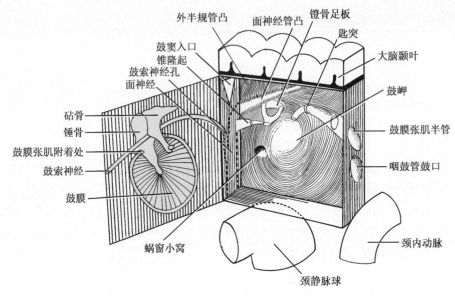

图 3-2-5   鼓室六壁模式图(右)

1. **外侧壁**   由膜部及骨部构成。膜部较大,即鼓膜;骨部较小,即鼓膜以上的上鼓室外侧壁。鼓膜(tympanic membrane):介于鼓室与外耳道之间,为椭圆形(成人)或圆形(小儿)的半透明薄膜,高约9mm、宽约 8mm、厚约 0.1mm。鼓膜前下方朝内倾斜,与外耳道底约成 45°~50° 角,故外耳道的前下壁较后上壁为长。新生儿至 5 个月婴儿的鼓膜倾斜角尤为明显,与外耳道底约成 35° 角。鼓膜周缘略厚,大部分借纤维软骨环嵌附于鼓沟内,称紧张部(pars tensa)。其上方鼓沟缺如的鼓切迹处,鼓膜直接附丽于颞鳞部,较松弛,名松弛部(pars flaccida)。鼓膜紧张部中央向内凹入,形似喇叭状,松弛部则较平坦。鼓膜分为 3 层:由外向内依次为上皮层、纤维组织层(含有浅层放射形纤维和深层环形纤维)和黏膜层。锤骨柄附着于纤维组织层中间。近年文献记载,松弛部也有纤维层,但不及紧张部明显,纤维走行也无规律。鼓膜(图 3-2-6)中心部最凹点相当于锤骨柄的尖端,称为脐(umbo)。自鼓膜脐向上稍向前达紧张部上缘处,有一灰白色小突起名锤凸,即锤骨短突顶起鼓膜隆起的部位。在脐与锤凸之间,有一白色条纹,称锤纹,为锤骨柄透过鼓膜表面的映影。自锤凸向前至鼓切迹前端有锤骨前襞(anterior malleolar fold),向后至鼓切迹后端有锤骨后襞(posterior malleolar fold),两者均系锤骨短突挺起鼓膜所致,为紧张部与松弛部的分界线。用耳镜检查鼓膜时,自脐向前下达鼓膜边缘有一个三角形反光区,名光锥(cone of light),系外来光线被鼓膜的凹面集中反射而成。当鼓膜内陷时光锥可以变形或消失。婴儿由于鼓膜倾斜明显,无光锥可见。为便于描记,临床上常将鼓膜分为 4 个象限(图 3-2-7):即沿锤骨柄作一假想直线,另经鼓膜脐作一条与其垂直相交的直线,将鼓膜分为前上、前下、后上、后下 4 个象限。

2. **内壁**   即内耳的外壁,有多个凸起和小凹,亦称迷路壁(labyrinthine wall)(图 3-2-4)。鼓岬(promontory)为内壁中央较大的膨凸,系耳蜗底周所在处;其表面有鼓室神经丛。鼓岬后上方有一小凹,称前庭窗龛,其前后径和上下径分别约为 3.25mm 和 1.75mm。龛的底部有前庭窗(vestibular window),又名卵圆窗(oval window),面积约 3.2mm²,为镫骨足板及其周围的环韧带所封闭,通向内耳的前庭。鼓岬后下方有一小凹,称蜗窗龛,其底部偏上方有蜗窗(cochlear window),又名圆窗(round window),向内通耳蜗的鼓阶,并为蜗窗膜所封闭,又称第二鼓膜,面积约 2mm²。外半规管凸位于面神

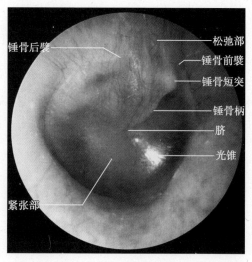

图 3-2-6　正常鼓膜像（右）

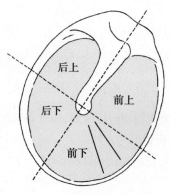

图 3-2-7　鼓膜的 4 个象限

经管凸的上后方，是迷路瘘管的好发部位。匙突（cochleariform process）位于前庭窗之前稍上方，为鼓膜张肌管的鼓室端弯曲向外形成；鼓膜张肌的肌腱绕过匙突，向外达锤骨柄上部的内侧。

3. **前壁**　前壁下部以极薄的骨板与颈内动脉相隔，也称颈动脉壁（carotid wall）。上部有两口：上为鼓膜张肌半管的开口，下为咽鼓管的鼓室口。

4. **后壁**　又名乳突壁（mastoid wall），上宽下窄，面神经垂直段通过此壁的内侧。后壁上部有一小孔，名鼓窦入口，上鼓室借此与鼓窦相通。鼓窦入口的内下方、面神经管凸的后上方有外半规管凸。鼓窦入口的底部，适在面神经管水平段与垂直段相交处的后方，有一窝容纳砧骨短脚的小窝，名砧骨窝（incudal fossa），为中耳手术的重要标志。后壁下内方，相当于前庭窗的高度，有一小锥状突起，名锥隆起（pyramidal eminence），内有小管，镫骨肌腱由此小管内伸出，并止于镫骨颈后部。在锥隆起的外侧和鼓沟内侧之间有鼓索小管的鼓室口，鼓索神经由此穿出，进入鼓室。

相当于鼓膜后缘后方的鼓室腔称后鼓室，内有鼓室窦（tympanic sinus）与面神经隐窝（facial recess）（图 3-2-8）。鼓室窦：又名锥隐窝（pyramidal recess），是介于前庭窗、蜗窗和鼓室后壁之间的空隙，位于后鼓室的下半部、锥隆起之下，其后方与面神经骨管的乳突段、后半规管相邻，外侧以锥隆起和镫骨肌腱为界。鼓室窦的形态与大小随颞骨气化的程度而异，其深度难以直接窥见。面神经隐窝：内界为锥隆起，后界为面神经垂直段，外界为骨性鼓环与鼓索神经，上方为砧骨窝。在电子耳蜗植入术中，从乳突腔暴露面神经隐窝需磨除骨质的范围，需注意：外侧勿超过鼓索神经，内侧勿深于面神经，上方勿高于砧骨窝底壁。鼓室窦和面神经隐窝常为病灶隐匿的部位。通过开放面神经隐窝的后鼓室径路探查手术，可以观察到锥隆起、镫骨上结构、前庭窗、蜗窗、砧骨和锤骨，以及咽鼓管鼓口等结构，便于清除隐匿或残存的病灶。

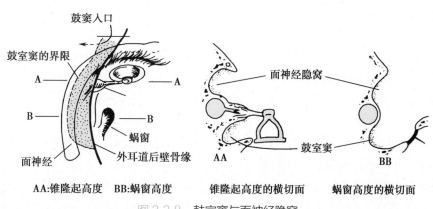

图 3-2-8　鼓室窦与面神经隐窝

5. **上壁** 称鼓室盖(tegmen tympani),由颞骨岩部前面构成,将鼓室与颅中窝分开。向前与鼓膜张肌管的顶相连接,向后延续为鼓窦盖。岩鳞裂(fissura petrosquamosa)位于鼓室盖上,在婴幼儿时常未闭合,硬脑膜的细小血管经此裂与鼓室相通,成为中耳感染向颅内扩散的途径之一。

6. **下壁** 为一较上壁狭小的薄骨板,分隔鼓室与颈静脉球,又称颈静脉壁(jugular wall)。下壁前内方即为颈动脉管的后壁。鼓室下壁先天性缺损时,颈静脉球可突入下鼓室,鼓室下壁可呈深蓝色。此时若施行鼓膜切开术,容易伤及颈静脉球而发生严重出血。下壁内侧有一小孔,有舌咽神经鼓室支通过。

(二) 鼓室内容

鼓室内容物包括听骨、韧带和肌肉。

1. **听骨** 为人体中最小的一组骨,包括锤骨(malleus)、砧骨(incus)和镫骨(stapes)。三者相互衔接而成听骨链(ossicula chain)(图3-2-9)。听骨链介于鼓膜和前庭窗之间,介导声波由外耳传入内耳。

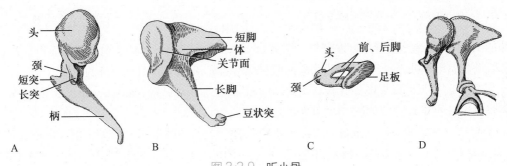

图 3-2-9 听小骨
A. 锤骨;B. 砧骨;C. 镫骨;D. 听骨链。

锤骨形如鼓锤,长约8~9mm,可分为头、颈、短突(外侧突)、长突(前突)和柄。锤骨柄位于鼓膜黏膜层与纤维层之间,锤骨头位于上鼓室,其头的后内方有凹陷的关节面,与砧骨体形成锤砧关节。

砧骨分为体、长脚和短脚,长脚长约7mm,短脚长约5mm。砧骨体位于上鼓室后方,向前与锤骨头相接形成锤砧关节。短脚位于鼓窦入口底部,其尖端借韧带附着于砧骨窝内。长脚位于锤骨柄之后,与锤骨柄相平行,末端内侧有一膨大向内的突起,名豆状突(lenticular process),后者有时与长脚末端不完全融合,故又名第四听骨。豆状突与镫骨头形成砧镫关节。

镫骨形如马镫,分为头、颈、前脚、后脚和足板(foot plate),高约为3~4mm。镫骨头与砧骨长脚豆状突相接。颈很短,其后有镫骨肌腱附着。镫骨足板呈椭圆形,长3mm,宽1.4mm,借环韧带(annular ligament)连接于前庭窗。

2. **听骨韧带** 包括锤骨上韧带、锤骨前韧带、锤骨外侧韧带、砧骨上韧带、砧骨后韧带和镫骨环韧带等,将听骨固定于鼓室内(图3-2-10)。

3. **鼓室肌肉** ①鼓膜张肌(tensor tympani muscle)起自咽鼓管软骨部、蝶骨大翼和鼓膜张肌管壁等处,其肌腱向后绕过匙突呈直角向外止于锤骨颈下部,由三叉神经下颌支的一小支管理其运动;此肌收缩时牵拉锤骨柄向内,增加鼓膜张力,以免震破鼓膜或伤及内耳。②镫骨肌(stapedius muscle)起自鼓室后壁锥隆起内,其肌腱自锥隆起穿出后,向前下止于镫骨颈后方,由面神经的镫骨肌支管理其运动;此肌收缩时可牵拉镫骨头向后,使镫骨足板以后缘为支点,前缘向外跷起,以减少内耳压力。

(三) 鼓室隐窝与间隔

鼓室黏膜除了覆盖鼓室壁及其内容物之外,还形成若干黏膜皱襞,与鼓室的韧带、肌肉和听骨一起将鼓室分隔成几个间隙,在临床上有重要意义。

1. **鼓室隐窝** 鼓室隐窝(recesses or pouches of tympanic cavity)(图3-2-11):覆盖鼓室中听骨和韧带上的鼓室黏膜,形成了小的黏膜隐窝,开口于鼓室,分别为:①锤骨前隐窝(anterior pouch of malleus)

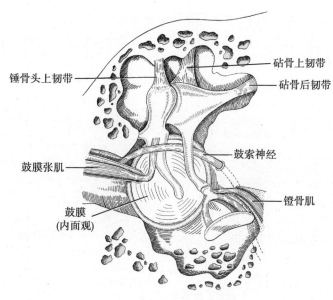

图 3-2-10　鼓室肌和韧带

位于锤骨头、鼓室前壁和前、上锤骨韧带之间;②砧骨上、下隐窝(superior and inferior pouches of incus)位于砧骨短脚的上、下方;③鼓膜上隐窝(Prussak space)或称鼓室上隐窝(superior tympanic pouch),位于鼓膜松弛部和锤骨颈之间,上界为锤外侧韧带,下界为锤骨短突;④鼓膜前、后隐窝(anterior and posterior pouches of Troeltsch)分别位于鼓膜与锤前皱襞、锤后皱襞之间;前者较浅小,后者居于中鼓室的后上部,较深大;鼓索神经常于锤后皱襞的游离缘处穿过。

2. **鼓室隔**　鼓室隔(tympanic diaphragm):分隔中鼓室和上鼓室。鼓室隔由锤骨头及颈、砧骨体及短脚、锤骨前韧带及外侧韧带、砧骨后韧带、砧骨内侧及外侧皱襞、鼓膜张肌皱襞、镫骨肌皱襞等结构共同围成。鼓室隔有前、后 2 个小孔,使得中、上鼓室相通,分别称为鼓前峡(anterior tympanic isthmus)及鼓后峡(posterior tympanic isthmus)。鼓前峡位于鼓膜张肌腱之后、镫骨及砧骨长脚之前,内侧为骨迷路,外侧为砧骨体。鼓后峡的后界为鼓室后壁及锤隆起,前界为砧骨内侧皱襞,外侧为砧骨短脚及砧骨后韧带,内侧为镫骨及其肌腱。由于鼓室诸隐窝及间隔的存在,致使中、上鼓室之间通路狭小,黏膜肿胀时易被堵塞而导致各种病理变化。另一方面,鼓室隐窝及间隔的存在,可使感染、胆脂瘤暂时性在一定程度上被局限。

3. **鼓室黏膜**　鼓室各壁、听骨、肌腱、韧带和神经表面均有黏膜被覆。前与咽鼓管黏膜相连,后与鼓窦和乳突气房黏膜延续。中耳的黏膜,在后部为立方上皮或低柱状纤毛上皮覆盖,前部和下部为柱状纤毛上皮或复层柱状纤毛上皮所覆盖。正常中耳上皮中有两种分泌细胞,即杯状细胞和中间细胞,前者分泌浆黏液,后者分泌浆液。鼓室黏膜受细菌感染、鼓室内 O_2 和 CO_2 含量比率改变或血液循环和营养障碍时,均可使上皮分化成复层鳞状上皮。

(四) 鼓室的血管与神经

1. **鼓室的血管**　动脉血液主要来自颈外动脉。上颌动脉的鼓室前动脉供应鼓室前部,耳后动脉的茎乳动脉供应鼓室后部及乳突,脑膜中动脉的鼓室上动脉及岩浅动脉供应鼓室盖及内侧壁,咽升动脉的鼓室下动脉供应鼓室下部及鼓室肌肉;颈内动脉的鼓室支供应鼓室前壁(图 3-2-12)。鼓膜外层由上颌动脉的耳深

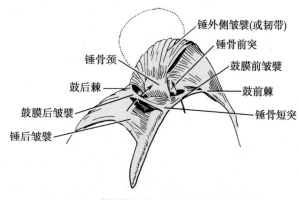

图 3-2-11　鼓膜前、后、上隐窝(鼓膜去除后的外面观,箭头示三个隐窝的通道)

支供给,鼓膜内层由上颌动脉的鼓前支和茎乳动脉的分支供给。鼓膜的血管主要分布在松弛部、锤骨柄和紧张部的周围。故当鼓膜发炎时,充血自鼓膜松弛部开始,继之则延伸至锤骨柄及鼓膜的其他部分。静脉血回流进入翼静脉丛和岩上窦。

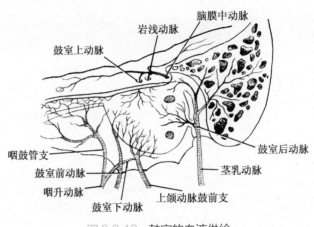

图 3-2-12　鼓室的血液供给

2. **鼓室的神经**　主要为鼓室丛与鼓索神经。①鼓室丛(tympanic plexus):由舌咽神经的鼓室支及颈内动脉交感神经丛的上、下颈鼓支组成,位于鼓岬表面,管理鼓室、咽鼓管及乳突气房黏膜的感觉;②鼓索神经(chorda tympani nerve)(图 3-2-13):自面神经垂直段的中部分出,在鼓索小管内向上向前,约于锥隆起的外侧进入鼓室,经砧骨长脚外侧和锤骨柄上部内侧、相当于鼓膜张肌附着处下方,向前下方经岩鼓裂出鼓室,汇入舌神经并终于舌前 2/3 处,管理味觉。

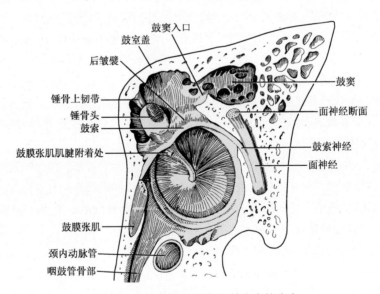

图 3-2-13　左侧鼓索神经在鼓室内的走向

二、咽鼓管

咽鼓管(pharyngotympanic tube)为沟通鼓室与鼻咽的管道,位于颞骨鼓部与岩部交界处,颈内动脉管的外侧,上方仅有薄骨板与鼓膜张肌相隔,成人全长约 35mm。外 1/3 为骨部,内 2/3 为软骨部(图 3-2-14)。咽鼓管鼓室口位于鼓室前壁上部,咽口位于鼻咽侧壁,下鼻甲后端的后上方。自鼓室口向内、向前、向下达咽口,故咽鼓管与水平面约成 40° 角,与矢状面约成 45° 角。骨部管腔为开放性的,内径最宽处为鼓室口,越向内越窄。骨与软骨部交界处最窄,称为峡,长约 2mm,内径约 1mm。自峡向咽口又逐渐增宽。软骨部的后内及顶壁由软骨板构成,前外壁系由黏膜和肌膜组成,在静止状态时软骨部闭合成一裂隙。由于腭帆张肌、腭帆提肌、咽鼓管咽肌起于软骨壁或结缔组织膜部,前二肌止于软腭,后者止于咽后壁,故当吞咽、张口、打呵欠、歌唱时借助上述肌肉的收缩,可使咽口开放,以调节鼓室气压,从而保持鼓膜内、外压力的平衡。咽鼓管黏膜为假复层纤毛柱状上皮,纤毛运动方向朝向鼻咽部,可使鼓室的分泌物得以排除;又因软骨部黏膜呈皱襞样,具有活瓣作用,故能防止咽部液体进入鼓室。

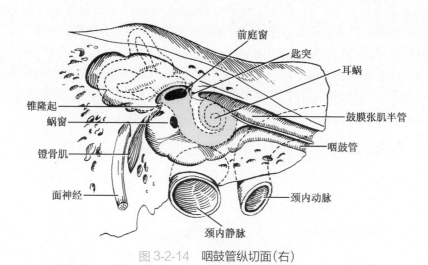

图 3-2-14 咽鼓管纵切面(右)

成人咽鼓管的鼓室口约高于咽口 2~2.5cm,小儿的咽鼓管接近水平,管腔较短,约为成人的一半,且内径较宽,故小儿咽部感染较易经此管侵入中耳(图 3-2-15)。

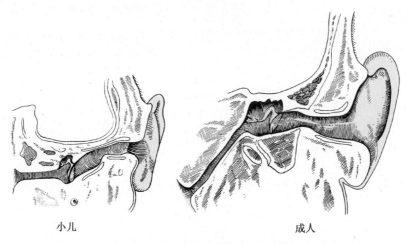

图 3-2-15 成人和婴幼儿的咽鼓管

三、鼓窦

鼓窦(tympanic antrum)为鼓室后上方的含气腔,前与上鼓室相连(图 3-2-1),后与乳突气房相连,内覆有纤毛黏膜上皮,出生时即存在。成人鼓窦的大小、形状、位置因人而异,并与乳突气化的程度有直接关系。幼儿鼓窦的位置较浅、较高,几乎居外耳道的正上方,随着乳突的发育而逐渐向下移位。鼓窦向前经鼓窦入口(aditus of antrum)与上鼓室相通,向后下通乳突气房;上方以鼓窦盖与颅中窝相隔,内壁前部有外半规管凸及面神经管凸,后壁借乳突气房及乙状窦骨板与颅后窝相隔,外壁为乳突皮层,相当于外耳道上三角(suprameatal triangle,Macewen 三角)。

四、乳突

乳突(mastoid process)为鼓室和鼓窦的外扩部分。出生时乳突尚未发育,多自 2 岁后开始由鼓窦向乳突部逐渐发展,6 岁左右气房已有广泛的延伸,最后形成许多大小不等、形状不一、相互连通的气房,内有无纤毛的黏膜上皮覆盖。乳突气房分布范围因人而异,发育良好者,向上达颞鳞部,向前经外耳道上部至颧突根内,向内达岩尖,向后延至乙状窦后方,向下可伸入茎突。根据气房发育程度,乳突可分为 4 种类型(图 3-2-16):①气化型(pneumatic type),乳突全部气化,气房较大而间隔的骨壁较薄,此型约占 80%;②板障型(diploetic type),乳突气化不良,气房小而多,形如颅骨的板障;③硬化型(sclerotic type),乳突未气化,骨质致密,多由于婴儿时期鼓室受羊水刺激、细菌感染或局部营养不良所致;④混合型(mixed type),上述 3 型中有任何 2 型同时存在或 3 型俱存者。

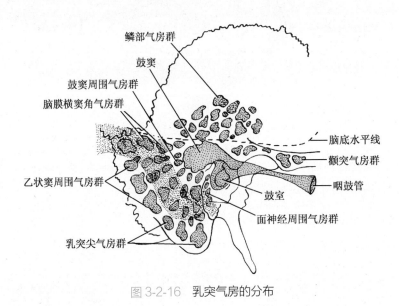

图 3-2-16　乳突气房的分布

第三节　内耳的应用解剖学

内耳(inner ear)又称迷路(labyrinth),位于颞骨岩部,内含听觉和位置觉感受装置。从解剖结构和功能上可分为前庭、半规管和耳蜗 3 个部分。从组织学上内耳分为骨迷路(osseous labyrinth)与膜迷路(membranous labyrinth),两者形状相似,膜迷路位于骨迷路内。骨迷路由致密的骨质构成,膜迷路内有听觉与位觉感受器。骨迷路与膜迷路之间充满外淋巴(perilymph)液,膜迷路含有内淋巴(endolymph)液,内、外淋巴液互不相通。

一、骨迷路

骨迷路由致密的骨质构成,包括内侧的耳蜗、后外侧的骨半规管以及两者之间的前庭(图 3-2-17)。

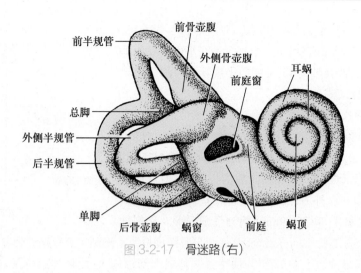

图 3-2-17　骨迷路(右)

1. **前庭**　前庭(vestibule)位于耳蜗和半规管之间,略呈椭圆形,约 6mm×5mm×3mm 大小,容纳椭圆囊及球囊(图 3-2-18)。前下部较窄,借一椭圆孔与耳蜗的前庭阶相通;后上部稍宽,有 3 个骨半规管的 5 个开口。前庭的外壁即鼓室内壁的一部分,有前庭窗和蜗窗。内壁正对内耳道构成内耳道底。前庭腔内面有自前上向后下的斜形骨嵴,称前庭嵴(vestibular crest)。嵴的前方为球囊隐窝(spherical recess),内含球囊,球囊位于镫骨足板的下面;窝壁有数个小孔称中筛斑(球囊筛区)。嵴的后方有椭圆囊隐窝(elliptical recess),容纳椭圆囊;此窝壁及前庭嵴前上端有多数小孔称上筛斑(椭圆囊壶腹筛区)。椭圆囊隐窝下方有前庭水管内口,其外口(颅内开口)位于岩部后面的内淋巴囊裂底部,即内耳门的外下方,口径小于 2mm。前庭水管内有内淋巴管与内淋巴囊相通。前庭水管的大小与颞骨气化程度有关。前庭嵴的后下端呈分叉状,其间有小窝名蜗隐窝(cochlear recess),蜗隐窝与后骨半规管壶腹之间的有孔区称下筛斑(壶腹筛区)。前庭上壁骨质中有迷路段面神经穿过。

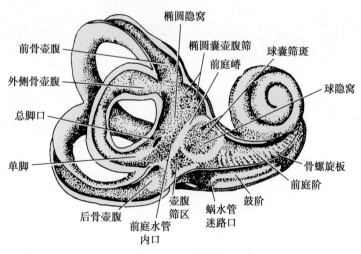

图 3-2-18　前庭剖示图

2. **骨半规管**　骨半规管(semicircular canals)位于前庭的后上方,每侧有 3 个半规管,各为 3 个约 2/3 环形的骨管,互成直角;依其所在空间位置分别称外(水平)、上(垂直)、后(垂直)半规管(lateral, superior and posterior semicircular canals)。外半规管长约 12~15mm,前半规管长约 15~20mm,后半规管长约 18~22mm。各半规管的管径相等,约 0.8~1mm。每个半规管的两端均开口于前庭,其一端膨大称为壶腹(ampulla),内径均为管腔的 2 倍。上、外半规管壶腹端开口在前庭上方,后半规管壶腹端开口在前庭后下方,上、后半规管单脚汇合成总脚,长约 4mm,开口于前庭内壁中部,外半规管单脚开口于总脚下方,3 个半规管通过 5 孔与前庭相通。同侧各半规管互成直角,两侧外半规管在同一平面上,并与水平面成约 30° 角。两侧前半规管所在平面互相垂直,亦分别与同侧岩部长轴垂直;两侧后半规管所在平面亦互相垂直,但分别与同侧岩部长轴平行;一侧前半规管和对侧后半规管所在平面互相平行(图 3-2-19)。

3. **耳蜗** 耳蜗(cochlea)位于前庭的前部,形似蜗牛壳,主要由中央的蜗轴(modiolus)和周围的骨蜗管(osseous cochlear duct)组成(图 3-2-20)。骨蜗管(蜗螺旋管)绕蜗轴 2.5~2.75 周,底周向中耳凸出形成鼓岬。蜗底朝向后内方,构成内耳道底的一部分。蜗顶朝向前外方,靠近咽鼓管鼓室口。蜗底至蜗顶高约 5mm,蜗底最宽直径约 9mm,蜗轴呈圆锥形。从蜗轴

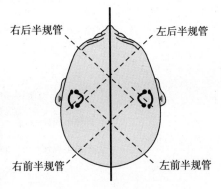

图 3-2-19 人体半规管排列示意图

伸出的骨螺旋板在骨蜗管中同样旋绕,基底膜自骨螺旋板游离缘延续至骨蜗管外壁,骨蜗管即完整地被骨螺旋板和基底膜分为上下 2 腔(为便于说明耳蜗内部结构,一般将耳蜗自其自然解剖位置向上旋转约 90°,使蜗顶向上、蜗底向下,进行描述)。上腔又被前庭膜分为二腔,故骨蜗管内共有 3 个管腔(图 3-2-21):上方为前庭阶(scala vestibuli),始于前庭;中间为膜蜗管,又称中阶(scala media),系膜迷路;下方称鼓阶(scala tympani),起自蜗窗(圆窗),并为蜗窗膜(圆窗膜)所封闭。骨螺旋板顶端形成螺旋板钩,蜗轴顶端形成蜗轴板;螺旋板钩、蜗轴板和膜蜗管顶盲端共同围成蜗孔(helicotrema)。前庭阶和鼓阶的外淋巴经蜗孔相通。蜗神经纤维通过蜗轴和骨螺旋板相接处的许多小孔到达螺旋神经节。耳蜗底周的最下部、蜗窗附近有蜗水管内口,其外口在岩部下面颈静脉窝和颈内动脉管之间的三角凹内,鼓阶的外淋巴经蜗水管与蛛网膜下腔相通。

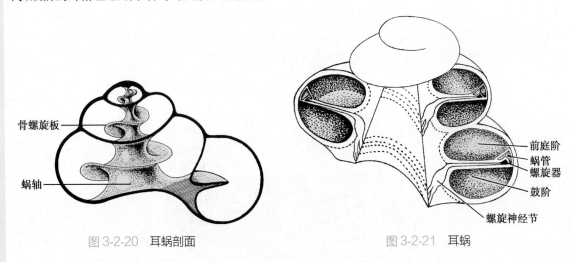

图 3-2-20 耳蜗剖面

图 3-2-21 耳蜗

二、膜迷路

膜迷路(membranous labyrinth)由膜性管和膜性囊组成,借细小网状纤维束悬浮于外淋巴液中,自成一密闭系统,称内淋巴系统。可分为椭圆囊、球囊、膜半规管及膜蜗管,各部相互连通(图 3-2-22)。膜迷路内有管理平衡和听觉的结构。

1. **椭圆囊** 椭圆囊(utricle)位于前庭后上部,借结缔组织、微血管和前庭神经椭圆囊支附着于椭圆囊隐窝中。囊底与前壁卵圆形增厚的感觉上皮区,即椭圆囊斑(macula utriculi),分布有前庭神经椭圆囊支,感受位置觉,又称位觉斑(maculae static)。位觉斑上有支持细胞和毛细胞的神经上皮,其顶部有一层胶体膜覆盖,毛细胞的纤毛伸入其中。前庭后壁有 5 孔,与 3 个半规管相通。前壁内侧有椭圆球囊管(ductus utriculosaccularis),连接球囊与内淋巴管(endolymphatic duct),后者经前庭水管止于岩部后面(即内耳道口后下方的小裂隙内)硬脑膜内的内淋巴囊(endolymphatic sac)。内淋巴管近椭圆

囊处有一瓣膜,可防止逆流。内淋巴囊的一半位于前庭水管内,囊内面表皮上有较多皱襞,其中含有大量小血管及结缔组织;囊的另一半位于两层硬脑膜之间,囊壁较光滑。

2. 球囊　球囊(saccule)略呈球形,位于前庭前下方的球囊隐窝中,较椭圆囊小。内前壁有球囊斑(macula sacculi),也称位觉斑,前庭神经的球囊支分布于此。后下部接内淋巴管及椭圆球囊管。球囊下端经连合管(ductus reuniens)与蜗管相通。

椭圆囊斑和球囊斑互相垂直,构造相同,由支柱细胞和毛细胞组成(图3-2-23)。毛细胞的纤毛较壶腹嵴的短,上方覆有一层胶质膜名耳石膜(otolith membrane);此膜系由多层以碳酸钙结晶为主的颗粒即耳石(otolith,也称位觉砂)和蛋白质凝合而成。

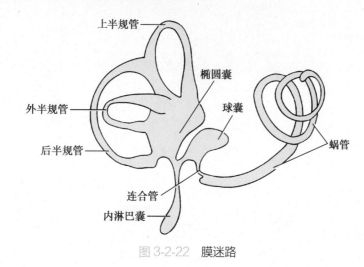

图3-2-22　膜迷路

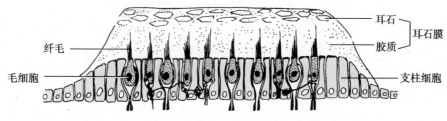

图3-2-23　囊斑

3. 膜半规管　膜半规管(membranous semicircular canals)附着于骨半规管的外侧壁,约占骨半规管腔隙的1/4,借5孔与椭圆囊相通。在骨壶腹的部位,膜半规管也膨大为膜壶腹(membranaceous ampulla),其内有一横位的镰状隆起称壶腹嵴(crista ampullaris)。壶腹嵴上有高度分化的感觉上皮,也由支柱细胞与毛细胞构成。毛细胞的纤毛较长,常相互黏集成束,插入由黏多糖组成的圆顶形的胶体层,后者称嵴顶(cupula terminalis)或嵴帽(图3-2-24),其比重与内淋巴相同(1.003),故可随内淋巴移动。超微结构研究显示:囊斑与壶腹嵴的感觉毛细胞有2型:一为杯状毛细胞,称Ⅰ型毛细胞,与耳蜗的内毛细胞相似;二为柱状毛细胞,称Ⅱ型毛细胞,与耳蜗的外毛细胞相似。位觉纤毛较听觉纤毛粗且长。每个位觉毛细胞顶端有1根动纤毛与50~110根静纤毛。动纤毛位于一侧边缘,最长,较易弯曲;静纤毛以动纤毛为排头,按长短排列,距动纤毛愈远则愈短。

4. 内淋巴管和内淋巴囊　内淋巴管位于前庭和内淋巴囊之间,呈Y形,与椭圆囊及球囊相通,称椭圆囊管和球囊管。椭圆囊与内淋巴管相接处形成一上皮皱褶,称椭圆囊内淋巴管瓣膜(Bast瓣膜),瓣膜来源于听泡第Ⅰ皱襞,此瓣膜并不具备神经纤维,其确切功能尚不清楚。近来发现刺破膜蜗管放出内淋巴液后蜗管及球囊萎陷,而椭圆囊内压力正常,故认为此瓣膜可以关闭椭圆囊,防止三个半规管及椭圆囊内淋巴液外溢(图3-2-25),以维持前庭的生理功能。内淋巴管起始端膨大称内淋巴窦,进入前庭水管后管腔变窄称峡部。内淋巴管终末端膨大部分为内淋巴囊,囊的一半位于前庭水管

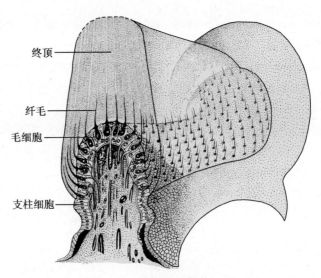

图 3-2-24　壶腹嵴

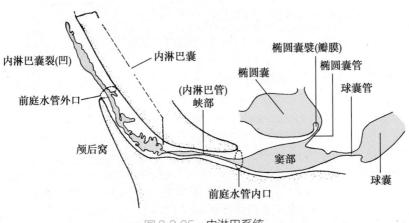

图 3-2-25　内淋巴系统

内,囊壁不光滑,表面有皱褶,称皱褶部,另一半位于后半规管下近乙状窦的两层脑膜之间,囊壁光滑,称平滑部,上皮较厚血管较少,囊周围为疏松结缔组织所包绕,含丰富血管。内淋巴囊在形态上分为近侧、中间和远侧三部。内淋巴囊内壁上皮分为两型,Ⅰ型细胞构成中间部的主要部分,占80%,直径7~10μm,有很多绒毛突入囊腔内,Ⅰ型细胞有再吸收作用,Ⅱ型细胞较少,约占20%,此型细胞绒毛少,胞质内有大量消化小泡、脂滴、多泡小体和吞噬细胞,主要功能为吞噬内淋巴代谢产物与细胞碎片。

　　膜蜗管(membranous cochlear duct):位于骨螺旋板与骨蜗管外壁之间,为耳蜗内螺旋形的膜质管道,位于前庭阶和鼓阶之间,又名中阶,内含内淋巴。此乃螺旋形的膜性盲管,两端均为盲端;顶部称顶盲端,前庭部称前庭盲端。膜蜗管的横切面呈三角形(图3-2-26),有上、下、外3壁:上壁为前庭膜(vestibular membrane),起自骨螺旋板,向外上止于骨蜗管的外侧壁;外壁为螺旋韧带(spiral ligament),上覆假复层上皮,内含丰富的血管,名血管纹(stria vascularis);下壁由骨螺旋板上面的骨膜增厚形成的螺旋缘和基底膜组成。基底膜(basilar membrane)起自骨螺旋板的游离缘,向外

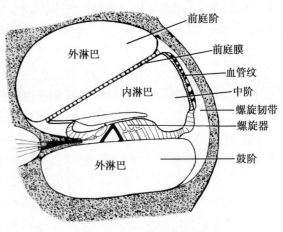

图 3-2-26　耳蜗横切面

止于骨蜗管外壁的基底膜嵴。位于基底膜上的螺旋器(spiral organ)又名 Corti 器(图 3-2-27),是听觉感受器的主要部分。基底膜在蜗顶较蜗底宽,亦即基底膜的宽度由蜗底向蜗顶逐渐增宽,而骨螺旋板及其相对的基底膜嵴则逐渐变窄。

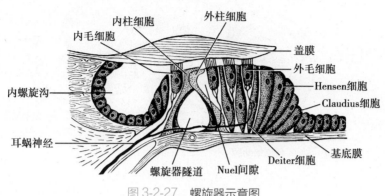

图 3-2-27　螺旋器示意图

在螺旋器中的螺旋隧道(Corti tunnel)、Nuel 间隙及外隧道等间隙中,充满着和外淋巴性质相仿的液体,称 Corti 淋巴。其通过骨螺旋板下层中的小孔及蜗神经纤维穿过的细孔与鼓阶的外淋巴相交通。膜迷路的其他间隙均充满内淋巴。因此,除螺旋器听毛细胞的营养来自 Corti 淋巴(其离子成分与外淋巴相似)外,囊斑及壶腹嵴感觉细胞的营养均来自内淋巴。螺旋器(Corti 器):位于基底膜上,自蜗底至蜗顶全长约 32mm,由内、外毛细胞,支柱细胞和盖膜(tectorial membrane)等所组成。靠蜗轴侧有单排内毛细胞(inner hair cells),其外侧有 3 排或更多的外毛细胞(outer hair cells),这些是听觉感受细胞。内毛细胞呈烧瓶状,约有 3 500 个,外毛细胞呈试管状,约有 12 000 个。毛细胞顶面有一层厚的表皮板(cuticular plate),静纤毛的根部藏于其中,内毛细胞的静纤毛有两列,呈鸟翼状排列,外毛细胞的静纤毛有三列,呈阶梯状、W 形排列。蜗底部的静纤毛排列较有规律,愈近蜗顶排列愈紊乱。毛细胞无动纤毛。耳蜗毛细胞顶部表面伸出静纤毛,外毛细胞静纤毛最外的一列为最长,其末端与盖膜接触;内毛细胞的静纤毛除部分基底周者外,不与盖膜接触。一个毛细胞的静纤毛之间相互结合形成静纤毛束。因此,盖膜的机械性偏移会影响整个静纤毛束。基底膜不同部位毛细胞的高度不一,从蜗底至蜗顶其毛细胞逐渐变高。在蜗底(高频端)毛细胞的静纤毛短,靠近蜗顶静纤毛逐渐变长。静纤毛的长度与其劲度成反比,即静纤毛越长劲度越小。这些耳蜗毛细胞的高度以及静纤毛长度的梯度变化,很可能是产生耳蜗音频排列和调谐功能的形态学基础。

三、内耳的血管

迷路血供主要来自迷路动脉(labyrinthine artery)(图 3-2-28),又称内听动脉,来自椎 - 基底动脉的小脑前下动脉,少数来自基底动脉或椎动脉。该动脉进入内听道后分为两支,即前庭前动脉(anterior vestibular artery)和耳蜗总动脉(common cochlear artery),前庭前动脉供给上、外半规管及两个囊斑上部,其供血不足可引起前庭症状。耳蜗总动脉又分为前庭耳蜗动脉和螺旋蜗轴动脉,前庭耳蜗动脉再分出前庭后动脉(posterior vestibular artery)供给后半规管、球囊及椭圆囊下部。半规管还接受耳后动脉之茎乳动脉的分支,属终末支,供血甚微。内耳静脉与动脉的分布不同。静脉血液分别汇成迷路静脉、前庭水管静脉及蜗水管静脉,然后流入侧窦或岩上窦及颈内静脉。

四、第Ⅷ对脑神经传导径路

第Ⅷ对脑神经于延髓和脑桥之间离开脑干,偕同面神经进入内耳道后即分为前、后两支。前支为

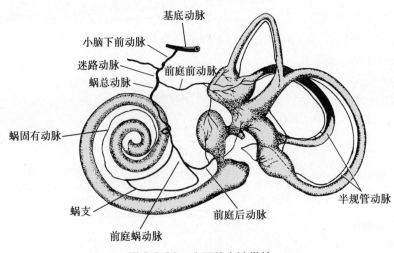

图 3-2-28　内耳的血液供给

蜗神经,后支为前庭神经。

1. 蜗神经及其传导径路　耳蜗神经进入蜗轴后分成很多纤维:分布于耳蜗基底周和中间周的纤维通过蜗轴周围的螺旋孔达螺旋小管内的螺旋神经节;分布于蜗顶的纤维则通过蜗轴的中央管达螺旋神经节。位于蜗轴与骨螺旋板相连处的螺旋神经节(spiral ganglion)由双极细胞组成。双极细胞的中枢突组成蜗神经(cochlear nerve),该神经约有 30 000 根神经纤维构成。神经束的外层由来自耳蜗底周的纤维组成,传送高频声信号;来自耳蜗顶部的纤维组成蜗神经的中心部,传送低频声信号。螺旋神经节内双极细胞的周围突穿过骨螺旋板分布于螺旋器的毛细胞。蜗神经分从耳蜗至中枢方向的传入神经和从中枢至耳蜗的传出神经两种,前者又分Ⅰ型神经元和Ⅱ型神经元。传入神经元中约90%~95%(Ⅰ型神经元)直接与内毛细胞形成突触关系,15~20 根Ⅰ型神经元与 1 个内毛细胞相连;其余 5%~10%(Ⅱ型神经元)与外毛细胞相连,1 根Ⅱ型神经元分支后与 10 个外毛细胞相连。传出神经元(约 1 800 根神经纤维)源于同侧和对侧橄榄复合体,多数支配外毛细胞。

蜗神经的传导径路(图 3-2-29):①螺旋神经节双极细胞的中枢突经内耳道底的终板形成蜗神经

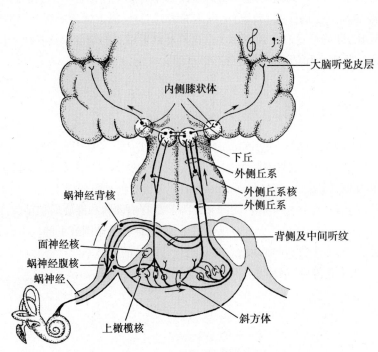

图 3-2-29　蜗神经的传导通路

后,经内耳道入颅,终止于延髓与脑桥连接处的蜗神经背核和蜗神经腹核,为听觉的第1级神经元,其胞体位于螺旋神经节;②胞体位于蜗神经腹核与背核的第2级神经元发出传入纤维至两侧上橄榄体复合体,尚有一部分纤维直接进入外侧丘系,并终止于外侧丘系核;③自上橄榄核第3级神经元发出传入纤维沿外侧丘系上行而止于下丘,自外侧丘系核第3级神经元发出的传入纤维止于内侧膝状体,部分纤维止于对侧下丘核;④自下丘核或内侧膝状体核发出传入纤维(第4级神经元),经内囊终止于大脑皮层的听区,即上颞横回(superior transverse temporal gyrus)。一侧蜗神经或蜗神经核损坏时,引起同侧全聋。由于第2、3级神经元有交叉及不交叉的纤维,来自任何一侧耳部的蜗神经冲动都可传至两侧大脑皮层的听区。故一侧外侧丘系或听皮层的损伤,不会导致明显的两侧听力减退。

2. **前庭神经及其传导径路**　前庭神经的第1级神经元位于内耳道底的前庭神经节(vestibular ganglion)。神经节内双极神经细胞上部细胞的周围突分布于上、外半规管壶腹嵴及椭圆囊斑,下部细胞的周围突分布于后半规管壶腹嵴及球囊斑。双极细胞的中枢突构成前庭神经,约含20 000根神经纤维。

前庭神经的传导径路(图3-2-30):前庭神经在蜗神经上方进入脑桥及延髓,大部神经纤维终止于前庭神经核区,小部分纤维越过前庭神经核经绳状体进入小脑。前庭神经核位于脑桥和延髓,每侧共有4个,即前庭神经上核、外核、内核和下核。上核接受来自壶腹嵴的传入神经纤维,外核与内核主要接受来自椭圆囊斑及壶腹嵴的传入神经纤维,下核接受所有前庭终器的传入神经纤维。由前庭神经核发出的第2级神经元有下列传导径路:①前庭神经诸核发出的前庭脊髓纤维经内侧纵束走向脊髓;前庭神经外核还发出下行纤维进入同侧脊髓前束。所有前庭脊髓纤维均与脊髓前角细胞相连。因此,来自内耳前庭的冲动可引起颈部、躯干和四肢肌肉的反射性反应。②由前庭神经核发出的上行纤维经内侧纵束到达同侧和对侧的动眼神经、滑车神经和展神经诸核。因而头位改变可引起两侧眼球的反射,这种反射与维持眼肌张力的平衡密切相关。③由前庭神经内核发出的纤维通过脑干的网状结构与自主神经细胞群相连,引起自主神经系统反应,如面色苍白、出汗、恶心、呕吐等。④前庭神经下核大部传入纤维经绳状体上行到达小脑,前庭神经内核有少数纤维到达小脑。前庭神经到大脑皮层的通路尚未确定,大脑皮层的前庭中枢在颞叶,可能在听皮层附近;顶叶亦可能存在前庭代表区。

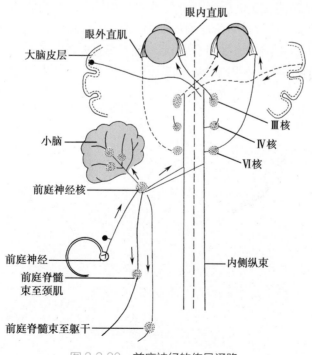

图 3-2-30　前庭神经的传导通路

第四节 听觉生理学

耳的主要功能是听觉和平衡觉。整个听觉系统是一个机械声学 - 神经生物学系统。

一、声音传入内耳的途径

声音可经空气传导和经颅骨传导传入内耳,正常情况下,以空气传导为主。

(一) 空气传导

声波的振动被耳郭收集,通过外耳道达鼓膜,引起鼓膜 - 听骨链机械振动,后者之镫骨足板的振动通过前庭窗传入内耳外淋巴,称为空气传导(air conduction),简称气导,过程简示如下:

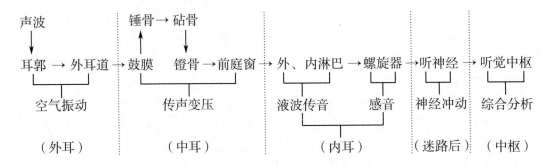

声波传入内耳外淋巴后转变成液波振动,后者引起基底膜振动(图 3-2-31),位于基底膜上的 Corti 器毛细胞静纤毛弯曲,引起毛细胞电活动,毛细胞释放神经递质激动螺旋神经节细胞树突末梢,产生动作电位。神经冲动沿脑干听觉传导径路达大脑颞叶听觉中枢而产生听觉。此外,鼓室内的空气也可先经蜗窗膜振动而产生内耳淋巴压力变化,引起基底膜发生振动。这条径路在正常人是次要的,仅在正常气导的经前庭窗径路发生障碍或中断,如鼓膜大穿孔、听骨链中断或固定时才发生作用。

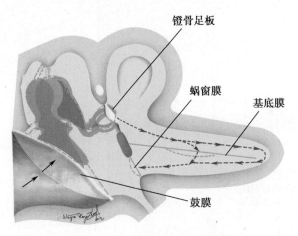

图 3-2-31 声音的传导途径

（二）骨传导

声波直接经颅骨途径使外淋巴发生相应波动，并激动耳蜗的螺旋器产生听觉，即为骨传导（bone conduction），简称骨导，在正常听觉功能中作用较小。但骨导听觉常用于耳聋的鉴别诊断。声波从颅骨传到耳蜗使耳蜗壁发生振动后，可通过下列三种方式引起内耳感受器的兴奋。

1. **移动式骨导** 声波作用于颅骨时，整个头颅包括耳蜗作为一个整体发生反复振动。由于内淋巴液存在惰性，在每一个振动周期中，淋巴液的位移稍落后于耳蜗壁，故当每个移动开始时，淋巴液则向相反的方向移动，因而引起基底膜发生往返的位移，使毛细胞受到刺激而感音（图 3-2-32）。由于听骨链悬挂在鼓室，与颅骨的连接并不牢固，故当颅骨移动时，其惰性使整个听骨链的活动亦稍落后于耳蜗骨壁。因而镫骨足板的活动类似气导引起的振动。当频率低于 800Hz 的声波振动颅骨时，移动式骨导起主要作用。

2. **压缩式骨导** 当声波振动通过颅骨传到耳蜗壁时，耳蜗壁随着声波疏密时相而膨大或缩小。在声波的密部起作用时，迷路骨壁被压缩，但内耳淋巴液的可压缩性很小，而向蜗窗或前庭窗移动。前庭阶与鼓阶的容量之比为 5:3，即前庭阶的外淋巴比鼓阶的多；而蜗窗的活动度较前庭窗大 5 倍，故当迷路骨壁被压缩（密相）时，半规管和前庭内的淋巴被压入容量较大的前庭阶，再向鼓阶流动，使蜗窗膜外凸，基底膜向下移位。声波的疏部起作用时，耳蜗骨壁膨大，淋巴液恢复原位，基底膜亦随之向上移位。由于声波疏、密相的反复交替作用导致基底膜的振动，后者有效地刺激耳蜗毛细胞而感音（图 3-2-33）。当频率高于 800Hz 的声波振动颅骨时，压缩式骨导起主要作用。

3. **骨鼓径路骨导** 颅骨在声波作用下振动时，可通过下颌骨小头或外耳骨壁，将其传至外耳道、鼓室及四周空气中，再引起鼓膜振动。后者再按正常气导方式将声波振动传入内耳，这种传导途径称骨鼓径路骨导，可能在人听取自身的说话声方面居于特殊地位。

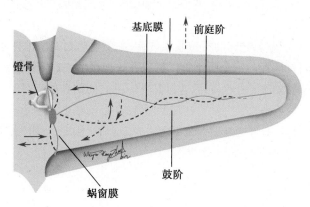

图 3-2-32 移动式骨导的耳蜗淋巴流动情况基底膜随耳蜗淋巴流动变位示意图

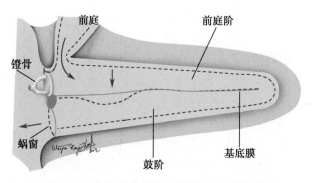

图 3-2-33 压缩式骨导的耳蜗淋巴流动情况基底膜向鼓阶内移位示意图

二、外耳的生理

人的耳郭主要功能是收集并传递声波到外耳道,外耳道不仅传递声音并对声波起到共振作用。人类外耳道的共振峰为3 500Hz,据测算,频率为3 000Hz的声音在鼓膜附近的声压可提高15dB,频率为2 000Hz或5 000Hz的声音则可提高10dB左右。外耳与头颅共同作用下,声音抵达两耳时存在的时间差别和强度差别,经中枢神经系统的分析处理,而具有声源定位的功能。

三、中耳的生理

中耳承担将外耳道空气中声波能量传递至耳蜗淋巴液激动内耳结构而产生听觉的任务。中耳传递声音的过程类似于一个阻抗匹配器。我们知道两种介质的声阻抗相同时,从一种介质到另一种介质的声能传递最有效。两种介质声阻抗相差越大,则声能传递效率越差。由于水的声阻抗远高于空气的声阻抗,因此空气中的声能仅约0~1%传入水中,其余声能均被水面反射掉。中耳的主要功能就是声阻抗匹配作用,使液体对声波传播的高阻抗与空气较低的声阻抗得到匹配,从而将空气中的声波振动能量高效率地传入内耳淋巴液中。上述中耳的阻抗匹配作用是通过鼓膜与听骨链组成的传音装置来完成,其机制包括以下三种:①鼓膜与镫骨足板面积的差别;②听骨链的杠杆作用;③鼓膜的喇叭形状产生的杠杆作用。

(一) 鼓膜的生理功能

从声学特性看,鼓膜与话筒中的振动膜相似,像一个压力接受器,这种结构有较好的频响特性和较小的失真度。鼓膜的振动频率一般与声波一致,但其振动形式则因声频不同而有差异。

(二) 听骨链的生理功能

听骨链是构成鼓膜与前庭窗之间的机械联系装置,主要生理功能是作为杠杆系统将声波由鼓膜传至内耳,实现有效的阻抗匹配。三个听小骨以特殊方式连接形成一弯形的杠杆系统。听骨链的运动轴相当于向前通过锤骨颈部前韧带、向后通过砧骨短突之间的连线上(图3-2-34)。以听骨链的运动轴心为支点,可将锤骨柄与砧骨长突视为杠杆的两臂,在运动轴心的两侧,听小骨的质量大致相等。但该杠杆两臂的长度不相等,锤骨柄与砧骨长突之比为1.3:1。因此,当声波传至前庭窗时,借助听骨链杠杆作用可增加1.3倍。由此也可说明,听骨链杠杆力学机制对声压的增益作用尚有限,故在鼓室成形术中,应重视水力学机制在声压增益中的重要作用,即重视鼓膜面积与镫骨足板面积之比的作用。

(三) 蜗窗的生理功能

蜗窗位于鼓阶的始端,面积约2mm²,薄而具有一定弹性。骨迷路内的外淋巴液压缩性很小,当镫骨向内移时,振动经前庭阶的外淋巴沿蜗孔、鼓阶再传到蜗窗,引起蜗窗膜外凸。因此,蜗窗起缓冲作用,为声波在外淋巴液中的传导提供有利条件。但病理条件下(如有鼓膜穿孔),蜗窗则不再是骨性耳蜗减压门户,而是成为声波传入内耳的途径,结果蜗窗膜振动引起的鼓阶外淋巴振动,将干扰镫骨振动所引起的前庭阶外淋巴液的振动,以及振动在基底膜上的传播,从

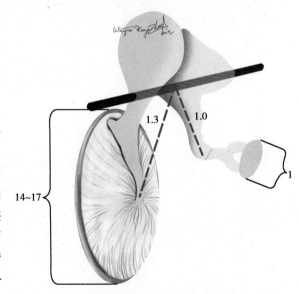

图3-2-34 鼓膜、听骨链及其转轴模式图(数字表示鼓膜与前庭窗面积比及听骨链长臂与短骨长度比)

而使听力下降。

(四) 鼓室肌的生理功能

鼓室肌的收缩会改变中耳的传音特性。鼓室肌包括鼓膜张肌和镫骨肌。前者受三叉神经的支配,收缩时将锤骨柄与鼓膜向内牵引,使鼓膜的紧张度增加,并相应地引起镫骨足板推向前庭窗,以致内耳外淋巴压力增高;后者受面神经支配,收缩时牵引镫骨头向后,使足板前部向外翘起,导致外淋巴压力减低。两种鼓室肌相互作用,可防止或减轻耳蜗受损。鼓膜张肌对声刺激的反射阈大于镫骨肌,因此在声音引起耳内肌的反射中,镫骨肌的收缩起主要作用。临床听力检查中,常应用声刺激引起镫骨肌反射的生理特性,可作为诊断与鉴别诊断的依据。

(五) 咽鼓管的生理功能

1. 保持中耳内外压力平衡 由于咽鼓管壁的弹性作用和周围组织的压力以及咽部的牵拉作用,咽鼓管口平时呈闭合状态。当吞咽、打哈欠、打喷嚏等动作时,咽鼓管口开放,调节鼓室内气压使之与外界大气压保持平衡,从而保证中耳传音装置维持正常活动以利于声波的传导。鼓室与外界气压出现差别时也可以引起咽鼓管的开闭,当鼓室内气压大于外界气压时,气体通过咽鼓管向外排出比较容易,而外界气压大于鼓室内压力时,气体从外界进入中耳则比较困难。

2. 引流作用 鼓室和咽鼓管黏膜的杯状细胞与黏液腺产生的黏液,借咽鼓管黏膜上皮的纤毛运动不断向鼻咽部排出。

3. 防声作用 咽鼓管通常处于关闭状态,能阻挡说话、呼吸等自体声响的声波经咽鼓管直接传入鼓室而振动鼓膜。当患咽鼓管异常开放症时,咽鼓管在说话时不能处于关闭状态,阻隔作用消失,声波可经咽鼓管直接传入鼓室并振动鼓膜,产生自听过响(autophonia)。

4. 防止逆行感染的功能 咽鼓管软骨段黏膜较厚,黏膜下层有疏松结缔组织,使黏膜表面产生皱襞,后者具有活瓣作用,加上黏膜上皮的纤毛运动,可阻止鼻咽部的液体、异物及感染病灶等进入鼓室。

四、耳蜗的生理

(一) 耳蜗的感音功能

声波振动使镫骨内移时,蜗窗膜外突,前庭阶与鼓阶之间形成压力差,引起基底膜振动,并以波的形式沿基底膜向前传播。声波在基底膜上的传播方式是按物理学中的行波原理进行的,亦即行波学说(travelling wave theory)。靠近蜗底部的基底膜较硬,会立即随着压力变化而发生位移;而蜗顶部的基底膜较软,特别是共振频率低于声波频率的部分,基底膜的位移跟不上频率的变化。这样,基底膜因其各部分的劲度和位移相位的差异,便形成了一个行波式的位移。即:振动在基底膜上从蜗底向蜗顶传播时,振幅逐渐增加,当到达其共振频率与声波频率一致的部位,振幅最大,离开该部位后,振幅很快减小,再稍远处位移完全停止。人耳基底膜上行波所需时间约 3ms。基底膜的最大振幅部位与声波频率有关,即每一种频率的声波在基底膜上的不同位置有一相应的最大振幅部位,高频声引起的最大振幅部位在蜗底靠近前庭窗处,低频声的最大振幅部位靠近蜗顶,中频声则在基底膜的中间部分发生共振。

声波传入耳蜗外淋巴后,中阶包括上方的前庭膜、下方的基底膜以及包含的各结构作为一体运动。基底膜的内缘附着于骨螺旋板上,而盖膜的内缘则与螺旋板缘连接。因两膜的附着点不在同一轴上,故当行波引起基底膜向上或向下位移时,盖膜与基底膜各沿不同的轴上下移动;因而盖膜与网状板之间便发生交错的移行运动,即剪切运动,两膜之间产生剪切力,作用于毛细胞,使其纤毛发生弯曲或偏转。此时毛细胞顶部的 K^+ 通道开放,内淋巴内的 K^+ 流入毛细胞内产生去极化,后者又引起细胞内 Ca^{2+} 通道开放,促使 Ca^{2+} 流入细胞内,引起毛细胞释放神经递质,作用于附着在毛细胞底部的蜗神经末梢产生神经冲动,经中枢传导径路兴奋听觉皮层,从而产生听觉。

（二）耳蜗的编码功能

基底膜上所负载的质量、劲度梯度所构成的被动机械特性,决定了刺激的声频与耳蜗基底膜反应部位之间的对应关系。基底膜自身的被动机械特征和经典的行波方式并不是耳蜗频率分析或调谐的唯一机制,可能有耳蜗螺旋器中与能量代谢相关的主动机制的参与。

（三）耳声发射

耳声发射(otoacoustic emission,OAE)是在听觉正常者的外耳道记录到的耳蜗生理活动的声频能量,其来源于耳蜗螺旋器外毛细胞的主动运动。外毛细胞壁中存在肌动蛋白、肌球蛋白等收缩性蛋白,是外毛细胞主动运动的结构基础。耳蜗单个外毛细胞的主动伸缩运动有缓慢和快速两种方式。缓慢运动可调节基底膜的机械特性,而快速运动则使传入的声信号增益,从而增强对声音的敏感性,并使耳蜗的频率选择(或频率调谐)更加锐利。耳蜗主动作用的生理意义在于增强基底膜对声刺激的机械性反应,从而提高频率分辨力和听觉敏感度。高强声刺激后出现的暂时性阈移,耳蜗性聋出现的重振现象与上述耳蜗主动机制障碍有关。

（四）传出神经对耳蜗功能的调控

耳蜗螺旋器除了传入神经纤维还与传出神经纤维相连,受听觉神经传出系统的调控。支配螺旋器的传出神经纤维来自上橄榄核附近的神经元,称为橄榄耳蜗束,主要支配外毛细胞。目前认为橄榄耳蜗束的作用可能在于抑制低、中强度声音刺激产生的传入神经电位,从而使听觉系统对较高强度声音信息的辨别能力得以提高。

（五）耳蜗生物电现象

1. 细胞内静息电位与蜗内电位 细胞内静息电位:螺旋器中各种细胞内外 K^+ 浓度差造成的膜内为负电位、膜外为正电位的电位差。蜗内电位(endocochlear potential,EP):又称内淋巴电位,系蜗管内淋巴与鼓阶淋巴之间的电位差所致,有助于提高听觉感受器将声能转变为神经冲动。缺氧或代谢抑制剂,能使 EP 迅速下降。

2. 耳蜗微音器电位 耳蜗微音器电位(cochlear microphonics,CM)是耳蜗对声音刺激所产生的一种交流性质的电位,它起源于毛细胞顶部表皮板与内淋巴交界面的两边。

3. 总和电位 总和电位(summating potential,SP)是耳蜗接受声刺激时,毛细胞所产生的一种直流性质的电位变化,产生于内毛细胞。

4. 蜗神经动作电位 蜗神经动作电位(action potential,AP)是耳蜗对声音刺激所产生的蜗神经末梢的动作电位,它的作用是传递声音信息。

五、听觉中枢生理

听觉中枢生理目前仍有许多机制尚未阐明。听觉中枢在结构、功能、活动方式、规律、机制等诸方面都要比听觉外周复杂得多。听觉中枢结构包括蜗神经核、上橄榄核、外侧丘系核、下丘、内膝体及听放射、皮层听区。听觉系统皮层下的层次和通路比其他感觉系统复杂得多,从输入神经到丘脑,其他感觉系统一般只有 1 级或 2 级中枢,听觉系统却有 4 级(蜗神经核、橄榄核、外侧丘系核、下丘)中枢。听觉中枢结构的复杂性还在于每一级中枢的神经核按解剖位置又分为若干部分,每一部分按神经元的类型和联系可再分为若干小区。

听神经每根传入纤维只支配单个内毛细胞的一对一关系在中枢已不复存在,蜗神经核的一个神经元就可接受多根传入纤维,听神经每一传入纤维又可分支至蜗神经核的多个神经元;来自同一根纤维的分支也可到达同一神经元,但以不同的方式与之形成突触结构。此种既有会集、又有分散的多种连接方式,反映传入信息从外周进入中枢后要经历相应的演变。会集和分散不是将信息简单地重新排列组合,而是使之有质的飞跃,信息经分析、整合后,形成高一级的样式,并重新编码往上传输。这种处理过程,从蜗神经核上行至每一级中枢都会在高一级的水平上重复一次。经各级中枢的反复处理,听觉信息最后便从简单的频率、强度等参数形式,逐步提高和转变为复杂的特征、声像(sound image)以能更方便直接地为感知、识别、理解、思维等所用的形式。

听觉中枢传导路径中还与面神经、三叉神经、外展神经等发生交通,并与自主神经核团和脊髓前角细胞有联系,当强声刺激时可引起瞬目、眼球外展、头转向声源、中耳肌收缩、手指血管收缩及皮肤电位变化等反应。

第五节　平衡生理学

一、维持平衡功能的三个信息系统

维持平衡就是使身体在空间保持适宜位置。人体主要依靠前庭、视觉和本体感觉这 3 个系统的外周感受器感受身体位置、运动以及外界的刺激,向中枢传送神经冲动,经平衡中枢对传入信息整合处理后,传出指令到相应的运动神经核,通过各种反射性运动,维持身体在空间适宜的位置,亦即维持平衡。

(一) 前庭系统

前庭感受器感受头的运动及头位相对于重力方向的信号。半规管壶腹嵴感受头的旋转运动,即感受头部角加速度运动刺激;而耳石器感受头部直线加速度运动刺激。重力也属于一种直线加速度运动,当头倾斜时,耳石器可感受头部相对于重力方向的改变。

(二) 视觉系统

视觉感受器主要提供头部相对于环境物体位置的变化以及头部相对于周围物体运动的信息。这些信息有助于中枢神经系统确定从耳石器传入的信号是由头部相对于重力方向的倾斜刺激而引发,还是因头部线性运动刺激所产生的。

(三) 本体感觉系统

本体感觉系统通过位于肌腱、关节和内脏的本体感受器,感受身体的位置和运动,以及身体各部位的相对位置和运动。

二、前庭感受器的生理

每个前庭感受器包括 3 个半规管、椭圆囊和球囊。

(一) 半规管的生理功能

半规管主要感受正负角加速度的刺激。膜半规管内充满内淋巴,被壶腹嵴帽(嵴顶或终顶)阻断。毛细胞的纤毛埋于嵴帽内,当头位处于静止状态时,嵴帽两侧的液压相同,壶腹嵴帽停于中间位置。壶腹嵴管侧及椭圆囊侧的神经纤维与 4 个前庭神经核中不同的部位联系。当头部承受角加速度作用时,膜半规管的内淋巴因惯性发生反旋转方向的流动,因而推动嵴帽顺着内淋巴流动的方向倾倒,直接牵引埋于嵴帽内的感觉纤毛弯曲,刺激感觉细胞,后者再把这种物理刺激通过介质的释放转变为化学刺激,经过突触传递给前庭中枢,引起综合反应,维持身体平衡。

一侧的 3 个半规管所围成的面基本互相垂直,能对来自三度空间中的任何一个平面(水平、左右、前后)的角加速或角减速的旋转刺激产生效应。两侧外半规管在同一平面上,一侧前半规管和对侧后半规管相互平行。每对半规管对其所在平面上的角加速度旋转最敏感,即引起的刺激最大。如角加速度的方向与外半规管平行,则引起双侧外半规管的综合反应;如角加速度方向与一侧前半规管及对侧后半规管平行,则引起该 2 个半规管的综合反应;如角加速度方向与各半规管都不平行,所引起的反应将视作用于各半规管的分力而定。人类在平面上的活动较多,如回头、转身等,故以来自外半规管的反应为主。刺激壶腹嵴毛细胞所引起的反应强弱不仅与刺激强弱有关,而且与嵴帽倾倒的方向有关。当内淋巴流向壶腹,嵴帽向椭圆囊侧倾倒时,对外半规管壶腹嵴的刺激较强,而对 2 个垂直半规管的刺激较弱。当淋巴背离壶腹流动,嵴帽向管侧倾倒时,则对前后半规管壶腹嵴的刺激较强,而对外半规管较弱。刺激壶腹嵴毛细胞所引起的反应可有眩晕、眼震、倾倒、颈及肢体张力的改变和自主神经系统反应。

(二) 球囊与椭圆囊的生理功能

球囊斑与椭圆囊斑构造相同,都有耳石膜,故两者又合称耳石器官(otolith organs)。其主要功能是感受直线加速度,维持人体静态平衡。因为囊斑毛细胞的纤毛埋在耳石膜中,耳石膜的表面有位觉砂,位觉砂的比重明显高于内淋巴。当头部进行直线加速度运动时,位觉砂因惰性而依逆作用力方向的移位,使毛细胞的纤毛弯曲而引起刺激。毛细胞具有换能装置通过化学介质把物理性刺激转换为神经动作电位,沿神经纤维传入前庭各级中枢,以感知各种头位变化,并引起相应的反应。球囊斑略与同侧前半规管平面相平行,椭圆囊斑略与外半规管平行,两者之间形成 70°~110° 的夹角,大致组成 3 个相互垂直的面,以感受空间各方向的加速度,球囊斑主要感受头在额状面上的静平衡和直线加速度。调节四肢内收肌和外展肌的张力。椭圆囊斑主要感受头在矢状面上的静平衡和直线加速度,调节四肢伸肌和屈肌的张力。有些动物的球囊还可感受低频声波与次声波的刺激。

三、前庭中枢生理

来自前庭感受器的前庭神经电信号传至前庭神经核,前庭神经核将前庭外周器官的信号向上传至大脑皮层平衡中枢,引起位置及平衡感觉。同时与中枢的其他核团相联系产生多种反射。主要联系有:①前庭与小脑的联系,可调节肌肉张力以维持身体平衡;②前庭与眼外肌运动核及锥体外系之间的联系,可调整眼球运动,使在头部快速转动时保持适宜的视角,维持清晰的视力;③前庭与脊髓间的联系,控制颈部和四肢肌运动;④前庭与自主神经系统间的联系,可出现自主神经反射。前庭的传入、传出神经系统,双侧感受器之间,兴奋和抑制之间均有互相调节及反馈的作用,共同维持躯体的平衡。前庭感受器受刺激后,通过各级中枢及其投射的联系,可引起眩晕、眼震、平衡失调、倾倒以及自主神经反应。当前庭系统发生疾病时,可以出现上述症状。病变发生在前庭神经核以下者,因病理性刺激均先上传到前庭神经核,继而影响到所有上述各传导束,因此可产生全部前庭异常反应,如眩晕、眼震、平衡失调、错指物位、呕吐等;或者产生几乎全部的前庭异常反应,这是由于各种前庭反应的阈值有所不同所致。

(臧卫东 杜鹃 和新盈)

思考题

1. 试述鼓室的 6 个壁。
2. 试述膜迷路的组成和功能。
3. 试分析鼓膜穿孔对中耳功能的影响。
4. 内耳受损后可出现哪些功能障碍? 为什么?

第三章
耳的检查法

耳、耳周检查及听力、前庭功能的检查对于耳部疾病的诊断、鉴别诊断与治疗,起着不可或缺的作用。

第一节　耳的一般检查法

一、耳郭、外耳道口检查法

1. **视诊**　观察耳郭的形状、大小、位置及两侧是否对称,有无畸形、瘢痕或副耳;注意皮肤的色泽,有无损害或肿瘤,有无局限性隆起、增厚,有无先天性耳前瘘管或鳃裂瘘管;注意外耳道口的大小,以便于选择合适的耳镜。

2. **触诊**　检查者两手以相等压力触诊两侧乳突尖及鼓窦区,注意有无压痛、增厚、波动感及耳周淋巴结是否肿大。注意指压耳屏或牵拉耳郭时有无疼痛或使疼痛加重者,如有则提示外耳道炎或疖肿,尤其在软骨部。如耳后肿胀,耳郭被推向前或前下,乳突部肿胀时,应做双侧乳突部对比,应注意有无波动感。遇有瘘口,应以探针探查其深度及瘘管走向,观察是否与乳突腔相通。

3. **嗅诊**　某些疾病的分泌物有特殊臭味,有助于鉴别诊断。如中耳胆脂瘤的脓液有特殊的腐臭,中耳癌等恶性肿瘤的分泌物常有恶臭。

4. **听诊**　根据耳聋患者言语的清晰度及语音的高低有助于初步判断耳聋的程度及性质。感音神经性聋患者常高声谈话,而传导性聋者常轻声细语。

二、外耳道及鼓膜检查法

受检者采取侧坐,受检耳朝向检查者。检查者坐定后调整光源及额镜,聚光灯放在患者左侧耳上方15cm处,额镜的反光焦点应投射于受检耳的外耳道口,常见的检查方法如下。

(一) 徒手检查

1. **单手检查法**　适用于检查者右手进行操作时,(如清除脓液、耵聍及异物等)。检查右耳时,检查者左手从耳郭上方以拇指和中指挟持并牵拉耳郭,示指抵住耳屏向前推;检查左耳时,左手则从耳郭下方以同法牵拉耳郭、推压耳屏,使外耳道拉直并扩大外耳道口(图 3-3-1)。

2. **双手检查法**　检查者一手以拇指及示指将受检者耳郭向后、上、外方轻轻牵拉,以便拉直外耳道;另一手示指将耳屏推向前,以扩大外耳道口,利于观察外耳道及鼓膜(图 3-3-2)。

3. **婴幼儿检查法**　婴幼儿外耳道较窄,甚至呈裂隙状,其弯曲方向是向内、向前、向下,鼓膜的倾斜度较大,约为 35°,故检查时应将耳郭向后、下牵拉,同时将耳屏向前推移,从而使外耳道增宽变直。

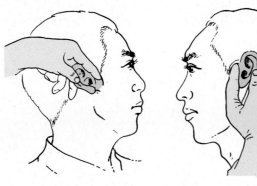 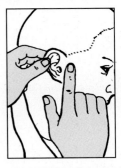

图 3-3-1　单手检查法　　　　　　　　　　　　图 3-3-2　双手检查法

(二) 普通耳镜检查

一般耳镜如漏斗,每套有 4~5 个各种不同管径,检查时根据外耳道的大小选择合适的耳镜。使用时按徒手检查法牵耳郭和耳屏,在光照下右手将耳镜放入,方向与外耳道纵轴一致,其作用在于推开软骨部的软组织和耳毛。为了观察外耳道各壁及鼓膜全貌,还必须适当调整耳镜的方向,耳镜放入不得超过外耳道峡部,以免耳镜远端压迫骨部耳道而引起疼痛或咳嗽。耳镜放置合适后,便可进行检查,也可以左手固定耳镜,调整方向,空出右手进行各种操作。

(三) 鼓气耳镜检查

鼓气耳镜(siegles otoscope)是在耳镜底部安装一放大镜,耳镜的另一侧通过一细橡皮管与橡皮球连接(图 3-3-3)。检查时,将鼓气耳镜口置于外耳道内,并与外耳道皮肤贴紧,然后反复挤压 - 放松橡皮球,在外耳道内形成交替的正、负压,进而引起鼓膜向内、向外活动。通过该项检查可判断鼓膜运动状态及咽鼓管功能,当鼓室积液或鼓膜穿孔时鼓膜活动度降低或消失,而在咽鼓管异常开放时鼓膜活动则明显增强。鼓气耳镜检查有助于发现一般耳镜不能发现的微小穿孔,并且可进行迷路瘘管试验和 Hennebert 试验。

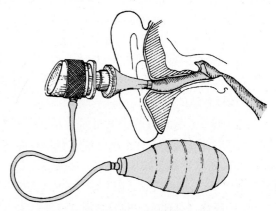

图 3-3-3　鼓气耳镜

(四) 电耳镜检查

电耳镜(electro-otoscope)是自带光源和放大镜的耳镜,可观察鼓膜细微结构及病变。且携带方便,无需其他光源,尤其适用于卧床患者及婴幼儿。

(五) 耳内镜检查

耳内镜(ear endoscope)为冷光源硬管内镜,分不同规格、不同角度,可配备监视器显像系统和照相设备,得以观察细微病变,并照相打印,而且可同时进行治疗操作。

第二节　咽鼓管功能检查法

咽鼓管的功能障碍与许多中耳疾病的发生、发展及预后有关,因此,咽鼓管功能检查是耳科检查法中的一项重要内容。检查咽鼓管功能的方法很多,繁简不一,且因鼓膜是否穿孔而有所不同。常用的方法如下。

一、鼓膜完整者咽鼓管功能检查法

（一）吞咽试验法

1. 听诊法　将听诊器前端的体件换为橄榄头，置于受试者外耳道口，然后请受试者做吞咽动作。咽鼓管功能正常时，检查者经听诊管可听到轻柔的"嘘嘘"声。

2. 观察鼓膜法　请受试者做吞咽动作，此时观察其鼓膜，若鼓膜可随吞咽动作而向外运动，表示功能正常。此法简单易行，无需特殊设备，但较粗糙、准确性差。

（二）咽鼓管吹张法

本法可粗略估计咽鼓管是否通畅，亦可作治疗用。

1. 瓦尔萨尔法（Valsalva method）　又称捏鼻闭口呼气法，受试者以手指将两鼻翼向内压紧、闭口，同时用力呼气。咽鼓管通畅者，此时呼出的气体经鼻咽部循两侧咽鼓管咽口冲入鼓室，检查者或可从听诊管内听到鼓膜的振动声，或可看到鼓膜向外运动。

2. 波利策法（Politzer method）　适用于小儿，嘱受试者含水一口，检查者将波氏球（Politzer bag）（图 3-3-4A）前端的橄榄头塞于受试者一侧前鼻孔（图 3-3-4B），另侧前鼻孔以手指紧压。告知受试者将水吞下，在吞咽的时候，检查者迅速紧压橡皮球。咽鼓管功能正常者，在此软腭上举、鼻咽腔关闭，同时咽鼓管开放的瞬间，从球内压入鼻腔的空气即可逸入鼓室（图 3-3-4C），检查者从听诊管内可听到鼓膜振动声。

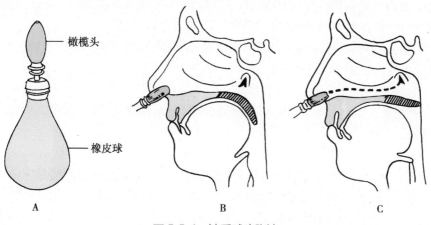

橄榄头

橡皮球

A　　　　　B　　　　　C

图 3-3-4　波氏球吹张法

3. 导管吹张法（catheterization）　是通过一根插入咽鼓管咽口的咽鼓管导管，向咽鼓管吹气，同时借助连接于受试耳和检查者耳的听诊管，听诊空气通过咽鼓管时的吹风声，由此来判断咽鼓管的通畅度。咽鼓管导管前端略弯曲，头端开口呈喇叭状；其尾端开口外侧有一小环，位置恰与导管前端的弯曲方向相反，可指示前端的方向。操作前先清除受试者鼻腔及鼻咽部的分泌物，鼻腔以 1% 麻黄素和 1% 丁卡因收缩、麻醉。

（1）圆枕法：操作时检查者手持导管尾端，前端弯曲部朝下，插入前鼻孔，沿鼻底缓缓伸入鼻咽部。当导管前端抵达鼻咽后壁时，将导管向受检侧旋转 90°，并向外缓缓退出少许，此时导管前端越过咽鼓管圆枕，落入咽鼓管咽口处，再将导管向外上方旋转约 45°，并以左手固定导管，右手将橡皮球对准导管尾端开口吹气数次，同时经听诊管听诊，判断咽鼓管是否通畅。咽鼓管通畅时，可闻轻柔的吹风样"嘘嘘"声及鼓膜振动声。咽鼓管狭窄时，则发出断续的"吱吱"声或尖锐的吹风声，无鼓膜振动声，或虽有振动声但甚轻微。咽鼓管完全阻塞或闭锁，或导管未插入咽鼓管咽口，则无声音可闻及。鼓室如有积液，可听到水泡声。鼓膜穿孔时，检查者有"空气吹入自己耳内"之感。吹张完毕，将导管前端朝下方旋转,顺势缓缓退出。此法最常用(图 3-3-5)。

　　(2) 鼻中隔法:可有两种方法:①同侧法:经受测耳同侧鼻腔插入导管,导管前端抵达鼻咽后壁后,将导管向对侧旋转 90°,缓缓退出至有阻力感时,示已抵达鼻中隔后缘。此时再将导管向下、向受检侧旋转 180°,其前端即进入咽鼓管咽口。②对侧法:若受检侧因鼻甲肥大或鼻中隔偏曲而导管不易通过时,可从对侧鼻腔插入导管,抵达鼻咽后壁后,向受检侧旋转 90°,退出至鼻中隔后缘,再向上旋转 45°,同时使前端尽量伸抵受检侧,亦可进入咽鼓管咽口。

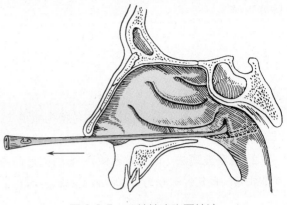

图 3-3-5　咽鼓管吹张圆枕法

　　注意事项:①导管插入和退出时,动作要轻柔,顺势送进或退出,切忌使用暴力,以免损伤鼻腔或咽鼓管口的黏膜;②吹气时用力要适当,用力过猛可致鼓膜穿孔,特别当鼓膜有萎缩性瘢痕时,更应小心;③鼻腔或鼻咽部有脓液、痂皮时,吹张前应清除。

　　咽鼓管吹张法的禁忌证:①急性上呼吸道感染;②鼻腔或鼻咽部有脓性分泌物、脓痂而未清除者;③鼻出血;④鼻腔或鼻咽部有肿瘤、异物或溃疡者。

(三) 声导抗仪检查法

　　1. 负压检测法　是用声导抗的气泵压力系统检测吞咽对外耳道压力的影响。检查时将探头置于外耳道内,密封、固定。把压力调节到 $-200mmH_2O$,嘱受检者吞咽数次。正常者吞咽数次后压力即趋于正常(约 $0mmH_2O$)。若吞咽数次后不能使负压下降到 $-150mmH_2O$ 者,提示咽鼓管通畅不良;若吞咽一次压力即达 $0mmH_2O$ 者示咽鼓管异常开放。

　　2. 比较捏鼻鼓气(Valsalva)法或捏鼻吞咽(Toynebee)法前后的鼓室导抗图,若峰压点有明显的移动,说明咽鼓管功能正常,否则为功能不良。

(四) 咽鼓管纤维内镜检查法

　　咽鼓管纤维内镜直径为 0.8mm,可自咽鼓管咽口插入通过向咽鼓管吹气而使其软骨段扩张,观察其黏膜病变情况。

(五) 咽鼓管测压仪

　　该仪器通过检测咽鼓管两侧压力,评估咽鼓管功能状况。具体方法:在患者鼻腔施加固定压力,如 3 000Pa、4 000Pa、5 000Pa,同时令患者做含水吞咽动作,对放置在耳郭的压力传感器监测咽鼓管开合的时间数据进行分析,评估咽鼓管功能。

二、鼓膜穿孔者咽鼓管功能检查法

(一) 鼓室滴药法

　　通过向鼓室内滴(注)入有味、有色或荧光素类药液,以检查咽鼓管是否通畅。本法还能了解其排液、自洁能力。检查时受试者仰卧、患耳朝上。滴药种类有两种。

　　1. 有味药液　向外耳道内滴入 0.25% 氯霉素水溶液等有味液体,鼓膜小穿孔者需按压耳屏数次,然后请受试者做吞咽动作,并注意是否尝到药味并记录其出现的时间。

　　2. 显色药液　向外耳道内滴入如亚甲蓝等有色无菌药液,用纤维鼻咽镜观察咽鼓管咽口,记录药液从滴入咽口开始到显露药液所需时间。

(二) 荧光素试验法

　　将 0.05% 荧光素生理盐水 1~3ml 滴入外耳道内,请受试者做吞咽动作 10 次,然后坐起,用加滤光器的紫外线灯照射咽部,记录黄绿色荧光在咽部出现的时间,10min 内出现者示咽鼓管通畅。

(三) 咽鼓管造影术

将 35% 碘造影剂滴入外耳道,经鼓膜穿孔流入鼓室。然后在外耳道口经橡皮球打气加压或让碘液自然流动,通过咽鼓管进入鼻咽部。同时作 X 线片或 X 线电影录像,可以了解咽鼓管的解剖形态、有无狭窄或梗阻及其位置,以及自然排液功能等。

(四) 鼓室内镜检查法

用直径 2.7mm,30° 或 70° 斜视角的硬管鼓室内镜可以观察咽鼓管鼓室口的病变。

(五) 声导抗仪检查法

用声导抗仪的气泵压力系统检查咽鼓管平衡正负压的功能,又称正、负压平衡试验法。

1. 正压试验 检查时将探头置于外耳道内,密封、固定,向外耳道内持续加压,当正压升至某值而不再上升反而开始骤降时,此压力值称为开放压,示鼓室内的空气突然冲开咽鼓管软骨段向鼻咽部逸出。当压力降至某值而不再继续下降时,此压力值称为关闭压,示咽鼓管软骨已由其弹性作用而自行关闭。然后请受试者做吞咽动作数次,直至压力降至"0"或不再下降时,记录压力最低点。

2. 负压试验 向外耳道内减压,一般达 -200mmH$_2$O 时,请受试者做吞咽动作。咽鼓管功能正常者,于每次吞咽时软骨段开放,空气从鼻咽部进入鼓室,负压逐渐变小,直至压力不再因吞咽而改变时。记录所作吞咽动作的次数及最后的压力。

此外,尚有咽鼓管声测法(sonotubometry)和咽鼓管光测法、压力舱检查法等。

第三节 听功能检查法

临床听功能检查法分为主观测听法和客观测听法两大类。

一、主观测听法

主观测听法要依靠受试者对刺激声信号进行主观判断,并作出某种行为反应,故又称行为测听。由于主观测听法可受到受试者主观意识及行为配合的影响,故在某些情况下(如伪聋、智力障碍、婴幼儿等)其结果不能完全反映受试者的实际听功能水平。主观测听法包括语音检查法、秒表试验、音叉试验、纯音听阈及阈上功能测试、Békésy 自描测听、言语测听等。

(一) 音叉试验

音叉试验(tuning fork test)是门诊最常用的听力检查法之一,每套音叉由 5 个不同频率的音叉组成,即 C128、C256、C512、C1024、C2048,其中最常用的是 C256 及 C512。检查时,检查者手持叉柄,将叉臂向另手的第一掌骨外缘或肘关节处轻轻敲击,使其振动,然后将振动的叉臂置于距受试耳外耳道口 1cm 处,两叉臂末端应与外耳道口在一平面,检查气导(air conduction,AC)听力。注意敲击音叉时用力要适当,如用力过猛,可产生泛音而影响检查结果。检查骨导(bone conduction,BC)时,应将叉柄末端的底部压置于颅面中线上或鼓窦区。采用以下试验可初步鉴别耳聋为传导性或感音神经性,但不能准确判断听力损失的程度,无法进行前后比较。

1. 林纳试验(Rinne test,RT) 旨在比较受试耳气导和骨导的长短。方法:先测试骨导听力,一旦受试耳听不到音叉声时,立即测同侧气导听力(图 3-3-6),受试耳此时若又能听及,说明气导 > 骨导(AC>BC)为 RT 阳性(+)。若不能听及,应再敲击音叉,先测气导听力,当不再听及时,立即测同耳骨导听力,若此时又能听及,可证实为骨导 > 气导(BC>AC),为 RT 阴性(-)。若气导与骨导相等(AC=BC),

以"（±）"表示之。

2. 韦伯试验（Weber test, WT）　又称骨导偏向试验，用于比较受试者两耳的骨导听力强弱的方法。方法：取 C256 或 C512 音叉，敲击后将叉柄底部紧压于颅面中线上任何一点（多为前额或颏部），同时请受试者仔细辨别音叉声偏向何侧，并以手指示之。记录时以"→"示所偏向的侧别，"="示两侧相等（图 3-3-7）。传导性聋时，患耳骨导比健耳强，为 WT →患耳；感音性聋时，健耳听到的声音比患耳强，为 WT →健耳；两耳听力正常或听力损害的程度和性质相同，为 WT=。

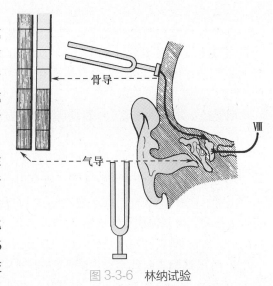

图 3-3-6　林纳试验

3. 施瓦巴赫试验（Schwabach test, ST）　旨在比较受试者与正常人的骨导听力。方法：将振动的 C256 音叉交替放在患耳和对比耳（正常耳）的乳突部，交替测试骨导听力时间的长短。如受试耳骨导延长，以"（+）"表示，为传导性聋；受试耳骨导缩短，则以"（-）"表示，为感音性聋；"（±）"表示两者相似。

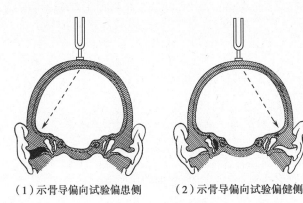

（1）示骨导偏向试验偏患侧　　　（2）示骨导偏向试验偏健侧

图 3-3-7　韦伯试验

4. 盖莱试验（Gelle test, GT）　鼓膜完整者，可用 Gelle 试验检查其镫骨是否活动。方法：将鼓气耳镜口置于外耳道内并密闭。用橡皮球向外耳道内交替加、减压力，同时将振动音叉的叉柄底部置于鼓窦区。若镫骨活动正常，患者所听之音叉声在由强变弱的过程中尚有忽强忽弱的不断波动变化，为阳性（+）；无强弱波动感者为阴性（-）。耳硬化或听骨链固定时，本试验为阴性。

（二）纯音听力计检查法

纯音听力计（pure tone audiometer）是利用电声学原理设计而成，能发生各种不同频率的纯音，其强度（声级）可加以调节，通过纯音听力计检查不仅可以了解受试耳的听敏度，估计听觉损害的程度，并可初步判断耳聋的类型和病变部位。普通纯音听力计能发生频率范围为 125~8 000Hz 的纯音，可将其分为低、中、高三个频段：250Hz 以下为低频段，500~2 000Hz 为中频段又称语频段，4 000Hz 以上为高频段。超高频纯音听力的频率范围为 8~16kHz。声强以分贝（dB）为单位。在听力学中，以 dB 为单位的声强级有数种，如声压级（sound pressure level, SPL）、听力级（hearing level, HL）、感觉级（sensation level, SL）等。声压级是拟计量声音的声压（P）与参考声压（P_0，规定 P_0=20μPa RMS）两者比值的对数，单位为 dB（SPL）；声压级（dB SPL）=20lgP/P_0。听力级是参照听力零级计算出的声级；听力零级是以一组听力正常青年受试者平均听阈的声压级为基准，将之规定为 0dB HL，包括气导听力零级和骨导听力零级。纯音听力计以标准的气导和骨导听力零级作为听力计零级，在此基础上计算其强度增减的各个听力级。因此，纯音听力计测出的纯音听阈均为听力级，以 dB（HL）为单位。感觉级是不同个体受试耳听阈之上的分贝值，因此引起正常人与耳聋患者相同 dB 数值感觉级（SL）的实际声强并不相同。

根据测试目的或对象不同,听力测试应在隔音室内或自由声场内进行,环境噪声不得超过 GB 和 ISO 规定的标准。

1. **纯音听阈测试** 听阈(hearing threshold)是足以引起某耳听觉的最小声强值,是在规定条件下给一定次数的声信号,受试者对其中 50% 能做出刚能听及反应时的声级。人耳对不同频率纯音的听阈不同,但在纯音听力计上已转换设定为听力零级(0dB/HL)。纯音听阈测试即是测定受试耳对一定范围内不同频率纯音的听阈。听阈提高是听力下降的同义词。通过纯音听阈检查可了解三个方面的问题:①有无听力障碍;②听力障碍的性质(传导性聋或感音神经性聋);③听力障碍的程度。由于纯音测听是一种主观测听法,其结果可受多种因素影响,故分析结果时应结合其他检查结果综合考虑。

(1)纯音听力测试法:纯音听阈测试包括气导听阈及骨导听阈测试两种,常规测试准备如下:①一般先测试气导,然后测骨导;②测试前先向受试者说明检查方法,描述或示范低频音与高频音的声音特征,请受试者在听到测试声时,无论其强弱,立即以规定的动作表示;③检查从 1 000Hz 开始,以后按 2 000Hz、3 000Hz、4 000Hz、6 000Hz、8 000Hz、250Hz、500Hz 顺序进行,最后再对 1 000Hz 复查一次;④正式测试前先择听力正常或听力较好之耳作熟悉试验。

1)纯音气导听阈测试:纯音气导听阈测试(pure-tone air-conduction threshold testing)有经气导耳机和自由声场测听(free-field audiometry)两种方式,标准手法有上升法和升降法两种。①上升法:上升法(Hughson-Westlake "ascending method")具体为:最初测试声听力级应比上述"熟悉试验"中受试耳刚能听及的听力级降低 10dB,以"降 10(dB)升 5(dB)"规则("up 5dB,down 10dB step")反复测试 5 次。如在此 5 次测试中受试者有 3 次在同一听力级作出反应,即可确定该听力级为受试耳之听阈,将此记录于纯音听阈图上。②升降法:升降法与上升法基本相同,但以升 5(dB)降 5(dB)法反复测试 3 次,3 次所测听力级之均值为听阈。

2)纯音骨导听阈测试:纯音骨导听阈测试(pure-tone bone-conduction threshold testing)时,将骨导耳机置于受试耳鼓窦区,对侧耳戴气导耳机,被测试耳之气导耳机置于额颞部,以免产生堵耳效应(occlusion effect)。测试步骤和方法与气导者相同。

当测试耳的刺激声强度过大时,应注意避免产生交叉听力(cross hearing)。交叉听力指在测试聋耳或听力较差耳时,如刺激声达到一定强度但尚未达受试耳听阈,却已以被对侧耳听及的现象,交叉听力又称影子听力(shadow hearing),由此描绘的听力曲线与对侧耳的听力曲线极为相似,称为"音影曲线"。"音影曲线"可出现于骨导和气导测试中,为了避免"音影曲线"的产生,在测试纯音听阈时,应注意采用掩蔽法。由于测试声经受试耳传入颅骨后,两耳间的声衰减仅为 0~10dB,故测试骨导时,对侧耳一般均予掩蔽。气导测试声绕过或通过颅骨传至对侧耳,其间衰减 30~40dB,故当两耳气导听阈差值 ≥ 40dB,测试较差耳气导时,对侧耳亦应予以掩蔽。用做掩蔽的噪声有白噪声和窄频带噪声两种,目前一般倾向于采用以测试声频率为中心的窄频带噪声。

(2)纯音听阈图的分析:纯音听阈图以横坐标示频率(Hz),纵坐标示声强级(dB),用表 3-3-1 中所列的相应符号,将受试耳的听阈记录于图中。再将各相邻音频的气导听阈符号连线,骨导符号不连线,如此即可绘出纯音听阈图(或称听力曲线,audiogram)。根据纯音听阈图的不同特点,可对耳聋作出初步诊断。

表 3-3-1 纯音听阈符号

分类	左耳	右耳
气导		
未掩蔽	○	×
掩蔽	△	□
骨导		

续表

分类	左耳	右耳
乳突		
未掩蔽	<	>
掩蔽	[	]
前额		
掩蔽	⌐	Γ
最大输出无反应	↙○　↙△　↙<　↙[	×↘　□↘　>↘　]↘
气导声扬	S	

1)传导性聋:骨导正常或接近正常,气导听阈提高;气骨导间有间距,此间距称气-骨导差(air-bone gap),此气-骨导差一般不大于60dB(HL);气导曲线平坦、或低频听力损失较重而曲线呈上升型(图3-3-8)。

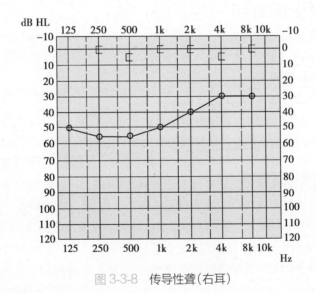

图3-3-8　传导性聋(右耳)

2)感音神经性聋:气导曲线、骨导曲线呈一致性下降,无气-骨导差(允许3~5dB误差),一般高频听力损失较重,故听力曲线呈渐降型或陡降型(图3-3-9)。严重的感音神经性聋其曲线呈岛状。少数感音神经性聋亦可以低频听力损失为主。

3)混合性聋:兼有传导性聋与感音神经性聋的听力曲线特点。气、骨导曲线皆下降,但存在一定气骨导差值(图3-3-10)。

2. **纯音阈上听功能测试**　阈上听功能测试是用声强大于受试耳听阈的声信号进行的一系列测试,对于鉴别耳蜗性聋与神经性聋具有一定的参考价值。阈上听功能测试主要包括响度重振现象测试和病理性听觉适应现象测试。

(1)响度重振试验:声音的强度和响度是两个不同的概念。声音的强度是一种物理量,可进行客观测量。响度则是人耳对声强的主观感觉,它不仅与声音的物理强度有关,而且与频率有关。正常情况

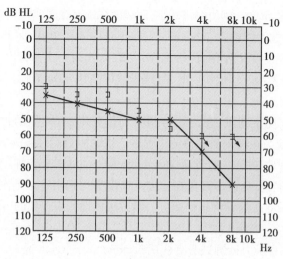

图 3-3-9 感音神经性聋(左耳)

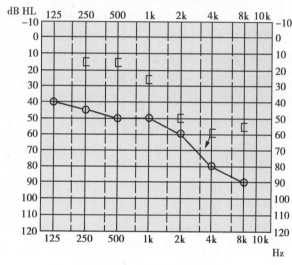

图 3-3-10 混合性聋(右耳)

下,强度和响度之间按一定的比值关系增减,声强增加,人耳所感到的响度亦随之增大,声强减弱,响度变小。耳蜗病变时,声强在某一强度值之上的进一步增加却能引起响度的异常增大,称为响度重振现象(loudness recruitment phenomenon),简称重振现象。通过对重振现象的测试,有助于耳蜗性聋与蜗后性聋的鉴别诊断。重振试验的方法有多种,如双耳交替响度平衡试验法、单耳响度平衡试验法、短增量敏感指数试验法、Metz 重振试验法、Békésy 自描听力计测试法等。

1)双耳交替响度平衡试验法(alternate binaural loudness balance test,ABLB):适用于一侧耳聋,或两侧耳聋但一耳较轻者。方法:在纯音听阈测试的基础上,选一中频音,其两耳气导听阈差值大于20dB(HL)者进行测试,仅测试气导听力。先在健耳或听力较佳耳增加听力级,以 10~20dB 为一档,每增加一档后,随即调节病耳或听力较差耳的阈上听力级,至感到两耳响度相等为止。如此逐次提高两耳测试声强,于听力表上分别记录两耳响度感一致时的听力级,并画线连接。当两耳最终在同一听力级感到响度一致时,表示有重振。若虽经调试,两耳始终不能在同一听力级上达到相同的响度感,表示无重振。

2)Metz 重振试验法(Metz recruitment test):是在纯音听阈和声导抗声反射测试的基础上,通过计算同一频率纯音听阈和镫骨肌声反射阈之间的差值来评定重振现象的有无。正常人差值为 75~95dB,≤ 60dB 表示有重振,为耳蜗性聋的表现;≥ 100dB 表示蜗后性聋。但应注意,该阈值差可因耳蜗性聋严重程度的不同而有差异,重度者阈值差可甚小,而轻度耳蜗性聋阈值差可大于 60dB。

3)短增量敏感指数试验法(short increment sensitivity index,SISI):是测试受试耳对阈上 20dB 连续声信号中出现的微弱强度变化(1dB)的敏感性,以每 5s 出现一次,共计 20 次声强微增变化中的正确辨别率,即敏感指数来表示。耳蜗病变时,敏感指数可高达 80%~100%,正常耳及其他耳聋一般为 0~20%。

(2)病理性听觉适应现象测试:在持续声刺激的过程中,听神经的神经冲动排放率(discharge frequency)轻度下降,表现为在声刺激的持续过程中产生的短暂而轻微的听力减退,即响度感随声刺激时间的延长而下降的现象,则称为听觉适应(auditory adaptation)。感音神经性聋,特别是神经性聋时,听觉疲劳现象较正常明显,听觉适应现象在程度及速度上均超出正常范围,后者称病理性听觉适应(abnormal auditory adaptation),简称病理性适应。测试病理性适应现象的方法有音衰变试验、Békésy 自描听力计测试等。

1)音衰变试验:用纯音听力计测试音衰变试验(tone decay test),选 1~2 个中频纯音作为测试声。测试时先以听阈的声级连续刺激受试耳 1min,若在此时间内受试耳始终均能听及刺激声,此测试声试验即告结束。若受试耳在不到 1min 的时间内即已不能听及,则应在不中断刺激声的条件下,立即将声级提高 5dB,再连续刺激 1min。若受试耳能听及刺激声的时间又不满 1min,应依上法再次提高刺激声声级,直至在 1min 内始终均能听及刺激声为止,计算测试结束时刺激声的声级和听阈之间的差值。正常耳及传导性聋为 0~5dB,耳蜗性聋差值增大,一般为 10~25dB,30dB 或 >30dB 属神经性聋。

2)Békésy 自描听力计测试:由 Békésy 设计的自描听力计可同时发放连续性和脉冲性纯音。Békésy 自描听力计测试(Békésy audiometry)时,由受试者对测试声作出反应,仪器可自动描绘出具有两条锯齿形曲线的听力图。根据两条曲线的位置及其相互关系,以及波幅的大小,可将此听力图分为 4 型。根据此听力图不仅可了解受试耳的听敏度及耳聋程度,还可提示有无重振及听觉疲劳现象,以鉴别耳蜗性聋和蜗后性聋。但近年来临床上已很少使用该方法。

3)镫骨肌声反射衰减试验(stapedial reflex decay test):是通过所谓声反射半衰期评定,即在镫骨肌声反射测试中,计算镫骨肌反射性收缩幅度衰变到为其收缩初期的一半所经历的时间。耳蜗性聋或正常人偶有轻度衰减现象,但蜗后病变(如听神经瘤)者有严重衰减现象,半衰期可为 3s(不超过 5s)。本检查不属纯音听力计范畴,其方法和原理参见本节声导抗检查有关内容。

(三) 言语测听法

言语测听法(speech audiometry),纯音听阈只说明受试耳对各种频率纯音的听敏度,不能全面反映其听功能状况,例如感音神经性聋患者多有"只闻其声,不明其意"的现象。言语测听法作为听功能检查法的组成部分,不仅可弥补纯音测听法的不足,而且有助于耳聋病变位置的诊断。

言语测听法是将标准词汇录入声磁带或 CD 光盘上,检测时将言语信号通过收录机或 CD 机传入听力计并输送至耳机进行测试。由于注意到方言对测试结果的影响,目前除普通话词汇外,还有广东方言等标准词汇。主要测试项目有言语接受阈(speech reception threshold,SRT)和言语识别率(speech discrimination score,SDS)。言语接受阈以声级(dB)表示,在此声级上,正常受试耳能够听懂 50% 的测试词汇。言语识别率是指受试耳能够听懂所测词汇中的百分率。将不同声级的言语识别率绘成曲线,即成言语听力图(speech audiogram)。根据言语听力图的特征,可鉴别耳聋的种类。

用敏化(sensitized)或称畸变言语测听法,有助于诊断中枢听觉神经系统的疾病,如噪声干扰下的言语测听、滤波言语测听、竞争语句试验、交错扬扬格词试验、凑合语句试验等。

言语测听法尚可用于评价耳蜗植入术后听觉康复训练效果,评估助听器的效能等。

二、客观测听法

与主观测听法相反,客观测听法无须受试者的行为配合,不受其主观意识的影响,故其结果客观、可靠。临床上常用的客观测听法有声导抗测试,听诱发电位以及耳声发射测试等。

(一) 声导抗检测法

声导抗检测法(acoustic immittance measurement)是客观测试中耳传音系统、内耳功能、听神经以及脑干听觉通路功能的方法。声波在介质中传播需要克服介质分子位移所遇到的阻力称声阻抗(acoustic impedance),被介质接纳传递的声能叫声导纳(acoustic admittance),合称声导抗。声强不变,介质的声阻抗越大,声导纳就越小,两者呈倒数关系。介质的声导抗取决于它的摩擦(阻力)、质量(惯性)和劲度(弹性)。质量对传导高频音的影响较大,而劲度对传递低频音的影响最大,就中耳传音系统讲,它的质量主要由鼓膜及听骨的重量所决定,比较恒定。听骨链被肌肉韧带悬挂,摩擦阻力甚小;劲度主要由鼓膜、韧带、中耳肌张力及中耳空气的压力所产生,易受各种因素影响,变化较大,是决定中耳导抗的主要部分,故声导抗测试用低频探测音检测中耳的声顺(compliance)。测量此部分就可基本反映出整个中耳传音系统的声导抗。

目前常用于测量中耳声导抗的仪器多是根据等效容积原理设计的,由刺激信号、导抗桥和气泵三大部分组成,经探头内的 3 个小管引入被耳塞密封的外耳道内;经上管发出 220Hz 或 226Hz 85dB 的探测音,鼓膜返回到外耳道的声能经下管引入微音器,转换成电讯号,放大后输入电桥并由平衡计显示。经气泵中管调整外耳道气压由 +200mmH$_2$O 连续向 −400mmH$_2$O 变化,以观察鼓膜在被压入或拉出状态时导抗的动态变化。刺激声强度为 40~125dB 的 250Hz、500Hz、1 000Hz、2 000Hz、4 000Hz 纯音、白噪声及窄频噪声,可经耳机向另一耳或经小管向同侧耳发送以供检测镫骨肌声反射。

1. 鼓室导抗测量　鼓室导抗测量(tympanometry)乃测量外耳道压力变化过程中的声导抗值,是声导抗检测的重要组成部分。

(1)静态声顺:鼓膜在自然状态和被正压压紧时的等效容积毫升数,即声顺值。两者之差为鼓膜平面的静态声顺(static compliance)值,代表中耳传音系统的活动度;正常人因个体差异此值变化较大,且与各种中耳疾病重叠较多,不宜单独作诊断指征,应结合镫骨肌声反射与纯音测听综合分析。

(2)鼓室导抗图:在 +200 ~−200mmH$_2$O 范围连续逐渐调节外耳道气压,鼓膜连续由内向外移动所产生的声顺动态变化,可用荧光屏或平衡计显示,用记录仪以压力声顺函数曲线形式记录下来,称为鼓室导抗图(tympanogram)或声顺图、鼓室功能曲线。根据曲线形状,声顺峰与压力轴的对应位置(峰压点),峰的高度(曲线幅度)以及曲线的坡度、光滑度等,可较客观地反映鼓室内各种病变的情况(图 3-3-11)。

1)A 型:中耳功能正常者曲线呈 A 型,声导抗峰值正常范围,成人 0.3~1.65ml,儿童 0.35~1.4ml。

2)Ad 型:声导抗增高型,振幅高于正常,峰点正常;见于听骨链中断、鼓膜萎缩、愈合性穿孔以及咽鼓管异常开放时。

3)As 型:声导抗降低型,常见于耳硬化、听骨固定或鼓膜明显增厚等中耳传音系统活动度受限时,振幅低于正常。

4)B 型:图形平坦无峰,多见于鼓室积液和中耳明显粘连者。

5)C 型:鼓室负压型,峰点位于 −100mmH$_2$O 以下,表示咽鼓管功能障碍、鼓室负压。

2. 镫骨肌声反射(acoustic stapedius reflex)正常耳诱发镫骨肌声反射的声音强度为 70~100dB (SL)。正常人左右耳分别可引出交叉(对侧)与不交叉(同侧)两种反射。

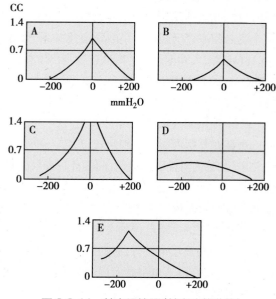

图 3-3-11　鼓室导抗图(鼓室功能曲线)

(1)镫骨肌声反射的检测内容：反射阈、振幅、潜伏期、衰减、图形等镫骨肌反射弧中任何一个环节受累，轻者影响它的阈值、潜伏期、幅度、衰减度等，重者可使其消失。因此，根据反射的有无和变异，对比交叉与非交叉反射，就可为许多疾病的诊断提供客观依据。

(2)检测的临床意义：镫骨肌声反射的应用较广，目前主要用于：①估计听敏度；②鉴别传导性与感音性聋；③确定响度重振与病理性适应；④识别非器质性聋；⑤为蜗后听觉通路及脑干疾病提供诊断参考；⑥可对某些周围性面瘫做定位诊断和预后预测，以及对重症肌无力作辅助诊断及疗效评估等。

(二) 耳声发射

耳声发射(otoacoustic emission,OAE)是一种产生于耳蜗，经听骨链及鼓膜传导释放入外耳道的音频能量。研究表明，耳声发射可在一定意义上反映耳蜗尤其是外毛细胞的功能状态。根据刺激声的有无可将耳声发射分为自发性耳声发射(spontaneous OAE,SOAE)和诱发性耳声发射(transiently evoked OAE,TEOAE)，诱发性耳声发射阈值与主观听阈呈正相关，尤其是畸变产物耳声发射具有较强的频率特性。听力正常人的瞬态诱发性耳声发射和$2f_1$-f_2畸变产物耳声发射的出现率为100%。耳蜗性聋且听力损失>20~30dB(HL)时，诱发性耳声发射消失。中耳传音结构破坏时，在外耳道内亦不能记录到耳声发射。蜗后病变未损及耳蜗正常功能时，诱发性耳声发射正常。由于诱发性耳声发射的检测具有客观、简便、省时、无创、灵敏等优点，目前在临床上耳声发射已用于：①婴幼儿的听力筛查方法之一；②耳蜗性聋(如药物中毒性聋，噪声性聋，梅尼埃病等)的早期定量诊断；③耳蜗性聋及蜗后性聋的鉴别诊断。此外，通过测试对侧耳受到声刺激时对受试耳耳声发射的抑制效应，还有助于蜗后听觉通路病变的分析。诱发性耳声发射根据刺激声的不同又可分为瞬态诱发性耳声发射(transiently evoked OAE,TEOAE)、刺激频率性耳声发射(stimulus-frequency OAE,SFOAE)和畸变产物耳声发射(distortion production OAE,DPOAE)。

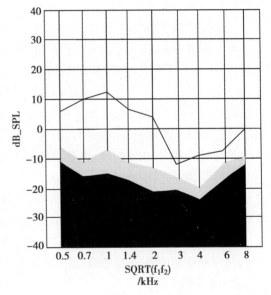

图 3-3-12　正常畸变产物耳声发射图

1. TEOAE　是由单个瞬态声刺激信号诱发的耳声发射。临床上常用短声(click)作为刺激声。

2. SFOAE　是由单个低强度的持续性纯音刺激所诱发，在外耳道记录到频率与刺激频率相同的耳声发射信号。

3. DPOAE　是由两个不同频率的纯音(f_1和f_2，且f_1>f_2)，以一定的频比值[一般f_2:f_1=1:(1.1~1.2)]，同时持续刺激耳蜗所诱发的耳声发射，DPOAE与该两个刺激频率(又称基频)呈数学表达关系，如$2f_1$-f_2，f_2-f_1,$3f_2$-f_1等，人耳记录到的畸变产物耳声发射中，$2f_1$-f_2DPOAE的振幅最高，故临床常检测$2f_1$-f_2 DPOAE(图 3-3-12)。

(三) 听性诱发电位

声波在耳蜗内通过毛细胞转导、传入神经冲动，并沿听觉通路传到大脑，在此过程中产生的各种生物电位，称为听性诱发电位(auditory evoked potentials,AEP)。用这些电位作为指标来判断听觉通路各个部分功能的方法，称电反应测听法(electric response audiometry,ERA)，它是一种不需要受试者作主观判断与反应的客观测听法。

听性诱发的生物电位种类较多，目前应用于临床测听者主要有耳蜗电图、听性脑干诱发电位、中潜伏期反应及皮层电位等，它们的信号都极微弱，易被人体的许多自发电位、本底噪声及交流电场等所掩盖，需要在隔音电屏蔽室内进行检测，受检者在保持安静状态下，利用电子计算机平均叠加技术提取电信号。

1. **耳蜗电图**(electrocochleograph,ECochG)　是指记录声刺激后源自耳蜗及听神经的近场电位的方法,包括 3 种诱发电位:耳蜗微音电位(cochlear microphone potential,CM)、总和电位(summating potential,SP)以及耳蜗神经复合动作电位(compound action potential,CAP,常简作 AP)。

(1)检测方法:临床上用短声(click)、短音(tone pip)或短纯音(tone burst)作刺激声,刺激重复率 10 次 /s,记录电极用针状电极经鼓膜刺到鼓岬部近蜗窗处,或用极小的银球电极紧放在鼓膜后下缘近鼓环处;参考电极置同侧耳垂或头顶;鼻根部或前额接地电极。滤波带宽 3~3 000Hz,分析窗宽 10ms,平均叠加 500 次。

(2)耳蜗电图检查内容

1)CM:系用单相位刺激声通过两种相位相减,可获 CM,常用短纯音作刺激声。CM 电位为交流电位,几乎没有潜伏期,波形与刺激声的波形相同,持续的时间相同或略比声刺激为长,振幅随声强增加。

2)SP 和 AP:正常人在外耳道或鼓膜表面经无创电极记录到的 SP 为负直流电位,同样无潜伏期和不应期。AP 主要由一组负波(N1~N3)组成,其潜伏期随刺激强度的增加而缩短,振幅随之相应增大。AP 是反映听觉末梢功能最敏感的电位,是耳蜗电图中的主要观察对象。因为 CM 对 AP 的干扰严重,临床上常用相位交替变换的短声刺激将 CM 消除,这样记录出的图形为 SP 与 AP 的综合波。

对各波的潜伏期、振幅和宽度(时程)、SP/AP 振幅的比值,以及刺激强度与 AP 振幅的函数曲线和刺激强度与潜伏期函数曲线等指标进行分析,可对听神经及其外周听觉传导通路上各种耳聋进行鉴别,客观评定治疗效果。

2. 听性脑干反应测听 听性脑干反应测听(auditory brainstem response,ABR)是检测声刺激诱发的脑干生物电反应,由数个波组成,又称听性脑干诱发电位。

(1)检测方法:刺激声为短声、滤波短声(filtered click)或短纯音,刺激重复率 20 次 /s。记录电极为银 - 氯化银圆盘电极,置颅顶正中或前额发际皮肤上,参考电极置同侧或对侧耳垂内侧面或乳突部;前额接地电极。带通滤波 100~3 000Hz,平均叠加 1 000~2 000 次,分析窗宽 10ms。

(2)听性脑干诱发反应:听性脑干诱发反应由潜伏期在 10ms 以内的 7 个正波组成,它们被依次用罗马数字命名。ABR 中 I、III、V 波最稳定,而 VI、VII 两波最差。临床上分析指标包括:①I、III、V 波的峰潜伏期及振幅;②I ~ III、III ~ V、I ~ V 波的峰间期;③两耳 V 波峰潜伏期和 I ~ V 波峰间期差;④各波的重复性等。听性脑干诱发反应可用于判定高频听阈、新生儿和婴幼儿听力筛查、鉴别器质性与功能性聋、诊断桥小脑角占位性病变等;对听神经病、多发性硬化症、脑干胶质瘤,脑外伤、昏迷、脑瘫痪、脑死亡等中枢神经系统疾病的诊断、定位与治疗选择、结果判断等,可提供有价值的客观资料。

3. 中潜伏期听诱发电位与 40Hz 听相关电位 中潜伏期听诱发电位(middle latency auditory evoked potential,MLAEP)是在给声后 12~50ms 记录到的诱发电位。其意义尚未阐明,但对客观评估听阈有价值。

40Hz 听相关电位(40Hz auditory event related potential,40Hz AERP)是指以频率为 40Hz 的刺激声所诱发、类似 40Hz 的正弦波电位。为听稳态诱发电位(auditory steady state evoked potential),属于中潜伏期反应的一种。主要用于对听阈阈值的客观评估,尤其是对 1 000Hz 以下频率的听阈确定更有价值。40Hz AERP 在 500Hz、1kHz、2kHz 的平均反应阈为 10dB nHL。

4. 皮层听诱发电位 皮层听诱发电位(cortical auditory evoked potential,CAEP)产生于声刺激后 30~100ms 以内,属于慢反应,可由短纯音诱发。记录电极置头顶,参考电极置乳突或颏部。虽然在清醒状态与睡眠状态所记录的 CAEP 不同,但因 CAEP 可用纯音诱发,故可客观检测不同频率的听阈。成人 CAEP 的反应阈 10dB nHL,儿童 20dB nHL。

5. 多频稳态诱发电位 多频稳态诱发电位(audio steady-state response,ASSR)技术是近年来才发展起来的一种新的客观听力检测技术,它首先由澳大利亚墨尔本大学耳鼻咽喉科系 Richard 等(1983)报道。因为其测试结果频率特异性高,客观性强,可适用于重度和极重度耳聋患者,了解患者是否有残余听力,因而受到越来越多的重视。

（1）基本原理：调频和调幅处理后的不同频率声波（载频），刺激耳蜗基底膜上相应部位听觉末梢感受器，其听神经发出神经冲动，沿听觉通路传至听觉中枢，并引起头皮表面电位变化，这种电位变化通过放大技术，可由计算机记录下来。计算机再对反应信号振幅和相位等进行复杂的统计学处理，系统自动判断是否有反应出现。

（2）检测方法：采用双通道模式。患者平躺在床上。刺激声为经 FM 和 AM 处理的不同频率的声波，两耳载频为 0.5kHz、1.0kHz、2.0kHz、4.0kHz，左耳调频为 77Hz、85Hz、93Hz、101Hz，右耳调频为 79Hz、87Hz、95Hz、103Hz。电极为纽扣式电极，记录电极位于前额发际皮肤处，接地电极位于眉间，两侧乳突部为参考电极。增益为 100K，带通滤波为 30~300Hz，平均叠加 400 次，伪迹拒绝水平为 31%，耳塞为 ER3A 插入式。

（3）结果判断：电脑根据所采集的信号，对其进行复杂的统计学分析，自动判断结果，得到客观听力图、相位图、频阈图和详细的原始数据。

通过与其他一些听力测试方法如纯音测听、ABR、40Hz AERP 等相比较，证明 ASSR 有很好的临床应用价值。据报道，ASSR 与 Click ABR 结果的相关性高达 90% 以上，ASSR 与纯音阈值也有良好的相关性，500Hz、1kHz、2kHz、4kHz 的相关性均在 0.75~0.89 间，听力损失越重，差值越小，并且在听力图结构上也很相似；ASSR 阈值与 40Hz AERP 相比较，500Hz 时差值在 15dB 以内，1 000Hz 时差值在 10dB 以内。

（4）临床应用：多频稳态诱发电位技术属于客观测听方法，在不能进行行为测听或行为测听不能得到满意结果人群的听力测量中很重要。多频稳态诱发电位可以用于新生儿听力筛查；它还是婴幼儿听力检测中一种可靠而重要的手段，对于确定婴幼儿（尤其 <6 个月）各个频率的听力损失程度极为重要，是重度感音神经性聋婴幼儿助听器选配不可缺少的检测手段；在人工耳蜗植入的术前评估中，利用多频稳态诱发电位获得各个频率点的听力状况非常重要，它还可以用于助听器配戴和人工耳蜗植入效果的判断；对于成年人可以通过测定多频稳态诱发电位来间接推算患者的行为听阈；通过比较波幅的变化，多频稳态诱发电位还可以用于麻醉深度的监测；在感音神经性聋患者的听功能评价中，ASSR 不但可以获得与行为测听相关性很高的结果，而且听力图的结构也与行为听力图相似。由于多频稳态诱发电位在临床运用的时间尚不长，有很多问题还需要进一步研究。

第四节　前庭功能检查法

前庭功能检查主要通过自发性或诱发性体征观察，了解前庭功能是否正常的检查方法。前庭系统可分为外周和中枢两部分，外周部分由前庭终末感受器（半规管、椭圆囊和球囊）以及前庭上神经和前庭下神经组成，中枢部分包括前庭神经核及其上下行通路，以及脑干和小脑的空间定向感觉高级中枢。前庭功能检查主要包括前庭脊髓反射系统的平衡功能和前庭眼动反射弧的眼震反应。

一、平衡检查

（一）过指试验

过指试验（past-pointing test）是被检查者与检查中面对面坐位，被检查者用两手示指轮流触碰前方检查示指数次，闭眼及睁眼分别做数次。小脑病变时仅有一侧手指过指；迷路病变双臂偏向眼震慢相侧。

（二）闭目直立检查法

被检查者直立，两脚并拢，两手手指互握与胸前，并向两侧拉紧，观察受试者睁眼及闭眼时躯干有无倾倒。迷路病变或小脑病变者出现躯体倾倒现象。

（三）行走试验

被检查者闭眼，向前向后各走 5~10 步，计算起点与终点之间的偏差角。偏差角 >90°，提示两侧前庭功能有显著差异。

（四）瘘管试验

将鼓气耳镜紧贴于被检查者外耳道内，并交替加压、减压。如瘘管位于外半规管后部，则加压时内淋巴液流向壶腹嵴，产生向同侧的眼震，减压时淋巴液的流向为离壶腹嵴，则产生向对侧的眼震。如瘘管位于外半规管壶腹的前方，如前庭窗、蜗窗或鼓岬处，则情况相反。凡出现眼球偏斜、眼震为强阳性，示有迷路瘘管存在；如无眼球偏斜及眼震，而仅有眩晕感者，为弱阳性，提示可疑瘘管。

（五）姿势描记法

姿势描记法（posturography），分为静态及动态两种。

1. 静态姿势描记法（static posturography） 通过被检查者脚底压力平板的压力传感器，将被检查者站立时因姿势摇摆而产生的重心移位信息，传递到计算机进行分析。通过重心移位的轨迹定量 Romberg 试验。

2. 动态姿势描记法（dynamic posturography）

（1）运动协调试验（movement coordination test，MCT）：当平板移动和转动时，检测肢体重力拮抗肌肌电的振幅和潜伏期。

（2）感觉组织试验（sensory organization test，SOT）：检查时平衡台前竖一块可调节倾角的视野板，测试睁眼闭眼、平台倾角改变和视野板倾角改变六种条件下的 SOT，用以消除踝、膝、髋关节的本体感觉的影响，以睁眼和闭眼方式消除视觉的影响，所提取的信息比较准确地反映了前庭对平衡功能的影响。

二、眼震检查

眼球震颤是一种不自主、无意识的节律性运动，简称眼震。按眼震方向可分为水平性、垂直性、旋转性、分离性眼震以及对角性眼震等，眼震方向经常以联合形式出现。

眼震检查通常在自然光线下采取肉眼观察，检查者在受试者前方 40~60cm，用手指引导其向左、右、上、下及正前方注视，观察其眼球运动。眼球移动偏离中线的角度不得超过 30°，以免引起生理性终极性眼震。观察有无眼震及眼震的方向、强度等。眼震强度可分为 3 度：Ⅰ 度，眼震仅出现于向快相侧注视时；Ⅱ 度，向快相侧及向前正视时均有眼震；Ⅲ 度，向前及向快、慢相侧方向注视时皆出现眼震。按自发性眼震的不同，可初步鉴别眼震属周围性、中枢性或眼性，见表 3-3-2。

表 3-3-2　自发性眼震鉴别表

鉴别点	周围性	中枢性	眼性
眼震性质	水平性，略旋转性	垂直性、旋转性或对角性	钟摆性或张力性
方向	不变	可变	无快慢相
强度	随病程进展而变化	多变	不稳定
眩晕、恶心、呕吐等自主神经症状	严重程度与眼震程度一致	与眼震程度不一致	无

眼震还可以通过 Frenzel 眼镜或红外线视频眼罩来观察与记录。

眼震电图描记法是利用皮肤电极法来观察眼震,角膜相对于视网膜呈正电位,网膜相对于角膜呈负电位,两者形成一电位差轴,当眼球运动时,电场相位发生改变,引起眶周眼球电位差变化,即为眼震电图。

第五节　听觉与平衡觉系统影像学

一、耳部 X 线检查法

颞骨岩、乳突部的 X 线拍片可对耳部某些疾病的诊断提供参考,如外耳道闭锁,中耳胆脂瘤等中耳的炎性疾病,耳硬化,外伤及肿瘤等。近年来,由于颞骨 CT 在临床的应用,岩乳突部的 X 线拍片已逐渐被取代。

颞骨岩乳突部 X 线拍片的常用投照位置有以下几种。

1. **劳氏位(Law position)**　主要可观察到乳突气房、鼓窦、乙状窦和鼓室天盖。

2. **麦氏位(Mayer position)**　主要显示外耳道、上鼓室、鼓窦入口、乳突、乙状窦板等。

3. **许氏位(Schueller position)**　可显示上鼓室、鼓窦、鼓窦入口等。

4. **伦氏位(Runstrom position)**　所见大致同许氏位,但鼓室及鼓窦入口显示得更为清楚。

以上位置主要用于中耳胆脂瘤和外耳道闭锁的诊断。一般只选两种投照位置,如麦氏位和劳氏位、麦氏位和伦氏位等。

5. **反斯氏位(reverse stenvers position)**　从本位片中可观察半规管,耳蜗及鼓窦和乳突等。常用于诊断耳硬化。

6. **头部正位**　主要观察两侧内耳道。

二、颞骨 CT 扫描

颞骨 CT 薄层扫描可采用轴位和冠状位。轴位扫描常规采用听眶线为基线,即外耳道口上缘与眼眶上缘顶点的连线;从此基线向上逐层扫描。冠状位可取与听眶线呈 105° 或 70° 的基线(图 3-3-13)。

从外耳道口前缘开始,自前向后逐层扫描。两种位置的扫描层厚均为 1~2mm,层间距 1~2mm。轴位扫描一般有 6~8 个重要层面,由下而上分别可显示咽鼓管骨段、骨性外耳道、锤骨、耳蜗、颈静脉球窝、蜗窗、砧骨、镫骨、锤砧关节、面神经管水平段和迷路段、内耳道、前庭、鼓窦、水平半规管、前半规管、后半规管、乙状窦板、乳突和鼓室天盖等。冠状位一般取 6~7 个层面,从前至后可分别显示锤骨、耳蜗、颈动脉管升部、前半规管、内耳道、后半规管、外耳道、水平半规管、中鼓室、下鼓室、鼓窦、鼓室天盖、前庭等。

由于高分辨率 CT 薄层扫描能清晰地显示耳部及其邻近组织的精细解剖结构,对耳部的先天畸形、外伤、各种中耳炎症及某些耳源性颅内并发症(如硬脑膜外脓肿,乙状窦周围脓肿,脑脓肿等)肿瘤等具有较高的诊断价值,在临床上得到了广泛的应用。颞骨 CT 薄层扫描及三维重建可详细观察听骨链、面神经、半规管及内耳发育状况。但是 CT 对中耳内软组织阴影的性质尚不能作出准确的判断。

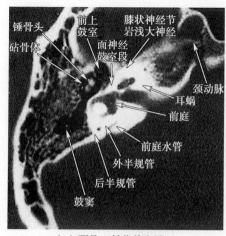

（1）颞骨CT轴位前庭层面

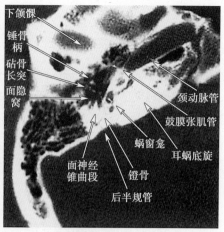

（2）颞骨CT轴位耳蜗层面

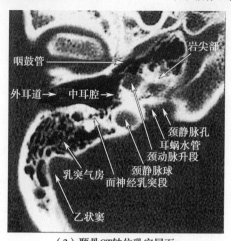

（3）颞骨CT轴位乳突层面

图 3-3-13 颞骨 CT 轴位

三、颞骨的 MRI 检查

磁共振成像（magnetic resonance imaging，MRI）具有很高的软组织分辨率，可显示内耳和内耳道软组织结构（图 3-3-14），可对耳部病变组织的性质作出诊断，如听神经瘤、颈静脉球体瘤、中耳癌、乙状窦血栓形成、耳源性脑脓肿等，特别是对听神经瘤具有重要的诊断价值。成像方法可观察膜迷路发育状态、有无纤维化或骨化情况；头轴位扫描可沿听神经长轴方向观察听神经的完整性，斜矢状位扫描可在不同层面上观察听神经、前庭神经及面神经截面。

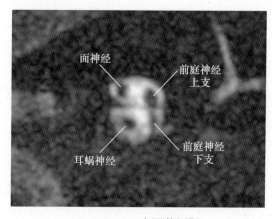

图 3-3-14 内耳道 MRI

四、其他

数字减影血管造影（digital subtraction angiography，DSA）对耳部血管瘤，如耳郭血管瘤、颈静脉球体瘤、动-静脉瘘等有较高的诊断价值，并可在此基础上对供血血管作栓塞术。

（陈　冬）

思考题

1. 传导性聋的听力曲线特点有哪些？
2. 简述感音神经性聋的听力曲线特点。
3. 根据纯音听力检查耳聋分类有哪些？
4. 什么是鼓室导抗图及其曲线分型？
5. 什么是眼震？

第四章

外 耳 疾 病

本章主要介绍外耳疾病,以炎症性疾病为主,包括外耳道疖肿、外耳道炎、外耳道真菌病。外耳疾病常见的几个症状:疼痛、瘙痒、耳胀感及听力损失等,这些疾病具有一些共同特点,必须依靠完整的病史、适当的检查来进行鉴别诊断。

第一节 外耳道疖肿

外耳道疖肿又称局限性外耳道炎,常发生在外耳道软骨部,以夏秋季多见,为外耳道皮肤或皮脂腺受葡萄球菌感染所致。

一、病因

患有全身性慢性疾病(如糖尿病)或机体抵抗力差的患者,易患外耳道疖,病原菌主要为葡萄球菌。外耳道受局部病因长期影响,例如外耳道进水、异物存留、挖耳损伤、中耳炎脓液浸泡等,炎症会迁延为慢性,反复发作,常见致病菌为金黄色葡萄球菌、链球菌等。

二、临床表现

早期常有剧烈耳痛,可放射至同侧头部,张口、咀嚼时明显,部分有全身不适症状,脓肿成熟破溃后,耳痛减轻。疖肿较大堵塞外耳道者,可伴耳闷、耳鸣,甚至影响听力。检查患耳有耳郭牵拉痛或耳屏压痛,外耳道软骨部可见皮肤疖肿或脓肿破溃后脓血流出。

三、诊断及鉴别诊断

患者有剧烈耳痛、耳闷等临床表现,且耳道局部有刺激因素长期存在,专科检查见耳道皮肤弥漫性充血、肿胀,疖肿形成或破溃见脓血流出,诊断基本明确。但有时需与下列疾病相鉴别。

1. **急、慢性外耳道湿疹** 大量水样分泌物和外耳道奇痒难耐是急性湿疹的主要特征,多无耳痛,查体见外耳道肿胀,常伴丘疹或水疱。慢性外耳道湿疹除瘙痒外,还伴有脱屑、潮湿。

2. **急性乳突炎** 外耳道后壁疖肿常有耳后沟、乳突区肿痛,易与急性乳突炎混淆。后者常有急、慢性化脓性中耳炎病史,伴有发热等全身症状,无耳郭牵拉痛,而有乳突区压痛,耳镜检查可见鼓膜穿孔及周围较多脓液。

四、治疗原则

1. 应用抗生素控制感染（包括局部及全身），尽量取分泌物进行细菌培养和药物敏感试验，选择敏感的抗生素。并可配合服用镇静、止痛剂，缓解症状。

2. 清洁外耳道，保证局部清洁、干燥和引流通畅。

3. 外耳道红肿时，局部敷用 1%~3% 酚甘油或 10% 鱼石脂甘油纱条，每日更换纱条 2 次，可起到消炎消肿的作用。

4. 疖肿成熟后宜尽早挑破脓头或切开引流，并用 3% 过氧化氢溶液反复冲洗耳道分泌物。

5. 积极治疗原发感染病灶及全身性疾病（如糖尿病）。

6. 慢性外耳道炎可联合应用抗生素、糖皮质激素类糊剂或霜剂行局部涂抹。

第二节　外耳道炎

外耳道炎又称弥漫性外耳道炎。本病为外耳道皮肤及皮下组织的广泛性炎症，可分为急、慢性两种，多见于夏秋季度。

一、发病机制

常为外耳道局部损伤，如挖耳、用不洁棉棒清除外耳道内积水、不熟练的外耳道冲洗等，均可造成外耳道皮肤损伤，导致细菌感染；中耳炎脓性分泌物或外耳道积水对外耳道皮肤的刺激，也容易导致外耳道感染。常见致病菌为铜绿假单胞菌、变形杆菌、溶血性链球菌和金黄色葡萄球菌等。

二、临床表现

急性期表现为耳内烧灼痛，随病情进展疼痛加剧，并逐渐出现分泌物，初为稀薄样，后变为脓性。检查同样有耳郭牵拉痛或耳屏压痛，并见外耳道皮肤潮湿，耳道狭窄，浆液性或脓性分泌物积聚；严重者外耳道明显肿胀，皮肤溃烂，外耳道狭窄甚至完全闭塞，疼痛剧烈。慢性者表现为外耳道瘙痒，耳道皮肤多增厚、结痂、脱屑，渗出物少，分泌物堆积可堵塞外耳道，而致听力减退。

三、诊断及鉴别诊断

根据典型症状及体征可明确诊断。但应注意与外耳道疖（详见本章第一节）和外耳道真菌病（详见本章第三节）相鉴别。

四、治疗

最重要的治疗措施是彻底清理外耳道内分泌物和脱落的上皮屑，可用消毒吸引器头或细小的卷棉子来完成此项工作，清理时应特别注意外耳道前下隐窝，此处最易隐藏脱落的上皮。

对急性期患者,在清理干净外耳道后,可用浸有抗生素及激素的小纱条,松松地塞入外耳道内进行湿敷,然后每隔 2~3h 滴药一次,每日更换纱条一次,抗生素多用庆大霉素、新霉素或多粘菌素。有条件的应尽可能做耳道细菌培养及药敏实验,以选择正确的抗生素,严重病例需全身应用抗生素,耳痛剧烈者可给予止痛及镇静药物。

慢性期患者,可采用抗生素滴耳药或抗生素软膏局部涂抹于外耳道壁,治疗的同时保持外耳道干燥,禁用手或其他物品挖耳。

第三节 外耳道真菌病

外耳道真菌病(otomycosis)是真菌侵犯外耳道或外耳道内的条件致病性真菌,在适宜的条件下繁殖,引起的外耳道真菌感染性疾病。

一、病因

真菌易在温度高、湿度大的环境下繁殖,当人体外耳道进水、分泌物积存或长期使用抗生素滴耳液,使得外耳道成为真菌很好的繁殖场所。常见的致病菌有念珠菌、曲霉菌、青霉菌、毛霉菌、放线菌等。

曲霉菌感染一般不侵犯骨质,故无组织破坏。念珠菌感染早期以渗出为主,晚期为肉芽肿性炎症。芽生菌、放线菌感染主要表现为化脓和肉芽肿性改变。毛霉菌可侵入血管,形成血栓,导致组织缺血梗死,引起坏死和白细胞浸润。

二、临床表现

单纯累及表皮层可无任何症状,仅见耳道表层覆有一层灰黄色假膜,重则覆盖层厚的灰黑色膜状物。典型的常见症状有外耳道闷胀或奇痒,合并感染时可有肿痛、流脓。若真菌团块堆积,阻塞外耳道,可出现听力减退、耳鸣或眩晕。检查见外耳道或鼓膜覆盖白色、灰黄色、灰色或褐色绒毛状或团块状真菌,局部感染者,表面可见脓性分泌物。

三、检查

取耳道假膜或分泌物涂片,用 10% 氢氧化钠稀释后于显微镜下检菌,可查见树枝状菌丝及孢子,亦可进行真菌培养。

四、诊断

根据检查见外耳道内白色或褐色绒毛状真菌可大体判断,进一步作真菌培养或涂片检查可确诊。该病应和普通的外耳道炎、外耳道新生物相鉴别。分泌物涂片、真菌培养,可判断致病菌的种类,局部活检可确定新生物性质,有助于鉴别诊断。

五、治疗原则

以局部治疗为主,一般不需全身应用抗真菌药。首先清除外耳道内的真菌及分泌物,可用1%~3%柳酸乙醇溶液涂耳,保持外耳道清洁、干燥。局部应用广谱抗真菌药物,可选咪康唑涂抹。

第四节　外耳道胆脂瘤

外耳道胆脂瘤(ear canal cholesteatoma)又称外耳道栓塞性角化病,为位于外耳道骨部的富含胆固醇结晶的脱落上皮团块,临床上不多见。

一、发病机制

其病因至今尚不明确,一般认为是外耳道骨部皮肤慢性炎症有关,皮肤受各种病变刺激,使生发层的基底细胞生长活跃,角化上皮细胞脱落增多,且排出受阻,经过长期的堆积,形成外耳道胆脂瘤。

鳞状上皮侵蚀局部骨性外耳道,并逐渐扩大,表面覆以复层鳞状角化上皮。角化上皮脱落,在外耳道不断堆积,且无法排出,压迫外耳道,同时其释放溶胶原酶物质,使外耳道壁破坏增大,形成外耳道腔外小内大的葫芦状,可有死骨形成。脱落的上皮中央部分缺氧腐败分解,产生胆固醇结晶。角化上皮不断积存,病变可向中耳和乳突蔓延,严重者累及面神经引起面瘫。

二、临床表现

好发于成年,多为单侧,部分为双侧。胆脂瘤形成的早期多无自觉症状。随着其体积的增加,可有耳闷胀感、耳痛及听力下降,继发感染时耳痛加剧,且外耳道可有臭味分泌物流出。并发中耳胆脂瘤,可致周围性面瘫。检查可见外耳道内白色、黄色或褐色胆脂瘤样物堵塞,伴有感染时有臭脓,将其清除后见外耳道皮肤糜烂,并可有骨质缺损及死骨形成,鼓膜多完整、内陷。

三、检查

耳镜检查可见外耳道内有典型的白色胆脂瘤样物堵塞,伴有感染时外耳道内有脓液,并有肉芽症状生长。

四、诊断及鉴别诊断

典型的外耳道胆脂瘤通过耳镜检查,并结合中耳CT影像学表现不难诊断(图3-4-1)。当胆脂瘤表面呈褐色时,需与外耳道耵聍栓塞相鉴别,后者从内到外均为褐色,与外耳道壁易于分离,前者仅表面呈褐色,其内部为白色脱落上皮。当外耳道胆脂瘤合并感染形成臭脓或肉芽时,要与中耳

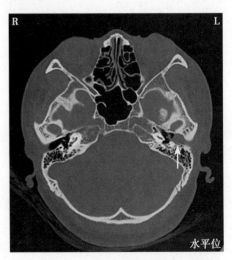

图 3-4-1　左侧外耳道胆脂瘤 CT 影像

胆脂瘤相鉴别,后者可导致较重的听力损失,中耳 CT 见病变在中耳乳突,而前者病变主要在外耳道。

五、治疗原则

主要治疗方法就是将其彻底清除。病变轻的胆脂瘤可直接用耵聍钩取出。合并感染者在抗感染的同时,及早将胆脂瘤全部或部分清除,严重感染者,宜在全麻及手术显微镜下行微创手术取出,侵入乳突者同时行乳突手术。

(陈 冬)

思考题

1. 简述外耳道疖的临床表现及处理。
2. 简述外耳道炎的临床表现及处理。
3. 试述外耳道胆脂瘤形成的可能原因。

第五章
中耳炎性疾病

中耳炎性疾病包括分泌性中耳炎和化脓性中耳炎,是耳科的常见多发病,也是导致听力障碍的主要病因之一。流行病学调查发现,大约90%的学龄前儿童都患过中耳炎,中耳炎是发达国家儿童使用抗生素治疗最多的疾病,也是发展中国家儿童听力受损最常见原因。中耳乳突气房通过咽鼓管与呼吸系统相通,被认为是人类第二个"肺",呼吸系统的炎症易波及中耳,导致中耳炎。通过对中耳炎颞骨病理研究发现:中耳炎的病理改变是动态的,中耳乳突腔内有渗液,渗液可以吸收;若渗液长期潴留、机化可形成肉芽组织,导致中耳系统狭窄的通风引流通道被阻塞,促使慢性中耳炎进一步发展,炎性肉芽可破坏中耳骨质和听小骨,导致听力下降,持续流脓,无法干耳。随着我国医疗卫生条件的进一步提高,抗生素的规范使用,化脓性中耳炎明显减少,分泌性中耳炎逐渐增多,中耳炎导致的严重危及生命的颅内、外并发症已非常少见。鉴于耳内镜和高清显微镜在中耳手术的广泛使用,治疗中耳炎手术已进入微创和功能性手术时代。

第一节 分泌性中耳炎

分泌性中耳炎(secretory otitis media, SOM)也称为非化脓性中耳炎,是以鼓室积液为主要特征的中耳非化脓性疾病。多由呼吸道感染诱发,为耳科常见多发病,是导致儿童和成人传导性听力下降主要原因之一。中耳积液可分为漏出液、渗出液和混合液,早期为浆液性,中期多为黏液性,晚期多为棕黄色黏稠胶样物,称为胶耳(glue ear)。病程在8周内为急性分泌性中耳炎,超过8周则为慢性分泌性耳炎。慢性分泌性中耳炎多为急性期治疗不当或其他原因导致中耳积液反复发作,迁延转化而来,亦可无急性中耳炎病史而突然发病,称隐蔽性中耳炎。

一、病因

(一)咽鼓管功能障碍

1. 机械性阻塞 下鼻甲后端肥大、腺样体肥大、后鼻孔息肉、鼻咽部肿瘤、长时间后鼻孔填塞等导致咽鼓管咽口堵塞。

2. 功能障碍 儿童咽鼓管短而宽,近于水平,哺乳方法不当,鼻部、咽部的炎症或胃液易进入中耳,是儿童分泌性中耳炎发病率高的解剖生理学基础之一。咽鼓管开闭的肌肉收缩无力、咽鼓管软骨弹性较差、咽鼓管骨软骨结合部严重狭窄、咽鼓管黏膜表面活性物质减少及黏液纤毛传输系统功能障碍等也可导致咽鼓管功能障碍。腭裂患者腭肌先天无中线附着点,收缩功能不良,导致咽鼓管主动开放差,易患本病。头颈部肿瘤放疗损害了咽鼓管和中耳黏膜纤毛功能,可导致慢性难治性分泌性中耳炎。

(二) 中耳局部感染

分泌性中耳炎可由急性中耳炎抗炎治疗后形成,可能是呼吸道感染诱发中耳发生一种轻型或低毒性细菌感染,细菌产物内毒素在病变迁延为慢性过程中起到一定作用。常见细菌:流感嗜血杆菌、肺炎链球菌、金黄色葡萄球菌、β-溶血性链球菌等。呼吸道病毒感染,如:流感病毒、呼吸道合胞病毒、腺病毒等也可引起该病。

(三) 变态反应

研究发现中耳积液中有炎性介质的存在,积液中也曾检出过细菌的特异性抗体和免疫复合物,以及补体系统、溶酶体酶等,提示分泌性中耳炎可能属于一种由抗感染免疫介导的病理过程。儿童免疫系统尚未完全发育成熟,这也是儿童分泌性中耳炎发病率较高的原因之一。

(四) 气压损伤

飞行、潜水的急速升降,导致鼓室负压,产生积液,称为气压性分泌性中耳炎。

二、发病机制

当咽鼓管功能障碍时,外界空气不能进入中耳,中耳内原有的气体逐渐被黏膜吸收,腔内形成相对负压,引起中耳黏膜静脉扩张、淤血、血管壁通透性增强,鼓室内出现积液。如负压不能得到解除,中耳黏膜可发生上皮增厚和细胞化生,鼓室前部低矮的假复层柱状上皮变为增厚的纤毛上皮,鼓室后部的单层扁平上皮变为假复层柱状上皮,杯状细胞增多,分泌亢进,黏膜上皮下病理性腺体组织形成,固有层血管周围出现以淋巴细胞及浆细胞为主的圆形细胞浸润。疾病恢复期腺体逐渐退化,分泌物减少,黏膜逐渐恢复正常。

三、临床表现

(一) 症状

发病初期有轻微耳痛,慢性期无明显耳痛。自感耳内堵塞感,可伴有自听过响(即:自己说话感到耳有共鸣音),按压耳屏,可暂时缓解。可伴间歇性低调耳鸣,捏鼻向耳内鼓气时可听到气过水声。听力下降多在感冒后突然出现,随着体位变化听力可发生改变。当鼓室积液在一定体位时离开蜗窗,听力可暂时改善。儿童通常表现为看电视音量要调大,对他人呼唤不理睬。

(二) 检查

1. **耳内镜检查**　急性期鼓膜松弛部或全鼓膜充血、内陷,光锥缩短或消失,锤骨短突明显外突。鼓室有积液时鼓膜呈淡黄、橙红或琥珀色。慢性期鼓膜可呈灰蓝色,称蓝鼓膜。透过鼓膜可看到液平面,如弧形发丝,称为发状线,凹面向上,有时可见到小气泡。

2. **鼓气耳镜检查**　鼓膜活动受限,可见鼓膜内液体波动。

3. **听力检查**

(1)纯音测听和音叉试验检查:提示传导性听力损失,听力损失以低频为主,因鼓室积液量常有变化,故纯音听阈有一定波动。由于积液影响中耳传声结构及两窗的阻抗,高频气导、骨导听力亦可下降,出现混合性听力损失。积液排出后听力立即改善。

(2)声导抗检查:对诊断有重要价值,鼓室导抗图为平坦型(B型)是分泌性中耳炎的典型曲线,提示鼓室积液;鼓室导抗图负压型(C型)提示鼓室为负压,负压大于 180mmH$_2$O 提示鼓室积液可能。

(3)咽鼓管测压仪:提示咽鼓管功能状况,结果多为咽鼓管延迟开放、部分阻塞和堵塞。

(4)**颞骨 CT 扫描**:可见中耳、鼓窦和乳突蜂房有密度增高影,CT 值大多为 40Hu 以下,提示为渗出物。

四、诊断

根据病史、临床表现,结合听力检查结果即可诊断,鼓膜穿刺术可以明确诊断且有治疗作用,为诊断金标准。

五、鉴别诊断

1. **鼻咽部肿瘤**　鼻咽癌患者中有不少首发症状是分泌性中耳炎,反复发作的分泌性中耳炎,特别是单侧应检查鼻咽部,发现鼻咽部肿物应尽快肿物活检。鼻咽部 CT 和 MRI 可进一步明确病变范围和有无骨质破坏。

2. **脑脊液耳漏**　颞骨骨折或先天性镫骨底板缺损破裂可并发脑脊液耳漏,由于鼓膜完整者,脑脊液聚集于鼓室,出现类似分泌性中耳炎症状。脑脊液耳漏患者可有反复脑膜炎感染史。抽取鼓室液体为清亮色,实验室检查结果提示脑脊液即可确诊。颞骨 CT 扫描、放射性核素扫描可进一步确定漏口位置。

3. **胆固醇肉芽肿**　胆固醇肉芽肿亦称特发性血鼓室,病因不明,可为分泌性中耳炎晚期并发症。鼓膜呈蓝色或蓝黑色,鼓膜穿刺抽出黑褐色血性物。颞骨 CT 可见鼓室及乳突内有密度增高影,部分骨质有破坏。

4. **颈静脉体瘤**　鼓室体瘤或颈静脉体瘤为血管性肿瘤,可突入鼓室。患者有搏动性耳鸣、听力减退,鼓膜下部可见紫红色弧形凸起。瘤体巨大者有明显骨质破坏,颞骨 CT 检查有助于诊断。

六、治疗

治疗原则:改善中耳通气引流,清除中耳积液,保守治疗 2 个月仍复发,可考虑鼓膜置管、咽鼓管球囊扩张手术治疗。

(一) 非手术治疗

1. **抗生素**　急性期可根据病变严重程度选用合适的抗生素。

2. **保持鼻腔及咽鼓管通畅**　可用鼻喷激素、血管收缩鼻喷剂、抗生素滴鼻液等,交替滴鼻,每日 2~3 次,血管收缩鼻喷剂使用不要超过 1 周。

3. **促进纤毛运动及排泄功能**　稀化黏素类药物有利于纤毛的排泄功能,降低咽鼓管黏膜的表面张力和咽鼓管开放的压力。

4. **糖皮质激素类药物**　地塞米松或泼尼松等口服,抗炎消肿。

5. **抗炎治疗**　口服抗过敏药物,减少炎性介质。

6. **咽鼓管吹张**　可采用捏鼻鼓气法、波氏球法、导管法或咽鼓管吹张法通畅咽鼓管。反复发作者可以在家使用咽鼓管恒压吹张仪治疗。

(二) 手术治疗

1. **鼓膜穿刺抽液**　成人局麻,小儿全麻,以针尖斜面较短的 7 号针头,无菌操作下从鼓膜前下象限刺入鼓室,抽吸积液。必要时可于 1~2 周后重复穿刺,亦可抽液后注入糖皮质激素类药物(图 3-5-1)。

2. **鼓膜切开置管术**　若液体较黏稠,鼓膜穿刺不能吸尽或多次穿刺抽液又迅速复发者应作鼓膜切开术。在鼓膜前下象限作放射状或弧形切口,勿损伤鼓室内壁黏膜,吸引器吸净鼓室积液,放置 T 型或哑铃型通气管。手术可在局麻或全麻下进行。术后严禁耳内进水,通常 3~6 个月拔管(图 3-5-2)。

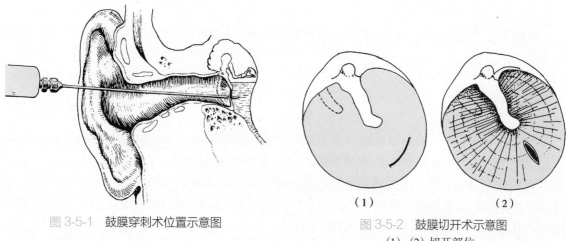

图 3-5-1　鼓膜穿刺术位置示意图

图 3-5-2　鼓膜切开术示意图
(1)、(2):切开部位。

3. **咽鼓管球囊扩张术**　置管 3 个月或半年拔出鼓膜通气管,仍反复发作的难治性分泌性中耳炎或耳闷药物治疗无效,咽鼓管吹张不通气者可行咽鼓管球囊扩张术,使咽鼓管狭窄区扩大,促进咽鼓管功能恢复。

4. **鼓室乳突探查术**　慢性分泌性中耳炎长期反复不愈,颞骨 CT 检查鼓窦、乳突高密度影 CT 值超过 40Hu 者,怀疑中耳乳突腔有肉芽组织等不可逆病变形成,应酌情行鼓室乳突探查术,清除病变组织,同期鼓膜置管。

5. **积极治疗鼻咽或鼻腔疾病**　如腺样体切除术、鼻中隔矫正术、鼻息肉切除术等。扁桃体炎反复多次发作或过度肥大,且与分泌性中耳炎复发有关者,应作扁桃体切除术。

第二节　急性化脓性中耳炎

急性化脓性中耳炎(acute suppurative otitis media)是中耳黏膜的急性化脓性炎症,好发于儿童,冬春季多见,常继发于上呼吸道感染。

一、病因及发病机制

该病常见致病菌为肺炎球菌、流感嗜血杆菌、溶血性链球菌、葡萄球菌等。较常见的感染途径有:

(一) 咽鼓管途径

1. **急性上呼吸道感染**　细菌通过咽鼓管侵入中耳引起感染。

2. **急性传染病**　如猩红热、麻疹、百日咳等,可通过咽鼓管途径诱发本病,急性化脓性中耳炎是上述传染病的局部表现。此型病变常累及骨质,破坏听骨,导致严重的坏死性病变。

3. **不当的捏鼻鼓气或擤鼻涕**　当游泳、跳水、不当的捏鼻鼓气、擤鼻涕以及咽鼓管吹张等,导致鼻咽部细菌循咽鼓管进入中耳。

4. **婴幼儿咽鼓管解剖特点**　婴幼儿咽鼓管管腔短、内径宽、较平直,且鼓室口位置低,咽部细菌或分泌物易逆行通过咽鼓管侵入鼓室。如平卧哺乳可使乳汁及胃内容物经咽鼓管逆流入中耳,引起急性中耳炎。

（二）外耳道鼓膜途径

鼓膜外伤,医源性因素,如:鼓膜穿刺、鼓室置管等导致细菌由外耳道直接进入中耳,引起中耳急性炎症。

二、病理

急性中耳炎初期,中耳黏膜充血、水肿及咽鼓管咽口闭塞,鼓室内氧气吸收变为负压,血浆、纤维蛋白、红细胞及多形核白细胞渗出,黏膜增厚,纤毛脱落,杯状细胞增多。鼓室内聚集的炎性渗出物逐渐转为脓性,随着积脓增多,鼓室内压力增加,鼓膜受压而致血供障碍,局限性膨出,炎症波及鼓膜,加之血栓性静脉炎,导致鼓膜紧张部坏死、溃破、穿孔,中耳脓液渗出。若治疗得当,局部引流通畅,炎症逐渐消退,黏膜恢复正常,鼓膜小穿孔可自行修复。

三、临床表现

（一）症状

1. **耳痛**　鼓膜穿孔前疼痛剧烈,表现为搏动性跳痛或刺痛,可向同侧头部或牙齿放射,鼓膜穿孔流脓后耳痛减轻。

2. **听力下降**　初期常有耳闷胀感,可伴有低调耳鸣和听力下降。当鼓膜穿孔,脓液流出,听力稍好转,耳闷症状明显减轻。少数患者可伴有眩晕。

3. **流脓**　鼓膜穿孔后,耳道有液体流出,初为脓血性分泌物,以后变为黄色黏脓性分泌物。

4. **全身症状**　可有畏寒、发热、倦怠、食欲减退。儿童全身症状较重,常伴有呕吐、腹泻等类似消化道中毒症状。一旦鼓膜穿孔,脓液流出,体温很快恢复正常,全身症状明显减轻。

（二）体征

1. **耳镜检查**　早期鼓膜松弛部充血,锤骨柄及紧张部周边可见放射状扩张的血管。之后鼓膜弥漫性充血、肿胀并向外膨出,鼓膜正常标志消失,紧张部可见小黄点。如炎症未及时控制可发展为鼓膜穿孔。初期穿孔较小不易看清,穿孔处有搏动的亮点,称为"灯塔征",实为脓液从该处小穿孔小量涌出。急性坏死性中耳炎鼓膜迅速融溃,形成大穿孔。

2. **耳部触诊**　乳突部可有压痛感,鼓窦区较明显。

3. **听力检查**　多为传导性聋,少数患者可因炎症侵及耳蜗而出现混合性或感音神经性听力下降。

4. **血常规检查**　白细胞总数增多,中性粒细胞增加,鼓膜穿孔脓液排出后血象渐趋正常。

四、诊断

根据病史、临床表现、耳科检查及血象可确诊。

五、鉴别诊断

1. **急性外耳道炎和外耳道疖**　主要表现为外耳道皮肤充血,耳内疼痛、耳郭牵拉痛明显。中期外耳道口及耳道内肿胀,晚期局限成疖肿,鼓膜表面充血或正常。听力基本正常。

2. **鼓膜炎**　大多并发于流感及耳带状疱疹,耳痛剧烈,听力下降不明显。检查见鼓膜表面充血或形成大疱。一般无鼓膜穿孔。

六、治疗

控制感染,通畅引流,祛除病因。

（一）全身治疗

及早规范应用足量抗生素控制感染。可使用青霉素类、头孢菌素类等抗生素。如早期治疗及时、得当,可避免鼓膜穿孔。鼓膜穿孔后应该取脓液作细菌培养及药敏试验,参照其结果改用敏感的抗生素。全身症状重者给予营养支持治疗。

（二）局部治疗

1. 鼓膜穿孔前　可用含有糖皮质激素的抗生素滴耳液滴耳,消炎止痛。使用含有血管收缩剂的滴鼻液滴鼻,以改善咽鼓管通畅度,减轻中耳局部炎症。如全身和局部症状较重,鼓膜明显膨出,经一般治疗后无明显减轻,耳痛明显者可在无菌操作下行鼓膜切开术,将鼓室脓液吸出。若耳郭后上区红肿,压痛明显,怀疑伴发急性乳突炎者,抗生素治疗无效,CT 扫描证实后可在全麻下行乳突切开引流术。

2. 鼓膜穿孔后　3% 过氧化氢溶液滴耳,彻底清洗耳道脓液,并拭净外耳道脓液或用吸引器将脓液吸净;抗生素滴耳液或含有糖皮质激素的抗生素滴耳液滴耳,禁止使用粉剂吹入耳内,以免影响引流;当脓液减少或停止流脓,炎症逐渐消退,仅有水样分泌物流出时,可用乙醇制剂滴耳。当炎症彻底消退后,部分患者的鼓膜穿孔可自行愈合。

（三）病因治疗

积极治疗鼻腔、鼻窦、咽部及鼻咽部慢性疾病,预防感冒,有助于防止中耳炎复发。

第三节　慢性化脓性中耳炎

慢性化脓性中耳炎（chronic suppurative otitis media,CSOM）系细菌侵及中耳乳突的黏膜、骨膜、骨质后引起的持续 6 周以上的化脓性炎症。病变不仅位于鼓室,还常侵犯鼓窦,乳突和咽鼓管。多因急性化脓性中耳炎未正规足量抗生素治疗而迁延为慢性化脓性中耳炎。临床特点以耳反复流脓,听力下降及鼓膜穿孔为特点。是耳科常见多发病,严重者可引起颅内、外并发症。

一、病理

主要病理变化为中耳黏膜充血,增厚,有炎性细胞浸润,杯状细胞及腺体分泌活跃。病变轻者主要位于鼓室,如果感染得到控制、吸收,病变可进入静止期,耳流脓停止,鼓室黏膜干燥,鼓膜穿孔多数仍存在,少数穿孔不良愈合,形成菲薄膜。病变重者持续流脓,炎性细胞可侵及上、下鼓室、鼓窦和乳突蜂房。黏膜上皮遭破坏,炎性细胞可分泌大量炎性介质,破坏骨质和听小骨,中耳可有肉芽或息肉生成,少数有硬化灶或组织粘连并存。同时鼓膜穿孔周边新生上皮移行进入鼓室可形成继发性胆脂瘤。

二、分型

我国一直将慢性化脓性中耳炎分为单纯型,骨疡型和胆脂瘤型三大类。但随着对中耳炎发病机制以及颞骨病理学的深入研究,以及耳显微外科的普遍开展,对慢性化脓性中耳炎的分型不断修正,目前按照 2012 年中华医学会的指南将化脓性中耳炎根据发病时间分为急性期(小于 6 周)和慢性期,慢性化脓性中耳炎根据耳流脓与否分为活动期和静止期。将伴发胆脂瘤的慢性化脓性中耳炎列入"中耳胆脂瘤"。

近年来的中耳炎病理研究发现:在中耳炎病程中,中耳系统狭窄的内通风引流通道(如鼓峡、鼓窦口等)很容易被水肿黏膜、包裹性积液、肉芽组织等炎性病变阻塞,使阻塞区域以上如上鼓室、鼓窦、乳突气房等的炎性渗出液发生潴留,长期存在的渗液可机化,形成肉芽组织。因此中耳系统内通风引流通道的病理阻塞是促使慢性化脓性中耳炎形成的一个重要因素。

三、病因

1. 急性化脓性中耳炎未获彻底的治疗,以致病情迁延为慢性为较常见的原因,急性坏死性中耳炎,病变发展快且深达骨质者。

2. 鼻及咽部有慢性炎性病灶,如腺样体肥大、慢性扁桃体炎、慢性鼻炎、鼻窦炎等慢性疾病,易致中耳炎反复发作,久治不愈。

3. 全身抵抗力下降、致病菌毒力过强、耐药菌感染等均可使急性中耳炎演变为慢性。

4. 长期咽鼓管功能障碍,导致中耳分泌物的不易清除,加快该病的发展。胃液反流也可导致咽鼓管功能障碍从而继发中耳炎。

5. 中耳腔内形成细菌生物膜,常见的有铜绿假单胞菌和金黄色葡萄球菌。其机制是细菌抗体不能进入细菌生物膜内消灭细菌,反而在其表面形成免疫复合体,释放酶类物质,溶解破坏周围的正常组织,加重感染。

四、常见致病菌

本病最常见致病菌为金黄色葡萄球菌、铜绿假单胞菌,其他较常见的有变形杆菌、表皮葡萄球菌、克雷伯杆菌、溶血性链球菌等。病程较长者,常出现两种以上细菌的混合感染,且菌种常有变化。需氧菌与无芽孢厌氧菌的混合感染有增多趋势,由于长期使用抗生素滴耳液,导致中耳炎继发真菌感染很常见。

五、临床表现

1. **静止期**　此类中耳炎通常可数月、数年不流脓,偶流水。少数静止期中耳炎可数十年未感染,不流脓。当上呼吸道感染或外耳道进水或挖耳导致中耳感染时,病变由静止期或相对稳定期转为活动期,流脓发作,可伴有耳痛。分泌物可为稀薄水样或黏脓性,无臭味,局部和全身使用抗生素等药物治疗后再次进入静止期。鼓膜穿孔多位于紧张部,呈中央性穿孔,大小不一。

2. **活动期**　反复或持续性耳溢液或流脓,可有臭味,如有肉芽或息肉出血,则脓内混有血丝。穿孔位于鼓膜紧张部或边缘部,部分穿孔内鼓室腔有肉芽或息肉。正规药物治疗效果不好,持续流脓或反复复发。偶伴发颅内外并发症。

3. **听力下降**　患耳多为轻、中度传导性或混合性听力下降,少数表现为感音神经性听力下降,其程度与鼓膜穿孔的大小、位置、听骨链是否破坏、中断,是否继发鼓室硬化,以及内耳是否累及等有关。通常活动期中耳炎听力损失较重,多为中、重度耳聋。

4. **耳鸣**　因鼓膜穿孔引起的耳鸣多为低调,行穿孔贴补试验后耳鸣可消失。出现高调性耳鸣多与内耳受损有关。

六、检查

1. **耳镜检查** 鼓膜穿孔多位于紧张部,大小不等,少数为边缘性穿孔。穿孔较大时,部分锤骨柄、甚至砧骨长突、砧镫关节可暴露于外。静止期中耳炎鼓室内黏膜苍白、干燥或稍湿润,无脓性分泌物。活动期中耳炎鼓室内有黏脓性分泌物,黏膜充血、肿胀或增厚、高低不平,可有肉芽或息肉。

2. **听力检查** 纯音测听检查多为传导性听力损失,部分出现低频传导性听力损失和高频感音神经性听力损失的混合性聋,程度轻重不一。少数可发展为重度感音性听力损失。

3. **颞骨高分辨率 CT** 静止期鼓室、鼓窦及乳突气房基本正常,中耳骨质、听小骨多无明显破坏,少数听骨链被固定、破坏或中断。活动期鼓室、鼓窦及乳突气房可见高密度软组织阴影,常伴中耳骨质破坏、吸收及听骨链中断。

七、诊断及鉴别诊断

根据病史、临床表现及检查结果可以确诊。但需与以下疾病鉴别:

1. **慢性化脓性中耳胆脂瘤** 持续性耳流脓,脓内可有血丝和豆腐渣样物。有奇臭味,多为鼓膜松弛部或边缘性穿孔,其内可见白色鳞片样或无定形物。颞骨 CT 显示鼓室、鼓窦及乳突气房可见高密度软组织阴影,中耳骨质破坏明显,常伴有颅内外并发症。

2. **慢性鼓膜炎** 耳内长期流脓、流水,鼓膜表面或鼓膜松弛部可有肉芽样肿物,一般无穿孔。颞骨 CT 示鼓室、鼓窦及乳突气房正常。

3. **中耳癌** 多为鳞状细胞癌,也有腺癌。好发于中年和老年。有长期流脓病史,近期有耳内出血,伴耳痛,可出现同侧周围性面瘫及张口困难。耳内镜检查可见鼓室内有新生物,接触易出血,颞骨 CT 示局部骨质破坏明显但边界模糊,乳突鼓窦有密度增高影,新生物活检可确诊。

4. **结核性中耳炎** 起病隐匿,耳内反复流脓,脓液稀薄,鼓膜大穿孔,鼓室内肉芽苍白,听力损害明显。常规抗生素治疗效果差,易伴发周围性面瘫。颞骨 CT 示骨质不规则破坏或有死骨形成。通过肉芽组织病理检查、分泌物涂片、细菌特殊培养及结核菌素试验等方法多数可确诊。

5. **肉芽肿多血管炎性中耳炎** 主要表现为耳痛、流脓、听力下降、面神经麻痹等症状,易误诊为慢性化脓性中耳炎。该病耳部为首发症状者约占33%,伴发耳部受累可高达70%。血液检查:血沉升高、C 反应蛋白增高、白细胞增多、血小板增高、贫血;可有蛋白尿、血尿、管型尿,类风湿因子阳性;自身抗体检测:90% 表现出抗中性粒细胞抗体(ANCA)阳性,85% 的全身活动性疾病表现为抗 PR3/C-ANCA 抗体阳性。手术效果差,应按自身免疫性疾病治疗。

八、治疗

治疗原则为消除病因,控制感染,通畅引流。必要时手术清理病变组织,修补鼓膜,并重建传音结构,尽可能恢复听力。

1. **病因治疗** 积极消除治疗可能引发和加重中耳病变的周围病灶,如慢性鼻窦炎,腺样体肥大、后鼻孔息肉、慢性扁桃体炎等。

2. **药物治疗** 炎症急性发作时,正规足量全身应用抗生素,配合局部用药。用药前尽可能先取脓液作细菌培养及药敏试验,指导临床用药。

(1)局部用药:3% 过氧化氢溶液洗耳后使用抗生素滴耳液或抗生素与糖皮质激素混合液滴耳。当中耳黏膜炎症减轻,无脓液流出,中耳黏膜潮湿者可用硼酸乙醇甘油制剂滴耳。抗生素滴耳液使用不宜超过 2 周。局部用药注意事项:用 3% 双氧水彻底清洗外耳道及鼓室的脓液,并用棉签拭干或吸引器吸尽后方可滴药。忌用氨基糖苷类抗生素制剂(如新霉素,庆大霉素等)滴耳,以免造成药物性聋。若脓液较多或鼓膜穿孔较小者,忌用粉剂吹入耳内影响引流,加重中耳炎。耳内滴药时,滴耳液制剂最好用手加温,尽可能与体温接近,以免滴耳后引起眩晕。

(2)滴耳方法:患者取坐位或卧位,患耳朝上。将耳郭向后上方轻轻牵拉,向外耳道内滴入药液3~5滴。手指轻轻按压耳屏数次,促使药液经鼓膜穿孔处流入中耳,静止5~10min后方可变换体位。

3. 手术治疗

(1)静止期中耳炎:停止耳流脓2个月以上,可行鼓膜修补术或鼓室成形术,以避免长期鼓膜穿孔对内耳功能的损害。若颞骨CT显示上鼓室、鼓窦及乳突气房无密度增高影,听小骨无破坏,假鼓膜试验阳性,提示听骨链完整,活动可,可在全麻或局麻下,耳内镜行鼓膜修补术。如假鼓膜试验阴性,提示听骨链受损或固定,需行鼓室探查,行听骨链松解术或人工听骨重建术和鼓室成形术。

(2)活动期中耳炎:药物治疗效果不佳,易复发,很难干耳,需要手术治疗。根据颞骨CT情况决定手术方案。若颞骨CT显示乳突、鼓窦有密度增高影,但无明显骨质破坏,且听骨链完整,活动可,行完壁乳突根治术加鼓室成形术;若听骨链固定,可行改良乳突根治术,加听骨链松解术或人工听骨重建术。若颞骨CT显示:上鼓室、鼓窦及乳突内有软组织阴影,伴中耳骨质破坏,听骨链破坏、中断。在乳突根治术中彻底清除病变组织,行人工听骨重建术,以求保留或改善听力,预防并发症发生。

第四节　中耳胆脂瘤

中耳胆脂瘤(cholesteatoma of middle ear)并非真性肿瘤,是角化的鳞状上皮在中耳内形成囊性结构,囊内壁为复层鳞状上皮,囊外壁是与中耳周围组织结构紧密相连的纤维组织,囊内常堆积白色脱落上皮组织和角化物,还有胆固醇结晶,故称为胆脂瘤。中耳胆脂瘤可继发感染引起中耳的化脓性炎症。由于胆脂瘤具有侵袭性、破坏性、迁徙性、异常增殖等特征,常破坏、吸收中耳、颅底骨质,引发严重的颅内、外并发症,对患者有潜在的生命危险。

一、分类

颞骨内的胆脂瘤可分为先天性和后天性两种。先天性胆脂瘤(congenital cholesteatoma)系胚胎期外胚层组织遗留或迷走于颅骨中发展而来,多见于岩尖、鼓室、鼓窦或乳突腔内,鼓膜完整,标志清楚。先天性耳道闭锁、中耳畸形的患者也常伴有胆脂瘤。后天性胆脂瘤(acquired cholesteatoma)为鼓膜或外耳道上皮陷入鼓室形成,多与感染有关,分为原发性和继发性两种:后天性原发性胆脂瘤(primary acquired cholesteatoma)无化脓性中耳炎病史,感染之前可见鼓膜松弛部内陷形成囊袋。合并细菌感染可出现中耳化脓性炎症,伴耳流脓或流血性分泌物;后天继发性胆脂瘤(secondary acquired cholesteatoma)继发于慢性化脓性中耳炎,鼓膜穿孔缘上皮移行翻入鼓室内形成中耳胆脂瘤。鼓膜穿孔多为边缘性穿孔。

二、发病机制及病理

(一)发病机制
后天性中耳胆脂瘤发病机制主要学说有:

1. **袋状内陷学说**　目前广为接受的学说,由于咽鼓管功能不良伴发鼓室内负压,引起鼓膜内陷、粘连,或咽鼓管功能虽然正常,而中耳长期受到慢性炎症的刺激,位于中、上鼓室间的鼓室隔处的黏膜、黏膜皱襞以及韧带等组织肿胀、增厚,发生粘连,导致鼓峡区全部或部分闭锁,上鼓室、鼓窦及乳突腔与中、下鼓室、咽鼓管之间形成了两个互不相通、或不完全相通的系统,即内通风引流不畅。上鼓室长期负压使得鼓膜松弛部向鼓室内陷,并形成一个不能自洁的囊袋凸入上鼓室和乳突。囊袋的内壁系鼓膜的外上皮层,随着上皮增生、脱落,角化物在囊内不断堆积,囊袋的体积也逐渐扩大,最终形成胆脂瘤,并压迫、破坏和吸收中耳骨质。

2. **上皮移行学说**　鼓膜穿孔边缘处上皮进入鼓室内形成中耳胆脂瘤。

3. **鳞状上皮化生学说**　炎症刺激使鼓室黏膜上皮化生为角化性鳞状上皮,之后形成中耳胆脂瘤。

4. **基底组织增殖学说**　外耳道深部和鼓膜上皮具有活跃的增殖能力,由于炎症刺激,上皮增殖,形成胆脂瘤并进入中耳。

（二）病理改变

胆脂瘤的母膜为囊壁,内壁为角化鳞状上皮,囊内充满脱落的上皮和胆固醇结晶。囊壁的角化鳞状上皮较正常上皮薄且缺乏毛囊、皮脂腺和皮下乳头层。囊壁外侧可见炎症细胞浸润和毛细血管增生。炎症的活动期细胞浸润增强、肉芽组织形成。胆脂瘤局部压迫中耳骨质造成缺血和压迫性吸收。中耳炎症可由骨质破坏处向周围扩散,侵入颅内或颅外,导致颅内、外并发症。骨破坏机制与下列因素有关:

1. 胆脂瘤上皮下肉芽组织中的炎性细胞,如巨噬细胞、单核细胞可吸收骨质,同时炎性肉芽组织产生的多种酶(如溶酶体酶、胶原酶等)和前列腺素致使周围骨质脱钙,被吸收形成骨质破坏。

2. 肉芽组织产生的胶原酶和酸性磷酸酶等可以破骨。

3. 胆脂瘤母膜内感染,脱落的上皮分解产生脂肪酸有溶骨作用。

4. 同时胆脂瘤能分泌肿瘤坏死因子 α,对骨质破坏有一定作用。

三、临床表现

（一）症状

本病早期可以无症状,自觉有症状时与慢性化脓性中耳炎相似,出现耳流脓和听力下降,但常伴头部不舒服、头痛或耳痛等症状。随着疾病的进展,可出现眩晕、行走不稳,周围性面神经麻痹及其他颅内外并发症的症状。

1. **耳流脓**　脓量多少不等,中耳炎严重时大量脓液,并有血性分泌物。可含白色"豆渣样物"。囊袋脱落上皮内常伴厌氧菌感染使脓液奇臭。

2. **听力下降**　多为中、重度传导性聋或混合性聋,传导性听力下降的程度与听骨链受累程度、鼓膜有无穿孔等有关。炎症累及内耳可引起感音神经性聋和耳鸣。

3. **眩晕**　迷路骨壁易被胆脂瘤破坏形成迷路瘘管,细菌毒素可通过迷路瘘管致迷路炎,引起眩晕、平衡失调、行走不稳等。水平半规管瘘较常见。通过外耳道压力改变发生眩晕称瘘管试验阳性。

4. **面神经麻痹**　胆脂瘤压迫、破坏面神经骨管,导致面神经部分裸露,胆脂瘤压迫或感染累及面神经可出现周围性面瘫。

5. **颅内并发症**　由于抗生素的普遍应用,颅内并发症的发病率已明显减少,但仍有发生。由于预后严重,可危及生命,一旦发生需紧急处理。

（二）检查

1. **耳内镜检查**　可见耳道内有恶臭味的脓性分泌物,清除脓性分泌物和痂皮后,可见松弛部内陷袋入口或紧张部鼓膜后上方内陷,并可见内陷袋内白色脱落上皮。也可见鼓膜松弛部穿孔或紧张部后上方有边缘性穿孔,有时从穿孔处可见鼓室内有灰白色鳞屑状或豆渣样物。少数病例可见外耳道后上骨壁缺损或塌陷,可有肉芽组织(图3-5-3)。

2. **纯音测听检查**　表现为不同程度的传导性聋。由于中耳胆脂瘤或肉芽可在中断的听骨链间形成假性连接,此时听力损失可能不甚严重,手术后此种联系被中断,反而听力损失加重。晚期病变波及耳蜗,可引起混合性聋或感音神经性聋。

3. **颞骨 CT 扫描**　上鼓室、鼓窦和乳突区有骨质破坏,边缘呈蚕食样,但致密、整齐。通过评价乳突气化程度、病变范围、听小骨及面神经骨管有无破坏、有无迷路瘘管、颈静脉球有无高位等,为手术提供参考(图3-5-4)。

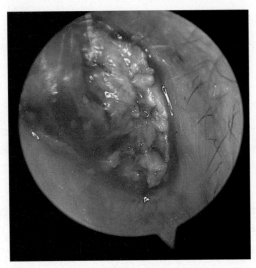

图 3-5-3　中耳胆脂瘤:右耳松弛部穿孔处有肉芽和胆脂瘤

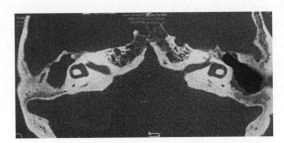

图 3-5-4　右耳乳突骨质呈蚕食样破坏,内有胆脂瘤,听骨破坏消失,左耳中耳乳突根治术腔

四、诊断及鉴别诊断

根据症状、体征及检查,可以明确诊断。但下述疾病可与胆脂瘤共同存在,应予以注意。必要时行病理学检查。

1. **慢性化脓性中耳炎**　多为间歇性流脓,黏脓多无恶臭味,穿孔多位于鼓膜紧张部,听力损失和骨质破坏比中耳胆脂瘤轻,鲜有颅内外并发症。

2. **中耳恶性肿瘤**　患耳流脓血,耳痛明显,鼓室肉芽表面不光滑,早期即发生骨质破坏。颞骨CT显示中耳有密度增高影,骨质破坏明显但边界模糊。

五、治疗

中耳胆脂瘤是手术的绝对适应证,应尽早手术治疗。合并颅内、外并发症需要紧急手术。在彻底清除病灶的同时尽可能保留听力相关结构,如果双耳均需手术,一般先做听力更差的一侧。手术中尽量保持外耳道的生理结构和功能。手术目的是彻底清除鼓室、鼓窦及乳突腔内的胆脂瘤、肉芽组织、息肉以及有病变的骨质和黏膜等,尽量保留听小骨、残余鼓膜、咽鼓管黏膜乃至完整的外耳道及鼓沟等,并在此基础上重建听力,修补鼓膜,力求术后"干耳",避免复发,防止耳源性颅内外并发症发生。

术式选择需要考虑胆脂瘤的分型、病变范围、有无并发症、咽鼓管功能、术耳、甚至对侧耳听力状况、乳突气房发育情况、患者年龄等因素。通常选开放乳突根治术或改良乳突根治术,加人工听骨重建术和鼓室成形术。完壁式乳突根治术复发率较高,需慎重选择。

第五节　慢性化脓性中耳炎后遗疾病

一、粘连性中耳炎

粘连性中耳炎(adhesive otitis media)是各种急、慢性中耳炎鼓膜穿孔愈合不良导致的后遗症,表现为鼓膜紧张部极度内陷,与鼓岬和听小骨粘连,咽鼓管吹张也难以改变其粘连状态,并伴有传导性听力下降的中耳疾病。通常认为是中耳的炎性疾病,尤其是顽固性分泌性中耳炎迁延不愈或治疗不当造成。菲薄的鼓膜上皮层直接与鼓岬粘连,粘连部位缺乏鼓膜的纤维层或正常的鼓室黏膜。如果咽鼓管功能不恢复或鼓室峡部长期闭塞致乳突腔负压,粘连于鼓岬的紧张部鼓膜会进一步加重粘连,导致听小骨活动受限或破坏,并向上鼓室突入形成中耳胆脂瘤。

(一)分型

根据粘连程度分为四型,Ⅰ度:轻度鼓膜内陷;Ⅱ度:鼓膜内陷与砧骨粘连;Ⅲ度:鼓膜内陷与鼓岬相贴、粘连;Ⅳ度:鼓膜与鼓岬粘连,同时伴有胆脂瘤形成。

(二)临床表现

听力下降,主要为传导性或混合性听力受损,多伴有耳闷、耳鸣等症状。

(三)检查

鼓膜完整,增厚、有钙化斑或鼓膜菲薄,常误为鼓膜穿孔,捏鼻鼓气可见内陷鼓膜泡状膨出(图3-5-5)。

(四)治疗

早期通过咽鼓管吹张和药物治疗,无效者可以行鼓膜置管和咽鼓管球囊扩张术,晚期需要手术清理粘连病变组织,松解听骨链或听骨重建,使用耳屏软骨及软骨膜做鼓室成形术,重建一个含气的中耳结构。

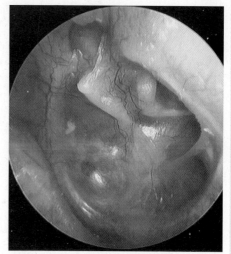

图3-5-5　左粘连性中耳炎

二、中耳胆固醇肉芽肿

中耳胆固醇肉芽肿(cholesterol granuloma)亦称特发性血鼓室,由于鼓室、乳突内有棕褐色液体积聚,鼓膜呈蓝色或深褐色。该病原因不明,一般认为可能与咽鼓管功能障碍有关。病理改变主要是中耳乳突腔出现胆固醇结晶和继发反应性肉芽组织,可局限于乳突或中耳的某些气房,也可侵犯整个中耳。本病多见于成人,主要症状是耳闷、听力下降,较分泌性中耳炎的传导性听力下降严重。反复抽液仍复发,颞骨CT扫描可见鼓室、鼓窦及乳突内有软组织影,少数有骨质破坏。可行乳突根治加鼓膜置管术,必要时行咽鼓管球囊扩张术,以防复发。

三、鼓室硬化症

鼓室硬化症(tympanosclerosis)是在慢性炎症的长期刺激下,中耳黏膜、鼓膜和鼓室黏膜发生透明变性、钙化等一系列的病理改变,导致听骨链活动受限,是引起传导性聋的重要原因之一。鼓膜的病变部位在纤维层,其特征是鼓膜出现白色斑块和中耳黏膜下结节样沉积。在中耳黏膜层的钙盐和磷酸结晶沉积可发生透明样变化,并有新骨形成。如果听骨及听骨链周围有钙质沉积发生,可引起听骨链固定,导致传导性听力下降。鼓室硬化分为四型:Ⅰ型鼓膜硬化型,Ⅱ型锤砧固定型,Ⅲ型镫骨固定型,Ⅳ型全鼓室硬化型。

该病临床表现为进行性的传导性听力下降,耳镜检查可见鼓膜紧张部干性穿孔或鼓膜完整但有钙化斑。治疗以手术为主,耳内镜或显微镜下清除鼓室硬化病灶,修复鼓膜,重建中耳传音结构以提高听力。该病应与耳硬化症、粘连性中耳炎相鉴别。

四、隐匿性中耳炎

隐匿性中耳炎(latent otitis media)属非化脓性肉芽性中耳炎,可能是急性中耳炎或分泌性中耳炎没有治疗的后遗症。表现为无明显中耳炎病史,听力下降,以传导性聋为主,无鼓膜穿孔,颞骨 CT 显示中耳腔或乳突内有慢性炎性肉芽组织。可通过手术治疗提高听力。

第六节　化脓性中耳乳突炎并发症

由于耳的解剖关系复杂,急、慢性化脓性中耳乳突炎及中耳胆脂瘤极易向邻近或远处扩散,由此引起的各种并发症称为耳源性并发症(otogenic complications)。通常分为颅内和颅外两大类,其中最危险的是颅内并发症,常常危及患者生命,是耳鼻咽喉头颈外科的急危重症之一。随着我国医疗水平的提高和抗生素的广泛应用,上述并发症的患病率明显下降,但其潜在的致死性,仍需高度重视。

一、总论

(一)病因及感染扩散途径

1. 致病菌毒力强　常规使用的抗生素不敏感或已产生抗药性,是引起中耳乳突炎并发症的原因之一。该病致病菌主要为革兰氏阴性杆菌,如变形杆菌、铜绿假单胞菌、大肠杆菌或副大肠杆菌、产气杆菌等;也可出现球菌或两种以上致病菌混合感染。对于合并颅内并发症的患者,抗生素的选择要兼顾致病菌的敏感性和其穿透血脑屏障的能力。

2. 骨质破坏缺损严重　尤其是化脓性中耳炎性胆脂瘤,炎症通过骨质破坏缺损区进入相邻结构,如:颅内、颞骨内和颅外,出现并发症。

3. 患有严重的全身慢性疾病　如糖尿病、结核病等、长期营养不良、年老体弱等抵抗力较差者,中耳感染易扩散而出现并发症。

4. 感染扩散途径(图 3-5-6)

(1)通过骨壁缺损区扩散:当胆脂瘤破坏鼓室、鼓窦、乙状窦骨壁以及窦脑膜角骨壁时,感染可向颅内蔓延。乳突外壁或乳突尖内侧骨壁穿孔,脓液可循此流入耳后骨膜下或颈深部,在局部形成脓肿。当半规管或鼓岬遭破坏,细菌及其毒素可循此向内耳扩散,导致各种迷路炎。面神经骨管被破坏,常引起周围性面神经麻痹。此外,外伤(如:颞骨骨折)或手术形成的内耳通道,如内耳开窗术、镫骨足板松动术、人工耳蜗植入术也可成为感染向颅内的传播途径。

（2）通过解剖通道或未闭骨缝扩散：细菌和毒素可经小儿尚未闭合的骨缝（如岩鳞缝）向颅内扩散，亦可循耳蜗导水管、前庭水管、内耳道等正常解剖途径向颅内播散；先天性内耳畸形可导致内听道与内耳相通、先天性或后天性脑脊液耳漏也提供内耳与颅内的通道。

（3）经血行途径扩散：中耳黏膜内的小血管、乳突导血管及骨小管中的小静脉，可与脑膜和脑组织表面的血管相通，中耳感染可由此经血流或经血栓性静脉炎蔓延至颅内。化脓性中耳炎伴发的脓毒败血症也可引发远处脏器的化脓性感染，如肺脓肿、肝脓肿等。

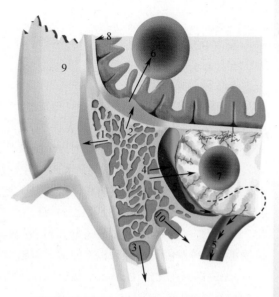

1. 耳后骨膜下脓肿；2. 硬脑膜外脓肿；3. 颈深部脓肿；4. 横窦周围脓肿；5. 横窦血栓性静脉炎；6. 脑脓肿；7. 小脑脓肿；8. 颞叶硬脑膜；9. 骨膜；10. 颈深部脓肿。

图 3-5-6 耳源性并发症感染扩散途径示意图

（二）分类

中耳胆脂瘤及慢性化脓性中耳炎引起的并发症分为颅内并发症、颞骨内并发症和颅外并发症三类，通常将颞骨内并发症归入颅外并发症。

1. 颅内并发症 硬脑膜外脓肿、硬脑膜下脓肿、化脓性脑膜炎、脑脓肿和乙状窦血栓性静脉炎等。

2. 颅外并发症 耳后骨膜下脓肿、耳下颈深部脓肿包括贝佐尔德脓肿（Bezold 脓肿）和 Mouret 脓肿、岩尖炎、岩锥炎、迷路炎和周围性面瘫等。

（三）临床表现

1. 中耳炎患者突然出现精神萎靡，表情淡漠，常常是耳源性颅内并发症的首发症状。

2. 耳流脓突然减少或突然增多，伴发耳痛、持续性头痛、全身不适、发热等。

3. 出现脑膜刺激症状，颈部僵硬，颅内压增高导致喷射状呕吐、脑神经麻痹以及中枢局灶性定位体征。眼底检查可见视盘水肿。

4. 乳突区红肿压痛，颈部呈硬条索状，可有脓肿形成。

（四）诊断

根据病史、症状、常规检查，结合影像学检查综合分析可以诊断。详细询问病史和细致的体格检查对早期诊断中耳炎性颅内外并发症极为重要。首先了解中耳炎的类型，是否伴发胆脂瘤，引流状况如何，最近有无急性发作。伴发头痛、发热、面肌无力、严重眩晕、行走不稳、行为举止或意识状态发生改变时，应立刻进行仔细检查。包括耳部、头颈部专科体检及神经系统评估。颞骨 CT 扫描可见乳突骨质破坏明显或天盖破坏。CT 和 MRI 检查可以确定并发症的范围和类型。头颅 MRI 比 CT 能清楚发现颅内并发症的较小病灶，有助于早期诊断。由于多数患者已常规使用抗生素，致使耳源性颅内并发症的症状常不典型，所以要根据其临床特征加以注意。

（五）治疗

1. 尽快行乳突开放术，清理病变组织，仔细检查鼓室盖、鼓窦盖和乙状窦骨板，对于硬膜外脓肿或血栓性静脉炎，应清除坏死的骨板，直到看到外观正常的硬脑膜为止。脓肿需穿刺、冲洗、引流或切除。

2. 根据脓液细菌学培养结果，使用敏感、足量、并能够穿透血脑屏障的抗生素或两种以上抗生素联合治疗，以静脉滴注给药为主。

3. 根据病情需要给予支持对症治疗，补液、输血或血浆以及输入复合氨基酸、白蛋白等。颅内高压者需脱水，每次 20% 甘露醇 1~2g/kg 快速静脉滴注或 50% 葡萄糖 40~60ml 静脉推注。糖皮质激素，如地塞米松 10~20mg 静脉滴注。

二、颅内并发症

(一) 硬脑膜外脓肿

硬脑膜外脓肿(epidural abscess)是发生于颅骨骨板与硬脑膜之间的脓液蓄积,是最常见的耳源性颅内并发症,部分硬脑膜外脓肿并无症状,在乳突手术中发现。颞叶硬脑膜外脓肿位于鼓室盖、鼓窦盖与硬脑膜之间;位于颅后窝者,则为小脑硬脑膜外脓肿和乙状窦周围脓肿。除了脓肿外,还可有硬脑膜上或乙状窦上肉芽形成。该病大多伴有天盖或乙状窦骨板破坏,但也不乏骨板完整者。

1. **感染途径**　中耳胆脂瘤和化脓性中耳炎引起骨壁的缺损,炎症循骨缺损区侵入颅内,在硬脑膜与骨板之间形成脓肿。岩锥炎及化脓性迷路炎扩散也可导致硬脑膜外脓肿。

2. **病理**　局部硬脑膜因感染而充血、肿胀、增厚,纤维蛋白渗出及炎性细胞浸润。化脓性炎性渗出物蓄积在硬脑膜与颅骨骨板之间形成脓肿。脓肿周围可因肉芽组织包绕而局限化,机体抵抗力较强时,无急性炎症发作,脓肿可潜伏较久而无明显症状。若脓肿扩散,可引起硬脑膜下脓肿、脑膜炎、脑脓肿等其他颅内并发症。

3. **临床表现**　患者有中耳胆脂瘤和化脓性中耳炎病史,近期症状和体征加重,耳道有脓性分泌物。急性期,患者多畏寒、发热、全身不适。当脓肿较大或发展较快时,可有病侧头痛,多为局限性和持续性剧烈跳痛,体温多不超过38℃。若脓肿大、范围广,则可出现全头痛,但仍以病侧为著,并出现相应的脑膜刺激征或局灶性神经定位体征,脓肿形成后症状反而减轻。通常颅内压增高不明显,脑脊液检查基本正常。若脓肿位于岩尖,可有岩尖综合征,出现三叉神经和外展神经受累,伴发轻度面瘫。

4. **诊断**　根据病史、临床表现和影像学检查可以确诊。CT扫描显示颅骨内板下方硬脑膜外有梭形低密度区,范围比较局限。MRI检查显示颅骨内板下可见边界清楚的梭形异常信号。

5. **治疗**　一经确诊,应立即行乳突探查术,清除中耳乳突病变组织的同时仔细检查鼓室盖、鼓窦盖、乳突盖及乙状窦骨板;沿骨质破坏区磨除周围的骨质,扩大暴露硬脑膜,排尽脓液,通畅引流。对硬脑膜增厚、表面有肉芽者,将该处硬脑膜向上轻轻推,聚集在硬脑膜外的脓液向外流出,应扩大暴露范围,直到外观正常的硬脑膜。硬脑膜上的炎性肉芽组织可用双极电凝烧灼后剥离切除。

(二) 耳源性脑膜炎

耳源性脑膜炎(otogenic meningitis)是指化脓性中耳炎并发弥漫性蛛网膜、软脑膜的急性化脓性炎症。弥漫性脑膜炎即为耳源性脑膜炎。局限性脑膜炎系指局部蛛网膜与软脑膜之间的化脓性病变,又称硬脑膜下脓肿。

1. **感染途径**　中耳感染既可通过概论中所述各种途径直接侵犯软脑膜和蛛网膜,也可通过化脓性迷路炎、岩锥炎、硬脑膜外脓肿、乙状窦血栓性静脉炎、脑脓肿等其他耳源性并发症而间接引起软脑膜炎。

2. **临床表现**

(1)全身中毒症状:化脓性中耳炎患者出现高热、头痛、喷射状呕吐等症状,起病早期可有寒战、发热,体温可高达39~40℃,晚期体温调节中枢受累,体温可达41℃。脉搏快,与体温一致。血常规检查:白细胞增多,多形核白细胞增加。患者使用大量抗生素后可以无高热,甚至体温基本正常。

(2)头疼:早期头疼位于患侧,炎症扩散和颅压增高出现剧烈头痛,可为弥漫性全头痛,后枕部较重。

(3)颅压增高征:喷射状呕吐,与饮食无关。小儿可有腹泻、惊厥。可伴精神及神经症状,如:易激动,全身感觉过敏(尤腹部及头皮明显)。烦躁不安,四肢抽搐;重者可出现嗜睡、谵妄、昏迷。发生脑疝时可出现相关的脑神经麻痹,晚期可出现潮式呼吸(Cheyne-Stokes respiration),大小便失禁。可因脑疝导致呼吸循环衰竭而死亡。

3. **检查**

(1)脑膜刺激征:颈部有抵抗或颈项强直,严重者有角弓反张。抬腿试验(kernig sign)及划跖试验(brudzinski sign)阳性。如锥体束受累可出现锥体束征,如浅反射(腹壁反射、提睾反射等)减弱,深反射(膝反射、跟腱反射等)亢进,并出现病理反射。

(2)脑脊液检查:通过腰椎穿刺检查发现:脑脊液压力增高、混浊;常规检查显示白细胞数增多,以多形核白细胞增多为主;生化检查:蛋白含量增高,糖含量降低甚至消失,氯化物减少。脑脊液细菌培养可为阳性,致病菌种类与耳内脓液细菌培养相同。腰穿检查时,因颅压高,脑脊液不能排放太快,以免引起脑疝。

(3)诊断及鉴别诊断:根据患者病史、临床表现和体征,脑脊液及相关检查可以确诊等,但需要与下列疾病鉴别。

1)流行性脑膜炎:患者多无中耳炎病史,在流行季节春季发病,根据流行病史,皮肤、黏膜有瘀斑和出血点等有助于鉴别。该病脑脊液细菌培养为脑膜炎双球菌,而耳源性脑膜炎则为其他致病球菌或杆菌。

2)结核性脑膜炎:起病缓慢,有结核病史,可伴有结核性中耳乳突炎或其他部位的结核病灶。脑脊液检查:呈透明或磨玻璃状,细胞计数以淋巴细胞为主,抗酸染色可找到结核分枝杆菌。

3)良性复发性脑膜炎:多见于小儿,症状较轻,容易复发。脑脊液中可查到上皮细胞和单核细胞。系小儿急性化脓性中耳炎的炎症通过未闭合的骨缝侵入颅内,引起轻度脑膜刺激征,但未出现脑膜炎症状。

4)其他:需与病毒性、原虫性、真菌性、梅毒性脑膜炎鉴别。

4. **治疗**

(1)原发灶处理:在全身情况允许的前提下,急诊行乳突根治术,清除病灶,通畅引流。磨除已破坏的骨质,直至暴露正常脑膜为止,颅压特别高时,应该在降颅压的同时进行手术。

(2)抗感染治疗:选用可通过血脑屏障的广谱抗生素,足量使用控制感染,在此基础上酌情应用糖皮质激素。

(3)支持治疗:颅压高时应降颅压,控制液体输入量,必要时用高渗脱水药,同时注意保持水电解质平衡。

(三)耳源性脑脓肿

耳源性脑脓肿(otogenic brain abscess)是化脓性中耳乳突炎和中耳胆脂瘤并发脑白质内局限性积脓,是最严重的颅内并发症,多见于青壮年,可危及生命。耳源性脑脓肿占各种脑脓肿的80%,小脑脓肿几乎全为耳源性。脓肿多位于大脑颞叶,小脑次之,亦可两者同时存在。常为单发性,也可为多房性。当致病菌毒力很强或患者抵抗力很差时,可见多发脓肿。致病菌以杆菌为主,如:变形杆菌、铜绿假单胞菌等,也有金黄色葡萄球菌、溶血性链球菌或混合感染者。

1. **感染途径** 细菌直接通过骨质已被侵蚀破坏的鼓室盖或鼓窦盖直接侵入脑组织,导致大脑颞叶脓肿,多为单发性,位于同侧颞叶。细菌也可经乳突天盖或乙状窦骨板缺损,侵入颅后窝形成小脑脓肿。少数可因感染经血行播散入脑,形成多发性的脑脓肿,且距原发灶较远。脑脓肿也可由硬脑膜外脓肿、硬脑膜下脓肿或乙状窦周围脓肿侵入脑组织引起。化脓性迷路炎可经内淋巴管、内淋巴囊或内听道向颅内扩散引起小脑脓肿。

2. **病理生理**

(1)局限性脑炎期:脑组织充血、水肿,炎性细胞浸润,之后部分脑组织软化,坏死,出现多个小液化区。

(2)化脓期:小液化区融合,形成脓肿,但与周围脑组织无明确的界限。

(3)包膜形成期:一般3~4周后脓肿形成,脓腔周围由肉芽组织、纤维结缔组织及神经胶质细胞形成包膜。包膜厚薄不一,周围的脑组织水肿。脓肿继续增大,压迫周围组织,可产生定位体征。若向附近脑室或蛛网膜下腔溃破,形成严重的脑室炎和脑膜炎,甚至导致致命的暴发性脑膜炎。当颅内压明显升高,可引起脑组织移位,形成脑疝,颞叶脓肿常发生小脑幕切迹疝,小脑脓肿则以枕骨大孔疝多见,可出现呼吸、心脏骤停而迅速死亡。

3. **临床表现**　典型病例临床表现可分为4期:

(1)初期(起病期):此期可发生寒战、高热、头痛、恶心呕吐及轻微颈强直,有轻度脑膜刺激征。脑脊液中细胞数及蛋白量轻度或中度增加。血常规:中性粒细胞增多,核左移。数日后进入潜伏期。

(2)潜伏期(隐匿期):此期症状不明显,为化脓阶段,历时10日至数周,可有轻度不规则的头痛、乏力、反应迟钝、食欲减退、不规则低热、精神抑郁、少语、嗜睡或易兴奋等。

(3)显症期:历时长短不一。此期为脑脓肿形成、扩大期,颅内压可随之增高,出现下列各种症状。

1)一般症状:表情淡漠、反应迟钝、全身无力、精神萎靡,甚至嗜睡。可有午后低热或高热,部分患者有食欲减退或亢进,便秘。

2)颅内高压症状:主要表现为头痛,早期患侧头痛,可扩展到全头,前额或后枕部最著。头痛多为持续性,常于夜间加剧而惨叫不止,是诊断脑脓肿标志性症状。另一典型症状是呕吐为喷射状,与饮食无关。可有不同程度意识障碍,脉搏迟缓,与体温不一致。可出现视盘水肿、频频打呵欠和频繁的无意识动作,性格与行为发生改变等。

3)局灶性症状:脓肿在脑部的位置不同可出现不同的定位症状。出现可早可晚,亦可不明显。

①大脑颞叶脓肿(图3-5-7):惯用右手者言语感觉中枢在左侧大脑颞叶后部,如被侵及可发生命名性失语症,即可说出物品的用途而不能正确说出其名称。若病变位于颞上回后部,出现感觉性失语,即不能听懂别人和自己的言语。若脓肿侵及脑皮质运动区可引起对侧中枢性面瘫即对侧面肌下2/3瘫痪)和对侧肢体瘫痪。累及视辐射时可出现同侧偏盲,患侧动眼神经受累可出现瞳孔散大等改变(图3-5-7)。②小脑脓肿:出现中枢性眼震,程度多因脓肿增大而加重,眼震为不规则眼震,方向多变。占位性体征:同侧肌张力减弱,共济失调,站立不稳,易向病侧倾倒。轮替失运动障碍,步态蹒跚,指鼻试验不能准确进行,Romberg征阳性。眩晕与眼球震颤两者强弱不协调。可有颅内压增高征及视盘水肿等。

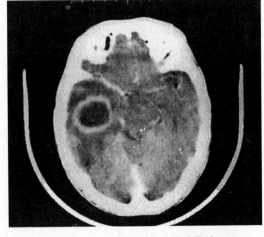

(4)终末期:患者突然或逐渐陷入深度昏迷,出现呼吸、心脏停搏而死亡。脑脓肿可破入蛛网膜下腔,引发弥漫性脑膜炎;破入脑室,导致暴发性脑膜炎、脑室炎;大脑颞叶脓肿可引起小脑幕切迹疝,小脑脓肿可发生枕骨大孔疝,两者均可损害脑干生命中枢,使昏迷加深、血压升高、脉搏减弱、对侧肢体偏瘫、瞳孔散大等,若能及时治疗,可挽救生命。

图3-5-7　大脑颞叶脓肿CT片

4. **诊断和鉴别诊断**　患者有慢性化脓性中耳炎和中耳胆脂瘤病史,突然出现剧烈头痛、寒战、高热、恶心呕吐、表情淡漠及嗜睡等脑脓肿的临床表现和体征,眼底检查可见有视盘水肿,配合影像学检查,如颞骨CT及头颅MRI可显示脓肿的位置、大小、脑室受压的情况即可确诊。如果患者颅压很高,有脑疝危险时,应使用降颅压药物后再作检查,避免突发脑疝造成死亡。腰椎穿刺进行脑脊液压力、脑脊液白细胞数及相关生化检查,可有利于诊断和对疾病预后进行判断,颅压很高时,腰穿不能放脑脊液过快,可因颅内压骤降而形成脑疝。鉴别诊断需与脑积水和脑肿瘤鉴别。耳源性脑积水分为交通性及梗阻性两种,而以交通性脑积水多见。脑积水有颅内压增高,出现喷射性呕吐、头痛等症状,但全身症状较轻,无局灶性症状。颅脑CT扫描或MRI可资鉴别。脑肿瘤发展缓慢,无中耳炎病史及颅内感染症状。

5. **治疗**　手术治疗为主,控制感染和支持疗法为辅。术前发现患者有颅内高压发生脑疝危险时,应以抢救为主,先降低颅内压,必要时可先行侧脑室引流以降低颅内压,甚至在用降颅内压药物同时进行乳突探查术,行脓肿引流或穿刺抽脓。

(1)尽快使用足量广谱、能通过血脑屏障的抗生素,采用抗革兰氏阴性菌及厌氧菌的药物联合静脉滴注,待细菌培养及药敏学检查结果明确后,参照检查结果选用敏感的抗生素。

(2)手术治疗

1)鼓室乳突探查术:术中若发现鼓窦盖、鼓室盖或乙状窦板有破坏,应扩大磨除骨质暴露至脑膜正常界限。病变区硬脑膜充血、增厚、肉芽形成,张力较大,脑搏动消失等是脑脓肿的可疑征象。如果患者全身条件许可,可同期完成乳突根治术,否则二期手术完成。

2)脓肿穿刺引流:严格消毒后经乳突术腔穿刺抽脓,穿刺针头不能随意改变方向,直进直出,防止脓液种植。若脓肿表浅,切开引流即可,适用于已形成硬脑膜脓肿瘘口者。若脓肿包膜较厚,经反复穿刺抽脓无效或多房性脓肿、多发性脓肿等,宜请神经外科开颅摘除脓肿。

(3)支持疗法:患者频繁呕吐和使用脱水药物降颅压可引起水电解质紊乱,应根据水电解质检查结果,及时补充液体,维持水、电解质平衡,纠正酸中毒或碱中毒,预防低钾或低钠综合征,并给予营养支持治疗。

(4)颅内压增高的治疗:脱水治疗可以降低颅内压,如用 50% 葡萄糖或 20% 甘露醇,静脉交替使用;糖皮质激素可减轻脑水肿,酌情适量静脉使用。

(5)处理脑疝:出现脑疝或脑疝前期症状时,应立即静脉推注 20% 甘露醇等脱水剂,气管插管,给氧,人工呼吸,并紧急行脑脓肿穿刺抽脓术,必要时紧急作行钻颅脑脓肿穿刺术或侧脑室引流以降低颅内压,然后再作脓肿穿刺抽脓。

(四)乙状窦血栓性静脉炎

乙状窦血栓性静脉炎(thrombophlebitis of the sigmoid sinus)是中耳乳突炎症导致的乙状窦壁炎症,受损区形成血栓,为伴有血栓形成的乙状窦静脉炎。常见乙状窦周围炎和乙状窦血栓性静脉炎,右侧较多见,是常见的耳源性颅内并发症。

1. 感染途径

(1)中耳乳突的胆脂瘤破坏乙状窦骨板,化脓性炎症直接向乙状窦扩散,累及窦壁,出现乙状窦周围炎和乙状窦血栓性静脉炎。

(2)乳突导血管或中耳黏膜上的小静脉因中耳乳突炎并发血栓性静脉炎,感染循此向乙状窦蔓延,可间接地引起乙状窦感染。其次因岩锥炎通过岩上窦侵入乙状窦,或因乳突炎破坏鼓室下壁使颈内静脉受累,颈内静脉炎症由此逆行而上向乙状窦扩散,此种途径少见。

2. 病理　乙状窦感染后,先形成静脉周围炎和脓肿,使乙状窦内膜粗糙,血流变慢,纤维蛋白、红细胞及血小板黏附于内膜上形成窦壁血栓。血栓逐渐增大,完全堵塞窦腔,称闭塞性血栓。乙状窦内的血栓尚可向上、下两端扩展,向下可延伸至颈静脉球、颈内静脉;向上可达岩上窦、岩下窦、矢状窦、横窦及海绵窦等。感染的栓子脱落进入血液循环,可随血流向全身播散,引起脓毒败血症和远隔脏器的化脓性疾病。乙状窦血栓性静脉炎也可向邻近组织扩散,可引起硬脑膜下脓肿、脑膜炎、小脑脓肿等。感染得到控制后,乙状窦的小血栓可自愈,大的血栓发生机化,血管新生,窦腔可重新不全贯通。

3. 临床表现

(1)早期症状:一般不典型,化脓性中耳乳突炎患者枕后及颈部疼痛,也可有耳痛和头疼。

(2)全身症状:脓毒血症期表现为寒战后高热,体温可达 40℃。剧烈头痛、恶心和全身不适,2~3h后大汗淋漓,体温骤退,症状缓解。每日可发生 1~2 次,类似疟疾发作;少数患者发热持续在 38~39℃,机体抵抗力差者甚至低热或不发热,但头痛普遍存在,如果颅内静脉回流障碍,可有颅内高压症。病程较长时可出现严重贫血、精神萎靡。

(3)局部症状及体征:患侧耳痛伴剧烈头痛,出现枕后及颈部疼痛。同侧颈部可触及条索状物,压痛明显,耳周淋巴结肿大。若颈交感干受累,可发生霍纳综合征。

(4)远隔器官症状:感染栓子从窦壁脱落,循血行播散至心、肺、肝、脾、肾脏及关节等处,引起远离器官的化脓性炎症或脓肿,如肺脓肿、肝脓肿等。

4. 检查

(1)实验室检查:血液中多形核白细胞增加,红细胞及血红蛋白减少。寒战及高热时抽血进行血培养,可培养出致病菌。脑脊液常规检查多正常。

(2)Tobey-Ayer 试验:行腰椎穿刺测脑脊液压力,先压迫健侧颈内静脉,此时脑脊液压力迅速上升,可超出原来压力 1~2 倍。然后压迫患侧颈内静脉,若乙状窦内有闭塞性血栓,则脑脊液压力不升或仅升高 0.1~0.2kPa,此现象称 Tobey-Ayer 试验阳性。即可确诊,阴性者不能排除本病。

(3)眼底检查:患侧视盘水肿,视网膜静脉扩张。压迫颈内静脉观察眼底静脉的变化,若压迫颈内静脉时眼底静脉无变化,表明颈内静脉有闭塞性血栓,此法称 Growe 试验。

5. 诊断

(1)有化脓性中耳炎或中耳胆脂瘤感染病史,近期耳流脓增多或突然减少,耳内疼痛明显。周期性发作的畏寒、寒战、高热等典型症状。

(2)CT、MRI、血管造影术检查,尤其是数字减影血管造影证实静脉窦的血栓形成和范围。

(3)通过血液涂片查疟原虫或肥达(Widal)试验等实验室检查排除疟疾、伤寒。

6. 治疗

(1)尽早行扩大乳突切开术,探查乙状窦,清除病灶,通畅引流。将窦壁暴露至正常范围,窦壁的肉芽一般不宜搔刮,通常不必切开窦壁,取出血栓。如乙状窦壁有周围脓肿和坏死,穿刺无回血,应切开乙状窦壁,吸除感染血栓,通畅引流。如单纯血栓,无明显感染,可不切开窦壁。

(2)如果乳突术中已将全部病灶彻底清除而症状不减轻,或患侧颈部压痛明显,或出现转移性脓肿时,应行患侧颈内静脉结扎术,以防感染继续播散。

(3)应用足量抗生素,对贫血及营养不良患者予以输血等支持治疗。

三、颅外并发症

(一) 耳后骨膜下脓肿

乳突腔内积蓄的脓液经乳突外侧骨板破溃处流出并聚集于耳后骨膜下方,形成耳后骨膜下脓肿(postauricular subperiosteal abscess)。中耳胆脂瘤伴感染者易发生,儿童或乳突气化良好者亦多见。脓肿可穿破骨膜和耳后皮肤,在耳后皮肤形成瘘口,经久不愈则形成耳后瘘管。

1. 临床表现

(1)有中耳炎或中耳胆脂瘤病史,有耳后和耳内疼痛、发热、全身不适等症状,儿童尤为明显。

(2)体征:耳后红肿隆起,触之可有波动感,肿胀多位于耳郭后上方,使耳郭向前下方耸起,耳后沟消失。当脓肿穿破耳后皮肤可遗留耳后瘘管,反复感染流脓可见瘘管周围瘢痕形成。

2. 检查

(1)耳镜检查:外耳道有脓性分泌物,鼓膜穿孔,残余鼓膜充血,可见息肉、肉芽或白色胆脂瘤上皮。

(2)诊断性穿刺:耳后肿胀明显处可抽出脓液。

(3)影像学检查:颞骨薄层 CT 可显示乳突气房模糊,可见骨质破坏,有缺损。

3. 治疗　抗感染、排脓和清除病灶为治疗原则。

(1)并发于急性乳突炎者,行单纯乳突切开术。

(2)并发于慢性化脓性中耳乳突炎和中耳胆脂瘤者,行乳突根治术,彻底清除病变组织,同期或择期行鼓室成形手术。

(3)全身治疗,脓液做细菌培养和药敏实验,实验敏感抗生素控制感染。

（二）耳下颈深部脓肿

发育良好的乳突尖内侧骨壁一般较薄。若乳突蓄脓,可穿破该处骨壁,脓液循此破口流入胸锁乳突肌深面,在颈侧部形成脓肿,称贝佐尔德脓肿(Bezold abscess)。如乳突尖的骨质破溃区位于二腹肌沟处,脓液则顺二腹肌后腹流出,并经颈部大血管鞘膜向咽侧发展,形成颈深部脓肿,又称 Mouret 脓肿。二者统称耳下颈深部脓肿。

1. 临床表现

（1）病史:有中耳炎或中耳胆脂瘤病史,同侧颈部疼痛,运动受限。如果感染向下蔓延,可引起纵隔炎或纵隔脓肿。

（2）体征:颈部相当于乳突尖至下颌角水平处肿胀,压痛明显。由于脓肿位于胸锁乳突肌深面,故波动感不明显。若穿刺抽出脓液,即可确诊。

（3）影像学检查:颞骨 CT 扫描提示中耳乳突区有骨质破坏,颈部 MRI 检查明确病灶性质。

2. 诊断　根据临床表现、特殊体征及影像学检查可以确诊。

3. 治疗　选用广谱抗生素和抗厌氧菌药物联合应用,再按药敏结果调整用药。尽早经胸锁乳突肌前缘切口,行脓肿切开引流,或在超声引导下穿刺抽脓,使感染得到有效控制,以免引起更严重并发症。炎症有所控制后,尽早行乳突根治术,彻底清除乳突尖部残余气房及病变组织。

（三）迷路炎

迷路炎(labyrinthitis)又称内耳炎,是中耳乳突化脓性炎症通过被侵蚀破坏的内耳骨壁引起内耳的炎症。是耳科较常见的并发症。可分为局限性迷路炎、浆液性迷路炎及化脓性迷路炎三个主要类型。

1. 局限性迷路炎(circumscribed labyrinthitis)　亦称迷路瘘管(fistula of labyrinthitis)。多因胆脂瘤或慢性中耳炎肉芽组织破坏迷路骨壁,导致局部产生瘘管,使中耳与迷路骨内膜或外淋巴隙相通(图 3-5-8)。瘘管多位于外半规管隆起处,少数位于鼓岬。

（1）病理:胆脂瘤或肉芽组织使前庭或半规管(外半规管多见)的骨壁局部缺损,当骨内膜完整,瘘管不与外淋巴隙相通,该处受到炎性或物理性刺激时出现眩晕症状。如骨内膜被炎症破坏,瘘管与外淋巴隙接触。炎症再进一步发展,瘘管即与外淋巴隙沟通,随时可发展成浆液性迷路炎。此时如中耳炎症得到控制,病灶彻底清除,迷路炎可获痊愈,并保留一部分听力。如进一步发展为化脓性迷路炎,形成"死迷路"。少数瘘管可因新骨生成而自行愈合。如果瘘管位于鼓岬,由于耳蜗区的外淋巴隙较宽大,炎症易扩散而发展为弥漫性迷路炎。

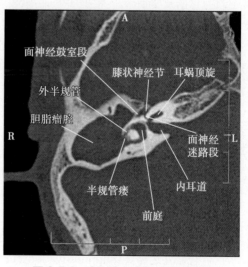

图 3-5-8　CT 显示右侧外半规管瘘

（2）临床表现

1）有慢性化脓性中耳炎或中耳胆脂瘤病史。

2）阵发性或激发性眩晕,行走不稳,偶伴恶心、呕吐。病侧迷路处于刺激状态,自发性眼震快相朝向病侧。当耳道受到压力,如压迫耳屏或擤鼻时,可诱发短暂的眩晕,对该病有诊断意义。

3）听力减退,早期为传导性聋,后期可出现混合性聋。

4）瘘管试验阳性,即向耳内加压时出现眩晕和眼震。若瘘管被胆脂瘤或肉芽组织阻塞,瘘管试验可能呈阴性。颞骨 CT 可发现半规管被破坏,有瘘口。

5）前庭功能检查基本正常,避免用冷热水试验,以免炎症扩散。

（3）诊断:根据病史、症状、体征、听力检测和瘘管试验确诊。

（4）治疗

1）药物治疗：发作期给予敏感抗生素加适量地塞米松静脉滴注，可给适当的治疗眩晕的药物和镇静剂，注意休息等。

2）手术治疗：手术治疗应在急性感染控制后进行，在手术显微镜下彻底清除中耳胆脂瘤和肉芽组织，仔细检查外半规管隆凸及鼓室内侧壁有无瘘管。清除病变时，不宜扰动瘘管内的纤维结缔组织，以免感染扩散，引起弥漫性迷路炎。病变清除后可用颞筋膜覆盖瘘管口。

2. 浆液性迷路炎（serous labyrinthitis）　是以浆液纤维素渗出为主的内耳弥漫性非化脓炎性疾病。常继发于局限性迷路炎，也可由于化脓性中耳炎和中耳胆脂瘤感染的细菌毒素、病毒及炎性介质经前庭窗、蜗窗或迷路瘘管进入内耳，引起内耳的非化脓性炎症。内耳开窗术或镫骨术后可出现类似浆液性迷路炎的迷路反应。

（1）病理变化：内耳毛细血管通透性增加，外淋巴隙内有浆液或浆液纤维素性渗出物及淋巴细胞浸润。内耳的毛细胞一般无损害，故积极治疗内耳功能多能恢复。若治疗不当可发展为化脓性迷路炎。

（2）临床表现

1）长期慢性化脓性中耳炎或中耳胆脂瘤病史。

2）眩晕、平衡失调较局限性迷路炎明显，伴有眼震、恶心、呕吐，眼震为水平、旋转性，发作初期眼震朝向病侧，提示病变侧前庭功能亢进。随着病变进一步发展，眼震朝向对侧，提示病变侧前庭功能减退。瘘管试验可为阳性。

3）耳鸣及听力下降较重，可有感音神经性聋，及时治疗，听力多可恢复。听力下降不严重患者可有重振、复听等耳蜗病变的表现。

（3）诊断及鉴别诊断：根据病史、临床表现、听力检测和瘘管试验确诊。需与下列疾病鉴别：

1）化脓性迷路炎：化脓性迷路炎的迷路已全部损毁，故眼震朝向健侧，病侧前庭功能及听功能全部丧失；个别病例的半规管的瘘管虽已全破坏，但耳蜗功能仍存在，可能耳蜗与前庭间的外淋巴腔内有界膜，能隔绝、滤过外淋巴之故。迷路化脓性炎症可侵入颅内，引起颅内并发症。

2）急性弥漫性浆液性迷路炎：早期不易与发作期的局限性迷路炎相鉴别。故只能通过疾病的发展过程进行诊断。如自发性眼震方向由向患侧转为向健侧，眩晕加重，听力下降明显，但非全聋；前庭功能试验减退，但未丧失，经治疗好转或停止进展者即可诊断为本病。

（4）治疗：经适当治疗，内耳功能可恢复。

1）药物治疗：急性化脓性中耳乳突炎所致的浆液性迷路炎，应以全身抗感染治疗为主。使用足量抗生素，并给予对症治疗，眩晕时可使用镇静剂、脱水剂和止吐药物，适当补液，可给予适量糖皮质激素。

2）手术治疗：应在足量抗生素控制下行单纯乳突切开术或乳突根治术，迷路无须开放。

3. 化脓性迷路炎（suppurative labyrinthitis）　多因中耳感染扩散、从浆液性迷路炎发展而来或继发于急性化脓性中耳乳突炎，化脓菌侵入内耳，引起内外淋巴间隙内弥漫性化脓病变，称化脓性迷路炎。本病内耳螺旋器被破坏，功能全部丧失。感染可继续向颅内扩散，引起颅内并发症。

（1）病理：迷路化脓前经历短暂的浆液性渗出过程，然后白细胞浸润，纤维蛋白渗出，整个迷路出现化脓性病变，迷路蓄脓伴组织坏死，肉芽生成。如炎症未能控制，感染可循内淋巴管、蜗水管或内耳道等处向颅内扩散。若治疗及时，引流通畅，则以迷路局部的纤维结缔组织增生和新骨形成而告终，成为"死迷路"。若感染未被完全控制，内耳仍有化脓病灶，则转为潜伏性或隐蔽性迷路炎。此型迷路炎可于感染活跃时引起颅内并发症。

（2）临床表现

1）眩晕：表现为重度、持续性眩晕，伴阵发性剧烈恶心、呕吐，持续1~4周。初期因患侧前庭受刺激而眼震向患侧，但不久转为快相向健侧，强度较大。躯干向患侧倾倒。若眼震快相从健侧转向患病侧时,伴有头痛、发热应警惕发生颅内并发症。急性期过后,外周前庭功能不能恢复,通过前庭中枢代偿,眩晕逐渐减轻,平衡功能可恢复,大约需要3~5周。

2)耳聋:听力迅速下降并丧失,常伴有持续性高频性耳鸣。

3)体温:一般不高。若有发热、头痛,同时有脑膜刺激征则应考虑有颅内并发症的可能。

4)瘘管试验:因迷路已破坏,故瘘管试验阴性。

5)前庭功能检查:患侧前庭功能丧失。

(3)诊断:根据病史、症状、体征及高分辨率颞骨CT和内耳MRI可以确诊。化脓性中耳炎患者出现严重眩晕、听力和前庭功能丧失和瘘管试验阴性则要考虑该病。

(4)治疗:大剂量抗生素控制炎症同时及早行乳突手术,清理中耳、乳突、内耳病变组织,以利引流。支持、营养治疗,注意水和电解质平衡。

(四)耳源性面瘫

急慢性化脓性中耳炎、中耳胆脂瘤及乳突炎导致的周围性面瘫称耳源性周围性面瘫(otogenic facial paralysis),多为不完全面瘫。化脓性中耳炎引起的面瘫多与面神经骨管先天部分缺如有关,面神经可直接受到炎症刺激所致周围性面瘫。中耳胆脂瘤和肉芽组织破坏面神经骨管,压迫裸露的面神经也可引起周围性面瘫。

1. 病理

(1)中耳炎症破坏面神经骨管,炎症侵袭面神经组织。细菌及其毒素可循缺损侵蚀神经鞘膜和轴索,引起面神经炎和神经水肿,肿胀的神经在有限的骨管内受压,压迫神经内微血管,引起回流障碍,使神经内压力增高,导致恶性循环,最终面神经轴突发生变性、坏死,致使面神经功能障碍。部分面神经骨管完整,但供应面神经的血管因炎症刺激发生痉挛,致使骨管内面神经水肿而出现面瘫。这种炎性肿胀不同于病毒性或外伤性面瘫的面神经组织水肿。

(2)中耳胆脂瘤破坏、压迫面神经鼓室段、锥曲段或乳突段骨管先天性胆脂瘤常常破坏面神经迷路段骨质,压迫面神经。由于乳突段、锥曲段的面神经外膜较厚,受压的面神经组织压力增高,易引起面神经变性,导致面神经麻痹(图3-5-9)。

2. 临床表现

(1)症状:面部不对称、口角歪斜、患侧闭眼障碍,额纹消失;泪腺功能障碍,溢泪、无泪(膝状神经节及以上部位损伤导致岩浅大神经受累所致);味觉异常:鼓索神经受累引起患侧舌体前侧味觉异常;听觉过敏:面神经镫骨肌支功能障碍,使对强声刺激具有保护作用的镫骨肌反射消失,可导致患者对强声刺激难以耐受,称为听觉过敏。

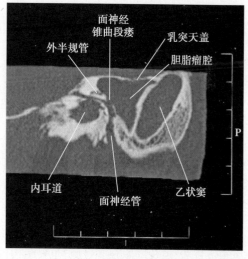

图3-5-9　CT显示面神经锥曲段骨管壁缺损

(2)体征:静态:患侧额纹消失,鼻唇沟浅或者消失,睑裂变大。动态:患侧眉毛不能上抬,患侧眼睑不能闭合或闭合不严,笑露齿时,口角向健侧歪斜,鼓腮患侧漏气。

3. 治疗

(1)炎症急性期采用抗生素控制感染,同时使用糖皮质激素减轻面神经水肿。

(2)手术治疗:乳突根治术,清除中耳炎症肉芽组织及胆脂瘤,行面神经减压术,开放面神经骨管,切开面神经外膜,缓解面神经肿胀。

(3)术后处理:使用营养神经药和消肿药物,积极面部按摩,防止面肌萎缩。术后1周可辅助针灸和理疗。

第七节 耳显微和内镜外科简介及中耳炎的手术治疗

一、耳显微镜检手术

耳部解剖结构精细、复杂、深在,维系着听觉、平衡等重要的生理功能。耳科手术具有手术视野小、病灶深在,器官结构纤细和功能复杂等特点。无显微镜的耳科手术的开展一直受到很大的限制。20世纪40年代初期,随着第一台显微镜的问世,耳科医师即将其应用于耳科手术中,从而开创了耳显微外科的先河,奠定了耳显微外科的基础。由于手术显微镜的应用,使得位置深、结构精细的耳部解剖及病变能够让术者在视野内精确的操作,耳科手术由此得到了迅速的发展,手术范围扩大,使听力改善成为可能。

随着颞骨显微应用解剖、CT 和 MRI 等影像学检查方法的进步,对中耳炎疾病认识的不断提高,耳显微外科技术迅速发展。通过高分辨率显微镜、微型电钻、面神经和听觉脑干反应监测、激光、术中导航系统及新技术和新型材料的应用,耳显微外科已从传统的乳突根治去除病灶,引流及预防颅内外并发症进入到微创、功能重建、人工听觉植入的新阶段,如今耳显微外科技术不仅应用于中耳的病灶清除术、鼓室成形术,还开展其他的传导性聋、眩晕、面神经以及人工耳蜗植入等精细度极高的手术,并延伸出耳神经外科和侧颅底外科,对耳部畸形、炎症、肿瘤、外伤能够做到有计划的精确手术。21 世纪耳显微外科和耳神经外科将与颅底外科、头颈外科融合,必将取得突破性进展。

二、耳内镜手术

耳内镜在耳科使用已近 30 年,近几年由于微创和功能性手术概念的引入,耳内镜手术得以兴起和蓬勃发展。内镜中耳手术(endoscopic middle ear surgery),是在内镜辅助下通过耳道完成的手术,可以避免耳外切口,术中出血少,去除骨质很少,可以尽量保留中耳黏膜和乳突气房,恢复内通风引流(即鼓窦、上鼓室与中鼓室的通气)。并可保留原有结构和功能,手术精细,术后疼痛轻,恢复快。

耳内镜相比显微镜的优势在于:内镜可以通过相对狭窄的外耳道,看到整个鼓膜和鼓室,包括咽鼓管鼓口。而显微镜要看清楚这些结构,则需要磨除部分乳突气房和外耳道后壁。由于内镜有广角优势,可以自由移动和转向,在清除岩尖胆脂瘤、内听道及侧颅底病变时,显微镜和耳内镜双镜使用具有很大优势,避免磨除很多骨质,重要结构得以保留,如在清除面神经周围病变时,可以绕过面神经而不需要将神经移位。

耳内镜的缺点:一手拿镜,只能单手操作,镜头起雾影响操作,出血较多时难以处理,立体感稍差。尤其使一些精细操作变得困难和缓慢。该手术要有显微镜手术训练基础才能安全完成。耳内镜常规可完成的手术有:耳道异物取出术、耳道肿物切除术、鼓膜修补术、鼓室成形术,听骨链重建,鼓室、上鼓室探查术和微小胆脂瘤切除手术等。未来耳内镜外科将有更大的发展。

三、耳显微外科的基本要求

(一) 设备

1. **手术显微镜** 耳科手术显微镜必须能够在 360° 范围内自由调整角度,同时显微镜的景深要求较高,焦距为 22.5~25cm,物像可放大 6~40 倍,耳显微镜是开展耳外科手术的基本设备。

2. **微型手术电钻** 耳显微外科手术有别于传统耳科手术的一个重要特点是不再用锤子和凿子开放乳突骨质,而是采用每分钟 10 000~40 000 转的高速电钻,电钻手柄和钻头有各种型号,配有冲水装置,供使用时选择。电钻的特点是手柄细,可以像握笔一样在显微镜下操作。

3. **双极电凝** 手术进入中耳乳突腔后,使用双极电凝止血,可减少对面神经的损伤。

(二) 耳显微外科新型材料的应用

高分子材料、钛合金和纯钛制成的新型人工听骨用于重建中断的听骨链,其远期效果优于自体骨。促进术腔愈合的止血海绵、纤维蛋白原、凝血酶复合黏合剂等使得术腔愈合快,移植物成活率高。

(三) 麻醉

多数耳显微外科和耳内镜手术是在全身麻醉下完成的。

(四) 手术监护

术中多采用面神经监护,也可采用听觉脑干反应监护,以避免面神经和内耳的损伤。

四、化脓性中耳炎的手术治疗

化脓性中耳炎的手术基本可分为两大类。以清除中耳病灶为目的乳突手术和以重建中耳传音结构为目的的鼓室成形术。如果条件许可,清理乳突、鼓窦病变组织后同期行鼓室成形术以改善听力。

(一) 乳突根治术

在耳显微外科手术中,乳突根治术(radical mastoidectomy)即乳突轮廓化(skeletonization)是一个基本概念,要求在显微镜下使用高速微型手术电钻,将乳突腔内无特定功能的结构,如气房、板障全部磨除,显露乳突天盖、乙状窦骨壁和二腹肌嵴。目的是彻底清除病灶,建立新的通气道。正常的中耳通气道是从咽鼓管到中耳腔,经鼓窦入口进入鼓窦,再通向与鼓窦相连的乳突气房。通过乳突轮廓化,使得中耳、乳突腔内的各种病变组织都能够彻底清除。保证术腔的内通风引流通畅。术腔的通气是保证鼓室的含气状态和促进术腔干燥的基本条件。根据不同手术需要,乳突根治术的式式可分为:

1. **开放式乳突根治术** 通过开放鼓窦及乳突,切除外耳道后壁骨质,彻底清除中耳各部的病变组织,使鼓室、鼓窦、乳突腔形成一个向外耳道永久开放的共同腔隙的手术。该术式适应证为:中耳胆脂瘤和慢性化脓性中耳炎伴骨质破坏广泛和大量肉芽组织,听力接近全聋患者,以及中耳炎破坏严重,无条件作鼓室成形术者。慢性中耳炎和中耳胆脂瘤引起颅内并发症者。局限于中耳的早期恶性肿瘤和面神经瘤等良性肿瘤。

2. **改良乳突根治** 在彻底清理乳突、鼓窦和鼓室病变同时切除外耳道后壁,使鼓窦、乳突腔和外耳道相通,同时保留中耳可以保留的传音结构,行鼓室成形。适于慢性化脓性中耳炎和中耳胆脂瘤,听力为传导性聋或混合性聋。

3. **完壁式乳突根治术** 保留外耳道后壁的乳突根治术,适于乳突、鼓窦和鼓室病变较轻,清理病变组织后鼓室成型,外耳道后壁完整有利于听力恢复,也有利于配戴耳内式助听器。

4. **上鼓室切开术(atticotomy)** 耳内或耳后切口,在耳内镜或显微镜下暴露上鼓室外侧壁骨质,电钻磨除骨壁,必要时包括部分鼓窦外侧壁,暴露全部上鼓室及所含听小骨结构,探查和重建听骨链,必要时可开放面隐窝,显露砧镫关节及前庭窗。清除后鼓室病变组织,并用软骨或骨片重建上鼓室外侧壁。该术式适用于乳突区正常者的原发性上鼓室微小胆脂瘤和上鼓室肉芽组织病变者。

(二) 鼓室成形术

目的重建中耳传音结构,使中耳听觉功能得到恢复。鼓室成形术包括鼓膜修补术和听骨链重建术。

1. **鼓膜修补术** 通过组织移植技术修补鼓膜穿孔,以期恢复鼓膜的完整性。可在耳内镜或显微镜下行鼓膜修补术。修补材料通常取耳屏软骨或颞筋膜,使用软骨及软骨膜或颞肌筋膜修补穿孔,修补的方法有内贴法、外贴法和夹层法,目前外贴法已很少使用。手术适应证:慢性化脓性中耳炎停止流脓2个月以上,鼓膜穿孔,但纯音听阈检查骨气导差小于30dB,鼓膜贴补试验听力明显提高。颞骨CT显示乳突、鼓窦无渗液或肉芽组织者。

2. 听骨链重建术　各种病变引起的听骨链中断可严重影响听力,如果仅仅修补鼓膜,而不恢复听骨的连接,可能术后听力更下降。该手术目的是恢复鼓膜到外淋巴液之间的稳定连接,改善中耳传声功能。听骨链修复材料有自体骨和人工听骨,常用自体骨是残留的听骨和乳突皮质骨。目前人工听骨主要由金属钛质、生物陶瓷制作,可分为全听骨TORP和部分听骨PORT。PORT用于部分听骨破坏、缺损,但镫骨完好且活动者。TORP听骨适用于听骨全部缺损,而镫骨足板完好且活动良好。金属人工听骨放置好后需要在其上部放置软骨片,再放筋膜修补穿孔,以防人工听骨脱出。

(三) 面神经减压术或面神经移植术

中耳炎、中耳胆脂瘤或外伤引起的周围性面瘫,乳突根治术后,将颞骨内的面神经骨管轮廓后去除骨壁,切开神经外膜,减轻神经水肿压力,促进面神经纤维的再生。对神经断伤者可取耳大神经或腓长神经移植。

(张晓彤)

思考题

1. 急性中耳炎如何发展为慢性化脓性中耳炎的?

2. 慢性化脓性中耳炎和化脓性中耳胆脂瘤的不同点有哪些?

3. 简述继发性胆脂瘤型中耳炎可能的形成机制。

4. 耳源性颅内外并发症有哪些? 简述治疗原则。

5. 哪些疾病可以引起分泌性中耳炎? 简述分泌性中耳炎的治疗方法。

第六章

耳　硬　化

　　耳硬化（otosclerosis）又称耳硬化症，是一种原发于骨迷路的局灶性病变，是在骨迷路包囊内形成一个或数个局限性骨质吸收的病灶，而代以富血管的海绵状新骨，故又称耳海绵化症。

一、病理生理

　　骨迷路包囊由外骨衣骨层、内生软骨层和内骨衣骨层构成。耳硬化病灶始于中间的内生软骨层，70%~90% 发生于窗前裂，侵犯环韧带及镫骨足板致声音传导障碍，表现为传导性聋。40% 的病例在蜗窗或蜗管上有病灶，少数尚可见于内听道壁中。由于尚不清楚的原因，病变活动期骨迷路壁的中层骨质在溶酶素性水解酶的作用下，发生局部分解、吸收等破骨过程，同时出现局部充血及血管增生，代之以主要由黏多糖骨样沉积产生的、不成熟的嗜碱性海绵状疏松骨。在不规则的网状的骨性腔隙中，有大量破骨细胞与成骨细胞共存。病变由中层向四周扩展并侵及骨迷路全层，至病灶中血管腔隙变小，周围有大量纤维组织渐渐钙化，成骨活动增强，形成嗜酸性网状骨，再变成不规则的板状新骨，病变进入相对稳定期，成为与周围正常骨质有明显边界的不活动的硬化灶。姜泗长（1983 年）根据病灶中破骨与成骨细胞的增减、海绵状血管腔增多或缩窄、嗜碱性骨质向嗜酸性骨板转变的程度等标志，将耳硬化症病灶的组织病理变化归纳为四种类型：活动型、中间型、静止型和混合型。

　　耳硬化症病变呈局灶性发展缓慢者多，亦有进展较快，多处病灶同时活跃或呈不同类型。病灶侵犯前庭窗龛、环韧带及镫骨者，使镫骨活动受限至消失，此为临床上最常见的镫骨性耳硬化症（stapedial otosclerosis）。受侵犯的镫骨按病变形态不同，可分为薄板型、增厚型和封闭型三种。此种直观形态特征与病理组织学分型无一一对应关系。若病灶发生在蜗窗、蜗管、半规管及内听道骨壁，病灶侵及内骨衣骨层，则可直接影响基底膜活动及内耳血液微循环，并可向外淋巴液释放细胞毒酶等有毒物质，损伤血管纹及感觉毛细胞，产生眩晕及感音性听力下降，称为耳蜗性或迷路性耳硬化症（cochlear or labyrinthine otosclerosis），由于病灶有多发的可能，镫骨性耳硬化症与迷路性耳硬化症可以同时存在。

二、临床表现

临床上主要表现为慢性进行性双耳听力下降，可伴耳鸣及眩晕。

（一）进行性听力下降

缓慢进行性传导性和混合性聋。起病缓慢，多为双侧。耳硬化聋主要是传入声音的强度降低，语言识别能力不受影响，患者在嘈杂环境中感觉听力改善，这种现象称为韦氏误听（Willis paracusis）。

（二）耳鸣

耳鸣为耳硬化的常见症状，多为持续性，也有间歇性，高音调的耳鸣常有耳蜗受损的表现，低音调耳鸣尤其为搏动性者，被认为是病灶内血管增生的结果。

（三）眩晕

耳硬化的眩晕多为真性良性阵发性位置性眩晕，症状一般轻微短暂，有报道认为是耳硬化伴有膜迷路积水是内耳压力增高所致。眩晕可于手术后消失。

三、检查

（一）一般检查

耳硬化患者的外耳道和鼓膜一般呈正常表现，少数耳硬化患者的鼓膜呈现淡红色，只是鼓岬黏膜血管扩张透过鼓膜映现出来的，称为 Schwartze 征，多见于年轻患者及伴有蜗神经病变所致听力迅速下降的所谓"恶性耳硬化"患者。

（二）听力学检查

1. 音叉检查

（1）Rinne 试验阴性，但病变早期听力损伤轻微时，Rinne 试验可为阳性，因此不能因为 Rinne 试验阳性就排除传音性聋，一定要注意 Rinne 阳性的时程较正常缩短，病变为单侧性或双侧一侧重一侧轻者。

（2）Weber 试验偏向患侧或耳聋较重侧。

（3）Schwabach 试验缩短见于感音神经性聋或混合性聋。

（4）Gelle 试验常被用来检测镫骨是否被固定，镫骨固定时，骨导音叉声强就不随外耳道内气压增减而变化，为 Gelle 试验阴性。然而，鼓膜活动不良（钙化、增厚、粘连），或砧、镫骨固定，或听骨链中断，均可使外耳道压力不能传至活动的镫骨耳出现假阴性，故这一检查并非鉴别镫骨固定的可靠方法。

2. 纯音听力计检查 听力曲线可因病变部位和程度的不同而表现不一。病变初期，镫骨前庭关节强度增加，低频气导听力下降，随后，足板固定范围不断扩大，高频气导听阈逐渐上升，气导曲线由上升逐渐趋向平坦，各频率听阈均可提高 40~50dB，甚至可达 60dB；如耳蜗未受累，骨导仍可保持正常，约有半数患者可出现 Carhart 切迹。病变累及耳蜗时，可出现混合性聋。

3. 声导抗检查 鼓室导抗图早期为 A 型，随着镫骨固定程度的加重，鼓膜活动受到一定的限制，可出现低峰曲线线（As 型），镫骨肌声反射阈早期升高，后即消失。

（三）影像学检查

镫骨型耳硬化 CT 表现为前庭窗和 / 或蜗窗周围密度异常，窗龛增宽或变窄，镫骨足板增厚。耳蜗型耳硬化 CT 表现为耳蜗周围环状密度减低影，典型者表现为"双环征"。病变通常分为活动期和成熟期。活动期病灶 CT 表现为密度减低影，呈"斑点"状或"弧线样"，可见于颞骨耳囊的任何部位，前庭窗前方近鼓岬部好发，表现为前庭蜗窗前缘"裂隙样"和 / 或"杵状"密度减低影，前庭窗状似扩大。发生于耳蜗周围者亦表现为"斑点状"或"弧线样"，耳蜗基底转周围好发，范围较大时病灶环绕整个耳蜗，呈典型"双环征"。成熟期也称为硬化期，病灶密度增高，与周围正常骨质不易区分，CT 可表现为前庭窗"变窄"甚至被钙化灶"封闭"，位于耳囊内的病灶可表现为"正常"。当海绵化和硬化同时发生时，呈"马赛克样"，是一个密度减低区与密度增高区相间存在形成的混合区域。

耳硬化 MRI 检查，T_1WI 表现为耳蜗周围和迷路周围环状等信号影，T_2WI 可以显示信号增高。

四、诊断及鉴别诊断

无诱因出现两耳不对称的进行性传导性聋及低频耳鸣，鼓膜正常，咽鼓管功能良好，音叉检查有 Bezold 三征：气导缩短，Rinne 试验强阴性（骨导明显长于气导），骨导延长。Gelle 试验阴性，纯音骨导听力曲线可有 Carhart 切迹，鼓室导抗图 A 型或 As 型，可诊断为镫骨型耳硬化症。

确诊时要与先天性中耳畸形或镫骨固定、前庭窗闭锁、Van der Hoeve 综合征及分泌性中耳炎、粘连性中耳、封闭型鼓室硬化症、后天原发性上鼓室胆脂瘤、Paget病等作鉴别。

无明显原因出现与年龄不一致的双耳进行性感音神经性聋,鼓膜完整,有Schwartze征,听力图气、骨导均下降但部分频率(主要是低频),骨、气导听阈有15~20dB差距,鼓室导抗图A型,有家庭耳硬化症病史者,应考虑为蜗性或晚期耳硬化症。经影像学检查,发现骨迷路或内听道骨壁有骨质不匀骨腔变形等症候者,可确诊为迷路型耳硬化症,但要注意与迟发的遗传性感音神经性聋、慢性耳中毒以及全身性疾病如糖尿病等因素所致的进行性耳聋相鉴别。

五、治疗原则

各期镫骨型耳硬化症均以手术治疗为主,早、中期效果良好,但晚期较差,有手术禁忌证或拒绝手术治疗者,可配戴助听器。迷路型耳硬化症除配助听器外,可试用氟化钠8.3mg、碳酸钠364mg,每日3次口服治疗,持续半年后减量,维持量2年,同时使用维生素D,有研究报道可使病变停止进行。

(一) 镫骨手术

包括镫骨撼动术及各种类型镫骨切除术。

1. 镫骨撼动术(stapediolysis) 早在1878年Kessel曾通过鼓膜后上象限松动镫骨,使听力明显改善,此后,Boucheron(1888年)、Miot(1890年)和Furaci(1899年)均有报道,其中获得成功者多数半年后再次下降,有部分病例因遗留鼓膜穿孔或发生中耳感染而失败。1900年以后的50年内被完全放弃。直至1952年Rosen再次提倡镫骨撼动术,并且设计了相关器械,采用了自带放大镜头灯照明等设备,使近期有效率上升至80%以上,约1/3病例可获得一年以上的持久疗效。适用于病程早期,病灶局限于足板前缘。

手术方法为:在局部麻醉或全身麻醉下,作耳道内骨部后上壁弧形皮肤切口,将耳道切口内段的皮片和鼓膜后部掀起,显露鼓室的后上部,适当刮除上鼓室盾板,即可显露砧镫关节及镫骨头部。

(1)间接撼动法:用针形器械抵住镫骨头上下前后摇动,使镫骨板随之松动,以达到恢复镫骨传音功能的目的。此法常因足弓折断而失败。

(2)直接撼动法:将微形器械直接刺到镫骨足板与前庭窗龛固定的病灶部位,直接松动镫骨足板。此法可避免足弓折断,成功率较高,但有时会引起面神经损伤及砧镫关节脱位或发生外淋巴液外溢。

2. 镫骨切除术(stapedectomy) 1892年,Blake首次完成了镫骨切除术,其后部分作者做了同样工作,但因效果不能持久,容易出现迷路炎头晕乃至重度感音神经性聋而被放弃。直至1956年Shea采用静脉瓣代替镫骨板封闭前庭窗、用聚乙烯管代替镫骨足弓,完成了镫骨切除及重建手术,使患耳的传音功能得到完全或接近完全的恢复,报道后获得广泛应用。我国自1961年起开展此项手术,近期疗效达98.8%,80%以上气骨导差小于10dB,随诊15年以上的术后病例,气-导骨导差在10dB以内和听力仍在应用水平者分别为78.5%和75%。

镫骨切除术式经几十年的发展,术式繁多,主要有以下三个方面的不同。

(1)镫骨底板处理方式不同:①底板全切除术;②底板碎裂后分块全部取出;③底板部分切除式;④底板钻孔式。由于手术器械使用不同,底板钻孔分手钻、电钻及激光打孔等不同方法。底板钻孔的小窗手术反应轻,安全性大,已被广泛使用。

(2)前庭窗封闭物选用不同:①静脉瓣法;②明胶海绵法;③骨膜软骨膜或筋膜法;④脂肪团法,因其取材方便,可塑性强,常被采用。

(3)镫骨足弓替代物不同:①聚乙烯小柱;②不锈钢丝系脂肪栓;③软骨或骨皮质小柱;④聚四氟乙烯或惰性轻金属(钛钢、钽丝等)活塞;⑤镫骨足弓再植入。

目前,镫骨手术中在底板开小窗,用活塞法重建足弓传音功能的方法,已得到广泛应用。小窗之直径可在1mm左右,活塞棒比窗孔略小即可,但注意长短合适,若进入前庭窗超过1mm,即有刺破球囊,引起头晕及感音神经性聋的可能,若过短,即有脱出的可能。一般应为0.35~0.4mm之间。

（二）内耳开窗术

耳科医师曾经试图在鼓岬、前半规管、后半规管及外侧半规管上开窗，都曾获得短期的听力改善。直至 1938 年 Lampert 首创经外耳道一期完成水平半规管壶腹部开窗术，用耳道皮肤封闭瘘孔，获得满意和持久的疗效，约有 80% 病例术后听力达到应用水平，其中大部分患者听力稳定。此后 20 多年中，外侧半规管开窗术（fenestration of lateral semicircular canal）成为治疗耳硬化症的常规术式。此术式需要切除乳突气房，摒弃中耳传音结构，手术创伤大，不能消灭骨气导差距。骨导听阈大于 30dB 者不宜选用。所以在 Roson 的镫骨撼动术及 Shea 的镫骨切除术报道后，渐被取代，目前，仅在镫骨及前庭窗区硬化病灶无法清除或镫骨手术失败之后，方有选择性地采用此法。

（陈 冬）

思考题

1. 简述耳硬化的临床表现。
2. 耳硬化的听力检查有哪些?
3. 耳硬化手术治疗包括哪些方式?
4. 简述镫骨性耳硬化的诊断及治疗原则。

第七章

感音神经性聋相关疾病

内耳听毛细胞、血管纹、螺旋神经节、听神经或听觉中枢器质性病变导致声音的感受、分析或神经冲动传递障碍，引起的听力减退或听力丧失称为感音神经性聋(sensorineural deafness)。常见的感音神经性聋有：药物中毒性聋、突发性聋、老年性聋、噪声性聋、遗传性聋、创伤性聋、感染性聋、自身免疫性内耳病等。某些必需元素(如碘、锌、铁、镁等)代谢障碍及某些全身系统性疾病，如高血压、动脉硬化、糖尿病、慢性肾炎、肾衰竭、系统性红斑狼疮、甲状腺功能减退、高脂血症、血液病、多发性硬化、多发性结节性动脉炎等均可引起感音神经性聋。该病诊断应该在系统收集患者病史、用药史、个人史、家族史的基础上，进行全面体检和听力学检查，必要时行影像学、血液学、免疫学、遗传学等方面的检查，为确诊感音神经性聋的病因与类型提供科学依据。目前尚无特效药物或手术疗法使中、晚期感音神经性聋患者完全恢复听力，因此早期发现、早期治疗，可使听力受损恢复或部分恢复。治疗无效者，如听力受损影响交流可使用人工听觉装备。

第一节　遗　传　性　聋

遗传性聋(hereditary hearing loss)是通过基因遗传获得，系继发于基因或染色体异常引起听觉器官发育缺陷而导致的听力障碍。在出生时已存在听力障碍者称遗传性先天性聋，但在婴儿期、儿童期、青少年期或成人时期才出现听力障碍者称为遗传性进行性聋。

一、分类

遗传性聋分为综合征型聋和非综合征型聋两大类。前者除了耳聋以外，同时存在眼、骨、肾、皮肤等器官形态与功能的病变，占遗传性感音神经性聋的 30%；后者是耳聋为发病个体唯一的遗传性疾病，其他器官无遗传性疾病，约占遗传性感音神经性聋 70%。

(一) 综合征型聋

综合征型聋(syndromic hearing impairment, SHI)：遗传性感音神经性聋伴发耳郭畸形或身体其他器官遗传性病变。常见有视觉系统、骨骼肌肉系统、肾脏、神经系统、心脏病症、皮肤疾病及代谢疾病等。如伴有骨骼畸形的下颌面骨发育不全综合征(Treacher-Collins syndrome)，颅面骨发育不全综合征(Crouzon disease)，以小颌、舌下垂、耳畸形及进行性感音神经性聋为主要特征的佩吉特病(Paget disease)等均属综合征型遗传性聋；伴有眼部异常的先天性聋视网膜色素变性综合征(Usher syndrome)，性腺功能减退(hypogonadism)、先天性短颈综合征(Klippel-Feil's 综合征)、耳聋合并碘代谢障碍(Pendred 综合征)、耳聋伴共济失调为主要特征的 Richards-Rundel 病则属获得性遗传性先天性聋。

(二) 非综合征型聋

非综合征型聋(nonsyndromic hearing impairment,NSHI):仅有遗传性聋,没有伴发其他器官和系统的异常。以常染色体隐性遗传性聋最常见,约占75%~80%;常染色体显性遗传性聋约占10%~20%;X连锁遗传约占1%;Y连锁遗传报道较少;线粒体遗传(母系遗传)约占1%。迟发性显性遗传性聋患者出生即携带致病突变基因,但幼年时听力可完全正常,随年龄增长,逐渐出现听力减退,并进行性加重。常见的非综合征型遗传性聋有大前庭导水管综合征(large vestibular aqueduct syndrom)、米歇尔畸形(Michel dysplasia)即内耳完全未发育、蒙底尼畸形(Mondini dysplasia)即耳蜗第二周和顶周发育不全、共同腔(耳蜗和前庭形成共同大腔)即囊状耳蜗等。

二、耳聋基因

目前已发现与耳聋相关的基因有400多个,我国常见的耳聋基因有 *GJB2*、*GJB3*、*PDS*(*SLC26A4*)基因和线粒体 DNA12SrRNA A1555G 等。在我国 *GJB2* 突变最为常见,表现为先天性感音神经性聋,突变检出率为21%,明确该基因突变致聋约15%;其次是 *SLC26A4* 基因突变,表现为先天性大前庭水管综合征,突变检出率约15%,明确该基因突变致聋约12%。广泛开展遗传性聋的产前诊断,可降低其发病率,耳聋基因筛查对遗传性先天性聋的防治具有重要意义。

三、诊断及鉴别诊断

系统收集患者病史、个人史、家族史的基础上,进行临床全面体检与听力学检查,必要时行影像学、血液学、免疫学、遗传学等方面的检查,以确诊先天性聋的病因与类型。

鉴别诊断:先天性非遗传性聋可能与妊娠早期母亲患风疹、腮腺炎、流感等病毒感染性疾病或大量应用耳毒性药物等使得胎儿耳聋。母子血液 Rh 因子相忌、分娩过程中因各种原因导致的胎儿缺氧窒息及婴儿核黄疸也可发生该病,表现为听力下降或耳聋,但耳聋基因筛查正常,耳蜗影像学检查正常。

四、治疗

先天性感音神经性聋目前尚无有效药物可用,有残余听力者应尽早配戴合适的助听器。双耳重度、极重度聋,助听器使用无效者,可行人工耳蜗植入,并尽早进行听力言语康复训练。

第二节　药物中毒性聋

药物中毒性聋(drug-induced hearing loss;ototoxicity)是由于使用一些抗生素、水杨酸盐、利尿类、抗肿瘤类等药物过程中或应用以后发生的感音神经性听力损失。

一、病因及发病机制

(一) 常见耳毒性药物

氨基糖苷类抗生素:链霉素、庆大霉素、卡那霉素、新霉素、妥布霉素等;多肽类抗生素:万古霉素、多黏菌素等;抗肿瘤类药物:氮芥、卡铂、顺铂等;利尿类药物:呋塞米、依他尼酸等;水杨酸盐类止痛剂:阿司匹林、布洛芬等;抗疟疾药物:氯喹、奎宁等;烟、酒、重金属及化学物质也可损害听觉系统。

（二）发病机制

尚未完全阐明,一般认为药物中毒致聋除取决于药物种类、剂量、用药时间及途径等外部因素外,还与个体对药物敏感性密切相关。已发现母系遗传对氨基糖苷类抗生素易感性与线粒体 12SrRNA 基因的 *A1555G/C1494T* 突变有关。线粒体 DNA 缺失突变、缺铁等体内因素也可增加机体对耳毒性药物的敏感性。

（三）病理

听毛细胞的静纤毛倒伏、缺失,线粒体肿胀、变性,严重时听毛细胞与支持细胞完全破坏,螺旋器崩解,耳蜗 - 前庭神经以及螺旋神经节退行性变,可伴有前庭壶腹嵴、位觉斑损害。鉴于氨基糖苷类抗生素有破坏前庭神经炎、壶腹嵴及位觉斑的耳毒性副作用,通过鼓室注射庆大霉素治疗梅尼埃病可获满意疗效。

二、临床表现

1. **症状** 耳鸣、听力下降及眩晕,可出现在用药过程中,也可发生于停药后数日、数周甚至数月。

2. **听力学检查** 耳镜检查鼓膜正常,标志清楚。多数为双耳感音神经性听力下降,伴发眩晕者可有前庭功能减退。

三、诊断

根据有耳毒性药物史、临床表现、听力及前庭功能检查结果可以确诊。

四、预防与治疗

尽量避免使用有耳毒性的药物,必须使用时应严格掌握适应证,尽量小剂量、短疗程,同时加强用药期间的听力监测。一旦出现耳鸣、眩晕、听力受损症状立即停药并积极治疗。也可在使用此类药物前行基因检测,预知患者用药出现耳毒性聋的风险性,指导药物的选择。

第三节 噪声性聋

噪声性聋(noise deafness)是指长期暴露在噪声环境下,听觉器官受损引起的感音神经性听力下降,早期表现为纯音听力曲线在 4 000Hz 出现切迹样下降称为噪声性聋。由一次或多次高强度噪声瞬间导致的感音神经性聋称爆震性聋,属急性声损伤,多为全频听力受损,但高频听力下降更严重。噪声性听力损失应该给予高度关注。

一、流行病学

随着工业化发展,环境噪声明显增大,噪声污染已成为世界七大公害之首。噪声强度越强、频率越高对听力影响越大,连续暴露在噪声环境中比间断暴露危害更大。全球范围内,噪声性聋占成人耳聋的 16%。由于工作环境噪声防护不当引发的噪声性聋日益增多,成为不被世人关注的职业病。青少年喜欢参加的强噪声环境下的各种娱乐活动对听力和健康均有影响。

二、发病机制

1. **代谢学说**　噪声可使耳蜗螺旋器受到机械性损伤,引起耳蜗组织代谢发生改变,耳蜗支持细胞和毛细胞酶系统严重紊乱,螺旋器上的毛细胞部分缺失、变性、坏死、纤毛脱落、排列散乱倒伏,并引起耳蜗神经纤维退行性变、神经节细胞变性和缺失。

2. **血管学说**　噪声导致内耳血管痉挛,微循环发生改变,引起内耳代谢紊乱,耳蜗血管纹迷路屏障通透性改变,引起耳蜗内、外毛细胞缺血、坏死。

3. **机械学说**　高强度噪声可引起迷路内液体流动加速,螺旋器剪式运动幅度加大,可造成不同程度的盖膜 - 毛细胞机械性损伤,前庭窗膜破裂,毛细血管出血,螺旋器从基底膜上剥离等。

4. **耳蜗内环境改变**　噪声影响内耳电解质,可以诱发内毛细胞与耳蜗螺旋神经之间的突触发生病变即耳蜗突触病。

5. **高频区易受损**　耳蜗接受高频声音的细胞纤维较少,多集中在基底部,而接受低频声的细胞纤维较多且分布广泛,因此初期耳蜗底部易受噪声影响,表现为高频听力下降。研究发现耳蜗螺旋板在 4 000Hz 处为狭窄区,血液循环较差且易受淋巴液震荡波冲击而受损,故高频区,尤 4 000Hz 听力下降最早、最明显。

三、临床表现

1. **耳鸣**　常出现在听力损伤之前或伴有隐性听力损失,为持续性高调,多为双耳。

2. **听力减退**　双耳渐进性感音神经性聋,早期表现为听觉疲劳,脱离噪声环境后可恢复。高频听力受到影响,低频不受影响,患者自感听力基本正常,不影响交流。中、晚期听力损失加重,影响交流,难以恢复。

3. **全身影响**　长期接触噪声可引起焦虑、烦躁、心慌、失眠等症状,也可诱发高血压、心脏病、内分泌紊乱、消化不良等疾病。

四、检查

1. **一般检查**　外耳道、鼓膜基本正常。

2. **纯音听阈检测**　表现为感音神经性聋,早期典型的纯音听力曲线为 4 000Hz 处呈 V 形下降;中期听力下降加重,以高频区听力下降为主,呈 U 形;晚期为全频听力下降,但高频区明显低于低频区,曲线呈下降型,最后可发展为全聋。

3. **耳声发射**　有助于发现早期噪声性聋,对职业性噪声性聋的早期监测有重要意义。

4. **听性脑干诱发电位**　通常 V 波反应阈值大于 30dB。

5. **言语测听**　早期对患者言语交流影响较小,随着噪声暴露时间延长,听力在言语频率处受累,出现交流困难,尤在嘈杂环境中明显。

五、诊断

有噪声接触史,出现耳鸣、听力下降,纯音听阈曲线有特定图形者可以确诊。由于噪声的敏感度个体差异较大,涉及职业病诊断要慎重。

六、治疗

1. 尽快脱离噪声环境,不要长期戴耳机听音乐、不可长时间打电话。无法脱离噪声环境者必须配戴护听器。

2. 早期耳鸣、听力下降,尤其是急性声损伤(爆震性聋)要尽早治疗,可使用血管扩张、营养神经药、糖皮质激素及抗氧化剂药物等。也可鼓室注射糖皮质激,针灸和高压氧可以辅助治疗。

3. 中、晚期经药物治疗无效,影响语言交流者可以配戴助听器,双耳重度、极重度听力下降配戴助听器无效者,可行人工耳蜗植入术。

4. 耳鸣严重者,药物治疗的同时,可使用耳鸣治疗仪治疗,也可配戴有治疗耳鸣功能的助听器。伴有失眠、抑郁、焦虑者,可对症治疗。

第四节　突发性聋

突发性聋(sudden deafness)简称突聋,又称特发性聋。指突然发生的、原因不明的感音神经性听力损失,多在数分钟或三日内听力急剧下降,至少在相邻的两个频率听力下降≥ 20dB(HL)的感音神经性聋。该病的发病率国外为每年 5~20/10 万,近 40 年,随着生活和工作节奏加快,高脂、高蛋白饮食增多,我国突聋患病率有明显上升。该病任何年龄均可发病,好发年龄在 40~50 岁左右,可伴有耳鸣、耳闷、眩晕等症状。

一、病因及发病机制

确切病因尚不清楚,仅 10%~15% 的突聋患者有明确病因。

1. **血管因素**　内耳的供血主要为迷路动脉。迷路动脉为终末动脉,是内耳的唯一供血动脉,该血管痉挛、血流减少或微血栓堵塞、出血等引起内耳微循环功能障碍,出现迷路水肿、内外毛细胞、血管纹和螺旋神经受损等。

2. **病毒感染**　突聋患者中部分人在发病前有感冒病史,有关病毒的血清学检查报告也支持这一学说。与本病可能有关的病毒,如腮腺炎病毒、巨细胞病毒、疱疹病毒、水痘、带状疱疹病毒、流感病毒、副流感病毒等。病毒引起急性病毒性前庭迷路炎、神经炎、耳蜗炎,导致突聋。儿童突聋多与病毒感染相关。

3. **血液流变学**　研究发现突聋伴有高脂血症患者明显多于正常对照组,且明显多于伴发高血压、冠心病和糖尿病患者。因此高脂血症是突聋的高危因素。突聋患者的血液流变学检查发现血浆纤维蛋白原水平、红细胞聚集和血浆黏稠度较对照组显著升高,提示血浆纤维蛋白原水平在突聋发病中起重要作用

4. **易感基因**　有学者发现某些基因改变与突聋发病相关,相关基因的改变使得一些人成为突聋的易感人群。

二、病理

研究表明各种病因导致内耳毛细胞功能障碍及内耳生理结构损伤是本病发生的重要机制。通过对突聋患者的颞骨标本组织病理学研究发现：突聋患者 Corti 氏器的毛细胞和支持细胞缺失，部分盖膜、血管纹、螺旋缘和耳蜗神经元细胞萎缩或缺失。未发现有窗膜破裂。听力恢复正常的突聋内耳未发现有病理学改变。

三、临床表现

突然发生的非波动性感音神经性听力损失，听力可在 3d 内下降到最低点；多伴有持续性低调耳鸣、耳闷。单耳发病居多，少数可双侧同时或先后受累。听力下降前、后可出现眩晕或头晕、恶心、呕吐，部分伴有耳石症。眩晕 1~2 周基本恢复且不反复发作。可有听觉过敏或重听，耳周皮肤感觉异常等症状。常伴发焦虑、抑郁和睡眠障碍。

四、检查

1. **耳镜检查**　鼓膜完整，标志清楚，乳突区无压痛。
2. **听力学检查**　纯音测听：感音神经性听力下降表现为轻度、中度、重度或全聋，可分为：低频下降型（含 1 000Hz 以下频率听力下降）、高频下降型（含 2 000Hz 以上频率听力下降）、平坦下降型 [所有频率听力均下降，250~8 000Hz 平均听阈 ≤ 80dB（HL）]、全聋型 [所有频率听力均下降，250~8 000Hz 平均听阈 ≥ 81dB（HL）]。听觉脑干诱发电位 >30dB（HL）；耳声发射：多个频率无法引出波形。
3. **实验室检查**　必须检查血常规、凝血功能、血生化和肝肾功能等。
4. **前庭功能检查**　伴有眩晕者需要排除良性位置性眩晕，可行前庭和平衡功能检查。

五、诊断

根据病史、症状和听力学检查可以确诊。纯音听阈、声导抗、听觉脑干诱发电位、耳声发射是本病必要的常规检查。颞骨 CT、头颅和内听道 MRI 主要是排除中耳、内耳及颅脑有无肿瘤、先天性畸形等病变，尤其是听神经瘤。

六、鉴别诊断

突聋需要排查听神经瘤、脑卒中、颅内占位性病变等。通过听力学检查和病史排除梅尼埃病、功能性聋，大前庭水管综合征等。

七、治疗

突聋是耳科急症，确诊后应尽快治疗。根据可能引起突聋的不同病因选择不同的药物组合。对合并有高血压、高脂血症或糖尿病等患者，应在控制原发病的基础上治疗，可使用舒张血管、降低血液黏度、营养神经药物，也可以使用抗炎消肿的药物，常用治疗方法：
1. **低钠饮食**　有利于减轻膜迷路积水。
2. **糖皮质激素**　激素是临床治疗突聋的常用药，具有抗炎、抗病毒、免疫抑制的作用，可缓解血管内皮水肿,增加内耳血液供应。使用前需要评估和知情同意签字。患者应无激素使用禁忌证,给药方式可采用口服、静脉注射或鼓室注药,口服激素宜在早晨顿服;如果不能使用激素,可使用其他抗炎消肿类药物,如七叶皂苷钠。

3. **血管舒张药物**　主要包括钙离子通道拮抗剂、银杏叶制剂、组胺衍生物、活血化瘀中药等。

4. **溶栓、抗凝药物**　常用的药物有巴曲酶、尿激酶、蝮蛇抗栓酶等。对有出血性疾病,严重肝、肾功能不全或高血压病患者禁用。

5. **营养神经药物**　甲钴胺、胞磷胆碱钠、维生素 B_1、谷维素、神经节苷脂、鼠神经因子及辅酶 Q10 等。

6. 调理情绪、促进睡眠药。

7. **听力辅助技术**　经治疗 3 个月患耳听力无明显改善、影响日常交流可考虑配戴助听器,双耳听力重度、极重度耳聋患者可选择人工耳蜗植入术。

第五节　内耳的自身免疫性疾病

内耳自身免疫性病是耳蜗和第Ⅷ对脑神经发生自身免疫性损害并引起的感音神经性聋。好发中、青年女性。其临床特点是进行性或波动性听力下降,对糖皮质激素等免疫抑制药治疗敏感。

一、临床表现

听力损失表现为单侧或双侧渐进性或波动性感音神经性听力损失,病程为数周、数月或数年。可伴有耳鸣、眩晕和耳闷。多伴有全身其他自身免疫性疾病,如结节性多动脉炎、Cogan 综合征、系统性红斑狼疮、类风湿关节炎和复发性多软骨炎等。

二、检查

1. **实验室检查**　一般项目如血沉、免疫球蛋白、补体、C 反应蛋白、类风湿因子等,对诊断有参考价值。组织非特异性抗体,如抗核抗体、抗内膜抗体、抗线粒体抗体、抗内质网抗体等,对诊断有一定的参考价值。

2. **听力学检查**　提示感音性、神经性或感音神经性听力损失,听力损失可从轻度到重度甚至极重度。

三、诊断

内耳自身免疫性病目前还缺乏敏感的、有特异性的、可靠的确诊方法:因此需排除药物中毒性、噪声性、外伤性、遗传性以及桥小脑角病变、多发性硬化等。临床诊断只能根据试验性治疗效果确诊,需要免疫抑制剂的规范治疗。

四、治疗

1. **药物治疗**　免疫抑制剂是本病的基本治疗药物,包括糖皮质激素和细胞毒性药。首选泼尼松,若听力提高,可在 1 个月后逐渐减量,如在减量过程中病情出现反复,可重复大剂量治疗。病情多次反复时,可联合用氨甲蝶呤加叶酸口服,或联合环磷酰胺。长期用药时,应密切观察药物可能出现的副作用,如血尿常规、肝肾功能等,以确保用药安全。由于免疫抑制剂应用时有明显的全身毒副作用,因此,可通过鼓室注射糖皮质激素,以减少其全身副作用。

2. 血浆置换疗法治疗。

3. **人工助听** 中、重度聋影响交流可以配助听器,极重度聋可考虑人工耳蜗植入术。

第六节 老 年 性 聋

老年性聋(presbycusis)是指随着年龄增长出现的耳蜗毛细胞和听觉神经系统退行性变,导致双耳渐进性感音神经性聋。特指 65 岁以上,排除了其他致聋原因导致的感音神经性聋。

一、流行病学

目前我国已快速步入老龄化社会,老年人口明显增多,老年性聋的发病率逐年递增。老年性聋是继关节炎、高血压之后的第三大老年病。60 岁以上的听力残疾老人中,老年性聋占 66.87%。男性患病率显著高于女性,城镇现患率高于农村。2018 年 WHO 数据显示 65 岁以上老年人中约 1/3 患有中、重度听力损失。因此老年性聋的预防、筛查、诊断十分必要。

二、病因

1. **全身机体衰老** 老年人多有全身机体功能减退,伴发周围及中枢听觉系统生理结构的改变,听力下降是组织、细胞衰老的结果。

2. **心脑血管疾病** 多数老年人出现动脉硬化、血液黏度增高、血脂代谢异常、红细胞携氧能力降低等,这些改变可引起耳蜗微循环障碍,导致老年性聋。

3. **中枢神经的病变** 老年人大脑听中枢多发生退行性改变,如脑白质变性、脑梗死、脑出血等,可引起听觉中枢神经系统功能下降。

4. **环境噪声** 老年人在长期工作、生活中或多或少受到噪声的影响,可加重老年性聋。

5. **感染** 慢性炎症被认为是衰老过程的关键因素,老年人机体炎症水平与老年性聋严重程度存在显著相关性。全身的慢性炎性疾病可引起或加重老年性聋。

6. **机体激素水平** 性激素和其他天然激素参与听觉状态的维持,女性老年性聋可能与女性绝经后雌激素水平下降有关。

7. **遗传因素** 老年性聋的发病年龄、进展速度与遗传因素有明显相关性。已发现核基因组改变、线粒体 DNA 基因的突变、缺失和编码区的多态性、非编码 miRNA、氧化应激基因多态性等与老年性聋的发展密切相关。

8. **药物因素** 不少老年人患有各种慢性疾病,需要长期服用各类药物,这些药物可能有一定耳毒性。同时药物与药物之间的相互作用也可对老年人听力造成损害。

三、病理

研究发现氧化应激反应、线粒体突变、细胞凋亡、炎症等多种途径都参与了老年性聋的发生发展，且各种途径存在交叉影响。听觉神经系统老化可引起耳蜗基底膜增厚、钙化和变性，内、外毛细胞萎缩，支持细胞减少等病理改变。内耳血管出现退化、萎缩，迷路动脉硬化、管腔狭窄，耳蜗血管纹萎缩。耳蜗毛细胞及螺旋神经节细胞发生凋亡，神经纤维可出现变性、坏死。听中枢通路与核团出现细胞萎缩、减少、核团体积缩小等，听觉中枢系统神经递质的功能失调与老年性聋相关。

四、临床表现

1. **听力下降**　出现由高频向低频缓慢进行的双侧对称性感音神经性聋。通常双耳同时受累，以高频下降为主，严重时出现全频听力下降，但高频听力下降重于低频。

2. **耳鸣**　多伴高调耳鸣，早期为间断性，白天听不到，夜深人静时明显；中、晚期耳鸣加重，呈持续性，耳鸣声如蝉鸣、哨声、汽笛声或数种声音的混合声，影响睡眠和情绪。

3. **言语交流能力下降**　言语接受阈提高，与纯音测听结果不成比例。在噪声环境下言语交流更加困难。出现声音大嫌吵，声音小又听不清的状况。

4. **心理障碍**　听力下降导致与人交流困难，社交能力下降，可出现抑郁、焦虑、孤独、多疑、反应迟钝、记忆减退等心理问题。

5. **认知功能退化**　研究发现听觉信息摄入减少影响患者的认知功能，老年性聋晚期听力严重下降，导致或加重老年阿尔茨海默病。

6. **避险能力下降**　听力下降对身后的交通工具声音无法定位，对报警和危险的声音听不到，容易出现危险或无法快速逃离危险区。

五、检查

1. **耳镜检查**　老年人的外耳道皮肤粗糙、脱屑、耳道毛发较长、软骨弹性降低，外耳道变窄，不易窥及鼓膜。通常鼓膜正常或呈混浊、内陷等改变。

2. **听力学检查**

（1）纯音测听：表现为感音神经性听力损失，早期纯音听力曲线多为高频下降型，中期听力曲线呈缓降型，晚期为平坦型。以往有中耳炎病史者可出现混合性聋，表现为低频区混合性聋，高频区仍以感音神经性聋为主。

（2）耳声发射：较纯音测听更早地反映出老年性聋的耳蜗相关病变，有助于鉴别感音性与神经性老年性聋。

（3）听性脑干反应（ABR）：ABR 的波幅和潜伏期异常，提示老年人蜗神经及听觉中枢均有老化。复合声听觉脑干反应（CABR）为评估语音中枢加工处理的有效客观手段，可有效评估听觉 - 认知系统。

（4）言语测听：老年性聋言语识别率明显减退，与纯音听阈改变不相平行，在噪声环境下尤为明显。可选用言语流畅性测验和 BNT（Boston）测验。

（5）认知功能评估：可使用简明精神状态量表（MMSE）和蒙特利尔认知评估量表（MoCA）进行评估。

（6）影像学检查：用于排除中枢性疾病及桥小脑角占位性病变。

六、诊断

依据年龄、病史及听力学检查结果可以确诊,必要时行头颅 MRI 排除颅内病变。

七、治疗

老年性聋的治疗没有太大进步,常用的舒张血管、营养神经、调整情绪的药物治疗主要有助于减轻耳鸣,延缓老年性聋的进一步发展。老年性聋影响交流者建议配戴助听器,双耳重度、极重老年性聋配戴助听器效果不理想,可行人工耳蜗植入术。

第七节 听 神 经 病

听神经病(auditory neuropathy,AN)表现为无名原因的双耳低频听力下降,耳声发射正常而听性脑干诱发电位却引不出正常的波形,这种主观听阈和客观听力检测结果相互矛盾,言语辨别能力差,影像学未见明显病变的神经性聋称为听神经病。其病因、发病机制和病损部位至今尚不完全明了,多见于儿童和青少年。

一、病因及病理

(一) 病因

1. 新生儿高胆红素血症、早产、缺氧、窒息,因为胆红素有亲神经毒性,可选择性破坏下丘、蜗核、听神经耳蜗支、螺旋神经节乃至内耳等。

2. **遗传因素** 与伴有听神经病的 Charcot-Marie Tooth 综合征、Friedreich 共济失调、Leber 遗传性视神经病等,以及与 *OTOF*、*PNK* 等基因突变有关。

3. 听神经的脱髓鞘疾病、内耳的免疫性疾病、线粒体病等导致听神经受损。

(二) 病变部位

尚不完全清楚。可能位于内毛细胞、内毛细胞与传入神经元树突末梢形成的突触、听神经的耳蜗支、蜗核及其所在的脑干听觉通路。

二、临床表现

不明原因的双耳或单耳出现进行性或波动性听力下降,言语辨别能力很差,与听力下降的程度不成比例,可伴有耳鸣。

三、检查

1. **一般检查** 鼓膜完整,标志清楚。

2. **听力学检查** 纯音听阈曲线多以气导和骨导一致性下降的上升型图形,且可出现波动。言语识别率低，与纯音听力下降程度不成比例。听性脑干诱发电位在最大声强刺激下 ABR 各波引不出，且重复性很差。耳声发射均能引出，且在对侧白噪声刺激条件下，幅值也不会下降。

四、诊断

通过询问病史及检查排除药物中毒、头部外伤、脑膜炎、听神经瘤、多发性硬化和听神经先天未发育或发育不全等，少数病例伴有其他外周神经病或有耳聋家族史。通过临床表现和听力学检查，头颅 CT 和 MRI 检查排除颅内病变即可确诊。

五、治疗

本病婴幼儿应定期随访观察，一些患儿听功能可在一段时期后自行"恢复"正常，即所谓"短暂性"听神经病。多数成年患者反映助听器无效。但婴幼儿患者，如果存在残余听力或言语识别能力有提高，可选配适当的助听器，以提高对声音的感知力。人工耳蜗植入可使部分患儿从中获益，但手术需要慎重。

（张晓彤）

思考题

1. 简述突发性聋的临床表现和听力分型。
2. 常见耳毒性药物有哪些？请列出 8 种药物。
3. 试述噪声性聋的临床特点。如何预防和治疗？
4. 如何利用耳毒性药物的副作用来治疗疾病？
5. 简述遗传性先天性聋与非遗传性先天性聋的区别。

第八章
耳聋及其防治

耳聋（deafness）指听觉传导通路发生病变引起的不同程度的听力下降，包括传音系统、感音系统、听神经及各级中枢出现病变，听功能出现障碍。我国现有听力言语残疾者 2 780 万，占残疾人总数的1/3。耳聋不仅影响患者言语交流，增加老年痴呆的风险，危害人类健康，更带来巨大的社会经济负担。耳聋的防治及听力康复是重大的公共卫生问题，不仅是我学科的重要内容，也涉及遗传学、语言学、教育学、心理学、职业病防治等诸多学科，成为医药卫生和全社会共同关注的重要问题。

第一节 耳聋概述

一、耳聋分级

人类可听到的声音频率范围在 20~20kHz，言语频率通常在 500~3kHz。我国法定以 500~2kHz 的平均听阈为准进行分级：
（1）轻度聋：26~40dB；
（2）中度聋：41~55dB；
（3）中重度聋：56~70dB；
（4）重度聋：71~90dB；
（5）极重度聋：平均听阈在 91dB 以上。

二、耳聋分类

按耳聋出现的时间分为先天性聋（congenital deafness）和后天性聋（acquired deafness）。按病变性质分为器质性聋（organic deafness）、功能性聋（functional deafness）、伪聋（simulated deafness）。器质性聋按病变发生的部位分为传导性聋（conductive deafness）、感音神经性聋（sensorineural deafness）和混合性聋（mixed deafness）。

1. **传导性聋** 经空气径路传导的声波，受到外耳、中耳病变的阻碍，到达内耳的声能减弱，致使不同程度听力减退者。常见的病因包括：外耳道闭锁、耵聍栓塞、外耳道炎症、中耳畸形、外伤性鼓膜穿孔、听骨链中断、中耳炎症、耳硬化症。具体的诊断和治疗方法可参加相关疾病章节。

2. **感音神经性聋** 耳蜗、听神经或听觉中枢病变，致声音的感受与神经冲动传递障碍以及皮层功能缺如者。常见的病因包括：药物性聋、突发性聋、遗传性聋、老年性聋、噪声性聋、自身免疫性内耳病、颅内肿瘤、脑干脱髓鞘病变。感音神经性聋的治疗原则为早期发现早期诊治，适时应用人工听觉。

3. **混合性聋** 当耳的传音系统和感音神经系统两部分均有病变,影响声波传导与感受所造成的听力障碍。该耳聋兼有传导性聋和感音神经性聋的特点。治疗时应分别处理外耳、中耳和内耳病变。

4. **功能性聋** 又称为心理性聋、癔症性聋。双耳起病,可突发也可缓慢起病。突发者此前多有精神心理创伤或挫折史,说话的音调与强弱与发病前相同,但多有缄默,四肢震颤麻木、过度凝视等癔症症状。反复测听结果变异较大。声导抗、耳声发射、听性脑干反应等客观测听多无异常发现。

5. **伪聋** 伪聋不是一种疾病,是为了达到某种目的,在听功能完全正常的情况下伪装耳聋。或虽有轻微的听力障碍,但有意夸大其听力受损的程度,又称为夸大性聋。声导抗、耳声发射、听性脑干反应等客观测听多无异常发现,但需要与功能性聋相鉴别。

第二节 听力筛查

一、定义

听力筛查(hearing screening,HS)是指通过进行简单快捷的听力学检测,查出存在或可能存在听力损失的个体、亚群体或群体,并根据筛查的目的和结果做进一步的检查和诊断,提出下一步处理的建议。

新生儿听力筛查(neonatal hearing screening,NHS)指对新生儿在出生后的 2~5d 内进行的听力学检测,根据检查结果,将受试儿分为通过和未通过两个群体,未通过者为可疑听力障碍群体,在 42d 内接受复筛。如复筛仍未通过,则需转至专科,在 3 个月内完成诊断性听力学检测,并确诊,最终确定是否真正有听力障碍及其性质、严重程度,并在 6 个月内提出建议和实施干预。

二、目的

听力筛查的目的是使听力损失早发现,早诊断和早期干预。而对于有听力障碍的婴幼儿,在出生 6 个月内进行干预的效果明显优于 6 个月后进行干预者。因此,进行普遍性新生儿筛查就显得十分重要和必要。

三、流程

新生儿听力筛查是一项社会化的医学系统工程。包括听力学检测筛查、确诊、干预、跟踪和质量评估。

四、听力学检测筛查技术

新生儿听力筛查是应用耳声发射和 / 或听性脑干诱发电位测试技术,在新生儿出生后自然睡眠或安静状态下进行。

(一) 耳声发射

一般采用畸变产物耳声发射(DPOAE)和瞬态诱发耳声发射(TEOAE)。作为筛查,取其中一种即可。

1. **方法** 测试时,需使受试儿处于安静状态,清洁外耳道,将仪器探头以合适的角度插入外耳道,启动测试程序,仪器即开始对接收到的信号进行处理,一般双耳 10min 完成测试。

2. 结果判读　如 5 个测试频段的 DPOAE 反应强度均高于本底噪声 3dB 以上,即为通过。或是 60dB SPL 短声或 1kHz 短纯音可引出反应,则通过。

3. 注意事项

(1) 在出生 2~5d 进行,待胎脂、羊水排出。

(2) 环境需安静。

(3) 探头需对准鼓膜。

4. 临床意义　新生儿 DPOAE 测出率达 90% 以上,TEOAE 测出率达 100%。主要反映感音性聋,但外耳、中耳、听神经病变可能会影响结果。未通过不能确诊为听力障碍;而已通过也不能排除蜗后性聋。

(二) 听性脑干反应和自动听性脑干反应

在环境噪声控制下的测听室内进行,睡眠中进行,结果描记详见"第三篇第三章第三节"。

五、确诊

对于复筛未通过者,转至有相应资质耳鼻咽喉科进行声导抗、听性脑干诱发电位、行为测听等听力学检查,必要时进行医学影像学评估,最终确诊,并明确听力障碍的性质和严重程度。

六、干预

(一) 对因治疗

如有分泌性中耳炎,需行鼓膜置管;如有外、中耳畸形,应选择手术治疗。

(二) 听力康复治疗

助听器:满 6 月龄即可验配并定期调试。

人工耳蜗植入术:当助听器效果不佳,如有适应证,可考虑人工耳蜗植入术。

第三节　人工听觉技术

广义来讲,凡能有效帮助听力损失者补偿聋耳的听力损失,帮助听障患者改善听力的有效工具均可称为助听器(hearing aids),具体可分为气导助听器、骨导助听器和植入式助听器。气导助听器即平时所说的传统助听器;骨导助听器包括接触式骨导助听器和骨锚式助听器,两种原理相同,应用后者更为广泛,在此章进行介绍;最典型的植入式助听器是人工中耳,而人工耳蜗也可算是植入式助听器。在此章中,根据以往分类习惯,我们将气导助听器简称助听器,而骨导助听器和植入式助听器称为特殊类型助听器。

一、助听器

(一) 历史

现代概念的助听器是一种将声能放大的设备,其历史已超过一个世纪。经历了电放大、真空管、晶状体管时代。随着数字处理技术的飞速发展,目前国内外市场的助听器大多是数字式、支持高级编程的助听器。

（二）类型

介绍以下几种市场上最常见的数字式助听器。体积都较小,满足了听障患者对外观的需求。

1. 耳背式助听器 机身在耳郭背后,与安放在耳甲腔的传声管相连。优点在于不需专门定制,便于大量生产和销售。缺点是需要专门配置一个与外耳道及耳甲腔形状一致的耳膜,改变了外耳道固有的共振频率峰值,从而产生堵耳效应,引起不适。

2. 耳内式助听器 按人耳的外耳道及耳甲腔的形状可制成空心耳膜,放大器和有关部件放在空心外壳中。较耳背式助听器隐蔽,有明显的提高高频听力作用,可增加言语清晰度。

3. 耳道式助听器 目前最小的助听器。仅按外耳道口的形状大小来制作的。优点在于隐蔽,植入位置接近鼓膜,充分利用外耳的共振特性,声学效果更完美,且没有堵耳效应。但它也存在一些缺点,包括调节不方便,电池需经常更换,需专门定制,不能批量生产。

（三）工作原理

现代助听器是一个放大器,将声能转换为电信号,放大后再转换为声能,放大的声能以空气声波的形式振动鼓膜,经听骨链传导至内耳产生听觉。功能是增加声能强度并尽可能不失真地传入耳内。

现代助听器由 5 个部分组成:话筒、放大器、接收器、电源和音量开关。话筒是转换器,将机械声能转换为模拟弱电流。接收器将放大的电信号转换为声能。

（四）适用人群

凡期望改善言语交流能力的任何性质的耳聋患者都可成为助听器的选配对象。随着耳科学的飞速发展,几乎所有传导性聋患者均可通过手术得到提高,因此,使用助听器的主要是感音神经性聋患者及一部分传导性聋患者。而中度听力损失者使用助听器后获益最大。

（五）适用听力损失范围

根据世界卫生组织 2001 年 7 月在日内瓦发布的《WHO 发展中国家助听器及其服务指南》,目前推荐的使用范围包括:

1. 儿童 相对健耳 500Hz、1 000Hz、2 000Hz、4 000Hz 4 个频段平均听阈 31~80dB。

2. 成人 相对健耳 500Hz、1 000Hz、2 000Hz、4 000Hz 4 个频段平均听阈 41~80dB。

（六）选配前的评估

完善耳科专科查体,明确耳郭、外耳道、鼓膜情况。行听力学检查明确听力损失类型、程度和损失频段。

（七）选配原则

双侧听力损失程度与听阈曲线形态基本相似者,尽可能双耳配戴助听器。双耳听力损失不等时,如双耳听力损失差距较大,则配戴于听力好的一侧。一耳听力正常患者者,也应配戴助听器,可保护健耳的听力。

二、骨锚式助听器

骨锚式助听器(bone-anchored hearing aid,BAHA)基于直接骨导的原理,将声波转化为机械振动形式,经颅骨传至内耳产生听觉。它通过与骨的直接接触方式获得更有效的声能传递。

（一）工作原理

BAHA 是部分植入式助听装置,由肽质螺钉、桥基和声音处理器三部分组成。肽质螺钉为铆在乳突部颅骨上的全植入部;桥基如螺栓,穿过皮肤与固定在骨内的螺钉相接;体外部分声音处理器是微音器言语信号处理电路以螺旋轴方式与桥接相连,将声振动直接传至颅骨,传至耳蜗,引起内耳淋巴液振动。

（二）适应证

不宜配戴气导助听器的传导性聋、混合性聋以及中度以下骨导损失的感音神经性聋。一般认为听力学检查纯音听阈骨导听阈平均值≤45dB,最大言语识别率≥80% 是其适应证。

1. 外耳道狭窄、闭锁,中耳炎症,流脓长期不能控制的耳聋患者。

2. 不能耐受气导助听器堵耳不适的感音神经性聋患者。

（三）植入方式和使用

手术植入。随诊 1~2 个月,待切口愈合后,可将声音处理器旋接在桥基上开机。

（四）效果

BAHA 基于直接骨导原理设计,具有声音近零衰减和保真度高优势,术后听敏度、言语分辨率明显改善。

（五）并发症

1. **感染**　由于桥基跨皮肤露在体外,容易导致周围皮肤感染。

2. **螺钉松动**　声音处理器的重力作用和振动导致。

（六）展望

BAHA 的桥基需要穿出皮肤,使感染概率增大,目前全植入式 BAHA 正在逐渐应用于临床。

三、人工中耳

人工中耳(middle ear implant)是经手术植入,将振动直接传递,驱动中耳或内耳上的植入元件传入内耳引起听觉。根据植入形式,可分为部分植入式和全植入式。在此,以振动声桥(Sound bridge)为例进行介绍。

（一）工作原理

人工中耳由麦克风、放大器、语言处理器、信号传输线路以及输出传感器组成。麦克风接受声信号,并将其转换为电信号,经放大器及语言处理器处理,通过传输线路,进入中耳振动系统耦合的输出传感器,将电信号转换为自身振动,带动中耳系统振动,传入内耳。这种电信号转为振动机械信号,因不需要再次还原为声能,故显著提高声信号的保真度。

（二）适应证

1. 中度到重度感音神经性聋。

2. 患者对助听器不满意或无法配戴助听器(堵耳效应、啸叫、过敏、声音传导的失真)。

3. 慢性中耳炎。

4. 先天性外中耳畸形。

（三）植入方式

振动声桥是半植入式人工中耳,由体外声音处理器和植入体内的振动听骨链重建假体组成。

通过手术的方式,将振动听骨链重建假体植入体内,其中振动器植入并固定于砧骨。体外声音处理器吸附于耳后皮肤上,声音转化为电信号,经发射线圈透过皮肤使体内的振动听骨链重建假体接收信号,转化为振动,再带动听骨链振动,最终传入内耳。

四、耳蜗植入

人工耳蜗(cochlear implant)是一种特殊的声 - 电转换电子装置,把声音信号转变为电信号直接刺激听神经纤维,从而产生听觉。为重度、极重度或全聋的成人或小儿重建或获得听力的装置。

（一）工作原理

其组成部分包括拾音器、言语信号处理器、传递 - 接收 / 刺激器和电极。拾音器感受环境声波,将声波转换为电信号后输送给语言信号处理器。语言信号处理器进行处理后,变成可刺激耳蜗残存听神经、引起听觉的特殊电信号。传递 - 接收 / 刺激器将信号传输至耳内电极。电信号刺激耳蜗残存听神经(图 3-8-1)。

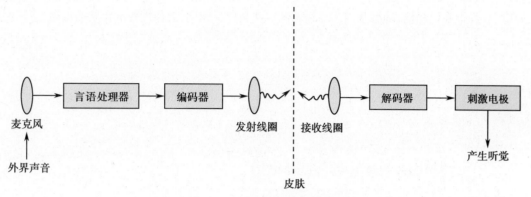

图 3-8-1 人工耳蜗工作原理示意图

(二) 适应证

1. 双耳重度或极重度感音神经性聋。

2. **年龄** 1 岁及以上,语前聋最好小于 6 岁,语后聋不限。

3. 监护人和 / 或本人对人工耳蜗植入有正确的认识和适当的期望值。

4. 具有听觉言语康复教育的条件。

(三) 禁忌证

内耳严重畸形,如 Michel 畸形;听神经缺如或中断;中耳乳突急性化脓性炎症;癫痫不能控制;严重精神、智力、行为及心理障碍,无法配合听觉言语训练。

(四) 植入方式

采用耳后切口,经乳突面隐窝入路,耳蜗开窗或蜗窗进路。术中需进行电极阻抗测试和电诱发神经反应测试,以了解电极的完整性和听神经对电刺激的反应。

(五) 并发症

鼓膜穿孔、感染、味觉异常、眩晕、面肌抽搐、面神经麻痹、脑脊液耳漏、脑膜炎、颅内血肿、植入体移位、皮瓣坏死等。

(六) 开机和调试

术后 1~4 周开机,开机后定期调试,直至听力稳定,最终 1 年调机 1 次。

(七) 听觉言语康复

术后的听觉康复训练非常重要。通过科学有效的听觉言语康复训练培养和完善倾听能力,促进言语理解、表达和运用。帮助患者听觉言语康复,并有效消除或减轻患者因听觉言语缺陷而导致的心理障碍。

第四节 耳聋的遗传学与分子生物学

由于遗传物质改变导致的耳聋称为遗传性聋。在聋病患者中 50% 与遗传因素有关。随着基因诊断时代的到来,可以为部分耳聋患者揭示其发病原因,清楚描记致病基因携带情况,用于临床咨询和产前诊断。目前临床上广泛开展的耳聋基因诊断项目包括:*GJB2*,*SLC26A4*,线粒体 12SrRNA 基因 *A1555G* 或 *C1494T* 基因突变检测。虽说近些年遗传性聋分子遗传学迅速发展,但仍有大量耳聋基因未被发现,致病基因机制未能完全阐明;且由于技术及发病率的原因,一些基因突变检测尚未进入临床应用阶段。但我们相信,随着基因芯片技术的成熟和广泛应用,遗传性聋的症状前诊断、遗传咨询、早期干预以及耳聋基因治疗都将成为现实。

(杨蓓蓓)

思考题

简述耳聋的分类和各种类型耳聋的定义。

第九章

耳源性眩晕相关疾病

眩晕是临床常见的症状之一,是平衡障碍的主观表现。平衡是由视觉系统、本体感觉系统和前庭系统的相互作用,以及其与中枢神经系之间的互相联系与作用而维持的。如果平衡系统中任何一处出现病变,感受的信息发生矛盾与冲突,使整合和调制失当,导致平衡系统之间信息不匹配,从而出现眩晕。由于前庭系统在平衡维持中发挥重要作用,而前庭周围性眩晕(耳源性眩晕)疾病在眩晕症中比例较高,故本章将着重介绍前庭周围性眩晕的常见疾病,如梅尼埃病、前庭神经炎、良性阵发性位置性眩晕。除耳鼻咽喉科疾病可致眩晕外,眩晕与神经内科、骨科、眼科、精神科关系也都极为密切。

第一节 眩晕概述

眩晕(vertigo)是因机体对空间定位障碍而产生的一种运动性或位置性错觉。在静止状态下,两侧的前庭感受器向同侧的前庭神经核对称发送等值的神经冲动,同时来自视觉和本体觉的信息也传至中枢神经系统,通过一系列的神经反射,以维持人体的视觉稳定和姿势平衡。前庭系统、本体系统和视觉系统(三者统称为周围系统)及其与中枢系统联系过程中的任何部位受生理性刺激或病理性因素的影响,都可能使这种信息发送的对称性或均衡性遭到破坏,客观上导致平衡障碍,主观感受为眩晕。

一、眩晕的分类

眩晕的分类至今尚不统一。本节根据病变部位进行分类,将眩晕分周围性眩晕和中枢性眩晕。

(一)周围性眩晕

分为前庭周围性眩晕和非前庭周围性眩晕。

1. 前庭周围性眩晕 耳蜗和前庭病变引起的眩晕。包括:梅尼埃病、迷路炎、突发性聋、良性阵发性位置性眩晕、前庭神经元炎等。

2. 非前庭周围性眩晕 视觉系统、本体系统病变引起的眩晕。包括:眼性眩晕、颈性眩晕、内分泌和代谢性疾病、精神性眩晕、心脑血管疾病。

3. 一般特征

(1)眩晕为突发性旋转性,持续时间较短暂,可自然恢复或缓解,常反复发作。

(2)眩晕较剧烈,伴耳鸣耳聋,有自主神经症状,如恶心呕吐、出冷汗等,头位或体位改变加重。

(3)眼震为旋转性或旋转水平性,眼震与眩晕方向一致。

(4)冷热水试验:一侧前庭功能减弱,但增强刺激后反应正常,即所谓的前庭重振现象。

（二）中枢性眩晕

累及前庭中枢的血管性、肿瘤性和外伤性疾病。包括：后循环障碍、脑桥小脑三角肿瘤、小脑损害、颞叶肿瘤、后颅窝肿瘤、前庭性癫痫、多发性硬化等。

一般特征：

1. 眩晕可为旋转性或非旋转性，持续时间较长，一般数日、数天甚至数月。
2. 眩晕程度较轻，无耳部症状，与头位或者体位改变无关。
3. 眼震粗大，垂直或斜行，可无快慢相摆动性，方向多变。
4. 冷热水试验反应分离，优势偏向患侧。
5. 伴随其他神经系统症状，眩晕发作时可有意识丧失。

二、临床表现

眩晕是主观症状，眩晕的诊断通常基于病史，病史是重要的诊断依据。关注眩晕发作诱因、起病速度、持续时间、发病次数，伴随症状。

三、检查

1. **全身一般检查**　测双侧血压，直立位和卧位血压。
2. **耳鼻咽喉专科检查**　观察外耳道是否有疱疹、耵聍栓塞，观察鼓膜穿孔情况，完善瘘管试验。
3. **神经系统检查**　脑神经功能检查，感觉系统检查，运动系统检查。
4. **听力学检查**　可协助定位（详见第三篇第二章第三节）。
5. 精神心理状态评估。
6. 前庭功能检查（详见第三篇第三章第四节）。
7. 眼科检查。
8. 颈部检查。
9. **影像学检查**　了解中耳、内耳、内听道及颅内情况。比如颞骨 CT 和头颅磁共振。

四、诊断

详细的病史采集和分析，结合体格检查和辅助检查，对眩晕进行定位、定性、定因诊断。

五、治疗

眩晕的治疗包括对症治疗、对因治疗和康复治疗。

第二节　梅 尼 埃 病

梅尼埃病（Ménière disease）是一种原因不明的，以膜迷路积水为主要病理特征的内耳病，临床表现为反复发作性的眩晕、波动性听力下降、耳鸣和／或耳闷胀感。

一、病因、发病机制及病理

病因不明，可能与内淋巴产生和吸收失衡有关。

发病机制主要是内淋巴产生和吸收失衡。学说包括内淋巴管机械阻塞与内淋巴吸收障碍学说、免疫反应学说、内耳缺血学说、内淋巴囊功能紊乱学说、病毒感染学说、遗传学说。

基本病理表现为膜迷路膨胀、扩大、内淋巴液增多，以及一系列的继发改变。

积水在膜蜗管和球囊较椭圆囊和壶腹明显，而膜半规管与内淋巴囊不膨大。耳蜗的前庭膜过度伸展、膨隆、疝入鼓阶或前庭，阻断外淋巴流动。球囊膨大，扩张的球囊壁与镫骨足板内侧面接触，或与之粘连，则当足板因中耳压力改变产生位移，内耳淋巴液即随之发生流动，壶腹终顶因此受到刺激，遂引起眩晕，即 Hennebert 征。如球囊向后上方扩张，可挤压椭圆囊，使之扭曲，扩张的球囊壁和椭圆囊壁可疝入半规管外淋巴隙内，椭圆囊尚可被推入总脚内。

膜迷路积水加重，内淋巴压力明显升高时，可引起前庭膜、球囊膜或基底膜破裂，形成一个或数个穿孔，穿孔造成生化特性各不相同的内外淋巴液相互混合，含有高浓度钾离子的内淋巴液流至外淋巴液，使原浸泡在外淋巴液中的听神经纤维和毛细胞的外环境发生重要变化。膜迷路穿孔后，内淋巴压力得以降低，穿破的膜迷路逐渐闭合，内、外淋巴液可恢复其正常的生物学特性。穿孔反复发作，内耳功能将会受到慢性损害。穿孔经久不愈，膜迷路终至萎缩。

二、临床表现

往往在劳累、精神紧张及情绪波动、睡眠障碍下诱发。

1. **眩晕** 发作性眩晕，持续数十分钟至数小时不等，不超过 24h。伴恶心呕吐等自主神经功能紊乱症状。无意识丧失。间歇期无眩晕发作，但可能仍有头晕及不稳感。

2. **听力下降** 波动性感音神经性聋。在疾病的早期，发作期听力下降，间歇期听力可恢复。随着病情发展，听力损失逐渐加重，间歇期也无法恢复至正常。

3. **耳鸣和耳胀满感**。

三、检查

（一）体格检查

外耳道、鼓膜正常。急性期可见自发性眼震，水平型或水平旋转型。眼震方向早期向患侧，以后转健侧，最后又朝向患侧。

（二）辅助检查

1. **听力学检查** 呈感音神经性聋。纯音听阈检查在起病早期为上升型（低中频下降为主），此时间歇期听力正常。晚期呈平坦型或下降型。声导抗鼓室导抗正常。阈上功能检查有重振现象。耳蜗电图测试 SP-AP 复合波增宽，–SP/AP 比值异常增加（>0.4）。

2. **前庭功能检查** 发作期眼震电图可描记出节律整齐、强度不同的水平或旋转水平性自发性眼震。早期向患侧，继而转向健侧，恢复期又转向患侧。冷热试验早期正常，在发作期结束不久，可轻度减弱。多次发作后，可出现向健侧的优势偏向。

3. **脱水剂试验** 临床常用甘油实验：发作期进行，1.2~1.5g/kg 甘油加等量生理盐水或果汁空腹饮下，服用前与服用后 3h 内，每隔 1h 做一次纯音听阈。若服用甘油后平均听阈提高 15dB 或以上，称为阳性。间歇期阴性。

4. **影像学检查** 膜迷路 MRI 成像部分可显示前庭水管变直变细。颞骨 CT 偶现前庭导水管周围气化差,导水管短而直。

四、诊断

反复发作的眩晕至少 2 次,每次发作持续 20min 至数小时,伴有波动性听力下降、耳鸣和耳闷,间歇期眩晕消失,并排除其他疾病引起的眩晕。如在病程中至少有一次听力学检查证实患耳有低到中频感音神经性听力下降,即为临床诊断,否则则为疑似诊断。

对于临床诊断的病例,可根据患者近 6 个月内间歇期听力最差时 500Hz、1 000Hz 及 2 000Hz 纯音的平均听阈进行分期,分期与治疗方案的选择有关。

一期:平均听阈 ≤ 25dB;

二期:平均听阈 26~40dB;

三期:平均听阈 41~70dB;

四期:平均听阈 >70dB。

五、治疗

治疗目的:减少或控制眩晕发作,保存听力,减轻耳鸣及耳闷胀感。

(一) 发作期

治疗原则:对症治疗,缓解眩晕。

1. **前庭抑制剂**　原则上使用不超过 72h。临床常用药物包括异丙嗪、地西泮、苯海拉明。

2. 糖皮质激素。

3. **支持治疗**　如恶心呕吐症状严重,可补液支持治疗。

(二) 间歇期

治疗原则:减少、控制或预防眩晕发作,同时最大限度保护患者现存的内耳功能。

1. **患者教育**　向患者解释相关知识,使其了解疾病的自然病程规律、可能的诱发因素、治疗方法和预后。做好心理咨询和辅导工作,消除患者恐惧心理。

2. **调整生活方式**　规律作息,避免不良情绪、压力等诱发因素。减少盐分摄入,避免咖啡因、烟草、酒精摄入。

3. **倍他司汀**　改善内耳血供,平衡双侧前庭神经核放电率以及通过与中枢组胺受体的结合,达到控制眩晕发作目的。

4. **利尿剂**　有减轻内淋巴积水的作用,达到控制眩晕的作用。临床常用药物包括氢氯噻嗪、氨苯蝶啶。注意监测血钾浓度。

5. **鼓室内注射糖皮质激素**　可控制眩晕发作。治疗机制与其改善内淋巴积水状态、调节免疫功能有关。

6. **鼓室内注射庆大霉素**　有效控制 80%~90% 的眩晕症状。但有 10%~30% 的听力损失可能。

7. **手术治疗**

(1)内淋巴囊手术:旨在减轻内淋巴压力,对听力和前庭功能多无损伤。

(2)三个半规管阻塞术:有效控制梅尼埃病的眩晕发作,部分患者的听力和前庭功能可能受损。

(3)前庭神经切断术:去除前庭神经传入,完全破坏前庭功能,对听力可能产生影响。

(4)迷路切除术:破坏前庭终器,完全破坏听力和前庭功能。

(三) 前庭和听力康复治疗

前庭康复训练:是一种物理治疗方法,可缓解头晕,改善平衡功能,提高生活质量。

听力康复:稳定的三期和四期患者,可根据听力损失行助听器配戴或人工耳蜗植入。

根据不同分期,治疗方案的选择也有所不同,治疗方案的总结总结在(表3-9-1)。

表3-9-1　梅尼埃病治疗方案总结

临床分期	治疗方案
一期	患者教育,改善生活方式,倍他司汀,利尿剂,鼓室注射糖皮质激素,前庭康复训练
二期	患者教育,改善生活方式,倍他司汀,利尿剂,鼓室注射糖皮质激素,前庭康复训练
三期	患者教育,改善生活方式,倍他司汀,利尿剂,鼓室注射糖皮质激素,鼓室内注射庆大霉素,内淋巴囊手术,前庭康复训练
四期	患者教育,改善生活方式,倍他司汀,利尿剂,鼓室注射糖皮质激素,鼓室内注射庆大霉素,三个半规管阻塞术,前庭神经切断术,迷路切除术,前庭康复训练

第三节　前庭神经炎

前庭神经炎(vestibular neuritis)是因前庭神经元受累所致的一种突发性眩晕疾病,临床表现为头部运动在某一特定头位时诱发短暂的眩晕伴眼球震颤。

一、病理和病因

少数的组织病理学呈现前庭神经的全部或部分分支及前庭神经节萎缩、变性,也有仅为迷路本身病变者。认为与病毒感染有关,也有学者认为本病为异源性疾病或是多神经炎的局灶性改变表现,或是与前庭小动脉缺血障碍有关。

二、临床表现

1. 起病前数天或数周有上感病史,发作时无听觉和中枢神经系统病变征象。
2. **临床表现可分为两型**
(1)单次发作型:突发的剧烈的眩晕及共济失调,伴明显恶心呕吐。眩晕持续数天至数周,6个月后完全消失。
(2)多次发作型:反复发作的眩晕及不稳感,不如单次发作型剧烈。

三、检查

1. **体格检查**　外耳道、鼓膜无异常。自发性眼震快相向健侧。无中枢神经系统阳性征象。
2. **听力学检查**　纯音听阈无明显异常。
3. **前庭功能**　冷热试验前庭功能明显减退或丧失,甩头试验异常。
4. **腰穿**　脑脊液蛋白含量增高。

四、诊断

根据病史、查体、辅助检查,排除其他原因引起的眩晕,可诊断此病。

五、治疗

早期绝对卧床,避声、光;短期内适当使用类固醇激素;使用抗眩晕药,但用药时间不宜过长。

第四节　良性阵发性位置性眩晕

良性阵发性位置性眩晕(benign paroxysmal positional vertigo,BPPV),又名"耳石症",是最常见的前庭周围性疾病,是一种相对于重力方向的头位变化所诱发的,以反复发作的短暂性眩晕和特征性眼球震颤为表现的前庭周围性疾病,常具有自限性,易复发。

一、病因、发病机制及病理

(一)病因

可分为特发性 BPPV 和继发性 BPPV。特发性 BPPV 多见于老年人和女性。考虑与年龄增长所致耳石退化加速、吸收能力下降及耳石稳定性下降有关。激素水平变化、钙代谢紊乱、骨质疏松有可能是易感因素。继发性 BPPV 指继发于其他耳科或全身系统疾病,常见的病因包括头部外伤、前庭神经炎、突发性聋、中耳炎、长期卧床等。

(二)发病机制

其确切的发病机制尚不明确。目前公认的学说包括以下 2 种。

1. **管结石症**　椭圆囊囊斑上的耳石颗粒脱落后进入半规管管腔,当头位相对于重力方向改变时,耳石颗粒受重力作用相对半规管管壁发生位移,引起内淋巴流动,导致壶腹嵴嵴帽偏移,从而出现相应的体征和症状。当耳石颗粒流动至半规管管腔中新的重力最低点时,内淋巴流动停止,嵴帽回复至原位,症状及特征消失。

2. **嵴帽结石症**　椭圆囊囊斑上的耳石颗粒脱落后黏附于壶腹嵴嵴帽,导致嵴帽相对于内淋巴的密度改变,使其对重力敏感,从而出现相应的症状和体征。

(三)病理

颞骨组织病理学研究表明,BPPV 患者的半规管中或壶腹嵴上存在游离的碳酸钙结晶或嗜碱性染色的沉着物。

二、临床表现

头位改变时突发的眩晕,持续时间短,通常不超过 1min。伴有明显的自主神经症状,如恶心呕吐,无听力下降、耳鸣等耳蜗症状。保持头位不变后很快消失。整个发病过程可为数日至数月,少数达数年,多自然缓解,可反复发作。

根据受累半规管,分为:后半规管 BPPV,水平半规管 BPPV,前半规管 BPPV,混合型 BPPV 4 个亚型。后半规管 BPPV 约占 90%,而前半规管 BPPV 极少。

三、检查

(一)体格检查
外耳道、鼓膜正常。

(二)变位试验

1. **后半规管 BPPV**　Dix-Hallpike 试验。方法:患者坐于检查床上(A),头转向一侧 45°(B),在检查者帮助下快速躺下,头悬床边与水平面成 20°(C),观察 30s 或至眼震消失后坐起。同手法检查对侧。眼震有潜伏期,约数秒,持续 5~10s,方向为带扭转成分的垂直上跳性,眼震呈渐强 - 渐弱改变,当从悬头位恢复至坐位时,眼震方向逆转(图 3-9-1)。

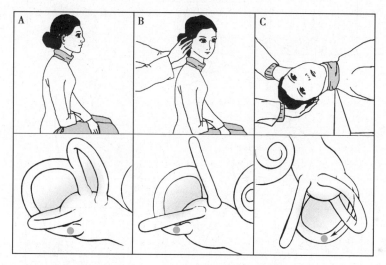

图 3-9-1　Dix-Hallpike 试验示意图

2. **水平半规管 BPPV**　滚转试验。方法:患者仰卧于检查床上,在检查者帮助下迅速向左转头,观察 1min 或至眼震停止。同手法检查对侧。如眼震有潜伏期,一般短于 3s,持续 30~60s,方向为水平向地,则为管石症。如眼震无潜伏期,持续时间大于 1min,方向为水平离地,则为棘帽结石症。

3. **前半规管 BPPV**　Dix-Hallpike 试验出现带扭转成分的垂直下跳性眼震。

4. **多半规管 BPPV**　多种位置试验可诱发相对应半规管的特征性眼震。

(三)听力学检查
纯音听阈正常。

(四)影像学检查
颞骨 CT、内听道 MRI 检查没有异常发现,可用于鉴别诊断。

四、诊断

相对于重力方向改变头位后出现反复发作的、短暂的眩晕,通常持续不超过 1min。位置试验中出现眩晕及特征性位置性眼震。需排除其他疾病,如前庭性偏头痛、梅尼埃病、前庭神经炎、后循环缺血等。

五、治疗

1. 该疾病有一定自限性。

2. **耳石复位治疗**　不同的分型,有不同的复位方法:后半规管 BPPV 采用 Epley 法,水平半规管 BPPV 采用 Lempert 法,前半规管 BPPV 采用 Yacovino 法。后半规管 BPPV 最为常见,故在此介绍 Epley 法(图 3-9-2)。

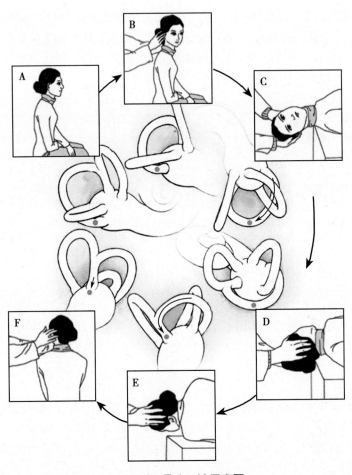

图 3-9-2　Epley 法示意图

　　患者坐于治疗床上(A);头向患侧转 45°(B);在治疗者帮助下迅速取仰卧位,头垂于床边(C);头向健侧转 90°(D);将患者头部连同身体一起继续向健侧翻转 90°,使其侧卧于治疗床上,此时头部偏离仰卧位达 135°(E);恢复坐位,完成 1 个治疗循环(F)。每个体位保持 30~60s。整个治疗过程反复进行,直至任何体位均无眩晕和眼震。

3. **药物治疗**　药物不能使耳石复位。如合并其他眩晕疾病,可考虑药物辅助治疗。或复位后仍有头晕、平衡障碍,可给予改善内耳微循环药物,如倍他司丁、银杏叶提取物。

4. **手术治疗**　诊断明确,经 1 年以上规范治疗无效,且活动严重受限的患者,可考虑半规管阻塞术。

5. 前庭康复训练。

(杨蓓蓓)

思考题

1. 简述中枢性眩晕与周围性眩晕鉴别要点。
2. 梅尼埃病的临床诊断标准是什么？

第十章
先天性耳畸形

由于遗传变异、病毒感染、药物等各种理化因素、内外环境因素的影响,外、中、内耳均可发生畸形,其中外耳及中耳畸形常合并存在,还常与其他颌面部畸形同时存在,并称为各种先天性畸形综合征。

第一节　先天性耳郭畸形

先天性耳郭畸形(congenital malformation of auricula)是由第一、二鳃弓发育畸形所致。胚胎在第6周在第一鳃弓和第二鳃弓上形成的6个丘样结节,逐渐隆起,融合、卷曲,至胚胎第三个月时,合成耳郭雏形。其中第一结节发育为耳屏及耳垂的前部,第二、三结节成为耳轮脚,第四、五结节成为对耳轮,第六结节成为对耳屏及耳垂的后部,第一、二鳃弓之间鳃沟中央的上半部将形成耳甲、下半部成为屏间切迹,随着胚胎发育,耳郭的体积逐渐增大,至出生后9岁时可接近成人状。在胚胎三个月内受遗传因素,药物损害或病毒感染时,均可影响耳郭发育导致出现畸形。畸形可表现为位置、形态及大小异常三类,也可发生在单侧或双侧。

一、临床表现

(一) 先天性耳郭畸形的分类

1. **移位耳**　耳郭的位置向下颌角的方向移位,其耳道口亦同时下移,且常伴有形态和大小的变化。

2. **隐耳**　为耳郭部分或全部隐藏在颞侧的皮下,不是正常45°角展开,表面皮肤可与正常相同,软骨支架也可以触及,形态基本正常或略有异常。

3. **招风耳**(protruding ear)　耳郭过分的前倾,至颅耳角接近90°时称为招风耳。

4. **猿耳**(macacus ear)　人胚胎第5个月的一段时间内,在耳郭的上缘与后交界处有一向后外侧的尖形突起,相当于猿耳的耳尖部,一般至第6个月时已消失,若有明显遗留时,属返祖现象,若有部分遗留称为达尔文结节。

5. **杯状耳**(cup ear)　对耳轮及三角窝深陷,耳轮明显卷成圆形,状似酒杯而得名,其体积一般较正常小。

6. **巨耳**(macrotia)　耳部整体成比例增大者少,多为耳郭的一部分或耳垂部分过大。

7. **副耳**(accessory auricle)　除正常耳郭外,在耳屏前方或在颊部、颈部又有皮肤色泽正常的皮赘突起,大小和数目形态多样,内可触及有软骨,部分形似小耳郭,系第一、二鳃弓发育异常所致,此类病例常伴有其他颌面畸形。

8. **小耳**(microtia) 耳郭形态、体积及位置均有不同程度的畸形,且常与耳道狭窄、闭锁及中耳畸形伴发。

(二)按畸形的程度分级

1. **第一级** 耳郭的形体较小,但各部分尚可分辨清,位置正常,耳道正常或窄小,也有完全闭锁者。

2. **第二级** 耳郭的正常形态消失,仅呈条状隆起,可触及软骨块,但无结构特征,附着于颞颌关节的后方或位置略偏下,无耳道,且常伴中耳畸形。

3. **第三级** 在原耳郭的部位,只有零星不规则突起,部分可触及小块的软骨,位置多有前移及下移,无耳道,常伴有小颌畸形、中耳及面神经畸形,少数可伴 branchio-oto-renal(BOR)腭弓发育畸形综合征,此为早期的发育障碍所致,发病率较低,约为外耳畸形的 2% 左右。

二、诊断

应询问患者家庭中有无类似的病例及母亲妊娠时有无染病或服药史,耳郭病变根据视、触所见即可确诊,但应作全面检查,排除其他伴发畸形,为明确是否同时伴有中耳、面神经及内耳畸形,按需要安排以下检查。

(一)听功能检查

1. **音叉试验** Weber 试验——内耳正常偏患侧,内耳不正常可偏向健侧。Rinne 试验——内耳正常为阴性,内耳不正常者可为阳性。

2. **电测听** 纯音测听,内耳功能正常者呈传导性聋曲线,内耳功能不正常者呈感音神经性聋曲线。

(二)影像学检查

耳部 X 光片和 CT 检查,可以明确骨性外耳道、乳突气房、鼓室、听骨链及内耳结构是否存在,其大小及形态是否正常。

三、治疗原则

耳郭微畸形可在出生 1~2 周内使用无创磨具进行校正,可使患儿避免手术治疗。因耳郭形态奇异,影响外观,要求治疗者,可根据病情于 9 岁以后(最佳为 15 岁以后)安排行整形手术矫治,但双耳重度畸形伴外耳道闭锁者,为改善听力,可在学龄前配戴骨导助听器或植入振动骨桥,不主张耳郭整形前行耳道及鼓室成形术。

第二节 先天性外耳道闭锁

先天性外耳道闭锁(congenital external acoustic meatus)是第一鳃沟的发育障碍所致,单独出现者少见,常与先天性耳郭畸形及中耳畸形(congenital malformation of middle ear)伴随,发病率约为 0.05‰~0.1‰,男女差别不大,单侧和双侧的发病之比为 4∶1。可因家族显性遗传而发病,亦可因母体妊娠 3~7 个月期间染病或用药不当,致耳道发育停顿而成。

一、临床表现

先天性外耳道闭锁可伴发或不伴发中耳的畸形,可根据病情不同,分为轻、中、重度,与耳郭畸形的一、二、三级大致相对应。

1. **轻度**　耳郭有轻度的畸形,耳道软骨段的形态尚存,深部狭小或完全闭塞,骨段的形态完全消失或有一软组织索,鼓膜被骨板代替。鼓室腔接近于正常,锤骨、砧骨常常融合,镫骨发育多数正常,砧镫关节完整。

2. **中度**　耳郭明显的畸形,耳道的软骨段与骨段完全闭锁,鼓窦及乳突气房清楚,鼓室腔狭窄,锤砧骨融合并与鼓室骨壁固定。砧骨的长突可缺如,与镫骨仅有软组织连接,镫骨足弓可有残缺。

3. **重度**　耳郭三级畸形,乳突气化欠佳,鼓窦及鼓室的腔窄小,锤砧骨常残缺、融合及固定,镫骨足弓畸形,足板固定或环韧带未形成。此类病例常伴有颌面部畸形及面神经畸形,部分病例有内耳发育不全。

二、诊断

通过局部检查、听功能及影像学检查,了解骨性外耳道是否存在,为治疗提供依据。

Jahrsdoerfer 评分系统(仅适用于外耳道骨性闭锁)(表 3-10-1):首先要经过纯音测听或脑干诱发电位检查证实骨导听阈正常,并且影像证实内耳结构正常。

表 3-10-1　Jahrsdoerfer 评分

畸形程度	评分
镫骨存在	2
前庭窗开放	1
中耳腔存在	1
面神经正常	1
锤砧复合体存在	1
乳突气化	1
砧骨镫骨连接	1
蜗窗开放	1
外耳道显露	1
总分	10

三、治疗原则

1. **目的**　改善听力和 / 或外观。

2. **方法**　以手术治疗为主。外耳道闭锁者,需行外耳道成形术,伴有外耳畸形者可同时或择期行耳郭整形或耳郭再造术。

外耳道闭锁患者听力重建手术术前评估的主要依据是 Jahrsdoerfer 评分系统,一般认为总分在6 分级以上者合适手术;5 分及以下,手术风险远大于术后听力改善的收益。

第三节　先天性中耳畸形

先天性中耳畸形是第一咽囊的发育障碍所致,可以与外耳的畸形及内耳的畸形相伴,也可单独出现,表现为单侧或双侧的传导性聋。

一、临床表现

中耳畸形包括咽鼓管、鼓室、乳突气房系统及面神经的鼓室部,可以合并出现,也可以单独发生。其中以鼓室畸形及面神经的鼓室部畸形较为多见。

（一）鼓室畸形

表现为鼓室腔周壁形态、容积的异常及鼓室内传音结构的畸形。

1. 鼓室壁的畸形　鼓室天盖不全,可有脑膜的下垂。后下壁缺损时可有颈静脉球的异位,突入鼓室下部,鼓室内壁发育不良时,可出现前庭窗及蜗窗的封锁或裂开,前者有听力障碍,后者可出现脑脊液漏。

2. 鼓室内传音结构的畸形　听骨链畸形:听骨链完全缺如者很少见,常见的畸形包括融合、部分缺如与不连接。Okano提出分型如下:Ⅰ型,砧骨锤骨不连续但镫骨底板活动;Ⅱ型,镫骨固定的先天性听骨链畸形;Ⅲ型,先天性锤骨固定、砧骨畸形、听骨链固定。

（二）咽鼓管及气房系统畸形

表现为咽鼓管异常宽大或管口闭塞,亦可有咽鼓管憩室形成。鼓窦及乳突气房发育受咽鼓管影响,气化程度变化较大,鼓窦的畸形主要表现在位置及体积变异两方面,深在、过小的鼓窦会造成手术困难。

（三）面神经鼓室部的畸形

包括骨管异常、形态及走行变异等。

1. 骨管异常　骨管缺损,致面神经水平段暴露比较多见,可以局部性或整段缺如。骨管发育狭小者,出生后可有不全面瘫。

2. 面神经形态异常　以面神经分叉为多见,可在鼓室部分成两支,一支走在鼓岬部,另一支在正常的位置。

3. 面神经走行异常　主要表现为面神经锥段(水平与垂直段交接处)的移位。向前下移位,可遮盖前庭窗或在鼓岬部经过,向后上移位,可走在水平半规管后上方的外侧。

二、诊断

通过局部检查、听功能及影像学检查,了解骨性外耳道是否存在、乳突气化的程度、鼓窦及鼓室腔的大小、听小骨畸形程度、面神经及内耳畸形状况,为治疗提供依据。

三、治疗原则

1. 目的　改善听力和/或外观。

2. **方法** 以手术治疗为主。常可通过鼓室探查术,根据所发现的畸形特点进行适当处理,以建立正常的气房系统及传音结构。有外耳道闭锁者,需行外耳道及鼓室成形术,伴有外耳畸形者可同时或择期行耳郭整形或耳郭再造术。

3. **时机与术式**

(1)时机:单侧病例,可在成年后进行,或不作治疗;双侧病例,宜在学龄前(4~6岁)给予治疗。

(2)术式:伴有外耳道闭锁或狭窄、合并中耳畸形和传导性听力障碍的先天性外中耳畸形患者,需要通过手术重建听力。目前有两类方法:一类是外耳道成形术以及鼓室成形术;另一类是人工听觉植入,包括骨锚式助听器、振动声桥和骨桥等。

第四节 先天性内耳畸形

先天性内耳畸形(congenital malformation of inner ear)亦称先天性迷路畸形(congenital malformation of labyrinth),是胚胎发育早期(胚胎第3~23周)受遗传因素、病毒感染或药物及其他不良理化因素的影响,导致听泡发育障碍所致,是造成先天性聋的重要原因,约占51.5%,其中又以遗传性聋为多。先天性内耳畸形可以单独发生,亦可伴随外耳、中耳畸形,部分病例伴有颜面器官、眼、口、齿畸形及/或伴有肢体与内脏畸形,耳部畸形仅为综合征中的部分表征。

一、临床表现

(一)按病因分类

1. **遗传性先天性内耳畸形** 此类病例有家族史。

2. **先天性感染性畸形** 是胚胎早期母体感染疾病所导致的,在胚胎1~3个月内,母体感染风疹者,有22%新生儿会出现先天性聋,其中8%有严重畸形,感染麻疹、腮腺炎等病毒亦可致胚胎受罹。

3. **理化因素损伤性畸形** 曾在欧洲引起轩然大波的沙利度胺(反应停,一种控制妊娠反应的神经安定剂),在妊娠45d内服用后可引起包括耳部畸形在内的多个器官及肢体的畸形,有报道认为甲丙氨酯(眠尔通)、奎宁等也有致畸形反应。X线及电磁波、微波的致畸作用,受到广泛关注,但目前尚无公认的发病率报道。

(二)按畸形的范围和程度分类

1. **非综合征性(单纯性)耳畸形** 为单纯的内耳发育障碍所致,不伴其他畸形,此类病例在近亲婚配的后代中发生率较高。根据内耳畸形程度及残缺部位,可分为四型。

(1)Alexander型:即蜗管型,主要表现为蜗管发育不良。可以只涉及耳蜗基底回,表现为高频听力损失,也可涉及蜗管全长,表现为全聋,而前庭功能可能尚正常。

(2)Scheibe型:即耳蜗球囊型,此型病变较轻,骨性耳蜗及椭圆囊膜性半规管发育正常,畸形局限于蜗管及球囊,内耳部分功能存在,可以单耳或双耳发病。

(3)Mondini型:为耳蜗发育畸形,骨性耳蜗扁平,蜗管只有一周半或两周,螺旋器及螺旋神经节发育不全,前庭亦有不同程度障碍。

(4)Michel型:为全内耳未发育型,常有镫骨及镫骨肌缺如,此种病例听功能及前庭功能全无。

2. **综合征性耳畸形** 此类内耳畸形除伴发外耳、中耳畸形外,尚有头面部不同器官及肢体、内脏畸形相伴发生,组成不同综合征,种类甚多,仅列举以下几种。

（1）Usher 综合征：即视网膜色素变性、聋哑综合征，此型内耳病变可与 Alexander 型相似，但伴有视网膜色素沉着，视野进行性缩小，亦可伴发先天性白内障。

（2）Pendred 综合征：即甲状腺肿耳聋综合征，此型内耳病变可与 Mondini 型相似，出生后即有耳聋，至青春期出现甲状腺肿大，成年后加重，但甲状腺功能一般正常。

（3）Klippel-Feil 综合征：即克里波 - 费尔综合征，有颈椎畸形，颈短，呈蹼状，后发际低垂。内耳、内听道及中耳结构均可有不同程度畸形，镫骨底板缺损者，蛛网膜下腔与鼓室相通，可发生脑脊液耳漏。

（4）颈 - 眼 - 耳三联征（Cerico-oculo-acoustic trias）：除 Klippel-Feil's syndrome 所具有的颈、内耳畸形外，尚有眼球运动障碍。

（5）Waardenburg 综合征：即华登堡综合征，内耳发育不全，表现为中度或重度感音神经性聋，高频听力缺失，低频听力可能有残存。患者伴有内眦及泪点外移，鼻根高而宽，双侧眉毛内端散乱或相连，有部分或全部虹膜异色及白色束发。

（6）Van der Hoeve 综合征：也称先天性成骨不全症，属于先天性骨质构造缺陷，表现为蓝色巩膜、临床性耳硬化症（镫骨底板固定）及容易发生骨折，听力损失表现为进行性传导性聋，累及双耳。

二、诊断

1. **病史及家族史**　注意询问：①母体妊娠的早期有无病毒感染，服用过致畸药物，频繁接触放射线及电磁波等物理因素；②围生期的胎位及分娩经过是否顺利；③发现患者失聪的时间、其他疾病史及接受过何种治疗。

2. 进行全身体格检查及听功能检查。

3. 耳部 CT 检查，可以帮助确定内耳畸形的程度及类型。

4. 对有家族史者，可行染色体及基因检查，以确定其遗传特征。

三、治疗原则

根据耳聋的性质和程度，可分别采用下列方法：

1. 传导性聋者，Van der Hoeve 综合征致聋原因为镫骨底板的固定，可以通过镫骨手术或内耳开窗术治疗，获得接近正常的听力。

2. 中、重度感音神经性聋，多为高频听力损失严重，低频听力有不同程度的残存，可选配合适的助听器，以补偿听力损失。

3. 重度及极重度感音神经性聋，听阈达 80dB 以上，用助听器无法补偿者，可进行鼓岬电极的检查，了解螺旋神经功能状况，部分病例可建议行人工耳蜗植入治疗。

（陈　冬）

思考题

1. 简述先天性外耳及中耳畸形的分级。

2. 简述综合征性耳畸形的类型。

第十一章
耳部肿瘤

耳部肿瘤按肿瘤所在位置,可分为外耳肿瘤、中耳肿瘤和内耳肿瘤。绝大多数发生于外耳和中耳,本章着重介绍,需要对其病因、病理、临床表现、诊断和治疗原则有一定认识。耳部肿瘤具有以下特点:发病率低,约占耳鼻咽喉肿瘤的 8.7%;良性比恶性常见;良性肿瘤以乳头状瘤最常见,恶性肿瘤以鳞状细胞癌最常见。

第一节　外耳良性肿瘤

一、外耳道乳头状瘤

外耳道乳头状瘤(papilloma):好发于外耳道软骨段,是耳部最常见的良性肿瘤之一。

(一) 病因

一般认为发生与病毒感染、局部炎症长期慢性刺激有关,约有 2% 患者发生恶变。

(二) 病理

病理特征呈乳头状结构,纤维脉管轴为中心被覆鳞状上皮向表面呈乳头状突起。表层细胞呈角化不全及角化过度。

(三) 临床表现

早期无症状。充满外耳道时可有阻塞感、听力减退。继发感染有流脓及耳痛。

(四) 检查

查体:外耳道内乳头状新生物阻塞,基底一般较广,表面高低不平,棕褐色,带蒂,可侵犯中耳。

(五) 诊断

根据病史和耳部检查可诊断,病理活检可确诊。

(六) 鉴别诊断

需要与外耳道癌和扁平疣鉴别,病理可明确。

(七) 治疗

手术切除为主。因有恶变倾向,术后密切观察。

二、耳郭和外耳道血管瘤

血管瘤(hemangioma)是耳部常见的良性肿瘤,多见于耳郭,常延及耳周皮肤或外耳道。

（一）病因

多为先天性血管发育畸形、血管异常增生引起。

（二）病理

按其组织病理类型，有毛细血管瘤（capillary hemangioma）、海绵状血管瘤（cavernous hemangioma）、致密血管瘤（compacted hemangioma）和蔓状血管瘤（arterial racemosum angioma），以前两者多见。毛细血管瘤由毛细血管网组成。海绵状血管瘤由密集的血管小叶组织，毛细血管排列紊乱，管腔扩张，腔内充满血液。

（三）临床表现

位于耳郭者，除影响外观外，多无自觉症状。位于外耳道者，如血管瘤较小，往往无症状，血管瘤增大，可引起阻塞感、听力下降、耳鸣症状。

（四）体格检查

毛细血管瘤可小似针尖或蜘蛛痣，范围广泛者可累及整个耳郭，皮肤呈紫红色，无明显隆起或微突起，局部温度较高。海绵状血管瘤则可累及较深层组织，表面隆起，呈结节状，微红或紫红，分叶状，压之消失，有搏动感。

（五）诊断

根据病史和查体，易于诊断。

（六）治疗

手术切除、硬化剂注射、冷冻和放疗。

三、耳郭和外耳道囊肿

耳部囊肿可发生于耳郭及耳周，可分为真性囊肿与假性囊肿（aural pseudocyst）。

（一）病理

真性囊肿如表皮样囊肿、皮脂腺囊肿，其囊壁有内衬上皮。

假性囊肿系耳郭发生局限性软骨膜炎，软骨膜在炎性渗出液的刺激下增生，形成新的薄层软骨，导致软骨间积液即假性囊肿。囊壁内无内衬上皮细胞，随着病变进一步发展，囊壁的薄层软骨逐渐增厚，积液吸收、机化，囊肿变硬，导致耳郭畸形。

（二）临床表现

真性囊肿：慢性起病，往往无意中发现，无进行性增大。未继发感染时一般无症状。感染时可有局部肿块增大，局部皮肤红肿。

假性囊肿：偶然发现，耳郭外侧面局限性隆起，逐渐增大。一般无症状。

（三）体格检查

真性囊肿：为一光滑皮下隆起，边界清晰，质中，波动感，无压痛。感染时压痛明显。

假性囊肿：耳郭外侧面局限性隆起，边界清晰，皮肤色泽正常。穿刺可抽出淡黄色清亮液体，培养无细菌生长。

（四）诊断

对于真性囊肿，查体和软组织B超可协助诊断，手术病理可明确诊断。对于假性囊肿，查体和诊断性穿刺可明确诊断。

（五）治疗

真性囊肿需手术切除。假性囊肿可行穿刺抽液、局部压迫法，如经久不愈可考虑手术切除。

四、耵聍腺瘤

耵聍腺位于外耳道软骨部，耵聍腺瘤（ceruminoma）是由耵聍腺增生所致，为良性肿瘤。

（一）病理

起源于外耳道软骨部耵聍腺导管上皮和肌上皮，在组织结构上与汗腺瘤相似，其发生可能与腺体发育异常有关。

（二）临床表现

肿瘤小时往往无症状，增大阻塞外耳道时，可引起耳阻塞感、听力下降和耳鸣。

（三）体格检查

外耳道软骨部局限性肿块，外观多呈灰白色息肉样，或表面皮肤正常，无压痛，触之硬。

（四）诊断

根据查体及活检结果，可明确诊断。

（五）治疗

易复发，有恶变倾向，尽早行彻底切除并密切随访。

五、外耳道骨瘤

外耳道骨瘤（external ear canal osteoma）是一种临床比较少见的良性肿瘤，多为单侧，表现为骨性外耳道孤立、生长缓慢的质硬肿块，表面覆盖正常皮肤。

（一）病因

病因不明。可能与慢性刺激、外伤或感染引起的骨质异常增生有关。

（二）临床表现

病变侧耳阻塞感、耳鸣、听力下降。

（三）检查

1. **体格检查** 骨性外耳道孤立质硬肿块，表面覆盖正常皮肤。
2. **颞骨 CT** 可了解骨瘤位置、大小，以及乳突、鼓室受累情况。

（四）诊断

病史、耳部检查和颞骨 CT 可明确诊断。

（五）治疗

手术切除。

第二节 外耳恶性肿瘤

一、耵聍腺恶性肿瘤

耵聍腺恶性肿瘤和耵聍腺瘤起源相同，从病理组织学上可分为耵聍腺癌（ceruminous carcinoma）和腺样囊性癌（adenoid cystic carcinoma），而恶性肿瘤约占外耳道耵聍腺肿瘤的 70%。生长缓慢，但具侵袭性，局部切除后复发率高。

（一）病因及病理

反复挖耳等刺激情况下，使耵聍腺瘤容易恶变。腺样囊性癌无包膜，呈筛状、索状的腺样排列，该肿瘤既有圆柱瘤特性又有侵犯神经分布的特点，生长缓慢。

（二）临床表现

耵聍腺癌主要表现为无痛性肿块，触之易出血。可突破外耳道侵犯腮腺，引起腮腺区肿块；向前侵犯颞颌关节，出现张口困难。腺样囊性癌主要症状为耳痛和耳道肿块，伴听力下降、耳鸣、耳道流脓血水，侵犯腮腺、中耳，累及Ⅶ、Ⅷ、Ⅸ脑神经，出现面瘫等症状，晚期可有颅底骨质破坏及淋巴结转移，易发生肺部转移。

（三）检查

1. **体格检查** 耳道皮下隆起，与周围组织界限不清，质地较硬，触痛明显。也可表现为肉芽或溃疡。

2. **颞骨 CT** 外耳道骨质破坏，可通过 CT 明确病变侵犯范围。

（四）诊断

病史、查体和活检可明确诊断。

（五）治疗

手术彻底切除病变，辅以术后放疗，有淋巴结转移者行淋巴结清扫术。

二、色素痣和恶性黑色素瘤

色素痣（pigmented mole）是含有黑素细胞的良性新生物。恶性黑色素瘤（malignant melanoma）是在长期慢性刺激、强烈日光或放射线照射作用下，色素痣恶变所致。

（一）临床表现

色素痣一般无症状，如增大明显，局部灼热、疼痛，局部溃烂、渗血，淋巴结肿大，应考虑恶变。

（二）检查

1. **色素痣** 多圆形或卵圆形，外观结节状，稍突出皮肤表面，可形成乳头状突起，表面有毛或无毛，灰、棕、黑色。

2. **恶性黑色素瘤** 局部溃疡、渗血，出现卫星灶，可触及淋巴结肿大。

（三）诊断

病史和查体诊断不难。

（四）治疗

色素痣无症状可不处理。当强烈怀疑恶变时，不宜活检，避免加速肿瘤生长和转移。尽早广泛彻底切除，必要时行淋巴结清扫术。

第三节 中耳肿瘤性疾病

一、中耳癌

中耳癌（cancer of the middle ear）可原发于中耳，或由原发于外耳道、鼻咽、颅底或腮腺等处癌肿侵犯中耳而来，也可因乳腺、胃肠道等处肿瘤远处转移所致。

（一）病因及病理

80% 有慢性化脓性中耳炎病史。故认为其发生与炎症有关。鳞状细胞癌最为多见，其次腺样囊性癌，也有乳头状瘤恶变、肉瘤等少见病理类型。

（二）临床表现

中耳癌的患者大多有慢性化脓性中耳炎病史，慢性中耳炎患者出现血性耳漏；症状突然加重并出现面瘫；持续性耳痛，向颞骨和枕部放射；晚期因癌肿侵犯颞肌、三叉神经或侵犯颞颌关节导致张口困难；侵犯脑神经致复视、咽下困难、声嘶、软腭麻痹、伸舌偏斜症状；可有颈部淋巴结转移；以及远处转移征象。

（三）检查

1. 体格检查 外耳道深部、鼓室内有肉芽样新生物，生长迅速且触之易出血。周围性面瘫表现。伸舌偏斜、软腭麻痹等脑神经侵犯表现。触诊可及淋巴结肿大。

2. 影像学检查 CT、MRI 有助于明确肿瘤范围。

（四）诊断

1. 病史、查体、影像学检查和活检可明确诊断。

2. 临床分期

T_1 肿瘤局限于原发部位。

T_2 肿瘤扩散到原发部位以外，有面瘫或骨质破坏，未超出原发病灶所在器官范围。

T_3 肿瘤向周围结构扩散证据。如脑膜、颅底、腮腺、颞下颌关节。

（五）治疗

尽早彻底手术治疗，术后辅以放疗。颞骨次全切及淋巴结清扫，根据病变范围切除腮腺。

二、鼓室体瘤

鼓室体瘤（tympanic body tumor）是局限于鼓室内的起源于鼓室的舌咽神经鼓室支及迷走神经耳支的化学感受器瘤，起源于副神经节，也称为鼓室副神经节瘤，早期主要在鼓室内生长。

（一）病理

外观与血管性肉芽组织相似，有包膜，色深红，略呈结节状或分叶状，血管丰富，血管壁无收缩能力，质地脆，易出血。肿瘤由上皮样细胞组成，瘤细胞呈束状或蜂窝状排列，间质血管网丰富，血管壁为菱形内皮细胞所衬。瘤细胞呈多角形、柱形、立方形或不规则型，细胞质丰富，无核分裂象。

（二）临床表现

搏动性耳鸣，轻度耳聋。

（三）检查

体格检查：透过鼓膜可见鼓岬表面红色肿块。

实验室检查：颞骨 CT 鼓岬处有边缘光滑软组织影。乳突无破坏。

（四）诊断

根据病史、查体和影像学检查，可作出诊断。

（五）治疗

手术切除。

（杨蓓蓓）

思考题

试述耳郭假性囊肿的病理学特点、临床表现、诊断和治疗要点。

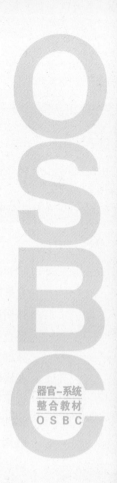

第四篇
鼻科学

第一章

绪　论

　　鼻位于颅面正中部,是人体感觉器官和呼吸道的门户,具有重要的生理功能。传统的鼻科学是研究鼻腔鼻窦各器官解剖、生理与疾病的科学。临床上鼻部疾病主要有炎症性疾病、出血性疾病、肿瘤、外伤四个类别,先天性疾病和特殊感染所占比例相对较少。由于鼻是上呼吸道的重要组成部分,与外界直接相通,因此各种炎症性疾病是鼻科的常见病和多发病;并且随着工业化和现代化进程的加快,鼻部炎症性疾病如变应性鼻炎、鼻窦炎等的发病率有逐年上升的趋势。另外,由于上、下呼吸道炎症在病因和病理等方面的关联性,在鼻部炎症性疾病的诊断和治疗的同时应关注下呼吸道炎症性疾病。近年来,由于鼻内镜外科手术技术的进步,以及手术器械、设备和影像导航技术的发展,鼻内镜外科学逐渐向相邻解剖区域延伸,诞生了鼻眼外科学和鼻颅底外科学两个分支,经鼻内进路可以处理眶尖、眶周、眶内、颅底和颅内的某些病变,而这些部位的病变往往是眼科与神经外科传统手术难以接近和到达的部位,采取多学科合作的方式,可以使鼻内镜技术在处理这些部位的病变时真正做到微创和精准手术。此外,鼻也是颌面部重要的美容结构,由此衍生出鼻整形外科学,除了整形美容的需求外,还可处理鼻部外伤、鼻部肿瘤手术的切口设计和缺损修复。

(刘　争)

第二章
鼻的应用解剖学及生理学

鼻既是人体的呼吸器官,也是嗅觉器官,此外还有共鸣、反射、吸收和排泄泪液等功能,分为外鼻、鼻腔和鼻窦三部分。关于鼻的解剖学,主要从鼻的骨和软骨结构、神经和血管分布以及毗邻结构入手,重点了解这些解剖结构的临床意义。包括下列方面:外鼻支架的构成、固有鼻腔的四壁、前后鼻孔的构成、鼻黏膜的组织学特点、鼻腔的神经及血管分布、鼻窦的位置形态及其解剖特点、鼻与鼻窦的生理。

第一节 鼻的应用解剖学

鼻(nose)由外鼻、鼻腔和鼻窦三部分构成。外鼻位于面部正中,鼻腔被鼻中隔分为左右两部分,共有 4 对鼻窦与鼻腔相通,分别为额窦、筛窦、上颌窦和蝶窦。

一、外鼻

外鼻(external nose)由骨和软骨构成支架,外覆软组织和皮肤。外观形似三棱锥体状(图 4-2-1),前棱上端、两眶之间为鼻根(nasal root),向下依次为正中部鼻梁(nasal bridge)及下端的鼻尖(nasal apex)。左右两棱为鼻背(nasal dorsum)。鼻尖两侧的半圆形膨隆部分为鼻翼(alae nasi)。三棱锥体的底部为鼻底(basis nasi),由鼻中隔软骨的前下缘及鼻翼软骨内侧脚构成鼻小柱(columella nasi)。由鼻底向前延续形成左、右前鼻孔(anterior nares)。鼻翼向外下与面颊交界处有一条浅沟,即鼻唇沟(nasolabial fold)。

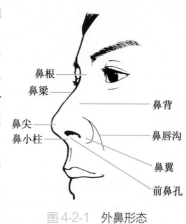

图 4-2-1 外鼻形态

1. **骨支架** 由鼻骨(nasal bones)、额骨鼻突和上颌骨额突组成(图 4-2-2)。鼻骨成对,其上缘、外侧缘、下缘分别与额骨、上颌骨额突、鼻外侧软骨上缘连接,鼻骨后面的鼻骨嵴则与额棘、筛骨垂直板和鼻中隔软骨连接。鼻骨下缘与上颌骨额突外侧缘及上颌骨腭突游离缘共同形成梨状孔(pyriform aperture)。

2. **软骨支架** 主要由鼻外侧软骨和大翼软骨组成(图 4-2-2),还有数目不等的小软骨借助于致密结缔组织附着在梨状孔边缘。鼻外侧软骨或称鼻背板(dorsal nasal plate),由隔背软骨(septodorsal cartilage),两侧翼由鼻外侧软骨,中间为鼻隔板(septal nasal plate),即鼻中隔软骨(septal cartilage)构成。上述软骨与鼻骨和上颌骨额突共同支持鼻背。大翼软骨(greater alar cartilage)呈马蹄形,有两脚:外侧脚构成鼻翼支架,左右内侧脚夹鼻中隔软骨之前下缘构成鼻小柱支架。另有鼻副软骨(小翼软骨和籽状软骨)充填于鼻外侧软骨和大翼软骨之间。

3. **鼻尖、鼻翼及鼻前庭**　皮肤较厚,并与其下的脂肪纤维组织及软骨膜连接紧密,炎症时皮肤稍有肿胀即压迫神经末梢,痛感明显。鼻尖及鼻翼处皮肤含较多汗腺和皮脂腺,易发生痤疮、疖肿或形成酒渣鼻。

4. **神经**　运动神经为面神经,感觉神经主要是三叉神经第一支(眼神经)和第二支(上颌神经)的一些分支,即筛前神经、滑车上神经、滑车下神经和眶下神经。

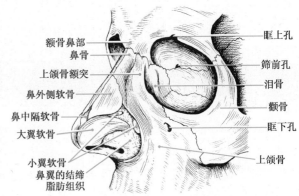

图 4-2-2　外鼻的骨和软骨支架

5. **静脉回流**　外鼻的静脉主要经内眦静脉(angular vein)和面静脉(facial vein)汇入颈内静脉。内眦静脉又可经眼上、下静脉与海绵窦(cavernous sinus)相通。由于面部静脉无瓣膜,所以鼻部皮肤感染(如疖肿)可造成致命的海绵窦血栓性静脉炎。临床上将鼻根部与上唇三角形区域称为"危险三角区"。

6. **淋巴回流**　外鼻的淋巴主要汇入下颌下淋巴结和腮腺淋巴结。

二、鼻腔

鼻腔(nasal cavity)由鼻中隔分为左右各一,其冠状切面呈三角形,矢状切面上内侧壁及外侧壁均呈四边形。鼻翼内侧弧形的隆起形成了鼻内孔,又称鼻阈(limen nasi),它将每侧鼻腔分为鼻前庭和固有鼻腔。

(一) 鼻前庭

鼻前庭(nasal vestibule)是介于前鼻孔和鼻内孔之间的空腔,位于鼻腔最前段,鼻大翼软骨的弧形隆起构成鼻前庭的支架。鼻内孔较前鼻孔狭小,为鼻腔最狭窄处,对鼻的呼吸运动有重要影响。

鼻前庭被覆皮肤,富有鼻毛、皮脂腺和汗腺,较易发生疖肿,且疼痛剧烈。

(二) 固有鼻腔(nasal fossa proper)

前界为鼻内孔,后界为后鼻孔,有内侧、外侧、顶、底四壁。

1. **顶**　呈穹窿状。前段倾斜上升,为鼻骨和额骨鼻突构成;后段倾斜向下,即蝶窦前壁;中段水平,即为分隔颅前窝的筛骨水平板,属颅前窝底的一部分,板上多孔(筛孔),故又名筛板(cribriform plate),容嗅区黏膜的嗅丝通过抵达颅内。筛板菲薄而脆,前颅底骨折等外伤或在该部位施行鼻腔手术时容易受到损伤。

2. **底**　即硬腭的鼻腔面,与口腔相隔。前 3/4 由上颌骨腭突(palatine process of maxilla)、后 1/4 由腭骨水平部(horizontal process of palate bone)构成。

3. **内侧壁**　即鼻中隔(nasal septum),由鼻中隔软骨、筛骨正中板(又称筛骨垂直板,perpendicular plate of ethmoid bone)、犁骨(vomer)和上颌骨腭突(图 4-2-3)组成。鼻中隔常有轻度偏曲、嵴突和距状突,在无症状时可以不进行处理。鼻中隔偏曲矫正时可以通过条形切除部分软骨或骨结构即可达到解除张力恢复中隔正常形态的目的。软骨膜和骨膜外覆有黏膜。鼻中隔最前下部的黏膜下血管密集,分别由颈内动脉系统和颈外动脉系统的分支汇聚成血管丛。该区即利特尔区(Little area),是鼻出血的好发部位。

4. **后鼻孔**　后鼻孔(posterior nares 或 choanae)主要由上方的蝶骨体、外侧的蝶骨翼突内侧板、底部的腭骨水平部后缘、内侧的犁骨后缘围绕而成(图 4-2-4)。双侧后鼻孔经鼻咽部交通。

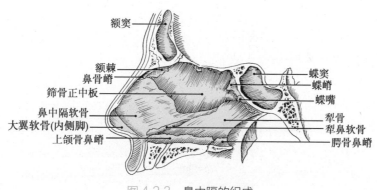

图 4-2-3 鼻中隔的组成

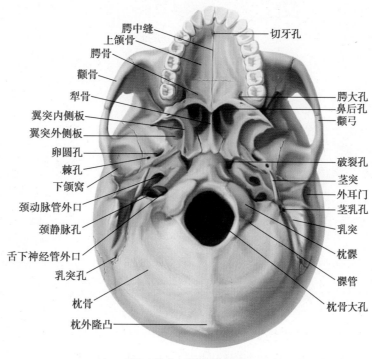

图 4-2-4 颅底外面观

5. **外侧壁** 分别由上颌骨、泪骨、下鼻甲、筛骨迷路（内壁）、腭骨垂直板及蝶骨翼突构成。鼻腔外侧壁从下向上有三个呈阶梯状排列的长条骨片，分别称为下、中、上鼻甲，其大小依次缩小约 1/3，其前端的位置则依次后移约 1/3。每一个鼻甲的下方与鼻腔外侧壁均形成一个间隙，分别称为下、中、上鼻道（图 4-2-5，图 4-2-6）。

（1）下鼻甲和下鼻道：下鼻甲（inferior turbinate）为一个单独呈水平状卷曲的薄骨，附着于上颌骨内侧壁和腭骨垂直板。其上缘中部的泪突与泪骨连接，并与上颌骨额突后面的骨槽共同形成鼻泪管；其上缘后部的筛突连接中鼻道钩突的尾端，共同参与上颌窦自然口和鼻囟门的构成；其外侧面与鼻腔外侧壁及下鼻甲附着部共同形成下鼻道（inferior meatus）。下鼻甲后端距离咽鼓管咽口仅 1.0~1.5cm。病理状态下，如下鼻甲肿胀及肥大，可直接影响咽鼓管的开放功能。下鼻道顶呈穹窿状，在其顶端有鼻泪管（nasolacrimal duct）开口。经下鼻道行上颌窦开窗术时其窗口的高度应不宜过高，限制在下鼻甲附着处以下 0.5cm，以免损伤鼻泪管开口。下鼻道外侧壁前段近下鼻甲附着处（上颌窦内侧壁的一部分），骨质较薄，是上颌窦穿刺冲洗的最佳进针位置。

（2）中鼻甲和中鼻道（图 4-2-7）：中鼻甲（middle turbinate）为筛窦内侧壁的标志，可以分为前部和后部两部分。中鼻甲前部附着于筛窦顶壁和筛骨水平板（horizontal plate of ethmoid bone）交界处的前

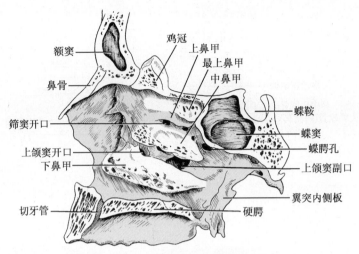

图 4-2-5　鼻腔外侧壁的骨性组成

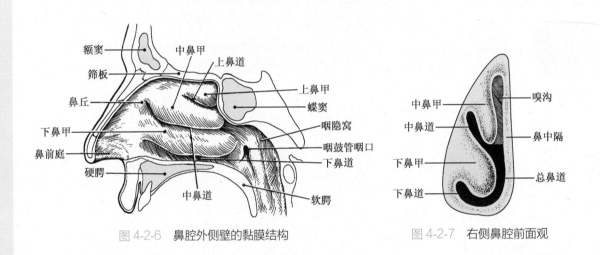

图 4-2-6　鼻腔外侧壁的黏膜结构　　　　　图 4-2-7　右侧鼻腔前面观

颅底骨。鼻内镜手术操作一般在中鼻甲外侧进行,以免损伤筛板出现脑脊液漏。中鼻甲后部向后延伸,其附着处逐渐发生方位的改变,由前部的前后位转向外侧附着在鼻腔外侧壁(纸样板)的后部,使中鼻甲的后附着部呈从前上向后下倾斜的冠状位,这一部分中鼻甲称为中鼻甲基板(lamella of middle turbinate)。中鼻甲最后部向下附着于腭骨垂直突至筛嵴处的鼻腔外侧壁,该附着处恰好位于蝶腭孔前方。中鼻甲基板将筛窦分为前组筛窦和后组筛窦。中鼻甲常见的变异包括中鼻甲气化和中鼻甲反向弯曲(paradoxical middle turbinate)。中鼻甲后端附着处的后上方,距后鼻孔上界的上、后方约 12mm 处为蝶腭孔所在位置,有同名血管及神经通过。以中鼻甲前部下方游离缘水平为界,其上方鼻甲与鼻中隔之间的间隙称为嗅沟(olfactory sulcus)或嗅裂;在该水平以下,鼻甲与鼻中隔之间的不规则腔隙则称总鼻道(common meatus)。

　　中鼻道(middle meatus)外侧壁上有两个隆起,前下者呈弧形嵴状隆起,名钩突(uncinate process);其后上的隆起,名筛泡(ethmoid bulla)(图 4-2-8),属筛窦结构。两者之间有一半月形裂隙,名半月裂孔(semilunar hiatus)。半月裂孔向前下和外上逐渐扩大的漏斗状空间,名筛漏斗或筛隐窝(ethmoid infundibulum)(图 4-2-8)。中鼻道通过半月裂孔这条二维的、矢状位走向的裂隙与筛漏斗相互联系。筛漏斗是一个真正的三维空间,以钩突为内界,眶纸板为外界,前上为上颌骨额突,外上为泪骨。向内经半月裂孔与中鼻道沟通,前上部称为额隐窝(frontal recess),额窦经额隐窝开口于筛漏斗的前上端,其后便是前组筛窦开口,最后为上颌窦开口(图 4-2-8)。

　　钩突的大部分为三层结构,即其前内侧的鼻腔或中鼻道黏膜、筛骨及更靠后外侧的筛隐窝黏膜。

向上翻起中鼻甲,从矢状面的大体解剖标本上可以很容易地观察到钩突。钩突呈矢状走向,几乎与筛泡平行。钩突宽 5~10mm,长 1.5~2mm。钩突后缘由于无骨性附着处,故几乎呈游离状态。钩突前上方附着于上颌骨筛嵴,恰好位于中鼻甲前端与鼻丘在鼻腔外侧壁附着处之下,与泪骨后部融合;前下方无骨性连接;后下连于下鼻甲骨的筛突,该附着处骨质较厚,钩突常常在此分岔或增宽,进而与坚固的下鼻甲骨融合;钩突后上界分出一个小的骨性突起附着于腭骨垂直板。

筛泡是前筛最大、最恒定的气房。它位于中鼻道,恰好在钩突之后、中鼻甲基板之前。筛泡以眶纸板为基底,向内突入中鼻道。筛泡外观状如气泡,即像一个中空、壁薄、圆形的骨性突起。筛泡前壁向上能伸至前颅底,形成额隐窝的后界;筛泡向后与中鼻甲基板融为一体。

以筛漏斗为中心的解剖结构,包括中鼻甲、钩突、筛泡、半月裂孔,以及额窦、前组筛窦和上颌窦的自然开口等,称为"窦口鼻道复合体"(ostiomeatal complex,OMC)(图 4-2-9),由 Naumann 首先提出。

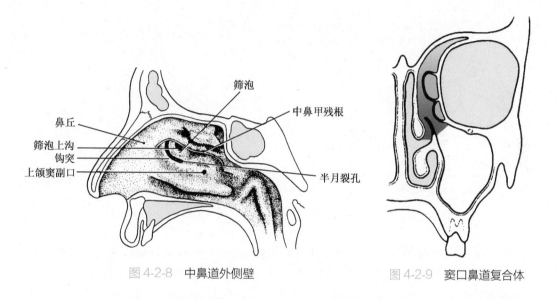

图 4-2-8 中鼻道外侧壁　　　图 4-2-9 窦口鼻道复合体

(3)上鼻甲和上鼻道:上鼻甲(superior turbinate)是三个鼻甲中最小的一个,属筛骨结构,位于鼻腔外侧壁上后部。有时仅为一条黏膜皱襞。后组筛窦开口于上鼻道(superior meatus)。上鼻甲后端的后上方有蝶筛隐窝(sphenoethmoidal recess)(图 4-2-8),是蝶窦开口所在。

(三)鼻腔黏膜

包括嗅区黏膜和呼吸区黏膜,前者约占成人鼻黏膜的 1/3。

1. 嗅区黏膜　嗅区(olfactory region)黏膜分布在鼻腔顶中部、向下至鼻中隔上部及鼻腔外侧壁上部等嗅裂区域。活体状态下嗅区黏膜略呈棕黄色。嗅区黏膜为假复层无纤毛柱状上皮,由支持细胞、基细胞及嗅细胞组成。嗅细胞为具有嗅毛的双极神经细胞,其顶部的树突呈棒状伸向细胞表面,末端膨大成球状(嗅泡),并由此膨大发出 10~30 根纤毛,感受嗅觉;其基部伸出细长的轴突,在黏膜固有层形成无髓鞘的神经纤维,穿过筛骨水平板进入颅内,止于嗅球。黏膜固有层中的嗅腺(Bowman gland)(图 4-2-10)可分泌浆液性物质,辅助嗅觉功能。

2. 呼吸区黏膜　鼻腔前 1/3 自前向后的黏膜上皮是:鳞状上皮、移行上皮和假复层柱状上皮(仅部分细胞具有纤毛),鼻腔后 2/3 为假复层纤毛柱状上皮,后者由纤毛细胞、柱状细胞、杯状细胞和基底细胞组成。

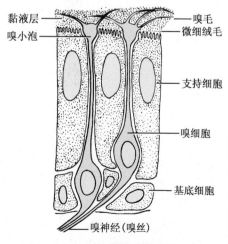

图 4-2-10 嗅黏膜显微解剖模式图

鼻呼吸区（respiratory region）黏膜所有柱状上皮,无论有无纤毛,其表面均有微绒毛,后者呈现典型的"9+2"结构,即纤毛外围9组成对的二联微管和中央的2条中心微管。纤毛朝向鼻咽方向摆动。这种运动方向可以将进入鼻腔、鼻窦的细菌、病毒、灰尘等有害物质以及鼻腔鼻窦的分泌物运送至咽部咽下或者吐出,是鼻腔非特异性保护功能的重要组成部分。

黏膜下层具有丰富的黏液腺和浆液腺,为鼻分泌物的主要来源之一。鼻分泌物在黏膜表面形成随纤毛运动而向后移动的黏液毯（mucous blanket）。黏液毯由外层的黏蛋白及内层供纤毛运动的水样层组成,对鼻黏膜形成保护。

（四）鼻腔血管

动脉主要来自颈内动脉系统的分支眼动脉（ophthalmic artery）和颈外动脉系统的分支上颌动脉（internal maxillary artery）。（图 4-2-11,图 4-1-12）

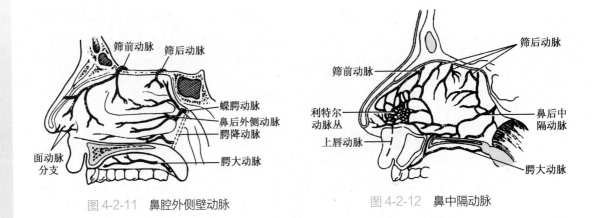

图 4-2-11　鼻腔外侧壁动脉　　　　　图 4-2-12　鼻中隔动脉

1. **眼动脉**　自视神经管入眶后分出筛前动脉（anterior ethmoid artery）和筛后动脉（posterior ethmoid artery）。两者穿过相应的筛前孔和筛后孔进入筛窦,均紧贴筛顶横行于骨嵴形成的凹沟或骨管中,然后离开筛窦,进入颅前窝,沿筛板前行穿过鸡冠旁小缝进入鼻腔。筛前动脉供应前、中筛窦和额窦以及鼻腔外侧壁和鼻中隔的前上部。筛后动脉则供应后筛窦以及鼻腔外侧壁和鼻中隔的后上部。筛前动脉横行于筛窦顶骨管中,是鼻内镜鼻窦手术时筛顶的标志,其前即为额隐窝。

2. **上颌动脉**　在翼腭窝内相继分出蝶腭动脉（sphenopalatine artery）、眶下动脉（infraorbital artery）和腭大动脉（greater palatine artery）供应鼻腔,其中蝶腭动脉是鼻腔血供的主要动脉。蝶腭动脉经蝶腭孔进入鼻腔,分为内侧支和外侧支。外侧支分成数目不等的鼻后外侧动脉（lateral posterior-or nasal arteries）,并进一步分成下鼻甲支、中鼻甲支和上鼻甲支,供应鼻腔外侧壁后部、下部和鼻腔底。内侧支也叫鼻腭动脉（nasopalatine artery）,横行于鼻腔顶部,经蝶窦开口的前下方至鼻中隔后部,分出鼻后中隔动脉（posterior nasal septal arteries）,供应鼻中隔后部和下部。鼻腭动脉、筛前动脉、筛后动脉、上唇动脉和腭大动脉,在鼻中隔前下部的黏膜下交互吻合,形成动脉丛,称为利特尔动脉丛,是临床上鼻出血最常见的部位,此区称为利特尔区（Little area）。

眶下动脉经眶底的眶下管出眶下孔后,供应鼻腔外侧壁前段。腭大动脉出腭大孔后,经硬腭向前进入切牙管至鼻中隔的前下部。

3. **静脉回流**　鼻腔前部、后部和下部的静脉汇入颈内、外静脉,鼻腔上部静脉则经眼静脉汇入海绵窦。鼻中隔前下部的静脉构成静脉丛,称克氏静脉丛（Kiesselbach plexus）,为该部位出血的重要来源。老年人下鼻道外侧壁后部近鼻咽处有表浅扩张的鼻后侧静脉丛,称为吴氏鼻-鼻咽静脉丛（Woodruff naso-nasopharyngeal venous plexus）,常是后部鼻出血的主要来源。

从解剖学角度考虑,可以把颈内、颈外动脉和静脉系统在鼻中隔前下部形成的动脉和静脉血管网分别称为 Little 动脉丛和 Kiesselbach 静脉丛,源于该区的出血很难区分动脉性或静脉性,故临床笼统将该区称为"易出血区"。

（五）鼻腔淋巴

鼻腔前 1/3 的淋巴管与外鼻淋巴管相连，汇入耳前淋巴结（anterior auricular lymph nodes）、腮腺淋巴结（parotid lymph nodes）及下颌下淋巴结（submandibular lymph nodes）。鼻腔后 2/3 的淋巴汇入咽后淋巴结（retropharyngeal lymph nodes）及颈深淋巴结上群。鼻部恶性肿瘤可循上述途径发生转移。

（六）鼻腔的神经

包括嗅神经、感觉神经和自主神经（图 4-2-13，图 4-2-14）。

1. 嗅神经（olfactory nerves）分布于嗅区黏膜。嗅细胞中枢突汇集成多数嗅丝（fila olfactoria）穿经筛板上的筛孔抵达嗅球。嗅神经鞘膜为硬脑膜的延续，损伤嗅区黏膜或继发感染，可沿嗅神经进入颅内，引起鼻源性颅内并发症。

2. **感觉神经**　来自三叉神经第一支（眼神经）和第二支（上颌神经）的分支。

（1）眼神经（ophthalmic nerve）：由其分支鼻睫神经（nasociliary nerve）发出筛前神经和筛后神经（anterior ethmoid nerve and posterior ethmoid nerve），与同名动脉伴行，进入鼻腔分布于鼻中隔和鼻腔外侧壁上部的一小部分和前部。

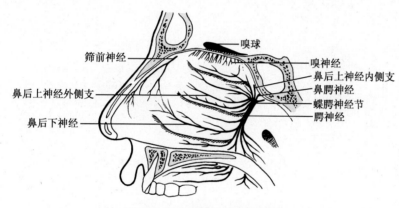

图 4-2-13　鼻腔外侧壁的神经

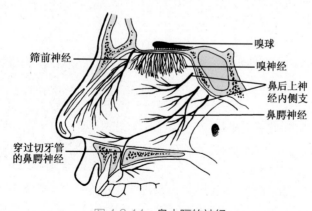

图 4-2-14　鼻中隔的神经

（2）上颌神经（maxillary nerve）：穿过或绕过蝶腭神经节（又名 Meckel 神经节）后发出蝶腭神经，穿经蝶腭孔进入鼻腔分为鼻后上外侧支和鼻后上内侧支，主要分布于鼻腔外侧壁后部、鼻腔顶和鼻中隔。鼻后上内侧支又有一较大分支称鼻腭神经，斜行分布于鼻中隔后上部。

从蝶腭神经又发出腭神经（palatine nerve），后者又分出腭前神经（即腭大神经，anterior palatine nerve）入翼腭管内进而分出鼻后下神经（posterior inferior nasal nerve）进入鼻腔，分布于中鼻道、下鼻甲和下鼻道。此外，从上颌神经又发出眶下神经，后者的分支分布于鼻前庭、上颌窦、鼻腔底和下鼻道前段。

3. **自主神经**　交感神经和副交感神经管理鼻黏膜血管的舒缩以及腺体的分泌。交感神经来自颈内动脉交感神经丛组成的岩深神经(deep petrosal nerve),副交感神经来自面神经分出的岩浅大神经(nervi petrosus superficialis major)。两者在翼管内组成翼管神经(vidian nerve),进入翼腭窝的蝶腭神经节,然后分支分布于鼻腔。交感神经在神经节内不交换神经元,主司鼻黏膜血管收缩;副交感神经在神经节内交换神经元,该神经主司鼻黏膜血管扩张和腺体分泌。

三、鼻窦

鼻窦(nasal sinuses)为鼻腔周围颅骨中的一些含气空腔,左右成对,共 4 对,根据所在颅骨命名,分别是上颌窦(maxillary sinus)、筛窦(ethmoid sinus)、额窦(frontal sinus)和蝶窦(sphenoid sinus)(图 4-2-15)。与鼻腔的发育不同,鼻窦主要在出生后发育。依据窦口(ostium)引流的位置、方向以及各个鼻窦的位置,将鼻窦分为前、后两组。前组鼻窦包括上颌窦、前组筛窦和额窦,窦口引流均位于中鼻道;后组鼻窦包括后组筛窦和蝶窦,前者窦口引流至上鼻道,后者窦口开口于上鼻道后上方的蝶筛隐窝(图 4-2-16,图 4-1-17)。

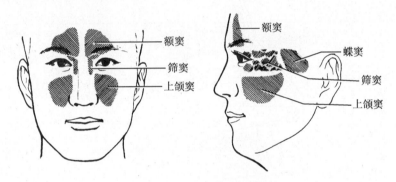

图 4-2-15　鼻窦的面部投影

(一) 上颌窦

为 4 对鼻窦中最大者,有 5 个壁。

1. **前壁**　中央薄而凹陷,称为尖牙窝(canine fossa),行 Caldwell-Luc 手术时从此处进入窦腔。在尖牙窝之上、眶下缘之下 12mm 处有眶下孔、眶下神经及血管通过。

2. **后外壁**　与翼腭窝和颞下窝毗邻,严重鼻出血时,可凿开此壁结扎上颌动脉。上颌窦恶性肿瘤破坏此壁时可侵犯翼内肌,可致张口困难。

3. **内侧壁**　即鼻腔外侧壁下部。在相当于中鼻道

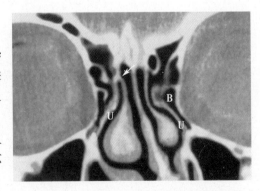

图 4-2-16　鼻腔、鼻甲、鼻窦冠状位位置

后部,有一裂口,名"上颌窦裂孔"(maxillary hiatus),其界限是:下界为下鼻甲附着处,后界为腭骨垂直板,前界为下鼻甲的泪突和泪骨下端,上界是与筛窦连接的上颌窦顶壁。此骨性窦口被钩突和下鼻甲的筛突呈十字形的连接分隔成四个象限。其中只有前上象限是真正的上颌窦自然窦口,其余被双层黏膜和致密结缔组织封闭,称为鼻囟门。上颌窦自然窦口直径大小不一,平均为 2.8mm。常规前鼻镜检查不易看到。经中鼻道行上颌窦自然窦口扩大术时,如找不到自然窦口,可先找到钩突尾端和下鼻甲上缘上方的后囟,从此处凿开并向前扩大自然窦口。鼻内镜鼻窦手术中使用反张钳扩大自然窦口时不可过分向前,以免损伤鼻泪管,也不宜超过骨性窦口的上界,以免损伤纸样板。

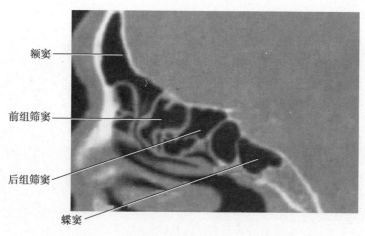

图 4-2-17 额窦、筛窦、蝶窦的 CT 投影位置

4. 上壁 即眼眶的底壁。若外伤引起眶底骨折,可能会导致眶内结构下垂到上颌窦内,引起眼球活动障碍、复视等。

5. 底壁 即牙槽突。底壁常低于鼻腔底,与第 2 前磨牙和第 1、2 磨牙关系密切。

(二) 筛窦

位于鼻腔外上方的筛骨内,又称筛迷路(ethmoid labyrinth),为四组鼻窦中解剖关系最复杂、自身变异最多的结构。视发育程度不同,筛窦气房从数个到 20~30 个不等。筛窦被中鼻甲基板分为前组和后组筛窦,前组筛窦开口引流于中鼻道,后组筛窦开口引流于上鼻道。

1. 外侧壁 即眼眶内侧壁,由泪骨和纸样板(lamina papyracea)构成,后者占外侧壁绝大部分,平均厚度仅 0.2mm,可有先天性缺损或裂隙,手术损伤纸样板将出现眶内并发症(图 4-2-18)。纸样板上缘与额骨结合处为额筛缝,此缝相当于筛顶水平,有筛前动脉和筛后动脉经此进入筛窦。纸样板与上颌窦内侧壁在同一矢状切面。

2. 内侧壁 即鼻腔外侧壁上部,附有上鼻甲和中鼻甲。其内侧与筛骨水平板连接,外侧与眶顶延续,筛顶上方即为颅前窝。筛顶与筛板的连接有水平型(即筛顶与筛板是延续的),高台型(筛顶与筛板之间形成一高度差),倾斜型等方式(图 4-2-19,图 4-2-20,图 4-2-21)。通常情况下,筛顶外侧骨质较其内侧厚。筛前动脉是前筛顶的一个重要结构。当筛前动脉由眼眶进入筛窦时,其在筛顶水平或略低

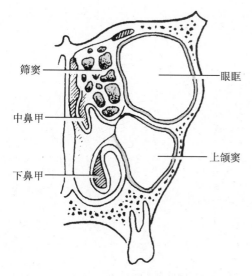

图 4-2-18 上颌窦、筛窦与眼眶的关系

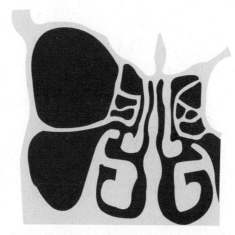

图 4-2-19 筛顶与筛板的连接方式——水平型

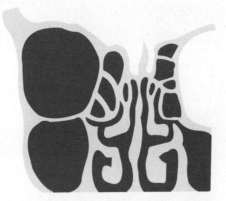

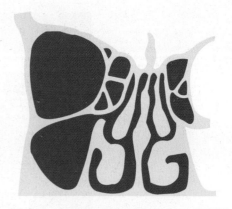

图 4-2-20   筛顶与筛板的连接方式——高台型   图 4-2-21   筛顶与筛板的连接方式——倾斜型

于筛顶水平走行于骨管内,横向穿越筛顶。筛前动脉常常位于筛顶下方 1~3mm 的筛骨实质内。它由外向内横穿筛顶,并向前穿透筛骨外侧板进入嗅沟。识别并避免切开筛前动脉,能减少出血和眼眶血肿的风险,降低颅底损伤、脑脊液漏的机会。

3. **下壁**   即中鼻道外侧壁结构,如筛泡、钩突和筛隐窝等。

4. **前壁**   由额骨筛切迹、鼻骨嵴和上颌骨额突构成。此区域的重要结构是额隐窝。

5. **后壁**   即蝶筛板,与蝶窦毗邻,但由于后组筛窦的解剖变异较大,个体差异十分明显。后组筛窦以中鼻甲基板为其前界,与视神经管、颈内动脉、蝶窦等毗邻。最后筛房气化较好进入蝶窦时称为蝶上筛房(suprasphenoid cells),也称 Onodi 气房(Onodi cells)。有时,视神经管在最后筛房的外侧壁形成凸向窦内的隆起,称为视神经结节(tuberculum of optic nerve)。最后筛房气化较好时,还可能紧邻颈内动脉,此时颈内动脉将向最后筛房突出形成压迹。

(三) 额窦

位于额骨的内板和外板之间,左右各一。额窦向内下走行过程中逐渐变窄,尤其以位于额窦底部的额窦口处最为狭窄。位于额窦前壁的上颌骨额突决定额窦口开口的大小,把该突起称为"鼻嵴"或"额嘴",是典型的解剖学分界标志。额窦的引流系统类似一个沙漏。以额窦口为界,上半部为额窦腔,下半部为额隐窝。钩突向上的附着方式决定额隐窝的引流(图 4-2-22)。钩突向上最常见的附着方式有两种:一是向外侧弯曲附着于眶纸板,从而形成筛隐窝的上界,称为"终末隐窝"(terminal recess)。此时隐窝将直接向内引流至中鼻道上部;另外一种方式是钩突最上部内转与中鼻甲融合,或向上延伸直接连接筛顶,此时额隐窝将引流入筛漏斗的上部。

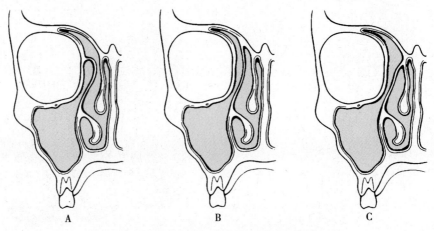

图 4-2-22   钩突向上的附着位置示意图

A:钩突向上外附着于眶纸板;B:钩突向上附着于前颅底;C:钩突向上内与中鼻甲根部融合。

额窦各壁：前(外)壁为额骨外骨板，较坚厚，含骨髓，故可致额骨骨髓炎；后(内)壁即额骨内骨板，较薄，为颅前窝前壁的一部分，额窦有导静脉穿此壁通硬脑膜下腔，此壁亦可能存在骨裂隙，故额窦感染可侵入颅内；底壁为眼眶顶壁(外 3/4)和前组筛窦的顶壁，此壁内侧恰相当于眶顶的内上角，甚薄，急性额窦炎时此处可有明显压痛，额窦囊肿亦可破坏此处侵入眶内；内侧壁实为两侧额窦的中隔，多偏向一侧。

额隐窝与额窦之间的关系：在矢状面，额隐窝恰似一个沙漏的下半部，向上开口于额窦。额隐窝的解剖界限是：前上为额骨与上颌骨额突，前为鼻骨或鼻丘，后为筛泡，外为纸样板。

（四）蝶窦

位于鼻腔最上后方的蝶骨体内(图 4-2-23)。因蝶窦中隔位置的不同及蝶窦自身发育的差异，左、右两个窦腔的大小及形态多不对称，位于后组筛窦的后内下方。气化较好的蝶窦便于行经蝶窦进行垂体瘤手术。蝶窦各壁，尤其是外侧壁、上壁和后壁，毗邻关系复杂，是鼻窦手术开放蝶窦或蝶窦内手术比较危险的区域。

蝶窦各壁：外侧壁与颅中窝、海绵窦、颈内动脉和视神经管毗邻，在气化较好的蝶窦，此壁菲薄甚或缺损，使上述结构裸露于窦腔内，手术不慎将损伤视神经或颈内动脉出现失明或致命性大出血。顶上方为颅中窝的底，呈鞍形，称为蝶鞍。蝶鞍承托垂体。前壁参与构成鼻腔顶的后段和筛窦的后壁(蝶筛板)。上方近鼻中隔处为蝶窦自然开口。后壁骨质较厚，毗邻枕骨斜坡。下壁即后鼻孔上缘和鼻咽顶，翼管神经孔位于下壁外侧的翼突根部。

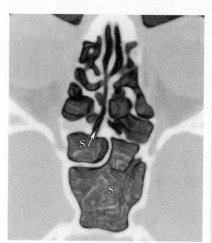

图 4-2-23 鼻 CT 轴位，箭头指示蝶窦（S）的开口处

蝶筛窦与视神经管、颈内动脉管及海绵窦的关系：与视神经管的关系：蝶窦外侧壁与视神经管的关系，取决于后组筛窦、蝶窦气化和发育的程度；后组筛窦气化发育充分，可出现蝶筛气房(Onodi 气房)。当后组筛窦气房发育较好进入蝶窦且同时存在视神经管突起时，手术时应注意识别和保护。与颈内动脉管的关系：颈内动脉于颞骨岩尖部出颈内动脉管进入颅内，经破裂孔向上(颈内动脉鞍后段)进入海绵窦，并继续前行(鞍下段)，于前床突水平向上穿出海绵窦顶(鞍前段)，然后转向前床突内侧上行。在这一行程中，与蝶窦外侧壁毗邻的一段形成凸向窦内的压迹，即颈内动脉管突起。有时颈内动脉管突起的骨壁很薄甚至缺损。视神经管突起位于蝶窦外侧壁的上部，颈内动脉管的突起位于下部。与海绵窦的关系：海绵窦由硬脑膜构成，位于蝶窦两侧，颈内动脉及第 Ⅲ、Ⅳ、Ⅴ 和 Ⅵ 对脑神经在窦内通过。蝶窦外侧壁破坏或先天缺损时，海绵窦可能突入窦腔。

熟识蝶筛窦解剖及其与视神经管、颈内动脉管和海绵窦的毗邻关系，对成功施行鼻神经外科手术极为重要。

（五）鼻窦的血管、淋巴和神经

1. **血管** 上颌窦由鼻后外侧动脉、上颌牙槽后动脉(posterior superior alveolar artery)和眶下动脉(infraorbital artery)等供应；静脉回流入蝶腭静脉(sphenopalatine vein)。

筛窦由筛前、筛后、眶上和鼻后外侧等动脉供应，静脉回流入筛前、筛后静脉，亦可回流入硬脑膜的静脉和嗅球、额叶的静脉丛。

额窦由筛前、眶下和鼻后外侧等动脉供应，静脉回流入筛静脉，也有经板障静脉、硬脑膜的静脉入矢状窦。

蝶窦由颈外动脉的咽升动脉(ascending pharyngeal artery)、上颌动脉咽支和蝶腭动脉的小分支等供应，静脉回流入蝶腭静脉，并有静脉与海绵窦相通。

2. **淋巴** 鼻窦内淋巴毛细管不多，主要汇入咽后淋巴结和颈深淋巴结上群。

3. **感觉神经**　均由三叉神经第 1、2 支管理。上颌窦主要由上牙槽后支(posterior superior alveolar nerve)及眶下神经管理;筛窦主要由筛前、筛后、眶上等神经以及蝶腭神经的鼻后上外侧支和眼眶支管理;额窦主要由筛前神经管理;蝶窦主要由筛后神经和蝶腭神经眼眶支管理。

第二节　鼻的生理学

一、外鼻的生理

外鼻(external nose)由骨和软骨构成支架,外覆以软组织和皮肤,位于颅面的中央,其外形、轮廓高低、与面部各器官之间的匀称关系对人的容貌有着十分重要的影响,鼻翼的活动有助于调整鼻阻力和面部表情的完成。

二、鼻腔的生理

鼻腔主要有呼吸、嗅觉功能,另外还有共鸣、反射、吸收和排泄泪液等功能。外界空气经过鼻腔处理后,才适合人体的生理需求,否则易引起呼吸道不适。

（一）呼吸功能

鼻腔是呼吸道的首要门户,在呼吸过程中发挥重要作用,主要表现为以下几个方面:

1. **鼻腔对吸入气的分流作用**　鼻腔吸入的空气在鼻内孔处受到阻力后便分为两股气流,即层流(laminar flow)和紊流(turbulent flow)。层流从鼻内孔朝后上方以弧形流向后鼻孔再散开,为鼻腔气流的大部分,与通气量关系较大,也是肺部进行气体交换的主要部分。层流与鼻腔黏膜接触面积最广,可以充分发挥鼻腔调节湿度和温度的作用。紊流形成于鼻内孔的后方,气流呈旋涡状且不规则,为吸入空气的小部分,有利于气体充分汇合,增加气体与鼻腔黏膜之间的相互接触,可使鼻腔更有效地发挥对气体的引流作用。

2. **鼻阻力的产生和生理意义**　阻力是维持正常鼻通气的重要前提,鼻阻力由鼻瓣区(nasal valve area)的多个结构形成,与下鼻甲的大小也有很大的关系。鼻内或鼻瓣区产生的鼻阻力约为呼吸道总阻力的 40%~50%,有助于吸气时形成胸腔负压,使肺泡扩张以增加气体交换面积,同时也使呼气时气体在肺泡内停留的时间延长,以留有足够的气体交换时间。因此,正常鼻阻力的存在有利于保证肺泡气体交换过程的充分完成。鼻腔阻力降低(如萎缩性鼻炎、下鼻甲过度切除)可出现肺功能下降;鼻阻力过大(如肥厚性鼻炎)也会造成鼻腔通气不足,影响呼吸和循环功能。

3. **鼻周期**　正常人两侧下鼻甲黏膜内的容量血管呈交替性和规律性的收缩与扩张,表现为两侧鼻甲大小和鼻腔阻力呈相应的交替性改变,但左右两侧的鼻总阻力仍保持相对的恒定,一般 2~7h 出现一个周期,称为鼻周期(nasal cycle)或生理性鼻甲周期(physiologic turbinal cycle)。鼻周期对呼吸无明显影响,所以正常人常不易察觉,但如果两侧鼻腔不对称(如鼻中隔偏曲),两侧在周期性收缩阶段的最小阻力不相等,总阻力发生显著变化,出现周期性明显鼻塞。鼻周期的生理意义在于促使睡眠时反复翻身,有助于解除睡眠的疲劳。

4. **温度调节作用**　大多数时间,外界的温度与人体的温度不同,吸入气温度过低会对下呼吸道黏膜造成伤害。鼻腔因其具有面积大而迂曲的黏膜和丰富的血液供应可将吸入的外界空气调节到近似正常体温,以保护下呼吸道黏膜不受损害。

5. 湿度调节作用 鼻腔具有加湿吸入空气的作用,这主要是因为鼻黏膜中含有大量的腺体,可在24小时呼吸期间分泌约1 000ml液体,其中70%用以提高吸入空气的湿度,少部分向后流入咽部。常用口呼吸者,会出现口干舌燥。

6. 过滤及清洁作用 鼻前庭的鼻毛由四周伸向前鼻孔中央,对空气中较粗大的粉尘颗粒及细菌有阻挡和过滤作用。较小的尘埃颗粒吸入鼻腔后可随气流的紊流部分沉降,或随层流散落在鼻黏膜表面的黏液毯中。不能溶解的尘埃和细菌随鼻黏膜的纤毛摆动到达后鼻孔,进入咽腔,被吐出或咽下。

人类鼻腔、鼻窦黏膜大部分为假复层柱状黏膜上皮,每个柱状上皮细胞约有250~300根纤毛,长度5~7μm,平均直径0.3μm,每根纤毛朝鼻咽部方向摆动的频率大约1 000次/min。在纤毛的表面覆盖了一层黏液毯,其主要成分为水(95%)、无机盐、黏多糖、黏蛋白、溶菌酶,黏液毯以每分钟5mm的速率形成自前向后的黏液波,这一现象对维持鼻腔正常清洁功能发挥重要作用。

空气中含有灰尘、细菌和真菌等,但吸入空气达到鼻腔后部时,几乎无细菌存在,说明鼻腔黏膜对吸入空气的清洁、防御作用非常重要。较粗颗粒被鼻毛阻挡,吸入鼻腔后也可被喷嚏反射所清除。较细的尘粒和细菌附着在黏液毯上,借助于上皮纤毛运动,向后排至鼻咽部,为鼻腔的第一道防御线。鼻黏液中含有"溶菌酶",具有抑菌和溶解细菌的作用,加上白细胞的噬菌作用,成为鼻腔的第二道防御线。鼻腔的pH能影响溶菌酶的作用和纤毛运动,正常鼻分泌物的pH为5.6~6.5,溶菌酶在酸性环境中能保持最有效功能,这与鼻腔内细菌的存在与否有一定的关系。据文献报道,鼻分泌物的pH在6.5以下者,鼻腔细菌培养为阴性,若酸碱度为碱性,鼻腔可出现细菌。

（二）嗅觉功能

主要依赖于鼻腔嗅区黏膜和嗅细胞,嗅觉起到识别、报警、增加食欲和影响情绪的作用。

（三）发声共鸣功能

鼻腔在发声时起共鸣作用,使得声音悦耳动听,为语音形成的重要部分。鼻腔阻塞出现闭塞性鼻音,腭裂出现开放性鼻音。

（四）鼻的反射功能

鼻腔内神经分布丰富,当鼻黏膜遭受到机械性、物理性或化学性刺激时,可引起广泛的呼吸和循环方面的反应。反应的程度取决于刺激的强度,强度从打喷嚏到呼吸心脏停搏。鼻腔最重要的反射有鼻肺反射(nasopulmonary reflex)和喷嚏反射(sneeze reflex)。一侧鼻腔通气受阻,引起同侧支气管收缩,进而减少了肺通气量;当鼻阻力升高或受刺激后引起支气管收缩,称鼻肺反射,这种反射以同侧肺为主。鼻肺反射以鼻黏膜三叉神经为传入支,广泛分布于支气管平滑肌的迷走神经为传出支,以三叉神经核和迷走神经核为中枢核,形成的反射弧。鼻肺反射是鼻部疾病引起支气管病变的原因之一。喷嚏反射的传入支为三叉神经,当鼻黏膜三叉神经末梢受到刺激时,发生一系列的反射动作,如深吸气、悬雍垂下降、舌根上抬、腹肌和膈肌剧烈收缩,声门突然开放,气体从鼻腔急速喷出,借以清除鼻腔中的异物和刺激物。

（五）鼻黏膜的其他功能

1. 免疫功能 鼻黏膜是局部黏膜免疫系统的重要组成部分,黏膜内的免疫活性成分在上呼吸道黏膜防御方面发挥重要作用。鼻黏膜的上皮细胞(杯状细胞)、黏膜下腺体(浆液腺细胞、黏液腺细胞),分泌性细胞(浆细胞)不仅产生分泌物,且可由血管渗出血浆蛋白,或由细胞合成和分泌免疫物质,这些成为鼻黏膜免疫系统构成的基础。

来源于鼻黏膜的各种具有免疫防御功能的物质可分为非特异性与特异性两大类,前者为天然免疫物质,主要为溶菌酶、乳铁蛋白,后者则是在抗原的刺激下产生的免疫球蛋白A和G(IgA、IgG)。二者共同构成鼻黏膜的免疫屏障。

2. 吸收功能 人类鼻腔黏膜表面积约150cm²,呼吸区黏膜表层上皮细胞有许多微绒毛,可增加吸收的有效面积,鼻黏膜上皮下层有丰富毛细血管、静脉窦、动脉吻合支,以及毛细淋巴管交织成网,使吸收的药物可迅速进入血液循环。

3. 排泄泪液功能　泪液通过泪小点、泪小管、泪总管、泪囊和鼻泪管到达下鼻道的顶部。

（臧卫东　杜　鹃）

思考题

1. 试述鼻腔侧壁的重要结构。
2. 试述各个鼻窦的位置、壁以及开口位置。
3. 鼻腔生理功能有哪些?

第三章

鼻的检查法

鼻部检查的目的是寻找症状出现的原因从而为疾病的诊断提供依据。鼻部疾病常常与某些全身疾病相互影响,因此,鼻部检查既要重视局部,也要注意邻近部位及全身状况。鼻部检查包括外鼻、鼻腔、鼻窦的检查和鼻功能的检查。检查前,应详细了解患者的主诉、病史、家族史及个人生活史等,检查应由表及里、循序渐进,根据需要进行,避免"过度检查"。

第一节　外鼻及鼻腔的一般检查法

一、外鼻的检查

观察外鼻及邻近部位形态,包括鼻背、鼻翼、鼻孔及鼻旁面颊部;观察外鼻、上唇及面颊等处的皮肤状态;观察呼吸时鼻翼活动情况,鼻唇沟是否存在及对称等有时需要做必要的触诊(鼻背有无下陷、移位、触痛;鼻尖、鼻翼有无触痛;颜面部按压时有无乒乓球样弹性感)。

二、鼻腔的检查法

鼻腔检查的主要方法有徒手检查法、前鼻镜检查法和后鼻镜检查法。

（一）徒手检查法

拇指将鼻尖抬起并左右活动,利用反射光线观察鼻前庭。当患者存在鼻孔狭窄、鼻翼塌陷等情况时,可借助前鼻镜进行检查。

（二）前鼻镜检查法

前鼻镜检查法(anterior rhinoscopy)通常受检者面对检查者端坐,上身稍前倾,颈部放松以便检查者调整头位,调整额镜对光,使光焦点集中于受检部位。如图 4-3-1 所示,检查者右手扶持患者头部,左手持前鼻镜(anterior rhinoscope),将两叶合拢,平行鼻腔底伸入前鼻孔,注意不能超越鼻阈。然后轻轻将两叶上下张开,抬起鼻翼,扩大前鼻孔,使光线和视线得以进入鼻腔,根据检查需要固定或移动受检者头位。按以下三种头位顺序检查(图 4-3-2):

第一头位:患者头面部呈垂直位或头部稍低,观察鼻前庭、鼻腔底、下鼻甲、下鼻道、鼻中隔前下部及总鼻道下段。

第二头位:患者头稍后仰,与鼻底成 30°,检查鼻中隔中段、中鼻甲、中鼻道及嗅裂的一部分。

第三头位:患者头部继续后仰 30°,检查鼻中隔上段、中鼻甲前端、鼻丘、嗅裂和中鼻道的前下部。

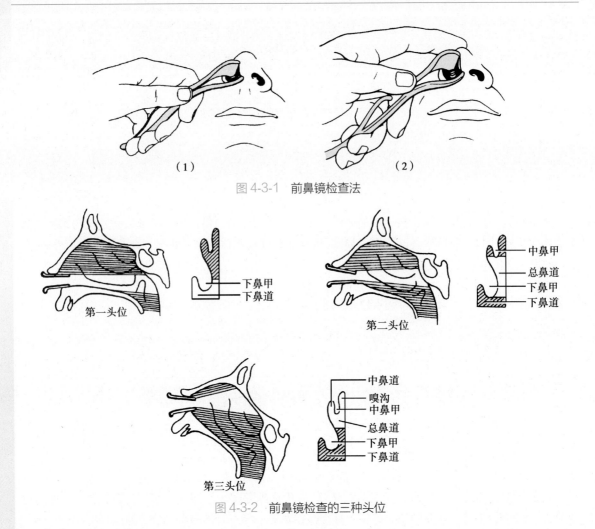

图 4-3-1 前鼻镜检查法

图 4-3-2 前鼻镜检查的三种头位

　　观察鼻前庭黏膜有无红肿、糜烂、皲裂、结痂，以及鼻毛脱落情况，有无局限性隆起及触痛，有无新生物。正常鼻甲黏膜光滑、湿润，呈淡红色，黏膜柔软有弹性，表面有少量黏液，各鼻道内均无分泌物积聚。病理状态下可见鼻甲充血、水肿、肥大、干燥或萎缩等，鼻中隔偏曲、骨棘、穿孔等，鼻道分泌物、异物、息肉或肿瘤等，注意观察分泌物的性状及新生物的特征（色泽、质地、活动度及是否易出血等）。

（三）间接鼻咽镜检查法

　　间接鼻咽镜检查可观察后鼻孔及鼻中隔后缘，检查方法详见第五篇第四章第二节"鼻咽部检查法"。

第二节　鼻窦一般检查法

　　鼻窦位于鼻腔周围的颅颌面骨内，位置深且隐蔽，只有当病变较为严重时才能通过望诊、触诊及前鼻镜等一般检查法间接发现病变。

一、视诊和触诊

　　鼻窦炎常在相应鼻窦的面部投影点有按压痛或叩痛，鼻窦病变严重时会引起对应的面部皮肤改变。急性上颌窦炎肿胀或压痛部位在同侧面颊部,急性筛窦炎在鼻根两侧内眦部,急性额窦炎对应部位则位于眼眶内上角近眉根部。鼻窦感染若向眼眶扩散,可引起眼睑肿胀、结膜充血、眼球突出或移位等。鼻窦肿瘤若累及面部,可有面部相应部位的隆起,或向皮肤表面破溃,触诊质地硬韧。上颌窦癌可引起患侧颞下窝和翼腭窝饱满,并有张口困难。鼻窦囊肿可使相应部位膨隆,触诊有乒乓球感。肿瘤或囊肿若侵入眼眶可引起眼球突出或移位。

二、前鼻镜检查法

方法同鼻腔检查。

三、体位引流法

用于观察鼻腔脓性分泌物及其来源:先收敛鼻黏膜,使各窦口(中鼻道及嗅裂等处)通畅。嘱患者固定于所要求的位置15min,然后进行检查。若疑为上颌窦积脓,则头前倾90°,患侧向上,检查中鼻道后部分泌物引流情况;若疑为额窦或筛窦积脓,则取坐位;若疑为蝶窦,则须低头,面向下将额部或鼻尖抵在桌面。

四、上颌窦穿刺冲洗法

用于上颌窦炎的诊断和治疗。但随着鼻内镜技术的普及,该方法临床使用日趋减少。

五、口腔检查

鼻腔及上颌窦病变常累及硬腭及上列牙齿。上列磨牙牙龈充血、病牙,提示牙源性感染可能;不明原因的牙痛、牙齿松动或脱落、上列牙槽突宽粗、硬腭破溃等常是上颌窦癌侵犯牙槽的表现。

第三节　鼻内镜检查法

鼻内镜具有视野清晰、分辨率高、视野广的特点,可完成对鼻腔内各个部分及鼻咽部的检查。其良好的光学放大成像系统使鼻、鼻咽疾病的诊断更加方便,并通过与计算机技术、成像与存储、分析技术相结合,为临床资料的保存提供了更高效的方法。通过鼻内镜可清楚观察到鼻腔的病变特征(黏膜色泽、分泌物性质、出血部位、赘生物特征等),并完成直视下取活检、采集分泌物、止血、下鼻甲消融、小息肉摘除、术后术腔随访及护理等操作。

一、硬性鼻内镜检查法

硬性鼻内镜镜长20~23cm,可有多种视角(0°、30°、70°和120°),外径2.7mm(儿童)或4.0mm(成人),可根据需要采用不同角度和外径的内镜;一套完整的内镜检查系统应同时配有视频编辑系统(图像摄取和图文处理)、冲洗及吸引装置等。检查前先清理总鼻道分泌物,并使用麻黄碱液及1%丁卡因收缩并麻醉鼻黏膜。

（一）鼻腔内镜检查法

使用 0° 镜从鼻底和下鼻道进镜，从前向后逐步观察下鼻甲前端、下鼻甲全表面、下鼻道和鼻中隔；使用 0°、30° 镜从鼻底直达后鼻孔，观察鼻咽侧壁及咽鼓管咽口、咽隐窝；然后退镜，以下鼻甲上表面为依托观察中鼻甲前端和下缘，徐徐进镜观察中鼻道和额窦、前中组筛窦、上颌窦的开口，继续进镜到中鼻甲后端，在黏膜收缩良好的情况下可观察蝶筛隐窝、蝶窦开口和后组鼻窦的开口（图 4-3-3）。

观察上颌窦和额窦开口常需使用 70° 镜，检查时将镜头斜面朝向要观察的部位。为防止镜面在鼻腔起雾，可事先将镜面加温或应用活力碘涂抹。

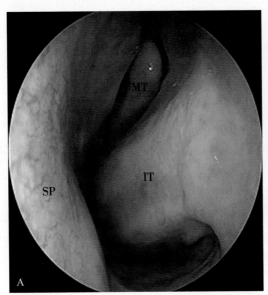
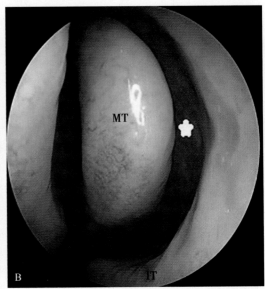

SP：鼻中隔；IT：下鼻甲；MT：中鼻甲。

图 4-3-3　0 度鼻内镜下左侧鼻腔所见

A. 进入前鼻孔后所见；B. 向后向上可见中鼻道。

（二）鼻窦内镜检查法

常规的鼻内镜检查常不能直接观察到各个鼻窦腔，在特殊情况下可应用套管针钻孔，并经套管插入各种角度内镜进行观察，如经下鼻道或尖牙窝行上颌窦钻孔可观察到上颌窦，经鼻外眉弓进路于额窦前下壁钻孔观察额窦，必要时可于鼻窦自然口行相应鼻窦的开放后进行鼻窦检查。

二、软管鼻内镜检查法

根据成像原理的不同，可分为纤维鼻内镜和电子鼻内镜。软管鼻内镜管径较细，可经前鼻孔送入鼻腔，随需要将内镜的末端弯曲，进入各鼻道，观察各鼻窦的自然开口及其周围病变。

第四节　鼻功能检查法

鼻功能的检测对于明确诊断及疗效评估有重要意义。目前鼻功能的检查主要包括呼吸功能检查法、黏液纤毛功能检查法和嗅觉检查法。

一、呼吸功能检查法

主要检查患者的鼻腔通气功能,如鼻阻力和鼻腔通气量。

(一) 鼻测压计

鼻测压计(rhinomanometer)又名鼻阻力计(图 4-3-4),能同时记录鼻气道压力和流速变化,用于测定腔的气流量及此气流量时鼻腔的压力,可以反映一定时间内鼻气道内压力、通气量与时间之间的关系(图 4-3-5)。鼻测压法是对鼻腔通气状态客观、敏感的评价方法,也可用于临床疗效评估。

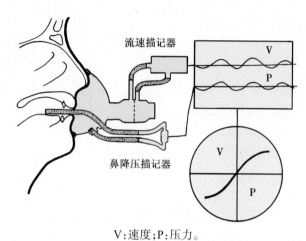

V:速度;P:压力。

图 4-3-4　鼻测压计模式图

(二) 鼻声反射测量法

鼻声反射测量法(acoustic rhinometry)是通过测量短振动波在鼻腔的反射声,获得鼻腔内某一处的横截面积,绘制出面积 - 距离曲线图,从而提供鼻气道的"地形图"(图 4-3-6)。鼻声反射可以准确反映鼻腔的几何形态,进而对鼻塞的部位及严重程度,甚至病变的性质作出客观判断。

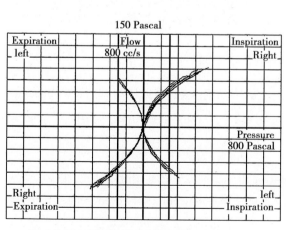

图 4-3-5　四相鼻测压法描记的压力流量曲线

四相图中,鼻阻力越大,曲线越靠近压力轴。

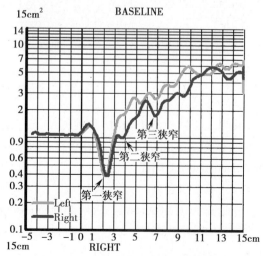

图 4-3-6　鼻声反射面积 - 距离曲线图

三个切迹分别代表鼻阈、下鼻甲和中鼻甲中部。

二、鼻腔黏液纤毛清除功能测定

鼻腔黏液纤毛清除功能测定（nasal mucous ciliary clearance test，NMCC）常用可追踪的可溶性微粒如糖精、不可溶微粒如活性炭，或者放射性核素来测定。糖精试验是目前应用最广泛的体内 NMCC 测试方法，将糖精微粒放置于下鼻甲内侧面，距离下鼻甲至少 7mm，记录从放置糖精到患者第一次感觉到甜味的时间，即黏膜纤毛清除时间（mucociliary clearance time，MCT），测量鼻腔的长度后计算出黏膜纤毛清除率（mucociliary clearance velocity，MCV）。糖精法测得健康成人 NMCC 约为 17±3min，健康儿童中则为 11±3min。

三、嗅觉功能检查法

（一）主观检查法

通过受试者对气味刺激的回答来判定其嗅觉功能，主要包括气味阈值测试（odor threshold test，OTT）、气味辨别能力测试（odor discrimination test，ODT）和气味识别能力测试（odor identification test，OIT）。临床应用最多的是 OTT 和 OIT。

1. **简易检查法**　将 5 种不同嗅剂，如蒜、白醋、酒精、香精、煤油等，分装于同颜色同形状的小瓶中，检查者持小瓶，以手指堵住一侧鼻孔，另一鼻孔嗅之，并说明瓶中气味。

2. **嗅阈检查法**（smell threshold test）　嗅觉单位是指多数人可以嗅到的某种嗅剂的最低浓度。将 7 种原嗅素，按 1~10 嗅觉单位配成 10 瓶，共 70 瓶。检查时测出对 7 种物质的最低辨别阈，用小方格 7×10 标出，成为嗅谱图（olfactory spectrogram）。对某一嗅素缺失时，嗅谱图上出现一条黑色失嗅带（图 4-3-7）。

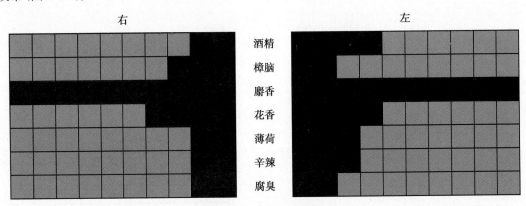

图 4-3-7　嗅谱图
麝香为失嗅带。

除以上 2 种检测方法外，目前国际上广泛采用的方法有 T&T 嗅觉计测试（T&T olfactometer test）、嗅棒测试（Sniffin'Sticks test）和宾夕法尼亚大学嗅觉识别测试（University of Pennsylvania smell identification test，UPSIT）。

（二）客观检查法

嗅觉诱发电位（olfactory evoked potentials，OEP）是由气味剂或电脉冲刺激嗅黏膜，在头皮特定部位记录到的特异性脑电位。由气味剂刺激诱发者又称嗅觉相关电位（olfactory event-related potentials，OERP）。通过嗅觉诱发电位仪将一定浓度和湿度的气味剂以恒定的温度和流量送至受试者鼻腔嗅区，在头皮特定位置记录到的稳定的特异性脑电位变化，即为 OEP。该检查可用于嗅觉障碍的诊断、嗅觉水平的评估以及某些伴有嗅觉水平下降疾病（嗅神经母细胞瘤，阿尔茨海默症等）的辅助检查，还可用于术中的嗅觉监测。

嗅觉功能的客观检查法还包括嗅通路 MRI、功能磁共振成像（functional magnetic resonance imaging，fMRI），正电子发射型计算机断层显像（PET-CT）等技术。

第五节 鼻腔鼻窦影像学检查法

鼻腔及鼻窦的影像学检查主要包括 X 线检查法、计算机 X 线断层摄影技术（CT）以及磁共振成像检查（MRI）。

一、X 线检查法

由于鼻窦 X 线检查受重叠的骨影干扰较多，细节分辨能力较差，较少用于临床鼻病的检查。在缺乏 CT、MRI 等高分辨影像学检查设备或某些特殊情况下，仍可使用 X 线检查法。常用拍片体位有：

1. **鼻颏位（nose-chin position）** 如图 4-3-8 所示，又称华特位（Water position），主要用于检查上颌窦，也可显示筛窦、额窦、鼻腔和眼眶。

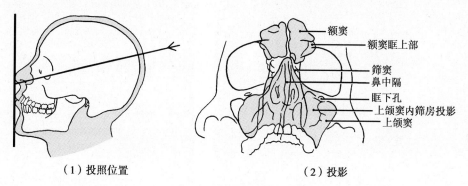

（1）投照位置　　　　　　　　（2）投影

图 4-3-8　鼻颏位

2. **鼻额位或枕额位（occipita-frontal position）** 如图 4-3-9 所示，又称柯德威尔位（Caldwell position），主要用于检查额窦和筛窦，也可显示上颌窦、鼻腔和眼眶。

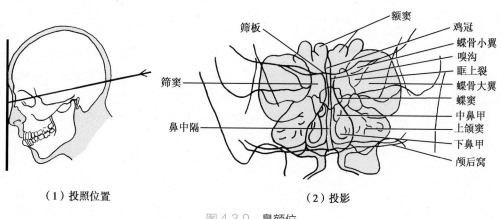

（1）投照位置　　　　　　　　（2）投影

图 4-3-9　鼻额位

3. 其他拍片位置　必要时可加拍侧位(从侧面观察各鼻窦、蝶鞍及鼻咽)、视神经孔位(观察筛窦及蝶窦,亦可检查额窦及眶尖)、颅底位(观察蝶窦、上颌窦后壁、颅底、鼻腔及鼻咽)等片。

二、计算机 X 线断层摄影术(CT)

CT 扫描可清楚显示鼻及鼻窦的病变及周围结构,为手术提供重要指引。增强 CT 可以较清晰地显示病变的范围和血供情况。阅片时应结合冠状位(图 4-3-10)、水平位(图 4-3-11)、矢状位(图 4-3-12)多个层面对病变及鼻窦结构进行细致观察。应重点观察以下内容:鼻骨、上颌骨额突、鼻中隔、窦口鼻道复合体、鼻窦黏膜、各鼻甲形态、各鼻道有无阻塞、各鼻窦引流通道的解剖结构、颅底结构及病变等。正常的鼻窦黏膜菲薄,CT 扫描常无显示。此外,还要注意观察是否存在解剖变异,常见的解剖变异有:中鼻甲气化、Haller 气房、Onodi 气房、筛颌气房、眶内容物疝入筛窦、筛顶高度变异等。这些解剖变异常常是鼻窦疾病及术中意外的危险因素。

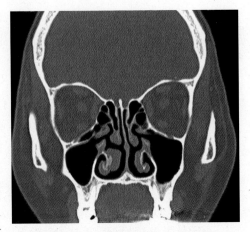

图 4-3-10　冠状位鼻窦 CT 所见

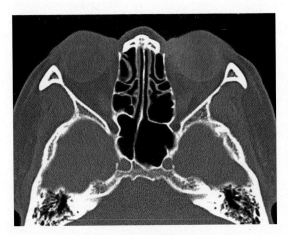

图 4-3-11　水平位鼻窦 CT 所见

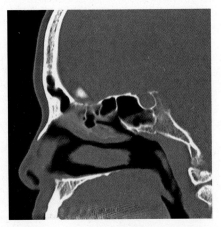

图 4-3-12　矢状位鼻窦 CT 所见

三、磁共振成像检查(MRI)

MRI 具有多参数任意断面成像、良好的软组织分辨率以及无放射线损伤等优点,MRI 及增强 MRI 能鉴别肿瘤及其伴发的阻塞性炎症,准确地显示病变侵犯范围及与血管或其他重要解剖结构的关系,对于肿瘤性病变、类肿瘤性病变或鼻源性并发症的诊断方面具有优势。但 MRI 对轻微骨皮质异常、钙化或骨化性病变的显示较差。另外,脑功能性磁共振成像(functional magnetic resonance imaging, fMRI)在嗅觉功能检测方面有一定价值。

(许　昱)

思考题

1. 外鼻检查时，需要注意哪些症状体征？

2. 鼻内镜检查在临床应用中有哪些用途及优势？

3. 鼻部疾病的诊疗过程中，应如何选择影像学检查的方法？

第四章
急性鼻腔和鼻窦炎性疾病

鼻腔和鼻窦的炎性疾病是指由病毒、细菌、变应原、各种理化因子等致病因素以及某些全身性疾病引起的鼻腔和鼻窦黏膜的炎症,主要病理改变是黏膜充血、肿胀、渗出、增生、萎缩和坏死等。鼻腔直接与外界相通,鼻窦黏膜经窦口与鼻腔黏膜相延续。当病毒、细菌等外界致病因素入侵机体时,首先侵犯鼻腔,表现为鼻腔的急性炎症,鼻腔的急性炎症控制不佳时,常引起鼻窦的急性炎症。本章将分别介绍急性鼻炎和急性鼻窦炎,这两种疾病均是鼻科临床上常见的疾病。

第一节 急 性 鼻 炎

急性鼻炎(acute rhinitis)多是由病毒感染引起的鼻腔黏膜急性炎症性疾病,俗称"伤风""感冒",但感冒有别于流感,故又称为普通感冒。在各个年龄组均可发生,尤以幼儿最为好发,有传染性,四季均可发病,但冬季更多见。

一、病因

病毒感染是其首要病因,病毒感染的基础上可继发细菌感染。最常见是鼻病毒,其次是流感和副流感病毒、腺病毒、冠状病毒、柯萨奇病毒及黏液和副黏液病毒等。病毒传播方式主要是经呼吸道吸入。机体在某些诱因影响下,抵抗力下降,病毒更易侵犯鼻腔黏膜。

常见诱因有:①全身因素:受凉,过劳,烟酒过度,维生素缺乏,内分泌失调或其他全身性慢性疾病(如心、肝、肾)等;②局部因素:鼻中隔偏曲,慢性鼻炎、慢性鼻窦炎等鼻腔疾病,邻近感染病灶,如慢性扁桃体炎等。

二、病理

早期血管痉挛、黏膜缺血、腺体分泌减少,鼻腔黏膜灼热感。进而血管扩张、黏膜充血、水肿、腺体及杯状细胞分泌增加、黏膜下单核细胞和吞噬细胞浸润。继发细菌感染者,黏膜下中性粒细胞浸润,纤毛及上皮细胞坏死脱落。恢复期,上皮细胞再生,纤毛功能与形态逐渐恢复正常。

三、临床表现

(一) 症状

1. 局部症状 初期表现鼻内干燥、灼热感或痒感和喷嚏,继而出现鼻塞、水样鼻涕、嗅觉减退和闭塞性鼻音。继发细菌感染后,鼻涕变为黏液性、黏脓性或脓性。

2. 全身症状　因个体而异,轻重不一,也可进行性加重。多数表现全身不适、倦怠、头痛和发热(37~38℃)等。小儿全身症状较成人重,多有高热(39℃以上),甚至惊厥,常出现消化道症状,如呕吐、腹泻等。

(二)体征

鼻腔检查可见黏膜充血、肿胀,下鼻甲充血、肿大,总鼻道或鼻底有较多分泌物,初期为水样,继发细菌感染可为黏液性、黏脓性或脓性。

本病潜伏期 1~3d,若无并发症,上述症状逐渐减轻、消失,总病程 7~10d。

四、并发症

(一)急性鼻窦炎

鼻腔黏膜急性炎症经鼻窦开口向鼻窦黏膜蔓延,引起鼻窦黏膜急性炎症,初为卡他性炎症,后转为化脓性炎症,以上颌窦炎及筛窦炎多见。表现为鼻塞加重,伴有脓涕、面颊部或鼻根部疼痛不适、嗅觉下降等。

(二)急性中耳炎

感染经咽鼓管向中耳扩散所致。儿童较成人多见,与儿童咽鼓管宽、短、直的特点相关,表现为耳痛、耳闷、听力下降、耳鸣、耳部流脓等。

(三)急性咽炎、喉炎、气管炎及支气管炎

感染经鼻部向下扩散引起。小儿、老人及抵抗力低下者,还可并发肺炎。表现为咽部疼痛、异物感或灼热感、吞咽不适、声音嘶哑、咳嗽、咳痰和胸闷、胸痛等。

(四)鼻前庭炎

少见,感染向前直接蔓延所致。表现为鼻腔前部灼热感和干痛、结痂多等。

(五)其他感染

少见,经鼻泪管扩散,可引起眼部并发症,如结膜炎、泪囊炎等。表现为结膜红肿、溢泪、咽部灼热不适等。

五、鉴别诊断

(一)流感

全身症状重,如高热、寒战、头痛、全身关节及肌肉酸痛等。上呼吸道症状如鼻塞、流涕等相对较轻。

(二)变应性鼻炎

本病表现为发作性喷嚏和清水涕,伴有鼻痒、眼痒等症状。无发热等全身症状。鼻腔检查可见鼻黏膜苍白水肿,鼻腔分泌物细胞学检查可见嗜酸性粒细胞增多,变应原皮肤点刺试验、鼻激发试验及血清特异性 IgE 检测等有助于找出变应原予以鉴别。

(三)血管运动性鼻炎

症状与变应性鼻炎相似,表现为鼻痒,阵发性喷嚏,清水涕,亦无全身症状。但变应原皮肤点刺试验及血清特异性 IgE 为阴性。

(四)急性传染病

一些呼吸道急性传染病如麻疹、猩红热、百日咳等早期可出现急性鼻炎症状。这类疾病除有急性鼻炎表现外,尚有其自身疾病的表现,例如皮疹,且全身症状重,如高热、寒战、头痛、全身肌肉酸痛等。通过详细的体格检查和对病程的严密观察可鉴别。

六、治疗

因呼吸道病毒感染常有自限性,因此急性鼻炎的治疗原则主要是对症和支持治疗,同时注意预防并发症。

(一) 局部治疗

1. 鼻用减充血剂　常用的有盐酸羟甲唑啉鼻喷剂、盐酸赛洛唑啉鼻喷剂、1%（儿童用 0.5%）麻黄碱滴鼻液等。主要作用为收缩黏膜,减轻鼻塞,改善引流。此类药物连续使用应不超过 7d,以免引起药物性鼻炎。

2. 鼻用糖皮质激素　糖皮质激素具有广泛的抗炎作用,其作用机制主要是通过与靶细胞糖皮质激素受体结合,上调抗炎基因的转录和抑制炎性基因的转录来发挥抗炎作用。鼻用糖皮质激素可抑制鼻黏膜局部炎性反应,生物利用度低,全身副作用少,是鼻腔和鼻窦炎性疾病的常用用药。其不良反应主要局限在鼻腔局部,如鼻腔干燥感和鼻出血等。使用鼻用糖皮质激素时应注意不同制剂对儿童患者可使用的年龄范围。

3. 鼻部穴位治疗　如针刺迎香、鼻通穴,或作上述穴位按摩,可减轻鼻塞。

(二) 全身治疗

针对病因和全身症状行对症治疗。如合并细菌感染或有可疑并发症发生时可使用抗生素治疗。此外,多饮水、清淡饮食、疏通大便、注意休息亦有利于康复。

七、预防

(一) 增强机体抵抗力

加强身体锻炼,冬季增加户外活动,增强对寒冷的适应能力。此外,注意劳逸结合和合理饮食。

(二) 避免接触传染源

感冒或流感流行期间应避免与患者密切接触,尽量少出入公共场所,提倡出门戴口罩,注意室内通风。

第二节　急性鼻窦炎

急性鼻窦炎(acute sinusitis)多继发于急性鼻炎,其病理改变主要是鼻窦黏膜的急性卡他性炎症或化脓性炎症,严重者可累及骨质和周围组织及邻近器官,引起严重并发症。本节主要涉及细菌感染所致的急性化脓性鼻窦炎。

一、病因及诱因

(一) 全身因素

过度疲劳、受寒受湿、营养不良、维生素缺乏等引起的全身抵抗力降低是诱发本病的常见原因。此外,某些全身性疾病也会使患者容易罹患急性鼻窦炎,如贫血、糖尿病、甲状腺和脑垂体功能减退和急性传染病(流感、麻疹、猩红热和白喉)。

（二）局部因素

1. **鼻腔疾病**　急性或慢性鼻炎、鼻中隔偏曲、变应性鼻炎、慢性鼻窦炎、鼻腔异物和肿瘤等。上述疾病可导致窦口鼻道复合体、上鼻道、蝶筛隐窝的阻塞，影响鼻窦的通气引流而促进急性鼻窦炎的发生。

2. **邻近器官的感染病灶**　扁桃体炎、腺样体炎等可同时伴发鼻咽和鼻腔炎症，进而伴发急性鼻窦炎。上列第 2 前磨牙和第 1、2 磨牙的根尖周感染、拔牙损伤上颌窦、龋齿残根坠入上颌窦内等，均可引起牙源性上颌窦炎（图 4-4-1）。

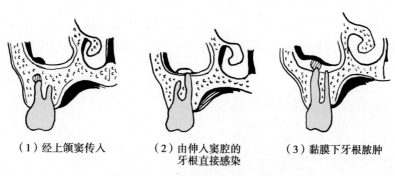

（1）经上颌窦传入　　（2）由伸入窦腔的　　（3）黏膜下牙根脓肿
　　　　　　　　　　　　牙根直接感染

图 4-4-1　牙根感染引起的上颌窦炎

3. **创伤性**　鼻窦外伤骨折或异物进入鼻窦，游泳跳水不当或游泳后用力擤鼻致污水挤入鼻窦等，可将致病菌直接带入鼻窦引起鼻窦感染。

4. **医源性**　鼻腔内填塞物留置时间过久，引起局部刺激、继发感染，妨碍窦口引流和通气而致鼻窦炎。

5. **气压损伤**　高空飞行迅速下降致窦腔负压，使鼻腔炎性物或污物被吸入鼻窦，引起非阻塞性航空性鼻窦炎。

二、致病菌

继发于急性鼻炎的急性鼻窦炎，早期为病毒感染，后多转化为细菌感染的化脓性炎症。化脓性球菌多见，如肺炎双球菌、溶血型链球菌、葡萄球菌和卡他球菌。其次为杆菌，如流感杆菌、变形杆菌和大肠杆菌等。此外，厌氧菌感染也较为常见，特别是牙源性上颌窦炎。临床上可表现为球菌与杆菌、需氧菌与厌氧菌的混合感染。

三、病理

与急性鼻炎相似。①卡他期：病初鼻窦黏膜短暂缺血，继而血管扩张和充血，上皮肿胀，固有层水肿，多形核白细胞和淋巴细胞浸润，纤毛运动缓慢，浆液性或黏液性分泌亢进；②化脓期：卡他期病理改变加重，上皮坏死，纤毛脱落，小血管出血，分泌物转为脓性；③并发症期：炎症侵及骨质或经血道扩散，引起骨髓炎或眶内、颅内感染等并发症。上述病理过程并非是必然过程，及时的诊断和治疗可以使绝大多数患者在卡他期治愈。

四、临床表现

（一）全身症状

因常继发于急性鼻炎，故原有症状加重，出现畏寒、发热、食欲减退、便秘、周身不适等。儿童可发生呕吐、腹泻、咳嗽等消化道和下呼吸道症状。

（二）局部症状

1. 鼻塞 多为患侧持续性鼻塞，若两侧同时罹患，则为双侧持续性鼻塞；为鼻黏膜炎性肿胀和分泌物蓄积所致。

2. 脓涕 鼻腔内大量脓性或黏脓性鼻涕，难以擤尽，脓涕中可带有少许血液。检查时发现脓涕的部位可提示感染的鼻窦来源：脓涕位于中鼻道提示感染来自前组鼻窦（图4-4-2）；脓涕位于上鼻道或蝶筛隐窝提示感染来自后组筛窦或蝶窦。厌氧菌或大肠杆菌感染者脓涕恶臭（多是牙源性上颌窦炎）。脓涕可后流至咽部和喉部，刺激鼻咽部或咽部黏膜引起咽痒、恶心、咳嗽和咳痰。

3. 头痛或局部疼痛 为本病常见症状。其发生机制是脓性分泌物、细菌毒素和黏膜肿胀刺激和压迫神经末梢所致。一般而言，前组鼻窦炎引起的头痛多在额部和颌面部，后组鼻窦炎的头痛则多位于颅底或枕部（图4-4-3）。

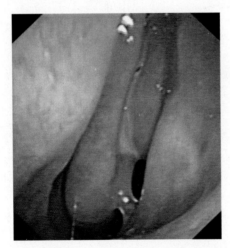

图 4-4-2 脓涕位于中鼻道提示感染来自前组鼻窦

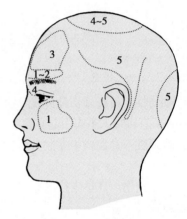

1. 急性上颌窦炎；2. 急性额窦炎；3. 慢性额窦炎；4. 慢性筛窦炎；5. 慢性蝶窦炎。

图 4-4-3 鼻窦炎所引起的头痛部位

各鼻窦炎症时引起的头痛的特点：

（1）急性上颌窦炎：疼痛多位于患侧上颌窦前壁，尤其是尖牙窝处，可伴有同侧颌面部痛或上颌磨牙痛。时间节律性为晨起轻，午后重。这与上颌窦腔较大，窦口位置较高的解剖特点有关，夜间睡眠平卧位易使窦内分泌物向窦口引流，故而晨起疼痛较轻，白天直立位时窦内分泌物不断聚集且不易引流，疼痛逐渐加重，因此有午后重的特点。

（2）急性筛窦炎：一般头痛较轻，局限于内眦或鼻根部，也可放射至头顶部。无明显时间节律性。

（3）急性额窦炎：前额部周期性疼痛。晨起即感头痛，逐渐加重，至午后开始减轻至消失，次日重复出现。周期性头痛的机制与鼻额管的解剖位置相关，额窦借鼻额管开口于中鼻道，鼻额管较长而曲折，易为充血肿胀的黏膜所阻塞。额窦炎患者晨起后，头呈直位，窦内分泌物积聚其下部，受重力和纤毛运动的作用逐渐被排出，在排空过程中额窦腔内产生负压甚至真空，因此发生剧烈的"真空性头痛"。中午以后，窦内分泌物渐渐排空，窦腔通气改善，疼痛逐渐缓解。

（4）急性蝶窦炎：颅底或眼球深处钝痛，可放射至头顶和耳后，也可引起枕部痛。早晨轻，午后重。

4. 嗅觉改变 多因鼻塞而出现传导性嗅觉减退。

五、检查和诊断

详细询问和分析病史，如在急性鼻炎缓解过程中出现上述症状，应首先考虑本病。下述检查有助于急性鼻窦炎的诊断：

（一）鼻窦体表投影区检查

急性上颌窦炎可表现为颌面、下睑红肿和压痛；急性额窦炎则表现为额部红肿以及眶内上角（相当于额窦底）压痛和额窦前壁叩痛；急性筛窦炎在鼻根和内眦处偶有红肿和压痛。

（二）前鼻镜检查

鼻腔黏膜充血、肿胀，尤以中鼻甲和中鼻道黏膜明显。鼻腔内有大量黏脓涕，前组鼻窦炎可见中鼻道有黏脓性分泌物，后组鼻窦炎于嗅裂处可见黏脓性分泌物。若患者检查前擤过鼻涕，中鼻道或嗅裂内黏脓或脓性物可能暂时消失，可于体位引流后再作检查。若单侧鼻腔脓性分泌物恶臭，成人需考虑牙源性上颌窦炎，儿童则应考虑鼻腔异物。

（三）鼻内镜检查

鼻内镜检查注意各鼻道和窦口及其附近黏膜的病理改变，包括窦口形态、黏膜红肿程度、息肉样变以及脓性分泌物来源等。鼻内镜检查可清楚地直视中鼻道脓性分泌物并可取分泌物培养。

（四）影像学检查

鼻窦 CT 可清楚地显示鼻窦黏膜增厚，脓性物蓄积以及受累鼻窦范围等。因此，是鼻窦影像学检查的首选。MRI 可较好地显示软组织病变，是与肿瘤性病变鉴别的重要手段。

（五）上颌窦穿刺冲洗

为诊断性穿刺，若有脓液则应作细菌培养和药物敏感试验，目前临床使用较少。

六、并发症

见本篇第九章。由于诊断技术的进步和抗生素类药物的广泛应用，近年来已较少见。

七、治疗

治疗原则：控制感染，解除鼻腔鼻窦引流和通气障碍和预防并发症。

（一）全身治疗

1. 注意休息，提高抵抗力。

2. 继发于急性鼻炎的急性鼻窦炎，早期主要为病毒感染，一般不提倡使用抗生素，后期全身症状加重，鼻腔出现黏脓涕时提示合并细菌感染，可适时加用抗生素治疗。最好是依据鼻腔分泌物细菌培养和药敏试验结果确定合适的抗生素。在未得到确切的细菌培养和药敏检验依据前，可凭经验选用针对急性鼻窦炎常见的致病菌化脓性球菌（肺炎链球菌和溶血性链球菌等）和杆菌（流感嗜血杆菌等）有效的抗生素，如头孢类、抗耐药的青霉素或喹诺酮类药物，也可适当加用抗厌氧菌类药物如替硝唑或甲硝唑等。

3. 对邻近感染病变如牙、扁桃体及腺样体感染或全身慢性疾病等应针对性治疗。

（二）局部治疗

1. **鼻腔冲洗**　用注射器或专用鼻腔冲洗器。冲洗液可选择：生理盐水，生理盐水＋糖皮质激素。每日 1~2 次。此方法有助于清除鼻腔内分泌物，控制鼻部炎症（图 4-4-4）。

2. **鼻内用减充血剂**　可减轻鼻腔及窦口黏膜肿胀，缓解鼻塞和改善窦口引流，但连续使用疗程应少于 7d，避免导致药物性鼻炎。

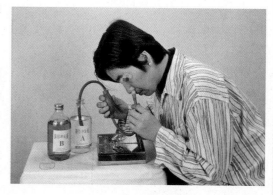

图 4-4-4　鼻腔冲洗

3. **鼻用糖皮质激素**　是目前临床上治疗鼻窦炎的首选局部用药。

4. **上颌窦穿刺冲洗**　如图4-4-5,用于治疗上颌窦炎。此方法同时有助于诊断,但应在全身症状消退和局部炎症基本控制后施行。目前临床已使用较少。

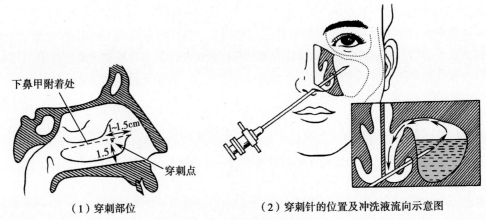

（1）穿刺部位　　　　　　　　　（2）穿刺针的位置及冲洗液流向示意图

图4-4-5　上颌窦穿刺冲洗法

八、预防

增强体质,预防感冒和其他急性传染病。如伴有全身性疾病,如贫血和糖尿病者,应积极治疗原发病。及时合理地治疗急性鼻炎以及鼻腔、鼻窦、咽部和口腔的各种慢性炎性疾病,保持鼻窦的通气和引流。

（刘　争）

思考题

1. 急性鼻炎如何诊断,应与哪些疾病相鉴别?
2. 简述急性鼻窦炎头痛的特点以及引起周期性特点的原因。
3. 简述急性鼻窦炎的治疗方法。

第五章

慢 性 鼻 炎

慢性鼻炎（chronic rhinitis）是由病毒、细菌、变应原、各种理化因子以及某些全身性疾病引起的鼻腔黏膜慢性炎症性疾病。主要病理改变是鼻腔黏膜充血、肿胀、渗出、增生、萎缩或坏死等。临床表现以鼻塞、分泌物增多、病程持续数月以上或反复发作为特征。

慢性鼻炎传统上分为慢性单纯性鼻炎和慢性肥厚性鼻炎两类，但这种分类方法没有强调致病因素在慢性鼻炎发病中的作用。本版修订时采用了国际及国内目前被广泛接受和认可的分类方法，即根据是否有变应性因素，分为变应性和非变应性鼻炎，后者又可以分为血管运动性鼻炎、妊娠性鼻炎、萎缩性鼻炎、药物性鼻炎、干燥性鼻炎等。本章重点介绍变应性鼻炎、血管运动性鼻炎和萎缩性鼻炎。

第一节 变应性鼻炎

变应性鼻炎（allergic rhinitis，AR）又称过敏性鼻炎，是特应性（atopic）个体接触变应原后由 IgE 介导的以炎性介质（主要是组胺）释放、由多种免疫细胞和大量细胞因子等参与的鼻黏膜慢性炎症性疾病，以鼻痒、喷嚏、鼻分泌亢进、鼻黏膜肿胀等为其主要临床表现。其在普通人群的患病率为 10%~25%，近年来随着工业化进展，本病的发病率逐年增高。变应性鼻炎传统上分为常年性变应性鼻炎（perennial allergic rhinitis，PAR）和季节性变应性鼻炎（seasonal allergic rhinitis，SAR）。世界卫生组织（WHO）"变应性鼻炎及其对哮喘的影响"（allergic rhinitis impact on asthma，ARIA）工作小组根据发病时间特点将 AR 分为间歇性和持续性，根据疾病对生活质量的影响，按严重程度将 AR 划分为轻度和中/重度，此种分类方法是临床上选择阶梯式治疗方案的依据。

一、发病机制及病理

变应性鼻炎属 IgE 介导的 I 型变态反应，涉及多种免疫细胞、细胞因子和黏附分子等的相互作用。概括起来讲，变应性鼻炎的发病有两个阶段：首先是变应原刺激机体并使之处于致敏（sensitization），此阶段初始 T 细胞向 Th2 分化，产生 Th2 类细胞因子，使 B 细胞分化为浆细胞并产生 IgE，IgE 通过其在肥大细胞和嗜碱性粒细胞表面上的受体而结合在这两种细胞的细胞膜上；当变应原再次进入鼻腔，并与结合在肥大细胞和嗜碱性粒细胞上的 IgE 发生桥接（即一个变应原与两个 IgE 分子的 Fab 端相结合），导致肥大细胞和嗜碱性粒细胞脱颗粒释放多种炎性介质（主要是组胺和白三烯等）作用于细胞和血管腺体等，引发一系列的临床表现。

变应性鼻炎的基本病理改变是：以组胺为主的多种介质的释放，引起鼻黏膜明显的组织反应，表现为阻力血管收缩（鼻黏膜苍白），或容量血管扩张（鼻黏膜呈浅蓝色）、毛细血管通透性增高（黏膜水肿），多种免疫细胞浸润,尤以嗜酸性粒细胞浸润明显。副交感神经活性增高,腺体增生、分泌旺盛(鼻涕增多),感觉神经敏感性增强(喷嚏连续性发作)。这些病理变化常使鼻黏膜处于超敏感状态,使某些非特异性刺激(冷、热等)易于诱发变应性鼻炎的临床症状。

常年性变应性鼻炎的变应原与季节性变应性鼻炎的变应原不同,见表 4-5-1。

表 4-5-1　常年性变应性鼻炎与季节性变应性鼻炎常见的变应原

类型	常年性变应性鼻炎	季节性变应性鼻炎	
吸入性变应原	1. 屋内尘土(house dust)	1. 榆(Ulmus pumila L.)	13. 蓖麻(Ricinus communis L.)
	2. 螨(mite)	2. 杨(Populus Spp.)	14. 苦豆子(Sophora alopecuroides L.)
	3. 花粉(pollen)	3. 槭(Acer negundo L.)	15. 向日葵(Helianthus L.)
	4. 真菌(fungus)	4. 白蜡(Fraxinus Americana L.)	16. 蓼属(Polygonum L.)
	5. 动物皮屑(animal dander)	5. 柳(Salix Spp.)	17. 骆驼蓬(Peganum harmala L.)
	6. 羽毛(feather)	6. 云杉(Picea asperata)	18. 葎草属(Humulus L.)
	7. 昆虫(insect)	7. 车前(Plantago Spp.)	19. 莎草科(Cyperaceae)
	8. 其他	8. 沙枣(Elaeagnus angustifolia L.)	20. 禾本科(Gramineae)
		9. 十字花科(Cruciferae)	21. 藜科(Chenopodiaceae)
		10. 桑科(Moraceae)	22. 苋科(Amaranthaceae)
		11. 梓(Catalpa ovata G.Don.)	23. 蒿属(Artemisia L.)
		12. 柽柳(Tamarix Spp.)	
食入性变应原	1. 食物		
	2. 口服药物		

二、临床表现

(一) 症状

本病以鼻痒、阵发性连续喷嚏、大量水样鼻涕和鼻塞为主要特征。

1. **鼻痒**　是鼻黏膜感觉神经末梢受到刺激后发生于局部的特殊感觉。合并变应性结膜炎时也可有眼痒和结膜充血,有时可伴有外耳道、软腭及咽部发痒。

2. **喷嚏**　为反射性动作。呈阵发性发作,从几个、十几个或数十个不等,多在晨起或夜晚发作或接触变应原后即刻发作。

3. **鼻涕**　大量清水样鼻涕,是鼻分泌亢进的特征性表现。

4. **鼻塞**　程度轻重不一,可表现为间歇性或持续性,单侧、双侧或两侧交替性鼻塞。

5. **嗅觉障碍**　由于鼻黏膜水肿明显,部分患者尚有嗅觉减退。

(二) 鼻腔检查及实验室检查

1. **前鼻镜或鼻内镜检查**　鼻黏膜特征性表现为苍白、水肿,亦可表现为充血或浅蓝色,下鼻甲尤为明显(图 4-5-1)。鼻腔常见水样分泌物。

2. **变应原检查**　可供选择的方法有变应原皮肤点刺试验(skin prick test,SPT)、鼻黏膜激发试验和体

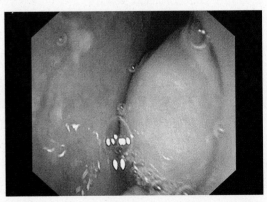

图 4-5-1　变应性鼻炎鼻腔检查

外变应原特异性 IgE 检测。该三种方法中以皮肤点刺试验临床上最为常用,体外变应原特异性 IgE 检测包括血清和鼻分泌物特异性 IgE 检测。

三、诊断

根据常见的临床症状如阵发性连续喷嚏、清水样涕、鼻塞、鼻痒等,结合鼻腔检查发现鼻黏膜苍白、水肿,鼻腔水样分泌物等体征,以及变应原检查的结果,即可获得正确的诊断。但须与其他类型的非变应原性的鼻炎,比如嗜酸性粒细胞增多性非变应性鼻炎和血管运动性鼻炎。变应性鼻炎、嗜酸性粒细胞增多性非变应性鼻炎以及血管运动性鼻炎的临床症状和体征有较多相似之处,但后两者的皮肤点刺试验或体外特异性 IgE 检测均为阴性。与变应性鼻炎及嗜酸性粒细胞增多性非变应性鼻炎患者不同,血管运动性鼻炎患者鼻分泌物中嗜酸性粒细胞无增多。

四、并发症

主要有变应性鼻窦炎(包括变应性真菌性鼻窦炎)、慢性鼻窦炎、支气管哮喘和分泌性中耳炎等。变应性鼻炎与支气管哮喘两者常同时存在,且常常互为因果关系,故有学者提出"一个气道,一种疾病"的概念。

五、治疗

根据变应性鼻炎的分类和程度,采用阶梯式治疗方法,即按照病情由轻到重,循序渐进依次采用抗组胺药物、糖皮质激素等进行治疗。主要治疗原则:①避免接触变应原;②药物治疗(对症治疗);③免疫治疗(对因治疗);④手术治疗。从疗效和安全性角度考虑,上下呼吸道联合治疗是重要的治疗策略,对变应性鼻炎积极有效的治疗可预防和减轻哮喘的发作。

(一) 药物治疗

1. **鼻用糖皮质激素**　糖皮质激素抗变态反应的药理学作用包括抑制肥大细胞、嗜碱性粒细胞和黏膜炎症反应;减少嗜酸性粒细胞数目;稳定鼻黏膜上皮和血管内皮屏障;降低受体的敏感性,如腺体胆碱能受体的敏感性。鼻用糖皮质激素因在局部吸收,故全身生物利用度低,起效快,安全性好。该类激素的局部副作用包括鼻出血等。

2. **抗组胺药**　此类药物主要通过与组胺竞争效应细胞膜上的组胺受体而阻断组胺的生物效应。可以迅速缓解鼻痒、喷嚏和鼻分泌亢进,但对缓解鼻塞的作用较弱。第一代抗组胺药大多有中枢抑制作用,因此从事精密机械操作和司乘人员应慎用。其次,第一代抗组胺药多具有抗胆碱能作用,可导致口干、视力模糊、尿潴留、便秘等。第二代抗组胺药克服了上述中枢抑制作用,且抗 H1 受体的作用明显增强,并有一定的抗炎作用,但部分药物如特非那定和阿司咪唑存在引起严重的甚至是致命的心脏并发症等风险。近年已有鼻用抗组胺药物应用于临床,有效性和安全性都较好。

3. **肥大细胞膜稳定剂**　肥大细胞脱颗粒可以释放预合成和新合成的多种介质,在变应性鼻炎的发病中起重要的作用。色酮类药物有稳定肥大细胞膜的作用,可阻止该细胞脱颗粒和释放介质,但起效时间多在 1 周以后,故仅适用于轻症患者或预防用药。

4. **抗白三烯药**　白三烯是炎性细胞活化过程中细胞膜脂质代谢产物,白三烯也与支气管平滑肌收缩有关,因此白三烯受体拮抗剂为治疗变应性鼻炎特别是合并哮喘患者的重要药物。

5. **鼻用减充血药**　通常作为辅助用药用于缓解鼻塞症状。连续使用通常限制在 7d 内,长期使用有引起药物性鼻炎的风险。

6. 抗胆碱药　胆碱能神经活性增高可导致鼻分泌物亢进,故应用抗胆碱药可以减少鼻分泌物。此类药对鼻痒和喷嚏无效。

7. 鼻腔盐水冲洗　可以降低鼻黏膜局部变应原浓度,缓解症状。

8. 花粉阻隔剂　可减少或阻断鼻黏膜与各种变应原接触,从而减轻或消除症状。

(二) 变应原特异性免疫治疗

变应原特异性免疫治疗(allergen-specific immunotherapy)主要通过用反复和递增变应原剂量的方法皮下注射或舌下含服特异性变应原,提高患者对致敏变应原的耐受能力,达到再次暴露于变应原后不再发病或虽发病但其症状却明显减轻的目的。疗程分为剂量累加阶段和剂量维持阶段,一般推荐总疗程在 2 年以上。

(三) 手术治疗

对部分药物和 / 或免疫治疗效果不理想的病例,可考虑行选择性神经切断术,包括翼管神经切断等。

第二节　非变应性鼻炎

非 I 型变态反应介导的鼻黏膜慢性炎症性疾病。这类患者变应原皮肤点刺试验和体外变应原特异性 IgE 检测阴性。因此,非变应性鼻炎实际上涵盖了众多不同的疾病实体,根据致病因素的不同又可分为血管运动性鼻炎(vasomotor rhinitis)、嗜酸性粒细胞增多性非变应性鼻炎(non-allergic rhinitis with eosinophilia)、感染性鼻炎、药物性鼻炎等。在慢性鼻炎中,有一类以鼻塞、流涕和喷嚏等鼻部症状为主的鼻黏膜慢性炎症,包括变应性鼻炎、嗜酸性粒细胞增多性非变应性鼻炎和血管运动性鼻炎等,又称为鼻黏膜高反应性疾病,其症状和治疗相似,三者鉴别可参考本章第一节。本节主要介绍血管运动性鼻炎。

血管运动性鼻炎又称血管舒缩性鼻炎,是非特异性刺激诱导的一种以神经递质介导为主的鼻黏膜神经源性炎症。该病以中老年居多,女性似较男性多见。

一、发病机制

一般认为血管运动性鼻炎主要系自主神经系统功能紊乱所致,如副交感神经系统反应性增高。近年来有关鼻黏膜感觉神经末梢释放神经肽诱导神经源性炎症反应的证据也逐渐增多。经由所谓轴索反射(axon reflex)释放的部分神经肽不仅将刺激的信号放大,同时导致血管通透性增加、腺体分泌亢进,甚至诱导肥大细胞脱颗粒释放组胺,引发严重的过敏样反应(allergy-like inflammatory response)。其次,在一些物理性(如温度变化、阳光照射)、化学性(如挥发性刺激性气体)和精神性(如情绪变化)等因素的作用下可导致非免疫性介导的组胺释放。

二、临床表现

男女均可发病,一般多发于中青年女性,环境因素如温度、气压、刺激性气体等均可激发鼻部症状。鼻塞、流涕、喷嚏、鼻痒等较为多见,但也有以某种症状为主者,例如有以流涕为主者,也有以鼻塞为主者。常年发病,与常见的变应原,特别是气传花粉的播散期没有关联。

三、检查

临床检查常常容易与变应性鼻炎相混。鼻腔黏膜,特别是下鼻甲黏膜可呈现水肿、充血等,鼻腔常有水样或黏稠样分泌物潴留。

四、诊断

缺乏特异性诊断方法。主要依靠排除方法诊断。应详细询问病史,了解发病时的精神状态、环境因素和发病时间,并要考虑到内分泌和某些药物的影响。以下几点可供参考:①与常见变应原无明显关联但却与某种(些)刺激,主要是温度、情绪和刺激性气体密切相关的喷嚏、流涕、鼻塞等;②变应原皮肤点刺试验和血清特异性 IgE 检测结果为阴性,即找不到免疫学的证据;③除外感染性、药物性、结构性鼻炎(如鼻中隔偏曲等);④鼻分泌物涂片及外周血中嗜酸性粒细胞不升高。

五、治疗

采用综合治疗的策略,主要包括尽量避免接触刺激性因素、药物治疗和手术等。

（一）药物治疗

药物治疗可选择:①鼻内糖皮质激素;②抗组胺药物;③鼻内抗胆碱能药物,主要抑制鼻黏膜腺体分泌;④鼻塞患者可适当应用鼻用减充血剂,但应注意不能长期使用,连续使用不要超过 7d;⑤鼻腔生理盐水冲洗。需要强调指出,由于个体临床症状表现的差异,以上药物可视疾病具体表现组合使用,或以使用某种药物为主。例如,以鼻塞为主者宜首选鼻内糖皮质激素,以流涕为主者宜首选抗胆碱能药物。

（二）手术治疗

主要适应证是对药物无效或效果不佳者。主要目的,一是解除鼻塞,二是减轻喷嚏、流涕等。针对前者的主要术式是下鼻甲成形等;针对后者的主要术式是鼻腔副交感神经切断术,如翼管神经切断术。

第三节　萎缩性鼻炎

萎缩性鼻炎(atrophic rhinitis)是以鼻黏膜萎缩或退行性变为其组织病理学特征的一类特殊的鼻炎。原发性萎缩性鼻炎发展缓慢,病程长。女性多见,体质瘦弱者较健壮者多见。本病特征为鼻黏膜萎缩、嗅觉减退或消失和鼻腔大量结痂形成,严重者鼻甲骨膜和骨质亦发生萎缩。黏膜萎缩性改变可向下发展延伸到鼻咽、口咽、喉咽等黏膜。在我国,发病率出现逐年下降趋势,可能与营养不良、内分泌紊乱、不良卫生和生活习惯有关。

一、病因

分原发性和继发性两种。前者病因目前仍不十分清楚,后者病因则明确。

（一）原发性病因

传统的观点认为本病是某些全身性慢性疾病的鼻部表现,如内分泌紊乱、自主神经功能失调、维生素缺乏(如维生素 A、B、D、E)、遗传因素、血中胆固醇含量偏低等。细菌如臭鼻杆菌、类白喉杆菌等虽不是致病菌,但却是引起继发感染的病原菌。近年研究发现本病与微量元素缺乏或不平衡有关,免疫学研究则发现本病患者大多有免疫功能紊乱,组织化学研究发现鼻黏膜乳酸脱氢酶含量降低,故有学者提出本病可能是一种自身免疫性疾病。总之,原发性者的病因目前尚未清楚。

（二）继发性病因

目前已明确本病可继发于以下疾病和情况:①慢性鼻炎、慢性鼻窦炎的脓性分泌物长期刺激鼻黏膜;②高浓度有害粉尘、气体对鼻腔的持续刺激;③多次或不适当鼻腔手术致鼻腔黏膜广泛损伤(如下鼻甲过度切除);④特殊传染病,如结核、梅毒和麻风对鼻腔黏膜的损害。

二、病理

早期黏膜仅呈慢性炎症改变,继而发展为进行性萎缩。表现为:上皮变性、萎缩,黏膜和骨质血管逐渐发生闭塞性动脉内膜炎和海绵状静脉丛炎,血管壁结缔组织增生肥厚,血管腔缩小或闭塞。血供不良进一步导致黏膜、腺体、骨膜和骨质萎缩、纤维化以及黏膜上皮鳞状化生,甚至蝶腭神经节也发生纤维变性。

三、临床表现

（一）症状

1. **鼻塞**　为鼻腔内脓痂阻塞所致。或因鼻黏膜感觉神经萎缩、感觉迟钝,鼻腔虽然通气,患者自我感到"鼻塞"。

2. **鼻、咽干燥感**　因鼻黏膜腺体萎缩、分泌减少或长期张口呼吸所致。

3. **鼻出血**　鼻黏膜萎缩变薄、干燥、或挖鼻和用力擤鼻致毛细血管破裂所致。

4. **嗅觉减退或丧失**　嗅区黏膜萎缩所致。

5. **恶臭**　严重者多有呼气特殊腐烂臭味,是脓痂的蛋白质腐败分解产生。又称"臭鼻症"。

6. **头痛、头昏**　鼻黏膜萎缩后,调温保湿功能减退或缺失,吸入冷空气刺激或脓痂压迫引起。多表现为前额、颞侧或枕部头痛。

（二）体格检查

1. **外鼻**　严重者鼻外形可有变化,表现为鼻梁宽平如鞍状塌鼻。若自幼发病,影响外鼻发育。

2. **鼻腔检查**　鼻黏膜干燥、鼻腔宽大、鼻甲缩小(尤以下鼻甲为甚)、鼻腔内大量脓痂充塞,黄色或黄绿色并有恶臭(图 4-5-2)。若病变发展至鼻咽、口咽和喉咽部,亦可见同样表现。

四、诊断与鉴别诊断

严重者症状和体征典型,不难诊断,但应注意与鼻部特殊传染病,如结核、梅毒、鼻硬结、鼻白喉、鼻麻风等鉴别。轻型者主要表现为鼻黏膜色淡、薄而缺乏弹性(鼻甲"骨感")和鼻腔较宽敞,脓痂和嗅觉减退不明显。

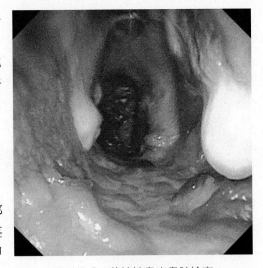

图 4-5-2　萎缩性鼻炎鼻腔检查

五、治疗

无特效疗法,目前多采用局部洗鼻和全身综合治疗。

(一)局部治疗

1. **鼻腔冲洗**　可选用温热生理盐水冲洗,每日 1~2 次。旨在清洁鼻腔、除去脓痂和臭味。

2. **鼻内用药**　①复方薄荷油、液状石蜡、鱼肝油等滴鼻剂,可润滑黏膜、促进黏膜血液循环和软化脓痂便于擤出;② 1% 链霉素滴鼻,以抑制细菌生长、减少炎性糜烂和利于上皮生长;③ 1% 新斯的明涂抹黏膜,可促进鼻黏膜血管扩张;④ 0.5% 雌二醇或己烯雌酚油剂滴鼻,可减少痂皮、减轻臭味;⑤ 50% 葡萄糖滴鼻,可能具有刺激黏膜腺体分泌作用。

3. **手术治疗**　主要目的是缩小鼻腔,以减少鼻腔通气量、降低鼻黏膜水分蒸发、减轻黏膜干燥及结痂形成。

(二)全身治疗

加强营养,改善环境及个人卫生。补充维生素 A、B、C、D、E,特别是维生素 B_2、C、E。以保护黏膜上皮、增加结缔组织抗感染能力、促进组织细胞代谢、扩张血管和改善鼻黏膜血液循环。此外,补充铁、锌等制剂可能对本病有一定治疗作用。

六、并发症

萎缩性鼻炎的并发症包括鼻背塌陷、鼻中隔穿孔,化脓性鼻窦炎、泪囊炎和继发鼻窦黏液囊肿等。

(刘　争)

思考题

1. 简述变应性鼻炎的发病机制。

2. 简述变应性鼻炎的临床表现、诊断和治疗。

3. 简述血管运动性鼻炎的临床表现、诊断及治疗。

4. 简述萎缩性鼻炎的临床表现、诊断及治疗。

第六章
慢性鼻窦炎

慢性鼻窦炎(chronic rhinosinusitis,CRS)是主要发生在鼻窦黏膜的慢性炎症性疾病,普通人群患病率为5%~12%,是临床上常见的疾病之一。临床上常根据是否伴发鼻息肉将CRS分为不伴鼻息肉的慢性鼻窦炎(chronic rhinosinusitis without nasal polyps,CRSsNP)和伴鼻息肉的慢性鼻窦炎(chronic rhinosinusitis with nasal polyps,CRSwNP)两大类。

第一节　不伴鼻息肉的慢性鼻窦炎

一、发病相关因素

CRSsNP病因复杂,传统的观点认为感染、变态反应和鼻腔鼻窦解剖学异常是主要致病因素,这些致病因素经常交互在一起。同时气压伤、外伤、胃食管反流、原发性呼吸道纤毛系统疾病、全身免疫学功能低下等全身性疾病也与CRSsNP的发病相关。因此对CRSsNP病因学的理解应该是一个整体的认识过程。

(一)微生物因素

研究发现细菌群落的失衡可能与CRSsNP的发病、炎症状态及治疗预后有关。但细菌是否是引起CRS的初始因素尚不明确,细菌感染和定植难以区分,患者抗生素治疗效果有限。细菌在鼻窦黏膜可形成生物膜,生物膜是细菌自身产生的保护性多聚物包裹着细菌的结构,可使细菌免受宿主免疫防御及抗生素影响,是导致CRS复发的原因之一。病毒可破坏上气道黏膜上皮屏障,导致继发的炎症反应和细菌感染,在CRSsNP发病中可能发挥一定作用。

(二)纤毛功能障碍

正常鼻腔鼻窦黏膜纤毛功能在清洁鼻腔鼻窦和预防炎症方面起重要作用。黏膜纤毛系统功能障碍可分为原发性纤毛运动障碍和继发性纤毛运动障碍。CRSsNP患者鼻窦黏膜慢性炎症会导致上皮受损,出现继发性纤毛运动障碍,这种继发性纤毛运动障碍可随鼻窦炎症控制而部分逆转。原发性纤毛运动障碍是一种常染色体遗传病,由于纤毛中心微小管缺失导致纤毛无法运动,常伴发CRS、呼吸道疾病及不孕不育症,如果同时合并内脏转位则称为原发性纤毛不动综合征。

(三)解剖异常

泡状中鼻甲、鼻中隔偏曲及钩突位置或结构异常等局部解剖结构异常,可导致窦口鼻道复合体堵塞,CRSsNP发病的危险因素。

（四）牙源性疾病

长入上颌窦的根尖炎症可以导致慢性上颌窦炎，致病菌多为厌氧菌。

（五）变态反应

变态反应引起的黏膜肿胀，可导致窦口阻塞通气障碍，进而导致黏膜防御功能受累和分泌物，促进 CRSsNP 发病。但并没有直接证据表明变态反应是引起 CRSsNP 的直接因素。变应性鼻炎与 CRS 可能是伴发关系，而非因果关系。

（六）免疫缺陷

部分 CRSsNP 患者存在选择性 IgA 缺乏、低免疫球蛋白等免疫异常。艾滋病患者也多见合并 CRSsNP。

（七）遗传因素

有研究显示 CRSsNP 和多个基因的多态性有关，CRSsNP 是复杂的多基因疾病，但基因多态性研究的结果需要在不同种族进行确认。

（八）幽门螺杆菌感染及胃食管反流病

有研究显示有些 CRSsNP 组织中可检测到幽门螺杆菌的 DNA；部分 CRSSNP 患者予抗酸治疗后症状好转。

二、免疫病理机制

国人 CRSsNP 病变黏膜固有层有较显著的腺体增生，纤维组织增生，但固有层水肿不明显，腺体增生、纤维化和水肿可能同时发生。上皮细胞有显著的杯状细胞增生、基底膜增厚，部分出现鳞状上皮化生。CRSsNP 患者病变黏膜没有显著的嗜酸性粒细胞浸润，而有相对较多的中性粒细胞。此外，还存在淋巴细胞（T 细胞及 B 细胞）、浆细胞、巨噬细胞、肥大细胞和 DC 细胞浸润。T 淋巴细胞以 $CD8^+$ 细胞浸润为主，我国 CRSsNP 患者 T 细胞反应表现为 Th1/Th2/Th17 混合反应。与 CRSwNP 比较，CRSsNP 组织总炎性细胞、嗜酸性粒细胞、浆细胞、$CD8^+$T 细胞、B 细胞及巨噬细胞浸润严重程度相对较轻。

三、临床表现

（一）局部症状

1. **鼻塞** 主要症状之一，常因鼻窦和鼻腔黏膜增厚、鼻腔内分泌物较多或稠厚引起。

2. **流涕** 为另一主要症状，常为黏脓性或脓性，前组鼻窦炎者，鼻涕易从前鼻孔擤出；后组鼻窦炎者，鼻涕多经后鼻孔流入咽部，称为鼻后滴漏，可刺激下呼吸道产生咳嗽症状。牙源性上颌窦炎常伴恶臭。

3. **头面部胀痛** 次要症状之一，常表现为头面部的胀痛、压迫感、钝痛和闷痛，为细菌毒素吸收所致的脓毒性头痛，或因窦口阻塞、窦内空气被吸收而引起的真空性头痛。头面部胀痛常有下列特点：①常伴随鼻塞、流脓涕和嗅觉减退等症状。②多有时间性或固定部位，多为白天重、夜间轻，且常为一侧，若为双侧者必有一侧较重。前组鼻窦炎者多在前额部痛，后组鼻窦炎者多在枕部痛。③鼻内用减充血剂（疗程少于 7d）、蒸汽吸入等治疗头痛可缓解。咳嗽、低头位或用力时头痛加重（因头部静脉压升高）。吸烟、饮酒和情绪激动时头痛亦加重。

4. **嗅觉减退或消失** 次要症状之一。多为暂时性，由于鼻腔通气功能障碍或 / 和脓性分泌物积蓄于嗅裂，造成气味分子无法到达嗅区黏膜；如嗅区黏膜由于长期炎症，可导致退行性变，造成永久性失嗅。

（二）全身症状

轻重不等，时有时无。较常见为精神不振、易倦、头痛头昏、记忆力减退、注意力不集中等。

四、检查

(一) 鼻镜检查

前鼻镜检查可见鼻黏膜慢性充血、肿胀或肥厚,中鼻道、嗅裂可见黏性或黏脓性分泌物,前组鼻窦炎者脓液可见于中鼻道,后组鼻窦炎者脓液可见于嗅裂,或下流蓄积于鼻腔后段或流入鼻咽部。鼻内镜检查可清楚准确地判断上述各种病变及其部位,并可发现前鼻镜不能窥视到的其他病变,如窦口及其附近区域的微小病变以及上鼻道和蝶窦口的病变。

(二) 辅助检查

鼻窦 CT 检查可显示病变鼻窦的位置、范围、鼻腔鼻窦黏膜病变程度和解剖学异常(图 4-6-1)。MRI 检查能够准确地观察鼻腔鼻窦内软组织占位性病变的范围、程度及与周围组织的解剖关系,但对鼻窦解剖学骨性标志和变异的显示不如鼻窦 CT;因此,MRI 更多用于 CRS 和鼻窦内软组织占位性病变的鉴别诊断。

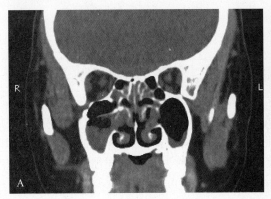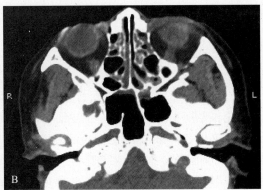

图 4-6-1　慢性鼻窦炎鼻窦 CT 表现
A. 冠状位;B. 水平位。

五、诊断

诊断主要依据病史、典型的临床症状、前鼻镜和鼻内镜检查和 / 或鼻窦 CT 检查。

主要症状:鼻塞,黏性或黏脓性鼻涕。

次要症状:头面部胀痛,嗅觉减退或丧失。

诊断时以上述两种或两种以上相关症状为依据,其中主要症状中的鼻塞、黏性或黏脓性鼻涕必具其一。病程持续超过 12 周。

六、治疗

(一) 治疗原则

CRSsNP 首选药物治疗,推荐使用以鼻用糖皮质激素和鼻腔冲洗为主的综合治疗 3 个月,如疗效不佳则可以考虑手术治疗。围手术期仍需药物治疗。

(二) 药物治疗

1. **糖皮质激素**　糖皮质激素具有强大的抗炎和免疫抑制作用,是 CRS 药物治疗体系中最重要的药物。术前应用糖皮质激素可以改善患者症状和减少手术出血、术后应用糖皮质激素对于控制术腔黏膜炎症,减少复发具有重要作用。临床上最常用的为鼻用喷雾剂型,药物相关局部副作用包括鼻出血、鼻干、鼻中隔穿孔、鼻烧灼感和刺激感,但出现频率低。除鼻喷激素外,临床中还较常使用鼻用激素滴剂以及糖皮质激素鼻腔冲洗和雾化吸入等其他局部给药方式。

2. **鼻腔冲洗** 鼻腔冲洗是治疗 CRS 的有效手段,也是鼻内镜手术治疗后常用的辅助治疗方法。可用生理盐水每日冲洗 1~2 次,以清除鼻腔内分泌物,有利于鼻腔的通气和引流。

3. **抗生素** 主要用于 CRSsNP 急性发作及鼻内镜手术后急性感染。

4. **其他** 伴严重鼻塞患者可酌情短期使用减充血剂,疗程在 1 周以内。伴过敏性鼻炎或支气管哮喘的患者可使用抗过敏药物,包括抗组胺药、白三烯受体拮抗剂等。伴有胃食管反流病患者可使用质子泵阻滞剂抗酸治疗。

(三) 手术治疗

经规范药物治疗(如:鼻用糖皮质激素和鼻腔冲洗 3 个月以上)无效、具有明显解剖学异常或发生颅内、眶内并发症的患者可考虑鼻内镜鼻窦手术治疗。儿童患者的手术指征需严格把握,12 岁以下原则上不宜手术。

鼻内镜鼻窦手术主要恢复窦口鼻道复合体区域通畅、纠正鼻腔解剖学异常、清除不可逆的病变,尽量保留健康的鼻腔鼻窦黏膜组织,从而实现鼻腔鼻窦通气引流的重建。手术治疗还需要一系列术前、术后用药及随访相配合。术前需局部用药(如:鼻用糖皮质激素)尽量减轻鼻腔、鼻窦黏膜炎症,术后需在较常的一段时间内坚持综合药物治疗(如:鼻用糖皮质激素和鼻腔冲洗),定期随访进行鼻内镜检查以及术腔清理。

(四) 环境控制

尽量消除可能的诱发因素或易感因素,如戒烟、进行空气过滤、避免接触变应原等。

第二节 伴鼻息肉的慢性鼻窦炎

鼻息肉是中鼻道、鼻窦黏膜由于水肿而突出的炎性组织,是多种机制导致的慢性炎性过程的产物。由于体积逐渐增大和重力,息肉常脱垂于总鼻道内,外观为表面光滑的半透明软组织新生物。持续性鼻塞是其主要临床特征,而明显的复发倾向和与多种呼吸道炎症疾病的密切关联又使其成为严重影响生活质量和身体健康的重要疾病。由于鼻息肉常合并鼻窦慢性炎症且病理改变为炎性反应,因此临床上将其分类为伴鼻息肉的慢性鼻窦炎(CRSwNP)。

一、发病相关因素

鼻息肉的病因和发病机制尚不明确,学说众多,目前多认为息肉的形成与发展是多因素共同作用的结果。

(一) 微生物因素

目前认为细菌感染不是 CRSwNP 的初始发病原因,但有研究显示对金黄色葡萄球菌超抗原的免疫反应可能促进了 CRSwNP 的发展。金黄色葡萄球菌超抗原是一组由金黄色葡萄球菌编码的蛋白分子,它不经抗原提成细胞处理,以非特异性方式激活大量 T 细胞。但金黄色葡萄球菌超抗原可能在国人 CRSwNP 的发病中不占主要地位。另外,CRSwNP 中存在较高比率的生物膜形成。金黄色葡萄球菌生物膜的形成,可能使得金黄色葡萄球菌能够持久地通过超抗原激发黏膜局部免疫和炎症反应,促进炎症的慢性化。

（二）纤毛功能障碍

继发和原发纤毛功能障碍可促进 CRSwNP 的发生。

（三）变态反应

变态反应可能 CRSwNP 发生发展的一个易感因素，可能对鼻黏膜局部的炎症反应起促进作用。

（四）囊性纤维化

囊性纤维化是一种常染色体隐性遗传病，患者几乎全部合并 CRS，80% 合并鼻息肉。患者鼻腔分泌物的黏稠度较正常人增加 30~60 倍，黏液纤毛清除系统的异常可引起鼻腔鼻窦反复严重感染。

（五）支气管哮喘

CRSwNP 和支气管哮喘具有明显的关联性。CRSwNP 伴发支气管哮喘则术后容易复发。

（六）阿司匹林耐受不良

阿司匹林耐受不良患者若同时合并鼻息肉和哮喘，则称为阿司匹林三联症。阿司匹林耐受不良患者的鼻息肉范围广，易复发。白种人多见。

（七）遗传学因素

同卵双胞胎均发生鼻息肉的风险接近 100%。多个基因的多态性与 CRSwNP 相联。

二、免疫病理机制

CRSwNP 表现为显著的组织水肿，固有层腺体减少，有大量的炎性细胞浸润。虽然嗜酸性粒细胞炎症是高加索人群 CRSwNP 的重要特征，但我国 CRSwNP 患者约一半并不表现为嗜酸性粒细胞炎症。国人 CRSwNP 同样表现为 Th1/Th2/Th17 的混合反应。相对非嗜酸粒细胞性 CRSwNP，嗜酸粒细胞性 CRSwNP 表现出 Th2 反应的激化，局部有 IgE 产生和肥大细胞活化。CRSwNP 免疫病理学特征的异质性会显著影响临床治疗、预后。不少嗜酸粒细胞性 CRSwNP 患者会出现外周血嗜酸性粒细胞计数的增加。

三、临床表现

（一）症状

常见的症状为持续性鼻塞并随息肉体积长大而加重。鼻腔分泌物增多，分泌物可为浆液性、黏液性，如并有鼻窦感染，分泌物可为脓性。多有嗅觉障碍。鼻塞重者说话呈闭塞性鼻音，睡眠时打鼾。息肉蒂长者可感到鼻腔内有物随呼吸移动。若息肉阻塞咽鼓管口，可引起耳鸣和听力减退。患者可有头面部闷胀沉重感，多出现鼻背、额部及面颊部。

（二）体征

鼻息肉好发于双侧，单侧者较少。前鼻镜或鼻内镜检查可见鼻腔内有一个或多个表面光滑、灰白色、淡黄色或淡红色的如荔枝肉状半透明肿物，触之柔软，不痛，不易出血，鼻息肉多来源于中鼻道和嗅裂区域（图 4-6-2）。息肉大而多者，向前发展可突至前鼻孔，鼻息肉向后发展可突至后鼻孔甚至鼻咽部。巨大鼻息肉可引起外鼻变形，鼻背变宽，形成"蛙鼻"。鼻腔

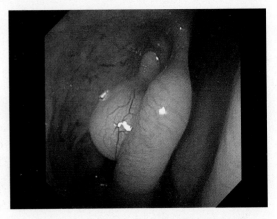

图 4-6-2　鼻内镜检查发现右侧中鼻道息肉

内可见到稀薄浆液性或黏稠、脓性分泌物。

（三）影像学检查

主要是鼻窦 CT 扫描，可以显示鼻窦炎累及的范围、鼻腔鼻窦黏膜病变程度和解剖变异（图 4-6-3）。鼻窦 MRI 检查一般不用于 CRS 的诊断。

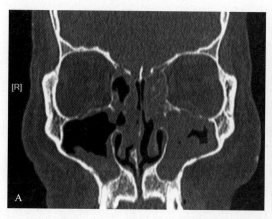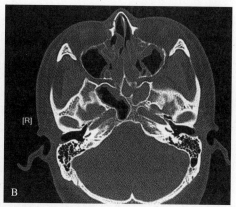

图 4-6-3　伴鼻息肉的慢性鼻窦炎鼻窦 CT 表现
A. 冠状位；B. 水平位。

四、诊断与鉴别诊断

（一）诊断

依靠病史、症状与体征并结合影像学检查，患者符合慢性鼻窦炎的诊断、鼻腔检查发现息肉即可诊断。影像学检查首选鼻窦 CT 检查。

（二）鉴别诊断

鼻息肉需与以下疾病相鉴别：

1. **上颌窦后鼻孔息肉**　息肉原发于上颌窦，蒂长而细，经上颌窦副孔或自然孔突出经总鼻道向后垂入后鼻孔，可突至鼻咽部。病因不明。手术清除不彻底者易复发。

2. **鼻腔鼻窦内翻性乳头状瘤**　多为单侧发病，有时形如多发性鼻息肉，色灰白或淡红，但表面粗糙不平，触之易出血。术后易复发，并可恶变。确诊需依据组织病理学。

3. **鼻咽血管纤维瘤**　好发于青春期男性，有鼻塞和反复鼻出血史。肿瘤原发于鼻咽与后鼻孔交界处，基底广，多为单侧，表面可见血管，色红，触之较硬，易出血，禁忌活检。

4. **鼻腔鼻窦恶性肿瘤**　单侧进行性鼻塞，反复少量鼻出血或有血性脓涕且有臭味，同侧上牙齿或面部麻木、剧烈偏头痛；局部检查鼻腔内有新生物时，需考虑本病，应行活检，明确诊断。

5. **鼻内脑膜脑膨出**　多发生于新生儿或幼儿，成人少见。肿块多位于鼻腔顶部、嗅裂或鼻中隔的后上部。表面光滑、触之柔软，有弹性，为单一肿物。有脑脊液鼻漏者可伴单侧鼻腔清水样涕。可辅助颅骨侧位或颅底位 X 线片、CT 或 MRI 扫描进行诊断。疑似该病者通常勿行活检。

五、治疗

（一）治疗原则

治疗原则是药物治疗与手术治疗相结合的综合治疗。

首选鼻腔局部糖皮质激素（如，鼻喷激素）加鼻腔冲洗治疗 3 个月以上；如果无明显改善，可考虑加用短期口服激素治疗 1 个月，如果药物治疗无效则考虑鼻内镜鼻窦手术治疗。术后需定期随访，并给予以局部激素和鼻腔冲洗为主的综合治疗。

(二) 药物治疗

1. 局部糖皮质激素　包括糖皮质激素鼻喷剂和滴剂。局部糖皮质激素具有强大的抗炎作用,可改善鼻腔鼻窦的通气和通畅引流,改善嗅觉。目前临床使用的局部糖皮质激素类药物多数生物利用度很低,全身副作用小。

2. 全身使用糖皮质激素　局部糖皮质激素治疗效果不佳时,特别是伴有哮喘、阿司匹林耐受不良以及外周血嗜酸性粒细胞计数增多的 CRSwNP 患者,可考虑使用逐步减量的短疗程口服激素治疗。但是要考虑到全身使用糖皮质激素的副作用,如骨质疏松、糖代谢和脂肪代谢异常、下丘脑 - 垂体 - 肾上腺素轴的改变,以及心血管系统的影响,并采取相应的预防措施和定期监测。用药期间需注意保护胃黏膜,高血压、糖尿病患者慎服。

3. 抗菌药物　CRS 伴急性感染时,可以根据细菌培养和药物敏感试验结果选择敏感的抗菌药物进行治疗,疗程不超过 2 周。

4. 黏液溶解促排剂　可稀化鼻腔和鼻窦分泌物并改善鼻黏膜纤毛活性,有促进黏液排出和有助于鼻腔鼻窦生理功能恢复的作用。

5. 抗过敏药物　对伴有过敏性鼻炎和 / 或哮喘的患者可应用抗过敏药物,包括口服或鼻用抗组胺药、口服白三烯受体拮抗剂。对于伴有哮喘的患者,首选口服白三烯受体拮抗剂。

6. 中药　作为治疗 CRS 的辅助方法,可视病情根据辨证施治原则酌情使用。

7. 鼻腔冲洗　是药物治疗及鼻内镜术后常用的辅助治疗方法。

(三) 生物治疗

目前临床上已观察到,针对 Th2 反应占优势的嗜酸粒细胞性 CRSwNP 患者,使用抗 IgE、IL-5 和 IL-4 受体的单克隆抗体可以显著缩小鼻息肉体积,改善鼻塞、流涕等症状和生活质量。生物治疗是未来精准治疗的发展方向。

(四) 手术治疗

药物治疗无效可以采用手术治疗。通常采用经鼻内镜鼻窦手术,在鼻内镜下切除鼻息肉,开放鼻窦,纠正鼻中隔偏曲和泡状中鼻甲等鼻腔解剖学异常,切除病变鼻窦黏膜,重建鼻腔鼻窦通气引流,为鼻腔鼻窦黏膜炎症的良性转归创造条件。手术是针对症状的治疗,并非病因治疗,术后的定期内镜随访和综合治疗是鼻息肉治疗成功的关键。

(刘　争)

思考题

1. 慢性鼻窦炎如何分型? 其临床表现有何差异?
2. 简述伴和不伴鼻息肉的慢性鼻窦炎的治疗原则及其差异。

第七章
真菌性鼻窦炎

　　真菌性鼻窦炎(fungal rhinosinusitis,FRS)是鼻科临床常见的一种特异性感染性疾病。传统观点认为,真菌性鼻窦炎多在机体长期使用抗生素、糖皮质激素、免疫抑制剂或接受放射治疗等情况下发生,也可在一些慢性消耗性疾病如糖尿病、大面积烧伤致机体抵抗力下降时发生。但近年发现,健康个体亦可患真菌性鼻窦炎,可能为真菌在机体抵御侵袭能力下降的某一局部致病。近年来,真菌性鼻窦炎的发病率有上升趋势,可能与抗生素的广泛不当使用、环境污染等有关,也可能与患者健康意识提高、影像学技术的进步等因素相关。由于致病真菌种类的不同,真菌性鼻窦炎的临床表现、诊断、治疗及疗效亦各有差异。最常见的条件致病真菌为曲霉菌,最常见的临床类型是真菌球。鼻脑型毛霉菌病虽较少见,但病情凶险、发展迅速、死亡率较高。

一、病因

　　常见的致病真菌是曲霉菌(aspergillus),此外,尚有念珠菌(candida)、鼻孢子菌(rhinosporidium Seeberi)、毛霉菌(mucor)和申克孢子丝菌(sporotria Schenck)等。曲霉菌是子囊菌类真菌,在自然界广泛分布,只在机体抵抗力下降或某一部位(如鼻窦)抵御侵袭能力降低时致病,为条件致病真菌。致病的曲霉菌主要有烟色曲霉菌(*A.fumigatus*)和黑色曲霉菌(*A.nigrae*),前者常见。可单种曲霉菌感染,亦可两种或两种以上曲霉菌合并感染。曲霉菌感染与职业有关,较多见于鸟、鸽类的饲养员、粮仓管理员、农民、酿造业工人。

二、临床类型与病理

　　真菌性鼻窦炎的临床类型以病理学为依据分为:非侵袭型真菌性鼻窦炎(noninvasive fungal rhinosinusitis,NIFRS)和侵袭型真菌性鼻窦炎(invasive fungal rhinosinusitis,IFRS)。非侵袭型者又分为真菌球(fungus ball,FB)和变应性真菌性鼻窦炎(allergic fungal rhinosinusitis,AFRS);侵袭型者则分为急性侵袭性真菌性鼻窦炎(acute invasive fungal rhinosinusitis,AIFRS)和慢性侵袭性真菌性鼻窦炎(chronic invasive fungal rhinosinusitis,CIFRS)。

　　(一) 非侵袭型真菌性鼻窦炎

　　病理学特征是真菌感染局限在鼻腔或鼻窦腔内,鼻窦黏膜和骨壁无真菌侵犯。

　　1. **真菌球**　　鼻窦内病变大体特征为干酪样或坏死性潴留物,呈暗褐或灰黑色团块状。鼻窦内病变不断增大可压迫窦壁,导致骨质因压迫性吸收而变薄。窦内潴留物镜下特征:大量真菌菌丝、孢子、退变的白细胞和上皮细胞。鼻窦黏膜水肿或增生,但无真菌侵犯。

　　2. **变应性真菌性鼻窦炎**　　鼻窦内病变为黏稠如果酱样物,黄绿色或棕色。镜下特征:① HE 染色:表现为在无定形淡嗜酸性或淡嗜碱性变应性黏蛋白(mucin),其中分布着大量的嗜酸性粒细胞及夏科-莱登(Charcot-Leyden)结晶。嗜酸性粒细胞或散在分布,或聚集成大小不等的簇;散在者常呈破裂状,其颗粒散于黏蛋白中,聚集成簇者常呈核固缩和胞质深橙色的退变状态。夏科-莱登结晶大小不一,呈淡橙色,横切面呈六角形,纵切面则呈角锥形或纺锤形,分布于退变的嗜酸性粒细胞簇之间,多靠近较大的簇。② Gomori 染色(六胺银染色):可见大量真菌菌丝,单个或成簇状分布。鼻窦黏膜表现为水肿或增生,但无真菌侵犯。

(二) 侵袭型真菌性鼻窦炎

病理学特征是真菌感染不仅位于鼻腔或鼻窦内,同时还侵犯窦腔黏膜和骨壁,并向鼻窦外发展,如眼眶、前颅底或翼腭窝等部位。鼻窦内病变多为坏死样组织、干酪样物或肉芽样物,并有大量黏稠分泌物或血性分泌物。镜下特征:大量真菌,鼻窦黏膜和骨质可见真菌侵犯血管,引起血管炎、血管栓塞、骨质破坏和组织坏死等。按起病缓急和临床特征分为以下两种临床类型:

1. 急性侵袭性真菌性鼻窦炎　病理改变迅速,并向周围结构和组织发展。早期即可波及鼻腔外侧壁、上颌窦前壁、上壁和下壁,累及面部、眼眶和硬腭;后期破坏鼻腔顶壁、筛窦顶壁或蝶窦壁,侵犯颅内,并经血液循环侵犯肝、脾、肺等脏器。

2. 慢性侵袭性真菌性鼻窦炎　病理改变进展缓慢,早期真菌侵犯多限制在鼻腔或窦腔黏膜和骨壁。后期侵犯周围结构和组织。

组织病理学检查证实病变组织或鼻窦黏膜、骨质中有无真菌侵犯是鉴别非侵袭型真菌性鼻窦炎与侵袭型真菌性鼻窦炎的最终依据。常规 HE 染色真菌的阳性率大约 60%,Gomori 染色(六胺银染色)真菌的阳性率在 95% 以上。建议临床采用后者。

三、临床表现与诊断

(一) 真菌球

女性多于男性,患者通常免疫功能正常。单窦发病,上颌窦发病率最高,其次为蝶窦、筛窦,额窦罕见。临床表现类似慢性鼻窦炎,如单侧鼻塞、流脓涕、涕血或有恶臭等。亦可不表现任何症状,仅在鼻窦影像学检查时发现。真菌球发展较大者,可有面部隆起和疼痛(压迫眶下神经),少有周围结构如眼眶受累症状,一般无全身症状。鼻窦 CT 显示单窦不均匀密度增高,70% 可见高密度钙化斑,可有窦壁膨隆或压迫性吸收,骨质破坏为吸收性,非虫蚀性(图4-7-1)。鼻窦 CT 检查是术前重要的诊断参考,最终诊断需依据病理。

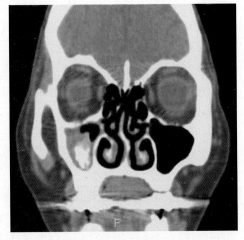

图 4-7-1　真菌球型鼻窦炎鼻窦 CT

(二) 变应性真菌性鼻窦炎

多发生在免疫能力正常的成人和青年人,多有特应性体质,表现为长期反复发作的伴鼻息肉的慢性鼻窦炎或合并哮喘,多有经历 1 次或多次鼻窦炎和鼻息肉手术史。发病隐袭,进展缓慢,多累及双侧多窦。临床表现与慢性鼻窦炎伴鼻息肉相似。少数患者也可以鼻窦肿物形式起病,多发生在上颌窦、筛窦和额窦。病变在鼻窦内扩展性发展,致鼻窦扩张性增大和鼻窦骨壁压迫性吸收。临床表现为眶侧或颌面部缓慢进展的隆起,隆起无痛、固定、质硬和呈不规则形,酷似鼻窦黏液囊肿、黏液脓囊肿和恶性肿瘤。隆起不断增大压迫眼眶则引起眼球突出、移位,进而眼球活动受限、复视、上睑下垂等。个别严重者可出现眶周软组织肿胀、疼痛,累及眶内和视神经可致视力减退或失明。

鼻窦 CT 显示病变中央高密度的变应性黏蛋白影(较均匀的毛玻璃状或极不规则的线状,有星状分布的钙化点),骨窗表现更明显。鼻窦 MRI 显示病变中央低信号、周边强信号。

诊断依据主要有:①常有特应性体质或哮喘病史,伴多发性息肉或手术史,多见于青年人;②变应原皮肤点刺试验或血清学检查证实为 I 型变态反应;③典型鼻窦 CT 或 MRI 征象;④典型组织病理学;

⑤ Gomori 染色(六胺银染色)可见病变组织中有真菌菌丝,但鼻窦黏膜和骨质中无真菌侵犯,真菌培养结果阳性。

(三) 急性侵袭性真菌性鼻窦炎

多发生于免疫功能低下或缺陷者,常见于糖尿病酮症酸中毒、器官移植、长期应用糖皮质激素 / 免疫抑制剂 / 抗肿瘤药物 / 广谱抗生素、放疗及 HIV 患者。致病真菌主要为曲霉菌和毛霉菌。本型起病急骤,病变进展迅速,病情凶险,死亡率甚高。临床表现为发热、鼻腔 - 鼻窦结构破坏、坏死、大量脓性结痂、眶周及面颊部肿胀、疼痛(侵犯眶下神经),或眼球突出、结膜充血、眼肌麻痹、视力减退及眶后疼痛等,或腭部缺损,或剧烈头痛、颅内高压、癫痫、意识模糊或偏瘫等,或眶尖综合征、海绵窦血栓性静脉炎等。若不及时诊治,可在数日内死亡。

本型起病急骤、病程短、进展快。免疫功能低下或缺陷的病史、上述侵袭性临床表现,结合鼻窦CT 或 MRI 显示累及鼻腔和多个鼻窦,广泛的骨壁破坏,侵犯面部、眼眶、颅底或翼腭窝等临床特征(图 4-7-2),不难作出诊断。病变组织和鼻窦黏膜或骨质病理学证实真菌侵犯是诊断的重要依据。

(四) 慢性侵袭性真菌性鼻窦炎

本型多发生在长期全身应用糖皮质激素、糖尿病或白血病的个体。常见致病菌为曲霉菌、毛霉菌、链格子菌属和念珠菌属等。临床特点为缓慢、进行性的组织侵犯。早期病变限于鼻窦时,临床表现与非侵袭型真菌性鼻窦炎相似。后期病变侵犯不同部位时,可引起相应的症状,临床表现与急性侵袭性真菌性鼻窦炎相似,但进展缓慢。因此,进展缓慢、病程较长是鉴别急性侵袭性真菌性鼻窦炎与慢性侵袭性真菌性鼻窦炎的要点。

早期诊断和合理的治疗多数可获得治愈。后期者治疗较困难,易复发,预后较差。由于早期在病程、临床症状和鼻窦 CT 或 MRI 特征上与非侵袭型真菌性鼻窦炎相似,易被误诊。因此,若有血性涕或较严重的头痛,鼻窦 CT 或 MRI 表现为多窦受累或骨质破坏(图 4-7-3)和术中观察窦内病变为泥石样物并伴多量稠脓,窦黏膜表现为高度肿胀、暗红色、质脆易出血和表面颗粒样改变或黏膜呈黑色、坏死样改变者,应高度怀疑早期慢性侵袭性真菌性鼻窦炎。后期出现周围结构和组织侵犯,临床表现虽与急性侵袭性真菌性鼻窦炎相似,但病程较长可区别于急性侵袭性真菌性鼻窦炎。最终诊断仍然是依据病理学证实真菌侵犯鼻窦黏膜和骨质。是否合并糖尿病和白血病,或是否长期全身应用糖皮质激素可作为参考因素。

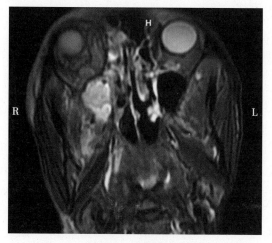

图 4-7-2　急性侵袭性真菌性鼻窦炎 MRI

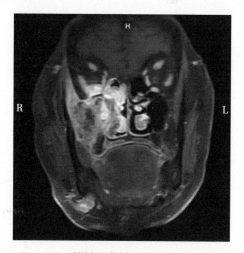

图 4-7-3　慢性侵袭性真菌性鼻窦炎 MRI

四、治疗

治疗原则:首选手术治疗,侵袭型真菌性鼻窦炎者需配合抗真菌药物治疗。

(一)手术治疗

非侵袭型真菌性鼻窦炎可行窦内病变清理术,建立鼻窦宽敞的通气和引流,保留鼻窦黏膜和骨壁。侵袭型真菌性鼻窦炎则应行鼻窦清创术,除彻底清除鼻腔和鼻窦内病变组织外,还需广泛切除受累的鼻窦黏膜和骨壁。手术方式可根据病变范围选择传统入路手术或经鼻内镜手术。目前临床较多采取经鼻内镜手术。

(二)药物治疗

真菌球术后不需配合抗真菌药物治疗。变应性真菌性鼻窦炎术后必须用糖皮质激素类药物以有效控制病情,临床多采用口服泼尼松或鼻内糖皮质激素。侵袭型真菌性鼻窦炎术后必须用抗真菌药物,较常用的是伊曲康唑(itraconazole)和两性霉素 B(amphotericin B),或克霉唑、制霉菌素及氟胞嘧啶等。伊曲康唑对曲霉菌敏感,副作用小。两性霉素 B 为广谱杀真菌药物,对隐球菌属、组织胞浆菌属、芽生菌属、副球孢子菌属、球孢子菌属、曲霉菌属、毛霉菌属和一些念珠菌属等均敏感。急性侵袭性真菌性鼻窦炎经抗真菌药物治疗后有时尚可获得良好的控制,但抗真菌药物副作用较大。

(三)其他治疗

变应性真菌性鼻窦炎术后应用抗真菌药物灌洗术腔的意义尚不明确。一些学者建议对后期慢性侵袭性真菌性鼻窦炎和急性侵袭性真菌性鼻窦炎给予间断吸氧,在治疗期间应停用抗生素和免疫抑制剂,并注意改善全身状况。

五、预后

真菌球经手术治疗后效果确切,多数可治愈。变应性真菌性鼻窦炎在术后配合合理的糖皮质激素治疗,预后较佳。早期慢性侵袭性真菌性鼻窦炎多一次手术后获得治愈,后期慢性侵袭性真菌性鼻窦炎治疗效果不佳,易复发,预后较差。急性侵袭性真菌性鼻窦炎死亡率极高。

(刘　争)

思考题

1. 真菌性鼻窦炎可分为哪几种类型,其临床特点是什么?
2. 如何诊断侵袭型真菌性鼻窦炎,其治疗原则是什么?

第八章

鼻 出 血

鼻出血(epistaxis；nose bleed)是耳鼻咽喉头颈外科最常见的急症之一,可单侧出血,也可双侧出血。可表现为反复间歇性出血,也可为持续性出血。出血较轻者仅涕中带血或倒吸血涕,重者出血可达数百毫升,甚至可致休克,反复多次少量出血可致贫血。儿童、青少年的鼻出血部位多位于鼻中隔前下方(利特尔动脉丛或克氏静脉丛),中、老年患者的鼻出血多发生在鼻腔后段吴氏鼻 - 鼻咽静脉丛,也可为鼻中隔后部动脉(90% 来源于蝶腭动脉)出血,婴幼儿发生鼻出血者极少。对于鼻出血患者需积极寻找出血部位、判断出血原因,同时进行局部止血及相关处理。

一、病因

可分为局部和全身病因,可以是单一病因,或多种病因并存。

(一) 局部病因

1. 外伤　①鼻内损伤:挖鼻、用力擤鼻、剧烈喷嚏及鼻内用药不当,或鼻腔、鼻窦手术及经鼻插管等损伤血管或黏膜均可导致鼻出血。②鼻外创伤:鼻骨、鼻中隔或鼻窦骨折及鼻窦气压骤变等损伤局部血管或黏膜,严重的鼻和鼻窦外伤可合并颅前窝底或颅中窝底骨折:若伤及筛前动脉,则出血较剧;若伤及颈内动脉,则危及生命。

2. 鼻腔异物　常见于儿童,多为一侧鼻腔出血或血涕。

3. 炎症　各种鼻腔、鼻窦的特异性或非特异性炎症均可致鼻黏膜毛细血管受损而出血,通常出血量较小。萎缩性鼻炎因鼻黏膜萎缩变薄、干燥,毛细血管易破裂出血;鼻腔及鼻窦的真菌感染也可引起鼻出血,且多为曲霉菌感染;鼻窦炎尤其是溶血性链球菌感染的急性上颌窦炎引起鼻出血者较多。

4. 肿瘤　血管性良性肿瘤,如鼻腔血管瘤或青少年鼻咽纤维血管瘤一般鼻出血较剧。鼻腔、鼻窦及鼻咽恶性肿瘤溃烂早期常反复出现涕中带血或血性涕,晚期破坏大血管可发生致命性大出血。

5. 其他　鼻中隔疾病:包括鼻中隔偏曲、鼻中隔黏膜糜烂、鼻中隔穿孔等。

(二) 全身疾病

凡可引起动脉压或静脉压增高、凝血功能障碍或血管张力改变的全身性疾病均可致鼻出血。

1. 急性发热性传染病　流感、出血热、麻疹、疟疾、鼻白喉、伤寒等。多因高热、鼻黏膜剧烈充血、肿胀或干燥,致毛细血管破裂出血。出血部位多位于鼻腔前部,量较少。

2. 心血管疾病　高血压、血管硬化和充血性心力衰竭等患者可因动脉压升高致鼻出血。常为单侧性、动脉性出血,多位于鼻腔后部(下鼻道、嗅裂区多见),出血量多,为搏动性出血。出血前可有头昏、头痛、鼻内血液冲击感等预兆。

3. 血液病　①凝血机制异常的疾病,如血友病、纤维蛋白形成障碍、异常蛋白血症(如多发性骨髓瘤)和结缔组织疾病、大量长期应用抗凝药物者;②血小板量或质异常的疾病,如血小板减少性紫癜、白血病、再生障碍性贫血等。鼻出血多为双侧、持续性渗血,可反复发生,常伴身体其他部位出血。

4. 肝、肾等慢性疾病和风湿热等 肝功能损害及慢性肾衰竭常致凝血障碍或小血管损伤,风湿热所致鼻出血常见于儿童。

5. 内分泌失调 女性在月经期、绝经期或妊娠期易发生鼻出血,可能与毛细血管脆性增加有关。

6. 遗传性出血性毛细血管扩张症 又称 Osler-Weber-Rendu 病,是一种常染色体显性遗传的血管结构异常性疾病,常有家族史。主要病理改变为小血管缺乏弹性纤维及平滑肌,仅由单层内皮细胞构成,缺乏收缩能力,致局部血管扩张、迂曲、易破裂出血。表现为自发性或轻度外伤后鼻腔反复出血,不易自止。可伴有口唇、舌体、手掌毛细血管扩张,部分患者可伴有反复呕血、黑便、咯血、血尿、月经过多、眼底或颅内出血。

7. 其他 ①营养障碍或维生素 C、K、P 或 Ca 缺乏。维生素 C、P 缺乏会降低毛细血管脆性和通透性;维生素 K 与凝血酶原形成有关;Ca 为凝血过程中必不可少的物质。②中毒:磷、汞、砷、苯等化学物质可破坏造血系统,长期服用水杨酸类药物可致血液中凝血酶原减少。

二、检查

(一) 前鼻镜检查

观察鼻中隔前下方的易出血区有无扩张的血管、黏膜是否糜烂、鼻中隔有无穿孔等(图 4-8-1)。鼻腔出血不多时可初步判断出血来源部位。

(二) 鼻内镜检查

对鼻腔黏膜进行充分地收缩与表面麻醉后,根据鼻出血易发生的部位,逐一检查鼻中隔前下部、下鼻道后部(尤其要注意位于下鼻道外侧壁与鼻咽部交接处的吴氏鼻 - 鼻咽静脉丛)、鼻中隔后下部、后鼻孔缘、嗅裂等部位,常可发现出血来源或血管断端形成的小肉芽样突起。

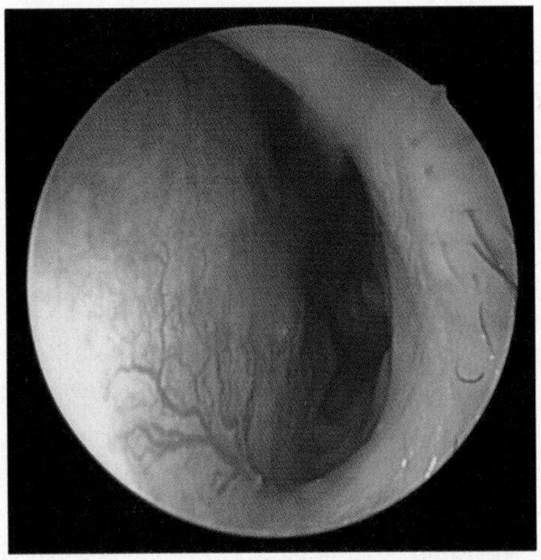

图 4-8-1　鼻中隔左侧利特尔血管扩张

(三) 实验室检查

通过血常规和凝血功能检查判断出血量并排除血液系统疾病。

(四) 影像学检查

对难治性鼻出血可考虑进行数字减影血管造影 DSA 和 CTA,以协助寻找责任血管,对外伤性假性动脉瘤所致鼻出血亦具有诊断意义。MRI 可用于颅底肿瘤或遗传性出血性毛细血管扩张症患者颅内血管畸形的排查。

三、治疗

治疗原则:长期、反复、少量出血者应积极寻找病因;大量出血者需先立即止血,再查找病因。大量出血者常情绪紧张和恐惧,故应予以安慰,使之镇静。在颈部、项部、头部施行冷敷,也可反射性地减少出血。如患者已休克,则先按休克进行急救。首先了解是哪一侧鼻腔出血,最好在鼻内镜下仔细检查鼻腔,进而选择适宜的止血方法达到止血目的。

（一）一般处理

患者取坐位或半卧位，嘱患者尽量勿将血液咽下，以免刺激胃部引起呕吐。休克者，应取平卧低头位，按低血容量性休克急救。

（二）局部处理

多数情况鼻出血的部位在鼻中隔前下部的易出血区，且出血量较少。嘱患者用手指捏紧两侧鼻翼，压迫约 10~15min，同时用冷水袋或湿毛巾敷前额和后颈，以促使血管收缩减少出血。如出血较剧，可先用浸以血管收缩剂的棉片置入鼻腔，收缩鼻腔黏膜和血管以暂时止血，再寻找出血部位。也可在鼻内镜下用吸引器边吸血液、边寻找出血部位。常用的止血方法有：

1. **烧灼法** 目的为破坏出血处毛细血管网，使血管封闭或凝固而止血。适用于出血点明确者。烧灼的方法有化学药物、YAG 激光、射频、微波或电凝。烧灼时应避免烧灼过深或烧灼时间过长，若出血点位于鼻中隔，应避免同时烧灼鼻中隔两侧对称部。烧灼后局部涂以软膏。烧灼不当可造成黏膜溃疡或软骨坏死甚至中隔穿孔。在鼻内镜引导下进行上述操作，可提高准确性，且疗效确切。

2. **填塞法** 适用于出血较剧、渗血面较大或出血部位不明者。常用方法有 4 种。

（1）前鼻孔可吸收性材料填塞：较适用于出血量较小的弥漫性黏膜渗血。此方法的优点是填塞物无需取出，可避免抽取填塞物时造成的鼻黏膜二次损伤，并减轻患者痛苦。常用材料有明胶海绵、纳吸棉等，也可用明胶海绵蘸以凝血酶粉、三七粉或云南白药。

（2）前鼻孔纱条填塞：是较常用的有效止血方法。适用于出血较剧且出血部位不明确，或其他止血方法无效者。①材料：凡士林油纱条、抗生素油膏纱条或碘仿纱条。②方法：可将纱条剪成 6~8cm 长的小段，自下而上，或自上而下填满鼻腔；或应用一根长纱条，在鼻腔做成囊袋，将长纱条末端填入"口袋"深处，自上而下、从后向前进行填塞，使纱条以适当的张力填满鼻腔（图 4-8-2）。如能大致判断出血来源，亦可将纱条填塞于相应部位（如嗅裂区或下鼻道）后压紧，而无需填塞整个鼻腔。

（3）后鼻孔填塞法：采用前述方法不能止血者可采用此法（图 4-8-2）。方法和步骤：①先用凡士林油纱条做成与患者后鼻孔大小相似的锥形纱球（或做成较后鼻孔略大的枕形纱球），纱球尖端系粗丝线两根，纱球底部系一根；②用小号导尿管于出血侧自前鼻孔经鼻腔、鼻咽插至口咽部，用长弯血管钳将导尿管头端牵出口外，导尿管尾端仍留在前鼻孔外；③将纱球尖端丝线牢固缚于导尿管头端；④回抽导尿管尾端，将纱球引入口腔，用手指或器械将纱球越过软腭纳入鼻咽部，同时稍用力牵拉导尿管引出的纱球尖端丝线，使纱球紧塞后鼻孔；⑤随即用凡士林油纱条填塞鼻腔；⑥将拉出的纱球尖端丝线缚于一小纱布卷固定于前鼻孔；⑦纱球底部的丝线自口腔引出，并固定于口角旁。老年鼻出血患者行后鼻孔填塞前需评估者心肺功能能否耐受。

取出方法：①先撤除鼻腔内填塞物；②牵引留置口腔的纱球底部丝线，并借助血管钳，将纱球经口取出。在取后鼻孔纱球之前，应注意固定住纱球在鼻腔的引线，以防纱球误吸进入气道。

（4）鼻腔或鼻咽部气囊或水囊压迫：用指套或气囊缚在小号导尿管头端，置于鼻腔或鼻咽部，囊内充气或充水以达到压迫出血部位的目的。此方法可代替后鼻孔填塞。近年，国内已有生产与鼻腔解剖相适应的鼻腔和后鼻孔止血气囊和水囊。此方法简单、方便、患者痛苦小。

前、后鼻孔填塞需注意无菌操作，凡士林油纱条填塞时间一般 24~48h，最多不超过 5~6d，否则有可能引起局部压迫性坏死、感染及中耳炎等并发症。抗生素油膏纱条和碘仿纱条填塞可适当增加留置时间，一般不超过 7d。填塞物留置期间应给予抗生素预防感染。

3. **手术治疗**

（1）鼻中隔手术：鼻中隔黏膜（尤其是利特尔区）的反复出血，可采用鼻中隔黏膜划痕术（瘢痕形成术）或鼻中隔黏骨膜下分离术。因鼻中隔偏曲、骨嵴或骨棘反复发生鼻出血者，可在血止后或同期行鼻中

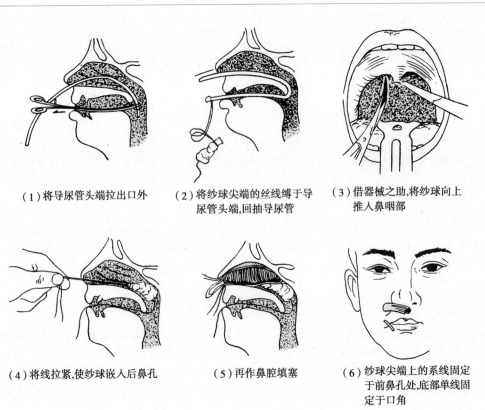

（1）将导尿管头端拉出口外　　（2）将纱球尖端的丝线缚于导　　（3）借器械之助,将纱球向上
　　　　　　　　　　　　　　　　　尿管头端,回抽导尿管　　　　　　推入鼻咽部

（4）将线拉紧,使纱球嵌入后鼻孔　　（5）再作鼻腔填塞　　（6）纱球尖端上的系线固定
　　　　　　　　　　　　　　　　　　　　　　　　　　　　　　于前鼻孔处,底部单线固
　　　　　　　　　　　　　　　　　　　　　　　　　　　　　　定于口角

图 4-8-2　后鼻孔填塞法

隔黏骨膜下矫正术,以去除病因。

（2）手术或放射疗法:对鼻腔或鼻窦肿瘤引起的鼻出血,应通过手术或放射疗法积极治疗原发病。如因合并感染,肿瘤溃烂而出血,则应使用抗生素治疗。

（3）血管结扎法:对严重出血者可采用此法。中鼻甲下缘平面以下出血者可结扎上颌动脉或颈外动脉;中鼻甲下缘平面以上出血者,需结扎筛前动脉;鼻中隔前部出血者可结扎上唇动脉。目前临床较少采用。

4. 血管栓塞法　将导管经股动脉插管,通过导管将微导管送至病变部位,应用 DSA 和超选择栓塞（superselective embolization,SSE）技术,找到责任血管并栓塞之。常用的栓塞剂有:①微粒:如聚乙烯泡沫醇、明胶海绵、真丝粒或线段等;②弹簧圈:如游离钨丝弹簧圈、机械解脱钨丝微弹簧圈、电解铂金微弹簧圈等;③球囊;④液体栓塞剂。此法费用较高,有偏瘫、失语和一过性失明等风险。对常规方法不能控制的、出血凶猛的鼻出血者可采用此法。也可用于假性动脉瘤诊断和治疗。

（三）全身治疗

对因全身疾病引起的鼻出血或出血量较大者,应视病情采取必要的全身治疗。

1. 口服、肌内注射或静脉应用止血剂,补充维生素 C、K 等;

2. 严重者须住院观察,注意失血量,有贫血应纠正贫血,失血量较大者需予输血、补液、抗休克治疗。

3. 鼻腔填塞可致血氧分压降低和二氧化碳分压升高,故对老年患者应注意心、肺、脑功能,必要时给予吸氧。

4. 有全身性病因或并发症者,应予病因治疗,并请相关科室会诊。

（许　昱）

思考题

1. 简述鼻出血的常见原因与部位。
2. 简述鼻出血的治疗与常用止血方法。

第九章
鼻源性并发症

急、慢性鼻窦炎感染可通过直接蔓延,或经血液、淋巴循环途径,引起邻近部位的炎症,如中耳炎、咽炎、扁桃体炎以及喉炎、气管炎、支气管炎,甚至肺炎。此外,炎症扩散还可引起鼻源性眶内并发症和颅内并发症。自抗生素的广泛运用以来,单纯鼻窦炎所致的眶内和颅内并发症显著减少,但一旦发生,如处理不当,可引起严重后果。

第一节　鼻源性眶内并发症

各鼻窦与眼眶相互毗邻,仅以较薄骨板相隔,且鼻腔、鼻窦与眼眶之间有丰富的无静脉瓣的静脉网,因此鼻窦炎可引起眶内的感染(图 4-9-1),多见于儿童。引起眶内并发症最常见的是筛窦炎,其后依次为上颌窦炎、额窦炎和蝶窦炎。

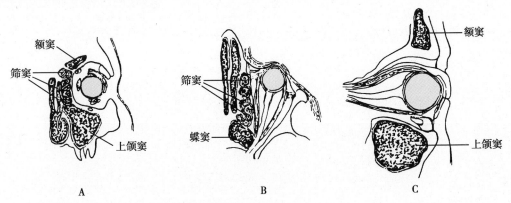

图 4-9-1　鼻窦与眼眶的关系
A. 经眼眶冠状切面显示额窦、筛窦与眼眶的关系;B. 经眼眶水平切面显示筛窦、蝶窦与眼眶内侧壁、眶尖的关系;C. 经眼眶矢状切面显示额窦、上颌窦与眼眶的关系。

一、病因

①细菌和脓液通过解剖途径累及眶内;②鼻窦外伤或手术损伤相邻眶壁,未及时处理;③机体免疫力下降。

二、主要类型

按疾病的发生、演变和累及部位,可将鼻源性眶内并发症分为5种类型:①眶周蜂窝织炎;②眶壁骨膜下脓肿;③眶内蜂窝织炎;④眶内脓肿;⑤球后视神经炎。眶内并发症还可通过相应静脉系统、眶上裂等结构,引发颅内并发症,如海绵窦血栓性静脉炎、脑膜炎等。

三、临床表现

(一) 眶周蜂窝织炎

眶周蜂窝织炎(periorbital cellulitis or preseptal cellulitis)又称眶内炎性水肿(orbital inflammatory edema)。炎症局限于眶隔以外隔前间隙,是最轻和最早发生的鼻源性眶内并发症。首发症状是眼睑水肿和轻压痛。筛窦炎引起水肿者始于内眦,上颌窦炎引起者始于下睑,额窦引起者则始于上睑。因未累及眶内软组织,无眼球运动受限、眼球突出及移位、视力减退等症状。

(二) 眶壁骨膜下脓肿

眶壁骨膜下脓肿(subperiosteal orbital abscess)多发生在与鼻窦相邻的眶壁,首先引起骨壁血栓性静脉炎,继而导致骨膜炎和死骨形成,最后在眶骨膜与眶骨质之间形成骨膜下脓肿。眼球运动和视力在初期不受影响,但随着炎症发展,会出现眼球运动受限、视力减退以及球结膜水肿等。前组鼻窦炎引起者可表现为眼睑充血、肿胀和压痛,筛窦炎引起者以内眦为重,脓肿较大者可致眼球突出且向外移位,上颌窦炎引起者以下睑为重,眼球向上移位,额窦炎引起者则以上睑为重,眼球向下移位。后组鼻窦炎引起者眼睑症状多不明显,可表现为眼深部疼痛、视力减退、眼球突出和眼球运动障碍等,蝶窦炎引起者可波及眶上裂及视神经孔,引起眶尖综合征(orbital apex syndrome),出现眶周皮肤感觉障碍、上睑下垂、眼球运动受限、复视甚至失明。

眶壁骨膜下脓肿常伴有较重的全身症状。若治疗及时,可使脓肿局限在骨膜下,或穿透眶隔膜,自眼睑溃破、脓液引流而缓解。若患者免疫力低下或未及时治疗,脓肿可穿破骨膜扩展至眶内引起眶内蜂窝织炎,后果严重。

(三) 眶内蜂窝织炎

眶内蜂窝织炎(orbital cellulitis)为眶内弥漫性炎症而无脓肿形成,多继发于后组筛窦、上颌窦及蝶窦的炎症(图4-9-2)。蝶窦炎引起的眶内蜂窝织炎可影响到对侧。主要表现为不同程度的眼球运动受限、眼球突出移位、视力受损和球结膜水肿等。若不及时治疗,可进一步发展成全眼球炎而致盲,或向后发展形成海绵窦血栓性静脉炎和脑膜炎。

(四) 眶内脓肿

眶内脓肿(orbital abcess)可导致眶内压升高。临床表现为眼球明显突出、眼球运动受限、视力锐减、球结膜水肿、眶深部剧痛。全身症状较重,可伴有高热和白细胞显著增多。炎症若侵入眼球,则发生全眼球炎,视力丧失。

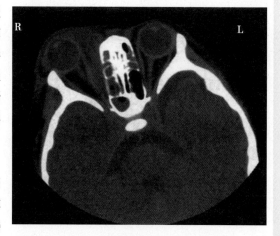

图 4-9-2　眶内蜂窝织炎 CT(水平位)

(五) 球后视神经炎

蝶窦和后组筛窦外侧壁参与构成眶尖内侧壁和视神经管内侧壁,此壁菲薄,甚至缺如,蝶窦或后组筛窦的炎性病变或手术损伤可累及视神经,导致其水肿,引起球后段或管段的视神经炎,称为球后视神经炎(retrobulbar optic neuritis)。临床表现为视力急剧下降,甚至失明。

四、诊断

(一) 病史

鼻窦炎眶内并发症患者多有急性或慢性鼻窦炎病史。鼻窦外伤或手术后出现眼眶部症状时,应高度怀疑眶内并发症发生的可能。

(二) 临床表现

除鼻窦炎一般症状外,还有上述眼部症状和体征。值得注意的是,球后视神经炎临床表现为单纯视力下降或失明,常先就诊于眼科,原发疾病鼻窦炎常被忽视。因此,无明确原因、反复发作或常规药物治疗无效的球后视神经炎,应考虑是鼻源性球后视神经炎。此外,上述眶内并发症可相互转化,应以眼球突出和视力下降的程度作为判断病情轻重的重要依据。小儿急性筛窦炎所致的眶内并发症须与急性泪囊炎鉴别。

(三) 影像学检查

鼻窦 CT 扫描能准确判断鼻窦与眼眶病变的解剖关系,并对眼眶病变的部位及严重程度作出诊断。在约 80% 以上的病例,CT 扫描能准确地对眶内并发症进行分类。磁共振成像(MRI)对眶内病变的显示优于 CT,且在怀疑颅内病变时具有重要价值。

五、治疗

治疗原则:早期应积极抗感染治疗,脓肿形成者需切开引流,必要时应及时行鼻窦开放术、眶减压术或视神经减压术。

(一) 眶周蜂窝织炎

侧重于积极治疗急性鼻窦炎。应用足量敏感抗生素,改善鼻窦通气引流,多数能治愈。如为急性上颌窦炎,必要时可辅以上颌窦穿刺冲洗术。

(二) 眶壁骨膜下脓肿

一旦形成即应切开引流,同时加强全身抗感染治疗和促进鼻窦通气引流,可采用鼻内镜下眶壁部分切除术开放引流。

(三) 眶内蜂窝织炎和眶内脓肿

应及时实施鼻窦手术,广泛切开眶骨膜便于引流,并加强全身抗感染治疗,必要时须请眼科医师协同处理。

(四) 球后视神经炎

应及早行蝶窦和筛窦开放术,术后术腔不填塞或少量填塞以利于引流;病情严重者需同时行视神经减压术,围手术期应全身使用抗生素、糖皮质激素和神经营养药物,以控制感染、减轻视神经的水肿。

第二节　鼻源性颅内并发症

鼻腔、鼻窦与颅底具有密切的解剖关系:①骨壁:鼻腔顶壁(筛板)、筛窦顶壁和额窦后壁均为前颅底结构,这些结构有先天缺损时,鼻腔和鼻窦黏膜与硬脑膜紧贴。②血管:额窦黏膜静脉与硬脑膜和蛛网膜的静脉相通,额骨板障静脉汇入上矢状窦,硬脑膜静脉和皮层静脉引流至矢状窦,蝶骨板障静脉汇入海绵窦;板障静脉无瓣膜,为鼻窦和硬脑膜提供畅通无阻的血液交通。③神经:嗅神经鞘膜与硬脑膜相延续,鞘膜下间隙与硬脑膜下间隙存在潜在交通。④淋巴:筛区的淋巴管已被证实与颅内并发症有关。因此鼻腔、鼻窦感染可经上述解剖途径进入颅内。额窦炎和筛窦炎引起者居首,蝶窦炎引起者次之,上颌窦炎引起者少见。

一、病因

鼻窦感染引发颅内并发症的病因包括:①感染鼻窦的细菌和脓液通过上述解剖途径累及颅内;②鼻腔和鼻窦的创伤、手术损伤或异物损伤等累及颅内,未及时处理;③机体免疫力下降。

二、主要类型

根据感染部位及疾病发展,鼻源性颅内并发症可分为以下5类:①硬膜外脓肿;②硬膜下脓肿;③化脓性脑膜炎;④脑脓肿;⑤海绵窦血栓性静脉炎(图4-9-3)。应注意可能有2~3种颅内并发症同时发生,亦可能同时合并眶内并发症。

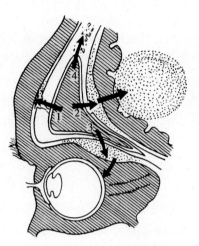

1. 经前壁扩散形成骨膜下脓肿;2. 经后壁扩散形成硬脑膜外脓肿及脑脓肿;3. 经下壁扩散形成眶壁骨膜下脓肿及眼眶其他感染;4. 进入额骨形成骨髓炎。

图4-9-3 额窦炎的并发症

三、临床表现

(一)硬脑膜外脓肿

硬脑膜外脓肿(epidural abscess)常继发于急性额窦炎和额骨骨髓炎。虽有头痛、发热症状,但缺乏特异性,不具有神经定位体征,易被急性鼻窦炎症状所掩盖而不被重视。脓肿进一步增大可引起呕吐、脉缓等颅内压增高症状。脑脊液检查可无异常或仅有反应性蛋白增多。临床上,当鼻窦炎已获通畅引流,而头痛、发热等症状仍不缓解时,应想到此病。

(二)硬脑膜下脓肿

硬脑膜下脓肿(subdural abscess)为硬脑膜下腔弥漫性或包裹性积脓。常同时合并有化脓性脑膜炎或其他颅内感染。表现为头痛、发热和颅内压增高症状,腰穿可见脑脊液蛋白、细胞数增多,不具特异性,需借助CT扫描或MRI方能确诊。

(三)化脓性脑膜炎

化脓性脑膜炎(purulent meningitis)若由鼻窦炎引起者,一般发病缓慢;而因鼻颅联合外伤、鼻部手术损伤颅底或在感冒时游泳引起者,发病常较急。症状初起为头痛、发热、癫痫等,进一步发展会出现嗜睡、狂躁或昏迷。腰穿可发现脑脊液淋巴细胞增多、蛋白含量增加、葡萄糖含量降低,部分可检测出致病菌。

(四)脑脓肿

脑脓肿(brain abscess)多见由额窦炎引起的额叶脑脓肿,临床表现为头痛、呕吐、视盘水肿和视神经萎缩。不同部位的脓肿可有不同的相应临床症状。CT扫描对诊断有重要价值。当怀疑有脑脓肿时应避免腰穿以避免大脑幕疝形成。

(五)海绵窦血栓性静脉炎

海绵窦血栓性静脉炎(thrombophlebitis of the cavernous sinus)以鼻疖引起者多见,蝶窦炎和鼻源性眶内并发症亦可引起本病。先出现脓毒血症,表现为弛张性高热伴寒战、头痛等,进而出现眼静脉回流受阻症状和第 II～VI 对脑神经麻痹症状,如患侧眼睑水肿、眼睑下垂、眼球突出、球结膜水肿、复视及视力减退等典型表现。因两侧海绵窦互相交通,晚期病变可累及对侧。如果血栓性静脉炎扩散至硬脑膜窦和大脑皮层静脉,可导致脑膜炎、多发性脑栓塞及脑脓肿,死亡率较高。

海绵窦血栓性静脉炎的症状有时与眶壁骨膜下脓肿类似,但后者眼球多向外下方移位,瞳孔大小无改变,对光反射灵活,病变限于一侧,脑脊液也无改变,可资鉴别。

四、诊断

有急性或慢性鼻窦炎病史的患者,除鼻窦炎一般临床表现外,出现上述颅内感染症状和相应脑神经受损的体征,应考虑鼻源性颅内并发症的可能。如鼻窦术后出现上述症状,应考虑是否有颅底损伤导致继发性颅内感染可能。若怀疑颅内并发症应及早进行鼻窦和颅脑高分辨率 CT 扫描或 MRI 等影像学检查。脑脊液检查可有生化指标改变,部分可检测到致病菌,但腰穿有导致脑疝的风险,在腰穿前必须进行影像学检查,评估腰穿的必要性。

五、治疗

足量使用能穿透血脑屏障的抗生素,可取鼻腔或鼻窦脓性分泌物进行细菌培养和药物敏感试验,如有脓肿形成,则通过脓肿穿刺或在术中直接取脓液进行细菌培养。在处理并发症的同时应在条件允许情况下尽早行扩大鼻窦开放,彻底清除鼻窦病变,充分引流,并请神经外科协助治疗。

对硬膜外脓肿,术中应去除坏死的窦壁至正常范围,广泛暴露脑膜,使脓肿充分引流;对硬膜下脓肿者,须切开硬脑膜,引流脓肿并冲洗,并辅以积极的支持治疗;单纯的化脓性脑膜炎,主要是药物治疗和病变鼻窦的引流。必要时可施行腰穿放出适量脑脊液以降低颅内压;脑脓肿以穿刺引流或开颅切除为主。近年来倾向于脓腔反复抽吸治疗,创伤小且远期后遗症少。如出现海绵窦血栓性静脉炎,应手术彻底清除鼻窦炎性病灶,充分引流,同时应用足量抗生素,辅以支持疗法。对于手术或外伤造成的颅底骨质缺损进而导致的继发性颅内感染,可在积极控制感染后行二期修补。

(许　昱)

思考题

1. 简述鼻源性并发症的发病机制。
2. 简述鼻源性眶内并发症的临床表现、诊断和治疗。
3. 简述鼻源性颅内并发症的临床表现、诊断和治疗。

第十章
鼻中隔疾病

鼻中隔（nasal septum）在鼻腔、鼻窦的生理功能中起到重要的作用，由于先天性或后天性因素，鼻中隔可发生偏曲、穿孔、脓肿等疾病，本章将介绍常见的鼻中隔疾病。

第一节　鼻中隔偏曲

鼻中隔偏曲（deviation of nasal septum）是指鼻中隔偏向一侧或两侧、或局部突起，并引起鼻塞、头痛、鼻出血等症状。鼻中隔偏曲的类型可根据偏曲的形态分为 C 形、S 形，棘突（呈尖锥样突起）或嵴突（呈条状山嵴样突起）（图 4-10-1、图 4-10-2），也可为复杂的偏曲类型。也可按偏曲部位分为软骨部、骨部偏曲，高位、低位偏曲，或前段、后段偏曲。一般前段偏曲、高位偏曲较易引起鼻功能障碍。

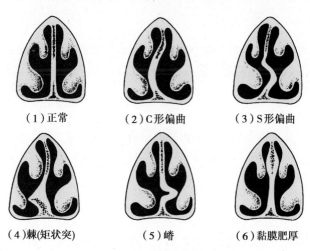

（1）正常　　　（2）C 形偏曲　　　（3）S 形偏曲

（4）棘（矩状突）　　　（5）嵴　　　（6）黏膜肥厚

图 4-10-1　鼻中隔偏曲模式图

一、病因

（一）发育异常

鼻中隔在胚胎期由几块软骨组成。在发育生长和骨化过程中，若骨与软骨或骨与骨之间生长、发育不均衡，可导致诸骨间的挤压，从而在各骨连接处或骨质中间形成不同形态的畸形或偏曲。常见原因有腺样体肥大导致长期张口呼吸，日久发生硬腭高拱，鼻腔顶部与底部的距离缩短，使鼻中隔发育受限而偏曲；营养不良影响鼻中隔发育和骨化，也可发生鼻中隔偏曲。

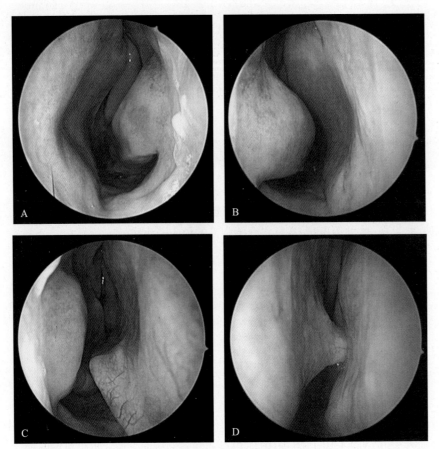

图 4-10-2　鼻中隔偏曲（鼻内镜下观）

A. 鼻中隔 C 形偏曲；B. 鼻中隔 S 形偏曲；C. 鼻中隔嵴突；D. 鼻中隔棘突。

（二）鼻外伤

儿童时期因组成鼻中隔的各个部分尚在发育阶段，这个阶段所受外伤易对各骨的正常发育产生影响，随着年龄增长可出现鼻中隔偏曲。成人鼻外伤也可直接导致鼻中隔偏曲或鼻中隔软骨脱位，常伴有外鼻歪斜。

（三）鼻腔占位性病变

鼻腔、鼻窦肿瘤、巨大鼻息肉等可压迫鼻中隔而致鼻中隔偏曲。

二、临床表现

（一）鼻塞

为鼻中隔偏曲最常见的症状，鼻塞的程度、性质与偏曲的类型及下鼻甲是否代偿性肥大有关。常因合并慢性鼻炎而致双侧交替性鼻塞。

（二）鼻出血

偏曲的凸面或骨棘、骨嵴的顶尖部黏膜较薄，受气流和尘埃刺激易发生黏膜糜烂而出血。

（三）头痛

偏曲凸出部位接触或压迫对应鼻甲时，可引起同侧反射性头痛，是鼻源性头痛的原因之一。

（四）邻近器官症状

中隔高位偏曲可压迫中鼻甲而致中鼻道狭窄，妨碍鼻窦引流，从而继发鼻窦炎引起相应症状；因偏曲致鼻腔通气不畅，长期张口呼吸，易诱发上呼吸道感染，并引起睡眠时打鼾；偏曲严重时还可影响咽鼓管功能，引起耳鸣、耳闷。

三、诊断及鉴别诊断

鼻中隔很少有完全居中，大部分人有鼻中隔偏曲，但并无明显临床症状，此类偏曲又称为生理性鼻中隔偏曲，一般不必处理。经检查有鼻中隔偏曲且有临床症状者方可诊断为鼻中隔偏曲，即病理性鼻中隔偏曲。鼻中隔后段或高位偏曲易被忽略，需用1%麻黄碱收缩鼻黏膜后方可窥见并确诊。鼻内镜检查可清楚看到鼻中隔全貌，有助于对偏曲的部位、类型、毗邻关系以及合并的其他疾病如肿瘤、异物、鼻窦炎等作出准确诊断。此外，在鼻中隔与中鼻甲对应处常有鼻中隔黏膜局部增生肥厚（鼻中隔结节），需注意鉴别。

四、治疗

有临床症状的鼻中隔偏曲需行手术矫正，术前应判断患者症状与鼻中隔偏曲的相关性。常见手术方法有鼻中隔黏骨膜下矫正术和鼻中隔黏骨膜下切除术，前者更符合鼻腔生理功能，因手术仅切除少量偏曲的软骨和骨质，故亦可用于青少年严重鼻中隔偏曲者。

第二节　鼻中隔血肿和脓肿

鼻中隔血肿（hematoma of nasal spetum）是指鼻中隔软骨膜下或骨膜下积血，多为双侧性。鼻中隔脓肿（abscess of nasal septum）是指鼻中隔软骨膜下或骨膜下积脓。多发生于鼻中隔软骨部。鼻中隔脓肿多由鼻中隔血肿继发感染而致。

一、病因

（一）鼻中隔血肿

1. **鼻中隔手术**　如鼻中隔矫正术或鼻中隔黏骨膜下切除术后，若术中止血不妥，或术后患者有喷嚏、擤鼻、用力咳嗽等活动，可导致鼻中隔术腔出血。

2. **鼻部外伤**　如鼻面部钝挫伤或跌倒时鼻部触地，致外鼻及鼻中隔支架骨折或鼻中隔软骨脱位，且伴有血管断裂而黏软骨膜或黏骨膜未穿破者，常可形成鼻中隔血肿。一般以青少年为多见。

3. **自发性血肿**　在临床上较为少见，以各种出血性疾病（各种血液病如血友病、紫癜等）引起者居多。

（二）鼻中隔脓肿

1. 由鼻中隔血肿感染或鼻中隔黏膜损伤后化脓菌侵入黏骨膜下所致，故多见于外伤或鼻中隔手术后。

2. 邻近组织的炎症，如切牙牙根感染，上唇及鼻小柱的疖肿等；鼻咽、鼻腔或鼻窦的急性炎症也有蔓延至鼻中隔引起脓肿者，但很少见。

3. 临床上偶可见继发于急性传染病者，如继发于流感、猩红热、伤寒等之后。本病也可发生于新生儿及幼儿。

二、临床表现

(一) 鼻中隔血肿

多有双侧鼻塞、额部头痛和鼻梁压迫感,无明显全身症状;如鼻黏膜有损伤时则可发生鼻出血。检查时见鼻中隔两侧呈对称性半圆形隆起,黏膜色泽暗红或正常,触之柔软,隆起部位对血管收缩剂无反应。穿刺可抽出血液。

(二) 鼻中隔脓肿

除有双侧鼻塞、额部头痛和鼻梁压迫感外,尚有明显全身和局部急性炎症反应表现,如寒战、发热、周身不适、鼻梁和鼻尖红肿热痛。检查时常见鼻中隔两侧对称性膨隆,黏膜色泽暗红,触之柔软而有波动,触痛明显,隆起处对血管收缩剂无反应,穿刺可抽出脓液。如自行穿破,则有血脓流出,同时在鼻中隔一侧可见小瘘口。

三、诊断

结合外伤或鼻中隔手术史、症状、体征、鼻内镜检查、鼻中隔隆起对血管收缩剂无反应以及穿刺结果等(抽出血液者为血肿,抽出脓液者为脓肿),即可明确诊断。需与鼻中隔黏膜高度肿胀相鉴别。

四、治疗

(一) 鼻中隔血肿

较小的血肿可行穿刺抽出积血,较大者则需在表面麻醉下,于血肿前下方切开,吸净积血或凝血块,充分止血,然后用填塞材料(凡士林纱条、碘仿纱条或膨胀海绵等)填塞双侧鼻腔,压迫鼻中隔以防再次出血,并全身应用抗生素预防感染。

(二) 鼻中隔脓肿

明确诊断后需尽早行切开引流。一般于突出的前方或下方切开,吸净脓液,清除坏死软骨,用抗生素、生理盐水等反复冲洗,放置引流,不填塞鼻腔,每日观察并冲洗脓腔,同时全身应用足量抗生素控制感染。鼻中隔脓肿常可遗留鞍鼻畸形,可二期行鼻整形手术。

第三节 鼻中隔穿孔

鼻中隔穿孔(perforation of nasal septum)是指各种原因导致的鼻中隔贯穿两侧鼻腔的永久性穿孔。穿孔形态、部位及大小各异。

一、病因

下述情况和疾病可能发生鼻中隔穿孔:

(一) 外伤

严重鼻外伤所致鼻中隔脓肿、腐蚀性和刺激性物质(如铬酸、矽尘、砷、升汞、水泥、石灰等)以及挖鼻等不良习惯对鼻中隔黏膜的长期刺激,均可导致鼻中隔穿孔。

（二）医源性损伤

鼻中隔手术,或其他治疗(如用化学腐蚀剂、射频、激光、电凝等)引起鼻中隔两侧黏膜对称性损伤。

（三）感染

①鼻中隔脓肿处理不当;②鼻特殊性感染:结核、狼疮、麻风等可致鼻中隔软骨坏死而中隔穿孔,梅毒因导致鼻中隔骨部坏死而中隔穿孔,出现鞍鼻;③急性传染病:白喉、伤寒和猩红热等。

（四）肿瘤及恶性肉芽肿

原发于鼻中隔的肿瘤或鼻腔鼻窦肿瘤侵犯鼻中隔。

（五）其他

鼻腔异物或结石长期压迫鼻中隔可引起继发感染、坏死而致穿孔。纽扣电池引起的化学损伤是儿童鼻中隔穿孔的常见原因。

二、临床表现

症状根据病因及穿孔部位和大小而不同,主要症状有鼻腔干燥和脓痂形成,常伴有头痛和鼻出血。小穿孔者若在鼻中隔前段,呼吸时常有吹哨声。穿孔过大者可伴有鼻腔黏膜萎缩现象。位于中隔后部的穿孔常无症状。结核和梅毒引起者脓痂有臭味。检查可见鼻中隔穿孔,穿孔处结痂,穿孔边缘糜烂、易出血。若由其他疾病引起的鼻中隔穿孔则伴有该疾病的相应症状。

三、诊断及鉴别诊断

根据症状和检查不难诊断。诊断时应明确穿孔部位和大小,并对其发病原因进行鉴别。有时较小穿孔常被痂皮覆盖而忽略,应除去痂皮仔细检查。

四、治疗

有明确病因的非独立性鼻中隔穿孔者,首先治疗原发疾病。单纯鼻中隔穿孔者,可根据症状严重程度、穿孔大小及位置选择修补方式及修补材料。穿孔修补主要方法有:鼻中隔黏骨膜减张缝合术,带蒂黏骨膜瓣或黏膜瓣(中鼻甲黏骨膜瓣或下鼻甲黏膜瓣)转移缝合术,游离组织片移植术,硅胶片置入术等。

（许 昱）

思考题

1. 简述鼻中隔偏曲的临床表现、诊断和治疗。
2. 简述鼻中隔血肿与鼻中隔脓肿的鉴别与治疗。
3. 简述鼻中隔穿孔的临床表现、诊断和治疗。

第十一章

鼻的先天性疾病

在胚胎发育过程中,由于遗传和非遗传因素,头部原基发育不良、各胚层突起接合或凹沟封闭不全,皆可形成各种鼻和颜面畸形。常见的鼻部先天性疾病包括外鼻先天性畸形、先天性后鼻孔闭锁,因其影响鼻和颜面部外观及功能,甚至导致新生儿呼吸困难及喂养困难,常需手术矫正治疗。

第一节　外鼻先天性畸形

外鼻先天性畸形(congenital malformation of external nose)是由于遗传或非遗传因素,胚胎期颜面部原基发育不良或颜面各隆突融合不全而产生的各种外鼻先天性畸形。

一、分类

1. **外鼻缺损**　胚胎期鼻额突和嗅凹不发育或发育不良造成全缺鼻畸形或半缺鼻畸形,也可称为无鼻(arhinia)或半鼻(half-nose)。

2. **鼻裂(cleft nose)**　胚胎期两侧嗅凹向中线靠拢的过程中,嗅凹之间的间质组织发育障碍,在中线处形成裂沟,严重时可与唇和/或腭正中裂同时存在。

3. **鼻侧喙(proboscis lateralis)**　可能是胚胎期额鼻隆突发育障碍,其下缘两侧未出现正常的两个鼻窝,而是在其下缘中央部位出现一异位鼻窝,经异常发育形成。多在一侧鼻根部形成管状物,内衬黏膜,当患者感冒或天冷时还会流出少许鼻涕样黏液,又称管状鼻(图4-11-1)。患侧鼻常有半侧缺损或发育不全,可能合并唇腭裂或累及眼睛、泪器而出现畸形。

4. **先天性鼻赘(congenital rhinophyma)**　外鼻发生过程中若原始胚胎组织存留,可出现外鼻赘畸形。赘生物可随年龄增长而长大,表面覆有皮肤及细毛,与鼻前庭为同一种组织。

5. **鼻皮样囊肿(nasal dermoid cyst)**　胚胎发育

图 4-11-1　鼻侧喙

早期,当两侧内侧鼻突与额鼻突融合形成外鼻时,有外胚层组织滞存并被包埋其中,形成窦道或囊肿,并可在鼻中线部位形成原发性皮肤瘘管。囊肿可发生于鼻中线任何部位。本病需要与先天性脑膜脑膨出、鼻神经胶质瘤相鉴别。

二、治疗

根据外鼻畸形程度进行修复或重建外鼻。对全缺鼻畸形的患者进行手术治疗时应先行上颌骨穿通达咽部，并植皮成腔，再行皮瓣造鼻术。鼻皮样囊肿患者若无全身特殊原因，宜尽早手术，以免影响鼻支架发育，发生感染者应控制后即行手术；术中应仔细分离，勿遗留囊壁，以免复发。

第二节　先天性后鼻孔闭锁

先天性后鼻孔闭锁（congenital atresia of the posterior nares）是一种少见的鼻部畸形，由 Johann George Roederer 于 1755 年首次报道。本病发病率较低，新生儿中发病率为 1/7 000~1/5 000，单双侧发病比率为 1.6∶1，男女发病率基本相同。根据闭锁累及的范围可为单侧性或双侧性，根据闭锁处组织的性质可为膜性、骨性或混合性。可作为一种先天畸形单独存在，也可合并身体其他部分的先天性畸形。

一、发病机制

本病发病机制的主要理论有：胚胎期颊鼻膜遗留或颊咽膜遗留、上皮栓块演化、后鼻孔周围组织增生、神经嵴细胞的异常迁移。

二、临床表现

新生儿只会用鼻呼吸，故先天性双侧后鼻孔闭锁者出生后即出现严重的呼吸困难、发绀甚至窒息，憋气促使患儿张口啼哭，空气借此经口吸入，则呼吸困难能获得暂时缓解。由于吮奶时呼吸困难加重，可导致喂养困难。经过大约 4 周的时间，患儿逐渐习惯经口呼吸并建立吸奶和呼吸交替进行的动作，情况可稍微好转。随年龄增长，患儿表现为明显的闭塞性鼻音，并出现打鼾，鼻内常有胶冻样涕难以擤出。单侧后鼻孔闭锁的患儿可仅在吃奶时出现气急，而平时症状较轻。

三、诊断

凡新生儿呼吸困难、发绀和哺乳困难，哭闹时症状减轻，吮奶呈间断性者均应考虑此病。可采用高分辨率鼻窦 CT 检查来帮助明确诊断，并判断闭锁的位置、厚度、毗邻关系以及成分（图 4-11-2）。较大儿童可用鼻内镜检查直接判断是否为后鼻孔闭锁，并探明闭锁部位及周围情况，有利于选择手术方式。

四、治疗

（一）急救

双侧后鼻孔闭锁的新生儿应紧急处理，迅速建立经口呼吸通道，防止窒息，简便的方法是将顶端剪掉的橡皮奶嘴（McGovern 奶嘴）插入口内，用系带固定于头部（图 4-11-3）；或用麻醉用最小号金属导气管置入口中，同时加强营养供给，防止继发感染。2 岁以后可行后鼻孔闭锁切除成形术。

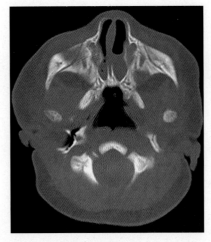

图 4-11-2 双侧骨性后鼻孔闭锁 CT（水平位）

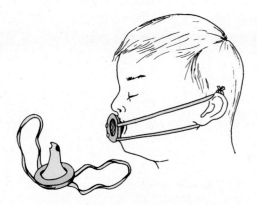

图 4-11-3 McGovern 奶嘴示意图

(二) 手术

分为经鼻腔、经腭、经鼻中隔和经上颌窦四种途径，应根据患儿年龄、症状程度、间隔性质与厚度，以及全身情况而定。目前多采用鼻内镜下手术，该方法视野清晰，术中去除闭锁隔后尽可能扩大后鼻孔直径，应用黏膜瓣覆盖创面，术后可放置合适的扩张管，并定期清理术腔。

（许　昱）

思考题

1. 简述外鼻先天性畸形的种类。
2. 简述先天性后鼻孔闭锁的发病机制、临床表现和治疗。

第十二章
鼻腔鼻窦肿瘤

鼻腔及鼻窦肿瘤分为良性及恶性,常见的良性肿瘤主要有血管瘤、乳头状瘤和骨瘤。治疗时主要考虑在其发展过程中对邻近器官功能产生的影响和局部的破坏,一般以手术彻底切除为主。鼻腔及鼻窦的恶性肿瘤临床上并不少见,我国流行病学统计约占全身恶性肿瘤的 2.05%~3.66%,病理以鳞状细胞癌多见,在鼻窦恶性肿瘤中,上颌窦癌最为多见。鼻腔鼻窦恶性肿瘤位置隐蔽,早期症状少,因而不易早期明确诊断。对于出现单侧涕中带血及单侧渐进鼻塞的患者,要排除鼻窦恶性肿瘤的可能,尽量做到早期诊断,以免漏诊。

第一节 概 述

鼻腔及鼻窦的良性肿瘤主要好发于鼻腔内,其次是鼻窦。通常按组织来源进行分类,包括血管瘤及乳头状瘤及骨瘤等。由于鼻、鼻窦位于颅面部中央,与周围结构邻接紧密,故原发于鼻、鼻窦的良性肿瘤在其发展过程中常超出一个解剖部位而侵入邻近器官,致使在临床上有时难以判断原发部位。良性肿瘤也可在其扩展过程中对邻近重要器官功能产生显著影响,甚至造成类似恶性肿瘤的破坏,如手术切除不彻底,也会反复复发,甚至恶变。

鼻腔及鼻窦的恶性肿瘤在耳鼻咽喉头颈外科范围内仅次于鼻咽癌和喉癌而居第三位,临床上并不少见。我国统计数据表明约占全身恶性肿瘤的 2.05%~3.66%,国外报道为 0.2%~2.5%。在鼻窦恶性肿瘤中,原发于上颌窦者最多见,甚至可占 60%~80%,其次为筛窦,原发于额窦和蝶窦者少见。鼻腔及鼻窦恶性肿瘤可发生于任何年龄,癌多发生于 40~60 岁,肉瘤则发生在年龄较轻者,甚至可见于婴幼儿。

在病理学上,鼻及鼻窦癌肿多数为鳞状细胞癌,好发于上颌窦;腺癌次之,好发于筛窦。此外,尚有腺样囊性癌、淋巴上皮癌、未分化癌、移行上皮癌、乳头状瘤癌变、基底细胞癌、恶性黑色素瘤等。肉瘤仅占鼻腔鼻窦恶性肿瘤的 10%~20%,好发于鼻腔和上颌窦,以恶性淋巴瘤为最多;软组织肉瘤有纤维肉瘤、网状细胞肉瘤、软骨肉瘤、横纹肌肉瘤等。

第二节　鼻腔及鼻窦良性肿瘤

一、血管瘤

(一) 概述

血管瘤(hemangioma)为脉管组织良性肿瘤之一,鼻及鼻窦为血管瘤好发部位之一。本病可发生于任何年龄,但多见于青、中年,近年儿童发病率有增高趋势。鼻及鼻窦血管瘤可分为毛细血管瘤(capillary hemangioma)和海绵状血管瘤(cavernous hemangioma),前者约占80%,好发生于鼻中隔,后者好发于下鼻甲和上颌窦内。

(二) 病因

血管瘤的病因至今不清,可能与胚胎性组织残余、外伤及内分泌功能紊乱等有关。

(三) 病理

鼻腔毛细血管瘤由多数分化良好的毛细血管组成,多较小而有蒂,色鲜红或暗红,外形圆或卵圆,桑葚样,质软有弹性,易出血(图4-12-1)。海绵状血管瘤由大小不一的血窦组成,瘤体常较大,多发生于上颌窦自然开口区,呈出血性息肉状突出于中鼻道。鼻窦海绵状血管瘤长大后,可压迫窦壁,破坏骨质,侵及邻近器官;肿瘤向外扩展引起面部畸形、眼球移位、复视及头痛等症状。

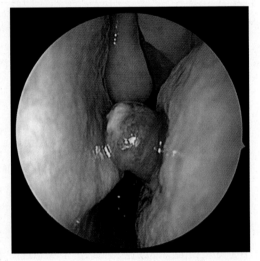

图4-12-1　鼻中隔血管瘤

(四) 临床表现

鼻出血反复发作,每次出血量不等,出血侧鼻腔进行性鼻塞。肿瘤较大可压迫致鼻中隔偏向对侧,进而双侧鼻塞;继发感染者鼻腔有臭味。出血多者继发贫血,严重者可致休克,死亡者少见。肿瘤向后突入鼻咽部可造成咽鼓管阻塞,出现耳鸣、听力下降。瘤体生长较大后可致面部隆起、眼球移位等类似鼻窦恶性肿瘤的临床表现。根据临床表现、鼻腔及影像学检查,可诊断。不主张诊断性穿刺。CT或MRI可显示单侧鼻腔或鼻窦软组织肿块,伴局部骨质吸收,鼻腔外侧壁内移。增强扫描肿块显影明显加强。海绵状血管瘤可使患侧鼻窦扩大,骨质吸收并伴面部畸形时,易与上颌恶性肿瘤混淆,有时需经上颌窦探查确诊。上颌窦出血坏死性息肉,很难与血管瘤鉴别,即便是组织病理学检查,偶尔也会难以区分两者。

(五) 诊断

根据临床表现、鼻腔及影像学检查,可诊断。不主张诊断性穿刺。CT或MRI可显示单侧鼻腔或鼻窦软组织肿块,伴局部骨质吸收,鼻腔外侧壁内移。增强扫描肿块显影明显加强。海绵状血管瘤可使患侧鼻窦扩大,骨质吸收并伴面部畸形时,易与上颌恶性肿瘤混淆,有时需经上颌窦探查确诊。上颌窦出血坏死性息肉,很难与血管瘤鉴别,即便是组织病理学检查,偶尔也会难以区分两者。

(六) 治疗

手术切除为主。鼻中隔前下方,小血管瘤,应包括瘤体及根部黏膜一并切除,再作创面电凝固,以防复发,或者用YAG激光炭化。

鼻窦内，尤其是上颌窦内肿瘤，依据瘤体位置、大小，可采用经鼻内镜手术开放上颌窦，可完整切除肿瘤。也可采用 Caldwell-Luc 手术、Denker 切口或鼻侧切开术式。为减少术中出血，对肿瘤较大者术前可给予小剂量放疗或硬化剂注射；术前经行选择性上颌动脉栓塞术，也有助于减少术中出血。

二、乳头状瘤

(一) 概述

鼻腔和鼻窦乳头状瘤（papilloma）为常见鼻及鼻窦良性肿瘤，根据其病理特点分为外生性乳头状瘤和内翻性乳头状瘤。内翻性乳头状瘤（inverted papilloma）术后易复发，复发率 5%~47% 不等，多次手术及年龄较大者易产生恶性病变，恶变率为 7%。

(二) 病因

发病原因至今不清。尽管有研究在肿瘤中检出人乳头状瘤病毒（human papilloma virus，HPV），但尚不能证明与 HPV 相关。肿瘤生长可破坏周围组织，根据肿瘤具有局部侵蚀破坏力，易复发，且有恶变的特点，应属真正的上皮组织边缘性肿瘤，或交界性肿瘤。

(三) 病理

鼻及鼻窦乳头状瘤好发于鼻腔外侧壁，亦可原发自鼻中隔、鼻甲和各鼻窦内，但多自鼻腔扩展入鼻窦。原发自鼻窦者少见。内翻性乳头状瘤有明显的局部侵袭性，晚期难以准确判断其原发部位。

乳头状瘤组织病理学分型：

1. **外生性乳头状瘤**　瘤体较小、质硬、色灰、局限而单发，呈桑葚状，多见于鼻前庭、鼻中隔前部或硬腭处。外观及组织结构与一般皮疣相似，鳞状上皮向体表增生（图 4-12-2）。

2. **内翻性乳头状瘤**　瘤体较大、质软、色红，常多发，呈弥漫性生长，外形分叶或乳头样，有蒂或广基。肿瘤上皮主要由移行细胞和柱状细胞构成，向间质呈指状内翻生长，故名内翻性乳头状瘤（图 4-12-3）。临床中活体组织检查时，经常发现肿瘤表面组织是息肉，而深部组织才是内翻性乳头状瘤。

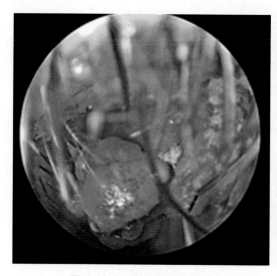

图 4-12-2　鼻中隔乳头状瘤

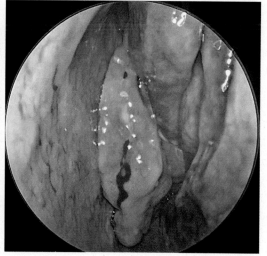

图 4-12-3　内翻性乳头状瘤

(四) 临床表现

多见于 50~60 岁男性，女性少见。性别比为 3:1。多单侧发病，一侧鼻腔出现持续性鼻塞，渐进性加重，伴脓涕，偶有血性涕，或反复鼻出血。偶有头痛和嗅觉异常。肿瘤扩大和累及部位不同而出现相应症状和体征。由于肿瘤生长，导致鼻腔和鼻窦引流不畅，以及由于瘤体增大压迫造成鼻及鼻窦静脉和淋巴回流停滞，常同时伴发鼻窦炎和鼻息肉。常有部分患者因此多次行"鼻息肉"摘除手术史。

检查见肿瘤大小、硬度不一，外观呈息肉样或呈分叶状，粉红或灰红色，表面不平，触之易出血。

（五）诊断

结合病史及检查所见诊断不难。影像学检查中，X线片表现为一侧鼻窦透过度下降，窦腔扩大，少数有骨质破坏。鼻窦CT扫描有助于诊断，表现为单侧鼻窦软组织密度影，鼻腔外侧壁可有骨质破坏，鼻窦间隔模糊。肿瘤起源处骨质增生。MRI对明确肿瘤起源和范围作用更大，T_1加权像增强扫描中，可以看到明显的"脑回征"（图4-12-4）。确诊依靠组织病理学检查。对鼻腔或鼻窦"鼻息肉"，尤其单侧者，术后应常规行组织病理学检查，以免漏诊。

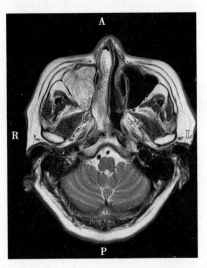

图 4-12-4　内翻性乳头状瘤 MRI 图像

（六）治疗

内翻性乳头状瘤的治疗原则是手术彻底切除肿瘤。常用手术方式包括鼻内镜手术、鼻侧切开或上唇下进路。首选鼻内镜鼻窦开放肿瘤切除手术，术中可以切除鼻腔外侧壁，或可采用泪前隐窝入路，可彻底切除位于上颌窦的肿瘤，完整保留鼻腔外侧壁和鼻泪管。肿瘤广泛生长且侵犯鼻窦外邻近结构，并可疑恶性变者，应根据肿瘤侵犯范围决定手术方式，包括鼻侧切开手术或颅面联合径路。鼻内镜手术随访至关重要，可对早期复发肿瘤早期处理。不宜采用放疗，有诱发肿瘤癌变的可能。

三、骨瘤

（一）概述

骨瘤（osteoma）多见于青年男性，女性少见。多发生于额窦（70%），其次为筛窦（25%），上颌窦和蝶窦均较少（5%）。

（二）病因与发病机制

病因不明。目前认为可能原因如下。由骨膜的"胚性残余"发生，因此多发生于额骨（膜内成骨）和筛骨（软骨内成骨）交界处；由外伤和炎症导致，尤其是外伤，可引起鼻窦、窦壁骨膜增生所致，约50%骨瘤有外伤史，少数慢性炎症也可能刺激骨膜的增生。

（三）病理

骨瘤分化良好，生长慢，大、小不一，呈圆形或卵圆形，外表覆有正常黏膜。原发于鼻窦的骨瘤增长过大挤压骨壁，形成面部膨隆或生长突入鼻腔、眼眶、颅内，引起相关的功能障碍和并发症。

病理组织学可分为三型：①密质型（硬型或象牙型）：质硬，多有蒂，生长缓慢，多发生于额窦；②松质型（软型或海绵型）：质松软，由骨化的纤维组织形成，广基，体积较大，生长快，有时中心可液化成囊肿，表面为较硬的骨壳，常见于筛窦；③混合型：多见，外硬而内疏松。

（四）临床表现

骨瘤由于生长缓慢，未出现压迫周围结构时无症状，常于鼻窦CT检查无意中被发现。大的额窦骨瘤可导致鼻面部畸形，引起额部疼痛、感觉异常。

（五）辅助检查

鼻窦CT扫描是骨瘤的主要辅助检查，可见圆形或类圆形高密度影，并可依此判断骨瘤的部位、大小、范围及附着处。

（六）诊断与鉴别诊断

依据鼻窦CT扫描，病史及临床表现等可进行诊断。应与外生性骨疣（exostosis）鉴别，后者多见于上颌窦，由骨质过度增生而成，可引起面颊部隆起变形。

（七）治疗

骨瘤以手术切除为治疗原则，出现压迫症状或并发症者是手术切除的适应证。小骨瘤且无任何症状者，通常不需手术治疗，定期复查即可。手术进路目前由：鼻外额窦开放术、鼻侧切开术、额骨骨成形切口或双冠径路的颅面联合手术，以及经鼻内镜手术。术式的选择应根据瘤体的大小、位置决定。术中应注意保留和保护窦腔黏膜、硬脑膜；对已侵入颅内的骨瘤，应行冠状切口颅面联合手术径路切除肿瘤。

第三节　鼻腔及鼻窦恶性肿瘤

一、鼻腔恶性肿瘤

原发性鼻腔恶性肿瘤少见，可起源于鼻腔内任何部位，较常见于鼻腔侧壁，如中鼻甲、中鼻道、下鼻甲，少数起自鼻中隔。

（一）病因

原发性鼻腔恶性肿瘤的发生可能的因素有：①慢性炎症长期刺激；②接触放射性元素；③外伤；④交界性良性肿瘤恶变，如内翻性乳头状瘤、神经鞘膜瘤、小唾液腺多形性腺瘤。

（二）病理

以上皮源性细胞癌为主，其中未分化癌和鳞状细胞癌占80%以上，腺样囊性癌、腺癌、基底细胞癌、嗅神经上皮癌、恶性淋巴瘤等也有报道。另外，恶性黑色素瘤的报道逐渐增多，近半数可无黑色素表现。起源于上颌窦、筛窦的恶性肿瘤早期如侵入鼻腔，容易被误诊为鼻腔原发性恶性肿瘤。继发于鼻窦侵入鼻腔的恶性肿瘤，在病理学上以鳞状细胞癌为多，很少有未分化癌。

（三）临床表现

早期仅有单侧鼻塞、鼻出血等症状，以后可出现鼻、面部麻木感、胀满感，顽固性头痛，进行性单侧鼻塞，反复少量鼻出血，嗅觉减退或丧失。继发感染或肿瘤溃烂时，可出现恶臭的血性鼻涕，反复大量鼻出血。恶性黑色素瘤患者可有黑色黏稠鼻涕。

晚期肿瘤充满鼻腔，压迫鼻中隔向对侧，侵犯鼻窦、鼻咽部、眼眶、腭、牙槽等部位，出现相应症状，如视力减退、复视、眼球移位、突眼、面颊膨隆、腭部肿块、耳鸣、听力减退和剧烈头痛等。

检查见鼻腔癌肿大多呈广基息肉样、乳头状、桑葚或菜花样，粉红色或红色，质硬而脆，表面溃破及坏死，触之易出血。

（四）辅助检查

对肿瘤大小和侵犯范围通常以鼻窦CT及鼻窦MRI平扫及增强检查为主。鼻窦CT（图4-12-5）可见鼻腔内软组织密度影，可显示周围骨质破坏情况，及是否扩散，是否伴有阻塞性炎症。MRI（图4-12-6）检查的优势在于软组织分辨率高，能够更清楚地显示肿瘤病变范围及周围组织的受侵情况，为临床分期提供客观依据。增强MRI可显示肿瘤血液供应及是否均匀，可准确评估眼眶、颅内、翼腭窝及颞下窝等邻近组织的受累情况。

（五）诊断

早期诊断取决于对早期症状足够的重视和警惕。40岁以上患者，近期出现单侧进行性鼻塞伴血性鼻涕者，或长期鼻窦炎，近期出现剧烈头痛和鼻出血者，多次"鼻息肉"切除手术及术后迅速复发者，均应怀疑鼻腔恶性肿瘤的可能，应及时送病理学检查。鼻窦CT和MRI检查有助于明确肿瘤的原发部位及其扩展、侵犯范围。

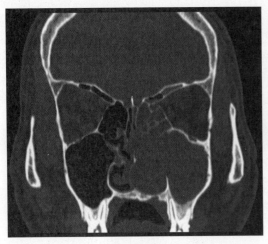

图 4-12-5　鼻窦 CT:左侧鼻腔内软组织密度影,周围骨质破坏

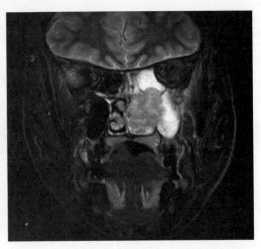

图 4-12-6　MRI:左侧鼻腔不规则团块等长 T_1 等长 T_2 信号影,继发左侧鼻窦阻塞性炎症

(六) 治疗

应采取以手术切除为主,术前、术后放疗和化疗为辅的综合治疗。手术径路多采用鼻侧切开或唇下正中切口。对放射线敏感的恶性淋巴瘤、未分化癌,晚期肿瘤或高龄、体弱不适于手术者,应以放疗和化疗为主,行根治性或姑息性治疗。

二、鼻窦恶性肿瘤

鼻窦恶性肿瘤早期症状少,不易发现。多数患者在就诊时肿瘤并非原发部位,鼻腔、鼻窦恶性肿瘤常合并出现。且鼻窦与眼眶、颅脑毗邻,晚期肿瘤向毗邻部位侵犯,以致较难判断何处为原发,诊断治疗常感棘手。

(一) 病因

鼻腔、鼻窦恶性肿瘤发病因素类似。

1. 长期慢性炎症刺激　长期慢性炎症刺激可使鼻窦黏膜上皮大面积鳞状化生,形成鳞状细胞癌的发生基础。上颌窦癌患者多伴有长期慢性化脓性上颌窦炎病史。临床上各组鼻窦炎发病率的差异与各鼻窦恶性肿瘤的发病率基本相符,均以上颌窦为最常见,筛窦次之,再次为额窦,而蝶窦少见。说明两者间可能有病因联系。

2. 经常接触致癌物质　长期吸入某些刺激性或化学性物质,如镍、砷、铬及其化合物,硬木屑及软木料粉尘等均有增加诱发鼻腔、鼻窦恶性肿瘤的危险。据文献报道,英国、挪威、加拿大和苏联等国家的制镍工人,以及英国的英格兰和威尔士地区的家具制造业工人中,鼻腔、鼻窦癌发病率增高。

3. 良性肿瘤恶变　鼻息肉或内翻性乳头状瘤反复发作,多次手术,则有恶变的危险。此外,鼻硬结病、小唾液腺多形性腺瘤、神经鞘膜瘤、纤维瘤等,也有恶变的可能。

4. 放射性物质　因鼻及鼻窦良性病变而行放疗者,若干年后有可能诱发恶性肿瘤,因此,应禁止滥用放疗。

5. 外伤　肉瘤患者常可追忆有外伤病史。

(二) 病理

病理类型上以鳞状细胞癌最为多见,约占80%左右,好发于上颌窦,其次为筛窦。其次还有淋巴上皮癌、移行细胞癌、基底细胞癌、黏液表皮样癌、腺样囊性癌和鼻腔恶性黑色素瘤、淋巴瘤等。此外,起源于黏膜、骨膜、淋巴组织、脉管、骨、软骨或肌肉的肉瘤也有发生,好发于上颌窦。鼻腔鼻窦的恶性肿瘤男性多见,男女比例为 1.5~3:1,可发生与任何年龄组,但绝大多数发生于 50~70 岁。

（三）临床表现

鼻窦恶性肿瘤的临床表现随肿瘤原发部位和受累范围而异。

1. 上颌窦恶性肿瘤　上颌窦恶性肿瘤的原发部位对其临床表现、疗效及预后有很大的影响。Ohngren 曾提出自下颌角至同侧内眦部作一假想平面，称为"恶性平面"，将上颌窦腔分为前下和后上两部分。然后再通过该侧瞳孔中心做一假想的垂直平面，与上述恶性平面一起将上颌窦腔分为前下内、前下外、后上外和后上内四部分。一般来说，起自前下内部分者早期即可出现牙的症状，易于早期诊断和完整切除，故预后较好；起自后上外部分者易侵入眼眶、颧部、颞下窝，预后较差；来自后上内部分的恶性肿瘤，症状出现较晚，易早期侵入邻近的眼眶、颅腔，难以完整切除，故预后最差。Sbileau 建议自中鼻甲下缘做一假想水平面，将上颌窦腔分为上、下两部分。发生于上部分的恶性肿瘤，容易通过筛窦或眼眶侵入颅腔，故预后较差。早期肿瘤较小，局限于窦腔某一部位，以内上角区为多，常无明显症状。随着肿瘤的发展，先后出现以下症状：

（1）单侧脓血鼻涕：持续的单侧脓血鼻涕应引起注意，晚期可有恶臭味。

（2）面颊部疼痛或麻木感：肿瘤侵犯眶下神经致患侧面颊部疼痛或麻木感。可为首发症状，对早期诊断甚为重要。

（3）单侧进行性鼻塞：肿瘤挤压使鼻腔外侧壁内移或破坏鼻腔外侧壁侵入鼻腔所致。

（4）单侧上颌磨牙疼痛或松动：肿瘤向下侵及牙槽所致。患者因此常先就诊于口腔科，常误诊为牙病，但拔牙后症状依旧。

上颌窦恶性肿瘤晚期破坏窦壁，向邻近组织扩展（图 4-12-7），可引起下列症状：

（1）面颊部隆起：肿瘤压迫破坏前壁，可致面颊部隆起，面部不对称变形。肿瘤突破骨膜侵犯面颊软组织和皮肤时，可发生瘘管或溃烂。

（2）眼部症状：肿瘤压迫鼻泪管出现流泪；向上压迫眶底可使眼球向上移位，触诊眶底抬高，眶缘变钝或饱满。

（3）硬腭隆起：肿瘤向下扩展可致硬腭及唇龈沟呈半圆形隆起，甚至溃烂，牙槽增厚，牙齿松动或脱落。

（4）张口困难：肿瘤向外进犯翼腭窝和翼内肌时，可出现顽固性神经痛和张口困难。此症状多为晚期，预后不佳。

（5）颅底受累：肿瘤可经鼻顶筛板侵犯颅前窝底；也可破坏侧壁侵犯颞下窝而达颅中窝底，出现内眦部包块，或有张口困难、颞部隆起、头痛、耳痛等症状。

（6）颈淋巴结转移：可在晚期发生，多见于同侧下颌下淋巴结。

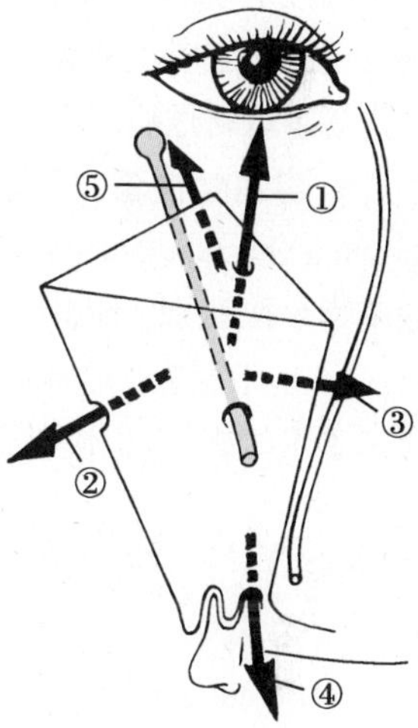

2. 筛窦恶性肿瘤　早期肿瘤局限于筛房可无症状。当肿瘤侵入鼻腔时，则出现单侧鼻塞、血性鼻涕、头痛和嗅觉障碍。晚期肿瘤可向各方向扩展，出现相应结构和器官受累的临床表现。最易向外侵犯纸样板进入眼眶，使眼球向外、前、下或上方移位，并有复视。后组筛窦肿瘤可侵入球后、眶尖，出现眶尖综合征，即突眼，动眼神经麻痹，上睑下垂，视力减退或失明。肿瘤向前发展，致内眦部隆起，向上侵犯筛顶，累及硬脑膜或侵入颅内，则有剧烈头痛。常发生同侧下颌下或颈深上淋巴结转移。

3. 额窦恶性肿瘤　原发于额窦的恶性肿瘤极少见，早期多无症状。肿瘤发展则出现额部胀痛、皮肤麻木和鼻出血等。肿瘤向外下发展时，可致前额部及眶上内缘隆起，眼球向下、外、前移位，向内或向上活动受限，可出现突眼、复视。晚期可侵入颅前窝，出现剧烈头痛和脑膜刺激征。淋巴结转移常发生在同侧下颌下或颈深上组。

4. 蝶窦恶性肿瘤　原发于蝶窦的恶性肿瘤极为罕见，但可见由鼻腔、鼻咽、后内侧筛窦或脑垂体恶性肿瘤的扩展侵入蝶窦者，偶尔可见来自远处器官的转移。蝶窦恶性肿瘤早期无症状，随着肿瘤的

①破坏眶底，使眼球移位，产生复视；②向面部扩展，面颊隆起；③从内侧壁进入鼻腔；④破坏牙槽突或硬腭，进入口腔；⑤向后侵入翼腭窝。

图 4-12-7　上颌窦恶性肿瘤向周围侵犯示意图

发展,可有颅顶、眼眶深部或枕部的顽固性头痛,常向颈后部放射。断层 X 线片,尤其是 CT 及 MR 扫描有助于明确肿瘤来源和侵及范围。临床上少见转移,患者常在出现明显转移之前,已死于广泛的颅底和颅内侵犯。

(四) 诊断

鼻窦恶性肿瘤因解剖部位隐蔽,早期无明显症状。足够的意识和高度的警觉对早期诊断很重要。遇单侧进行性鼻塞或血性鼻涕,单侧面颊部疼痛或麻木感,单侧上列磨牙疼痛或松动,都应怀疑鼻窦恶性肿瘤的可能,进行以下检查和诊断步骤。

1. **前、后鼻镜检查**　可见鼻腔新生物呈菜花样,基底广泛,表面常有溃疡或坏死,触之易出血。如未见肿瘤,应注意鼻腔外侧壁有无向内移现象,中鼻道或嗅裂有无血迹、息肉或新生物。后鼻镜检查时,要注意后鼻孔区、鼻咽顶及咽鼓管咽口和咽隐窝处情况。

2. **鼻内镜检查**　鼻内镜下可更清楚地观察肿瘤的原发部位、大小、外形以及中鼻道、嗅裂、蝶筛隐窝和鼻窦开口情况。疑有上颌窦恶性肿瘤时,可经犬牙窝或下鼻道用套管针穿刺,插入鼻内镜,直接观察上颌窦内病变。上颌窦鼻内镜检查多在手术探查同时进行,若冷冻切片组织病理学检查确诊,则根据组织病理学分类决定进一步手术方式或治疗措施。

3. **病理学检查及细胞涂片**　肿瘤组织及鼻窦穿刺细胞涂片病理学检查是最终确诊的依据。凡单侧鼻腔或鼻窦新生物均应送病理学或细胞涂片检查。必要时需反复采取标本,进行病理学检查。肿瘤已侵入鼻腔者可从鼻腔内取材。鼻窦内肿瘤可经穿刺抽吸细胞涂片。上颌窦肿瘤可经套管针穿刺,鼻内镜下取材送病理。

4. **影像学检查**　首选鼻窦 CT 及 MRI 检查,可明确肿瘤大小和侵犯范围。正电子发射断层成像(positron emission tomograph,PET)反映各类组织间生化代谢的差异,透过局部血流量、氧利用率及葡萄糖代谢率等参数,区别肿瘤组织与正常组织在代谢上的差异,作为肿瘤早期诊断、定位和判断残留复发等的依据。

5. **手术探查**　临床上高度怀疑鼻窦恶性肿瘤,无法送病理或反复病理学检查不能确诊者,可考虑鼻窦手术探查,术中快速冷冻切片病理学检查结果有利于确诊。

附:鼻 - 鼻窦恶性肿瘤的 TNM 分类

根据肿瘤的生长范围和扩散程度,按美国癌症联合委员会(American Joint Committee in Cancer,AJCC)分期第八版(2017 年)的方案如下:

1. **解剖划分**　上颌窦、鼻腔和筛窦。

2. **TNM 临床分类**

T:原发肿瘤;

T_x:原发肿瘤无法评估;

T_0:无原发肿瘤的证据;

T_{is}:原位癌。

上颌窦

T_1:肿瘤局限于上颌窦黏膜,无骨质侵蚀或破坏。

T_2:肿瘤导致骨侵蚀或破坏,包括侵犯硬腭和 / 或中鼻道,除外侵犯上颌窦后壁和翼板。

T_3:肿瘤侵犯下列任一部位,上颌窦后壁骨质、皮下组织、眶底或眶内侧壁、翼窝、筛窦。

T_{4a}:肿瘤侵犯前部眶内容物、颊部皮肤、翼突内侧板、颞下窝、筛板、蝶窦或额窦。

T_{4b}:肿瘤侵犯下列任何一个部位,眶尖、硬脑膜、脑、颅中窝,以及除三叉神经上颌支以外的脑神经、鼻咽部或斜坡。

鼻腔和筛窦

T_1:肿瘤局限于一个亚区,伴或不伴有骨质侵犯。

T_2:肿瘤侵犯单一区域内的两个亚区或侵犯至鼻窦复合体的一个相邻区域,有/无骨质侵犯。

T_3:肿瘤侵犯眼眶内侧壁或底壁、上颌窦、上颚或筛板。

T_{4a}:肿瘤侵犯下列任何一个部位,前部眼眶内容物、鼻部或颊部皮肤、最小限度的延伸至前颅窝底、翼板、蝶窦或额窦。

T_{4b}:肿瘤侵犯下列任何一个部位,眶尖、硬脑膜、脑、颅中窝,以及除三叉神经上颌支以外的脑神经、鼻咽部或斜坡。

N—区域淋巴结转移

N_x:区域淋巴结无法评估。

N_0:无区域淋巴结转移。

N_1:同侧单个淋巴结转移,最大直径等于或小于 3cm,ENE(−)。

N_2:同侧单个淋巴结转移,最大直径大于 3cm,不超过 6cm;或同侧多个淋巴结转移,最大直径均不超过 6cm;或双侧或对侧多个淋巴结转移,最大直径均不超过 6cm;ENE(−)。

N_{2a}:同侧单个淋巴结转移,最大直径大于 3cm,不超过 6cm,ENE(−)。

N_{2b}:同侧多个淋巴结转移,最大直径均不超过 6cm,ENE(−)。

N_{2c}:双侧或对侧多个淋巴结转移,最大直径均不超过 6cm,ENE(−)。

N_3:

N_{3a}:淋巴结转移,最大直径大于 6cm。

N_{3b}:淋巴结任何大小,并有明显包膜侵犯 ENE(+)。

注:中线淋巴结视为同侧淋巴结。

M—远处转移

M_0:无远处转移。

M_1:有远处转移。

3. **分期**

0 期:$TisN_0M_0$;

I 期:$T_1N_0M_0$;

II 期:$T_2N_0M_0$;

III 期:$T_1N_1M_0$,$T_2N_1M_0$,$T_3N_0M_0$,$T_3N_1M_0$;

IV 期 A:$T_1N_2M_0$,$T_2N_2M_0$,$T_3N_2M_0$,$T_{4a}N_0M_0$,$T_{4a}N_2M_0$;

IV 期 B:任何 TN_3M_0,T_{4b} 任何 NM_0;

IV 期 C:任何 T,任何 NM_1。

(五) 治疗

根据肿瘤病理类型、TNM 分期、分级及患者全身情况,选择手术、放射、化疗和生物等综合治疗方案。对肿瘤范围较局限者,多采取以手术为主的综合疗法,包括术前根治性放疗,手术彻底切除原发肿瘤病灶。必要时可行单侧或双侧颈淋巴清扫术,以及术后放疗和化疗等。首次治疗是治疗成败的关键。

1. **放射治疗** 单纯根治性放疗只适用于对放射线敏感的恶性肿瘤,如肉瘤、未分化癌,但疗效并不完全满意。单纯姑息性放疗可用于无法行根治性手术切除的晚期病例。对术后复发及不能耐受手术者,也可进行放疗,但疗效并不理想。手术前或手术后加用放疗,疗效较好。目前多倾向于术前根治性放疗,可使癌肿缩小,周围血管与淋巴管闭塞,减少播散机会。但要注意切勿过量,以免引起术后愈合不良、放射性骨坏死和咬肌纤维化等不可逆并发症,使面部变形,口腔功能严重受损。可采用 60 钴或直线加速器放疗,总量控制在 5 000~6 000cGy/4~8w 为宜。放疗后 6 周进行手术切除,此时肿瘤的退变已达最大程度,正常组织的放射反应也可减退,不会引起正常组织的继发性变性。

2. **手术治疗** 为多数鼻窦恶性肿瘤首选的治疗手段,尤其是早期肿瘤范围较局限者,可采用鼻内镜下手术,创伤小,修复快,对肿瘤范围较大、周围结构较复杂,单纯手术难以达到根治性切除者,术前或术后应配合放疗或化疗,以减少术后复发,提高疗效。

(1)上颌窦恶性肿瘤:根据情况可选择 Denker 手术、鼻侧切开术、上颌骨部分切除术或上颌骨全切除术,必要时加眶内容摘除术。局限在上颌窦内无邻近侵犯的肿瘤可经鼻内镜手术切除。上颌骨全切除后的硬腭缺损,用保留的硬腭黏骨膜修复,或术后安装牙托。

(2)筛窦恶性肿瘤:可采用鼻内镜下手术切除、或鼻外进路筛窦切除术以及鼻侧切开术。侵及颅内范围加大的病例,可行鼻内镜开颅联合手术或颅面联合进路手术。

(3)额窦恶性肿瘤:可采用鼻外进路额窦手术,术中将肿瘤连同窦腔黏膜全部切除。尽可能复位额骨骨瓣,以保持面容。必要时,可将额窦各壁切除,同期或择期行前额整形修复手术。

(4)蝶窦恶性肿瘤:可采用鼻侧切开术,经筛窦到达蝶窦,尽量切除肿瘤,蝶窦恶性肿瘤应以放疗为主,手术为辅,但局限在蝶窦内无周围侵犯的肿瘤可经鼻内镜下切除。

3. 化学治疗 根据肿瘤生物学特性选择化疗,多数鼻窦恶性肿瘤化疗非首选。只对不愿接受或不适应放疗及手术的患者或手术不彻底者,可采用化学治疗。化疗还可用作术后复发不能再手术者的姑息性治疗。近年研究发现,变压化学疗法可提高疗效。其原理是根据癌组织与正常组织微循环不同的特征,用血管紧张素使血压升高,癌组织内血流量增高而正常组织不变,此时给予抗癌药物可增加癌灶内药物浓度,再用血管扩张药降压,癌组织血流量突然减少,使进入癌灶内的药物不被血流带走,延长了药物作用时间。此外,随着介入放射学技术的发展,通过超选择血管介入法,将抗癌药注入癌肿的营养血管,取得较好疗效。

(六) 预后

由于鼻窦恶性肿瘤初始症状不明显,常难于早期发现和诊断,故治疗时机的延误导致多数患者预后不佳。例如其中发病率较高的上颌窦癌即使采用综合治疗,5 年生存率仅达 30%~40%。因此,早期发现、诊断和治疗对提高生存率极为重要。

三、恶性肉芽肿

恶性肉芽肿(malignant granuloma)是一种多始发于鼻部,逐渐侵及面部中线,以进行性坏死性溃疡为特征的少见的肉芽肿性疾病。侵袭发展,有时可合并肺、肾和其他脏器的病变。本病病因不明,病情险恶,治疗困难,预后不良。病理表现主要为慢性非特异性肉芽组织增生和坏死,其中有很多种炎症细胞浸润。

由于临床和病理学表现的多种特征,本病命名繁多,诸如坏死性肉芽肿、致死性中线肉芽肿、面部特发性肉芽肿及中线恶性网织细胞增生症等。临床上通常可分为两种类型:面中线肉芽肿型和Wegener 肉芽肿型。前者病变只限在面中线部和上呼吸道,后者合并肺、肾和其他脏器病变。近年发现本病实质是一种特殊类型的淋巴瘤,即鼻腔及鼻窦淋巴瘤,可分为 T 细胞、B 细胞和 NK 细胞淋巴瘤。B 细胞淋巴瘤多位于鼻窦,以西方人多见。T/NK 细胞淋巴瘤多位于鼻腔,多见于亚洲人、南美洲人以及北美洲的墨西哥人。

(一) 病因

病因不明,以往曾认为与感染或自身免疫等有关。自身免疫学说认为本病是一种组织过敏现象,肉芽形成是过敏因素引起的局部免疫结果。推测鼻部感染后发生一种自然组织反应,形成高度免疫,以后任何特异或非特异性抗原进入血液循环,即发生该处的组织坏死。尤其表现为血管和淋巴管的过敏反应,先阻塞,后坏死。类瘤学说认为本病是淋巴组织网织系统的恶性肿瘤,属网状细胞肉瘤或淋巴瘤。近年研究发现本病 95% 以上与 EB 病毒(Epstein-Barr virus)感染有关。应用 EB 病毒编码的小 DNA1/2(EBER1/2)探针行核酸原位杂交,鼻 T/NK 细胞淋巴瘤组织标本呈阳性,EB 病毒抗体检测亦呈阳性。故认为本病与病毒感染有关。

（二）病理

病变多起于鼻部，主要位于面中线部位及上呼吸道，亦有首发于口腭部、咽部，然后累及鼻部，以进行性肉芽型溃疡坏死为主，破坏性强，可侵及骨和软骨，致毁容。组织切片 Giemsa 染色时，有嗜天青颗粒，镜下细胞形态多样，各种非典型细胞混合存在。这些细胞明显地以血管为中心，围绕血管浸润，或造成血管壁破坏，形成血管中心性病变，曾经称为"血管中心型淋巴瘤"。免疫组化染色可检测到抗原表型为 CD56（+）和 CD2（+）的淋巴细胞。

（三）临床表现

本病好发于男性，男女比例约 2∶1。平均发病年龄为 40~60 岁，也见于青年和儿童。Stewart 将本病的临床表现分为 3 期。

1. **前驱期**　为一般感冒或鼻窦炎表现。间歇性鼻塞，伴水样或血性分泌物。也可表现为鼻内干燥结痂。局部检查可见，下鼻甲或鼻中隔肉芽肿性溃疡。此期持续 4~6 周。

2. **活动期**　鼻塞加重，有脓涕，常有臭味。全身情况尚可，但食欲较差，常有低热，有时高热，抗生素治疗无效。局部检查可见，下鼻甲或鼻中隔黏膜肿胀、糜烂、溃疡或呈肉芽状增生，表面有灰白坏死。严重者可致鼻外部隆起、鼻中隔穿孔或腭部穿孔。累及咽部者可见咽黏膜肉芽肿性糜烂、溃疡。此期持续数周至数月。

3. **终末期**　全身衰弱，恶病质，面部毁容，中线部位及其邻近组织的黏膜、软骨、骨质可广泛严重破坏，常有持续性弛张型高热，肝、脾大，肝衰竭和弥散性血管内凝血，最终死于大出血或全身衰竭。

（四）诊断

根据临床表现、病理学和实验室检查进行诊断，确认需依靠病理学检查。诊断依据：

1. 原发于鼻部、面中部的进行性肉芽肿性溃疡。

2. 局部破坏严重，但全身状况尚好。

3. 颈部或下颌下淋巴结一般不肿大。

4. **实验室检查**　白细胞计数偏低，血沉加快，免疫球蛋白水平偏高，血清补体升高，细菌、真菌和病毒培养多无特殊发现。

5. **病理学检查**　呈现慢性非特异性肉芽肿性病变，若出现异型网织细胞或核分裂象即可诊断本病。免疫组化染色检出 CD56（+）和 CD2（+）的淋巴细胞，EB 病毒抗体检测亦呈阳性，则为鼻 T/NK 细胞淋巴瘤。

（五）治疗

鼻 NK/T 细胞淋巴瘤对放射线敏感，可采用 60 钴远距离照射和分片照射，总剂量以 60Gy（6 000rad）为最好，复发者可以补照。对发热经抗炎治疗无效者，可先用化疗药物洛莫司汀（环己亚硝脲，CCNU），成人每次口服 120mg，隔 3~5 周 1 次，总剂量 600~840mg，退热后再予放疗。若病变侵及全身其他部位，则应以糖皮质激素和化疗药物（环磷酰胺、硫唑嘌呤、氨甲蝶呤等）结合治疗。此外，全身支持治疗法，局部清洁，涂以油脂药物均可缓解症状。

（朱冬冬）

思考题

1. 试述鼻腔鼻窦良性肿瘤的种类及特点。

2. 试述鼻腔鼻窦内翻性乳头状瘤的病理特点及临床表现。

3. 试述上颌窦癌的临床表现。

4. 试述鼻腔鼻窦恶性肿瘤的病理分型及治疗原则。

第十三章
鼻内镜外科技术

鼻内镜手术（nasal endoscopic surgery，NES）是现代鼻科学的标志性技术之一，它应用鼻内镜及手术器械，在手术光学系统和监视系统协助下，经鼻腔进路施行鼻腔、鼻窦、鼻眶、颅底区域的手术。鼻内镜外科技术在功能性内镜鼻窦外科的基础上逐步发展起来，广泛地应用于鼻腔鼻窦肿瘤、鼻眼相关疾病、颅底病变的治疗，成为鼻科的主要外科技术。

第一节 历 史 沿 革

耳鼻咽喉部解剖结构复杂精细，其中尤以位于颅骨深面的各组鼻窦，深邃隐蔽，凸显"孔小洞深"的特点，为临床检查和手术操作带来很多困难。百年来国内外鼻科学者不断探索借助器械辅助，通过狭窄径路更直观准确地诊治疾病。自内镜引入鼻科领域后，鼻科领域的疾病诊疗出现划时代的变革，几乎所有的鼻腔、鼻窦，鼻眶和鼻颅底手术都可借助内镜外科技术，采用鼻内径路完成。

一、国外鼻内镜外科发展史

最早具有现代意义的内镜是 1795 年德国学者 Bozzini 研制的。1879 年，德国泌尿科医师 Nitze 在医疗器械师 Leiter 的帮助下制成了前端配备照明装置的膀胱镜，这与现代硬性内镜原理基本一致，开创了医学史上光学内镜应用的先河。1901 年，德国鼻科医师 Hirschmann 首次经拔牙后的创口利用改良的 Nitze 膀胱镜观察上颌窦。当时，美国的 Caldwell 和法国的 Luc 各自创立的 Caldwell-Luc 手术是治疗慢性上颌窦炎的经典术式，Hirschmann 的研究成果未获关注。1925 年，美国鼻科医师 Maltz 成功应用内镜经下鼻道和犬齿窝观察上颌窦，并预言："严谨的鼻科学者终将受益于电子和光学设备的应用，这是事物发展的自然过程。"1951 年，英国物理学家 Hopkins 用玻璃光导纤维传递冷光源，发明了固体柱状镜系统，成为硬性内镜的技术基础。20 世纪 70 年代以后，德国的 Storz、Wolf 公司以及日本的 Olympus 公司，利用不同光学系统分别生产出性能优质的硬性内镜。

奥地利格拉茨大学的 Messerklinger 是鼻腔外侧壁内镜检查的首倡者，也是鼻内镜外科技术的创始人。1984 年，Messerklinger 的学生 Stammberger 在国际会议上介绍了鼻内镜手术方面的经验，美国学者 Kennedy 因该项技术二次访问奥地利，并与德国学者 Wigand 和 Draf 广泛交流，同时他与美国神经放射学家 Zinreich 合作，改进了冠状位 CT 扫描技术，使其能更好显示鼻腔外侧壁的解剖结构，提高了鼻内镜的应用价值和诊断水平。1985 年，这两位美国学者组织了国际上首次鼻内镜外科技术讲座并成功推广，为鼻内镜在世界范围的迅速普及作出了重要贡献。1986 年，Stammberger 和 Kennedy 等先后提出并完善了功能性内镜鼻窦外科（functional endoscopic sinus surgery，FESS）的概念，从而把单纯的手术技巧上升为理论创新。2007 年欧洲鼻科学会发布了有关鼻窦炎的指导性文献（EPOS 2007），促进基础理论在推动鼻内镜外科发展中的深入研究。3 年后，欧洲鼻科学会再次撰写了针对鼻腔鼻窦良恶性肿瘤内镜鼻颅底手术相关问题的指导性文献，反映了鼻内镜外科由功能性鼻内镜手术向鼻内镜外科技术延伸，再到扩大的鼻内镜手术的发展历程。

二、国内鼻内镜外科发展史

我国鼻内镜手术起步较晚，初期仅用于鼻部疾病诊断，1986 年，赵绰然率先使用膀胱镜检查上颌窦。1991 年，许庚在《中华耳鼻咽喉科杂志》上发表了国内第一篇内镜鼻窦手术的论著。1993 年，韩德民举办了国内首次鼻内镜外科技术学习班。1995 年，在天津召开了我国第一届鼻内镜鼻窦手术专题研讨会，同年，国内第一本鼻内镜鼻窦手术专著《内镜鼻窦外科学》出版。20 世纪 90 年代中期，国内鼻科学者通过总结鼻内镜手术的疗效影响因素等临床经验，于 1995 年制定了第一部慢性鼻窦炎的诊断、分期和疗效评定标准，即"广州标准"。1997 年在已有标准基础上，修订产生的"海口标准"标志着全国范围内鼻窦炎诊疗评定标准的进一步统一，也预示着国内的鼻内镜的临床研究正逐步向系统化和正规化方向迈进。此后，随着慢性鼻窦炎鼻内镜术后黏膜转归的三个阶段理念和"结构 - 功能 - 症状"手术理念的不断推出，体现了中国学者基于国内临床实践，在鼻内镜应用基础理论领域的不断开拓和创新。近几年，基于广泛的临床实践和基础研究，借鉴欧洲鼻科学会发表的有关鼻窦炎的指导性文献（EPOS 2007&2012），国内学者依次出版"慢性鼻 - 鼻窦炎诊断和治疗指南"，即"2008 指南（南昌）""2012 指南（昆明）"和"2018 指南（郑州）"，2020 年发表了英文版的慢性鼻窦炎诊疗指南，这些都反映了国内鼻科学界在该领域已逐步接轨国际发展水平。

第二节　基本原理与应用范围

一、基本原理

首次系统介绍内镜鼻窦外科（endoscopic sinus surgery，ESS）基本原理和方法的是奥地利鼻科学者 Messerklinger。他指出慢性鼻窦炎的发生与窦口鼻道复合体（ostiomeatal complex，OMC）病变所导致的鼻窦引流口阻塞有关。因此，清除病变、开放阻塞的窦口，恢复鼻腔、鼻窦的通气引流功能后，病变的黏膜可逐渐恢复正常，遭到破坏的黏液纤毛系统的清除功能和腺体功能可得到恢复，实现治愈慢性鼻窦炎的目的。从根本上改变了以往所认为的鼻窦黏膜的病变是不可逆的理念。奥地利的 Stammberger 和美国的 Kennedy 在继承和发展上述观点的基础上，提出功能性内镜鼻窦外科（functional endoscopic sinus surgery，FESS）的概念。其四项基本原则包括：矫正结构、清除病变、通畅引流和保留黏膜。其技术实质是通过改善鼻窦通气引流和黏液纤毛清除功能，达到恢复病变鼻窦正常功能的目的。

美国的 Schaefer 认为 FESS 的核心理念是在对疾病准确定位的基础上，保留黏膜和恢复正常的黏液纤毛系统传输功能的前提下，准确地去除病变。他阐述内镜鼻窦手术技术较传统手术的进步在于：减少了皮肤或黏膜的损伤以及对骨质结构的破坏；精确显示鼻腔外侧壁和鼻窦的解剖结构，利于术中及术后的观察和分析；有助于先天畸形或阻塞性病变的诊断。

1999 年，韩德民提出现代鼻内镜外科的内涵应该是：在内镜直视下，以尽可能保留鼻腔、鼻窦的结构和功能为前提,以清除病灶,改善和重建鼻腔、鼻窦通气引流功能为目的的鼻外科技术。

近年来,国内外学者纠正了OMC阻塞作为慢性鼻窦炎发病机制中的关键环节这一传统理念,越来越多的研究显示,患者局部免疫反应异常在慢性鼻窦炎发病机制中起重要作用。

因此,内镜手术技术逐渐被视为慢性鼻窦炎综合治疗中的一个环节,强调在手术中彻底清除鼻窦病变组织,扩大鼻腔鼻窦的引流通道;在内镜随访过程中及时清理术腔水肿增生的组织、息肉和黏膜,减轻炎症负担,恢复鼻腔生理功能,从而为长期鼻部给药提供良好的输送通道,减少全身药物的使用。

二、应用范围

鼻内镜手术初始阶段是以治疗慢性鼻窦炎为主,随着解剖学、病理生理学、放射诊断、影像导航、麻醉技术、手术技巧、专用器械和高分辨率内镜显示系统的日益进步,内镜手术技术的应用范围逐渐扩大,已经延伸到鼻腔、鼻窦、鼻咽、鼻眶和鼻颅底等多个交叉区域。

(一)鼻腔和鼻窦手术

包括治疗难治性鼻出血、鼻中隔偏曲、中鼻甲气化、下鼻甲肥大、腺样体肥大、慢性鼻窦炎、侵袭性和非侵袭性真菌性鼻窦炎、脑膜脑膨出、脑脊液鼻漏、鼻腔鼻窦良性肿瘤(乳头状瘤、鼻咽纤维血管瘤和骨化纤维瘤等)等。其中,国内针对慢性鼻窦炎和鼻腔鼻窦内翻性乳头状瘤的临床疗效已接近或达到国际先进水平。

(二)鼻眼外科手术

包括采用鼻腔泪囊吻合治疗慢性泪囊炎、视神经管减压治疗外伤性视神经损伤、眶内减压治疗甲亢恶性突眼、眼眶内侧的肿瘤切除等手术,还包括保存视功能的经鼻入路眶尖海绵状血管瘤切除术等。

(三)鼻颅底外科手术

包括经额窦后壁、筛顶筛板、翼突、上颌窦后壁、蝶窦外侧隐窝和后壁等径路的手术,手术空间已拓展至前颅底、蝶鞍、海绵窦、斜坡、Meckel腔、翼腭窝和颞下窝、破裂孔和颞骨岩部、齿状突等区域,逐渐成为中线颅底肿瘤切除的最主要的手术方式。

(四)鼻腔、鼻窦及其邻近区域恶性肿瘤手术

对于鼻内镜下“可视”和“可控”的局限性恶性肿瘤,可在获得安全切缘的前提下彻底切除。但多数恶性肿瘤宜在鼻内镜下活检明确病理类型后,参照肿瘤的临床特征,对放化疗敏感度和预后相关分子标志物的表达水平,制订综合治疗方案。

鼻内镜外科技术应用范围和领域的不断扩大,体现了在准确、彻底清除病变的前提下,最大限度保留器官结构和功能的技术优势。随着鼻窦球囊扩张、激素洗脱鼻窦支架、机器人辅助手术、3D虚拟等新技术、新材料的不断问世,以及与多学科多领域的相互合作和配合,鼻内镜外科技术的未来之路将更加富有创造性和挑战性。

第三节 鼻内镜设备和手术器械

精良的鼻内镜设备和手术器械是顺利开展鼻内镜外科手术的前提条件,掌握并规范应用这些设备和器械是手术医师的必备技能。临床常用鼻内镜手术设备与手术器械分类如下:

一、手术监视记录系统

由监视系统、视频转化传输系统和摄像存储系统构成。目前临床广泛应用高清晰度监视与摄像存储一体化图像工作站，能够同步完成监视、图像采集和数字化图像传输等功能，有力推动了临床教学和远程示教交流工作（图 4-13-1）。

二、硬性鼻内镜

常用的硬性鼻内镜有 0°、30°、45° 和 70°（图 4-13-2），此外还有110° 和 120° 内镜，但应用频率较少。鼻内镜需要与高功率冷光源配合使用，以提供充足的照明。鼻内镜可以与高清晰度摄像头耦合，以便于将图像数字化传输至监视器。

三、鼻内镜手术器械

包括常规手术器械与耳鼻喉动力系统（power system）（图 4-13-3）。常规手术器械主要包括各种角度（0°、45° 和 90°）的筛窦钳、咬骨钳、黏膜咬切钳、吸引器、剥离子等（图 4-13-4）。手术动力系统主要指黏膜切割吸引装置，其前端回旋刀头能够在吸引黏膜组织的同时，予以同步切割，以保证对病变组织的精准切除，避免手动器械的生硬撕扯的缺点。除精细切割外，动力系统还可以配备不同角度的磨削钻头，实现对骨质的磨除切削功能。

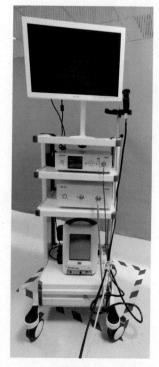

图 4-13-1　鼻内镜手术监视系统

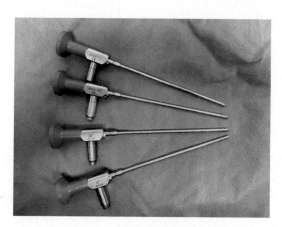

图 4-13-2　不同角度的鼻内镜

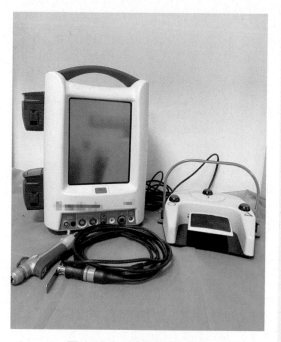

图 4-13-3　耳鼻喉动力系统

四、影像导航系统

近年来,影像导航技术在鼻内镜外科得到广泛应用,特别在鼻颅底外科领域,它能够帮助术者辨别局部解剖关系,确定病变范围,保护重要结构为提高手术精确性和安全性提供有力保障(图4-13-5)。

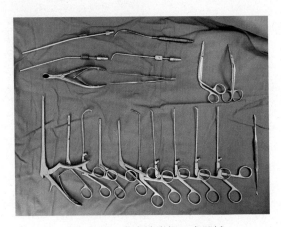

图4-13-4　鼻内镜常规手术器械

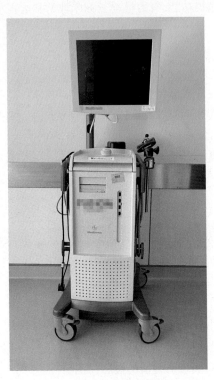

图4-13-5　影像导航系统

第四节　内镜下鼻腔手术

内镜下鼻腔手术种类繁多,主要有鼻中隔黏膜下矫正术、鼻腔止血术、下鼻甲黏膜下骨切除、鼻腔泪囊吻合术和鼻腔肿物切除术等。

患者仰卧位,常规消毒口鼻周围皮肤,然后铺盖无菌巾。患者采用全身或局部麻醉。

一、鼻中隔黏膜下矫正术

(一) 鼻中隔偏曲的手术适应证

1. 因鼻中隔偏曲引起的持续性鼻塞;

2. 鼻中隔偏曲影响鼻窦引流障碍;

3. 鼻中隔偏曲引起头痛;

4. 鼻中隔偏曲引起鼻出血;

5. 部分鼻腔、鼻窦肿瘤和慢性鼻窦炎手术的前期手术。

（二）术前评估

包括鼻内镜检查和鼻窦 CT 扫描。其意义是：①判断鼻中隔偏曲与鼻窦炎的相关性；②探查可能影响内镜手术操作的病变；③提示手术矫正的部位和范围；④探查可能影响术后鼻腔鼻窦通气引流的病变；⑤探查可能导致术后鼻腔粘连的病变。

（三）手术步骤

常用"三线减张法"鼻中隔黏膜下矫正术，所谓三线即在引起鼻中隔偏曲的三条张力曲线处减张以达到偏曲复位的目的。为避免鼻中隔矫正术后可能出现的后续性鼻梁或鼻背塌陷，手术中应注意保留鼻中隔具有中线支撑作用的软骨以及骨性结构。

针对单纯鼻中隔棘或嵴突或局部偏曲，也可单纯做张力曲线处的减张手术。即在局部偏曲前做切口，或在嵴突表面做自前向后切口。在黏骨膜下钝性剥离，将偏曲的局部骨质取出。注意周围要充分减张后去除突起部分，剥离范围视偏曲程度而定，以利于充分暴露手术视野和去除偏曲骨质为原则。

二、鼻腔止血术

（一）基本原则

迅速查找出鼻出血部位和快速、有效地止血，适于鼻腔各部位可明确的动脉或静脉出血。常见鼻出血部位为：鼻中隔利特尔区、下鼻道后部、鼻中隔后下部、蝶窦前壁（后鼻孔缘）和鼻顶部（嗅裂区）等。

（二）手术方法

内镜下直视观察、照明清晰和定位准确的特点，在明确出血部位之后，使用高频电凝止血、低温等离子射频止血、激光止血、微波止血或填塞止血等方法。

注意事项：使用肾上腺素棉片时，出血剧烈的情况下难以找到出血部位以及在出血时无法实施电凝、激光或微波等止血措施。可在充分麻醉同时，应用加有肾上腺素的棉片收缩控制活动性出血，清理鼻腔内积血，找到出血部位。应用肾上腺素棉片后无活动出血时，动脉出血部位局部可仅表现为黏膜略隆起，用吸引器触之可诱发出血，借此确认出血部位。低温等离子、激光和微波输出功率选择要适当，应注意深层烧伤问题，凝固时应分多次进行，尤其是出血部位位于鼻中隔上时，应注意避免出现鼻中隔穿孔。

（三）鼻内镜下鼻腔止血术的优点

易于明确鼻腔各部位的出血点，尤其是鼻腔后部出血点；直视观察下精确操作简便易行、止血准确迅速，止血效果好；损伤和痛苦小，可避免不必要的前鼻孔或后鼻孔填塞，也适用于合并高血压、心脑血管疾病及血液病等患者鼻出血的治疗。

三、下鼻甲黏膜下骨切除

主要适用于因下鼻甲骨质增生引起下鼻甲肥大而导致的鼻塞。在下鼻甲下缘行纵行切口，深达下鼻甲骨，剥离子钝性分离组织并暴露下鼻甲骨，切除中部或下部的部分骨质，黏膜对位良好后填塞止血固定。

四、鼻腔泪囊吻合术

主要适用于各种原因引起的泪道阻塞。以钩突附着处为后界，中鼻甲前端附着缘向前，做一 U 形黏骨膜瓣，暴露上颌骨额突骨质，用电钻磨除骨质，暴露泪囊，将泪道探针自泪小点经泪小管处探查泪囊，切开泪囊将泪囊瓣向后翻转，覆盖暴露骨质，泪囊造口处填塞楔形膨胀海绵扩张开口。术后注意每天冲洗泪道。

第五节 内镜下鼻窦手术

内镜鼻窦手术是鼻内镜手术的基础,主要用于治疗慢性鼻窦炎鼻息肉、鼻窦良性或恶性肿瘤和鼻腔鼻窦异物等疾病,也是进行鼻颅底外科手术和鼻眼相关外科手术的前序步骤。内镜鼻窦手术基本术式有两个常用的是 Messeklinger 术式。

一、Messeklinger 术式

该术式是从前向后的术式,是最常见的术式。基本步骤是:首先切除钩突,进而由前至后开放前组筛窦,切除中鼻甲基板进入后组筛窦;经蝶筛隐窝扩大蝶窦开口;切除上颌窦口后囟扩大上颌窦口;清理额隐窝气房开放额窦。

(一)切除钩突

钩突切除术是鼻窦开放术的起始步骤,充分切除钩突有助于扩大视野,便于后续步骤的进行。首先应用剥离子或镰状刀探查钩突在鼻腔外侧壁附着处,确定切开轨迹。然后用剥离子自钩突垂直部插入,穿透黏膜与骨膜进入筛漏斗。然后自前上向后下弧形划开黏骨膜,直达钩突水平部。将钩突中部向内侧分离,中鼻甲剪刀将钩突上部及下部剪断。取出钩突后即可见后方的筛泡。切除过程中注意不要将剥离子或镰状刀向外侧插入过深,以免损伤眶纸板(图 4-13-6)。

(二)筛窦开放术

筛窦气房开放应遵循由内下向外上的顺序(图 4-13-7)。应用黏膜咬切钳或者剥离子切开筛泡,将筛泡渐次切除,暴露后方的中鼻甲基板。中鼻甲基板是分隔前后组筛窦的重要标志。注意在贴近眶纸板及颅底区域时操作轻柔,在中鼻甲根部操作时应防止筛板损伤。当存在蝶上筛房时,需要注意视神经管的辨识,防止误伤。

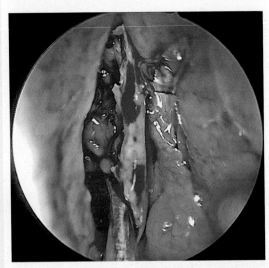

图 4-13-6 切开钩突

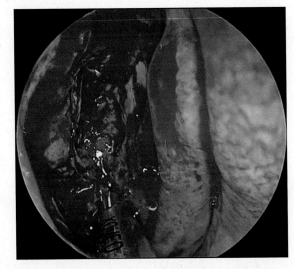

图 4-13-7 开放筛窦

(三)蝶窦开放术

蝶窦开放应在蝶筛隐窝处寻找蝶窦自然口,蝶窦自然口位于蝶窦前壁中上 1/3 处,距后鼻孔上缘

1~1.5cm。将上鼻甲后下部分切除，充分显露蝶筛隐窝，应用剥离子或探针探查自然口，如果蝶窦口开放良好，窦内黏膜光滑，可以不予扩大；如果黏膜病变明显，可沿自然口向下、向外切除扩大。向下扩大需注意防止蝶腭动脉鼻后中隔分支的损伤，一旦损伤应予以电凝止血；向外侧扩大需注意防止眶尖、视神经管、颈内动脉管的损伤(图 4-13-8)。

（四）上颌窦开放术

首先应用弯吸引管或探针探查上颌窦口，窦口位于筛漏斗下方，上颌线与下鼻甲交界区域。上颌窦口开放大小应根据窦口周围及窦内黏膜病变性质与程度而定，尽量保留窦口区域正常黏膜，避免大范围骨质裸露，以利于黏液纤毛清除功能的恢复(图 4-13-9)。

（五）额窦开放术

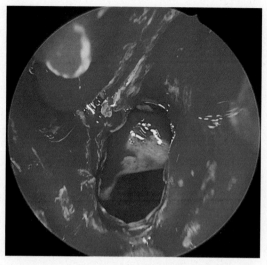

图 4-13-8　开放蝶窦

额窦开放可以采用 0° 内镜下经鼻丘入路或 70° 内镜下经额隐窝开放。术前根据鼻窦 CT 影像了解额筛气房的发育和分布情况，明确额窦引流通道。清除额筛气房，充分开放额窦口，注意保护额窦口周围黏膜，防止瘢痕闭锁的发生(图 4-13-10)。

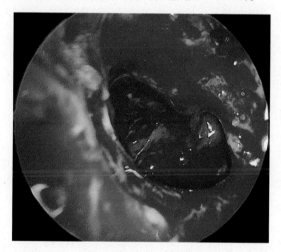

图 4-13-9　开放上颌窦

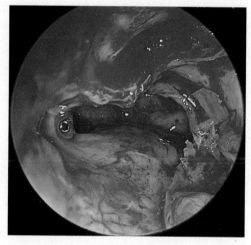

图 4-13-10　开放额窦

二、Wigand 术式

此术式是从后向前的术式，基本步骤是：首先切除中鼻甲下部，经蝶筛隐窝扩大蝶窦开口，再向前依次开放后组筛窦和前组筛窦，然后切除上颌窦口后囟扩大上颌窦口，清理额隐窝气房开放额窦。此术式有一定难度需要切除部分中鼻甲，所以应用较少，主要适用于后组筛窦或蝶窦区域病变。

第六节　鼻内镜手术并发症

鼻内镜手术操作区域毗邻眼眶与颅底，解剖结构复杂、空间狭小，在病变复杂、解剖结构不清或变异、术野出血较多以及内镜操作技术经验欠缺等情况下,容易出现手术并发症。在鼻内镜技术诞生初期,手术并发症发生率较高,随着规范化操作技术的普及、手术器械设备的进步,并发症的发生率明显下降,但仍需高度重视。

一、引起手术并发症的因素

(一) 解剖因素
鼻腔鼻窦解剖复杂,存在解剖变异;外伤或前期手术造成解剖标志移位或缺失;占位性病变破坏颅底或眼眶骨质,导致解剖结构变化。

(二) 术野出血
鼻内镜手术需要良好的视野,严重病变、血管损伤、使用抗凝药物等因素可以导致术中出血,视野不清的情况下容易发生解剖结构的误判,出现并发症。

(三) 术者经验与操作技巧
术者是否具备规范的内镜操作能力、是否熟悉内镜解剖结构,是影响手术安全的重要因素。例如应用动力切割吸引器可以提高手术速度,但如果应用不当,反而容易误伤眶纸板或颅底,出现并发症。

(四) 麻醉
通常认为局麻手术较全麻者并发症发生率更低。但对熟练术者,在全麻下手术有利于更彻底和从容地处理病变,可避免由于全身疾病或紧张带来的潜在的并发症危险,应辩证看待麻醉方式与并发症的关系。

(五) 右侧鼻腔手术
近 20 年来的文献统计表明,右侧鼻腔手术的并发症发生率,尤其是严重并发症,明显高于左侧。

二、手术并发症分类

依照严重程度,手术并发症分为轻微并发症与严重并发症。轻微并发症影响较小,如轻微出血、鼻腔粘连等;严重并发症包括:严重出血、视力下降、复视、颅内损伤等,需要早期积极处理。并发症依照发生部位,亦可分为鼻内并发症、眼眶并发症、颅内并发症和全身并发症等。

(一) 鼻内并发症
1. **出血** 包括术中出血与术后出血。术中出血多为黏膜渗血或小血管损伤出血,填塞压迫即可控制,对手术操作影响轻微。如果损伤筛前动脉、蝶腭动脉和颈内动脉等,而会出现剧烈出血,需要综合运用填塞、电凝和介入治疗等手段积极止血。术后继发出血多为血痂脱落、血压波动和伤口感染等原因导致。

2. **术腔粘连** 主要发生在鼻中隔与下鼻甲之间、中鼻甲与鼻腔外侧壁之间,与黏膜病变严重、术中黏膜大范围损伤、鼻腔狭窄等因素有关,鼻腔粘连影响鼻腔通畅引流。

3. **窦口闭锁** 多见于上颌窦、额窦、蝶窦术后窦口闭锁,与术中窦口开放不全、窦口周围黏膜损伤、骨质大范围裸露和患者自身恢复因素引起瘢痕增生有关。

(二) 眼眶并发症
1. **泪道损伤** 表现为溢泪,多见开放上颌窦口时过分向前,损伤鼻泪管或者泪囊,或者下鼻道开窗时损伤鼻泪管开口有关。眼球活动障碍:表现为复视或者斜视,多与术中损伤眶纸板,进而损伤眼肌或形成血肿压迫有关。

2. **眶内血肿或气肿** 发生眶纸板损伤后,血液或气体进入眶内,出现眶内血肿或气肿,表现为眼球突出、结膜充血、眼球运动障碍、眼睑皮下积气等,严重者需要撤出鼻腔填塞,行眶减压手术。

3. **视力障碍** 多为视神经管直接或间接损伤、眶内压升高影响血供和视网膜中央动脉痉挛等所致,可出现于术中或者术后,因此在围术期应关注患者视力变化情况。如果是视神经管损伤压迫视神经,需酌情行视神经减压术。

（三）颅内并发症

术中损伤颅底骨质、硬膜等重要结构,容易出现脑脊液鼻漏、脑膜脑膨出、颅内积气、颅内出血、脑膜炎和颅内感染等并发症。一旦发现颅底损伤,应避免损伤加重,及时进行颅底修复重建。术后需要积极抗感染治疗,严密观察中枢神经系统体征及全身症状的变化。

三、手术并发症的预防

1. 熟悉鼻腔鼻窦内镜解剖,特别是对于容易出现并发症的眶壁与颅底区域。术前高分辨率鼻窦CT等影像学检查对于评估鼻腔鼻窦结构、病变范围和病变性质至关重要,能够协助辨识重要的解剖参考标志,明确筛前动脉、筛板、眶纸板、视神经管及颈内动脉等重要解剖结构及其毗邻关系。

2. 术中精细操作,减少黏膜损伤。严格止血,切勿在出血剧烈的术野内盲目操作一旦发现重要结构损伤,应防止进一步加重损伤并积极修复损伤,尽可能降低并发症的严重程度。

3. 术后仔细观察患者病情变化,对于并发症要力争早期发现,早期处理。同时定期随访,规范药物治疗,对于减少并发症的出现有所帮助。

四、落实减少并发症的措施

1. **医师培训**　熟练掌握内镜下的手术操作技巧,减少术中黏膜损伤,可最大限度减少出血,降低并发症。

2. 采取综合措施控制和减少术中出血,包括术前酌情使用抗生素、激素及促凝血药物;对术中出血较多或病变严重而广泛的病例,可分多次完成手术,以防止出血过多引起相关并发症;对病变较轻的患者可选择局部麻醉,术者可借助患者的反应判断手术深度,有助于避免发生并发症;对病变程度较重的患者,应选择全身麻醉,术中控制性降低血压;注意正确使用肾上腺素,可有效减少出血,但有心血管疾病者应慎重。

（朱冬冬）

思考题

1. 什么是功能性鼻窦内镜外科?

2. 功能性鼻窦内镜外科的四项基本原则是什么?

3. 鼻内镜外科技术的应用范围是什么?

4. 鼻内镜手术的并发症都有哪些?

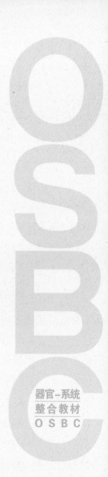

第五篇
咽喉科学

第一章

绪　论

　　咽为呼吸道和消化道上端的共同通道,咽根据其位置,自上而下可分为鼻咽、口咽和喉咽三部分。咽部的疾病包括炎症性、肿瘤性、先天性、外伤性和神经精神性疾病。常见的咽部炎症性疾病包括咽炎、扁桃体炎和腺样体疾病等;其中扁桃体炎在某些情况下容易形成病灶,导致全身各种并发症,如风湿性关节炎、风湿热、心脏病、肾炎等。腺样体肥大是儿童常见病,可引起或加重分泌性中耳炎、鼻炎、鼻窦炎、慢性咽炎和儿童阻塞性睡眠呼吸暂停低通气综合征等疾病,长期鼻塞和张口呼吸还可引起颌面骨外形和智力的发育障碍。常见的咽部肿瘤性疾病包括鼻咽癌和下咽癌。鼻咽癌是我国南方地区高发的恶性肿瘤之一,早期诊断、早期放射治疗预后较好,因此强调对有鼻咽癌早期症状的患者,应仔细地进行鼻咽部检查,对可疑患者应及时作鼻咽部活检。下咽癌由于发生的部位较隐蔽,早期症状不典型,多表现为咽部异物感、轻微咽痛等不典型症状,早期易被漏诊,发现时往往已属晚期,预后也较差,因此对有上述咽喉部不典型症状的患者,应仔细地进行喉咽部检查,以发现早期病变。目前下咽癌的治疗采用以手术为主,结合放疗及化疗的综合治疗。阻塞性睡眠呼吸暂停综合征可引起低氧血症和高碳酸血症,进而引起心、脑损害,甚至引起猝死,应用多导睡眠描记仪可以了解患者睡眠期机体的变化,确定睡眠呼吸暂停的性质(分型)和程度,其治疗应根据患者的具体情况行个体化治疗方案,包括手术和非手术治疗。

　　喉位居颈前正中,上通喉咽,下与气管相接,后邻食管入口。喉有呼吸、发声、保护、吞咽等功能,该处发生病变常影响发音和呼吸。喉部疾病不但可引起全身性的病理改变,也可能是全身性疾病的反应。喉源性呼吸困难常发展迅速,临床表现为严重缺氧,常需紧急救治;慢性喉阻塞造成的长期缺氧,可影响儿童发育和引起全身各系统的损害。长期发声障碍可引起患者性格和心理上的病态。目前喉科学可以分为喉显微外科、嗓音与言语疾病科。通过一系列检查,如电子纤维喉镜、频闪喉镜、喉肌电图、计算机嗓音分析系统等手段,对喉部形态功能的评价已达到可视、客观、量化的程度。电子喉镜下窄带成像对于早期喉癌的诊断具有重要的临床意义。显微镜下支撑喉镜下二氧化碳激光、低温等离子刀使喉部肿瘤、喉狭窄、喉乳头状瘤等疾病的疗效大为提高,为尽可能保留喉功能提供了可能。喉癌治疗的原则是在根治性切除肿瘤的前提下尽量保留或再造喉的发声功能,以便提高患者的生存质量。随着分子生物学、细胞生物学、肿瘤免疫学及遗传工程的发展,肿瘤生物治疗已成为肿瘤治疗的第四种方式。通过分子靶向治疗使肿瘤缩小,甚至消失,避免了喉全切,提高了喉癌患者的生存率和生活质量。

(刘　争　张晓彤)

第二章
咽的应用解剖学及生理学

咽（pharynx）位于颈椎前方，是呼吸道和消化道上端的共同通道，除呼吸和吞咽功能外，还具有协助构音、保护和免疫等重要功能。上宽下窄、前后扁平略呈漏斗形。上起颅底，下至环状软骨下缘平面，相当于第6颈椎下缘水平，下接食管入口，成人全长约12cm。前壁不完整，与鼻腔、口腔和喉腔相通，后壁与椎前筋膜相邻，两侧与颈内动脉、颈内静脉和迷走神经等重要血管、神经毗邻。

第一节　咽的应用解剖学

一、咽的分部

以软腭平面、会厌上缘平面为界，咽自上而下分为鼻咽、口咽和喉咽3部分（图5-2-1）。

1. **鼻咽**　鼻咽（nasopharynx）又称上咽（epipharynx），位于颅底与软腭平面之间，属上呼吸道的一部分（图5-2-2）。可分为前、后、顶、左右两侧和底六个壁。前方正中为鼻中隔后缘，两侧为后鼻孔，与鼻腔相通。顶为蝶骨体及枕骨基底部，后壁平对第1、2颈椎，顶与后壁之间无明显角度，呈穹窿状，常合称为顶后壁；顶后壁黏膜下有丰富的淋巴组织聚集，呈橘瓣状，称腺样体（adenoid），又称咽扁桃体。左右两侧壁有咽鼓管咽口、咽鼓管扁桃体、咽鼓管圆枕及咽隐窝；咽鼓管咽口位于下鼻甲后端后方1.0~1.5cm处，略呈三角形或喇叭形，向外通向中耳，具有重要的生理功能；咽口周围有散在的淋巴组织，称咽鼓管扁桃体（tubal tonsil）；咽口上方隆起部分称咽鼓管圆枕（torus tubalis），它是寻找咽鼓管咽口的标志；咽鼓管圆枕后上方与咽后壁之间的凹陷区，称咽隐窝（pharyngeal recess），其上方与颅底破裂孔邻接，是

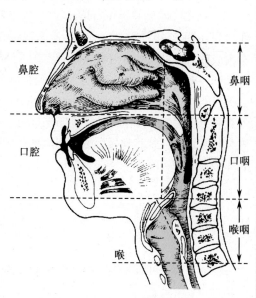

图 5-2-1　咽的分部

鼻咽癌好发部位之一。下方经由软腭背面及其后缘与咽后壁之间所构成的"鼻咽峡"与口咽相通，吞咽时，软腭上提与咽后壁接触，关闭鼻咽峡，鼻咽与口咽暂时隔开。

2. **口咽**　口咽（oropharynx）又称中咽（mesopharynx），是口腔向后方的延续部，位于软腭与会厌上缘平面之间，通常所称咽部即指此区。后壁平对第2、3颈椎体，黏膜下有散在的淋巴滤泡。前方经咽峡与口腔相通。所谓咽峡（faux），是由上方的悬雍垂（uvula）、腭帆游离缘、两侧腭舌弓（glossopalatine

arch)和舌根共同构成的一个环形狭窄部分。侧壁由软腭向下分出两腭弓，居前者称腭舌弓，又名前腭弓，居后者称腭咽弓，又名后腭弓，两弓之间为扁桃体窝，腭扁桃体(tonsilla palatina)即位于其中(图5-2-3)。在每侧腭咽弓的后方有纵行条索状淋巴组织，名咽侧索(lateral pharyngeal bands)。

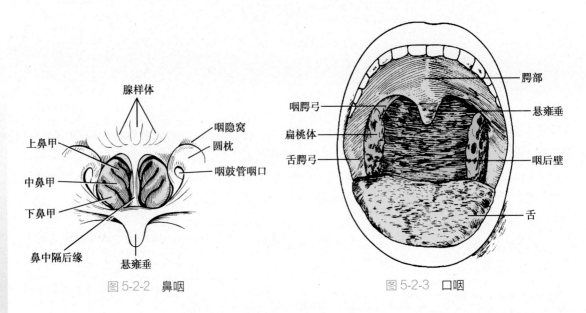

图 5-2-2　鼻咽　　　　　　　　　　　图 5-2-3　口咽

　　口腔顶盖称腭。前 2/3 为硬腭，由上颌骨腭突和腭骨组成；后 1/3 为软腭，由腭帆张肌、腭帆提肌、舌腭肌、咽腭肌、悬雍垂肌等肌肉组成。口腔下方为舌和口底部。舌由肌肉群组成。舌背表面粗糙，覆盖复层扁平上皮，与舌肌紧密相连。后端有盲孔，为胚胎甲状舌管咽端的遗迹。舌的后 1/3 称舌根，上面有淋巴组织团块，称舌扁桃体(tonsilla lingualis)。舌下面的黏膜结缔组织突出于中央、向下移行于口底，称舌系带(frenulum linguae)；其两侧有下颌下腺开口处。

　　3. 喉咽　喉咽(laryngopharynx)又称下咽(hypopharynx)，位于会厌上缘平面与环状软骨下缘平面之间，向下连接食管入口。其后壁平对第 3~6 颈椎；前面自上而下有会厌、杓状会厌襞和杓状软骨所围成的入口，称喉口，与喉腔相通。在舌根与会厌之间有一正中矢状位的黏膜皱襞为舌会厌正中襞(median glossoepiglottic fold)，左右各有两个浅凹陷称会厌谷(vallecula epiglottica)，常为异物停留之处；会厌谷的外侧是舌会厌外侧襞(lateral glossoepiglottic fold)，它从舌根后部连至会厌外侧。在喉口两侧各有两个较深的隐窝称为梨状窝(pyriform sinus)，喉上神经内支经此窝入喉并分布于其黏膜之下。两侧梨状窝之间环状软骨板后方的间隙称环后隙(postcricoid space)，其下方即为食管入口，此处有环咽肌环绕(图5-2-4)。

二、咽壁的构造

(一) 分层

　　咽壁从内至外有 4 层，即黏膜层、纤维层、肌层和外膜层。其特点是无明显黏膜下组织层，纤维层与黏膜层紧密附着。

　　1. 黏膜层　咽的黏膜与咽鼓管、鼻腔、口腔和喉的黏膜相延续。由于功能的不同，鼻咽部的黏膜主要为假复层纤毛柱状上皮，内有杯状细胞，固有层中含混合腺；口咽和喉咽的黏膜均为复层扁平上皮，黏膜下除含有丰富的黏液腺和浆液腺外，还有大量的淋巴组织聚集，与咽部的其他淋巴组织共同构成咽淋巴环。

　　2. 纤维层　又称腱膜层，主要由颅咽筋膜构成，介于黏膜层和肌层之间，上端较厚接颅底，下部逐渐变薄，两侧的纤维组织在后壁正中线上形成咽缝(pharyngeal raphe)，为咽缩肌附着处。

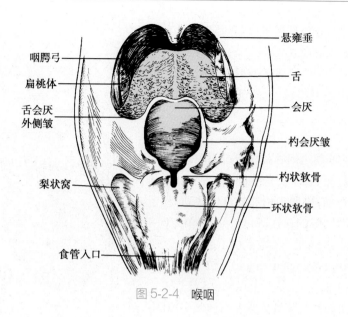

图 5-2-4 喉咽

3. **肌层** 咽的肌层按其功能的不同分为 3 组,分别是 3 对横行的咽缩肌、3 对纵行的咽提肌和 5 组腭帆肌(图 5-2-5)。

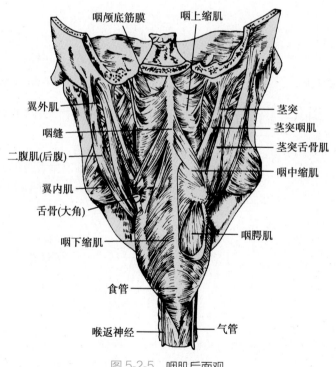

图 5-2-5 咽肌后面观

(1)咽缩肌组:包括咽上缩肌、咽中缩肌和咽下缩肌 3 对。各咽缩肌纤维斜行,自下而上依次呈叠瓦状排列,包绕咽侧壁及后壁,两侧咽缩肌相对应,在后壁中线止于咽缝。各咽缩肌共同收缩时可使咽腔缩小;吞咽食物时,各咽缩肌由上而下依次进行收缩,将食物压入食管。

(2)咽提肌组:包括茎突咽肌、咽腭肌及咽鼓管咽肌,3 对咽提肌纵行于咽缩肌内面贴近纤维层下行,并渐次分散止于咽壁。收缩时可使咽、喉上提,咽部松弛,封闭喉口,开放梨状窝,食物越过会厌进入食管,以协助完成吞咽动作。

(3)腭帆肌组:包括腭帆提肌、腭帆张肌、腭舌肌、腭咽肌和悬雍垂肌 5 组,这组肌肉的作用在上提软腭、控制鼻咽峡开闭、分隔鼻咽与口咽的同时,也有开放咽鼓管咽口的作用(图5-2-6)。

4. 外膜层　又称筋膜层,是覆盖于咽缩肌之外,由咽肌层周围的结缔组织所组成,上薄下厚,系颊咽筋膜的延续。

(二) 筋膜间隙

咽筋膜与邻近的筋膜之间的疏松组织间隙,较重要的有咽后隙、咽旁隙(图5-2-7)。这些间隙的存在,有利于咽腔在吞咽时的运动,协调头颈部的自由活动,利于正常的生理功能。咽间隙的存在既可将病变局限于一定范围之内,又可为某些病变的扩散提供了途径。

1. 咽后隙(retropharyngeal space)　位于椎前筋膜与颊咽筋膜之间,上起颅底,下至上纵隔,相当于第1、2胸椎平面,在中线处被咽缝将其分为左右两侧,且互不相通,每侧咽后隙中有疏松结缔组织和淋巴组织。在婴幼儿,咽后隙有较多淋巴结,儿童期逐渐萎缩,至成人仅有极少淋巴结。扁桃体、口腔、鼻腔后部、鼻咽、咽鼓管及鼓室等处的淋巴引流于此。

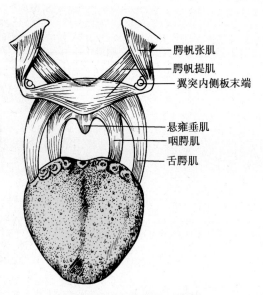

图 5-2-6　腭帆肌组示意图

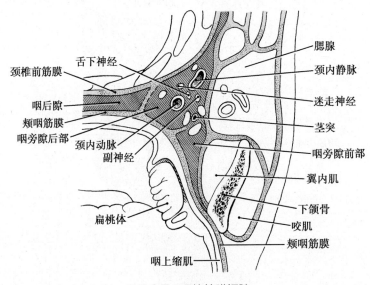

图 5-2-7　咽的筋膜间隙

2. 咽旁隙(parapharyngeal space)　又称咽侧间隙或咽颌间隙(pharyngomaxillary space)。位于咽后隙的两侧,咽外侧壁和翼内肌筋膜之间,与咽后隙仅一薄层筋膜相隔,左右各一,形如锥体。锥底向上至颅底;锥尖向下达舌骨;内侧以颊咽筋膜及咽缩肌与扁桃体相邻;外侧为下颌骨升支、腮腺的深面及翼内肌;后界为颈椎前筋膜。咽旁隙以茎突及其附着肌为界又分为前隙(肌隙或茎突前隙)和后隙(神经血管隙或茎突后隙)两部分。前隙较小,内有颈外动脉及静脉丛通过,内侧与扁桃体毗邻,故扁桃体的炎症可扩散至此隙,前隙外侧与翼内肌紧密相连。后隙较大,内有颈内动脉、颈内静脉、舌咽神经、迷走神经、舌下神经、副神经、交感神经干等通过,另有颈深淋巴结上群位于此隙,故咽部感染可向此隙蔓延。

咽旁隙向前下与下颌下隙相通;向内、后与咽后隙相通;向外与咬肌隙相通。故咽旁隙的炎症可沿上述通道向其他筋膜间隙扩散。

三、咽的淋巴组织

咽黏膜下淋巴组织丰富,较大淋巴组织团块呈环状排列,称为咽淋巴环(Waldeyer 淋巴环),主要由咽扁桃体、咽鼓管扁桃体、腭扁桃体、咽侧索、咽后壁淋巴滤泡及舌扁桃体构成内环。内环淋巴流向颈部淋巴结,颈部淋巴结又互相交通,自成一环,称外环,主要由咽后淋巴结、下颌下淋巴结、颏下淋巴结等组成(图5-2-8)。咽部淋巴均流入颈深淋巴结。

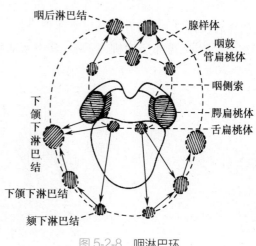

图 5-2-8　咽淋巴环

鼻咽部淋巴先汇入咽后淋巴结,再进入颈上深淋巴结;口咽部淋巴主要汇入下颌下淋巴结;喉咽部淋巴管穿过甲状舌骨膜,继汇入颈内静脉附近的淋巴结。

(一) 腺样体

又称咽扁桃体(pharyngeal tonsil),位于鼻咽顶壁与后壁交界处,形似半个剥皮橘子,表面不平,有 5~6 条纵行沟隙,居中的沟隙最深,形成中央隐窝,在其下端有时可见胚胎期残余的凹陷,称咽囊(pharyngeal bursa)。腺样体出生后即存在,6~7 岁时最显著,一般 10 岁以后逐渐退化萎缩。

(二) 腭扁桃体

习称扁桃体,位于口咽两侧腭舌弓与腭咽弓围成的三角形扁桃体窝内,为咽淋巴组织中最大者。6~7 岁时淋巴组织增生,腭扁桃体可呈生理性肥大,中年以后逐渐萎缩。

1. 扁桃体的结构　扁桃体是一对呈扁卵圆形的淋巴上皮器官,可分为内侧面(游离面)、外侧面(深面)、上极和下极。扁桃体内侧面朝向咽腔,表面有鳞状上皮黏膜覆盖,其黏膜上皮向扁桃体实质陷入形成 6~20 个深浅不一的盲管称为扁桃体隐窝(crypts tonsillares)(图5-2-9),常为细菌、病毒等滞留繁殖的场所。除内侧面以外,其余部分均由结缔组织所形成的被膜包裹。外侧与咽腱膜和咽上缩肌相邻,咽腱膜与被膜间有疏松结缔组织,形成一潜在间隙,称为扁桃体周间隙,此处易剥离。扁桃体上、下极均有黏膜皱襞连接,上端称半月襞(semilunar fold),位于腭舌弓与腭咽弓相交处;下端称三角襞(triangular fold),由腭舌弓向下延伸包绕扁桃体前下部。

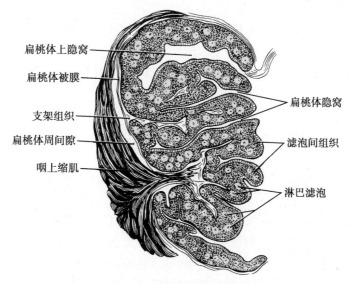

图 5-2-9　腭扁桃体冠状切面

扁桃体由淋巴组织构成,内含许多结缔组织网和淋巴滤泡间组织。扁桃体包膜的结缔组织伸入扁桃体组织内,形成小梁(支架),在小梁之间有许多淋巴滤泡,滤泡中有生发中心。滤泡间组织为发育期的淋巴细胞。

2. 扁桃体的血管 腭扁桃体的血液供应十分丰富,动脉有 5 支,均来自颈外动脉的分支:①腭降动脉,为上颌动脉的分支,分布于扁桃体上端及软腭;②腭升动脉,为面动脉的分支;③面动脉扁桃体支;④咽升动脉扁桃体支,以上 4 支均分布于扁桃体及腭舌弓、腭咽弓;⑤舌背动脉,来自舌动脉,分布于扁桃体下端。其中面动脉扁桃体支分布于腭扁桃体实质,是主要供血动脉(图5-2-10)。

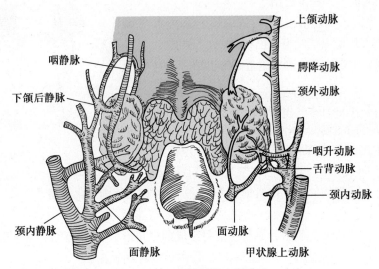

图 5-2-10　扁桃体的血管分布

扁桃体静脉血先流入扁桃体包膜外的扁桃体周围静脉丛,经咽静脉丛及舌静脉汇入颈内静脉。

3. 扁桃体的神经 扁桃体由咽丛、三叉神经第二支(上颌神经)以及舌咽神经的分支所支配。

(三) 舌扁桃体

位于舌根部,呈颗粒状,大小因人而异,含有丰富的黏液腺,有短而细的隐窝,隐窝及周围的淋巴组织形成淋巴滤泡,构成舌扁桃体。

(四) 咽鼓管扁桃体

为咽鼓管咽口后缘的淋巴组织,炎症时可阻塞咽鼓管口而致听力减退或中耳感染。

(五) 咽侧索

为咽部两侧壁的淋巴组织,位于腭咽弓后方,呈垂直带状,由口咽部上延至鼻咽,与咽隐窝淋巴组织相连。

四、咽的血管及神经

1. 动脉 咽部的血液供应来自颈外动脉的分支,有咽升动脉、甲状腺上动脉、腭升动脉、腭降动脉、舌背动脉等。

2. 静脉 咽部的静脉血经咽静脉丛与翼丛,流经面静脉,汇入颈内静脉。

3. 神经 咽部神经主要有舌咽神经、迷走神经和交感神经干的颈上神经节所构成的咽丛(pharyngeal plexus),管理咽的感觉及相关肌肉的运动。其中特殊的是,腭帆张肌受三叉神经第 3 支即下颌神经支配,其余腭肌由咽丛支配;鼻咽上部黏膜有三叉神经的第 2 支上颌神经分布。

第二节　咽的生理学

咽为呼吸和消化的共同通道,除呼吸、吞咽功能外,还具有协助构音、保护和咽淋巴环的免疫等重要功能。

一、呼吸功能

正常呼吸时空气经由鼻咽、口咽、喉咽、气管和支气管进到肺部,由于鼻黏膜具有丰富的血管和海绵状组织,经鼻吸入的空气温度已接近体温,湿度已达 75% 饱和点。虽然咽部黏膜的黏液腺和杯状细胞分泌的唾液等也能加湿吸入的空气,但与鼻黏膜相比,咽对吸入空气的调温、调湿作用相对较弱。同时鼻咽黏膜为柱状纤毛上皮,含有杯状细胞,黏膜表面的黏液毯与鼻腔黏膜的黏液毯连成一片,有较强的黏稠性,对吸入气流中的尘粒、细菌等有吸附作用;黏液毯中的溶菌酶具有抑制与溶解细菌的作用;上皮的纤毛运动将黏液毯不断推向口咽,使黏液被咽下或吐出,由此保持对吸入空气的滤过、清洁作用。

二、言语形成

咽腔为共鸣腔之一,发音时,咽腔和口腔可改变形状,产生共鸣,使声音清晰、和谐悦耳,并由软腭、口、舌、唇、齿等协同作用,构成各种语音。正常的咽部结构及发音时对咽部形态大小的相应调整,对发音起重要作用。

三、防御保护功能

防御保护作用主要通过咽的吞咽、呕吐反射来完成。吞咽时,通过吞咽反射可封闭鼻咽和喉咽,避免食物反流入鼻腔或吸入气管;但当异物或有害物质接触咽部时,诱发咽反射则发生恶心呕吐,有利于排出异物及有害物质。来自鼻腔、鼻窦、下呼吸道的正常或病理性分泌物,或借咽的反射功能吐出,或咽下由胃酸将其中的微生物消灭。

四、调节中耳气压功能

咽鼓管咽口的开放,与咽肌的运动,尤其是吞咽运动密切相关。吞咽动作不断进行,咽鼓管不断随之开闭,以维持中耳内气压与外界大气压平衡,这是保持正常听力的重要条件之一。

五、扁桃体的免疫功能

人类的扁桃体、淋巴结、消化道集合淋巴小结和阑尾等均属末梢免疫器官,扁桃体生发中心含有各种吞噬细胞,可吞噬消灭各种病原体。同时,扁桃体可以产生多种具有天然免疫力的细胞和抗体,如 T 淋巴细胞、B 淋巴细胞、吞噬细胞及免疫球蛋白等,可以清除、消灭从血液、淋巴或组织等途径侵入机体的有害物质。

出生时扁桃体尚无生发中心,随着年龄增长,免疫功能逐渐活跃,特别是 3~5 岁时,因接触外界变应原的机会较多,扁桃体显著增大,此时的扁桃体肥大应视为正常生理现象。成年后,扁桃体的免疫活动趋于减退,体积逐渐缩小。

六、吞咽功能

吞咽动作是由许多肌肉参与的反射性协同运动。吞咽时使食物进入消化道,吞咽过程可分为三期:即口腔期、咽腔期和食管期。吞咽动作一经发动即不能中止。吞咽中枢位于延髓的网状结构内,靠近迷走神经核。参与吞咽反射的传入神经包括来自软腭、咽后壁、会厌和食管等处的脑神经传入纤维。

(臧卫东　杜　鹃)

思考题

1. 试述咽的位置、分部及各部的重要结构。
2. 试述咽淋巴环的构成。
3. 咽的主要生理功能有哪些?

第三章
喉的应用解剖学及生理学

喉(larynx)是呼吸道的重要组成部分,具有呼吸、发声、保护和协助吞咽等功能。喉位于舌骨下方,居颈前正中,向上通喉咽,向下连气管。上端是会厌上缘,下端为环状软骨下缘。成人喉的位置相当于第 3~5 颈椎平面,女性及儿童喉的位置较男性稍高。喉由软骨、肌肉、韧带、纤维结缔组织和黏膜等构成。喉的前方为皮肤、皮下组织、颈部筋膜及舌骨下肌群,两侧有甲状腺侧叶上部、胸锁乳突肌及其深面的重要血管神经,后方是喉咽及颈椎的椎体(图 5-3-1)。

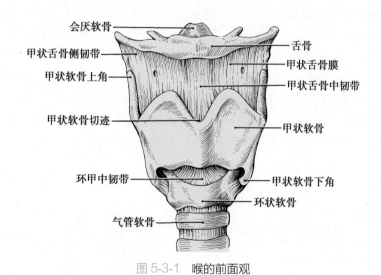

图 5-3-1 喉的前面观

第一节 喉的应用解剖学

一、喉软骨

喉的支架由喉软骨构成。单块软骨为甲状软骨、环状软骨和会厌软骨,成对的软骨为杓状软骨、小角软骨和楔状软骨,共计 9 块。小角软骨和楔状软骨很小,临床意义不大(图 5-3-2)。此外,尚有数目不定的籽状软骨及麦粒软骨。

1. **甲状软骨(thyroid cartilage)** 是喉部最大的软骨,由左右对称的四边形甲状软骨板在前方正中融合而成,构成喉前壁和侧壁的大部分,和环状软骨共同构成喉支架的主要部分。男性甲状软骨前缘的角度较小,为直角或锐角,上端向前突出,形成喉结,是成年男性的特征之一。女性的这一角度近似

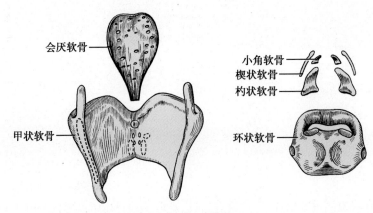

图 5-3-2　喉软骨

钝角,故喉结不明显。甲状软骨上缘正中为一 V 形凹陷,称为甲状软骨上切迹(thyroid notch)。甲状软骨板的后缘上、下各有一个角状突起,分别称为甲状软骨上角和下角。上角较长,下角较短。两侧下角的内侧面分别与环状软骨的后外侧面形成环甲关节(cricothyroid joint)(图 5-3-3)。

2. **环状软骨**(cricoid cartilage)　位于甲状软骨之下,第 1 气管环之上,借环气管韧带与第 1 气管环相连,形状如环。该软骨是喉和气管中唯一完整的环形软骨,对于支持呼吸道、保持呼吸道的通畅至关重要。环状软骨的前部较窄,为环状软骨弓,其为气管切开手术的重要标志,其位置有年龄上有差异;后部较宽,为环状软骨板,构成喉后壁的大部分。若外伤或疾病引起环状软骨缺损,常常会引起喉及气管狭窄(图 5-3-4)。环状软骨板的上缘两侧各有一长圆形关节面,与杓状软骨构成环杓关节。在板弓连接处的外侧有一关节面,与甲状软骨下角形成环甲关节。在板的背面正中有一条自上而下的纵嵴,称为正中嵴,食管纵肌的部分纤维附着于此。嵴两侧的浅凹称板凹(laminar fovea),为环杓后肌的起始处。

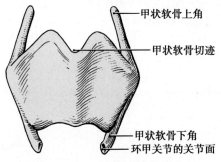

图 5-3-3　甲状软骨前面观

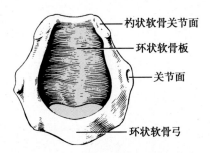

图 5-3-4　环状软骨前面观

3. **会厌软骨**(epiglottic cartilage)　位于舌骨和舌根后面,通常呈叶片状,稍卷曲,较硬。位于喉的上部,其上有一些小孔,有小的血管和神经通过,并使会厌喉面和会厌前间隙相通。该软骨下部较细,称为会厌软骨茎。会厌软骨上缘游离,成人较平展,儿童则两侧缘向内卷曲。会厌软骨表面覆盖黏膜,构成会厌(epiglottic),为喉口的活瓣。吞咽时会厌盖住喉口,防止食物进入喉腔。会厌可分为舌面和喉面,舌面组织疏松,感染时容易出现肿胀。会厌舌面正中的黏膜和舌根之间形成舌会厌正中襞(median glossoepiglottic fold),其两侧为舌会厌谷(glossoepiglottic vallecula)。

4. **杓状软骨**(arytenoid cartilage)　位于环状软骨板上外缘,左右各一,形似三棱锥体。其底部和环状软骨之间形成环杓关节(cricoarytenoid joint),该关节的运动方式为杓状软骨沿环状软骨板上外缘滑动和旋转,带动声带内收或外展。杓状软骨底部前端突起为声带突(vocal process),有甲杓肌和声韧带附着;底部外侧突起为肌突(muscular process),环杓后肌附着其后面,环杓侧肌附着其前外侧;底部的后内角有杓肌附着。杓状软骨前外侧面不光滑,下部有甲杓肌和环杓侧肌的部分纤维附着;内侧面较窄而光滑,构成声门后端的软骨部分,约占声门全长的 1/3。

5. **小角软骨**(corniculate cartilage)　位于杓状软骨的顶部,左右各一,杓状会厌襞之中。

6. **楔状软骨**(cuneiform cartilage)　在小角软骨的前外侧,杓状会厌襞的黏膜之下,左右各一,形似小棒。

二、喉韧带与膜

喉的各软骨之间,喉和周围器官如舌骨、舌及气管之间均由纤维韧带互相连接。

1. **甲状舌骨膜**(thyrohyoid membrane)　又称甲舌膜或舌甲膜,是甲状软骨上缘和舌骨下缘之间的弹性纤维韧带组织,中间和后外侧缘增厚分别称为甲状舌骨中韧带和甲状舌骨侧韧带。喉上神经内支与喉上动脉、喉上静脉从甲状舌骨膜的两侧穿过进入喉内(图 5-3-5)。

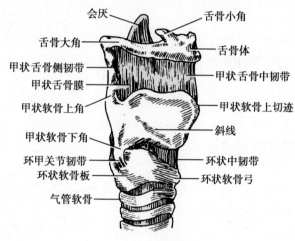

图 5-3-5　喉右面观

2. **喉弹性膜**　此膜为一宽阔的弹性组织,左右各一,被喉室分为上、下两部,上部称为方形膜,下部称为弹性圆锥(图 5-3-6)。方形膜(quadrangular membrane)位于会厌软骨外缘和小角软骨、杓状软骨声带突之间,上下缘游离,上缘构成杓会厌韧带,下缘形成室韧带,其表面覆盖黏膜分别为杓状会厌襞和室带。方形膜的外侧面为黏膜覆盖,形成梨状窝内壁的上部。弹性圆锥(elastic cone)前端附着在甲状软骨板交角线的内面近中线处,后端位于杓状软骨声带突下缘。前后附着处游离缘边缘增厚形成声韧带,向下附着在环状软骨上缘中前部形成环甲膜。

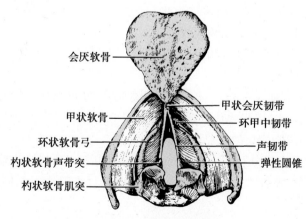

图 5-3-6　喉的弹性圆锥

3. **环甲膜**(cricothyroid membrane)   是环状软骨弓上缘与甲状软骨下缘之间的纤维韧带组织，中央部分增厚,称为环甲正中韧带(图 5-3-5)。

4. **甲状会厌韧带**(thyroepiglottic ligament)   是连接会厌软骨茎和甲状软骨切迹后下方的韧带(图 5-3-6)。

5. **环甲关节韧带**(capsular ligament of cricothyroid)   是位于环甲关节外表面的韧带。

6. **环杓后韧带**(posterior cricoarytenoid ligament)   是环杓关节后面的韧带。

7. **舌骨会厌韧带**(hyoepiglottic ligament)   是会厌舌面、舌骨体与舌骨大角之间的纤维韧带组织。会厌、舌骨会厌韧带和甲状舌骨膜的中间部分构成会厌前间隙(preepiglottic space),其内为脂肪组织。

8. **舌会厌韧带**(glossoepiglottic ligament)   是会厌软骨舌面中部与舌根之间的韧带。

9. **环气管韧带**(cricotracheal ligament)   是连接环状软骨与第 1 气管环上缘之间的韧带。

三、喉肌

喉肌分为喉外肌和喉内肌。喉外肌位于喉的外部,将喉同周围结构相连,并使喉上、下运动及固定的肌。喉内肌位于喉的内部(环甲肌例外),使喉的有关软骨发生运动。

(一) 喉外肌

按其功能分为升喉肌群及降喉肌群,前者有甲状舌骨肌、下颌舌骨肌、二腹肌、茎突舌骨肌;后者有胸骨甲状肌、胸骨舌骨肌、肩胛舌骨肌、咽中缩肌及咽下缩肌。其作用是使喉上升或下降,同时使喉固定,并对吞咽、发声起辅助作用。

(二) 喉内肌

按其功能可分为 5 组(图 5-3-7、图 5-3-8):

1. **声带外展肌**   环杓后肌(posterior cricoarytenoid muscle),起自环状软骨板背面的浅凹,止于杓状软骨肌突的后面。该肌收缩时使杓状软骨肌突向内下、声带突向外转动,使声带外展且紧张,声门开大。环杓后肌是喉内肌中唯一的声带外展肌,若两侧同时麻痹,则可能会发生窒息。

2. **声带内收肌**   为环杓侧肌(lateral cricoarytenoid muscle)和杓肌(arytenoid muscle)。杓肌又由横行和斜行的肌纤维组成(也称杓横肌和杓斜肌)。环杓侧肌起于同侧环状软骨弓上缘,止于杓状软骨肌突的前外侧,收缩时,声带突向内转,声带内收。杓肌附着在两侧杓状软骨上,收缩时两杓状软骨向内靠拢,闭合声门裂后部。环杓侧肌和杓肌协同收缩使声带内收,声门闭合。

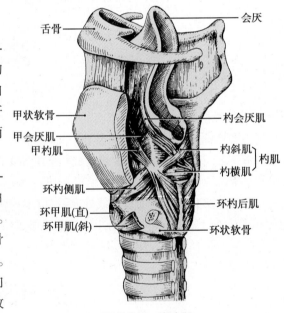

图 5-3-7   喉内肌

3. **声带紧张肌**   为环甲肌(cricothyroid muscle),该肌起自于环状软骨弓前外侧,止于甲状软骨下缘,收缩时以环甲关节为支点,甲状软骨下缘和环状软骨弓之间距离缩短,使甲状软骨前缘和杓状软骨之间的距离增加,将声韧带拉紧,使声带紧张度增加。

4. **声带松弛肌**   为甲杓肌(thyroarytenoid muscle),该肌起于甲状软骨内侧面中央的前联合,其内侧部止于杓状软骨声带突,外侧部止于杓状软骨肌突。收缩时使声带松弛,同时兼有声带内收、关闭声门的功能。

5. **使会厌活动的肌肉**   有杓会厌肌(aryepiglottic muscle)及甲状会厌肌(thyroepiglottic muscle)。杓会厌肌收缩将会厌拉向后下方使喉入口关闭,甲状会厌肌收缩将会厌拉向前上方使喉入口开放。

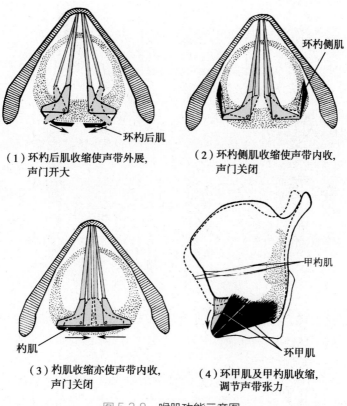

（1）环杓后肌收缩使声带外展，
　　声门开大

（2）环杓侧肌收缩使声带内收，
　　声门关闭

（3）杓肌收缩亦使声带内收，
　　声门关闭

（4）环甲肌及甲杓肌收缩，
　　调节声带张力

图 5-3-8　喉肌功能示意图

四、喉黏膜

喉黏膜大多为假复层柱状纤毛上皮，仅声带内侧、会厌舌面的大部以及杓状会厌襞的黏膜为复层鳞状上皮。会厌舌面、声门下区、杓区及杓状会厌襞处的黏膜下层比较疏松，杓状会厌襞和声门下腔最为疏松，炎症时容易发生肿胀，引起喉阻塞。喉黏膜感觉极为敏感，受异物刺激可引起咳嗽，促使异物咳出。除声带外的喉黏膜富有黏液腺，会厌喉面、喉室等处尤为丰富。

五、喉腔

喉腔是由喉支架围成的管状腔，上通喉咽，下连气管。喉腔上界为喉口（laryngeal inlet），它由会厌游离缘、两侧杓状会厌襞和杓区以及杓间区构成；其下界是环状软骨下缘。喉腔侧壁上有两对软组织隆起，上一对称为室带，又称假声带，下一对称为声带，两侧声带之间称为声门裂。室带与声带之间的间隙称为喉室。

以声带为界可将喉腔分为声门上区（supraglottic portion）、声门区（glottic portion）和声门下区（infraglottic portion）（图 5-3-9）。

（一）声门上区

声带以上的喉腔称为声门上区，上通喉咽。

1. **室带**　左右各一，位于声带上方，与声带平行，由黏膜、喉腺、室韧带及少量肌纤维组成，呈淡红色。发声时边缘呈凸面向上的弧形，喉入口开大，黏液流出，润滑声带；呼吸时边缘展直，喉室入口成窄隙状。

2. **喉室**　位于声带和室带之间，开口呈椭圆形的腔隙。

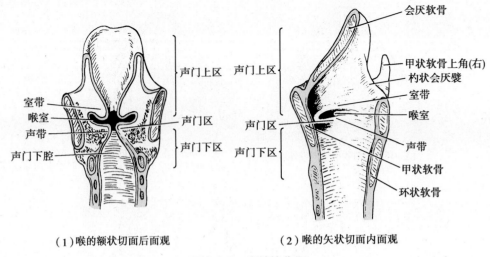

（1）喉的额状切面后面观　　（2）喉的矢状切面内面观

图 5-3-9　喉腔的分区

（二）声门区

两侧声带之间的区域称为声门区。声带张开时，出现一个等腰三角形的裂隙，称为声门裂（rima vocalis），简称声门，空气由此进出，为喉最狭窄处。声带的组织学结构如下：声带内侧游离缘附近的黏膜为复层鳞状上皮，其外侧为假复层柱状纤毛上皮。黏膜下的固有层可分为 3 层：浅层为任克间隙，是一薄而疏松的纤维组织层（又称 Reinke 间隙），过度发声或喉炎时易在该处造成局限性水肿，形成声带息肉。中层为弹力纤维层，深层为致密的胶原纤维层。固有层下为肌层（即甲杓肌的内侧部）。上皮层和浅固有层构成声带的被覆层（cover），中固有层和深固有层构成声韧带。声韧带和其下的肌层为声带的体部（body）。

（三）声门下区

声带以下喉腔称为声门下区，下连气管（图 5-3-9）。此区黏膜下组织疏松，炎症时容易发生水肿。

六、喉的血管、神经及淋巴

（一）动脉

喉的动脉主要来自：

1. 甲状腺上动脉的分支　喉上动脉（superior laryngeal artery）和环甲动脉（cricothyroid artery）喉上动脉和喉上神经内支及喉上静脉伴行穿过舌甲膜进入喉内，环甲动脉穿过环甲膜进入喉内。喉上部的供血主要来自喉上动脉，环甲膜周围的供血主要来自环甲动脉。

2. 甲状腺下动脉的分支　喉下动脉（inferior laryngeal artery）与喉返神经伴行在环甲关节的后方进入喉内，喉下部的供血主要来自喉下动脉。

（二）静脉

喉的静脉和各同名动脉伴行，分别汇入甲状腺上、中、下静脉，最终汇入颈内静脉。

（三）喉的神经

喉的神经为喉上神经和喉返神经（图 5-3-10），两者均为迷走神经分支。

1. 喉上神经　喉上神经（superior laryngeal nerve）是迷走神经在结状神经节发出的分支，下行约 2cm 到达舌骨大角平面处分为内、外两支。内支主要管理感觉，外支主要管理运动。内支和喉上动、静脉伴行穿过舌甲膜，分布于声门上区黏膜，管理该处黏膜的感觉。外支支配环甲肌的运动。

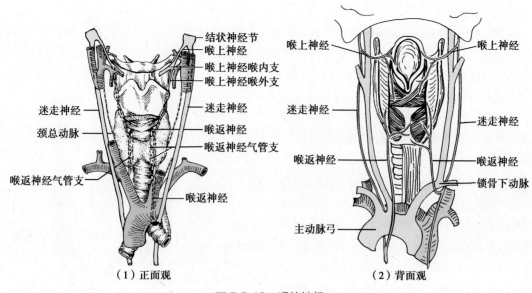

结状神经节
喉上神经
喉上神经喉内支
喉上神经喉外支
迷走神经
喉返神经
喉返神经气管支
喉返神经

迷走神经
颈总动脉
喉返神经气管支
喉返神经

（1）正面观

喉上神经
喉上神经
迷走神经
迷走神经
喉返神经
喉返神经
锁骨下动脉
主动脉弓

（2）背面观

图 5-3-10　喉的神经

2. 喉返神经　喉返神经(recurrent laryngeal nerve)是喉的主要运动神经。迷走神经进入胸腔后在胸腔上部分出喉返神经,左侧喉返神经绕主动脉弓,右侧绕锁骨下动脉,继而上行,走行于甲状腺深面的气管食管沟内,在环甲关节后方入喉。支配除环甲肌以外的喉内各肌的运动,但也有一些感觉支管理声门下区黏膜的感觉。

（四）喉的淋巴

喉的淋巴以声门区为界,分为声门上区组和声门下区组(图 5-3-11)。声门上区的组织中有丰富的淋巴管,汇集于杓状会厌襞后形成较粗大的淋巴管,穿过舌甲膜与喉上动脉及静脉伴行,主要进入颈内静脉周围的颈深上淋巴结,有少数淋巴管汇入颈深下淋巴结或副神经链。声门区的声带组织内淋巴管甚少。声门下区组织中的淋巴管较少,汇集后通过环甲膜,进入喉前淋巴结、气管前和气管旁淋巴结,再进入颈深下淋巴结。

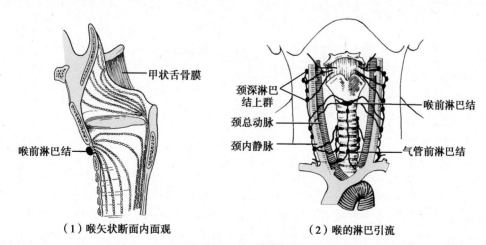

甲状舌骨膜

喉前淋巴结

（1）喉矢状断面内面观

颈深淋巴结上群
颈总动脉
颈内静脉
喉前淋巴结
气管前淋巴结

（2）喉的淋巴引流

图 5-3-11　喉的淋巴

七、喉的间隙

包括会厌前间隙、声门旁间隙和任克间隙。这些间隙与喉癌的扩展有密切关系。

(一) 会厌前间隙

会厌前间隙(preepiglottic space)形如倒置的椎体,上宽下窄,位于会厌之前,可分为上界、前界和后界。上界为舌骨会厌韧带,此韧带表面有黏膜覆盖,构成会厌的底部;前界为舌骨甲状膜和甲状软骨翼板前上部;后界为舌骨平面以下的会厌软骨。

会厌前间隙内充满脂肪组织。会厌软骨下部有多个穿行血管、神经的小孔,孔与会厌前间隙相通,故会厌癌易循这些小孔向该间隙扩展。

(二) 声门旁间隙

声门旁间隙(paraglottic space)左右各一,位于甲状软骨翼板内膜和甲杓肌之间,向上和会厌前间隙相通(图 5-3-12)。前外侧界为甲状软骨翼板前部内膜;内侧界为喉弹性膜的上部、喉室、甲杓肌;内下界为弹性圆锥;后界为梨状窝内壁黏膜转折处。该间隙狭长,上通会厌前间隙,所以声门上癌常通过会厌前间隙发展到声门旁间隙,再经声门旁间隙发展至声门区。声门癌也易向深层浸润侵及此间隙,由于此间隙处于喉的深层,临床不易诊断,在喉部分切除术时容易忽略此间隙,导致手术失败。

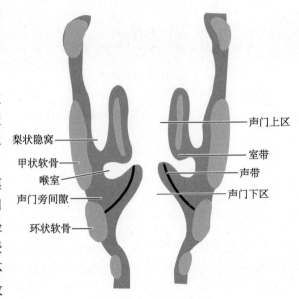

图 5-3-12　声门旁间隙

(三) 任克间隙

任克间隙(Reink space)是潜在性的微小间隙,左右各一,位于声带游离上皮的下层和声韧带之间,占声带游离缘的全长。正常时此间隙难以辨认,炎症时上皮下层水肿,该间隙扩大。声带息肉形成与此。

第二节　喉的生理学

喉是发声器官,又是呼吸道的门户。其主要功能有以下六个方面。

一、呼吸功能

喉部不仅是气体进出肺的通道,其对气体交换亦有一定调节作用。声门是喉腔最狭窄处,声带运动可改变声门大小。吸气时声门增宽,呼气时声门变窄。平静呼吸时,声带位于轻度外展位(声门裂大小约为 13.5mm);深呼吸时,声带极度外展,声门大开(声门裂宽度约为 19mm)使气流阻力降至最小。呼气时受到阻力,可以增加肺泡内压力,有利于肺泡与血液之间进行气体交换。血液的 pH 及 CO_2 分压可调节声门的大小,因此,喉对肺气体交换及维持体液酸碱的平衡也有辅助调节作用。

喉黏膜内存在化学感受器,当它受到刺激时,可反射性地调节脑干呼吸中枢影响呼吸功能。例如,当喉黏膜感受氨气或烟雾等刺激时,可反射性使呼吸减慢变深。这些化学感受器是由无髓鞘的传入神经纤维支配,经喉返神经传入中枢。

肺的传入神经系统可以反射性调节喉的肌肉运动,因而影响呼吸功能。如支气管和细支气管壁的黏膜上皮内有肺刺激感受器（lung irritant receptors）。当它们受到化学刺激物的刺激时，可激活小的有髓鞘的迷走神经传入纤维，传入中枢，通过疑核运动神经元，激活喉运动神经元，控制喉内收肌及外展肌的活动，实现呼气时增加喉阻力，吸气时降低喉阻力的效应。

二、发声功能

正常人在发声时，先吸入空气，然后将声带内收、拉紧，并控制呼气。自肺部呼出的气流冲击靠拢的声带使之振动而发出声音。声音的强度决定于呼气时的声门下压力和声门的阻力。声调决定振动时声带的长度、张力、质量和位置。发声过程至少有四十条肌肉参与。喉部发出的声音称为基音，受咽、口、鼻部、鼻窦（共称上共鸣腔）、气管和肺（共称下共鸣腔）等器官的共鸣作用而增强和使之发生改变，成为日常听到的声音。

喉的发声机制：根据空气动力 - 肌弹力学说（aerodynanic-myoelastic theory），声音的产生决定于呼出气流的压力与喉内肌肉的弹性组织力量之间的平衡；这种平衡的变动可以改变声调、声强及音质。发声时，先吸气，使声带外展到中间位（intermediate position）或外侧位（lateral position）。开始呼气时，喉内收肌收缩，两侧声带互相靠近，以对抗呼出气流的力量，使二者平衡。当声门逐渐缩小时，呼出气流的速度会逐步加快。因为声带之间气流速度增快，则声带之间的气体压力会随之降低，这就是Bernonlli效应。由于在声带之间形成了相对真空，双侧声带被牵拉靠近，一旦声带靠拢在一起，则完全阻塞气道，声门下方的气体压力增加，直到压力增加到足以使声门开放为止。当声门开放，声门下压力降低，声带因弹性及Bernonlli效应而恢复关闭，这一过程快速重复，形成人的声音基本频率，重复的愈快，声调愈高，反之亦然。

三、保护功能

喉的杓会厌襞、室带和声带，类似瓣状组织，具有括约肌作用，能发挥保护下呼吸道的功能。杓会厌襞含有甲杓肌及杓间肌纤维，当它收缩时会关闭喉入口，可以防止食物、呕吐物及其他异物落入呼吸道。喉室带的下面平坦，上面则呈斜坡状。室韧带外侧的肌纤维收缩时，室带内缘可以相互接触，关闭喉的第二个入口，因其上斜、下平的外形，喉室带也有活瓣的作用，气流易进难出。咳嗽反射时，室带关闭迅速，为时短暂；但在固定胸部时，动作缓慢，关闭持久。室带的主要功能为增加胸腔内压力，完成咳嗽及喷嚏等动作，大小便、呕吐、分娩及举重时，要求固定胸部，升高腹腔压力，此时，室带的括约肌作用极为重要。切除声带之后，室带重要性更为突显。

声带上面平坦，下面呈斜面，可阻碍空气进入，当声门下气压升高时，易使声门开放，空气难进易出，与喉室带作用相反。声带关闭可以抵抗咽腔内气压，而使空气不能进入。两侧声带靠近后在其下方形成圆拱形轮廓、两侧室带接近后在其下方形成形态相似、方向相反的圆拱形轮廓，使闭合的声门区不致被自上而下或自下而上的气流所冲开。声带和室带对气流的阻抗能力大小不同，因声带抵抗自上而下的气流冲开声门的能力可数倍于室带抵抗气流自向上冲开声门的能力，所以喉阻塞时呼吸困难主要表现为吸气性呼吸困难。声带的括约肌作用，组成了第三道防线。

四、吞咽功能

吞咽时，喉头上升，喉入口关闭，咽及食管入口开放，呼吸受抑制。这是一个复杂的反射动作。食物到达下咽部时，刺激黏膜内的阈值的机械感受器，神经冲动经咽丛、舌咽神经和迷走神经的传入纤维到达延髓的孤束核，再至脑干网状系统和疑核。疑核通过传出神经纤维，使内收肌收缩，同时抑制环杓后肌的活动，使声门紧闭、声带拉紧；而脑干网状系统抑制吸气神经元，使呼吸暂停；如果食物进入喉的入口(常发生于婴儿)则会刺激喉上区域黏膜的感受器而增强这种反射。喉外肌亦参与吞咽反射,正常吞咽时,由于甲舌肌的收缩和环咽肌的松弛,使甲状软骨与舌骨接近,喉头抬高。

五、喉的循环反射系统

主动脉压力感受器的传入纤维需经过喉的深部组织、交通支、喉返神经感觉支,传至中枢神经,形成反射弧。喉内这些神经如果受到刺激则会减慢心率或出现心律不齐,称为喉的循环反射。当施行气管插管和喉、气管支气管镜检查使喉部扩张时,会引起这一反射,此反射可用阿托品抑制,因神经纤维位置深,喉内表面麻醉,不会消除这种反射。

六、情绪表达作用

喉与情绪表现有关,如哭泣、号叫、呻吟、惊叹、大笑等,均需喉的配合才能得以表现,没有喉的配合,仅依赖面部的表情与手势,极难生动地表达这些情绪。

(臧卫东　杜　鹃)

思考题

1. 喉软骨之间的连结包括哪些?
2. 喉腔的分部及各部的重要结构有哪些?
3. 全喉切除术患者生理功能及生活质量会有哪些改变?

第四章
咽的检查法

从耳鼻咽喉头颈外科专业的角度,咽部检查的范围和观察的内容则有其特定要求。检查前应详细询问病史。咽部的检查首先应对患者的面容和表情进行观察,因为在有些咽部疾病可出现特殊的表现。然后可应用压舌板、间接鼻咽镜、间接喉镜等作口咽、鼻咽及喉咽部的仔细检查。某些疾病需要作鼻咽或口咽部的触诊以及颈部淋巴结检查。对某些患者需要进一步行鼻咽内镜、纤维喉镜、硬性喉镜、CT以及磁共振等检查。

某些咽部疾病有其特征性的面容与表情,认识这些表现,有助于尽快准确地作出诊断。检查时,要求患者摆正头位,处于松弛状态。下列表情和面容可能跟某些咽部疾病相关:①儿童张口呼吸,缺乏表情,上颌骨变长,腭骨高拱,牙列不齐,上切牙突出,说话带闭塞性鼻音,伴阵发性干咳,腺样体肥大可能性大。②面部表情痛苦,颈项僵直,头部倾向一侧,口微张而流涎,张口受阻,常用手托住患侧面部,语音含糊不清,似口中含物,多为扁桃体周脓肿。③儿童呈重病面容,头颈僵直,头偏向一侧或稍后仰,说话及哭声含糊不清,烦躁,拒食或吸奶时吐奶或奶汁反流入鼻腔,多为咽后脓肿。④消瘦,面色苍白,虚弱,口微张伴有恶臭,呈恶液质,多为咽部或口腔恶性肿瘤。⑤一般情况衰弱,面色苍白而发青,双侧下颌或颈部淋巴结肿大,声音嘶哑甚至伴有吸气性呼吸困难的儿童,应怀疑咽喉白喉。目前较少见。⑥口角有瘢痕,切牙呈锯齿状,或有间质性角膜炎者,多为先天性梅毒,极少见。

第一节　口咽部检查

受检者端坐,放松,自然张口。按顺序检查口腔及口咽部:先观察牙、牙龈、硬腭、舌及口底有无出血、溃疡及肿块,伸舌有无偏斜。然后用压舌板轻压舌前2/3处,使舌背低下,依次检查下列部位:观察口咽黏膜有无充血、溃疡或新生物;嘱患者发“啊”声,观察软腭有无瘫痪、充血、溃疡、缺损、膨隆、新生物或裂开,双侧运动是否对称;观察悬雍垂有无过长、分叉;观察双侧扁桃体、腭舌弓及腭咽弓有无充血、水肿、溃疡,扁桃体表面有无瘢痕,隐窝口是否有脓栓或干酪样物;观察咽后壁有无淋巴滤泡增生、肿胀和隆起。

口咽部触诊是临床上常用的检查方法,尤其对咽部肿块触诊较视诊更为重要,可以了解某些咽后、咽旁肿块的范围、大小、质地及活动度。方法是受检者端坐,检查者立于受检者右侧,右手带手套或指套,用示指沿右侧口角伸入咽部。对扁桃体窝、舌根及咽侧壁的触诊有助于这些部位肿瘤的诊断。此外,咽部触诊对茎突过长症、咽异常感觉的定位均有诊断意义。

第二节   鼻咽部检查

一、间接鼻咽镜检查

常用而简便。咽反射较敏感者,可经口喷用 1% 丁卡因,使咽部黏膜表面麻醉后再进行检查。受检者端坐,张口用鼻呼吸以使软腭松弛。检查者左手持压舌板,压下舌前 2/3,右手持加温而不烫的间接鼻咽镜(或称后鼻镜),镜面朝上,经一侧口角伸入口内,置于软腭与咽后壁之间(图 5-4-1),勿触及周围组织,以免因咽反射而妨碍检查。调整镜面角度,依次观察鼻咽各壁,包括软腭背面、鼻中隔后缘、后鼻孔、咽鼓管咽口、咽鼓管圆枕、咽隐窝及腺样体(图 5-4-1)。观察鼻咽黏膜有无充血、粗糙、出血、溃疡、隆起及新生物等。

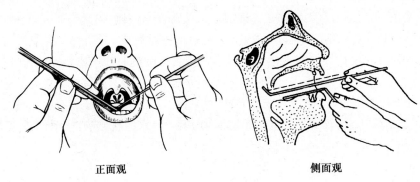

正面观   侧面观

图 5-4-1   间接鼻咽镜检查法

二、鼻咽内镜检查

有硬质镜和纤维镜两种。硬质镜可经口腔或鼻腔导入;纤维镜是一种软性内镜,其光导纤维可弯曲,从鼻腔导入后,能随意变换角度,全面观察鼻咽部。鼻咽内镜常连接摄影和摄像系统,可在观察的同时摄影,也可在监视器上同步显示并可录制下来,以供存档、会诊和教学用。

三、鼻咽触诊

主要用于儿童。助手固定患儿(图 5-4-2)。检查者立于患儿的右后方,左手示指紧压患儿颊部,用戴好手套的右手示指经口腔伸入鼻咽(图 5-4-3),触诊鼻咽各壁,注意后鼻孔有无闭锁及腺样体大小。若发现肿块,应注意其大小、质地以及与周围组织的关系。撤出手指时,观察指端有无脓液或血迹。此项检查有一定痛苦,应向患者或患儿家长说明。检查者操作应迅速、准确而轻柔。

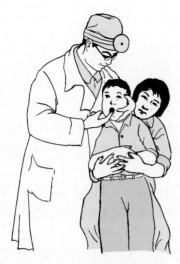

图 5-4-2　小儿鼻咽指诊的姿势

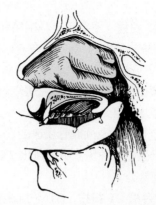

图 5-4-3　鼻咽指诊位置示意图

第三节　喉咽部检查

见本篇第五章"喉的检查法"。

第四节　咽部影像学检查法

一般临床检查和内镜检查只能发现咽部表面各种病变,而要诊断咽部侧壁和后壁深部结构病变,则需进行影像学检查。由于 X 线平片及常规体层片对软组织分辨能力差,其诊断价值受到影响。CT 和 MRI 检查已在临床得到广泛应用,由于其对骨骼、软组织的高分辨率,提高了对咽部病变的诊断水平。

一、X 线平片检查

1. **鼻咽侧位片**　可显示鼻咽部软组织阴影。正常鼻咽顶壁及后壁软组织连续形成凹面向下的阴影,其厚度因年龄而异,儿童有腺样体增殖时,顶后壁较厚,有时可能使鼻咽腔近于闭塞。鼻咽侧位片主要用于显示小儿腺样体的大小及肿瘤对颅底的侵犯情况。

2. **颏-顶位颅底片**　主要用于观察颅底的骨结构,鼻咽腔也可显示,其前壁及两侧壁显示较清楚。

3. **颈侧位片**　主要用于观察咽后壁软组织的厚度。正常时在第 5 颈椎以上的咽后壁软组织阴影厚度为 2~3mm,在喉咽部因前部有气道影故略厚。若软组织影过厚则提示有脓肿或新生物。

二、CT 扫描

1. **鼻咽部 CT 扫描**　主要用于鼻咽癌和其他类型肿瘤的诊断。常用轴位扫描,冠状位亦可用于观察鼻咽顶壁及侧壁的情况。鼻咽癌在 CT 上表现为鼻咽侧壁切迹变平、变形,软组织影不规则增厚;侵犯鼻腔和鼻窦可见鼻腔软组织块影和鼻窦内肿块或窦腔密度增高;肿瘤向外发展侵犯翼腭窝,可见翼前、翼后及上颌窦后脂肪垫消失,翼腭窝出现软组织肿块,翼板破坏、消失;累及颅底可见颅中窝底不同范围的骨质破坏,因此,CT 是确定鼻咽癌扩展范围的良好方法。另外 CT 能准确地显示鼻咽纤维血管瘤的形态、生长方式及颅底骨质改变,平扫见鼻腔、鼻咽边界不清的肿块,其密度与肌肉相仿,无法与肌肉分界,增强扫描肿块有明显强化,瘤体与周围组织分界清楚,呈分叶状,肿瘤较大时可侵及鼻腔、鼻窦及翼腭窝等处。

2. **咽旁间隙肿瘤 CT 扫描**　CT 平扫肿瘤密度与肌肉相仿或略高于肌肉,增强后有轻度强化。由于咽旁间隙肿瘤种类繁多,因此在定性诊断方面有一定的限度,但有些肿瘤有一定的特征。畸胎瘤、软骨类肿瘤、脊索瘤可见钙化,脊索瘤伴有枕骨斜坡的骨质破坏。神经源性肿瘤呈椭圆形,边界清楚,呈不均匀强化。颈静脉球瘤有特定的好发部位,并使颈静脉孔扩大、破坏。

三、磁共振成像

鼻咽部的磁共振成像(MRI)检查常用矢状位、轴位和冠状位,矢状位主要用于观察脊柱上颈段,斜坡和颅内基底池,轴位显示咽隐窝、咽后淋巴结、咽旁间隙等,而冠状位适于观察病变向颅底上下及海绵窦侵犯情况。口咽部的 MRI 检查冠状位可显示软腭及咽侧壁,轴位可更好地显示软腭、舌根及咽后壁。由于 MRI 优良的软组织对比可清楚地显示器官内、外肿瘤的播散,因此对肿瘤部位和侵犯范围的诊断优于 CT。

(龙小博)

> **思考题**
>
> 常用的咽部检查有哪些,可发现哪些相关疾病?

第五章
喉的检查法

喉的检查主要包括喉的外部检查、间接和直接喉镜检查、纤维和电子喉镜检查、动态喉镜检查、喉影像学检查、嗓音声学检测和喉肌电图等。进行喉的检查前,先询问病史,了解患者有无声嘶、呼吸困难、喉痛等症状,注意患者的全身情况,包括表情、气色、呼吸等。如遇喉阻塞等情况紧急时,应根据简要病史、症状和体征,迅速作出初步诊断,采取果断措施,如气管切开等,解除呼吸困难,挽救患者生命,然后再根据情况作进一步喉部检查。

第一节　喉的外部检查

喉的外部检查主要是视诊和触诊。先观察有无吸气性软组织凹陷,再观察甲状软骨是否在颈正中,两侧是否对称等。然后用手指触诊甲状软骨和环状软骨的前部,注意喉部有无肿胀、触痛、畸形以及颈部有无肿大的淋巴结或皮下气肿等。用手指捏住甲状软骨两侧左右摆动,并稍加压力使之与颈椎发生摩擦,正常时应有摩擦音。如摩擦音消失、提示喉咽环后区可能有肿瘤。气管切开时,应先触到环状软骨弓,再在环状软骨弓下缘和胸骨上窝之间作切口。环甲膜穿刺时应先触及环甲间隙。

第二节　间接喉镜检查

间接喉镜(indirect mirror)检查是临床最常用、最简便的检查法,迄今已有一百多年历史。器械包括间接喉镜和额镜。方法是让患者端坐、张口、伸舌,检查者坐在患者对面,先调整额镜,使焦点光线能照射到悬雍垂,然后用纱布裹住舌前 1/3,用左手拇指和中指捏住舌前部,并将其拉向前下方,示指抵住上唇;右手按执笔姿势持间接喉镜,稍稍加热镜面,防止起雾,切勿过烫。加热后先在检查者手背上试温,再放入患者口咽部,以免烫伤黏膜。检查时镜面朝前下方,镜背将悬雍垂和软腭推向后上方(图 5-5-1);先检查舌根、会厌谷、会厌舌面、喉咽后壁及侧壁;然后嘱患者发较长的"咿"声,此时可看到会厌喉面、杓会厌襞、杓间区、室带与声带及其闭合情况,有时还可见到气管上段的部分气管软骨环(图 5-5-2)。发声时可见两侧声带内收,吸气时两侧声带外展。

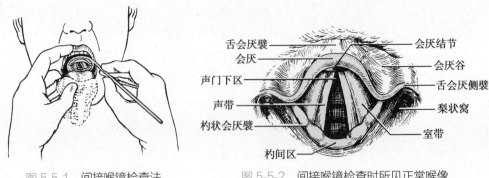

图 5-5-1　间接喉镜检查法　　　　图 5-5-2　间接喉镜检查时所见正常喉像

检查时应注意喉的黏膜色泽和有无充血、水肿、增厚、溃疡、瘢痕、新生物或异物存留等,同时观察声带及杓状软骨活动情况。正常情况下,喉咽及喉部的结构两侧对称。梨状窝黏膜为淡粉红色,表面光滑,无积液。两侧声带为白色,声带运动两侧对称。杓区黏膜无水肿。如咽反射很敏感者,可于口咽黏膜喷 1% 丁卡因 2~3 次,表面麻醉黏膜后再进行检查。如经口咽黏膜表面麻醉后仍不能顺利完成间接喉镜检查,可选用纤维喉镜或电子喉镜检查。

第三节　纤维喉镜和电子喉镜检查

纤维喉镜(fibrolaryngoscope)是导光玻璃纤维制成的软性内镜(图 5-5-3),优点是可弯曲、亮度强、视野广。鼻黏膜、口咽及喉咽黏膜表麻后,纤维喉镜从鼻腔导入通过鼻咽、口咽到达喉咽,可对喉咽及喉部进行检查,还可进行活检、息肉摘除、异物取出等手术。纤维喉镜观察到的喉像是间接喉镜像的倒像。

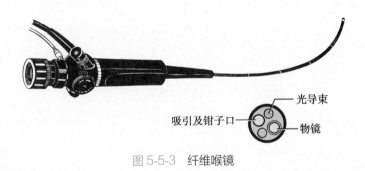

图 5-5-3　纤维喉镜

电子喉镜(electronic video laryngoscope)是近年新发展的软性内镜,外形和纤维喉镜相似,但具有更高的分辨率。电子喉镜是用其前端的 CCD 成像,优点是:图像清晰;锁定瞬间图像;可同计算机连接,将锁定的图像保存在计算机之中,可随时调阅,或通过彩色打印机将图像打印在报告单。电子喉镜对表面粗糙结构的增强,有利于对肿瘤的观察,而良性肿瘤及正常黏膜表面较为平坦。因镜体是实心的,婴幼儿检查一般不宜采用或应特别慎重。

第四节　直接喉镜与支撑喉镜检查

直接喉镜(direct laryngoscope)检查不是喉的常规检查法。一般在表麻下进行,对少数不合作者也可在全麻下进行。作小儿支气管镜时,一般先用直接喉镜暴露声门后,再插入支气管镜。检查的基本原则是使口腔和喉腔处于一条直线上,以便视线直达喉部,进行喉腔内各部(图 5-5-4)。

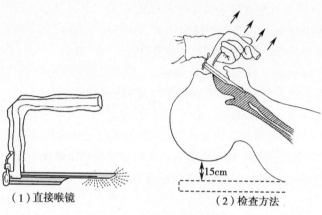

（1）直接喉镜　　　　　　（2）检查方法

图 5-5-4　直接喉镜检查法

支撑喉镜(suspension laryngoscope)是在直接喉镜的基础上,连接一个支撑架。优点是检查者不需要连续用手持镜暴露声门,喉镜暴露持久、稳定。通常在全麻下进行支撑喉镜的喉部检查及手术,使用冷光源照明,通过手术显微镜观察喉部病变,使检查者观察喉部病变更加仔细,提高诊断的正确性和手术的精确性。

第五节　动态喉镜检查

动态喉镜(stroboscope)又称频闪喉镜。当频闪光的频率和声带振动频率有差别时,声带的快速振动会出现减慢的假象,可观察到声带振动引起的黏膜波。当声带黏膜某一部位出现上皮增生、小囊肿或癌变等,动态喉镜可发现上述声带病变处的黏膜波减弱,或声带振动异常,提示病变累及深度和可能的性质。

第六节　喉的影像学检查

1. **常规 X 线检查**　常用的有喉正、侧位片,主要用于诊断喉部肿瘤、异物及喉狭窄的范围。

2. 喉部 CT 及 MRI 检查   可了解喉部肿瘤的位置、大小和范围,对喉癌的分期及预后的评估更有价值。CT 可了解喉外伤的程度、有无喉软骨骨折。MRI 能清楚显示颈部转移的淋巴结。

第七节   喉功能其他检查法

1. **嗓音声学测试**(acoustic assessment)   嗓音声学测试仪,用于嗓音的定量分析。检查时让患者发 "e" 音,通过麦克风将患者声音输入嗓音声学测试仪,测出其基频(f_0)、基频微扰(jitter)即基音频率的变化率、振幅微扰(shimmer)即基频振幅变化率、声门噪声能量(NNE)即发声过程中声门漏气所产生噪声的程度等反映声音嘶哑程度的参数,对患者嗓音进行评估。

2. **喉肌电图检查**(laryngeal electromyography)   检查时将记录电极插入到相应的喉内肌,用肌电图仪记录其自发电位和诱发电位,用来判断喉神经及喉内肌功能。

3. **窄带成像**(narrow band imaging,NBI)   人体黏膜组织的主要色素是血红蛋白。血红蛋白对蓝光吸收能力达到峰值,而对绿光吸收相对较弱。NBI 技术通过滤除普通光中的红光,只释放出蓝光和绿光,从而增加了黏膜表层细微结构和黏膜下血管的对比度和清晰度。加装 NBI 系统的内镜可以清晰显示黏膜表面微小病变,有助于早期发现微小癌灶或癌前病变,可鉴别喉的炎症、癌前病变和早期喉癌。

(黄敏齐)

思考题

1. 为患者做喉部检查时,医师应该怎样做好自我防护?
2. 简述间接喉镜的检查方法。

第六章

咽　炎

急性咽炎和慢性咽炎是咽部黏膜、黏膜下组织常见的炎症性疾病,常伴随上呼吸道炎症同时发生。其中急性咽炎发病急,及时治疗多可治愈,慢性咽炎病程长,症状顽固,容易反复发作,较难彻底治愈。

第一节　急性咽炎

急性咽炎(acute pharyngitis)是咽黏膜、黏膜下组织的急性炎症,多累及咽部淋巴组织。此病可单独发生,亦常继发于急性鼻炎或急性扁桃体炎。本病常见于秋、冬季及冬、春季之交时。

一、病因

(一)病毒感染

以柯萨奇病毒(Coxsackie virus)、腺病毒、副流感病毒多见,鼻病毒及流感病毒次之,通过飞沫和密切接触而传染。

(二)细菌感染

以链球菌、葡萄球菌及肺炎链球菌多见,其中以 A 组乙型链球菌感染者最为严重,可导致远处器官的化脓性病变,称为急性脓毒性咽炎(acute septic pharyngitis)。

(三)其他相关因素

在幼儿,急性咽炎常为某些急性传染病的先驱症状或伴发症状,如麻疹、猩红热、流感、风疹等。在成人及较大儿童,则常继发于急性鼻炎、急性扁桃体炎之后。

受凉、疲劳、烟酒过度、全身抵抗力下降以及干燥、粉尘、烟雾、刺激性气体等均均为本病的诱因。

二、病理

咽黏膜充血,血管扩张及浆液渗出,使黏膜下血管及黏液腺周围有中性粒细胞及淋巴细胞浸润,黏膜肿胀增厚。病变较重者,咽后壁淋巴滤泡增生、隆起并有黄白色点状渗出物。常伴有颈部淋巴结肿大。

三、临床表现

一般起病较急,先有咽部干燥、灼热、粗糙感,继有明显咽痛,空咽时咽痛常比进食吞咽时更重,咽侧索受累时疼痛可放射至耳部。全身症状一般较轻,但因年龄、免疫力以及病毒、细菌毒力不同而程度不一,可有发热、头痛、食欲减退和四肢酸痛等。若无并发症者,一般1周内可愈。

四、检查

口咽部黏膜呈急性弥漫性充血、肿胀。咽后壁淋巴滤泡隆起,表面可见黄白色点状渗出物。悬雍垂及软腭水肿。下颌下淋巴结肿大,压痛。鼻咽及喉咽部亦可呈急性充血,严重者可见会厌水肿。

五、诊断

根据病史、症状及体征,本病诊断不难。但应注意与某些急性传染病(如麻疹、猩红热、流感等)相鉴别。在儿童尤为重要。可行咽拭子培养和抗体测定,以明确病因。此外,如见咽部出现假膜坏死,应行血液学及全身检查,以排除血液病等严重的全身性疾病。

六、并发症

可引起中耳炎、鼻窦炎及呼吸道的急性炎症。急性脓毒性咽炎可能并发急性肾炎、风湿热及败血症等。

七、治疗

无全身症状或症状较轻者,可局部应用对口腔具有清洁、杀菌作用的含漱液,各种含片及中成药可酌情选用;针对病因可应用抗病毒药和抗生素。全身症状较重伴有高热者,除上述治疗外,应卧床休息,多饮水及进食流质,可经静脉途径应用抗病毒药和抗生素。

第二节　慢性咽炎

慢性咽炎(chronic pharyngitis)为咽部黏膜、黏膜下及淋巴组织的弥漫性慢性炎症,常为上呼吸道慢性炎症的一部分。本病多见于成年人,病程长,症状顽固,较难彻底治愈。

一、病因

(一)局部因素

1. 急性咽炎反复发作所致。

2. 各种鼻病及呼吸道慢性炎症,长期张口呼吸及炎性分泌物反复刺激咽部,或受慢性扁桃体炎、牙周炎的影响。

3. 烟酒过度,粉尘、有害气体、辛辣食物及变应原的刺激等都可引起本病。

(二)全身因素

如胃食管反流性疾病(酸性的胃液直接刺激或损伤咽部黏膜导致咽部慢性炎症)、消化不良、贫血、下呼吸道慢性炎症、心血管疾病、内分泌功能紊乱、维生素缺乏及免疫功能低下等引发本病。

二、病理

1. **慢性单纯性咽炎**(chronic simple pharyngitis)　咽黏膜充血,黏膜下结缔组织及淋巴组织增生,鳞状上皮层增厚,上皮下层小血管增多,周围有淋巴细胞浸润,黏液腺肥大,分泌亢进。

2. **慢性肥厚性咽炎**(chronic hypertrophic pharyngitis)　咽黏膜充血增厚,黏膜下有广泛的结缔组织及淋巴组织增生,黏液腺周围淋巴组织增生,形成咽后壁多个颗粒状隆起。常见咽侧索淋巴组织增生肥厚,呈条索状。

3. **萎缩性咽炎与干燥性咽炎**(atrophic pharyngitis and pharyngitis sicca)　临床少见,病因不明。患者常伴有萎缩性鼻炎。主要病理变化为腺体分泌减少,黏膜萎缩变薄。

三、临床表现

一般无明显全身症状。咽部异物感、痒感、灼热感、干燥感或微痛感。常有黏稠分泌物附着于咽后壁,使患者晨起时出现频繁的刺激性咳嗽,伴恶心。无痰或仅有颗粒状藕粉样分泌物咳出,萎缩性咽炎患者有时可咳出带臭味的痂皮。

四、检查

1. **慢性单纯性咽炎**　咽黏膜充血,血管扩张,咽后壁有散在的淋巴滤泡,常有少量黏稠分泌物附着在黏膜表面。

2. **慢性肥厚性咽炎**　咽黏膜充血增厚,咽后壁淋巴滤泡显著增生,多个散在突起或融合成块。咽侧索亦充血肥厚。

3. **萎缩性咽炎与干燥性咽炎**　咽黏膜干燥,萎缩变薄,色苍白发亮,常附有黏稠分泌物或带臭味的黄褐色痂皮。

五、诊断

本病诊断不难。但应注意,许多全身性疾病早期症状酷似慢性咽炎。因此必须详细询问病史,全面仔细检查鼻、咽、喉、气管、食管、颈部乃至全身的隐匿病变,特别要警惕早期恶性肿瘤。在排除这些病变之前,不应轻易诊断为慢性咽炎。

六、治疗

(一) 病因治疗

坚持户外活动,戒断烟酒等不良嗜好,保持室内空气清新,积极治疗鼻炎、气管支气管炎等呼吸道慢性炎症或胃食管反流、消化不良等消化系统疾病以及其他全身性疾病。

(二) 中医中药

中医理论认为慢性咽炎系脏腑阴虚,虚火上扰,治宜滋阴清热,可用增液汤加减。中成药含片也常在临床应用。

(三) 局部治疗

1. **慢性单纯性咽炎**　常用复方硼砂溶液、呋喃西林溶液、复方氯己定含漱液等含漱。含漱时头后仰、张口发"啊"声,使含漱液能清洁咽后壁。也可含服碘喉片、薄荷喉片及中成药含片。

2. **慢性肥厚性咽炎**　除上述治疗外,可用激光、低温等离子等治疗,若淋巴滤泡增生广泛,治疗宜分次进行。也可用药物(硝酸银)、冷冻或电凝固法治疗,但治疗范围不宜过广过深。

3. **萎缩性咽炎与干燥性咽炎**　用2%碘甘油涂抹咽部,可改善局部血液循环,促进腺体分泌。服用维生素A、B_2、C、E,可促进黏膜上皮生长。

(龙小博)

思考题

慢性咽炎的病因有哪些?如何针对病因治疗?

第七章

扁 桃 体 炎

扁桃体又称腭扁桃体,位于口咽部两侧,易受病毒、细菌等病原体和外伤、异物、环境和饮食等因素的刺激而引起炎症反应。急性扁桃体炎和慢性扁桃体炎是咽部常见的炎症性疾病,其中慢性扁桃体炎在机体内外环境发生变化的情况下,容易形成病灶,产生各种并发症,如风湿性关节炎、风湿热、心脏病、肾炎等全身性疾病。因此对慢性扁桃体炎反复急性发作者,或慢性扁桃体炎已经成为全身其他脏器病变的病灶者,应行扁桃体切除术。

第一节　急性扁桃体炎

急性扁桃体炎(acute tonsillitis)为腭扁桃体的急性非特异性炎症,常继发于上呼吸道感染,并伴有不同程度的咽黏膜和淋巴组织炎症,是一种很常见的咽部疾病。多发生于儿童及青年,在春秋两季气温变化时最易发病。中医称扁桃体为"乳蛾",称急性扁桃体炎为"烂乳蛾""喉蛾风"。

一、病因

乙型溶血性链球菌为本病的主要致病菌,非溶血性链球菌、葡萄球菌、肺炎链球菌、流感杆菌及腺病毒或鼻病毒、单纯性疱疹病毒等也可引起本病。细菌和病毒混合感染者不少见。近年还发现有厌氧菌感染者,革兰氏阴性杆菌感染有上升趋势。

正常人咽部及扁桃体隐窝内存留着某些病原体,当人体抵抗力降低时,病原体大量繁殖,细菌侵入其实质而发生炎症。受凉、潮湿、过度劳累、烟酒过度、有害气体刺激、上呼吸道有慢性病灶存在等均可诱发本病。

急性扁桃体炎的病原体可通过飞沫或直接接触而传染。通常呈散发性,偶有群体(如部队、工厂、学校)中暴发流行。

二、病理

一般分为3类。

1. 急性卡他性扁桃体炎(acute catarrhal tonsillitis)　多为病毒引起。病变较轻,炎症仅局限于黏膜表面,表现为扁桃体表面黏膜充血,无明显渗出物,隐窝内及扁桃体实质无明显炎症改变。

2. 急性滤泡性扁桃体炎(acute follicular tonsillitis)　炎症侵及扁桃体实质内的淋巴滤泡,引起充血、肿胀甚至化脓。可于隐窝口之间的黏膜下,呈现黄白色斑点。

3. 急性隐窝性扁桃体炎(acute lacunar tonsillitis)　扁桃体充血、肿胀。隐窝内充塞由脱落上皮、纤维蛋白、脓细胞、细菌等组成的渗出物,并自窝口排出。有时互相连成一片,形似假膜,易于拭去。

临床常将急性腭扁桃体炎分为两类,即急性卡他性扁桃体炎和急性化脓性扁桃体炎,后者包括急性滤泡性扁桃体炎和急性隐窝性扁桃体炎两种类型。

三、临床表现

各种类型扁桃体炎的症状相似,急性卡他性扁桃体炎的全身症状及局部症状均较轻。

(一) 全身症状

多见于急性化脓性扁桃体炎。起病急,可有畏寒、高热、头痛、食欲下降、乏力、全身不适、便秘等。小儿可因高热而引起抽搐、呕吐及昏睡。

(二) 局部症状

以剧烈咽痛为主,常放射至耳部,伴有吞咽困难。下颌下淋巴结肿大,有时感到转头不便。葡萄球菌感染者,扁桃体肿大较显著,在幼儿还可引起呼吸不畅和睡眠打鼾。

四、检查

患者呈急性病容。咽部黏膜呈弥漫性充血,以扁桃体及两腭弓最为严重(图 5-7-1)。双侧扁桃体肿大,在其表面可显示黄白色脓点,或在隐窝口处有黄白色或灰白色点状豆渣样渗出物,可连成一片形似假膜,下颌下淋巴结常肿大。

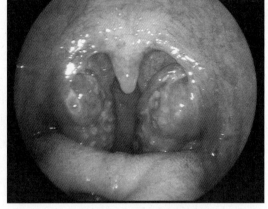

图 5-7-1　急性扁桃体炎
双侧腭弓、扁桃体急性充血,双侧扁桃体Ⅱ度肿大,隐窝口可见散在的脓点。

五、诊断及鉴别诊断

根据其典型的临床表现,本病不难诊断。但应注意与咽白喉、樊尚咽峡炎及某些血液病所引起的咽峡炎等疾病相鉴别(表 5-7-1)。

表 5-7-1　急性扁桃体炎的鉴别诊断

疾病	咽痛	咽部所见	颈淋巴结	全身情况	实验室检查
急性扁桃体炎	咽痛剧烈,咽下困难	两侧扁桃体表面覆盖白色或黄色点状渗出物。渗出物有时连成膜状,容易擦去	下颌下淋巴结肿大,压痛	急性病容、高热、寒战	涂片:多为链球菌、葡萄球菌、肺炎球菌;血液:白细胞明显增多
咽白喉	咽痛轻	灰白色假膜常超出扁桃体范围。假膜坚韧,不易擦去,强剥易出血	有时肿大,呈"牛颈"状	精神萎靡,低热,面色苍白,脉搏微弱,呈现中毒症状	涂片:白喉杆菌;血液:白细胞一般无变化

续表

疾病	咽痛	咽部所见	颈淋巴结	全身情况	实验室检查
樊尚咽峡炎	单侧咽痛	一侧扁桃体覆盖灰色或黄色假膜,擦去后可见下面有溃疡。牙龈常见类似病变	患侧有时肿大	全身症状较轻	涂片:梭形杆菌及樊尚螺旋菌;血液:白细胞略增多
单核细胞增多症性咽峡炎	咽痛轻	扁桃体红肿,有时盖有白色假膜,易擦去	全身淋巴结肿大,有"腺性热"之称	高热、头痛,急性病容。有时出现皮疹、肝脾大等	涂片:阴性或查到呼吸道常见细菌;血液:异常淋巴细胞、单核细胞增多可占50%以上。血清嗜异性凝集试验(+)
粒细胞缺乏症性咽峡炎	咽痛程度不一	坏死性溃疡,上面覆有深褐色假膜,周围组织苍白、缺血。软腭、牙龈有同样病变	无肿大	脓毒性弛张热,全身情况迅速衰竭	涂片:阴性或查到一般细菌;血液:白细胞显著减少,中性粒细胞锐减或消失
白血病性咽峡炎	一般无痛	早期为一侧扁桃体浸润肿大,继而表面坏死,覆有灰白色假膜,常伴有口腔黏膜肿胀、溃疡或坏死	全身淋巴结肿大	急性期体温升高,早期出现全身性出血,全身衰竭	涂片:阴性或查到一般细菌;血液:白细胞增多,分类以原始白细胞和幼稚白细胞为主

六、并发症

(一) 局部并发症

炎症直接波及邻近组织,常导致扁桃体周蜂窝织炎、扁桃体周脓肿;也可引起急性中耳炎、急性鼻炎及鼻窦炎、急性喉炎、急性淋巴结炎、咽旁脓肿等。

(二) 全身并发症

急性扁桃体炎可引起全身各系统许多疾病,常见者有急性风湿热、心肌炎、急性肾炎、急性关节炎及急性骨髓炎等,其发病机制尚在探讨。一般认为这些并发症的发生与各个靶器官对链球菌所产生的Ⅲ型变态反应有关。

七、治疗

(一) 一般疗法

本病具有传染性,故患者要适当隔离。卧床休息,进流质饮食及多饮水,加强营养及疏通大便,咽痛较剧或高热时,可口服解热镇痛药。

(二) 抗生素

为主要治疗方法,首选青霉素,根据病情轻重,决定给药途径。若治疗2~3d后病情无好转,高热不退,应分析其原因,改用其他种类抗生素。或酌情使用糖皮质激素。

(三) 局部治疗

常用复方硼砂溶液、复方氯己定含漱液或1:5 000呋喃西林液漱口。

（四）中医中药

中医理论认为本病系内有痰热,外感风火,应疏风清热,消肿解毒。常用银翘柑橘汤或用清咽防腐汤。

（五）手术治疗

本病有反复发作的倾向。因此,对已有并发症者,应在急性炎症消退后施行扁桃体切除术。

第二节　慢性扁桃体炎

慢性扁桃体炎（chronic tonsillitis）多由急性扁桃体炎反复发作或因扁桃体隐窝引流不畅,窝内细菌、病毒滋生感染而演变为慢性炎症。

一、病因

本病的发生机制尚不清楚,链球菌和葡萄球菌为本病的主要致病菌。反复发作的急性扁桃体炎使隐窝内上皮坏死,细菌与炎性渗出物聚集其中,隐窝引流不畅,导致本病的发生和发展,也可继发于猩红热、白喉、流感、麻疹等急性传染病以及鼻腔、鼻窦等邻近部位的感染。近年来也有学者认为与自身变态反应有关。

二、病理

可分为 3 型。

（一）增生型

因炎症反复刺激,淋巴组织与结缔组织增生,腺体肥大、质软,突出于腭弓之外,多见于儿童。

（二）纤维型

淋巴组织和滤泡变性萎缩,为广泛纤维组织所取代,因瘢痕收缩,腺体小而硬,常与腭弓及扁桃体周围组织粘连。病灶感染多为此型。

（三）隐窝型

腺体隐窝内有大量脱落上皮细胞、淋巴细胞、白细胞及细菌聚集而形成脓栓,或隐窝口因炎症瘢痕粘连,内容物不能排出,形成脓栓或囊肿,成为感染灶。

三、临床表现

患者常有咽痛,易感冒及急性扁桃体炎发作史,平时自觉症状少,可有咽内发干、发痒、异物感、刺激性咳嗽等轻微症状。若扁桃体隐窝内潴留干酪样腐败物或有大量厌氧菌感染,则出现口臭。小儿扁桃体过度肥大,可能出现呼吸不畅、睡时打鼾、吞咽或言语共鸣的障碍。由于隐窝脓栓被咽下,刺激胃肠,或隐窝内细菌、毒素等被吸收引起全身反应,导致消化不良、头痛、乏力、低热等。

四、检查

扁桃体和舌腭弓呈慢性充血,黏膜呈暗红色,用压舌板挤压舌腭弓时,隐窝口有时可见黄、白色干酪样点状物溢出。扁桃体大小不定,成人扁桃体多已缩小,但可见瘢痕,凹凸不平,常与周围组织粘连。患者常有下颌下淋巴结肿大。

五、诊断及鉴别诊断

(一)诊断

应根据病史,结合局部检查进行诊断。患者有反复急性发作的病史,为本病诊断的主要依据。扁桃体的大小并不表明其炎症程度,故不能以此作出诊断。

(二)鉴别诊断

本病应与下列疾病相鉴别:

1. **扁桃体生理性肥大**　多见于小儿和青少年,无自觉症状,扁桃体光滑、色淡,隐窝口清洁,无分泌物潴留,与周围组织无粘连,触之柔软,无反复炎症发作病史。

2. **扁桃体角化症**　常易误诊为慢性扁桃体炎。角化症为扁桃体隐窝口上皮过度角化所致,而出现白色尖形砂粒样物,触之坚硬,附着牢固,不易擦拭掉,如用力擦之,则留有出血创面。类似角化物也可见于咽后壁和舌根等处。

3. **扁桃体肿瘤**　一侧扁桃体迅速增大或扁桃体肿大并有溃疡,常伴有同侧颈淋巴结肿大,应考虑肿瘤的可能,需行活检确诊。

六、并发症

慢性扁桃体炎在身体受凉受湿、全身衰弱、内分泌紊乱、自主神经系统失调或生活及劳动环境不良等情况下,容易形成"病灶",产生各种并发症,如风湿性关节炎、风湿热、心脏病、肾炎等。慢性扁桃体炎常被视为全身感染"病灶"之一。至于如何把"病灶"和全身性疾病联系起来,目前尚无客观确切的方法。在研究病情时,应考虑以下两点:①询问病史:扁桃体炎引起全身性并发症者多有反复急性发作史。"病灶"感染即通过急性发作而表现出来,例如肾炎患者,每当扁桃体发炎后,尿液内即出现明显异常。②实验室检查:测定血沉、抗链球菌溶血素"O"、血清黏蛋白、心电图等有助于诊断。在"病灶"型病例中,上述检查结果多表现异常。

七、治疗

(一)非手术疗法

本病治疗不应仅限于抗菌药物或手术,非手术疗法可尝试下列方法:①基于慢性扁桃体炎是感染-免疫反应的观点,可考虑免疫治疗措施,包括使用有脱敏作用的细菌制品(如用链球菌变应原和疫苗进行脱敏),以及各种增强免疫力的药物,如注射胎盘球蛋白、转移因子等。②局部涂药、隐窝灌洗及激光疗法等均有人试用,远期疗效仍不理想。③加强体育锻炼,增强体质和抗病能力。

(二)手术疗法

以手术摘除扁桃体为治疗方法,但要合理掌握其适应证,只有对那些不可逆性炎症性病变才考虑施行扁桃体切除术(tonsillectomy)。

第三节 扁桃体切除术

一、扁桃体切除的适应证和禁忌证

(一) 适应证

扁桃体作为一个免疫器官,自有其生理功能,需正确掌握适应证。

1. 慢性扁桃体炎反复急性发作或多次并发扁桃体周脓肿。

2. 扁桃体过度肥大,妨碍吞咽、呼吸及发声功能。

3. 慢性扁桃体炎已成为引起其他脏器病变的"病灶",或与邻近器官的病变有关联。

4. 白喉带菌者,经保守治疗无效时。

5. 各种扁桃体良性肿瘤,可连同扁桃体一并切除;对恶性肿瘤则应慎重。

(二) 禁忌证

1. 急性炎症时,一般不施行手术,宜在炎症消退 2~3 周后切除扁桃体。

2. 造血系统疾病及有凝血机制障碍者,如再生障碍性贫血、血小板减少性紫癜、过敏性紫癜等,一般不手术。若扁桃体炎症会导致血液病恶化,必须手术切除时,应充分准备,精心操作,并在整个围术期采取综合治疗。

3. 严重全身性疾病,如活动性肺结核、风湿性心脏病、先天性心脏病、关节炎、肾炎、高血压病、精神病等。

4. 在脊髓灰质炎及流感等呼吸道传染病流行季节或流行地区,以及其他急性传染病流行时,或患上呼吸道感染疾病期间,不宜手术。

5. 妇女月经期前和月经期、妊娠期,不宜手术。

6. 患者亲属中免疫球蛋白缺乏或自身免疫病的发病率高,白细胞计数特别低者,不宜手术。

二、手术方法

(一) 扁桃体剥离术

为常用方法,过去多在局麻下进行。对不能合作的儿童用全身麻醉。麻醉后,先用扁桃体钳牵拉扁桃体,用弯刀切开舌腭弓游离缘及咽腭弓部分黏膜(图 5-7-2)。再用剥离器分离扁桃体包膜,然后自上而下游离扁桃体,最后用圈套器绞断其下极的根蒂,扁桃体被完整切除,创面止血(图 5-7-3、图 5-7-4)。

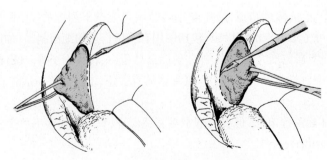

图 5-7-2 扁桃体剥离术:切开黏膜

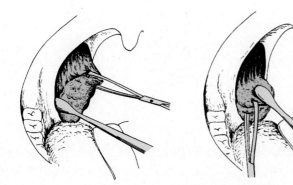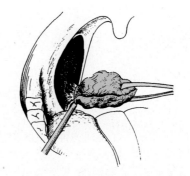

图 5-7-3 扁桃体剥离术:剥离扁桃体　　　图 5-7-4 扁桃体剥离术:切除扁桃体

(二)扁桃体挤切术

多用于儿童扁桃体肥大者,过去多选择局麻或无麻醉,由于局麻或无麻醉下对儿童可能会造成精神伤害,且手术撕裂软腭的风险较大,现在多主张在全麻下进行扁桃体剥离术。

三、术后处理

(一)术后常规处理

1. **术后体位**　全麻者未清醒前应采用去枕半俯卧位。局麻者,儿童取平卧,成人平卧或半坐位均可。

2. **饮食**　术后 4~6h 进冷流质饮食,次日改用半流质饮食。

3. **注意出血**　嘱患者应随时将口内唾液吐出,不要咽下。唾液中混有少量血丝时,不必介意,如持续口吐鲜血或全麻儿童不断出现吞咽动作者,应立即检查,及时止血。

4. **创口白膜形成**　术后第 2 日扁桃体窝出现一层白膜,是正常反应,对创面有保护作用。

5. **创口疼痛**　术后 24h 较为明显,可适当应用镇静、止痛药。

(二)术后并发症及其处理

1. **出血**　术后 24h 内发生者为原发性,最常见的原因为术中止血不彻底、遗有残体或肾上腺素的后作用所致,其次为术后咽部活动过甚,如咳嗽、吞咽等。继发性出血常发生于术后 5~6d,此时白膜开始脱落,若进食不慎擦伤创面可致出血。

发生出血时,应按下述方法处理:

(1)查明出血部位。扁桃体窝内若有血凝块,应予清除,用纱布加压至少 10min;或用止血粉、吸收性明胶海绵贴附于出血处,再用带线纱布球压迫止血。

(2)如见活动性出血点,可用双极电凝止血或用止血钳夹住后结扎或缝扎止血。

(3)弥漫性渗血,纱球压迫不能制止时,可用消毒纱球填压在扁桃体窝内,将舌腭弓及咽腭弓缝合 3~4 针,纱球留置 1~2d。

(4)失血过多,应采取补液、输血等措施积极治疗。

2. **伤口感染**　手术后 3d 体温突然升高或术后体温一直持续在 38.5℃以上;术后腭弓肿胀,创面不生长白膜,或白膜生长不均匀;患者咽痛加剧;下颌下淋巴结肿大疼痛。应及时使用抗生素治疗。

3. **肺部并发症**　手术中如有过多的血液或异物被吸入下呼吸道,经 X 线检查证实有肺部病变时,可行支气管镜检查,吸除血液及异物,同时选用足量抗生素治疗。

(龙小博)

思考题

1. 简述急、慢性扁桃体炎的临床表现、诊断和治疗原则。

2. 如何理解扁桃体切除术的适应证及禁忌证？

3. 简述慢性扁桃体炎的发病机制以及形成慢性病灶原因和临床意义。

第八章

腺样体疾病

腺样体又称咽扁桃体、增殖体,位于鼻咽顶壁和后壁交界处,两侧咽隐窝之间,相当于蝶骨体和枕骨底部。腺样体在出生后就存在,6~7岁最为显著,10岁以后逐渐萎缩,至成人则大部分消失。腺样体疾病主要指急性腺样体炎和腺样体肥大,常见于儿童。近年来也发现成人腺样体未萎缩的病例,因此腺样体疾病也可发生于成人。

第一节 急性腺样体炎

急性腺样体炎(acute adenoiditis)为儿童常见的疾病,以3~10岁为多见,男女无差别。多数成年人的腺样体已退化、消失,较少患此病。

一、病因

与急性扁桃体炎相同,多因细菌或病毒感染所致。

二、临床表现

常与急性咽炎、急性扁桃体炎等上呼吸道感染同时发生,患儿常突发高热,体温可达40℃。鼻咽部隐痛、头痛、全身不适。鼻塞严重,张口呼吸,可伴有吞咽痛。若炎症波及咽鼓管,可有轻微耳痛、耳内闷胀、听力减退等;感染严重者,可引起化脓性中耳炎。

三、检查

纤维或电子鼻咽镜检查,可见腺样体充血肿大,表面覆有渗出物。鼻腔和口咽有不同程度的急性炎症表现,咽后壁有分泌物附着。

四、治疗

患儿应卧床休息,多饮水,高热可及时使用退热剂;症状较重者选用足量抗生素,以控制感染,防止并发症的发生。

第二节　腺样体肥大

正常生理情况下,儿童 6~7 岁时腺样体发育为最大,10 岁以后逐渐萎缩,到成人则基本消失。若腺样体增生肥大且引起相应症状者称腺样体肥大(adenoid hypertrophy)。本病常见于儿童,部分成年人亦可发生,常合并慢性扁桃体炎。

一、病因

腺样体炎症发作或其毗邻部位如鼻腔、鼻窦、扁桃体的炎症反复刺激,使腺样体发生病理性增生。

二、临床表现

(一) 局部症状

腺样体肥大可不同程度地阻塞后鼻孔和压迫咽鼓管,以及分泌物向下对咽、喉和下呼吸道的刺激,故可引起耳、鼻、咽、喉和下呼吸道的多种症状。

1. **耳部症状**　咽鼓管咽口受阻,可并发分泌性中耳炎,导致听力减退和耳鸣,有时可引起化脓性中耳炎。

2. **鼻部症状**　常并发鼻炎、鼻窦炎,有鼻塞及流鼻涕等症状。说话时呈闭塞性鼻音,睡眠时发出鼾声、张口呼吸。严重者可引起阻塞性睡眠呼吸暂停低通气综合征。

3. **咽、喉及下呼吸道症状**　分泌物倒流刺激呼吸道黏膜,常引起咽部不适、阵咳,并易并发气管和支气管炎。

4. **外形改变**　长期张口呼吸,可影响面骨发育,出现上颌骨变长、腭骨高拱、牙列不齐、上切牙突出、唇厚、缺乏表情,出现所谓"腺样体面容"(adenoid face)。

(二) 全身症状

患儿可有反应迟钝、注意力不集中、夜惊、磨牙、遗尿等症状。

(三) 体格检查及辅助检查

视诊时部分患者可见呈"腺样体面容"。口咽部检查可见咽部充血,咽后壁附有脓性分泌物,常伴有腭扁桃体肥大。鼻咽部触诊可触及顶后壁处柔软的淋巴组织团块,不易出血。纤维或电子鼻咽镜检查可见鼻咽部红色块状隆起,可观察后鼻孔的阻塞和咽鼓管咽口的压迫情况(图 5-8-1)。鼻咽 X 线侧位片或鼻咽 CT 扫描可见鼻咽部软组织增厚,气道变窄。儿童 CT 检查需注意考虑放射线辐射问题,短期内不宜频繁行 CT 检查。多导睡眠检测可了解患儿睡眠呼吸暂停或低通气的程度。

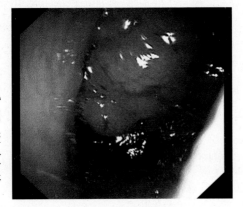

图 5-8-1　腺样体肥大

三、诊断与鉴别诊断

根据患儿典型的临床症状、体格检查和辅助检查可作出临床诊断。对于成人患者需注意与鼻咽部肿瘤相鉴别。

四、治疗

(一) 一般治疗

注意营养,预防感冒,提高机体免疫力,积极治疗原发病。

(二) 手术治疗

若保守治疗无效,应尽早行腺样体切除术。手术前应仔细检查,排除禁忌证(与扁桃体手术相同)。另外,儿童分泌性中耳炎经保守治疗无效时应检查有无腺样体肥大,中耳置管术联合腺样体切除术已成为治疗伴有腺样体肥大的分泌性中耳炎患者的常规手术。

手术可在表面麻醉或全身麻醉下进行,儿童患者多采用全身麻醉。传统的手术方法是腺样体刮除术,将腺样体刮匙置入鼻咽顶后壁,将腺样体刮除。目前临床上常用在内镜直视下以腺样体切割刀头或等离子刀行腺样体切除术,其优点是直视下操作可避免遗留残体和邻近组织损伤,同时等离子刀技术还有止血功能。

(龙小博)

思考题

1. 腺样体肥大如何引起局部各症状?
2. 简述腺样体肥大的诊断及治疗原则。
3. 腺样体肥大需行手术治疗时,什么情况下还需同时行其他手术?

第九章

咽 部 脓 肿

咽部脓肿是发生在咽部组织间隙内的化脓性炎症,较重要的咽部间隙有扁桃体周围间隙、咽后隙和咽旁隙。由于邻近部位感染蔓延至咽部间隙,在早期表现为蜂窝织炎,继而发展成脓肿。咽部间隙的存在既可限制某些病变的发展,将病变局限于一定范围之内,又可为某些病变的扩散提供途径。

第一节 扁桃体周脓肿

发生在扁桃体周间隙内的化脓性炎症,称为扁桃体周脓肿(peritonsillar abscess)。初起为蜂窝织炎(称为扁桃体周炎),继之形成脓肿。多见于青、中年患者。中医称为"喉痈"。

一、病因

常继发于急性扁桃体炎,尤其是慢性扁桃体炎反复急性发作者。由于扁桃体隐窝,特别是扁桃体上隐窝的炎症,使隐窝口阻塞,其中的细菌或炎性产物破坏上皮组织,向深部侵犯,穿透扁桃体被膜,进入扁桃体周间隙。

常见的致病菌有金黄色葡萄球菌、乙型溶血性链球菌、甲型草绿色链球菌和厌氧菌属等。

二、病理

本病多单侧发病。按其发生的部位,临床上分前上型和后上型两种;前者多见,脓肿位于扁桃体上极与舌腭弓之间;后者脓肿位于扁桃体和咽腭弓之间,较少见。镜下见扁桃体周围疏松结缔组织中大量炎性细胞浸润,继之组织细胞坏死液化,融合形成脓肿。炎症浸润和组织水肿影响局部血液循环,常可导致患侧扁桃体上方软腭充血肿胀,悬雍垂水肿,偏向健侧。

三、临床表现

初起如急性扁桃体炎症状,3~4d 后,发热仍持续或加重,一侧咽痛加剧,吞咽时尤甚,疼痛常向同侧耳部或牙齿放射。再经 2~3d 后,疼痛更剧,吞咽困难,唾液在口内潴留,甚至外溢。患者头偏向病侧,颈项可呈假性僵直;口微张,流涎,言语含糊不清。喝水时,常向鼻腔反流。重症患者因翼内肌受累而有张口困难。同侧下颌下淋巴结肿大。全身乏力、食欲减退、肌酸痛、便秘等。

四、检查

患者呈急性病容,早期可见一侧舌腭弓显著充血。若局部明显隆起,甚至张口困难时,提示脓肿已形成。属前上型者,病侧舌腭弓及软腭红肿突出,悬雍垂水肿,偏向对侧,舌腭弓上方隆起,扁桃体被遮盖且被推向下方(图 5-9-1)。后上型者,咽腭弓红肿呈圆柱状,扁桃体被推向前下方。

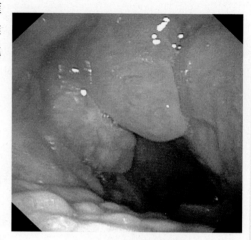

图 5-9-1 扁桃体周脓肿

五、诊断与鉴别诊断

(一)诊断

根据病史及查体,诊断不难。超声诊断有助于鉴别扁桃体周炎和扁桃体周脓肿;穿刺抽出脓液即可确定诊断。

(二)鉴别诊断

1. 咽旁脓肿 系咽旁隙的化脓性炎症,脓肿发生在咽侧至同侧颈外下颌角处,伴有压痛,病侧扁桃体和咽侧壁被推向对侧,但扁桃体本身无病变。

2. 第 3 磨牙冠周炎 常发生于阻生的下颌第 3 磨牙周围,检查可见牙冠上覆盖肿胀的组织,可有溃疡和化脓,炎症可波及舌腭弓,但扁桃体及悬雍垂一般不受累。

六、并发症

炎症扩散到咽旁隙,可发生咽旁脓肿;向下蔓延,发生喉炎及喉水肿,可迅速出现呼吸困难。少数病例可发生颈内静脉血栓、化脓性颈淋巴结炎、败血症或脓毒血症。

七、治疗

(一)脓肿形成前
按急性扁桃体炎处理,选用足量的广谱抗生素及适量的糖皮质激素控制炎症。

(二)脓肿形成后

1. 穿刺抽脓 1%~2% 丁卡因表面麻醉后,于脓肿最隆起处刺入。穿刺时,应注意方位,进针不可太深,以免刺伤咽旁隙大血管。针进入脓腔,即可抽出脓液。

2. 切开排脓 ①前上型者,可在穿刺抽脓处,或选择最隆起和最软化处切开,也可选择悬雍垂根部做一假想水平线,从腭舌弓游离缘下端(与舌根交界处)做一假想垂直线,两线交点稍外即为切口处(图5-9-2)。切开黏膜及浅层组织后,用长弯钳向后外方顺肌纤维走向撑开软组织,进入脓腔,充分排脓。②后上型者,则在腭咽弓处切开排脓。次日复查,必要时可再次撑开排脓。

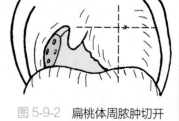

图 5-9-2 扁桃体周脓肿切开排脓切口部位

3. 扁桃体切除 确诊后,可在抗生素的有效控制下,行脓肿扁桃体切除术,具有排脓彻底、恢复快,且无复发的优点。对多次脓肿发作者,应在炎症消退 2 周后,将扁桃体切除。

第二节　咽后脓肿

咽后脓肿(retropharyngeal abscess)为咽后隙的化脓性炎症,按发病机制分为急性和慢性两种。

一、病因及病理

(一) 急性型

多见于3岁以下婴幼儿的咽后隙化脓性淋巴结炎。由于婴幼儿每侧咽后隙中有3~8个淋巴结,口、咽、鼻腔及鼻窦的感染,可引起这些淋巴结发炎,进而化脓,最后形成脓肿。

其他原因:如咽部异物及外伤后感染,或邻近组织炎症扩散进入咽后隙,也可导致咽后脓肿。致病菌与扁桃体周脓肿相似。

(二) 慢性型

多见于成人,由咽后隙淋巴结结核或颈椎结核形成的寒性脓肿所致。

二、临床表现

急性型起病较急,畏寒、高热、咳嗽、吞咽困难、拒食、吸奶时啼哭和呛逆,烦躁不安,说话含糊不清,似口中含物。常有呼吸困难,其程度视脓肿大小而定,入睡时加重,可有鼾声。如脓肿压迫喉入口处或并发喉部炎症,则吸入性呼吸困难更为明显。

慢性型者,多数伴有结核病的全身表现,起病缓慢,病程较长,无咽痛,随着脓肿的增大,患者逐渐出现咽部阻塞感。

三、检查

急性型患者呈急性病容,患侧或双侧颈淋巴结肿大,压痛。咽后壁一侧隆起,黏膜充血,较大的脓肿可将病侧的腭咽弓和软腭向前推移。外伤或异物引起的咽后脓肿多在喉咽部,需借助直接或间接喉镜方能发现。颈椎结核引起的脓肿,可见咽后壁隆起,多位于咽后壁的中央,黏膜色泽较淡。

检查操作应轻柔,随时警惕脓肿破裂。如发生意外,立即将患儿头部朝下,防止脓液流入气管而发生窒息或引起吸入性肺炎。

颈侧 X 线片检查,可发现颈椎前的软组织隆起。若为颈椎结核引起者,大多可发现有骨质破坏征象。

四、诊断

根据典型的病史、症状及检查所见,诊断不难。幼儿出现上述症状,应首先想到本病。影像学检查中,除颈侧位 X 线片外,CT 检查更有诊断价值,可清晰显示大血管,且有助于脓肿与蜂窝织炎的鉴别。结核性者影像学常有肺部结核病变和颈椎骨质破坏表现。

五、并发症

(一) 窒息与肺部感染

脓肿较大,可压迫喉腔或并发喉水肿,发生呼吸困难;脓肿破裂,脓液涌入下呼吸道,可引起吸入性肺炎,甚至窒息死亡。

(二) 咽旁脓肿

咽后脓肿可能破入咽旁隙,而引起咽旁脓肿。

(三) 出血

咽后脓肿可侵蚀颈部大血管,引发致命性大出血。

六、治疗

(一) 急性型

急性型咽后脓肿一经确诊,应及早施行切开排脓。取仰卧低头位,用直接喉镜或麻醉喉镜将舌根压向口底,暴露口咽后壁,看清脓肿部位后,以长粗穿刺针抽脓,然后于脓肿底部用尖刀片作一纵行切口(图 5-9-3),并用长血管钳撑开切口,吸尽脓液;若切开时脓液大量涌出来不及抽吸,应将患者转身俯卧,吐出脓液;必要时,须行气管切开术。

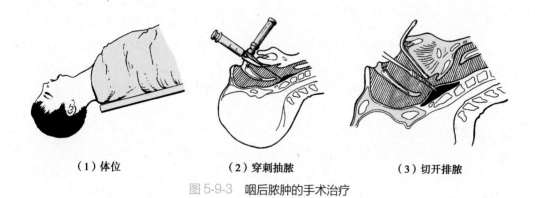

(1) 体位　　　　(2) 穿刺抽脓　　　　(3) 切开排脓

图 5-9-3　咽后脓肿的手术治疗

术后需使用足量广谱抗生素控制感染。引流不畅者应每日撑开切口排脓,排尽脓液,直至痊愈。

少数基层医院,若因设备条件所限不能施行手术,可采用反复穿刺抽脓治疗,有些病例也能痊愈。

(二) 结核性咽后脓肿

结合抗结核治疗,用长粗穿刺针经口腔从咽后脓肿处穿刺抽脓,脓腔内注入 0.25g 链霉素液,但不可在咽部切开。并发颈椎结核者,宜由骨科医师在治疗颈椎结核的同时,取颈外切口排脓。

第三节　咽 旁 脓 肿

咽旁脓肿(parapharyngeal abscess)为咽旁隙的化脓性炎症,早期为蜂窝织炎,继而发展成脓肿。

一、病因

导致咽旁隙感染的原因主要有以下几种:①邻近组织或器官的化脓性炎症:如急性扁桃体炎、急性咽炎及颈椎、乳突等部位的急性感染;扁桃体周脓肿、咽后脓肿等直接溃破或蔓延至咽旁隙。②咽部外伤及异物:医源性的操作损伤如扁桃体切除、拔牙、局部注射、内镜检查损伤咽壁均可导致咽旁隙感染;咽壁的异物刺伤、外伤也可引起本病。③经血流和淋巴系感染:邻近器官或组织的感染,可经血行和淋巴系累及咽旁隙,引发本病。

致病菌多为溶血性链球菌,其次为金黄色葡萄球菌、肺炎链球菌等。

二、临床表现

(一) 局部症状

主要表现为咽痛及颈侧剧烈疼痛,吞咽障碍,言语不清。茎突前隙感染累及翼内肌时,则出现张口困难。

(二) 全身症状

患者可有畏寒、高热、头痛、乏力及食欲减退等;病情严重时,呈衰竭状态。

三、检查

患者呈急性重病容,颈部僵直;患侧下颌下区及下颌角后方肿胀,触诊坚硬并有压痛。严重时肿胀范围可上达腮腺,下沿胸锁乳突肌延伸,前达颈前中线,后至项部。脓肿形成后,局部可变软并有波动感。咽部检查可见病侧扁桃体及咽侧壁突向咽中线,但扁桃体本身无明显病变。

四、诊断及鉴别诊断

根据患者的症状和体征,一般诊断不难。但因脓肿位于深部,颈外触诊不易摸到波动感,不能以此为诊断咽旁脓肿的依据。颈部 B 超或 CT 可发现脓肿形成。必要时可在病侧肿胀处穿刺抽脓以明确诊断。

本病须与扁桃体周脓肿、咽后脓肿及咽旁肿瘤等相鉴别。

五、并发症

(一) 向周围扩展

可导致咽后脓肿、喉水肿、纵隔炎等。

(二) 颈动脉鞘感染

可导致颈内动脉壁糜烂,引发致命性大出血;若侵犯颈内静脉,可发生血栓性静脉炎或脓毒败血症。

六、治疗

(一) 脓肿形成前

给予足量敏感的抗生素和适量的糖皮质激素等药物治疗。

（二）脓肿形成后

应立即行脓肿切开引流，根据脓肿的部位可有以下两种径路：

1. **颈外径路**　脓肿位置较深或颈部肿胀明显者，可在局麻下，以下颌角为中点，在胸锁乳突肌前缘作一纵切口，用血管钳钝性分离软组织进入脓腔。排脓后，置入引流条，切口部分缝合。

2. **经口径路**　脓肿明显突向咽侧壁，且无血管搏动者，于咽侧壁最突出的部位做一垂直切口，约2cm长，然后用血管钳钝性分离到脓腔，引流脓液。

（龙小博）

思考题

1. 简述扁桃体周脓肿的诊断及处理原则。

2. 简述咽后脓肿的分型、诊断和治疗原则，急性型切开排脓的操作要点。

3. 简述咽旁脓肿的诊断和处理原则。

第十章
咽部肿瘤

咽部肿瘤包括鼻咽肿瘤、口咽肿瘤及喉咽肿瘤三部分。良性肿瘤病程长、生长缓慢,呈膨胀性生长,瘤体多有被膜,早期症状不明显,因瘤体压迫相邻组织引起相应的症状而就诊。恶性肿瘤生长快,病程短,呈浸润性生长,多无包膜,边界不清,易与周围组织粘连,常伴有疼痛和被侵蚀的组织出现功能障碍,较早发生淋巴结转移。

第一节 鼻咽肿瘤

一、鼻咽纤维血管瘤

(一) 概述

鼻咽纤维血管瘤(nasopharyngeal angiofibroma)为鼻咽部最常见的良性肿瘤,由致密结缔组织、大量弹性纤维和血管组成,常发生于10~25岁男性,病因不明。

(二) 病理

肿瘤起源于枕骨基底部,蝶骨体及翼突内侧的骨膜,瘤体由纤维胶原及多核成纤维细胞组成网状基质,其间分布大量管壁薄且无弹性的血管,这种血管受损后极易出血,肿瘤常向邻近组织扩张生长,通过裂孔进入鼻腔,鼻窦、眼眶,翼腭窝及颅内。

(三) 临床表现

1. **出血** 鼻腔、口腔出血,可为少许涕中带血至活动性出血,反复多次出血患者,可表现为贫血貌。

2. **鼻塞** 根据瘤体对后鼻孔堵塞程度的不同,可表现为单侧、双侧不同程度鼻塞,可伴闭塞性鼻音。

3. **其他症状** 瘤体堵塞咽鼓管咽口,可诱发中耳炎,出现耳鸣、耳闷、听力下降等症状;瘤体侵入颅内可诱发脑神经相关症状,侵入眶内可引起眼球外凸及其他压迫性症状。

(四) 辅助检查

1. **前鼻镜检查** 经前鼻孔粗略了解鼻腔情况。

2. **纤维/电子鼻咽镜、硬性鼻内镜检查** 可见鼻腔、鼻咽部暗红色或红色新生物,触之易出血。注意轻柔操作,避免触碰诱发出血。

3. **影像学检查** MRI 和 CT 可了解肿瘤的性质、范围、骨质破坏程度及与周围组织关系。

4. **数字减影血管造影**(digital subtraction angiography,DSA) DSA 可了解肿瘤的血供,并可栓塞供血血管,为手术做准备。

（五）诊断

综合病史、专科检查、影像学检查可诊断，确诊需术后病理。

（六）治疗

主要采取手术治疗。根据瘤体范围、大小，与周围组织关系选择不同的手术径路治疗，术前可考虑 DSA 栓塞。

二、咽部脊索瘤

（一）概述

咽部脊索瘤（notochordoma）起源于胚胎脊索残余。胚胎 12~16 周时，脊索发育成节段，以后逐渐被吸收，若有残余，出生后在外界诱因下，残余上皮可迅速发展为脊索瘤。脊索瘤一般分为颅部、脊椎部、骶尾部，咽部脊索瘤均属颅部脊索瘤，颅部脊索瘤发生于颅底斜坡处的蝶枕联合出，肿瘤可向周围组织生长，向上累及蝶鞍、鞍旁及蝶窦，向下累及鼻咽部，向后压迫脑干、脑神经及基底动脉。本病好发于中年男性，可破坏局部骨质，属低度恶性肿瘤。

（二）病理

显微镜下可见典型的空泡细胞和黏液基质，癌细胞被纤维组织分隔成小叶状，癌细胞大小不一，呈多角形、圆形或不规则形。

（三）临床表现

咽部脊索瘤多位于鼻咽部，常表现为进行性鼻塞、脓性鼻涕、嗅觉减退、闭塞性鼻音、睡眠打鼾、耳鸣、耳闭、听力下降、头痛，有时可有鼻出血及吞咽困难，肿瘤累及视神经及其他脑神经，可出现视力下降、偏盲、眼球运动障碍等。

（四）诊断

咽部脊索瘤较少见，肿瘤生长缓慢，病程较长，内镜下可见肿瘤位于鼻咽部中线或偏一侧，表面覆盖有正常黏膜。CT、MRI 可显示肿瘤位置、大小及与周围邻近组织的关系。确诊有赖于病理学。

（五）治疗

手术治疗可经硬腭径路或颅内外联合径路。肿瘤常较难以彻底切除，术后易复发，少数可恶变，本病对射线不敏感，故放疗仅作为术后辅助治疗。

三、颅咽管瘤

（一）概述

颅咽管瘤（craniopharyngioma）是颅咽管残余上皮来源的肿瘤。胚胎 3 周时，外胚叶首端腹侧的部分上皮向内凹陷生长，形成一盲管，称为腊特克囊（Rathke's pouch），至胚胎 8 周后，腊特克囊与间脑第三脑室底部的漏斗相连，以后发展成脑垂体的两个组成部分。此囊在颅咽之间的管道称颅咽管，蝶骨形成后，颅咽管即封闭，若发育异常，腊特克囊的残余上皮增生，形成颅咽管瘤。肿瘤位于脑垂体蒂部，向上生长达鞍隔以上，压迫视神经及视交叉；向后突入第三脑室，压迫丘脑下部；向下侵入蝶鞍内，并可破坏鞍底进入蝶窦。本病好发于儿童。

（二）病理

多为囊性，成单房或者多房，大小不一，囊壁光滑，厚薄不等，常有多数散在钙化斑，镜下可见肿瘤见复层鳞状上皮，细胞间桥和角层蛋白构成。

（三）临床表现

肿瘤生长缓慢，早期症状不明显，本病可发生在任何年龄阶段，但大部分病例发生在 15 岁以下。少数颅咽管瘤生长快速，其病情进展亦较快。肿瘤占位效应及阻塞室间孔引起的高颅压表现；肿瘤压迫视交叉、视神经引起的视力障碍;肿瘤压迫下丘脑、垂体引起的下丘脑-垂体功能障碍,引起内分泌失调症状,如生长发育缓慢、肥胖、性功能低下、基础代谢率低等;肿瘤侵及其他脑组织引起的神经、精神症状。各种症状在儿童及青年患者与成人患者的发生频率略有不同,前者首发症状以颅内高压多见,后者以视神经压迫症状多见,所有患者均有可能产生内分泌改变,但成人发现较早。

(四) 诊断

儿童出现内分泌失调症状、视力及视野变化,颅内压升高症状,应该高度怀疑。CT、MRI可显示肿瘤位置、大小及与周围邻近组织的关系。确诊有赖于病理学。

(五) 治疗

由于肿瘤对周围重要结构的浸润压迫以及手术可能产生的影响,术前及术后均要检查下丘脑垂体轴、肾上腺功能及水、电解质平衡等。治疗原则是能够完全切除的肿瘤应尽量完整切除;体积大的肿瘤或与周围组织粘连严重时可做部分切除,术后辅以局部放射治疗;部分瘤体直径<3cm的肿瘤可行放射治疗。

四、鼻咽癌

(一) 概述

鼻咽癌(nasopharyngeal carcinoma,NPC)是指发生于鼻咽部的恶性肿瘤。是我国高发恶性肿瘤之一,发病率为耳鼻咽喉学科恶性肿瘤之首,主要发生于我国南方五省,即广东、广西、湖南、福建和江西,占当地头颈部恶性肿瘤的首位。鼻咽癌的发病因素是多方面的,包括遗传因素、EB病毒感染、环境因素等。现在,有越来越多针对鼻咽癌的分子层面研究已经表明在鼻咽癌发展中存在大量基因组改变,EB病毒或其他致病因子持续刺激鼻腔上皮黏膜细胞促进了鼻咽癌的发生发展。

(二) 病理分型

世界卫生组织将鼻咽癌分为三种病理亚型:

1. **角化性鳞状细胞癌** 占全世界病例的不到20%,可能与HPV感染有关;
2. **非角化性鳞状细胞癌** 流行区病例最多(>95%),主要与EB病毒(EBV)感染有关;
3. **基底细胞样鳞状细胞癌** 基底细胞中有鳞状细胞癌的成分。

(三) 临床表现

1. **涕血和鼻出血** 病灶位于鼻咽顶后壁者,用力向后吸鼻腔或鼻咽部分泌物时,轻者可引起涕血(即后吸鼻时"痰"中带血),重者可致鼻出血。肿瘤表面呈溃疡或菜花型者此症状常见,而黏膜下型者则涕血少见。

2. **耳部症状** 肿瘤在咽隐窝或咽鼓管圆枕区,由于肿瘤浸润,压迫咽鼓管咽口,出现分泌性中耳炎的症状如耳鸣、听力下降等。临床上不少鼻咽癌患者即是因耳部症状就诊而被发现的。

3. **鼻部症状** 原发癌浸润至后鼻孔区可致机械性堵塞,位于鼻咽顶前壁的肿瘤更易引发鼻塞。初发症状中鼻塞占15.9%,确诊时则为48.0%。

4. **头痛** 是常见的症状,临床上多表现为单侧持续性疼痛,部位多在颞、顶部。

5. **眼部症状** 鼻咽癌侵犯眼眶或与眼球相关的神经时虽然已属晚期,但仍有部分患者以此症状就诊,鼻咽癌侵犯眼部常引起以下症状和体征:视力障碍(可失明),视野缺损,复视,眼球突出及活动受限,神经麻痹性角膜炎。眼底检查视神经萎缩与水肿均可见到。

6. **脑神经损害症状** 鼻咽癌在向周围浸润的过程中以三叉神经、外展神经、舌咽神经、舌下神经受累较多,嗅神经、面神经、听神经则甚少受累。

7. **颈淋巴结转移** 颈部肿大的淋巴结无痛、质硬,早期可活动,晚期与皮肤或深层组织粘连而固定。

8. **远处转移** 个别病例以远处转移为主诉而就诊。

9. **恶病质**　可因全身器官功能衰竭死亡,也有因突然大出血而死亡者。

（四）检查

1. **前鼻镜检查**　少数病例可发现新生物侵入后鼻孔,多呈肉芽组织状新生物。

2. **电子鼻咽镜检查/鼻内镜检查**　从鼻腔导入(表面麻醉后),能全面仔细地观察鼻咽部,可行照相、录像及活检。检查可见鼻咽顶前壁及咽隐窝小结节样或肉芽样隆起,表面粗糙不平,易出血,有时表现为表面光滑,黏膜下隆起。

3. **病理活检**　可采取经鼻腔径路或经口腔径路。活检如为阴性,对仍觉可疑者需再次行之,并密切随诊。必要时可考虑行颈部淋巴结活检。病理学检查为确诊之金标准。

4. **影像学检查**　CT 扫描有较高的分辨率,不仅能显示鼻咽部表层结构的改变,还能显示鼻咽癌向周围结构及咽旁间隙浸润的情况,对颅底骨质及向颅内侵犯情况亦显示较清晰、准确。MRI 对软组织的分辨率比 CT 高。MRI 检查可以确定肿瘤的部位、范围及对邻近结构的侵犯情况。对放疗后复发的鼻咽癌,MRI 有独到的作用。CT 在检测颈部淋巴结转移方面与 MRI 准确率相似,MRI 在评估原发肿瘤的延伸和咽后淋巴结转移比 CT 更好,诊断远处转移方面 PET/CT 比常规检查表现更好,并且检测小的颈部淋巴结转移和局部残留、复发性疾病等比较敏感和准确,可更为精确地评估原发性鼻咽癌分期。

5. **EB 病毒抗体检测**　鼻咽癌患者血清中以 EB 病毒壳抗原 IgA 抗体(VCA-IgA 抗体)升高最为显著。目前国内广泛应用的是免疫酶法。联合检测 Rta-IgG、VCA-IgA、EA-IgA、EBV-DNA 可提高 EBV 血清学在鼻咽癌诊断中的价值。

（五）诊断

早期发现、早期诊断最为重要,在临床工作中,如遇到原因不明的一侧进行性咽鼓管阻塞症状、涕中带血或后吸鼻后"痰"中带血、颈侧淋巴结肿大、原因不明的头痛、外展神经麻痹等患者均应考虑到鼻咽癌的可能,进行详细检查。

（六）临床治疗

鼻咽癌的治疗包括放疗、化疗、生物靶向治疗及手术的综合治疗。

1. **放疗**　鼻咽癌对放疗高度敏感,从最初的二维(2D)放射治疗到现在普遍应用的 3D 适形放射治疗,以及现在较先进的可增强局部区域控制和存活、并降低了毒性的调强放疗技术(intensity modulation radiation therapy, IMRT),临床上放疗手段也逐步精准和有效。另外还有一项研究报道了 75 例局部复发鼻咽癌患者经调强碳离子技术(intensity modulation carbonion therapy, IMCT)后,1 年总生存率为 98.1%,局部无复发生存率为 86.6%,区域无复发生存率为 97.9%,表现出良好的治疗效果。总之,鼻咽癌的放射治疗的成功取决于精确划定肿瘤体积、临床靶体积和合适的剂量。

2. **化疗**　早期鼻咽癌仅以放射治疗为主,但局部晚期非转移性鼻咽癌需要结合化疗。

尽管针对鼻咽癌现已有积极的治疗方法,但依然存在局部、区域和/或远处的转移现象,大剂量放疗或化疗不可避免地会导致急性和晚期毒性反应,如黏膜炎、皮炎、口干和吞咽困难、感音神经性听力损失、放射性骨坏死、三叉神经异常、中枢神经系统异常(如颞叶损伤)和激素功能障碍等。故还需寻找更为安全有效的治疗手段,如肿瘤免疫治疗和个性化医疗。

3. **鼻咽癌的免疫治疗策略**　主要包括以下三个方面:

(1)靶向 EBV 的疫苗:EBV 靶向疫苗通过识别表达的病毒抗原,活化 T 细胞来杀伤鼻咽癌细胞。

(2)过继性 T 细胞治疗:过继转移细胞毒性 T 淋巴细胞或肿瘤浸润淋巴细胞治疗晚期鼻咽癌。

(3)免疫检查点阻断:现在已有许多涉及 PD-1/PD-L1 的鼻咽癌临床研究,其总体反应率普遍较高,例如 Camrelizumab(抗 PD-1 单克隆抗体)联合吉西他滨和顺铂治疗 23 例复发或转移疾病患者,客观反应率为 91%,1 年无进展生存率为 61%。另外双重免疫检查点抑制的应用也为鼻咽癌的治疗提供了新的思路,如 PD-1、CTLA-4 和其他免疫检查点试剂的抗体联合治疗,可进一步改善疗效。

4. 手术治疗　鼻咽癌外科手术存在争论,但对有放疗未控制、复发及不适于其他治疗的鼻咽癌患者采取手术治疗并不存在争议。

第二节　口咽肿瘤

一、口咽良性肿瘤

(一)概述

口咽良性肿瘤常见有乳头状瘤、纤维瘤、潴留囊肿、混合瘤及血管瘤,其他肿瘤如脂肪瘤、淋巴管瘤、畸胎瘤等少见。

(二)临床表现

视肿瘤的大小、部位而定。小者多无任何自觉症状,常于体格检查或检查其他咽部疾病时偶然发现。肿瘤较大时可出现咽部异物感,甚至引起吞咽障碍,当瘤体由口咽延伸至喉咽可引起呼吸及发音功能的障碍。

(三)检查

乳头状瘤发生于悬雍垂、扁桃体、腭弓等处,表面呈颗粒状,色白或淡红色,瘤体广基或带蒂。纤维瘤发生部位同乳头状瘤,肿瘤大小不一,呈圆形突起,表面光滑,触之较硬。潴留囊肿多发生于软腭、咽后壁、咽侧壁及扁桃体,呈圆形,表面光滑。混合瘤多发生于软腭,表面光滑。血管瘤常发生于软腭、咽喉壁及侧壁,呈紫色不规则肿块,易出血。

(四)治疗

瘤体较小时,可采用激光、电凝、冷冻等治疗;瘤体较大时,需采用手术治疗,通常采用经口进路;肿瘤累及咽旁间隙或颈部时,需采用经颈侧进路或颞下窝进路。

二、扁桃体恶性肿瘤

(一)概述

扁桃体恶性肿瘤在口咽部恶性肿瘤中最为常见,在上呼吸道恶性肿瘤中其发病率仅次于喉癌。口咽癌和扁桃体癌可能与长期炎症刺激、角化症、白斑病等癌前病变及吸烟、饮酒等因素相关。HPV 也被认为与扁桃体恶性肿瘤密切相关。

(二)病理

大多数扁桃体恶性肿瘤是鳞状细胞癌。WHO 分类将扁桃体鳞状细胞癌细分为两个不同的形态学组;人乳头瘤病毒(human papillomavirus,HPV)阳性和 HPV 阴性。通常认为 HPV 阳性的鳞状细胞癌起源于扁桃体隐窝,这种特殊上皮始终保持不成熟、非角化和基底样外观,与表面上皮的异型增生无关,几乎不存在原位癌。HPV 阴性的鳞状细胞癌从口咽或扁桃体表面上皮发展而来,并与角化不典型增生有关。

(三)临床表现

扁桃体恶性肿瘤临床表现差异较大。多表现为咽部不适、异物感,一侧咽痛。部分患者没有明显症状,仅表现为双侧扁桃体不对称。

（四）诊断

成人出现单侧扁桃体明显肿大，表面溃烂，溃疡中心如火山口，溃疡边缘卷起，质地较硬，不活动，伴有同侧下颌角下方或颈上段淋巴结肿大，诊断较易。仅出现一侧扁桃体肿大充血，表面光滑，颈部无肿大淋巴结时易出现误诊，需取活检确诊。MRI 检查可以了解瘤体实际大小和咽旁隙侵入情况。

（五）治疗

扁桃体恶性肿瘤的治疗包括放疗、化疗和手术治疗。需根据病理类型、肿瘤的分期、患者的治疗要求和患者的全身状况综合考虑，制订对应的治疗方案。HPV 阳性的扁桃体癌普遍对放化疗较敏感，手术后的预后也明显优于 HPV 阴性的扁桃体癌。扁桃体淋巴瘤、晚期扁桃体癌治疗通常采用放、化疗。

根据病变累及范围，扁桃体恶性肿瘤切除手术方式包括：①经口切除（适用于 T_1、T_2 期扁桃体癌，侵犯不超过 1/2 的舌根或软腭）；②联合径路（适用于病变范围较大，包括下颌骨部分切除、咽侧切开、口腔切除）。由于扁桃体恶性肿瘤预后较差，发生淋巴转移率较高，双侧同步性发病的可能，建议在对患侧扁桃体癌行根治性切除的同时切除对侧扁桃体，对有淋巴结转移的患者，同步行颈淋巴结清扫术。若术前有明确证据表面双侧扁桃体具有恶性病灶，建议行放化疗，以避免术后持续的吞咽功能障碍。扁桃体恶性肿瘤手术切除方式也适用于放化疗后肿瘤残存或肿瘤复发患者。

第三节　喉咽肿瘤

一、喉咽良性肿瘤

（一）概述

喉咽少有良性肿瘤，其中临床上可见到发生于梨状窝、咽侧壁及咽后壁的乳头状瘤、血管瘤、横纹肌瘤、脂肪瘤及神经纤维瘤等。

（二）临床表现

喉咽良性肿瘤早期症状不典型，可有吞咽异物感或梗阻感，肿瘤增大时可影响进食及呼吸。

乳头状瘤是喉咽部常见的良性肿瘤，表现为淡红色、质软、有蒂指状突起或无蒂的圆形隆起；血管瘤为红色不规则隆起，易出血，可分为毛细血管型和海绵状型，成人多为海绵状血管瘤，血管瘤患者通常伴有咽部不适及咯血，出血多发生在进食尖锐硬性食物后；纤维瘤、脂肪瘤表现为下隆起，黏膜颜色可改变；横纹肌瘤是一种良性间质性肿瘤，呈棕黄色的多结节状，表现为吞咽困难。

（三）诊断

通常早期病变范围较小，间接喉镜检查不易发现，需通过电子喉镜检查发现早期病变，辅以喉咽部 CT 或 MRI 检查了解病变范围。

（四）治疗

根据喉部肿瘤不同的性质采取不同的治疗方法。

1. **乳头状瘤**　首选支撑喉镜下切除，可采用 CO_2 激光治疗及低温等离子辅助手术治疗，同时辅以全身干扰素治疗，预防复发及恶变可能；

2. **纤维瘤、脂肪瘤**　治疗方式是支撑喉镜下手术切除。

3. **血管瘤**　可用冷冻、激光或硬化等治疗方式，也可手术切除。

4. **横纹肌瘤**　首选保守治疗，在引起声嘶、吞咽障碍情况下，保守治疗无效，考虑手术彻底切除。

二、喉咽恶性肿瘤

(一) 概述

原发于喉咽的恶性肿瘤较少,约占全身恶性肿瘤的 0.15%~0.24%,占头颈部恶性肿的 2%。绝大多数(95%)为鳞状细胞癌,根据发生部位分为梨状窝癌、环状软骨后区癌(环后癌)及咽喉后壁癌,其中多发生于梨状窝区,咽喉后壁区次之,环后区最少。喉咽癌多发于中老年,高峰在 50~60 岁(男性平均为 55 岁,女性平均为 60 岁),恶性程度高,总的 5 年生存率约 60%。梨状窝癌及中咽喉后壁癌男性的发生率明显更高(95% 的病例),环后癌多发生在女性。

(二) 病因

1. **吸烟和喝酒**　吸烟和饮酒是头颈部恶性肿瘤主要的病因。
2. **遗传因素**　咽喉癌的发展有遗传易感性。
3. **营养因素**　缺铁吞咽困难综合征(Plummer-vinson 或 Kelly-Patterson 综合征),容易导致环后癌的发生。
4. **病毒感染**　人乳头状瘤病毒(human papilloma virus,HPV)感染可引起头颈部鳞状细胞癌。
5. **职业暴露**　主要影响工业和农业中的技术工人。例如冶金类行业发生率特别高。

(三) 病理和转移

1. **病理**　喉咽恶性肿瘤 95% 为鳞状细胞癌,且多为低分化,恶性程度高,易发生局部播散以及淋巴结转移,腺癌及肉瘤罕见。
2. **转移**　喉咽癌生物学特性恶劣,其病理呈现出易黏膜下播散及跳跃性生长,易发生淋巴结转移,约 50% 的患者初次就诊时已出现颈部淋巴结转移。由于症状出现晚,黏膜下扩散明显,且容易侵犯颈部其他重要结构,因此,就诊时往往已是晚期,从而预后不良。

(1) 局部侵袭:喉咽癌可以由原发部位向相邻结构侵袭,如梨状窝内壁的癌可向内扩展侵袭喉部,向咽后壁、环杓关节、会厌旁间隙和会厌前间隙的深度延伸,从而导致了声带的活动性障碍。晚期可累及双侧梨状窝、下咽喉壁、甲状软骨、甲状腺、颈部软组织及颈段食管。环后区的癌症经常侵袭环后肌、环状软骨、杓状软骨及环杓肌,与这个区域直接相关的梨状窝的底部经常被侵犯引起单侧声带麻痹。

咽后壁癌可以表面延伸,也可以延伸到黏膜下层,沿咽喉壁向上下扩展,累及鼻咽部、咽侧壁、食管。深度向后延伸至椎前肌和咽后间隙,也可以在两侧向梨状窝扩散。

(2) 淋巴转移:喉咽癌具有淋巴结转移率高、转移早的临床特点。原发于不同亚区的喉咽癌淋巴结转移率约为:梨状窝癌 70%、下咽后壁癌 50%、环后癌 40%。

(3) 远处转移:在喉癌咽癌中,远处转移约占所有病例的 50%。晚期的喉咽癌可导致肺、骨的远处转移。

(四) 临床表现

喉咽癌解剖结构特殊,发病隐匿,暴露困难,早期症状无特异性;

1. **早期症状**　喉咽部不适、咽部异物感、吞咽不畅及梗死感。
2. **耳痛**　是喉咽癌就诊的最常见的主诉。常常是随着肿瘤增大,表面发生溃烂时,可引起吞咽疼痛,并出现同侧反射性耳痛,常伴有吞咽不畅或进行性吞咽困难,痰中带血。
3. **声嘶**　肿瘤累及喉腔,则引起呼吸困难、声嘶。
4. **颈淋巴结转移**　颈部肿块为淋巴结转移的表现,淋巴结转移很常见,尤其是颈部 Ⅱ 区和 Ⅲ 区。
5. **其他**　喉咽癌晚期时患者常有贫血、消瘦、全身衰竭等恶病质的表现。肿瘤侵犯颈部大血管时可发生严重的出血。

(五) 诊断

由于解剖结构的因素,喉咽癌的早期的临床症状不典型,因而容易误诊及漏诊。因此,喉咽癌的诊断主要依靠详细的体检及相关辅助检查。

1. 体格检查　详细的体检包括口咽检查及间接喉镜检查,初步了解下咽的基本情况。同时颈部的触诊了解颈部淋巴结的状态,喉体是否膨大,活动度是否受限,会厌前间隙及双侧强部淋巴结是否肿大。

2. 内镜检查　由于喉咽部位隐蔽,随着内镜技术发展,内镜检查是观察病变部位、肿瘤范围和生长方式的最直接方法。包括直达喉镜、纤维(电子)喉镜、纤维(电子)胃镜或食管镜检查。内镜检查重点评估的内容包括:肿瘤部位、肿瘤生长方式以及肿瘤对周围组织结构的侵犯情况(包括下咽、喉、口咽及颈段食管)。喉镜检查可见喉咽内灰白色的外生性或溃疡性新生物,注意观察肿瘤的范围、大小、声带活动等。有条件时可以采用高清内镜结合窄带成像(NBI)及自体荧光内镜技术(AFE),不仅能够提高肿瘤的早期发现率,还能够更加清楚地判定肿瘤邻近部位下咽周围受累的边界。

3. 影像学检查　影像学检查是判断肿瘤范围和分期的主要手段,可以提供重要的三维解剖学信息,主要包括 CT、MRI 及 PET-CT 及超声检查。

(1)CT 检查:CT 及增强 CT 扫描不仅能够清晰地显示肿瘤周围正常组织结构、肿瘤浸润程度及两者之间的关系,还可以同时发现颈部、咽旁间隙、咽后或上纵隔是否有潜在淋巴结。特别对梨状窝侵犯及喉体受累程度的判断帮助较大。

(2)MRI 检查:MRI 扫描对明确肿瘤在咽喉部软组织内的扩展和侵犯程度具有明显的优势。磁共振弥散加权成像可用于喉咽部肿瘤性质和范围的判定、肿瘤对放化疗治疗的反应和效果评价以及肿瘤复发、颈淋巴结转移的评估等。

(3)PET-CT 检查:由于 PET-CT 结合了 PET 显示新陈代谢微变化和 CT 显示解剖结构的优点,可发现局部及全身可能存在的病灶,有利于尽早发现转移或复发,指导制订治疗方案。

(4)超声检查:具有精确、非侵袭性及经济等优点,能够较准确地反映颈淋巴结大小、形态和范围,在临床评估肿瘤颈淋巴结转移的效果明显优于颈部触诊。

(六) 治疗

喉咽癌的治疗为包括手术、放化疗及靶向治疗的综合治疗,根据肿瘤侵犯范围采取不同治疗措施。

1. 手术治疗　由于喉咽癌邻近喉部,因此喉功能的保留是喉咽癌手术的重点和难点。包括肿瘤切除、淋巴结清扫及功能修复。根据病变范围不同分手术方式分为:单纯的咽部切除术、保留喉功能的咽部分切除术、全喉咽部分切除术、全喉全下咽切除术、全喉全下咽全食管切除术。依据患者的病情制订个性化的治疗方案。

(1)单纯的咽部分切除术:适应证较为局限,仅适用于少数 T_1 期下咽后壁癌等,可由颈咽侧或会厌谷入路暴露肿瘤,以裂层皮片或人工组织修补创面。

(2)喉功能保留的咽部分切除术:建立在对下咽癌生物发展规律不断的渗入理解和术式选择理念上的转变。绝大多数的喉咽癌发展多有规律可循,因而对癌肿的安全切缘更有方向性。在保证切缘的情况下,喉功能区(环杓关节区)和喉软骨支架在考虑是否行喉功能保留手术时更为重要,无论 T 分期,在保证无瘤生存率的前提下进行外科根治;尽可能保留咽、喉等功能,提高患者术后生活质量。

(3)喉咽部分切除术:适用于绝大多数环后癌及部分梨状窝内侧壁 T_3 病变,肺功能差者可能无法耐受术后误吸者也可考虑该术式。不同于喉癌的全喉切除术,依据喉的解剖亚区的划分及双侧的相对独立引流,可以保留喉的前半或健侧半制作喉瓣修补咽壁缺损。

(4)全喉全下咽切除术:下咽的环周受累较为少见,但下咽的多中心病灶可造成切除后的环周缺损。晚期的下咽癌可向颈段食管侵犯,需要切除部分颈段食管,甚至全食管剥脱。

(5)上消化道的重建:保留及不保留喉功能的下咽癌切除术均涉及上消化道的重建。下咽及食管的常用修复材料有:喉气管瓣、胸大肌肌皮瓣、结肠上徒、游离空肠、胃上提、胸三角皮瓣、颈阔肌皮瓣、胸骨舌骨肌筋膜瓣、胸锁乳突肌骨膜瓣等。一般情况下,可直接讲梨状窝及下咽侧后壁残余黏膜缝合即可关闭下咽腔;若切除范围超过梨状窝扩大至颈段食管时,可考虑用胸大肌皮瓣等方法进行下咽重建;若制订手术方案时考虑需要使用喉气管瓣,可先不行气管切开以免破坏气管,影响喉气管瓣利用,并且至少需要保留一侧喉上动脉为保证喉气管瓣血供。

(6)颈淋巴结的处理:N_0的病例需要行患侧Ⅱ、Ⅲ区的择区性颈清扫,N_+的患者需行患侧的择区性或根治性颈清扫,对环后癌及下咽后壁癌还需探查气管旁及咽后淋巴结。

(7)术后并发症的预防与处理:手术常见并发症是咽瘘、吞咽困难及吞咽呛咳。咽瘘是术后最常见和棘手的并发症,术中关闭下咽时,使黏膜外无死腔,并能防止咽腔运动时黏膜撕脱,形成咽瘘;下咽关闭后,尽量减小死腔,同时放置有效的负压引流。颈清扫术后,颈动脉容易内移,可用胸锁乳突肌将颈动脉包裹缝合,使之与下咽吻合口隔离。吞咽困难也是经常出现的并发症,咽食管吻合口狭窄是造成吞咽困难较常见的原因。为此,咽食管黏膜吻合时应尽量扩大吻合面呈斜形,以减少因瘢痕增生导致的狭窄。术中应尽量扩大吻合口,以期使食物顺利通过咽腔。若出现吻合口狭窄,轻者可通过食管镜扩张得到改善,重者需再行手术整复。吞咽呛咳发生于患者术后试行经口进食时,严重的呛咳可导致吸入性肺炎等,影响患者进一步治疗。避免吞咽呛咳的关键在于术中咽腔重建的技巧;术后积极鼓励患者吞咽训练。

2. 放化治疗 喉咽癌对常规放疗不敏感。肿瘤早期放疗及术后放疗效果较好,并且要考虑其放射敏感性,对于绝大部分病例作为手术的辅助治疗方式,病理诊断为低分化癌或未分化癌患者均行放疗。

(陈 雄)

思考题

1. 简述鼻咽纤维血管瘤 MRI 表现及其影像学分期价值。
2. 简述咽部脊索瘤发病机制及其并发症。
3. 扁桃体为什么是淋巴瘤好发部位?
4. 简述下咽癌临床表现。
5. 简述鼻咽癌放疗常见不良反应及处理。

第十一章
阻塞性睡眠呼吸暂停低通气综合征

目前普遍认为阻塞性睡眠呼吸暂停低通气综合征(obstructive sleep apnea hypopnea syndrome, OSAHS)极易并发各种心、脑血管疾病,甚至引起猝死。由于其导致患者嗜睡、注意力不集中等,因此也是道路交通事故和生产安全事故频发的重要原因。本病不仅严重影响患者的生活质量和工作效率,由于睡眠中反复呼吸紊乱导致大脑皮层的觉醒和觉醒反应,正常睡眠结构和节律被破坏,睡眠效率明显降低,白天出现嗜睡,记忆力下降,继而出现认知功能受损,行为异常。睡眠呼吸紊乱造成慢性间歇性缺氧以及二氧化碳潴留,交感神经兴奋性升高,全身炎症反应以及氧化应激反应增强,抗氧化能力不足,严重者可导致代谢紊乱、胰岛素抵抗、2型糖尿病以及心脑血管疾病。其作为多种心、脑血管疾病、内分泌系统疾病及咽喉部疾病的源头性疾病,已日益受到重视。

一、概述

OSAHS是指患者在睡眠过程中,由于上气道解剖性狭窄或其他各种原因导致其完全或部分塌陷,反复出现呼吸暂停(apnea)和低通气(hypopnea)。临床上可表现为打鼾,且鼾声不规律,患者自觉憋气,甚至反复被憋醒,常伴有夜尿增多,晨起头痛、头晕和口咽干燥等一系列综合征。

呼吸暂停低通气指数(apnea hypopnea index,AHI)是指平均每小时睡眠中呼吸暂停和低通气的次数。

呼吸暂停(apnea)是指睡眠过程中呼吸气流消失 ≥ 10s。呼吸暂停又可分为中枢性、阻塞性和混合性呼吸暂停。中枢性呼吸暂停是指无呼吸驱动的呼吸停止,呼吸暂停发生时口鼻无气流,同时中枢呼吸驱动消失,胸腹呼吸运动停止;阻塞性呼吸暂停是指呼吸暂停发生口鼻气流消失,但胸腹的呼吸运动仍然存在;混合性呼吸暂停是指一次呼吸暂停过程中开始时表现为中枢性呼吸暂停,继而表现为阻塞性呼吸暂停。

低通气(hypopnea)也称通气不足,是指睡眠过程中呼吸气流未完全消失,呼吸气流幅度较基础水平降低 ≥ 30%,并伴有动脉血氧饱和度下降。

微觉醒(arousal)是指睡眠中的短暂觉醒,患者无主观觉醒体验,仅突发脑电频率变化,持续3s以上,并且此前至少有10s的稳定睡眠,其频繁的发生可干扰正常的睡眠结构。

流行病学调查显示,OSAHS发病率极高,国内成人为3.5%~4.81%,但可能被严重低估,OSAHS可发生在任何年龄段,肥胖是其易感人群。

二、病因与发病机制

OSAHS发病机制复杂,是一种多致病因素的疾病,上气道解剖性狭窄是主要病因,另外包括非解剖性因素(或功能性因素)、遗传性因素及其他因素。

(一)病因

1. 解剖性因素 上气道任何部位的解剖性狭窄均会导致OSAHS的发生,多数OSAHS患者存在多平面阻塞。

(1)鼻腔及鼻窦:各种鼻腔及鼻窦疾病可导致鼻阻力增加,是引起OSAHS的独立危险因素之一,包括鼻瓣区狭窄、肥厚性鼻炎、鼻中隔偏曲、鼻甲息肉样变、变应性鼻炎、鼻窦炎、鼻息肉以及鼻腔鼻窦良恶性肿瘤等。鼻阻力的增加是OSAHS的病因之一,但是,以鼻阻塞为独立病因的OSAHS临床上并非多见。

(2)鼻咽及口咽:鼻咽及口咽平面是OSAHS患者最常见的阻塞平面,儿童OSAHS多见于位于鼻咽部的腺样体肥大,口咽平面的软腭及扁桃体是导致咽腔狭窄的关键部位,也是成人OSAHS最常见的阻塞病因之一。软腭肥厚低垂、悬雍垂过长、扁桃体肥大、鼻咽及口咽良恶性肿瘤、咽侧肥厚水肿等均是导致咽腔狭窄的直接原因。

(3)舌及舌后区:舌源性阻塞也是OSAHS比较常见的病因之一,包括舌体肥厚和舌后区占位。舌体大小按照腭舌平面分级(Friedman分级)方法,在患者放松、张口、不伸舌、不适用压舌板,使舌体处于口腔中线位自然状态,观察软腭和舌体的相对位置,可分位以下四度,Ⅰ度:舌体低平,可窥及咽后壁、完整的悬雍垂、扁桃体和咽侧壁;Ⅱ度:舌体隆起,可窥及完整的悬雍垂、部分扁桃体、咽侧壁;Ⅲ度:舌体肥厚,只能见到一部分软腭,悬雍垂根部、腭舌弓、扁桃体见不到;Ⅳ度:舌体明显肥厚,仅窥及硬腭。其中Ⅲ度及以上舌体导致的舌源性阻塞可显著加重OSAHS严重程度。舌扁桃体肥大是最常见的舌源性阻塞病因,其他包括舌或舌根淋巴瘤、血管瘤、异位甲状腺、巨大甲舌囊肿及巨大会厌囊肿等。

(4)声门区及颈段气管:声门区占位病变及颈段气管狭窄可导致OSAHS的发生,常见病因包括喉气管良恶性肿瘤、淀粉样变或外伤性狭窄等,喉软骨软化症是儿童OSAHS的发病原因之一。

(5)骨性气道狭窄:颌面部骨性结构和形态异常与OSAHS发病密切相关,上颌骨和/或下颌骨的发育不足或抑制都会导致不同程度的OSAHS发生,如颅中面发育不足、小颌畸形(下颌后缩)会导致严重的OSAHS,这种结构和形态异常可能存在遗传倾向,也可能是后天导致,婴幼儿时期由于鼻-鼻窦疾病、腺样体扁桃体肥大等问题的存在而导致OSAHS,继而影响上下颌骨的发育,最终出现所谓的"腺样体面容"。

2. 功能性因素　功能性因素是OSAHS致病的主要原因之一,尤其对于偏瘦的OSAHS患者,上呼吸道扩张肌的代偿功能下降,入睡后难以代偿结构负荷和气道负压,导致气道塌陷;呼吸中枢调控异常,呼吸控制不稳定,觉醒阈值降低,加重通气控制不稳定性,导致呼吸暂停的反复发生,表现为睡眠中呼吸驱动力降低及对高CO_2、高H^+及低O_2的反应阈提高,此功能异常为原发,也可继发于长期睡眠呼吸暂停而导致的睡眠低氧血症。

3. 遗传性因素

(1)肥胖:通常$BMI \geqslant 30kg/m^2$定义为肥胖,肥胖与OSAHS的发生发展密切相关,可以导致严重的OSAHS和肥胖低通气综合征(obesity hypoventilation syndrome,OHS)。颈部皮下和咽侧脂肪沉积是导致上气道狭窄的主要原因之一,另外,内脏脂肪的占比增加更是改变OSAHS严重程度的关键。

(2)先天性疾病:诸多先天性遗传疾病可以增加上气道的解剖性狭窄程度,从而导致严重OSAHS的发生。常见的OSAHS相关先天性疾病有唐氏综合征、黏多糖病、巨舌症、神经肌肉障碍以及一些颅颌面综合征有关的疾病。

另外,OSAHS的发病易感性还具有种族差异性,如加勒比海地区人口的OSAHS发病率高。

4. 其他因素　长期饮酒、使用镇静剂可以使中枢和上气道肌肉张力受到抑制,从而导致睡眠呼吸暂停的发生。另外,一些内分泌疾病可导致OSAHS的发生,如:约25%的甲状腺功能减退患者可表现为舌体增大,悬雍垂、软腭及舌根松弛,从而导致气道阻塞;17%~60%的肢端肥大症患者合并OSAHS发生,并可能伴随中枢性呼吸暂停的发生;糖尿病患者可能继发的血管神经病变损害呼吸中枢和呼吸肌功能导致睡眠呼吸暂停的发生;睡眠呼吸障碍是库欣综合征患者的主要伴随症状之一。

(二)发病机制

OSAHS 发病机制复杂,研究者们仍在不断探索之中。

1. 上气道解剖结构 气道塌陷与扩张情况决定了上气道的通畅程度,咽腔的大小在于咽肌,取决于咽腔开放压及关闭压的平衡,即上气道软组织的临界压(critical pressure,Pcrit),上气道开放软组织愈松弛,临界压愈大,咽腔关闭压大于开放压,上气道更易塌陷。Pcrit 客观反映上气道抵御周围组织所给予的塌陷力的能力,并可作为 OSAHS 患者上气道解剖因素的定量指标。正常人 $Pcrit<-8cmH_2O$,OSAHS 患者具有较高 Pcrit 值(负值较小,甚至为正值)。影响 PCRIT 量值变化因素包括颈部皮下上气道周围脂肪组织的堆积程度、上气道的长度、咽腔侧壁厚度以及舌体大小等方面,是 OSAHS 严重程度的关键影响因素。

2. 睡眠通气控制的稳定性 睡眠时的呼吸控制是一个复杂的生理过程,不同于清醒时的呼吸控制,通过神经生理控制和机械效应作用之间复杂的相互作用来调节的。非自主节律性呼吸肌接受中枢控制,颈/主动脉化学感受器和压力感受器的化学信号(PaO_2 和 $PaCO_2$)、迷走传入神经元的机械信号(肺的拉伸、压缩和阻塞)以及行为信号(觉醒刺激)会作用在呼吸中枢,对呼吸节律起到调节作用。睡眠中,传入到上气道扩张肌的中枢呼吸信号减少,反射性括约肌活性及颏舌肌和腭部张力也下降,仰卧位时,咽腔侧壁张力也出现下降。OSAHS 患者睡眠中气道塌陷、气流受限或终止的风险增加,呼吸紊乱发生时,PaO_2 下降、$PaCO_2$ 上升,然后呼吸事件以微觉醒结束,此时的呼吸驱动是由一种反馈环路控制的,即由化学驱动和对微觉醒的反应完成的,呼吸紊乱后,呼吸往往不能达到预期水平,此时化学控制系统即环路增益(loop gain)决定了化学驱动的增加。另外,呼吸驱动还取决于对微觉醒的反应,能导致微觉醒发生的最小通气驱动每分通气量即为觉醒阈值(arousal threshold),较低的觉醒阈值是 OSAHS 患者的共性特征。

3. 神经肌肉的反应性 上气道扩张肌对于维持睡眠中气道的通畅性至关重要,包括颏舌肌、腭咽肌、腭舌肌、腭帆张肌和腭帆提肌,其肌张力活性以及神经肌肉的反应性不足也是导致 OSAHS 的原因之一。上气道肌肉反应能力也称为上气道增益(the upper airway gain,UAG),代表为了响应通气驱动增加关闭/开放上气道的能力,较弱的上气道神经肌肉反应性是 OSAHS 患者共性表型特征。

4. 肺容量 肺功能改变与 OSAHS 密切相关,肥胖和慢性阻塞性肺病患者肺容量指标降低,尤其是功能残气量(functional residual capacity,FRC)和补呼气量(expiratory reserve volume,ERV),肺顺应性下降,从而加重气流受限和气道塌陷的风险,最终导致睡眠呼吸暂停或者低通气的发生。

三、病理生理

OSAHS 患者由于睡眠中呼吸紊乱及微觉醒反复发生,导致间歇性缺氧、高碳酸血症和睡眠结构紊乱(睡眠片段化),继而引起系列病理生理影响,严重 OSAHS 患者可发生全身多器官、多系统病损,甚至危及生命。

(一)神经系统疾病及精神疾病

OSAHS 可导致神经和认知方向不同程度病理生理影响,如脑血管疾病、卒中、白天嗜睡、神经行为改变、认知和记忆障碍、焦虑抑郁和情感障碍等。

(二)循环系统影响

OSAHS 是高血压患者的独立危险因素,尤其是顽固性高血压,这种关系更为密切。低氧可导致儿茶酚胺分泌增高,导致高血压形成,还可导致心律失常、促红细胞生成素升高、红细胞升高、血小板活性升高、纤溶活性下降,从而诱发冠心脏病和心力衰竭。

(三)呼吸系统影响

OSAHS 相关的低氧血症本身可以导致肺动脉压力升高,肾上腺髓质素、内皮素 -1 等可能参与了OSAHS 肺动脉高压的发生发展过程。

（四）消化系统影响

睡眠呼吸暂停发生可导致胸腔负压形成，类似于"虹吸现象"，使胃内容物反流进入食管或咽喉部，引起胃食管反流（gastroesophageal reflux，GER），OSAHS 合并 GER 发病率可达 70%，是 GER 发病的高危因素，同时也是肝脏损害、缺血性肝炎的危险因素之一。

（五）泌尿生殖系统影响

低氧可导致肾小球滤过率增加，导致夜尿增加，也可导致男性勃起功能障碍。

（六）内分泌系统影响

OSAHS 患者大多合并不同程度的高血压、高脂血症、肥胖、糖尿病等复杂的代谢紊乱综合征，即代谢综合征（metabolic syndrome，MS）。

四、临床表现

1. **白天嗜睡或疲劳**　最常见的症状，轻者表现为日间工作或学习时间困倦、嗜睡，严重者可导致生产安全事故和交通事故的发生。

2. **打鼾**　入睡打鼾是 OSAHS 患者的主要症状，特点是鼾声不规则，此起彼伏，抑扬顿挫，每一次的鼾声停止都伴随一次更响亮的鼾声出现，每次呼吸终止持续 10s 以上，称为呼吸暂停。呼吸暂停多伴随喘气、憋醒，甚至出现明显的胸腹矛盾运动。

3. **憋醒**　呼吸暂停后忽然憋醒，常伴有翻身，四肢不自主运动甚至抽搐，或忽然坐起，感觉心慌、胸闷或心前区不适。

4. **口干或咽喉痛**　OSAHS 患者常常出现口呼吸，吸入的空气部分或完全不经过鼻腔黏膜纤毛的加温、加湿、过滤等生理功能的处理，而直接到达咽喉进入到下呼吸道，从而导致舌干口燥症状，同时，也会引起咽喉部的炎症迁延不愈，最终导致咽喉部疼痛症状。

5. **晨起头痛**　常在清晨或夜间出现，隐痛多见，不剧烈，可持续 1~2h，有时需服止痛药才能缓解，与血压升高、颅内压及脑血流的变化有关。

6. **注意力不集中、健忘、抑郁或者偏执**　OSAHS 会引起精神行为异常症状，注意力不集中、精细操作能力下降、记忆力和判断力下降，甚至出现烦躁、易激动、焦虑等，家庭和社会生活均受一定影响，由于与家庭成员和朋友情感逐渐疏远，可能出现抑郁症或者偏执。严重者不能胜任工作，老年人可表现为痴呆。夜间低氧血症对大脑的损害以及睡眠结构的改变，尤其是深睡眠时相减少是主要的原因。

7. **夜间盗汗**　OSAHS 患者比较常见的症状，出汗较多，以颈部、上胸部明显。

8. **睡眠行为异常**　睡眠不安，翻来覆去，严重者表现为恐惧、惊叫、呓语、夜游、幻听等。

9. **性功能障碍或性欲低下**　男性 OSAHS 患者表现为勃起功能障碍、阳痿；10% 的患者表现为性欲下降。

10. **赖床**　表现为早上起床困难，感觉疲劳没休息好。

11. **夜尿**　OSAHS 可导致肾功能损害，出现尿蛋白，夜间小便次数增多，个别出现遗尿。

12. **高血压**　OSAHS 是顽固性高血压的主要病因，其特点是正常昼夜血压"杓型"模式消失，而出现"反杓型"改变。

13. **胃食管反流**　常表现为慢性咳嗽、咽喉异物感、声嘶症状，甚至伴随烧心和反酸。

五、辅助检查

1. **整夜多导睡眠监测（polysomnography，PSG）**　是诊断 OSAHS 的金标准。PSG 可以客观评价患者睡眠质量，发现睡眠相关的疾病，还可以对睡眠呼吸紊乱进行分型、分级，发现部分患者睡眠障碍的病因，其监测指标具体包括以下几个项目。

（1）脑电图：是 PSG 的重要指标，用于判断患者睡眠状态、睡眠时相，了解患者睡眠结构并计算患者的睡眠有效率和呼吸暂停低通气指数。

（2）眼动电图和下颌肌电图：辅助判断睡眠状态、睡眠结构并计算睡眠有效率，即总睡眠时间与总监测记录时间的比值。

（3）心电图：监测睡眠过程中心脏节律和心率的情况。

（4）口鼻气流：检测睡眠过程中呼吸状态的指标，以了解有无呼吸暂停和低通气。

（5）血氧饱和度监测（SaO$_2$）：监测患者睡眠中血氧变化，了解患者夜间的血氧水平和变化，主要用经皮脉搏血氧饱和度来进行检测。

（6）胸腹呼吸运动：监测呼吸暂停时，有无呼吸运动存在，据此判定呼吸暂停的性质，以区分阻塞性、中枢性和混合型呼吸暂停。

（7）体位：测定患者睡眠过程中的体位，同于了解体位与呼吸暂停低通气发生的关系，一般情况下，患者在仰卧位时呼吸暂停低通气发生的频率和程度较重。

（8）胫前肌电图：用于鉴别不宁腿综合征，该综合征患者夜间睡眠过程中发生反复规律性腿动，可引起睡眠的反复觉醒，睡眠结构紊乱，导致白天嗜睡。

2. 血液检查与动脉血气分析　常规血液检查是 OSAHS 患者必做项目，尤其对病程长、低氧血症严重者，需重点关注血红细胞计数和血红蛋白浓度。对于合并多种基础疾病的严重 OSAHS 患者还需进行动脉血气分析以及相关特殊的生化指标：动脉血 pH、血氧分压、血二氧化碳分压、心肌酶谱以及 C 反应蛋白（CRP）等。

3. 影像学检查　胸部 X 线检查是 OSAHS 患者治疗前的常规项目，并发肺动脉高压、高血压、冠心病时，可有心影增大，肺动脉段突出等相应症状。OSAHS 患者使用呼吸机治疗前需排除肺大疱。

4. 阻塞平面定位检查

（1）Muller's 试验或模拟打鼾试验：清醒状态下观察上气道的基本结构，尤其准确评估软腭平面的阻塞程度。Muller's 试验检测方法为嘱患者闭口，捏鼻做深吸气，同时使用纤维鼻咽喉镜观察咽腔塌陷情况。

（2）上气道 CT/MRI 三维重建：准确评估 OSAHS 患者清醒状态下上气道最狭窄的平面，也可以进行动态评估。

（3）食管测压（Pes）：睡眠中实时监测 OSAHS 患者呼吸紊乱发生时气道压力的变化情况，继而精确判断阻塞部位，是 OSAHS 阻塞平面定位诊断的金标准。

（4）药物诱导睡眠内镜检查（drug induced sleep endoscope，DISE）：通过药物来诱导 OSAHS 患者的睡眠状态，实时观测上气道的形态变化，确定阻塞平面。

5. 心电图　有高血压、冠心病时，心电图出现心室肥厚、心肌缺血或心律失常等表现。

6. 肺功能检查　病情严重有肺心病、呼吸衰竭时，有不同程度的通气功能障碍。

六、诊断与鉴别诊断

（一）诊断

根据临床表现和体征，诊断 OSAHS 并不困难，确诊并了解病情的严重程度和类型，则需进行相应的检查。

1. 临床表现和体征　根据患者睡眠时打鼾伴呼吸暂停、白天嗜睡即可得出初步诊断，对于身体肥胖、颈围粗合并高血压或 2 型糖尿病者更应高度重视。

2. 整夜多导睡眠监测　PSG 监测是确诊 OSAHS 的金标准，并能确定其类型及病情轻重。根据 AHI 以及最低血氧饱和度（the lowest oxygen saturation，LSaO$_2$）界定 OSAHS 的严重程度。AHI（次/h）

分度：轻度 5~15；中度 15~30；重度 >30。低氧血症分度：$LSaO_2$（%）轻度 85~90；中度 80~85；重度 <80。

3. 专科检查　对确诊的 OSAHS 常规进行耳鼻咽喉及口腔专科检查，了解有无局部解剖和发育异常、增生和肿瘤等。有外科手术适应证患者可行定位判断。对部分患者可进行内分泌系统的测定。

（二）鉴别诊断

1. 单纯性鼾症　有明显的鼾声，PSG 检查不符合上气道阻力综合征诊断，无呼吸暂停和低通气，无低氧血症。

2. 上气道阻力综合征　气道阻力增加，食管测压可协助诊断。

3. 发作性睡病　白天过度嗜睡，发作时猝倒。有家族史。多次小睡潜伏期试验评估和脑脊液下丘脑分泌素检测可确诊。

七、治疗

OSAHS 发病机制复杂，治疗方法多样，个体化治疗是必然趋势。

1. 健康教育　改变不良的生活习惯，规律作息，坚持好的睡眠卫生，可提高患者的生活质量；戒除烟酒，睡前避免服用镇静药物；合理膳食，控制热量，加强锻炼，减轻体重；选择适中的枕头入睡，睡眠采取侧卧位，可防止舌后坠发生。

2. 药物治疗　OSAHS 发病机制的表型特征极其复杂，其药物治疗选择必须体现靶向性，从而达到精准医疗的需要，如增加通气驱动、增加肌肉张力、减少快动眼睡眠、增加觉醒阈值、增加上气道截面积或降低气道表面张力、原发病治疗的药物等。

3. 器械干预治疗　持续正压通气治疗（continuos positive airway pressure，CPAP）是目前应用最广泛且有效的 OSAHS 患者一线治疗方法，良好的依从性、精确的压力滴定以及准确的治疗模式选择是 CPAP 治疗成功的保证，为了提高其治疗的依从性，除设备本身（面罩的选择、设备的性能）等因素外，医务人员与患者之间细致有效的沟通以及规范化的疾病诊疗流程至关重要。对于有适应证的轻中度 OSAHS 患者，口腔矫治器（oral appliance，OA）也是一种不错的治疗选择，其他器械干预方法包括：针对体位的方法（如：龟背法等）、口腔压力治疗（oral appliance，OPT）、呼气正压装置（positive expiratory pressure，PEP）、持续气道外负压治疗（continuous negative external pressure，CNEP）等手段，对于这些方法，临床应用需严格掌握适应证。

4. 外科治疗　OSAHS 外科治疗的目的是解除上气道解剖性狭窄，由于上气道解剖特点个体差异性极大，因此，针对其解剖结构的外科手术同样体现个体化趋势，多平面阻塞的 OSAHS 患者选择外科手术治疗时，需考虑多平面联合手术方案。对于拒绝 CPAP 治疗或者 CPAP 治疗失败的 OSAHS 患者，在无手术禁忌证的情况下，可以选择外科治疗方法。另外，也可以将外科手术作为提高 OSAHS 患者 CPAP 治疗依从性的前置性治疗措施。

（1）软性气道的重建手术：包括鼻腔、鼻咽、口咽、下咽的外科手术，如鼻外科手术（鼻中隔矫正术、下鼻甲消融术、鼻息肉、鼻窦炎手术等）、鼻瓣外科手术、鼻咽手术（腺样体及成人鼻咽肿物的切除）、腭咽手术（扁桃体切除术、悬雍垂腭咽成形术、软腭打孔消融术等）、下咽及舌及舌后区手术（舌体部分切除术、舌扁桃体切除术、舌体及舌根打孔消融术、会厌囊肿切除术，会厌部分切除术、舌 / 舌骨悬吊术等）等。

（2）气管造瘘术：尽管气管造瘘术是 OSAHS 治疗行之有效的方法，但是对于大多数 OSAHS 患者而言，气管造瘘术不能作为其治疗首选。

（3）减重手术：最常见的是胃旁路手术，最早属于代谢性疾病手术，适用于糖尿病的治疗，近年来，对于 BMI ≥ 35kg/m² 病态肥胖 OSAHS 患者，减重手术成为代谢紊乱和睡眠呼吸紊乱有效治疗的首选方法。

（4）植入性手术：软腭 pillar 植入能缓解 OSAHS 患者睡眠中软腭振动和塌陷而达到治疗目的；另外，植入舌下神经刺激装置，促使睡眠中 OSAHS 患者上气道扩张肌活性增加，从而达到扩大咽腔，阻止呼吸暂停发生的治疗目的。

（5）骨性气道的重建手术：对于颅颌面畸形合并骨性气道狭窄的 OSAHS 患者，可以选择骨性气道的重建手术方式。根据不同的上气道形态特征，可分别选择：双颌前徙术（maxillomandibular advancement，MMA）、颏舌肌前徙术（genioglossus advancement，GA）、牵张成骨（distraction osteogenesis，DO）等手术方式。

八、预后

OSAHS 治疗方法种类繁多，包括公认为成人 OSAHS 患者一线治疗方法的 CPAP，都不能使 OSAHS 得到彻底的根治。对于需要终身坚持的 CPAP 治疗方法，较好的治疗依从性和治疗精确性，以及长期的坚持行为是治疗成功的根本。外科手术也是 OSAHS 治疗的主流治疗方法，手术适应证的选择以及手术并发症的有效规避是临床诊疗过程中必须正视的焦点问题。

（陈　雄）

思考题

1. OSAHS 的临床表现有哪些？
2. 为什么鼻咽及口咽平面是儿童 OSAHS 患者最常见的阻塞平面？
3. OSAHS 患者的 PSG 结果严重程度的分级标准是什么？
4. OSAHS 患者主要的治疗方法有哪些？

第十二章
喉的急性炎症性疾病

喉的急性炎症性疾病是指主要局限于喉黏膜和黏膜下组织的急性炎症性疾病,与喉部特殊感染相对应。根据发病部位和年龄主要分为急性会厌炎、急性喉炎、小儿急性喉炎、急性喉气管支气管炎等。由于喉部是组成呼吸道的重要器官,喉部某些黏膜下组织较疏松,此类疾病往往发病急、进展快,如诊断不及时或处理不当,可能会引起喉阻塞甚至窒息死亡。近年来,随着基础研究的深入,纤维喉镜、电子喉镜以及动态喉镜等的广泛应用,对喉部炎性疾病的形态和功能改变有了更深的认识,使这类疾病的诊断和治疗有了较快的进展。

第一节　急性会厌炎

急性会厌炎(acute epiglottitis)又称急性声门上喉炎,常起病突然,发展迅速,容易造成喉阻塞甚至窒息死亡。成人、儿童均可患本病,全年均可发生,但冬、春季节较多见。

一、病因

(一) 感染

细菌或病毒感染是本病最常见的原因。常见的致病菌有乙型流感杆菌、葡萄球菌、链球菌、肺炎双球菌等。也可与病毒混合感染,常见的有呼吸道合胞病毒、鼻病毒和流感病毒等。身体抵抗力下降、喉部创伤以及年老体弱者容易因感染而导致本病。

(二) 变态反应

为 IgE 介导的 I 型变态反应,由于对某种变应原发生反应,引起会厌变态反应性炎症。变应原多为药物、血清、生物制品或食物。药物中以青霉素最多见,阿司匹林、碘或其他药物次之;食物中以虾、蟹或其他海鲜多见,个别人对其他食物亦有过敏。可继发细菌、病毒的感染,也可为单独发生变态反应性炎症引起会厌肿胀。变态反应性急性会厌炎发病急、进展快,常在接触变应原后 30min 至数小时内发病,也有学者将其单独立列为一种疾病,因其发生喉阻塞的机会远高于感染所引起的急性会厌炎。

(三) 其他

异物、创伤、吸入有害气体、误咽化学物质及放射线损伤等均可引起会厌黏膜的急性炎症。

二、病理

声门上区的会厌舌面与侧缘、杓会厌襞和声门下区等黏膜下结缔组织较疏松,炎症常从这些部位开始,引起会厌高度的充血肿胀,有时可增厚至正常的6~10倍。炎症逐渐延及杓状软骨或室带,严重者可向杓会厌皱襞、咽侧邻近组织及颈前软组织蔓延。因声带黏膜附着黏膜下层较紧,故黏膜下水肿常以声带为界,声门上区炎症一般不会向声门下扩展。

按病理组织学改变可分以下3型。

(一) 急性卡他型

会厌黏膜弥漫性充血、肿胀,有单核及多形核细胞浸润,由于会厌舌面黏膜下组织较松弛,故会厌舌面肿胀更明显。

(二) 急性水肿型

常发生在变态反应性炎症,黏膜病变以水肿为主。会厌肿胀明显可呈圆球形,间质水肿,炎性细胞浸润增加。此类型很容易引起喉阻塞。

(三) 急性溃疡型

本型少见,但病情发展迅速而严重,炎症常扩展到黏膜下层及腺体,引起局部黏膜发生溃疡,如损伤血管可引起出血。

三、临床表现

(一) 症状

1. **全身症状** 起病急,有畏寒发热,体温多在38~39℃,如为老人或儿童,症状更重,可表现为精神萎靡,面色苍白。

2. **局部症状** 多数患者有剧烈的咽喉痛,吞咽时疼痛加剧。因吞咽疼痛及会厌及杓状软骨处黏膜肿胀,可引起吞咽困难,严重时连唾液也难咽下。讲话语音含糊不清。会厌高度肿胀时可引起吸气性呼吸困难,甚至窒息。患者虽有上述局部症状,但声带多半未受累,故很少有声音嘶哑,表现为口含物音。

(二) 检查

患者呈急性病容,严重者可有呼吸困难。口咽部检查多无明显改变,间接喉镜检查,可见会厌明显充血、肿胀,严重时呈球形。如会厌脓肿形成,红肿黏膜表面可见黄白色脓点。由于肿胀会厌的遮盖,室带、声带等喉部结构常看不清。纤维或电子喉镜显示会厌充血,明显肿胀(图5-12-1)。

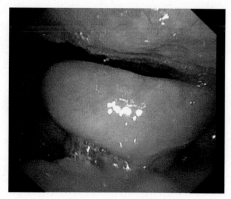

图 5-12-1 急性会厌炎

四、诊断

对主诉有剧烈咽喉疼痛,吞咽时加重,口咽部检查无明显异常的患者,一定要警惕急性会厌炎的可能,必须行间接喉镜或纤维(电子)喉镜检查。检查时发现充血、肿大的会厌即可确诊。

五、治疗

治疗原则为抗感染及保持呼吸道通畅。成人急性会厌炎较危险,可迅速发生致命性呼吸道梗阻。因此对于急性会厌炎患者应严密观察病情,特别是呼吸情况,重者应急诊收住院治疗,床旁备置气管切开包,必要时行气管切开。

(一) 抗感染及消肿

全身应用足量抗生素和糖皮质激素,如青霉素类抗生素、头孢菌素类抗生素,地塞米松等。对于变态反应引起的成人急性会厌炎患者,应积极进行抗过敏治疗,皮下注射 0.1% 肾上腺素 0.1~0.2ml,同时肌内注射或静脉滴注氢化可的松 100mg 或地塞米松 10mg。治疗中及治疗后应密切观察,如治疗 lh 后堵塞症状不减轻或水肿仍很明显,应向患者及其家属告知病情,及时行预防性气管切开术,此时不能根据梗阻性呼吸困难的程度决定是否行气管切开术。

(二) 气管切开术

如患者有明显呼吸困难,静脉使用抗生素和糖皮质激素后呼吸困难无改善者应及时进行气管切开。如来不及行气管切开术,可行紧急环甲膜切开,扩张切口,待患者病情稳定后可行常规气管切开术。

(三) 其他

如会厌脓肿形成,可在喉镜下切开排脓。进食困难者予以静脉补液等支持疗法。

第二节　急　性　喉　炎

急性喉炎(acute laryngitis)是以声门区为主的喉黏膜的急性弥漫性卡他性炎症,也称急性卡他性喉炎,是成人呼吸道常见的急性感染性疾病,好发于冬、春季节。急性喉炎可单独发生,也可继发于急性鼻炎和急性咽炎,是上呼吸道感染的一部分,或继发于急性传染病。小儿急性喉炎具有其特殊性,应给予高度关注。

一、病因

(一) 感染

为主要病因,常发生于感冒之后,先为病毒感染,后继发细菌感染。常见感染的细菌有金黄色葡萄球菌、溶血性链球菌、肺炎双球菌、卡他莫拉菌、流感杆菌等。

(二) 用声过度

用声过度也可引起急性喉炎,如说话过多,大声喊叫,剧烈久咳等。尤其常见于用嗓较多的教师、演员、售货员等。

(三) 过敏反应

特定的食物、气体或药物可引起特应性体质患者喉黏膜水肿,造成急性喉炎。

(四) 其他

喉异物、颈部和咽喉部外伤以及检查器械损伤喉黏膜也可导致急性喉炎。受凉、劳累致机体抵抗力下降时,吸入有害气体(如氯气、氨气等)、粉尘或烟酒过度等也易诱发本病。

二、临床表现

(一) 症状

急性喉炎常发生于感冒之后,故有鼻塞、流涕、咽痛等上呼吸道感染症状,并可有畏寒、发热、乏力等全身症状。局部症状有:

1. **声嘶**　为主要症状,多突然发病,开始时声音粗糙低沉,以后变为沙哑,严重者完全失声。
2. **咳嗽、咳痰**　因喉黏膜发生卡他性炎症,故可有咳嗽、咳痰,但一般不严重。伴有气管、支气管炎症时,咳嗽、咳痰会加重。

3. 喉部不适及喉痛　可有喉部不适、干燥、异物感和灼热感,喉部及气管前有轻微疼痛,发声时喉痛加重,不影响吞咽。

(二) 检查

间接喉镜、纤维或电子喉镜检查可见喉黏膜(包括声带)急性充血、肿胀,其特点是双侧对称,呈弥漫性,声带运动正常。黏膜充血肿胀常首先出现在会厌及声带,逐渐发展至室带及声门下腔,但以声带及杓会厌襞显著。严重时可见声带黏膜下出血。

三、诊断

根据病史有感冒或用声过度等诱因,急性期出现声嘶等症状,喉镜检查见喉黏膜充血水肿,尤其是声带充血,即可作出急性喉炎的诊断。

四、治疗

(一) 控制用声

尽量不讲话或少讲话,使声带休息。

(二) 雾化吸入

可用糖皮质激素超声雾化吸入,可有效减轻喉部水肿。

(三) 药物应用

如病情较重,合并细菌感染时可及早使用抗生素,及时控制炎症,充血肿胀显著者加用糖皮质激素。

(四) 对症和全身支持治疗

保证充足的睡眠和休息,调整自身状态,保持室内空气流通,多饮热水,注意保持大便通畅,禁烟、酒等。针对咳嗽、咳痰症状可选用止咳、黏液促排或化痰等药物。

第三节　小儿急性喉炎

小儿急性喉炎(acute laryngitis in children)是小儿以声门区为主的喉黏膜的急性炎症,常累及声门下区黏膜和黏膜下组织。多在冬、春季发病,好发于 6 个月 ~3 岁的儿童。发病率比成人低,临床表现与成人有不同,原因是小儿喉部黏膜下组织较疏松,炎症时容易发生肿胀,小儿的喉腔和声门又较小,因此小儿急性喉炎时容易发生喉阻塞,引起呼吸困难。小儿咳嗽力量不强,下呼吸道和喉部的分泌物不易咳出,因此小儿急性喉炎病情常比成人重,如诊断治疗不及时会危及生命。

一、病因

常继发于上呼吸道感染,如普通感冒,也可继发于某些急性传染病,如流行性感冒、麻疹、百日咳等。大多数由病毒引起,常见的有副流感病毒、腺病毒、流感病毒、麻疹病毒等。后期可继发细菌感染,感染的细菌多为金黄色葡萄球菌、乙型链球菌、肺炎双球菌等。小儿营养不良、抵抗力低下、变应性体质、牙齿拥挤重叠,以及上呼吸道慢性病,如慢性扁桃体炎、腺样体肥大、慢性鼻炎、慢性鼻窦炎,极易诱发喉炎。

二、临床表现

(一) 症状

起病较急,主要症状为声嘶、犬吠样咳嗽、吸气性喉喘鸣和吸气性呼吸困难。因常继发于上呼吸道感染或某些急性传染病,故还伴有上述疾病的症状及一些全身症状,如发热、全身不适、乏力等。

早期以喉痉挛为主,声嘶多不严重,随着病情加重,声嘶也逐渐加重。如炎症向声门下发展,可出现犬吠样咳嗽。声门下黏膜水肿加重,可出现吸气性喉喘鸣。严重时出现吸气性呼吸困难,患儿鼻翼扇动,吸气时有锁骨上窝、肋间隙、胸骨上窝及上腹部显著凹陷,面色发绀或烦躁不安,呼吸变慢,晚期则呼吸浅快。如治疗不及时,可出现发绀、出汗、面色苍白、呼吸无力,甚至呼吸循环衰竭,昏迷,抽搐,死亡。

(二) 检查

患儿通常不能配合间接喉镜检查,因此在实际临床工作中很少对小儿行间接喉镜检查。对于较小的婴幼儿可选择直接喉镜检查,如有条件可行小儿纤维或电子喉镜检查,喉镜检查时应特别慎重,避免患儿剧烈挣扎引起喉痉挛,症状较重者需等病情改善后再行检查。喉镜下可见喉部黏膜充血、肿胀,声带由白色变为粉红色或红色,有时可见黏脓性分泌物附着,声门下黏膜因肿胀而向中间隆起。

三、诊断及鉴别诊断

(一) 诊断

由于本病起病急,诊断治疗不及时会危及患儿生命,因此在临床上遇到小儿有声嘶,犬吠样咳嗽应立即考虑本病可能,如出现吸气性喉喘鸣和吸气性呼吸困难即可作出诊断。如能配合喉镜检查,可进一步明确患儿声带、声门下情况,有利于判断炎症和水肿程度。

(二) 鉴别诊断

1. 气管、支气管异物　本病多有异物吸入史,在异物吸入后立即有剧烈呛咳、呼吸困难、发绀等症状。胸部听诊、胸部 X 线或 CT 检查及支气管镜检查有助于这两种疾病的鉴别。

2. 喉白喉　白喉现已少见,但遇小儿有急性喉炎临床表现,咽部或喉部检查见灰白色假膜时,应注意和喉白喉鉴别,后者可在假膜的涂片和培养中找到白喉杆菌。

3. 喉痉挛　本病起病急,有吸气性喉喘鸣、吸气性呼吸困难,但无声嘶和犬吠样咳嗽。喉痉挛发作时间短,一旦喉痉挛解除,患儿即恢复正常。

4. 先天性喉部疾病　本病临床少见,患儿多在出生后即有喘息、感染后加重的表现。喉镜和喉部影像学检查可了解有无先天性喉部疾病。

四、治疗

本病可危及患儿生命,故一旦诊断为小儿急性喉炎应立即采取有效措施解除患儿呼吸困难。

(一) 药物治疗

及早使用有效、足量抗生素控制感染,同时使用糖皮质激素减轻和消除喉黏膜的肿胀。抗生素可选用青霉素类和头孢菌素类。根据病情,采用口服泼尼松、肌内注射或静脉滴注糖皮质激素如地塞米松等药物治疗。

（二）对症治疗

雾化吸入、吸氧、解痉及化痰治疗。声门下有干痂或痰液黏稠的患儿应增加雾化吸入的次数，以利于痰液排出。

（三）支持疗法

注意补充液体，维持水电解质平衡。使患儿安静，避免哭闹，减少体力消耗，减轻呼吸困难。

（四）气管切开

如有重度喉阻塞，药物治疗无好转，则应及时行气管切开术。

第四节　急性喉气管支气管炎

急性喉气管支气管炎（acute laryngotracheobronchitis）是喉、气管、支气管黏膜的急性弥漫性炎症，2岁以下的儿童多见，冬季发病率高。

一、病因

冬季气温较低，易发生呼吸道感染，小儿的呼吸道狭小，免疫功能低下，加上咳嗽功能不强，故更容易发生本病。

二、病理

喉、气管、支气管的黏膜呈弥漫性充血，黏脓性分泌物增多，而且稠厚。严重者可有黏膜上皮坏死及纤维蛋白渗出，形成假膜或干痂。这些黏稠分泌物、假膜及干痂如堵塞支气管就会引起堵塞部位以下的肺气肿、肺不张。

三、临床表现

为急性喉炎的临床表现加上气管及支气管炎的临床表现，但全身症状更重，患儿常有高热、精神萎靡，皮肤苍白、脉搏细速等全身中毒症状。由于上、下呼吸道均有炎症，所以吸气、呼气均有困难。

胸部听诊，两肺可有干湿音，胸部X线检查可有肺纹理增粗、肺气肿及肺不张的表现。

四、诊断

主要依据病史和临床表现，患儿同时有急性喉炎和气管、支气管炎的临床表现。

五、治疗

（一）气管切开

如有喉阻塞症状，下呼吸道分泌物不易咳出时应及早作气管切开，以解除喉阻塞，有利于下呼吸道黏稠分泌物的吸出。气管切开术后，定时在气管内滴入含有抗生素、糜蛋白酶的溶液，以利于黏稠分泌物咳出及吸出。如下呼吸道内有痂皮及假膜不能吸出时应及时做支气管镜。

（二）药物治疗

使用足量抗生素控制感染，及早应用糖皮质激素，以消除喉黏膜的水肿和整个呼吸道的炎症。

（三）支持疗法

保证给予足量的营养和维持水、电解质平衡，保护心脏功能，病室内保持适当的温度（22~24℃），湿度（相对湿度90%），还应采用超声雾化吸入或蒸汽吸入，以利于呼吸道分泌物咳出和炎症的消退。

（龙小博）

思考题

1. 如何早期诊断急性会厌炎？
2. 简述成人和小儿急性喉炎的临床表现差异及原因。
3. 简述急性喉气管支气管炎和急性喉炎在临床表现、诊断及治疗上的异同点。

第十三章
喉慢性非特异性炎症

喉慢性非特异性炎症为喉的常见病,包括慢性喉炎、喉息肉、声带小结和喉关节病等。慢性喉炎又分为慢性单纯性、慢性萎缩性和慢性肥厚性喉炎。近年来,新技术、新进展为喉的慢性非特异性炎症疾病的诊断和鉴别诊断提供了良好的手段,如喉内高频超声不仅能测试声带囊肿的大小,而且能准确评估喉肿瘤的部位、大小及浸润范围,从而可更有效地治疗。

第一节　慢　性　喉　炎

慢性喉炎(chronic laryngitis)是喉部黏膜的慢性非特异性炎症,是常见的喉科疾病之一,主要表现为双侧声带黏膜炎性病变。

一、慢性单纯性喉炎

慢性单纯性喉炎(chronic simple laryngitis)是一种主要发生在喉黏膜的慢性非特异性炎性病变,可累及黏下组织,临床常见,多发于成人。

（一）病因

慢性单纯性喉炎的确切病因不明,可能与以下因素有关:

1. **用声过度**　本病多见于长期用嗓的人员,如教师、销售人员。

2. **长期吸入有害气体或粉尘**　如长期吸烟、长期在粉尘环境中工作的人员。

3. **鼻腔、鼻窦或咽部慢性炎症**　这些部位的炎症可直接向喉部蔓延;可因鼻阻塞时用口呼吸,外界空气未经鼻腔处理直接刺激喉部黏膜。

4. 急性喉炎反复发作或迁延不愈。

5. **下呼吸道慢性炎症**　长期咳嗽及脓性分泌物刺激喉部黏膜。

6. **胃食管反流及幽门螺杆菌感染**　胃食管反流是慢性喉炎的基本病因。幽门螺杆菌的逆行性感染可能与喉炎的发生有关,而且经质子泵抑制剂和抗生素治疗有效。

7. **全身性疾病**　如糖尿病、肝硬化、心脏病、肾炎、风湿病、内分泌紊乱等使全身抵抗力下降或影响喉部。

（二）病理

喉黏膜血管扩张,炎症细胞浸润,黏膜下可发生血液积聚。上皮及固有层水肿及以单核细胞为主的炎性渗出,继而黏膜肥厚、腺体肥大。多数患者喉内肌也呈慢性炎症。黏液腺受刺激后,分泌物增加,有较稠厚的黏痰。

（三）临床表现

1. 声音嘶哑　是主要症状。初为间歇性，逐渐加重成为持续性，如累及环杓关节，则在晨起或声带休息较久后声嘶反而显著，但失声者甚少。

2. 喉部不适　喉部微痛及紧缩感、异物感等，常需干咳以缓解喉部不适。

3. 分泌物　有的患者喉部分泌物增加，形成黏痰，讲话时感费力，需咳出后讲话才感轻松。

（四）检查

喉镜检查所见：喉黏膜弥漫充血，有时有轻度肿胀，声带由白色变粉红色，边缘变钝。声带表面有时可见黏痰，并在两侧声带缘之间形成黏液丝。

（五）诊断

根据有长期声嘶的病史，结合喉镜检查所见，通常不难作出诊断。但引起声嘶的喉部疾病较多，应注意鉴别（表 5-13-1）。

表 5-13-1　声嘶的鉴别诊断要点

病名	症状与病史特点	体征与辅助检查
急性喉炎	起病较急，常有感冒或讲话过多引起声嘶的病史	喉黏膜、声带弥漫性充血、肿胀，常附有黏痰
成人与小儿急性喉炎、急性喉气管支气管炎	起病急，发热，声嘶、"空、空"样咳嗽、呼吸困难	可有喉阻塞临床表现，肺部呼吸音粗糙，有啰音
喉异物	有异物吸入史，声嘶，剧咳，呼吸困难	颈侧位 X 线片，喉镜检查可见异物
喉白喉	起病较缓，发热不高，常有脸色苍白，精神萎靡等全身中毒症状	咽、喉部黏膜表面有灰白色假膜，分泌物涂片、培养找到白喉杆菌
慢性喉炎	起病缓慢，声嘶初为间歇性，后呈持续性，有黏痰	声带慢性充血、肥厚或萎缩，有时闭合不全
声带小结	持续性声嘶	双侧声带前、中 1/3 交界处有对称的小突起
声带息肉	持续性声嘶	声带边缘有淡红色、表面光滑息肉样组织，多为单侧性
癔症性失声	突然失声，但咳嗽、哭笑声仍正常	声带的形态、色泽并无异常，发"已"声时不能向中线合拢
喉外伤	有外伤史。轻者仅有喉痛、声嘶、咯血，重者有呼吸困难、皮下气肿、吞咽困难及休克	早期喉黏膜充血肿胀、喉腔变形，后期狭窄、声带运动障碍
喉返神经麻痹	单侧：声嘶；双侧：主要是吸气性呼吸困难	分别为单侧声带运动麻痹和双侧声带运动麻痹
喉结核	低热、咳嗽、咽喉疼痛、声嘶无力	喉黏膜苍白水肿，有边缘不整齐的浅溃疡，X 线肺部检查有结核灶
喉梅毒	声嘶，重者有呼吸困难	喉黏膜暗红色、边缘锐利的溃疡，有会厌缺损和瘢痕收缩，血清学反应阳性
喉乳头状瘤	病程缓慢，声嘶逐渐加重	可见灰白色乳头样肿瘤，常见于声带或室带处
喉癌	进行性声嘶、喉痛、血痰，有时引起呼吸困难	菜花样或结节状肿物，多发生于声带、室带或会厌处，有时声带固定，可有转移性颈淋巴结肿大

（六）治疗

1. 去除病因　如避免长时间过度用声,戒除烟酒,改善工作环境,在粉尘环境中做业者应加强防护。积极治疗鼻腔鼻窦的慢性炎症,解除鼻阻塞,控制咽部及下呼吸道的感染。

2. 雾化吸入　可将药液放在雾化器中,接上氧气或空气泵使药液雾化。也可用超声雾化器使药液雾化,让患者吸入雾化药液。

3. 中成药　可选用黄氏响声丸、清音丸、喉片等。

（七）预防

1. 锻炼身体,增强体质,提高对外界气候的适应能力。

2. 积极治疗全身疾病。

3. 注意休息,当喉黏膜发生炎性反应后,应严格禁声,避免演变为慢性。

二、慢性萎缩性喉炎

萎缩性喉炎(atrophic laryngitis)又称干性喉炎或臭喉症(ozena of the larynx),因喉黏膜及黏液腺萎缩,分泌减少所致。中老年女性多见,经常暴露于多粉尘空气中者更为严重。

（一）病因

分为原发性和继发性两种。原发性者病因不明,可能与内分泌紊乱、自主神经功能失调、维生素及微量元素缺乏或不平衡有关,可因各种原因导致黏膜及黏膜下组织营养障碍、分泌减少。继发性者多为萎缩性鼻炎、萎缩性咽炎、咽喉部放疗及长期喉部炎症引起,也可为 Sjogren 综合征的一部分。

（二）病理

喉黏膜及黏膜下层纤维变性,黏膜上皮化生,柱状纤毛上皮渐变为复层鳞状上皮,腺体萎缩,分泌减少,加之喉黏膜已无纤毛活动,故分泌液停滞于喉部,经呼吸蒸发,可变为脓痂。除去痂皮后可见深红色黏膜,失去固有光泽。可有浅表的糜烂或溃疡。病变向深层发展可引起喉内肌萎缩。炎症向下发展可延及气管。

（三）临床表现

1. 喉部不适　干燥不适、异物感,胀痛。

2. 声音嘶哑　因夜间有脓痂存留,声嘶常于晨起时较重。

3. 阵发性咳嗽　分泌物黏稠、结痂是引起阵发性咳嗽的原因。常咳出痂皮或稠痰方停止咳嗽,咳出的痂皮可带血丝、有臭气。咳出脓痂后声嘶稍有改善,但常使喉痛加剧。

（四）检查

喉黏膜变薄、干燥。严重者喉黏膜表面有痂皮形成,声门闭合时有梭形裂隙。

（五）诊断与治疗

根据以上特点,常易诊断,但应积极寻找病因,进行病因治疗。有痂皮贴附时可在喉镜下湿化后取出。

三、慢性增生性喉炎

慢性增生性喉炎(chronic hyperplastic laryngitis),为一种喉黏膜的慢性炎性增生性疾病。

（一）病因与病理

病因与慢性单纯性喉炎相同,多由慢性单纯性喉炎病变发展。黏膜上皮不同程度增生或鳞状化生、角化,黏膜下淋巴细胞和浆细胞浸润,喉黏膜明显增厚,纤维组织增生、玻璃样变性导致以细胞增生为主的非炎性病变。增生性改变可为弥漫性或局限性。

（二）临床表现

症状同慢性喉炎，但声嘶较重而咳嗽较轻，急性或亚急性发作时喉痛明显。

（三）检查

以室带肥厚多见。肥厚的室带可遮盖部分声带，或两侧室带前部互相靠在一起，致间接喉镜下看不到声带前部。声带肥厚、边缘变钝，严重者两侧声带前部互相靠在一起，声门不能完全打开。

（四）诊断与鉴别诊断

根据以上症状和体征，一般诊断不难，但应与喉癌、梅毒、结核等鉴别。

（五）治疗

治疗原则同慢性喉炎。对声带过度增生的组织早期可加用直流电药物离子（碘离子）导入或音频电疗，局部理疗有助于改善血液循环、消炎和软化消散增生组织。重者可在手术显微镜下手术或激光烧灼、冷冻治疗，切除肥厚部分的黏膜组织，但注意勿损伤声带肌。

第二节 喉 息 肉

喉息肉（polyp of larynx），发生于声带者称为声带息肉（polyp of vocal cord）。喉息肉的绝大多数均为声带息肉。声带息肉好发于一侧或双侧声带游离缘前中 1/3 交界处，为半透明白色或粉红色表面光滑的肿物，是常见的引起声音嘶哑的疾病之一。本节重点介绍声带息肉。

一、病因

声带息肉多因发声不当或过度用声引起，也可为一次强烈发声后所引起。本病多见于职业用声或用声过度患者。也可继发于上呼吸道感染。

二、病理

声带息肉的病理改变主要是声带的任克（Reinke）间隙发生局限性水肿、血管扩张或出血，表面覆盖正常的鳞状上皮，形成白色或粉红色的椭圆形肿物。病程长的息肉其内有明显的纤维组织增生或玻璃样变性。

三、症状

声带息肉的主要症状为声嘶，其程度与息肉大小、形态和部位有关。轻者为间歇性声嘶，发声易疲劳，音色粗糙，发高音困难；重者声音沙哑，甚至失声。息肉长在声带游离缘处声嘶明显，长在声带上表面对声音的影响小，广基的大息肉可引起失声。声带息肉巨大者可以堵塞声门引起吸气性喉喘鸣和呼吸困难。

四、检查

喉镜检查见一侧或双侧声带前、中 1/3 交界处有半透明、白色或粉红色的肿物，表面光滑。带蒂，也可广基。带蒂的息肉有时随呼吸上下活动。少数患者可出现整个声带弥漫性息肉样变。

五、治疗

声带息肉应手术切除。手术方法有多种，可根据息肉大小、部位等选择。常用的方法有局部电子(纤维)喉镜下切除术、全麻显微支撑喉镜下切除术。间接喉镜下切除术及直接喉镜下切除术已很少采用。

第三节　声带小结

声带小结(vocal nodules)又称歌者小结，典型的声带小结为双侧声带前、中 1/3 交界处对称性结节状隆起。

一、病因

此病多见于职业用声或用声过度的人，如歌唱演员、教师以及喜欢喊叫的儿童，故目前认为长期用声过度或用声不当是本病的重要原因。

声带前 2/3 是膜部，后 1/3 是软骨部(即杓状软骨)，膜部的中点即声带前、中 1/3 交界处。该处在发声时振幅最大，用声过度或用声不当会导致该处形成小结。

二、病理

声带小结按其发展过程可分为三个阶段。早期其基质为水肿，可有血管增生及扩张，表面为正常的鳞状上皮，外观似小息肉，其病理改变和息肉相似。中期基质有纤维化及透明变性，表面仍为正常鳞状上皮，此时小结的外观较坚实；晚期的小结基质和中期相似，但表面上皮有增厚及角化，也可有棘细胞层增厚和角化不全，故外观色苍白。

三、临床表现

主要为声嘶。早期程度较轻，为声音稍"粗"或基本正常，仅用声多时感疲劳，时好时坏，呈间歇性。以后逐渐加重，由间歇性发展为持续性，因声嘶歌唱演员不能唱歌或教师无法上课。

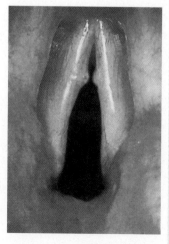

四、检查

喉镜检查见双侧声带前中 1/3 交界处有对称性结节状隆起(图 5-13-1)。病程短的早期小结呈粉红色息肉状；病程长者，则呈白色结节状小的隆起，表面光滑，发声时两侧的小结互相靠在一起使声门不能完全闭合(图 5-13-1)。

图 5-13-1　声带小结(双侧)

五、诊断

主要依据症状,即较长时间的声嘶。喉镜检查见双侧声带前、中 1/3 交界处有对称性结节状隆起。

六、治疗

1. **保守治疗**　早期声带小结通过禁声,让声带充分休息,可自行消失。儿童的声带小结也可能在青春发育期自行消失。

2. **手术治疗**　经保守治疗无效者可在表麻下经电子喉镜或纤维喉镜行声带小结切除,也可在全麻支撑喉镜下行喉显微手术将小结切除。术后应禁声 2 周,并用抗生素及糖皮质激素雾化吸入。

第四节　喉关节病

一、喉关节脱位

外伤是造成喉关节脱位的重要原因。一经确诊,应积极复位。复位后辅以糖皮质激素和抗生素治疗。

(一) 杓状软骨脱位

1. **杓状软骨后外侧脱位**　多由麻醉插管引起,左侧多于右侧。常在拔管或外伤后数小时,即诉喉痛、吞咽痛及声嘶,逐渐加重,长期不愈。喉镜检查可见两侧环杓关节呈错位运动,一侧声带因内收障碍呈外展或旁正中位,运动受限;杓状软骨向后外移位。一经确诊,应积极复位,可表麻或全麻行电子(纤维)镜下复位,如一次复位失败,可以重复进行,时间间隔 3d 左右。

2. **杓状软骨前外侧脱位**　多见于颈前麻醉插管挤压伤,或食管镜和支气管镜检查时作用于声带的力量太大。声嘶和喉痛为主要症状,并在吞咽时加重,可伴吞咽困难和误吸。喉镜检查可见杓状软骨部软组织充血肿胀,且突出于声门之上,掩盖声门后部。喉肌电图有助于诊断及鉴别诊断。确诊后应立即复位。复位后辅以糖皮质激素和抗生素治疗。

(二) 环甲关节脱位

受外力作用或因张口等动作发生,轻度声嘶,发高音困难。颈部检查在一侧或两侧环甲关节处有压痛。喉镜检查,单侧者声门后端偏向患侧。通常可手法复位:一手将甲状软骨向后推移,另一手持环状软骨向前牵引使其复位,极少需手术治疗。

二、喉关节炎

环杓关节炎和环甲关节炎总称喉关节炎(laryngeal arthritis)。

(一) 病因

引起全身其他部位关节炎症的病变也可使喉的关节发生炎症,如风湿病、类风湿病、痛风、喉软骨炎及喉外伤等均可引起环杓关节炎和环甲关节炎。

(二) 临床表现

1. **喉痛或咽喉异物感**　吞咽及讲话时加重,并可向耳部放射。

2. **声嘶**　由于环杓关节是司声带运动,环甲关节调节声带的张力,因此喉关节发生炎症时,会有不同程度的声嘶。

(三) 检查

凡疑有喉关节炎者均应作喉镜检查、颈部触诊,必要时结合实验室检查。环杓关节炎时,喉镜下可见患侧的杓区黏膜肿胀、充血。间接喉镜下,用喉钳行杓区触诊时患侧杓区会有明显触痛。患侧声带运动可受限,严重者环杓关节固定,因而患侧声带也固定不动。

环甲关节炎时,喉镜下可见患侧声带松弛,如为一侧病变可出现声门偏斜,双侧环甲关节炎引起关节活动障碍,则双侧声带松弛,声门闭合时有梭形裂隙。颈部触诊时患侧环甲关节部位有触痛。实验室检查如为风湿病所引起则血沉会增快,如为类风湿病变,则类风湿因子阳性。

(四) 诊断

根据患者有喉痛、咽喉异物感及声嘶等临床症状,结合喉镜检查所见,即可作出诊断,必要时可进行血沉、类风湿因子等辅助检查。

(五) 治疗

因风湿或类风湿引起的喉关节炎可用糖皮质激素治疗,如为细菌感染所致则应用抗生素治疗。有喉痛者可用水杨酸制剂或其他消炎镇痛类药物,如有环杓关节固定者可在喉镜下行杓状软骨拨动术,环甲关节炎时可行环甲关节推拿治疗。

三、喉关节固定

喉关节固定可发生于喉部任何关节,但发生于环杓关节者较多。

(一) 病因

多继发于喉关节炎,长期声带麻痹及喉关节脱位后久不复位者。

(二) 临床表现

环甲关节或一侧环杓关节固定可出现声嘶,发声易感疲劳,或无症状。双侧环杓关节固定的症状与声带的位置有关,如声带固定于内收位,发声尚可,但有呼吸困难。

环甲关节固定者,喉镜检查可无特殊发现,或见声带松弛。环杓关节固定者,一侧或双侧杓状软骨运动丧失,声带可呈外展、中线旁位或中间位。

(三) 诊断

环甲关节固定的症状不明显,诊断较难。环杓关节固定可根据固定的杓状软骨能否被动活动、喉肌电图表现而与声带麻痹相鉴别。

(四) 治疗

环甲关节或一侧环杓关节固定一般不需处理。双侧环杓关节固定发生呼吸难者宜先行气管切开术,以后再行杓状软骨切除术或声带外移术,以恢复正常呼吸通道。

(黄敏齐)

思考题

1. 简述声音嘶哑的鉴别诊断。

2. 声带息肉和声带小结的病理改变及治疗原则有何不同?

3. 如何鉴别环杓关节运动障碍?

第十四章
喉部的先天性疾病

喉的先天性疾病（congenital lesions of larynx）一般在新生儿或婴儿期已出现症状或体征，最常见的是喉呼吸、发音、保护功能障碍，严重者可危及生命。先天性喉蹼和先天性喉喘鸣比较常见。

第一节　先天性喉蹼

先天性喉蹼（congenital laryngeal web）是胚胎发育异常所致，是在人胚胎第 10 周时，两侧声带之间前部未能分开，形成喉蹼。如大部分未分开则形成先天性喉隔，如完全未分开则形成先天性喉闭锁。

一、临床表现

婴幼儿喉蹼症状随喉蹼大小而异。呼吸费力、声嘶为最常见症状。喉蹼较大者出生后无哭声、有呼吸困难或窒息；喉蹼较小者，哭声低哑，无明显呼吸困难。

二、诊断

喉蹼呈蹼样突起，色泽淡红（图 5-14-1）。电子（纤维）喉镜或直接喉镜检查可确定喉蹼具体部位和范围，CT、MRI 可确定喉蹼的厚度。

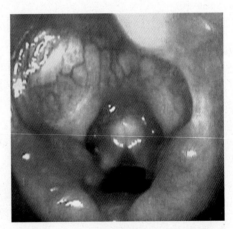

图 5-14-1　先天性喉蹼（膜状）电子镜图

三、治疗

喉蹼程度较轻且无明显症状，可暂不处理。若发生窒息，应立即行支气管镜或气管插管，吸出分泌物，给氧和呼吸机辅助呼吸，挽救生命。手术的首要目的是通畅气道，次为改善音质。

第二节　先天性喉喘鸣

先天性喉喘鸣是指婴儿出生后发生的吸气性喉鸣,可伴三凹征,是一种症状。先天性喉软化、先天性喉蹼、先天性喉囊肿、先天性喉裂等疾病都可引起该症状。喉软骨软化(laryngomalacia)最常见,以吸气时声门上组织脱垂至呼吸道产生吸气性喉喘鸣和上呼吸道梗阻为主要特点。本节重点介绍喉软骨软化。

一、病因

喉软骨软化的病因尚未完全明了。与解剖形态、神经支配功能、炎症等因素密切相关。

二、临床表现

最典型的临床表现是间断吸气性喉喘鸣,喂食、活动、哭闹、上呼吸道感染后加重,可伴吸气时胸骨上窝、锁骨上窝、剑突下凹陷。哭声无嘶哑。因喂食困难,致生长发育落后。

三、诊断

依据发病时间、典型症状,喉镜检查发现解剖异常即可诊断喉软骨软化。电子(纤维)喉镜检查见吸气相两侧喉软骨内陷,杓会厌襞黏膜短缩,吸气时会厌向喉腔内塌陷(图 5-14-2)。

喉软骨软化分三型。Ⅰ型:杓状软骨黏膜脱垂。Ⅱ型:杓会厌襞短缩。Ⅲ型:会厌后移。临床上Ⅰ型及Ⅱ型的混合型较常见,Ⅲ型喉软骨软化较少。

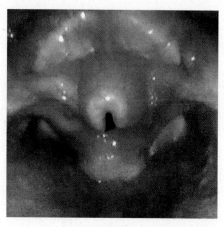

图 5-14-2　混合型喉软骨软化电子喉镜图

四、治疗

如患儿生长发育正常,可不予特殊治疗。重度喉软骨软化患儿,尤其是出现呼吸困难、体重过低导致生长发育落后者,需手术治疗。手术方式主要为声门上成形术(supraglottoplasty)。

(黄敏齐)

思考题

1. 简述先天性喉蹼的诊断和治疗原则。
2. 简述喉软骨软化的诊断和治疗原则。

第十五章

喉 肿 瘤

喉良性肿瘤占喉全部疾病的 1%~2%,狭义上是指发生于喉部的真性肿瘤。区别于因外伤、炎症、新陈代谢紊乱所致的肿瘤样增生如息肉、囊肿、淀粉样变、喉结核等,虽然在形态和症状方面与真性肿瘤有很多相似之处,但在组织病理学上有很大差别。真性良性肿瘤起源于上皮或非上皮性组织,由高度分化的成熟细胞构成,无向邻近组织浸润及远处转移倾向,不引起恶病质。根据起源分为上皮性及非上皮性,上皮性喉良性肿瘤以喉乳头状瘤最为常见,非上皮性喉良性肿瘤根据其组织来源,包括血管瘤、脂肪瘤、软骨瘤、神经鞘瘤或神经纤维瘤、淋巴管瘤和肌瘤等。喉恶性肿瘤约为全身肿瘤中的 1%~5%,发病率男性高于女性,喉部恶性肿瘤中鳞状细胞癌最为多见,其他如腺癌、基底细胞癌、低分化癌、淋巴肉瘤和恶性淋巴瘤等较少见。

第一节 喉乳头状瘤

一、概述

喉乳头状瘤(papilloma of larynx)是喉部最常见的良性肿瘤,最常见的是非角化性乳头状瘤。乳头状瘤除了累及喉部还可以侵犯呼吸道其他部位,引起复发性呼吸道乳头状瘤病(recurrent respiratory papillomatosis,RRP)。根部发病时间分为两种形式的喉乳头状瘤:少年型和成人型。20 岁之前为少年型,一般在出生后 6 个月 ~5 岁发病,其特点为多发性,生长更快、易复发,随年龄增长肿瘤有自限趋势。20 岁以上为成人型,平均年龄约 50 岁,男性略多见,成人喉乳头状瘤为单发,易恶变。喉乳头状瘤恶变率在 5%~15%。

二、病因与发病机制

喉乳头状瘤分为两种组织学类型:角化乳头状瘤和非角化乳头状瘤。角化乳头状瘤主要表现为成人声带的单个病变,它与吸烟有关,而不与病毒感染有关,并且有可能发生恶性转化。非角化乳头状瘤是最常见的喉良性肿瘤,它与良性增殖人乳头瘤病毒(HPV)感染相关。

HPV 可以分为低致癌风险(例如,类型 6、11、42~44、53)或高致癌风险(例如,类型 16、18、31、33)的 HPV。病毒类别之间的主要区别在于整合入宿主细胞的能力,这是高风险 HPV 的基本特征。在儿童中,其传播是在子宫内或分娩时从母亲传给孩子的。在成人中,喉 HPV 感染主要由两种途径传播:第一种是在出生时传播,HPV 感染重新激活,成年后出现病变;第二种可能的传播途径是通过性接触。社会经济水平低与病理学患病率高有关。

HPV-6 和 HPV-11 是喉乳头状瘤主要致病亚型。感染 HPV-11 的患者更具侵略性,复发率高,呼吸系统损害更大,对辅助治疗的反应较差,气管切开术后向气管扩散的风险更高。因此,建议在诊断病理时系统地进行 HPV 分型。在纤毛上皮和分层鳞状上皮之间的交界处易于形成病变,如会厌的喉侧,喉室的上边缘和下边缘,声带的下侧,它们范围可能很广。喉部病变最常见,但是在气管支气管树中也可以静止或活跃状态发现病毒。

三、病理

从组织学上讲,喉乳头状瘤由富含血管的结缔组织组成,表面上覆盖着分化良好的增生鳞状上皮。好发于纤维上皮和鳞状上皮移行的解剖部位,包括会厌喉面中央,喉室上下缘,声带表面或下缘。在成年人中,约 16% 的人发现了呼吸道乳头状瘤的喉外延伸,以气管广泛累及的形式为主,肺实质的累及很少见。喉乳头状瘤可消退、持续、复发或发展为高度不典型增生,甚至癌变。

喉部乳头状瘤可被角膜层(角化过度)覆盖,而在正常情况下喉部黏膜是无角化的。肿瘤细胞规则,有丝分裂少见且分散,基底层完整或增生,绒毛膜未侵及。有时会出现非典型细胞,随着疾病的扩大和严重发展,非典型细胞的数量会增加。免疫组化研究表明,受影响上皮细胞的生长因子受体浓度较高,p53 蛋白含量较高。HPV 病毒 DNA 可以在病灶中识别,也可以在附近的黏膜中识别,但罕见病毒颗粒。

四、临床表现

1. **声嘶** 乳头状瘤病变主要在声门水平时,早期即可出现声音嘶哑,并进行性加重甚至失声,是成年人喉乳头状瘤的最主要症状。

2. **呼吸困难** 随肿瘤的增大,阻塞声门,出现呼吸不畅,在严重的情况下,可以发展成呼吸道梗阻。

3. **喉喘鸣** 由于肿瘤生长导致声门狭窄,可导致喉喘鸣,特别是儿童更明显。

五、辅助检查

1. **喉镜检查** 包括间接喉镜及电子喉镜检查,必要时并辅以气管内镜检查。为了精确评估肿瘤所有解剖部位的状态及范围,电子喉镜检查是临床必不可少的检查方法。喉镜检查显示肿瘤呈灰色、白色或粉红色,表面不平,呈乳头状增生,儿童病变为广基底为主,成人病变以单发带蒂为主,其可发生于声带、室带及声门下区,可蔓延至下咽及气管。随着病情发展,病变可出现纤维化和喉部瘢痕改变。窄带成像(narrow band imaging,NBI)是在喉镜检查期间的辅助诊断工具,可以使乳头状瘤的诊断精确度提高。

2. **影像学检查** 主要包括 CT 及 MRI 检查,能够判断肿瘤的范围及肿瘤与周围组织结构的关系,为手术方案提供依据。PET-CT 检查对于乳头状瘤的鉴别诊断及是否存在恶变有诊断意义。

六、诊断

根据病史体征及检查可作出临床诊断,确诊必须依靠组织活检。对屡次复发患者,可反复活检,以便及时发现有无恶变倾向。

七、治疗

目前尚无单独的治疗方法能显示出其在消除喉乳头状瘤病变方面的持续有效性,也没有根治及预防复发喉乳头状瘤的有效方法。主要为手术治疗及非手术治疗方式,也可根据情况采用综合治疗手段,解除呼吸道梗阻和切除肿瘤、保持喉功能、减少复发。

1. 手术治疗　手术治疗的原则是在切除病灶的同时,尽可能保留在发声和呼吸中起关键作用的解剖结构(声带、前连合、后连合和环杓关节)。根据肿瘤的大小及部位选择不同的手术方法。黏膜表面的小肿瘤可以在直接喉镜或纤维喉镜下用咬钳咬除,也可在支撑喉镜下采用冷疗仪器、二氧化碳激光(CO_2激光)、低温等离子技术及血管溶解激光等进行消减,可以改善呼吸并保持或恢复声音。低温等离子及CO_2激光是目前常用的微创治疗方法,其优点是具有肿瘤切除准确、出血少、损伤小、瘢痕小术后不易引起喉水肿等优点,但需注意呼吸道烧伤、黏膜炎、喉气管狭窄、食管气管瘘等并发症的风险。黏膜下的肿瘤可能需喉裂开或颈侧切开,方能完整切除。虽然气管切开术可能在气管支气管水平引起病变的远端扩散,但当肿瘤过大引起呼吸困难,必须进行气管切开术时,应在病变得到控制且呼吸状况恢复情况下,尽快拔除气管套管。

2. 非手术治疗　是目前治疗小儿喉乳头状瘤首选治疗方案。

(1)抗病毒治疗:西多福韦是目前最常在喉乳头状瘤中用作辅助疗法的抗病毒药物,尚未阐明针对HPV的确切作用机制,在全身麻醉下,在内镜检查过程中通过乳头状瘤内原位注射给药。另外,利巴韦林和阿昔洛韦也有报道对治疗喉乳头状瘤有一定疗效。

(2)干扰素治疗:干扰素又称病毒抑制因子,目前主要有三种干扰素即人白细胞干扰素、人成纤维细胞干扰素和类淋巴细胞干扰素。最常用的给药方法是肌内注射,也可用雾化吸入给药。利用其抗病毒特性及抑制细胞分类增殖作用,特别是对间变细胞的作用和调节免疫系统保护作用。

(3)人乳头瘤病毒疫苗:当前的HPV疫苗的作用是预防性的,而不是治愈性的。市场上有两种疫苗:一个是二价疫苗设计为抗HPV-16和HPV-18的衣壳蛋白;另一个是抗HPV-6、HPV-11、HPV-16和HPV-18的四种最常见的血清型病毒四价疫苗。疫苗的作用可能是通过减少母亲的感染来限制婴儿被病毒感染,从而减少喉乳头状瘤的扩散。

第二节　喉部其他良性肿瘤

一、喉血管瘤

喉血管瘤(hemangioma of larynx)是由内皮细胞组成的毛细血管增生,结缔组织稀少,发病率较低,但可发生于任何年龄。按照发病年龄分为:小儿喉血管瘤(10%)和成人型(90%)。按照病理分类为毛细血管瘤和海绵状血管瘤两种类型,前者多见;毛细血管瘤由成群的薄壁血管构成,间以少量的结缔组织,可发生于喉的任何部位,但发生声带多见,有蒂或无蒂,红色或略紫。

小儿喉部血管瘤尽管很罕见,但由于其严重性而必须了解,因为其典型的声门下位置及其在婴儿中的发生,婴幼儿血管瘤有时因体积大可有呼吸困难,如有黏膜破裂可导致出血,如果不进行治疗,会导致高死亡率的阻塞性综合征。其具有特定的肿瘤标记:Glut-1。男女发病比率为1:2,女孩中更常见。此外,喉血管瘤可在1岁左右自发地退化。在50%的病例中,它们与皮肤血管瘤有关。最常见的是位于黏膜下层,位于声门下区域。出生时可能存在吸气性喘鸣(最常见的体征),嘶哑样咳嗽和吞咽障碍,直到三周至三个月后,才出现呼吸困难,内镜检查可以诊断。在正常的黏膜下,肿瘤柔韧,呈红色或蓝色。血管瘤的红色外观可以被炎症反应掩盖。软骨结构通常不受肿瘤侵袭。治疗的原则是尽可能保守,达到声门下血管瘤自发消退的年龄,并使治疗后的喉后遗症最少的治疗方法。治疗方式包括手术和非手术治疗。在急性呼吸窘迫的情况下,气管插管比气管切开术更可取。手术治疗首选 CO_2 激光、KTP 激光和 YAG 激光,也可以考虑采用一次性开放技术切除。非手术治疗方法中,最常规的治疗是对于存在复发和 / 或长期处于血管瘤增生期的患儿,给予口服类固醇皮质激素,但疗效存在争议,或通过局部病灶内注射类固醇皮质激素和干扰素治疗。

与小儿喉部血管瘤不同,成年人的喉部血管瘤位于声门或声门上水平。在男性中更常见,并且最常见于海绵状血管瘤。海绵状血管瘤由窦状血管构成,呈圆形,柔如海绵,暗红色,无蒂,呈单个或多个散布于黏膜下,广泛者可侵及颈部皮下呈青紫色。很少引起呼吸困难。可能是 Rendu-Weber-Osler 或 Sturge-Weber 综合征的一部分。喉血管瘤症状不明显,发生在声带者有声嘶。无症状者,可暂时不治疗。症状明显者使用 YAG 激光或 CO_2 激光进行外科手术治疗。

二、软骨瘤

喉软骨瘤是最常见的间充质喉肿瘤,但只占喉肿瘤的 1%。其病因是由于透明软骨的增生,最常见于 60~70 岁的男性。可发生于任何一个喉软骨,最常见于环状软骨水平:环状软骨后外侧区域,也可能位于前方。喉外伤可诱导其发生。内镜检查可见声门下狭窄,并发现规则的黏膜下肿块,后联合下肿块,其大小通常不超过 3cm。在 CT 扫描中,环状软骨变厚,不透明,具有典型的异质钙化。组织学检查发现小叶状的均质结构由透明质软骨小叶组成,细胞数低(光学显微镜下每视野 30 个软骨细胞核,放大倍数为 400 倍)。透明结构的软骨基质丰富,没有细胞异型或有丝分裂。困难在于确定其病理性质,并将其与低度软骨肉瘤区分开,在低度软骨肉瘤中细胞数多及细胞异型性可能很小。此外,两种组织学类型可以共存,这使得根据活检难以诊断。通过手术治疗可以完全切除软骨瘤。

三、脂肪瘤

喉脂肪瘤是较常见的喉部良性肿瘤。常见于 60 岁以上的男性。可以是喉部单发,也可以是脂肪瘤病的喉部表现(25% 的病例中发现第二病变部位)。该肿瘤的大小可变,通常有蒂或在正常黏膜下呈凸起的淡黄色肿块形式。脂肪瘤通常是声门上,喉部 CT 显示大量脂肪。组织学诊断通常是在肿瘤中存在或多或少的血管化成熟脂肪细胞浸润,可能发生恶变。治疗包括内镜下手术完整切除。

四、神经鞘瘤

神经鞘瘤起源于雪旺氏鞘和周围神经外膜。神经鞘瘤很少见,主要发生在丛状神经节中,通常伴发全身性神经纤维瘤。喉部神经鞘瘤位置特殊,它位于喉上神经周边,通过甲状舌骨膜,在杓会厌襞或喉前庭水平。好发于年轻人,无明显性别差异。肿瘤位于黏膜下,为淡黄色或灰色,质硬,有时有蒂,形状规则或不规则,有时有机械性溃疡。肿瘤可通过甲状软骨向外扩展,在颈部可触及。CT 显示出卵圆形肿瘤,边界清晰,通常为均匀的,低密度的,与周围肌肉组织反差不明显。在磁共振成像(MRI)中,肿块具有高信号。对神经鞘瘤的组织学检查可分为 A 型、B 型和 AB 混合型(最常见)。A 型是一种结缔基质较差的紧凑型肿瘤:施万细胞为纺锤形,卵形核呈栅栏状排列。在 B 型中,细胞分散在具有黏液状成分的基质中,可能会出现非典型细胞。肿瘤 S-100 蛋白阳性。治疗主要通过手术切除,根据肿瘤部位和肿瘤大小选择手术方式,对于较小肿瘤可采用内镜下 CO_2 激光切除。较大肿瘤可考虑颈侧切开或喉裂开并根据情况进行短暂气管切开术。神经鞘瘤恶性变极为罕见,对放疗不敏感。

第三节　喉恶性肿瘤

一、概述

喉癌(carcinoma of the larynx)是头颈部常见的恶性肿瘤,据北美及欧洲流行病学研究显示其发病率为 0.7~16.2/10 万。我国部分省市的发病率为 1.5~3.4/10 万人。1983—1992 年我国 13 个省市部分医院恶性肿瘤就诊患者中,喉癌占头颈肿瘤的 13.9%,占全身恶性肿瘤的 2.1%。喉癌的发生有种族和地区的差异,在 20 世纪 80 年代中期通过对 160 个地区的人口调查得知,全世界喉癌的发病率较高的国家为西班牙、法国、意大利和波兰。我国华北和东北地区的发病率远高于江南各省。近年来喉癌的发病率有明显增加的趋势。喉癌男性较女性患者多见,为(7~10):1,以 40~60 岁最多。喉部恶性肿瘤中 96%~98% 为鳞状细胞癌,其他如腺癌、基底细胞癌、低分化癌、淋巴肉瘤和恶性淋巴瘤等相对少见。

二、病因与发病机制

喉癌的病因至今仍不十分明了,与以下因素有关,常为多种致癌因素协同作用的结果。

1. **吸烟**　据统计约 95% 的喉癌患者有长期吸烟史,而且开始吸烟年龄越早、持续时间越长、数量越大、吸粗制烟越多、吸入程度越深和不戒烟者的发病率越高。一般估计,吸烟者患喉癌的危险程度是非吸烟者的 3~39 倍。烟草燃烧后产生的苯并芘可使呼吸道黏膜充血、水肿,上皮增生和鳞状上皮化生,纤毛运动停止或迟缓,有致癌性。

2. **饮酒**　临床观察和流行病学调查结果均显示慢性酒精摄入与喉癌发生有一定相关性。饮酒患喉癌的危险度是非饮酒者的 1.5~4.4 倍。而且吸烟和饮酒在致癌的协同作用已被一些学者证实。

3. **病毒感染**　成年型喉乳头状瘤是由人乳头状瘤病毒(HPV)引起的病毒源性肿瘤,目前认为是喉癌的癌前病变。尤其是高危型的(HPV-16/18)与喉癌的发生关系比较密切。

4. **环境因素**　多种环境因素可能与喉癌的发生有关,其中包括各种有机化合物(多环芳香烃、亚硝酸胺),化学烟雾(氯乙烯,甲醛),生产性粉尘和废气(二氧化硫,石棉,重金属粉尘)以及烷基化物(芥子气)等。目前石棉和芥子气的致癌作用基本确定。

5. **放射线**　长期接触镭、铀、氡等放射性同位素可引起恶性肿瘤。有报道在少数患者头颈部放疗可诱导喉癌、纤维肉瘤和腺癌等恶性肿瘤。

6. **性激素**　喉癌的发生率男性明显高于女性。研究表明喉癌患者体内雄激素水平相对较高,而雌激素则降低。

7. **微量元素缺乏**　体内某些微量元素,如 Zn、Se 等缺乏可引起酶的结构和功能发生改变,影响细胞的分裂和增殖,导致基因改变。

三、病理

鳞状细胞癌约占全部原发性喉癌的 93%~99%,腺癌、未分化癌等极为少见。喉鳞癌早期病变仅局限于上皮层,基底膜完整。癌突破上皮基底膜可在固有层内形成浸润癌巢。喉鳞状细胞癌中以分化较好者为主。喉癌可发生于喉内所有区域,但以声门区癌(glottic carcinoma)最为多见,约占60%,一般分化好,转移较少。声门上区癌(supraglottic carcinoma)次之,约占30%,一般分化较差,转移多见,预后较差。声门下区癌(subglottic carcinoma)极为少见。但在我国北方,特别是东北某些地区则以声门上区癌为主。

喉癌的大体形态可分为:①溃疡浸润型:癌组织稍向黏膜面突起,表面可见向深层浸润的凹陷溃疡,边界多不整齐,界限不清;②菜花型:肿瘤主要外突生长,呈菜花状,边界清楚,一般不形成溃疡;③结节型或包块型:肿瘤表面为不规则隆起或球形隆起,多有较完整的被膜,边界较清楚,很少形成溃疡;④混合型:兼有溃疡和菜花型的外观,表面凹凸不平,常有较深的溃疡。

四、喉癌的扩散转移

喉癌的扩散转移与其原发部位、分化程度及肿瘤的大小等密切相关,主要途径有:

1. **直接扩散**　喉癌常向黏膜下浸润扩散。位于会厌的声门上型喉癌可向前侵犯会厌前间隙、会厌谷、舌根。杓会厌襞部癌可向前外扩散至梨状窝、喉咽侧壁。声门型喉癌可向前侵犯前联合及对侧声带,亦可向前破坏甲状软骨,使喉体膨大,并侵犯颈前软组织。声门下型喉癌向下蔓延至气管,向前外可穿破环甲膜至颈前肌层,向两侧侵及甲状腺;向后累及食管前壁。

2. **淋巴转移**　发生颈淋巴结转移的早晚与肿瘤的原发部位、肿瘤的分化程度以及患者对肿瘤的免疫力有关。一般来讲,肿瘤分化程度越差,患者免疫力越低,则颈淋巴结转移越早。肿瘤所在部位淋巴管越丰富,颈淋巴结转移率越高。声门上型喉癌多数分化程度较低,声门上区淋巴管丰富,因而易早期发生颈淋巴结转移。声门型喉癌因为分化程度较高,声门区淋巴管稀少而早期很少发生转移。转移的部位也多见于颈深上淋巴结,然后再沿颈内静脉转移至颈深淋巴结下群。声门下型喉癌多数先转移至喉前及气管旁淋巴结,然后再转移至颈深淋巴结上、下群。

3. **血行转移**　喉癌的血型转移不常见,一般发生在较晚期,随血液循环转移至肺、肝、骨、肾、脑垂体等,是全身广泛转移的表现,在全部喉癌患者中,发生血行转移者不足5%。有人分析血行转移的原因可能是肿瘤直接侵蚀血管壁,使肿瘤细胞进入了血液循环。或者是由于先侵入淋巴管然后再进入静脉随血液扩散的。

4. **种植性转移**　喉位于呼吸系统的较上端,喉癌的脱落细胞由于重力和呼吸的关系,可随局部分泌物坠于支气管或肺而发生种植性转移。喉癌患者最终发生肺转移者高达73%。但是肺部转移,既可以是经血行转移,又可以是细胞脱落的种植性转移。

五、临床表现

喉癌症状以声嘶、呼吸困难、咳嗽、吞咽困难及颈淋巴结转移为主,有时尚可发生咽异物感、口臭及少量咯血。上述症状发生的顺序视肿瘤原发的部位而异。

1. **声门上癌(包括边缘区)**　大多原发于会厌喉面根部。早期多无任何症状,甚至肿瘤已发展到相当程度时,常仅有轻微的或非特异性的症状,如痒感、异物感、吞咽不适感等,常未受重视。声门上癌分化差、发展快,故肿瘤多在出现颈淋巴结转移时才引起警觉。咽喉痛常于肿瘤向深层浸润或出现较深溃疡时才出现,开始为间断性疼痛,随着肿瘤的进展而出现持续性喉痛,并向同侧耳部放射。声嘶为肿瘤侵犯杓状软骨、声门旁间隙或累及喉返神经所致。呼吸困难或吞咽困难、咳嗽、痰中带血或咯血等常为声门上喉癌的晚期症状。因此,对中年以上者,喉咽部出现持续的任何不适者,都必须引起重视,常规行喉镜检查。

会厌癌常引起咳嗽或干咳,喉上神经受侵时可导致唾液及饮食流入喉部而发生呛咳。发声多无改变,及至肿瘤已入晚期或侵及声带,方出现声嘶。肿瘤发展可引起疼痛,或为放射性耳痛、或为吞咽疼痛,表示有软骨膜炎或肿瘤已侵及喉咽。肿瘤较大者可引起呼吸困难,这不仅是由于肿瘤使气道狭窄,也因炎性肿胀,特别是软骨膜炎并伴有溃疡形成时。

2. **声门癌**　早期症状为声音改变。初期为发声易倦或声嘶,无其他不适,常未受重视,多误认为"感冒""喉炎",特别是以往常有慢性喉炎病史者。因此,凡40岁以上,声嘶超过2周,经发声休息和一般治疗无改善者,都必须引起重视,必须仔细行喉镜检查。此后,随着肿瘤的增大,声嘶逐渐加重,可出现发声音粗、哑,甚至失声。位于声带前端的微小肿瘤所引起的声嘶,远较位于后端较大的肿瘤所引起者为明显。呼吸困难是声门癌另一常见症状。声门裂是呼吸道最狭窄的部位,声门癌发展到一定程度会影响声带的外展,使声带运动受限或固定,加上肿瘤组织的阻塞可出现喉阻塞症状。由于肿瘤为逐渐增大,患者已逐渐适应,因此有时声门裂虽已很小,而患者并不感到明显的呼吸困难;但当肿瘤组织坏死、出血或感染时又可出现严重的喉阻塞而需紧急处理。晚期,肿瘤向声门上区或声门下区发展,除严重的声嘶或失声外,尚可出现放射性耳痛,呼吸困难、咽下困难、频繁咳嗽、咳痰困难及口臭等症状。最后,可因大出血,吸入性肺炎或恶病质而死亡。声门癌一般分化程度高,发展缓慢。由于声带淋巴管较少,不易发生颈淋巴结转移。但声门癌一旦侵犯声门上区或声门下区则发展加快,很快出现颈淋巴结转移。肿瘤如穿破甲状软骨板或环甲膜则出现喉体增大,喉前包块等。

3. **声门下癌**　即位于声带平面以下,环状软骨下缘以上部位的癌肿。喉声门下型癌少见,因位置隐蔽,早期症状不明显,不易在常规喉镜中被发现,因此极易误诊或漏诊。当肿瘤发展到相当程度时可出现刺激性咳嗽,咯血等。由于声门下区被肿瘤阻塞,患者常感呼吸困难。肿瘤侵犯声带时则出现声嘶,穿破环甲膜出现颈前包块,也可侵入颈前软组织、甲状腺等。对于不明原因的吸入性呼吸困难、咯血者,应仔细检查声门下区和气管。

4. **贯声门癌**　贯声门癌(transglottic cancer)又称跨声门癌,是指原发于喉室的癌肿,跨越两个解剖区域,即声门上区和声门区。肿瘤位置深在而隐蔽,喉镜检查不易发现肿瘤;其病程长,肿瘤发展慢,早期症状不明显。当出现声嘶时,常已先有声带固定。癌可经声门旁间隙向外侵及甲状软骨翼板和外下方的环甲膜,向前经前联合浸润甲状软骨,向后达梨状窝。

六、辅助检查

1. **体检**　喉部触诊可以了解喉体的大体结构形状,喉体运动状态,会厌前隙是否饱满;颈部触诊明确颈部淋巴结大小、质地、个数及活动情况,对肿瘤淋巴结转移判断有重要意义。

2. **喉镜检查**　可使用间接喉镜、直接喉镜或电子喉镜仔细检查喉的各个部位,电子喉镜检查显示肿瘤的部位、大小、范围,特别是注意会厌喉面、前联合、喉室及声门下区等比较隐蔽的部位,喉部是否有菜花样、结节样或溃疡性新生物,注意观察声带运动情况,是否受限或固定,对肿瘤的临床分期有非常重要临床意义。电子喉镜下窄带成像是在喉镜检查期间的辅助诊断工具,对于早期喉癌的诊断具有重要的临床意义。

3. **影像学检查**　主要包括CT及MRI平扫及增强检查,能够判断肿瘤的范围、肿瘤侵犯程度及与颈部周围组织结构的关系及颈部淋巴结转移情况,为制订临床治疗方案提供依据。PET-CT检查对于喉癌的鉴别诊断及肿瘤转移有临床意义。

七、诊断与鉴别诊断

凡年龄超过40岁,有声嘶或咽喉部不适、异物感者均应用喉镜仔细检查以免漏诊。对可疑病变,应在直接喉镜或纤维喉镜下进行活检,明确诊断。喉部增强CT及MRI等检查有助于了解肿瘤的浸润范围。喉癌应与下列疾病相鉴别:

　　1. 喉结核　喉结核主要症状为喉痛和声嘶。喉镜检查见喉黏膜苍白水肿、伴多个浅表溃疡,病变多位于喉的后部。也可表现为会厌、杓会厌襞广泛性水肿和浅表溃疡。胸部 X 线检查,部分有进行性肺结核。痰的结核分枝杆菌有助于鉴别诊断。但最终仍依赖于活检。

　　2. 喉乳头状瘤　喉乳头状瘤主要表现为声嘶,也可出现呼吸困难。肿瘤可单发或多发,其外表粗糙、呈淡红色,肉眼极难鉴别。特别是成人的喉乳头状瘤易恶变,更须活检鉴别。

　　3. 喉淀粉样变　并非真性肿瘤,可能是由于慢性炎症、血液和淋巴循环障碍、新陈代谢紊乱而引起的喉组织的淀粉样变。主要表现为声嘶。检查可见声带、喉室或声门下区的暗红色肿块,表面光滑,活检时因其质地较硬,不易钳取,病理检查易于鉴别。

　　4. 喉梅毒　有声嘶,喉痛较轻。喉镜检查病变多见于喉前部,黏膜红肿,常有梅毒瘤,继而出现较深的溃疡,破坏组织较多,愈合后有瘢痕收缩粘连,造成喉畸形。血清学检查及喉部活检可以确诊。

八、喉癌的 TNM 分类

按美国抗癌协会(AJCC)第八版 TNM 分类标准(2017)方案如下:

适用于:声门上、声门、声门下喉部的癌。

解 剖 分 区

1. 声门上区

(1)舌骨上会厌(包括会厌尖,舌面,喉面)

(2)杓会厌襞,喉面

(3)杓状软骨

(4)舌骨下部会厌

(5)室带

2. 声门区

(1)声带

(2)前联合

(3)后联合

3. 声门下区

TNM 临床分类(表 5-15-1)

T:原发肿瘤

T_X:原发肿瘤不能估计;

T_{is}:原位癌;

声门上型

T_1:肿瘤位于声门上一个亚区,声带活动正常;

T_2:肿瘤侵犯声门上一个亚区以上,侵犯声门或侵犯声门上区以外(如舌根、会厌谷及梨状窝内壁的黏膜),无喉固定;

T_3:肿瘤局限于喉内,声带固定,和/或下列部位受侵:环后区、会厌前间隙、声门旁间隙和/或伴有甲状软骨内板侵犯;

T_4

T_{4a}:肿瘤侵透甲状软骨板和/或侵及喉外组织,如气管、深浅部舌肌(颏舌肌、舌骨舌肌、舌腭肌、茎突舌肌)、带状肌、甲状腺及食管等的颈部软组织;

T_{4b}:肿瘤侵及椎前间隙、侵及纵隔结构,或包裹颈总动脉。

声门型

T_1:肿瘤局限于声带(可以侵及前联合或后联合),声带活动正常;

T_{1a}：肿瘤局限于一侧声带；

T_{1b}：肿瘤侵犯双侧声带；

T_2：肿瘤侵犯声门上和/或声门下，和/或声带活动受限；

T_3：肿瘤局限于喉内，声带固定和/或侵犯声带旁间隙，和/或伴有甲状软骨局灶破坏（如：内板）；

T_4

T_{4a}：肿瘤侵透甲状软骨板或侵及喉外组织，如气管，包括深/浅部舌肌（颏舌肌、舌骨舌肌、舌腭肌、茎突舌肌）、带状肌、甲状腺及食管在内的颈部软组织；

T_{4b}：肿瘤侵及椎前间隙，侵及纵隔结构，或包裹颈总动脉。

声门下型

T_1：肿瘤局限于声门下；

T_2：肿瘤侵及声带，声带活动正常或受限；

T_3：肿瘤局限于喉内，声带固定，和/或侵犯声门旁间隙，和/或侵犯甲状软骨内板；

T_4

T_{4a}：肿瘤侵透环状软骨或甲状软骨板和/或侵及喉外组织，如气管，包括深/浅部舌肌（颏舌肌、舌骨舌肌、舌腭肌、茎突舌肌）、带状肌、甲状腺及食管在内的颈部软组织；

T_{4b}：肿瘤侵及椎前间隙，侵及纵隔结构，或包裹颈总动脉。

N：区域淋巴结

N_X：不能评估有无区域性淋巴结转移；

N_0：无区域性淋巴结转移；

N_1：同侧单个淋巴结转移，最大径 ≤ 3cm，淋巴结外侵犯（extranodal extension，ENE）（-）；

N_2

N_{2a}：同侧或对侧单个淋巴结转移，最大径 ≤ 3cm，ENE（+）；同侧单个淋巴结转移，3cm< 最大径 ≤ 6cm，ENE（-）；

N_{2b}：同侧多个淋巴结转移，最大径 ≤ 6cm，ENE（-）；

N_{2c}：双侧或对侧淋巴结转移，最大径 ≤ 6cm，ENE（-）；

N_3

N_{3a}：转移淋巴结中最大径 >6cm，ENE（-）；

N_{3b}：同侧单个淋巴结转移，最大径 >3cm，ENE（+）；

同侧多个淋巴结，对侧或者双侧淋巴结转移，ENE（+）。

M：远处转移

M_0：无远处转移；

M_1：有远处转移。

表 5-15-1　喉癌临床分期

分期	T	N	M
0 期	T_{is}	N_0	M_0
Ⅰ 期	T_1	N_0	M_0
Ⅱ 期	T_2	N_0	M_0
Ⅲ 期	T_3	N_0	M_0
Ⅲ 期	T_1,T_2,T_3	N_1	M_0
ⅣA 期	T_{4a}	N_0,N_1	M_0
ⅣA 期	T_1,T_2,T_3,T_{4a}	N_2	M_0

续表

分期	T	N	M
ⅣB 期	AnyT	N_3	M_0
ⅣB 期	T_{4b}	AnyN	M_0
ⅣC 期	AnyT	AnyN	M_1

九、治疗

喉癌的治疗手段包括手术、放疗、化疗、生物靶向治疗及免疫治疗等。目前主张以手术为主的综合治疗。

1. **手术治疗**　为喉癌治疗的主要手段。其原则是在根治性切除肿瘤的前提下尽量保留或再造喉的发声功能，以便提高患者的生存质量。喉癌的手术包括微创治疗（喉癌显微手术、喉癌等离子切除及 CO_2 激光手术）及开放性喉手术（喉小部分切除术、喉大部分切除术、喉次全切除及喉全切除术）（表 5-15-2）。

表 5-15-2　喉癌颈部淋巴结清扫的适应证及择区清扫范围

N 分级	T 分期	声门上型喉癌	声门型喉癌	声门下型喉癌
CN_0	T_1~T_2	同侧 / 双侧Ⅱa，Ⅲ区	观察	观察
	T_3~T_4	双侧Ⅱ~Ⅳ/ Ⅱa，Ⅲ区	同侧Ⅱ~Ⅳ区	同侧Ⅱ~Ⅳ，Ⅵ区
CN_1	T_1~T_4	同侧Ⅱ~Ⅳ，对侧Ⅱa，Ⅲ区	同侧Ⅱ~Ⅳ区	同侧Ⅱ~Ⅳ，Ⅵ区
CN_{2a-2b}	T_1~T_4	同侧Ⅱ~Ⅳ/ Ⅱ~Ⅴ；对侧Ⅱa，Ⅲ区	同侧Ⅱ~Ⅳ/ Ⅱ~Ⅴ区；考虑Ⅵ区	同侧Ⅱ~Ⅳ，Ⅵ/ Ⅱ~Ⅵ区
CN_{2c}	T_1~T_4	双侧Ⅱ~Ⅳ/ Ⅱ~Ⅴ	双侧Ⅱ~Ⅳ/ Ⅱ~Ⅴ；考虑Ⅵ区	双侧Ⅱ~Ⅳ，Ⅵ/ Ⅱ~Ⅵ区
CN_3	T_1~T_4	同侧Ⅱ~Ⅴ，对侧Ⅱ~Ⅳ区	同侧Ⅱ~Ⅴ区，考虑Ⅵ区	同侧Ⅱ~Ⅵ区

（1）喉癌微创显微手术：支撑喉镜下 CO_2 激光切除术用于喉癌的微创治疗已有近30年的历史，因 CO_2 激光可有效、精准的切除组织，具有术中出血量少、术后水肿轻等优点，在一些发达国家，激光手术已占全部喉癌手术的30%~50%，并有逐年增长的趋势。CO_2 激光切除肿瘤主要通过两种途径：一是气化法，将肿瘤组织完全气化达周围正常组织；二是切割法，以 CO_2 激光"光刀"在一定安全范围内完整切除肿瘤。激光切除癌肿应遵循两条原则：一是要切除的病变必须充分暴露；二是肿瘤应整块切除而不宜气化。肿瘤切除后，应在其周围和深部切缘行多部位活组织检查，如发现有肿瘤残存，应重行广泛切除直至活检阴性为止。

低温等离子射频治疗早期声门型喉癌是一种新型微创手术技术，国内最早由张庆丰等自2007年开始应用至早期声门型喉癌，取得了较好的疗效。等离子射频技术与 CO_2 激光的共性是对组织的切割功能，但有别的是 CO_2 激光使细胞内外的水气化成为水蒸气，达到切割功能。低温等离子射频消融刀头能在较大范围内弯曲，更易于操作是角度的调节，可以完整而安全的切除肿瘤，温度低，避免了全麻激光手术气管插管燃烧爆炸的严重并发症，对正常组织的热损伤轻微，出血少，术野清晰，无高热碳化现象，手术创伤小，不需要气管切开，术后组织水肿轻微，不需要鼻饲饮食，患者痛苦小，恢复快，住院时间短，提高了患者的生存质量。

(2)喉开放性手术:包括喉部分切除术及喉全切除术。喉部分切除术是在彻底切除喉癌的基础上,将喉的正常部分安全的保留下来,颈部整复恢复喉的全部或部分功能的手术。根据切除的部位、范围,喉部分切除术包括 CO_2 激光手术、低温等离子射频切除术、喉垂直部分切除术(vertical partial laryngectomy)、喉额侧部分切除术(frontolaeral partial laryngectomy)、喉扩大垂直部分切除术(extended partial laryngectomy)、喉声门上水平部分切除术(horizontal supraglottic partial laryngectomy)、喉水平垂直部分切除术(horizontal vertical partial laryngectomy)、环状软骨上喉部分切除术(supracricoid partial laryngectomy)、喉近全切除术(near-total laryngectomy)及喉全切除术。

(3)颈淋巴结清扫术:喉癌可以发生颈部淋巴结转移,因此颈淋巴结清扫是喉癌手术的组成部分。不同类型的喉癌具有不同的淋巴结转移特点。声门上型喉癌颈淋巴结转移率高达55%, N_0 病例的隐匿性转移率为38%。声门下型喉癌易发生Ⅳ区淋巴结转移。故除对临床上触及淋巴结肿大的病例应行颈淋巴结清扫术外,对 N_0 的声门上型喉癌,应行分区性颈淋巴结清扫术(selective neck dissection)。

2. 放射治疗

(1)单纯放疗:主要适用于:①早期声带癌,向前未侵及前联合,向后未侵及声带突,声带活动良好;②位于会厌游离缘,比较局限的声门上型喉癌;③全身情况差,不宜手术者;④晚期肿瘤,不宜手术治疗的各期病例,可采用姑息性放疗。

(2)术前放疗:对病变范围较广,波及喉咽且分化程度较差的肿瘤,常采用放疗加手术的方式。术前放疗的目的是使肿瘤缩小,癌细胞活力受到抑制,更有利于彻底手术切除,可提高患者喉功能保留率。

(3)术后放疗:适用于:①原发肿瘤已侵至喉外或颈部软组织;②多个颈淋巴结转移或肿瘤已侵透淋巴结包膜;③手术切缘十分接近瘤缘(<5mm)或病理证实切缘有肿瘤残留可采用术后放疗。

3. 化学治疗　肿瘤中98%左右为鳞状细胞癌,通常对常规化疗不敏感,近年来有研究显示:晚期喉癌同步放化疗可提高喉癌治疗的保喉率。

4. 生物治疗　近十几年来,随着分子生物学、细胞生物学、肿瘤免疫学及遗传工程的发展,使肿瘤生物治疗可能成为肿瘤治疗的第四种方式。尤其是近年来有报道显示针对表皮生长因子受体(EGFR)的单克隆抗体的分子靶向治疗,如:尼妥珠单抗、西妥昔等,可明显提高放疗效果,而不增加放疗毒副作用,可使肿瘤缩小,甚至消失,避免了喉全切,提高了喉癌患者的生存率和生活质量。

(陈　雄)

思考题

1. 喉乳头状瘤应与哪些疾病相鉴别?
2. 喉乳头状瘤有哪些常用治疗方法? 怎样制订治疗方案?
3. 简述喉神经鞘瘤术后并发症。
4. 喉癌有哪些常用治疗方法? 怎样制订治疗方案?
5. 喉癌应与哪些疾病相鉴别?

第十六章
喉 阻 塞

喉阻塞(laryngeal obstruction)又称喉梗阻,系因喉部或其邻近组织的病变,使喉部通道发生阻塞,引起呼吸困难,是耳鼻咽喉头颈外科常见的急症之一,若不速治,可引起窒息死亡。由于幼儿喉腔较小,黏膜下组织疏松,神经系统不稳定,故发生喉阻塞的机会较成人多。

喉阻塞导致的阻塞性呼吸困难,常引起机体缺氧和二氧化碳蓄积。这两种情况对全身的组织器官都有危害。特别是对耗氧量较大,同时也是对缺氧最为敏感的组织——脑和心脏的损伤最为严重和明显。

一、病因

1. **炎症** 如小儿急性喉炎、急性会厌炎、急性喉气管支气管炎、喉白喉、喉脓肿、咽后脓肿、口底蜂窝织炎等。
2. **外伤** 喉部挫伤、切割伤、烧灼伤、毒气或高热蒸汽吸入等。
3. **水肿** 喉血管神经性水肿、药物过敏反应和心、肾疾病引起的水肿等。
4. **异物** 喉部、气管异物不仅会造成机械性阻塞,还可引起喉痉挛。
5. **肿瘤** 喉癌、多发性喉乳头状瘤、喉咽肿瘤、甲状腺肿瘤等。
6. **畸形** 先天性喉喘鸣、喉蹼、喉软骨畸形、喉瘢痕狭窄等。
7. **声带瘫痪** 各种原因引起的两侧声带瘫痪。

二、临床表现

1. **吸气性呼吸困难(inspiratory dyspnea)** 是喉阻塞的主要症状。由两侧略向上倾斜的声带边缘形成声门,是喉部的最狭窄处。吸气时气流将声带斜面向下、向内推压,但因同时伴有声带外展运动,使声门裂开大,所以正常时呼吸通畅。当声门狭窄时,吸气期气流将声带斜面向下、向内推压,使已经狭窄的声门更窄,以致造成吸气性呼吸困难(图 5-16-1)。表现为吸气运动加强、时间延长、吸气深而慢,但通气量并不增加,如无显著缺氧,则呼吸频率不变。呼气时气流向上外推开声带,使声门裂较吸气时变大,尚能呼出气体,故呼气困难并不显著。

2. **吸气性喉喘鸣(inspiratory stridor)** 是吸入的气流,挤过狭窄的声门裂,形成气流旋涡反击声带,声带颤动而发出一种尖锐的喉喘鸣声。喉喘鸣声的大小与阻塞程度呈正相关,重者,喘鸣声甚响,隔室可闻。

3. **吸气性软组织凹陷** 因吸气时气体不易通过声门进入肺部,胸腹辅助呼吸肌均代偿性加强运动,将胸部扩张,以助呼吸进行,而肺叶不能相应的膨胀,故胸腔内负压增加,使胸壁及其周围软组织,如胸骨上窝,锁骨上、下窝,胸骨剑突下或上腹部、肋间隙于吸气时向内凹陷(图 5-16-2),称此为四凹征。其程度随呼吸困难的程度而异,儿童的肌张力较弱,此凹陷尤为显著。

4. **声嘶** 若病变位于声带,则出现声音嘶哑,甚至失声。

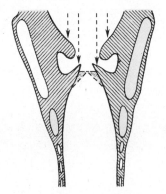
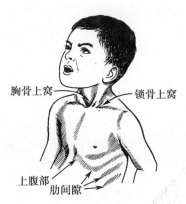

图 5-16-1　喉阻塞时吸气性呼吸困难原理图　　　　图 5-16-2　吸气性软组织凹陷

5. 发绀　因缺氧而面色青紫,吸气时头后仰,坐卧不安,烦躁不能入睡。晚期可出现脉搏微弱、快速,心律不齐、心力衰竭,最终发生昏迷而死亡。

三、检查

根据病情轻重,将喉阻塞分为 4 度。

一度:安静时无呼吸困难。活动或哭闹时有轻度吸气期呼吸困难、稍有吸气期喉喘鸣及吸气期胸廓周围软组织凹陷。

二度:安静时也有轻度吸气期呼吸困难、吸气期喉喘鸣和吸气期胸廓周围软组织凹陷,活动时加重,但不影响睡眠和进食,无烦躁不安等缺氧症状。脉搏尚正常。

三度:吸气性呼吸困难明显,喉喘鸣声较响,吸气期胸廓周围软组织凹陷显著,并出现缺氧症状,如烦躁不安、不易入睡、不愿进食、脉搏加快等。

四度:呼吸极度困难。患者坐卧不安,手足乱动,出冷汗;面色苍白或发绀,定向力丧失,心律不齐,脉搏细数、昏迷、大小便失禁等。若不及时抢救,则可因窒息以致呼吸心脏停搏而死亡。

四、诊断

根据病史、症状和体征,对喉阻塞的诊断并不难,更主要的是明确其病因。呼吸困难严重者,应先解除其呼吸困难后,再进行检查以明确病因。应与支气管哮喘、气管支气管炎等引起的呼气性、混合性呼吸困难相鉴别(表 5-16-1)。

表 5-16-1　三种阻塞性呼吸困难的鉴别要点

鉴别点	吸气性呼吸困难	呼气性呼吸困难	混合性呼吸困难
病因	咽喉部及气管上段的阻塞性疾病,如咽后脓肿、喉炎、肿瘤、异物、白喉、声带瘫痪等	小支气管阻塞性疾病,如支气管哮喘、肺气肿	气管中、下段或上、下呼吸道同时阻塞性疾病,如喉气管支气管炎,气管肿瘤
呼吸深度与频率	吸气期延长,吸气运动增强,呼吸频率基本不变或减慢	呼气期延长,呼气运动增强,吸气运动略增强	吸气与呼气均增强
四凹征	吸气时明显	无	不明显,若以吸气性呼吸困难为主则有
呼吸时伴发声音	吸气期喉喘鸣	呼气期哮鸣	一般不明显
检查	咽喉部有阻塞性病变、肺部有充气不足的体征	肺部有充气过多的体征	可闻呼吸期哮鸣音

五、治疗

对急性喉阻塞患者,须争分夺秒,因地制宜,迅速解除呼吸困难,以免造成窒息或心力衰竭。根据其病因及呼吸困难的程度,药物或手术治疗。

一度:明确病因,积极进行病因治疗。如由炎症引起,使用足量抗生素和糖皮质激素。

二度:因炎症引起者,用足量有效的抗生素和糖皮质激素,大多可避免气管切开术。若为异物,应尽快取除;如喉肿瘤、喉外伤、双侧声带瘫痪等一时不能去除病因者,应考虑作气管切开术。

三度:由炎症引起,喉阻塞时间较短者,在密切观察下可积极使用药物治疗并作好气管切开术的准备。若药物治疗未见好转,全身情况较差时,宜及早行气管切开术。若为肿瘤,则应立即行气管切开术。

四度:立即行气管切开术。若病情十分紧急时,可先行环甲膜切开术,或先气管插管,再行气管切开术。

病因治疗在一定情况下可先采用,如喉异物取出、咽后脓肿切开等,而对危重患者,应先行气管切开术,待呼吸困难解除后,再根据病因给予相应治疗。

(黄敏齐)

思考题

1. 简述喉阻塞的临床表现。
2. 简述喉阻塞的分度及治疗原则。
3. 简述三种阻塞性呼吸困难的鉴别要点。

第十七章

气管插管术及气管切开术

气管插管术和气管切开术,是抢救患者的急救手术。当情况十分紧急,来不及作气管切开时可先行环甲膜切开术,待呼吸困难缓解后,再作常规气管切开术。气管插管操作者应具备熟练的插管技术,插管保留时间不宜超过72h。

第一节　气管插管术

气管插管术(trachea intubation)是紧急解除上呼吸道阻塞、保证呼吸道通畅、抽吸下呼吸道分泌物和进行辅助呼吸的有效急救方法。

一、适应证

1. 急性喉阻塞　如新生儿呼吸困难、急性感染性喉阻塞、颈部肿块压迫喉气管引起呼吸困难、紧急气管切开术预先置入气管插管以解除呼吸困难者。

2. 需抽吸下呼吸道滞留的分泌物,或各种原因导致的呼吸功能衰竭,需进行辅助机械通气者。

二、器械

根据患者年龄和个体选择适合的麻醉喉镜(图5-17-1)和气管插管导管(图5-17-2)。常用的有硅胶聚乙烯、聚氯乙烯或橡胶插管,导管的规格有各种ID(内径),根据年龄选择合适的气管导管内径型号(表5-17-1)。

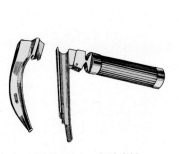

图 5-17-1　麻醉喉镜

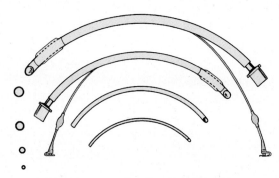

图 5-17-2　各种型号的气管插管

表 5-17-1　不同年龄选择的气管导管型号

年龄	气管导管的 ID（内径，mm）
新生儿	2.0~3.0
1 岁以内	3.5~4.0
1~2 岁	4.5
3~4 岁	5.0
5~6 岁	5.5
7~9 岁	6.0
10~14 岁	6.5~7.0
成年女性	7.0~8.0（一般插入深度为 21cm）
成年男性	7.5~9.0（一般插入深度为 23cm）

三、方法

根据插管进路，分为经口或经鼻气管插管。

（一）麻醉

一般 1%~2% 丁卡因喷咽、喉部表面麻醉，紧急情况或小儿可不用麻醉。多取仰卧位。

（二）经口插管

用纱布垫在上切牙处，保护牙齿。术者左手持麻醉喉镜进入咽喉部，窥及会厌，暴露声门，右手持内有金属管芯的插管，经喉插入气管。确定已插入气管中后，拔出管芯，调整好适宜深度后，导管和牙垫固定于颊部。此方法操作较简便，但妨碍吞咽，不易固定。

（三）经鼻插管

选用合适的插管，将涂抹润滑剂的插管经鼻腔进入鼻咽口咽、喉插入气管。如遇到困难，可加用麻醉喉镜在明视下，将插管经声门插入。本方法易固定，不妨碍吞咽，但操作难度较大。

（四）纤维喉镜引导插管

对某些特殊病例，如张口困难、颈椎疾病或外伤等，插管难度大，可以在纤维喉镜引导下经鼻或经口插入。

插管完成后压胸部，观察导管口有无气流，以确认导管是否置于气管内，或通过机械通气，观察双侧胸廓起伏及听诊双肺呼吸音，以及观察呼气时气管导管内有无"白雾"样变化。

四、并发症

气管插管术并发症有损伤喉、声带、气管等，引起咽喉黏膜损伤、水肿、肉芽形成及环杓关节脱位等，严重者可致喉狭窄。引起并发症的原因是：操作者技术不熟练或操作不慎；插管质量不好；选管不当，用管过粗；插管时间过长，继发感染。

并发症的预防：操作者应具有熟练的插管技术，选择大小适宜的插管，插管保留时间不宜超过 72h。气囊不要充气过多，若病情允许可每小时放松气囊 5~10min，以免发生局部压迫性坏死。

第二节 气管切开术

气管切开术（tracheotomy）是切开颈段气管前壁并插入气管套管，使患者直接经套管呼吸的急救手术。

一、应用解剖

颈段气管位于颈部正中，上接环状软骨下缘，下至胸骨上窝，有7~8个气管环，前覆有皮肤和筋膜，两侧胸骨舌骨肌及胸骨甲状肌的内侧缘在颈中线相接形成白色筋膜线，沿此线分离肌肉，较易暴露气管。甲状腺峡部一般位于第2~4气管环，气管切口宜于峡部下缘处，以避免损伤甲状腺造成出血。第7~8气管环前壁有胸膜顶和无名动、静脉横过，故切口也不宜过低。气管后壁无软骨，与食管前壁相接，切开气管时，勿切入过深，以免损伤气管后壁及食管，致气管食管瘘。

颈总动脉、颈内静脉位于两侧胸锁乳突肌的深部，在环状软骨水平。上述血管离颈中线相对较远，向下逐渐移近颈中线，在胸骨上窝处与气管靠近。以胸骨上窝为顶，两侧胸锁乳突肌前缘为边的三角形区域称为安全三角区。气管切开术应在该区内沿中线进行，可避免误伤颈部大血管。

二、适应证

1. **喉阻塞** 任何原因引起的3~4度喉阻塞，尤其病因不能很快解除时应及时行气管切开术。
2. **下呼吸道分泌物潴留、阻塞** 如昏迷、颅脑病变、多发性神经炎、呼吸道烧伤、胸部外伤等。
3. **某些手术的前置手术** 如颌面部、口腔、咽、喉部手术时，为防止血液流入下呼吸道或术后局部肿胀阻碍呼吸，行预防性气管切开术。
4. 需长时间使用呼吸机辅助呼吸者。

三、术前准备

1. **手术器械** 包括手术刀、剪刀、切口拉钩、甲状腺拉钩、止血钳、针线、镊子、敷料、吸引器、注射器等。
2. **气管套管** 根据需求和患者年龄、性别和需要选用不同类型、不同大小的气管套管，并检查其完整性（表5-17-2，图5-17-3~图5-17-5）。

表5-17-2 气管套管口径选用表

号别	内径/mm	长度/mm	适用年龄
00	4	40	1~5个月
0	4.5	50	1岁
1	5.5	55	2岁
2	6	60	3~5岁
3	7	65	6~12岁
4	8	70	13~18岁
5	9	75	成年女子
6	10	80	成年男子

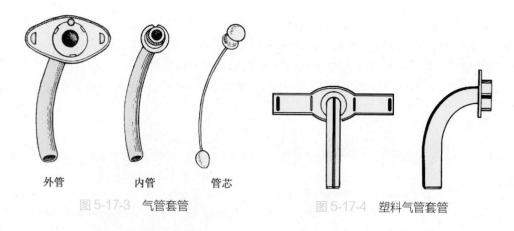

外管　　　　内管　　　管芯

图 5-17-3　气管套管　　　　　　　图 5-17-4　塑料气管套管

3. **应急器材**　备好氧气、气管导管、麻醉喉镜及抢救药品。

四、手术方法

(一)体位

一般取仰卧位,垫肩、头后仰,并保持正中位。如垫肩呼吸困难加重,则可待切开皮肤,分离颈前组织后再垫肩。若呼吸困难严重不能仰卧时,可取半卧位或坐位进行手术(图 5-17-6)。

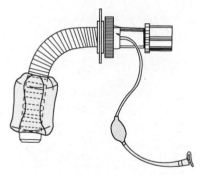

图 5-17-5　带气囊可接麻醉机或输
氧气囊的硅胶气管套管

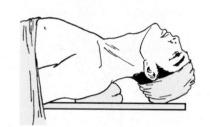

图 5-17-6　气管切开术的体位

(二)麻醉

一般采用局麻。用 1% 普鲁卡因或利多卡因作颈前皮下及筋膜下浸润。

(三)操作步骤

1. **切口**　有纵、横 2 种。纵切口:颈前正中,自环状软骨下缘至胸骨上窝上一横指处,纵行切开皮肤及皮下组织并进行分离,暴露颈前正中的白线。横切口:在环状软骨下约 3cm 处,沿颈前皮肤横纹作 4~5cm 切口,切开皮肤、皮下组织及颈阔肌后,向上、下分离[图 5-17-7(1)]。

2. **分离颈前带状肌**　以止血钳沿正中线纵行钝分离,用拉钩将胸骨舌骨肌、胸骨甲状肌以相等力量牵向两侧,并注意保持正中位。常用示指探触气管环,以防气管移位。

3. **暴露气管**:甲状腺峡部一般横跨在第 2~4 气管环前,应沿其下缘稍行分离,向上牵拉暴露气管[图 5-17-7(2)]。若峡部较宽,可将其切断、缝扎。

4. **切开气管**　充分暴露气管前壁,但不宜过多分离气管前筋膜和向气管两侧分离,避免发生气肿。明确气管可先用空针刺入气管回抽空气证实,在第 3~4 环处刀锋朝上切开气管[图 5-17-7(3)],避免切开第 1 环,以免损伤环状软骨而导致喉狭窄。切口亦不应低于第 5 环,以免损伤大血管和胸膜顶。

5. **插入气管套管**　止血钳或气管扩张器撑开气管切口,插入带有管芯的套管[图 5-17-7(4)],迅速拔出管芯,即有分泌物咳出,用吸引器将其吸除,并置入套管内管。如无分泌物咳出,可用少许棉絮置于管口,视其是否随呼吸飘动,如无飘动,则套管不在气管内,应拔出套管,重新插入。

　　6. **固定套管**　将两侧系带缚于颈部,其松紧要适当,以免套管脱出。

　　7. **缝合切口**　纵行切口仅缝合套管上方的切口,套管下方切口不予缝合,以免发生气肿。

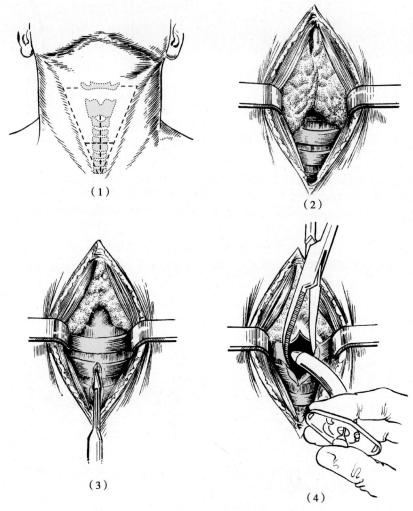

图 5-17-7　气管切开术
(1)切口;(2)暴露气管;(3)切开气管;(4)插入气管套管。

五、术后护理

　　1. **保持套管内管通畅**　是术后护理的关键。一般每 4~6h 清洗套管内管 1 次,清洗消毒后立即放回。如分泌物较多,要增加清洗次数,以防分泌物干涸于管内壁阻塞呼吸。第一次更换气管套管应在术后 1 周,以免因气管切开处窦道未形成而致插入套管困难。

　　2. **室内保持适宜的温度和湿度**　室内温度宜在 22℃左右,湿度在 90% 以上,要注意气道湿化,避免产生气管干燥、纤毛运动障碍、痰痂形成,阻塞气道。

　　3. **维持下呼吸道通畅**　及时吸除套管内分泌物,气管内分泌物黏稠者可用雾化吸入或蒸汽吸入。

　　4. **保持颈部切口清洁**　应每日清洁消毒切口,更换套管垫布。

　　5. **防止套管阻塞或脱出**　气管切开后患者如再次发生呼吸困难,应考虑以下三种原因,及时处理:①套管内管阻塞:迅速拔出套管内管,呼吸即可改善,说明内管阻塞,清洁后再放入。②套管外管阻塞:拔出内管后仍无呼吸改善,滴入抗生素药液,并吸除管内深处分泌物后呼吸困难即可缓解。③套管脱出:脱管的原因多见于套管缚带太松,或为活结易解开;套管太短或颈部粗肿;气管切口过低;皮下气肿及剧烈咳嗽、挣扎等。如脱管,应立刻重新插入套管。因此,气管切开后患者,特别是术后 3d 内,应经常检查伤口出血情况、颈部皮下气肿情况和缚带松紧情况,以便及时发现问题、及时处理。

6. **拔管**　经治疗,呼吸道阻塞症状解除,呼吸恢复正常,可考虑拔管。拔管前先堵管 24~48h,即在活动及睡眠时呼吸平稳,方可拔管。并在 1~2d 内严密观察呼吸。

六、术后并发症

1. **皮下气肿**　最为常见。其发生原因主要有:①过多分离气管前软组织;②气管切口过长及皮肤切口缝合过紧;③切开气管或插入套管时发生剧烈咳嗽,易促使气肿形成。吸气时气体经切口进入颈部软组织中,沿肌肉、筋膜、神经、血管壁间隙扩散而达皮下。轻者仅限于颈部切口附近,重者蔓延至颌面部、胸、背、腹部等。皮下气肿一般在 24h 内停止发展,可在 1 周左右自行吸收。严重者应立即拆除切口缝线,以利气体逸出。

2. **纵隔气肿**　多因剥离气管前筋膜过多,气体沿气管前筋膜向下发展进入纵隔所致。轻者症状不明显,X 线检查时才能发现。重者呼吸短促,听诊心音低而远,叩诊心浊音界不明。X 线片可见纵隔影变宽,侧位像见心与胸壁之间的组织内有条状空气影。应于胸骨上方,沿气管前下区向下分离,将纵隔气体放出。

3. **气胸**　左胸膜顶较高,以儿童为著。暴露气管时过于向下分离,易伤及胸膜顶引起气胸。也可因喉阻塞严重,胸内负压过高,剧烈咳嗽使肺泡破裂,引起自发性气胸。

4. **出血**　分为原发性和继发性出血。原发性出血较常见,多因损伤颈前动脉、静脉、甲状腺等,术中止血不彻底或血管结扎线头脱落所致。术后少量出血,可在套管周围填入碘仿纱条,压迫止血。若出血多,立即打开伤口,结扎出血点。继发性出血较少见,其原因为:因气管切口过低,套管下端过分向前弯曲磨损无名动脉、静脉,引起大出血。遇有大出血时,应立即换上带气囊的套管或麻醉插管,气囊充气,以保持呼吸道通畅,同时采取积极的抢救措施。

5. **拔管困难**　原因多为气管切开位置过高,损伤环状软骨;气管腔内肉芽增生;原发疾病未彻底治愈或套管型号偏大等。应行喉镜、气管镜检查,喉侧位 X 线拍片等,查明原因加以治疗。

随着现代技术发展,出现多种新的气管切开方式,如经皮扩张气管置管术,在穿刺导丝引导下应用扩张器扩张皮肤、皮下组织及气管前壁,插入气管套管。其具有操作简便、手术时间短、创伤小、出血少、并发症少、术后切口愈合快、皮肤瘢痕小的优点。

第三节　环甲膜切开术

环甲膜切开术(cricothyrotomy)是用于需紧急抢救的喉阻塞患者,来不及或不具备气管插管和气管切开术的暂时性急救方法。

一、手术方法

摸清甲状软骨和环状软骨的位置,于甲状软骨、环状软骨间隙做一长 3~4cm 横行皮肤切口(图

5-17-8),分离颈前肌层,迅速横行切开环甲膜,长约 1cm 直至喉腔完全切通用止血钳撑开,插入气管套管。

二、注意事项

插管时间不宜超过 48h,待呼吸困难缓解后,应尽快转作常规气管切开术,以免环状软骨压迫受损并发喉狭窄。情况十分紧急,来不及切开时,可用一根粗注射针头或快速环甲膜穿刺器或就地取材锐器,经环甲膜直接刺入喉腔,暂时缓解呼吸困难。随后气管插管或转做常规气管切开术。

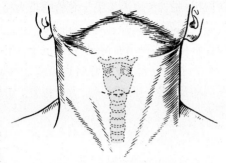

图 5-17-8 环甲膜切开术的切口

（黄敏齐）

思考题

1. 简述气管插管术和气管切开术的适应证。
2. 简述气管切开术的应用解剖。
3. 简述气管切开术的常见并发症及其诊断和处理。

第十八章
临床嗓音学和言语病理学

人的发音言语器官具有复杂的功能,主要是发音和言语。随着人们生活质量的提高,对于嗓音的要求也越来越高。临床嗓音学作为一门独立的学科、言语病理学作为一个各学科的交叉学科得到了发展。各种检测手段和治疗方法的改进,促进了嗓音职业病的防治。

第一节　言语病理学概论

言语病理学是一门研究发音和言语障碍的病因、临床表现及防治方法的学科。言语形成需要言语器官严密配合、协调一致。声带的振动产生个体的基音。声道中的可变部分,如下颌、唇、舌和软腭等活动构成言语的声学特征,并由鼻腔、口腔、咽腔及胸腔等器官的共鸣形成。如其中任何一个环节出现问题,即难以形成正常言语。

第二节　发音障碍

一、发音器官其生理功能

1. **动力器官(activator)**　即呼吸器官。主要包括气管、支气管、肺、胸廓及呼吸有关的肌群。主要功能是提供声音产生及维持的气流动力。

2. **振动器官(generator)**　主要的振动器官是喉,其振动体为声带。闭合的声带经呼出的气流冲击和振动后发出声音。声音具有 3 个主要因素:①音强(intensity)指声音的强弱,取决于声带振动的幅度,并与声门下气流压有关。声门下气流压力高,声带振幅大,音强大,声音则响;反之声音就弱。②音调(pitch)指声音的高低,取决于声带振动的频率,其频率与声带长度、厚度、紧张度有关。声带短、薄而紧张者,振动频率快,则音调高;反之则音调低。③音色(timbre)指声音个性,因人而异,取决于人声泛音的多少和强弱。

3. **共鸣器官(resonator)**　以软腭为界分上部共鸣腔和下部共鸣腔。上部共鸣腔包括鼻腔、鼻窦及鼻咽腔;下部共鸣腔包括口腔、口咽腔、喉咽腔、喉腔及胸腔。其作用是使微弱音量、单调难听的喉原音变成和谐、圆润、丰满的声音,并赋予声音独特个性。

4. 构音器官（articulator）　即吐字器官。包括唇、齿、舌及腭，通过改变口腔和咽腔形状或容积，发出元音和辅音。发音时气流不受阻碍，根据张口大小、唇的圆扁及舌位的前后、高低，形成不同的元音；发音时气流在吐字器官受到阻力而发出辅音。根据气流受阻的部位不同，辅音分为双唇音、唇齿音、舌尖前音、舌尖中音、舌尖后音、舌面音、舌根音 7 类。

二、发病机制

1. 音强反常　正常的声响强度调整范围有上下 20dB 的变化。

（1）喉肌功能过强：常因发音时过于紧张、方法不当或唱歌时选择音域不恰当等使声带及共鸣腔肌肉过度收缩，声带张力太大，声门关闭过紧，共鸣腔变小，发出的声音尖、弱、不悦耳。

发高音时，仅膜部声带振动，其中点在声带的前中 1/3 交界处，当喉肌收缩过强时，此处声带振幅最大，相互摩擦最重。当喉肌功能过强，易导致声带增厚、声带小结、息肉等。

（2）喉肌功能过弱：是指喉肌张力低下，又称喉肌无力。多见于各种原因引起的喉瘫痪、发音不当或功能性病变。多继发于喉肌功能过强，也有原发性者。早期表现为说话费力，易疲劳。歌唱时频繁换气，声时缩短，声嘶明显。

2. 音调反常　正常的音调，女性为 150~350Hz（平均 220Hz），男性为 80~200Hz（平均 120Hz）。如语调超过或低于正常人一个音阶（一个 8 度音调）以上，属音调反常：①高频反常，多为男性青春期变声障碍，系由于性激素分泌不足或受精神因素等影响变声期音调，带着童声进入成年期；②低频反常，较少见。

3. 音质反常　喉部病变引起的音质反常表现为声音沙哑、嘶哑、粗糙及失声等。共鸣腔病变所致的音质变化表现为开放性鼻音和闭塞性鼻音。

三、病因

发音障碍多与用声过度和用声不当有关，多见于教师、演员、销售员等经常用声的工作人员中。全身健康状况欠佳可为诱因。功能性发音障碍，常与精神类型、心理状态、情绪等因素有关。器质性发音障碍可由炎症、外伤、肿瘤、神经肌肉系统异常或先天发育异常所致。

四、临床表现

主要表现为声音嘶哑。轻者，在日常讲话时症状不明显，但在发某一高音时出现双音或发音粗糙、断续。病情严重时，可完全失声。

1. 先天性发音障碍　喉软化、喉蹼、腭裂、先天性喉气管裂、声带发育不良（声带沟）、先天性喉囊肿等可引起声音嘶哑，出生后即出现，常常伴有先天性喉喘鸣或呼吸困难。

2. 用声不当致发音障碍　最为常见。常因发音不当，使声带及共鸣腔肌肉过度收缩，声门关闭过紧，共鸣腔变小。特别是声带前、中 1/3 交界处振动过度引起声带慢性机械性损伤，多见于声带小结。如用声过度，使声带黏膜损伤，致声带息肉、任克间隙水肿等良性增生性病变。

3. 炎症性发音障碍　发病急。轻者声音粗糙，发音费力，严重者由于喉部分泌物较多且黏稠，影响声带的弹性，声门闭合不良，声音嘶哑明显，可出现失声，并伴有全身不适的症状。由咽喉反流性疾病引起的发音障碍，喉部检查可见咽喉部黏膜充血，杓间区黏膜增厚、水肿，假性声带沟或声带突接触性肉芽肿等。

4. 肿瘤引起的发音障碍　良性肿瘤所致的声音嘶哑发展缓慢。恶性肿瘤所致的声音嘶哑可在短期内进行性加重，最后完全失声，可伴有呼吸困难、吞咽困难及相邻器官受累的表现。

5. **外伤性发音障碍** 各种外伤、异物、手术等原因使喉部软骨、软组织、环杓关节、环甲关节损伤或移位,引起声音嘶哑。

6. **喉运动神经损伤性发音障碍** 由于中枢神经系统、周围神经系统或肌肉疾病引起的声带麻痹,均可出现不同程度的声音嘶哑。

7. **痉挛性发音障碍(spasmodic dysphonia,SD)** 是一种中枢运动信息处理程序障碍所致的慢性神经系统疾病,因喉肌张力异常,发音时喉部肌肉非随意的运动,导致发音痉挛、震颤。

8. **功能性发音障碍** 喉结构正常,多见于女性。突发声音嘶哑,自耳语至完全失声程度不同,但咳嗽、哭笑声正常。声嘶恢复快,可复发,常发生于精神创伤或情绪激动后。

9. **其他** 室带肥厚或室带功能亢进为发音障碍的原因之一。

五、检查

1. **一般检查**
(1)喉部检查:喉镜检查包括间接喉镜、电子/纤维喉镜、频闪喉镜等。注意观察声带的色泽、形态、运动及声门闭合状况等。应分别观察呼吸时及发音时的声带情况。
(2)共鸣器官检查:包括鼻腔、鼻窦、口腔、咽腔的检查。

2. **发音功能检查**
(1)嗓音的主观评估:包括医师对患者嗓音质量的主观听感知评估,以使用 GRBAS 分级较广;患者自身评价的问卷量表,以嗓音障碍指数(VHI)表示。
(2)嗓音的客观检测
1)声带振动的检测:包括频闪喉镜、电声门图。动态喉镜观察声带振动频率、对称性、周期性、幅度,声带黏膜波及声门闭合形态。
2)嗓音声学测试:包括声图仪、声谱仪及电子计算机声学测试系统,对声音的频率、强度及音色进行分析。
3)空气动力学检测:包括平均呼气流率测定、最大发音时间(即声时)。正常男性声时为 20~30s,小于 14s 为异常;女性的声时为 15~20s,小于 9s 为异常;儿童声时大约在 10s 左右。
4)喉肌电图检查:通过检测发音、呼吸、吞咽时喉肌生物电活动,区分发音障碍是来自于神经麻痹、功能性障碍还是环杓关节脱位。

3. **影像学检查** 有助于发音障碍病因的查找和鉴别诊断。

六、治疗

1. **发音休息** 对声带炎症或手术后反应性充血、肿胀,应禁声或少说话,使声带休息,利于炎症消退。

2. **发音训练**
(1)喉肌功能过强与音调反常的矫治:训练患者下颌放低,舌头平坦,促使咽腔张开等动作。最有效者为咀嚼发音疗法。
(2)喉肌功能过弱的矫治:反复练习屏气动作,使声带紧闭,胸腔固定,同时发音。
(3)音质反常的矫治:运气方法不当致发音效果不佳者,应建立胸腹式混合呼吸方式,并练习控制呼气能力,使呼气慢而均匀、呼气期延长。

3. **药物治疗**
(1)雾化吸入及理疗:吸入药物多用抗生素、糖皮质激素、化痰及黏液促排剂。
(2)抗酸药物的应用:控制咽喉部酸性物质反流,改善发音。

4. 手术治疗

(1)声带良性增生性病变、室带性发音障碍,经药物治疗或发音训练未能消退、好转者,可行嗓音显微外科手术切除。

(2)癌前病变及早期声门癌也可行嗓音显微外科手术。

(3)晚期喉癌患者,通过术后食管发音、人工喉及各类喉发音重建等方法获得"新声"。

(4)声带内收障碍及声带沟致发音异常者,可行声带注射、声带内移术、I型甲状软骨成形术,以缩小声门裂隙,改善发音。

(5)男声女调可行Ⅲ型甲状软骨成形术,使声带张力下降,降低音调;女声男调可行Ⅳ型甲状软骨成形术(环甲接近术),增强声带张力,提高音调。

(6)痉挛性发音障碍,经过发音训练无效者,可行甲杓肌肉毒杆菌毒素A(Botox)注射,产生神经-肌肉阻断作用,降低喉肌张力。

(7)单侧声带麻痹、声门闭合不良者,可酌情行声带注射内移填充术或甲状软骨成形术,改善甚至恢复发音。双侧声带麻痹者手术,在保留发音功能的同时恢复呼吸道通畅。

5. 嗓音保健 增强体质,预防上呼吸道感染,用声适当不滥用。忌烟酒,避免辛辣等刺激性食物、有害气体和粉尘的刺激,以保护发音器官。

6. 精神心理治疗 对于功能性发音障碍等在应用嗓音及言语矫治的同时配合心理治疗会获得良好的疗效。

第三节 言语障碍

正常言语的形成须具备五个基本解剖生理条件:①听觉、视觉功能良好;②完善的言语中枢;③与言语有关的神经联络通路通畅;④小脑的协调功能良好;⑤声带、舌、腭、唇、齿等振动共鸣构音言语器官正常。

一、病因

1. 神经系统病变 病变累及大脑颞叶言语中枢时,可引起失语症;小脑病变,使与形成言语有关的肌肉功能不协调,讲话费力,含糊不清。

2. 听力障碍 是儿童言语障碍的常见病因之一。

3. 言语器官结构异常 腭裂、唇裂等先天性畸形,可致构语困难,语言不清。咬合不佳、切牙缺失、舌系带过短、舌体肥大、软腭运动障碍等,也是构成言语障碍的原因。

4. 其他 精神、情绪、习惯、训练及环境条件等与言语的正常与否有关。如小儿与外界接触过少,能影响其正常的言语表现。对小儿不正确的言语方法,不及时纠正,可造成言语障碍。

二、分类及临床表现

1. 言语缺陷

(1)学语滞迟:一般指2岁时仍不会任何言语者。常见的病因有听力障碍、大脑发育不全、智力低下、脑外伤,言语器官结构异常如唇裂和腭裂,环境因素如幼儿与外界接触过少。轻者为表达能力低于同龄儿童,或所用词汇与其年龄不相适应;重者则不会讲话。

(2)发音困难:多因中枢运动神经系统功能障碍或周围性肌肉病变引起。表现为言语含糊不清、讲话费力、缓慢,但无语句结构或用词方面的缺陷。

(3)言语困难:系对言语的组成、表达及理解有障碍的病态,表现为不能用单词或语句表达自己的意愿。以言语的接受能力障碍为主者,常表现为不理解别人的言语。

(4)失语症:是由大脑病变引起的言语功能障碍。包括运动性失语、感觉性失语和命名性失语。

2. 语音缺陷

(1)构音困难:由于腭裂、舌体肥大、舌系带过短、咬合不佳、腭咽闭合不全、软腭麻痹、听力障碍、不良发音习惯等引起语音不清、吐字不准。病情较轻者,仅某些字读不准;重者,较多字音含糊不清,所讲的话不易听懂。

(2)口吃:是言语节律异常。多发生于儿童言语发育时期。病因不明。男性高于女性,约为 10:1。常表现为首字难发、语句中断或语调重复,致说话不流畅。

三、治疗

针对病因,采取相应的治疗措施。

1. 听觉言语训练　对经治疗无效的双侧中重度、重度或极重度聋学龄前儿童,应及早借助助听器或人工耳蜗植入等人工听觉,运用言语仪、音频指示器等,进行听觉言语训练。

2. 言语器官疾病的治疗　尽早治疗腭裂、唇裂等言语器官疾病,以便尽早进行言语训练。

3. 言语训练　对于学语滞迟、口吃、脑血管意外遗留的言语障碍者,根据具体情况,有计划地进行言语训练。家长配合甚为重要。

4. 中枢神经原发病的治疗　如脑脓肿、脑肿瘤引起的失语症,应从治疗原发病着手,对因对症治疗。

第四节　艺　术　嗓　音

艺术嗓音医学是嗓音医学中的独特一枝,它与声乐、戏曲、戏剧、语言、语音、心理、教育等学科有着广泛的联系。艺术嗓音与有呼吸支持、起声、音域、声区、"开放"与"关闭"唱法及歌声的颤动等基本特点有关。

一、与艺术嗓音相关的发音器官特点

1. 动力器官特点　即在艺术实践中的呼吸支持。在艺术实践中的呼吸与正常言语不同,要求经口吸气速度快、无声、吸气深、吸气量大;呼气时均匀、缓慢,并使胸廓仍保持扩张状态。

2. 振动器官特点　艺术嗓音的声区、声音类型、音域、音色和起音,与声带的张力、质量和神经支配有关。声音类型分为男声和女声,又分为高音、中音和低音。声音类型的确定直接影响声乐工作者艺术生命的开始及延续。一般高音歌唱者容易患声带小结,中、低音易患声带充血、息肉。

起音是指喉在呼吸状态到发音状态的转化过程,受呼气与声带闭合的影响。硬起音,发音时肌肉紧张、声音尖锐、带有喉原音,易患声带小结及喉炎,不宜经常应用。

3. 共鸣器官特点　喉部产生的原音经过共鸣腔后增加泛音成分,产生悦耳的声音。有三种:头腔共鸣、胸腔共鸣和口腔共鸣。

二、嗓音职业病的防治

根据艺术嗓音的特点,对于专业工作者应定期进行专科检查、纠正不正确的发音习惯,避免过度用声。

(黄敏齐)

思考题

1. 简述发音器官的组成及生理功能。
2. 简述发音障碍的发病机制。
3. 简述发音障碍的诊断及治疗。
4. 简述言语障碍的临床表现及治疗原则。

第十九章
气管、支气管异物

气管、支气管异物（tracheobronchial foreign body）是耳鼻咽喉常见危急症之一，治疗不及时可发生急性呼吸道梗阻，严重时危及生命。绝大多数发生于儿童，尤其以1~3岁多见。根据异物来源，可分为内源性异物和外源性异物两类。血液、脓液、呕吐物和干痂为内源性异物，而经口误入的一切异物属于外源性异物，如花生、瓜子、笔帽和小玩具等。临床所指的气管、支气管异物大多属于外源性异物。

一、病因

1. **大约80%异物发生于3岁以下儿童**　儿童磨牙尚未长成，咀嚼能力差，不能嚼碎较硬食物；儿童咳嗽反射不健全；进食时跑、跳、摔倒，或进食时哭闹、大笑；儿童好奇心强，将玩具放入口中尝试；大人不恰当地喂食，如瓜子、豆类及花生等。

2. **吞咽功能不全**　全麻、昏迷、醉酒患者或老年人，吞咽功能不全，咽反射减弱，易将口咽部异物、呕吐物误吸入呼吸道。

3. **工作习惯**　习惯在工作中将针、钉子、纽扣含于口中，突然说话或大笑，即可吸入下呼吸道。

4. 食管异物突入气管内，可造成气管食管瘘及气管异物。

5. **医源性因素**　气管、支气管及口腔手术中，器械断裂或脱落至气管，或切除的组织突然滑落至气道内。部分口咽异物及鼻腔异物，诊治过程中异物位置突然变动，误吸至下呼吸道。

二、病理

气管、支气管异物的病理生理与异物性质、大小、形状、停留时间、阻塞程度有密切关系。

（一）异物性质

植物性异物，如花生、豆类，含有游离脂肪酸，对黏膜刺激性强，引起严重的呼吸道黏膜急性弥漫性炎症反应，称为"植物性气管支气管炎"。矿物性异物，如石子、玻璃，对组织刺激小，炎症反应轻。金属异物，刺激性更小，但铜铁生锈、停留时间长，可引起局部肉芽增生。动物性异物对组织刺激性比矿物性异物大，比植物性异物小。

（二）异物大小与形状

光滑细小异物刺激性小，但可随气流出现变位。较大、表面粗糙、形状不规则异物，易引起组织损伤，发生肉芽或纤维组织增生。

（三）异物存留时间

异物存留时间越长，危害越大。可引起反复肺炎、支气管扩张、肺脓肿等。

（四）异物部位

嵌顿于声门区或声门下异物，可引起严重的窒息症状。存留于一侧的支气管异物，如位置相对固定，一般不出现呼吸困难症状。

(五)异物的阻塞程度

异物存留于支气管中,因阻塞程度不同,可导致不同的病理生理改变。

1. 不完全阻塞　异物较小,局部黏膜肿胀较轻,异物呈呼气瓣状阻塞,吸气时支气管扩张,空气尚能经异物周围间隙吸入;呼气时支气管收缩,管腔变窄异物被卡,空气排出受阻,致远端肺叶出现阻塞性肺气肿(图 5-19-1),严重时肺泡破裂形成气胸、纵隔气肿。

2. 完全性阻塞　异物较大或黏膜较肿胀时,支气管完全阻塞,空气吸入受阻,远端肺叶内空气逐渐被吸收,致阻塞性肺不张(图 5-19-2)。

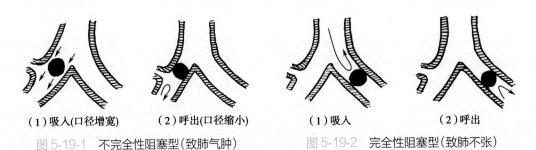

(1)吸入(口径增宽)　　(2)呼出(口径缩小)　　　　(1)吸入　　　　(2)呼出

图 5-19-1　不完全性阻塞型(致肺气肿)　　　图 5-19-2　完全性阻塞型(致肺不张)

三、临床表现

(一)临床分期

1. 异物进入期　异物经声门进入气管,出现剧烈呛咳,可同时出现短暂憋气及面色青紫。异物如嵌顿于声门,则可出现声嘶、呼吸困难,严重者窒息。

2. 安静期　异物进入气管、支气管,停留于某一部位,刺激性减小,患者仅有轻微咳嗽。

3. 炎症期　异物局部刺激及继发炎症。加重气管、支气管阻塞。可出现咳嗽、肺不张及肺气肿。

4. 并发症期　炎症进一步发展,出现肺炎、肺脓肿或脓胸。

(二)临床表现

1. 气管异物　异物进入气管立即出现剧烈呛咳、憋气、呼吸不畅。随着异物贴附于气管壁,症状可暂时缓解。如异物轻、光滑,随呼吸气流在声门裂和支气管之间上下活动,可出现刺激性咳嗽,可闻及拍击音。如异物较大,阻塞气管,引起呼吸困难或窒息。

2. 支气管异物　有咳嗽、喘息及发热等症状。早期症状与气管异物类似。非活动性支气管异物可引起肺不张、肺气肿、支气管肺炎。长期停留者导致支气管扩张、肺脓肿。尖锐异物可引起纵隔气肿和气胸。呼吸困难的程度与异物部位及阻塞程度有关。主支气管完全阻塞时,听诊患侧呼吸音消失。不完全阻塞时,可闻及一侧呼吸音降低。

四、诊断

(一)病史

异物吸入史是最重要的诊断依据。部分患者异物史不明确,若突然发生久治不愈的咳喘,反复发作的支气管肺炎,应考虑气管、支气管异物可能。

(二)体格检查

全身检查应注意有无呼吸困难及心衰等危及生命的情况。关注咳嗽时或呼气末期可闻及声门拍击声,仔细进行肺部听诊,是否有一侧呼吸音减低,是否有喘鸣音,以及伴随的肺炎、肺不张、肺气肿的体征。

（三）X 线检查

不透光金属异物在 X 线正侧位片可直接诊断。透光异物应进行胸部透视。以下征象有重要参考意义。

1. **纵隔摆动**　气管异物部分阻塞一侧支气管,两侧胸腔压力失去平衡,使纵隔随呼气、吸气向两侧摆动。

2. **肺气肿**　患侧肺透明度增高,肺内压力增高,横隔下移。

3. **肺不张**　患侧肺野阴影较深,横隔上抬,心脏及纵隔向患侧,呼吸时保持不变。

4. **肺部感染**

（四）肺部 CT

（五）支气管镜检查

确诊的金标准。也是取出异物的有效手段。

五、鉴别诊断

应与急性喉炎、支气管肺炎、肺结核鉴别。

六、治疗

（一）原则

尽早取出异物。

（二）麻醉

建议全麻下进行。并发症明显低于无麻醉下检查。

（三）手术方法

1. **经直接喉镜取出异物**　患者取仰卧位,直接喉镜挑起会厌,暴露声门,鳄口式异物钳闭合状态下,在吸气时声门裂张开时,伸入声门下区,再在呼气或咳嗽时将钳口上下张开,在异物随气流上冲时瞬间,夹住异物。夹住后,将钳柄逆时针转 90°,使钳嘴两叶与声带平行,在吸气声门裂张开时,退出鳄口钳。

2. **经硬支气管镜取出异物**　最常用有效治疗手段。在直接喉镜下无法取出的绝大多数支气管异物均应经硬支气管镜取出。儿童患者取仰卧位,助手抱头随时调整头位,直接喉镜挑起会厌,暴露声门,以大小合适的硬支气管镜在患者吸气声门裂开放之际,将支气管镜送入气管内。成人患者可不用直接喉镜,而是直接置入硬支气管镜进行操作。

3. 经气管切开口取出异物。

(1)严重呼吸困难,病情危急,缺乏必要的内镜设备和技术条件。

(2)异物较大,估计难以通过声门异物。

4. **经软支气管镜取出**　软支气管镜较硬支气管镜可达到更细的末端细支气管,也可应用于各种原因颈部不能后仰,张口困难,硬支气管镜无法置入的患者。

5. **开胸取出异物**　内镜下无法取出异物,或因异物长期滞留,已引起严重并发症,如脓胸,需行开胸手术治疗该并发症时同时取出异物。

七、并发症

1. **气胸、纵隔气肿和皮下气肿**　异物可直接导致,也可因为手术过程中损伤导致。如术中突然出现呼吸困难或发绀,同时出现皮下气肿,应考虑此并发症,需及时行胸腔闭式引流。

2. 气管内出血。

3. 肺炎、肺不张。

4. 严重的全身并发症,如脓气胸、纵隔感染、败血症。

八、预后

1. 不及时诊治,后果严重,严重者可致死亡。

2. 未发生并发症的气管、支气管异物患者,取出后预后良好。

3. 如果已有并发症,例如肺不张、肺气肿、肺炎,如时间短,异物取出后一般可恢复;如超过 6 个月以上,取出异物后可遗留支气管扩张或肺组织纤维化。

九、预防

对于气管、支气管异物来说,预防是关键。

1. 广泛开展宣教

(1)在商品、玩具包装上注明安全提醒。

(2)对家长及保育员进行宣教,管理好儿童食物及玩具。

(3)养成细嚼慢咽习惯,改掉在进食时高声谈笑的习惯。

(4)进食时不宜嬉笑打闹。

2. 如有咽内异物,杜绝用手挖或者大块食物咽压。

3. 对全麻及昏迷患者,注意是否有义齿或松动的牙齿。

4. 行上呼吸道手术时,仔细检查器械,防止松动。切除的组织应钳夹,勿脱落。

(杨蓓蓓)

思考题

简述气管支气管异物症状及体征分期。

第二十章
食管异物

食管异物（foreign bodies in the esophagus）为食管的常见疾病。进食匆忙或注意力不集中,食物未经仔细咀嚼而咽下均可引起食管异物。食管异物最常嵌顿于食管入口。可有吞咽困难、吞咽痛等临床表现,可引起食管穿孔、颈部皮下气肿、气管食管瘘、纵隔感染、大血管破溃等并发症。该疾病诊断明确后,应及时去除异物。本章节将介绍食管异物的病因、临床表现、并发症、诊断及治疗。

一、病因

食管异物多见于老人和儿童。

1. 老人牙齿脱落或使用义齿,咀嚼功能差,口内感觉欠灵敏,食管入口较松弛,易发生牙齿或大块食物误吞。

2. 儿童多因口含玩具引起误吞。

3. 成人因嬉闹、进食不当、神志不清而误咽较大物品引起食管异物。

4. 食管本身疾病,如食管狭窄或食管癌,也易引起食管异物。

异物种类众多,以动物性异物常见,如鱼刺、鸡骨、肉块;其次是金属,硬币、铁钉;此外有化学合成类物品及植物类异物,如义齿、塑料瓶盖、枣核等。

异物停留部位最常见嵌顿于食管入口,其次食管中段第2狭窄,发生于下段的少见。

二、临床表现

1. **吞咽困难**　异物嵌顿于环后隙及食管入口时,吞咽困难明显。

2. **吞咽疼痛**　异物较小或较为圆钝时,吞咽疼痛不明显或仅有梗阻感。尖锐异物或继发感染时,疼痛明显。异物嵌顿于食管上段,疼痛部位多在颈根部或胸骨上窝;异物位于食管中段时,表现为胸骨后疼痛。

3. **呼吸道症状**　异物较大可压迫气管后壁。异物位置较高,部分未进入食管而压迫喉部,可出现呼吸困难。

三、诊断

(一) 详细的病史采集

详细的病史采集十分重要。大多数患者可询问出误咽异物病史,应详细了解异物的性质、形状、大小、异物停留时间及有无其他症状。而昏迷或者精神异常患者,难以获得准确的异物误咽病史,如症状明显,应进一步检查。

(二) 间接喉镜检查

一般无阳性检查结果。可有梨状窝积液。

(三)影像学检查

X线可显影的不透光性异物,可通过胸部正侧位片明确。不显影异物,可行钡透。疑有并发症或为了明确异物与颈部大血管关系,可行CT扫描。

(四)食管镜检查

确诊的金标准。确诊的同时,可在食管镜下操作,取出异物。

四、并发症

(一)食管穿孔或损伤性食管炎

尖锐而硬的异物,如带钩的义齿,可随吞咽活动刺破食管壁而致食管穿孔;粗糙及嵌顿的异物,除直接压迫损伤食管黏膜外,潴留的食物及唾液有利于细菌的生长繁殖,使食管壁继发感染、水肿、坏死、溃疡等。

(二)颈部皮下气肿或纵隔气肿

食管穿孔后,咽下的空气经穿孔处外溢导致。

(三)食管周围炎及颈间隙感染或纵隔炎

损伤性食管炎及感染可向深部扩散,或经食管穿孔扩散到食管周围引起食管周围炎,严重者可形成食管周围脓肿。穿孔位于颈部时,感染可扩散形成咽后、咽侧脓肿。胸段食管穿孔,可发生纵隔炎,形成纵隔脓肿。

(四)大血管破溃

食管中段尖锐异物可直接刺破食管壁及主动脉弓或锁骨下动脉。感染也可累及血管,致其破裂出血。临床表现为大量呕血或便血。一旦发生,死亡率高。

(五)气管食管瘘

异物嵌顿压迫食管前壁致管壁坏死,再累及气管、支气管时,形成气管食管瘘,可导致肺部反复感染。

五、治疗

原则:尽早行食管镜检查,及时发现异物并取出,避免并发症。

1. 食管镜检查术及食管异物取出术

(1)硬食管镜检查:一般采用全身麻醉。食管镜插入窥清异物后,看清异物与食管壁关系。如遇到尖锐异物刺入食管壁时,应选择合适位置钳夹住异物,使其钩刺退出管壁,再将异物长轴转至与食管纵轴平行后,将异物与硬食管镜一起同步退出,取出异物。巨大异物如义齿,特别是带钩义齿,嵌顿不易钳取时,不应强行拉取,以免发生动脉破裂等并发症。必要时开胸或颈侧切开。

(2)软食管镜检查:适合小而细长异物。

(3)Foley管法:利用前端带有隐形气囊的体腔引流管,插入未被异物完全阻塞的食管内,气囊越过异物后,气囊内注入空气,充满食管腔,向上退出时将异物带出。适用于外形规则,表面光滑异物。

(4)颈侧切开或开胸异物取出术:上述方法无法取出时。

2. 术前补液,术中损伤黏膜时,禁食1~2d,疑有穿孔,需鼻饲饮食。局部感染,给予足量抗生素。

3. 并发症处理 如有咽后、咽侧脓肿时,行颈侧切开引流。纵隔脓肿,需请胸外科协助处理。

六、预防

对于食管异物,预防很重要。

1. 进食要慢、专心,细嚼慢咽,尤其是吃带骨刺类食物时,避免饭菜混吃。

2. 有义齿或牙齿脱落的老年人进食要格外小心。义齿松动或损坏时及时修整。全麻或昏迷患者需及时取下义齿。

3. 教育儿童,避免将硬币、玩具放入口中。

4. 误咽异物,及时就医。避免吞咽饭团、馒头等试图强行咽下,可能加重食管壁及邻近心脏及大血管损伤,增加发生致命性并发症的风险。

(杨蓓蓓)

思考题

简述食管异物的常见并发症。

推荐阅读

［1］张学军, 郑捷. 皮肤性病学. 9 版. 北京: 人民卫生出版社, 2018.

［2］赵辨. 中国临床皮肤性病学. 南京: 江苏科学技术出版社, 2010.

［3］博洛格尼, 谢弗, 切罗尼. 皮肤病学. 2 版. 朱学骏, 王宝玺, 孙建方, 等译. 北京: 北京大学医学出版社, 2015.

［4］吴绍熙, 廖万清, 金学洙, 等. 中国甲真菌病诊疗指南. 中国真菌学杂志, 2015, 10 (2): 118-125.

［5］中国疾病预防控制中心性病控制中心, 中华医学会皮肤性病学分会性病学组, 中国医师协会皮肤科医师分会性病亚专业委员会. 梅毒、淋病和生殖道沙眼衣原体感染诊疗指南 (2020 年). 中华皮肤科杂志, 2020, 53 (3): 168-179.

［6］丁文龙, 刘学政. 系统解剖学. 9 版. 北京: 人民卫生出版社, 2018.

［7］杨培增, 范先群. 眼科学. 9 版. 北京: 人民卫生出版社, 2018.

［8］朱大年. 生理学. 9 版. 北京: 人民卫生出版社, 2018.

［9］葛坚, 王宁利. 眼科学. 3 版. 北京: 人民卫生出版社, 2015.

［10］李凤鸣, 谢立信. 中华眼科学. 3 版. 北京: 人民卫生出版社, 2014.

［11］刘家琦, 李凤鸣. 实用眼科学. 3 版. 北京: 人民卫生出版社, 2010.

［12］美国眼科学会. 眼科临床指南. 2 版. 中华医学会眼科学分会, 编译. 北京: 人民卫生出版社, 2013.

［13］杨培增. 葡萄膜炎诊断与治疗. 北京: 人民卫生出版社, 2009.

［14］孙虹, 张罗. 耳鼻咽喉头颈外科学. 9 版. 北京: 人民卫生出版社, 2018.

［15］孔维佳, 周梁, 王斌全. 耳鼻咽喉头颈外科学. 3 版. 北京: 人民卫生出版社, 2015.

［16］黄选兆, 汪吉宝, 孔维佳. 实用耳鼻咽喉科头颈外科学. 2 版. 北京: 人民卫生出版社, 2008.

［17］ SNOW J B, WACKYM A B. 耳鼻咽喉头颈外科学. 李大庆, 译. 北京: 人民卫生出版社, 2012.

［18］江德胜, 余养居. 耳鼻咽喉 - 头颈外科临床诊疗手册. 上海: 世界图书出版公司, 2006.

［19］刘懿霆, 沙骥超, 朱冬冬, 等. 英国鼻科学会鼻出血多学科治疗指南及共识解读. 临床耳鼻咽喉头颈外科杂志, 2019, 33 (11): 1022-1026.

［20］中华耳鼻咽喉头颈外科杂志编辑委员会. 下咽癌外科手术及综合治疗专家共识. 中华耳鼻咽喉头颈外科杂志, 2017, 52 (1): 16-24.

［21］ ZHANG F, HUANG W, CHEN S, et al. Genome wide association study of leprosy. New England Journal of Medicine, 2009, 361 (27): 2609-2618.

［22］ ZHANG F, LIU H, Irwanto A, et al. HLA-B*13: 01 and the dapsone hypersensitivity syndrome. New England Journal of Medicine, 2013, 369 (17): 1620-1628.

［23］ SUN Y H, LIN Y, YANG B Q, et al. The HLA alleles B*0801 and DRB1*0301 are associated with dermatitis herpetiformis in a Chinese population. The Journal of Investigative Dermatology, 136 (2): 530-532.

［24］ KOBAYASHI T, NAIK S, NAGAO K. Choreographing immunity in the skin epithelial barrier. Immunity, 2019, 50 (3): 552-565.

［25］ KABASHIMA K, HONDA T, GINHOUX F, et al. The immunological anatomy of the skin. Nat Rev Immunol, 2019, 19 (1): 19-30.

［26］ KRACHMER J H, MANNIS M J, HOLLAND E J. Cornea: fundamentals, diagnosis and management. 3rd ed. London: Mosby, 2011.

［27］ MILLER N R, NEWMAN N J. Walsh & Hoyt's clinical neuro-ophthalmology. 6th ed. Philadelphia: Lippincott Williams & Wilkins, 2008.

［28］ AMERICAN ACADEMY OF OPHTHALMOLOGY (ed). Basic and clinical science course (2019—2020). San Francisco: American Academy of Ophthalmology, 2018.

［29］ ROTHENBERG M E, SAITO H, PEEBLES R S Jr. Advances in mechanisms of allergic disease in 2016. J Allergy Clin

Immunol, 2017, 140 (6): 1622-1631.

[30] BROZEK J L, BOUSQUET J, BAENA-CAGNANI, et al. Allergic rhinitis and its impact on asthma (ARIA) guidelines: 2010 revision. J Allergy Clin Immunol, 2010, 126: 466-476.

[31] CHENG L, CHEN J, FU Q, et al. Chinese society of allergy guidelines for diagnosis and treatment of allergic rhinitis. Allergy Asthma Immunol Res, 2018, 10 (4): 300-353.

[32] FOKKENS W J, LUND V J, HOPKINS C, et al. European position paper on rhinosinusitis and nasal polyps 2020. Rhinology, 2020, 58 (Suppl S29): 1-464.

[33] EL MOGRABI A, RITTER A, NAJJAR E, et al. Orbital complications of rhinosinusitis in the adult population: analysis of cases presenting to a tertiary medical center over a 13-year period. Ann Otol Rhinol Laryngol, 2019, 128 (6): 563-568.

[34] SCHUPPER A J, JIANG W, COULTER M J, et al. Intracranial complications of pediatric sinusitis: identifying risk factors associated with prolonged clinical course. Int J Pediatr Otorhinolaryngol, 2018, 112: 10-15.

[35] SZYFTER W, BARTOCHOWSKA A, BORUCKI L, et al. Simultaneous treatment of intracranial complications of paranasal sinusitis. Eur Arch Otorhinolaryngol, 2018, 275 (5): 1165-1173.

[36] FLINT P W, HAUGHEY B H, LUND V J, et al. Cummings otolaryngology: head and neck surgery. St. Louis: Mosby, 2014.

中英文名词对照索引

E

F

S

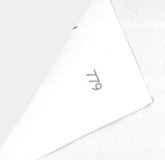